Ursula Weichmann
Heilpraktikerin · Master of Chiropractic

Graduated at the
Ackermann College
of Chiropractic
Stockholm, Sweden

Schneiderhof/Brandhub
84568 PLEISKIRCHEN
Praxis 08728/910102 · Privat 08728/910101
Fax 08728/910103

D1673161

Das Buch

Die Erkenntnisse, die dieses Buch vermittelt, werden schon mittelfristig die Krebs- und AIDS-Therapie revolutionieren. Denn kein verantwortungsbewußter Therapeut wird nach der Lektüre dieses Buches, die Patienten, die ihm vertrauen, so weiter therapieren wie bisher. Dieses Buch klärt ihn über die tödlichen Irrtümer seiner bisherigen Behandlungsweise auf, denen er bisher, unwissend, erlag.

Aber auch für den betroffenen Krebs- oder AIDS-Patienten ist die Lektüre dieses Buches unabdingbar. Denn er erfährt hier weltweit erstmals die genauen Gründe, warum weder Krebs noch AIDS zwangsläufig tödlich verlaufen müssen, da es sich bei beiden Krankheiten um einen natürlichen Prozess einer Dysbalance handelt, die nicht nur aufgehalten, sondern auch wieder rückgängig gemacht werden kann.

DIE STILLE REVOLUTION DER KREBS- UND AIDS-MEDIZIN

Neue fundamentale Erkenntnisse
über die tatsächlichen Krankheits- und Todesursachen
bestätigen die Wirksamkeit
der biologischen Ausgleichstherapie

Herausgegeben vom ZDN - Zentrum zur Dokumentation für Naturheilverfahren, Essen und ehlers verlag gmbh, Wolfratshausen, in Zusammenarbeit mit dem Verlag für Ganzheitsmedizin (VGM), Essen

5. Auflage Februar 2006

Alle Rechte vorbehalten – Printed in Germany
© ehlers verlag gmbh, Geltinger Straße 14e, 82515 Wolfratshausen

Titelbild:
Michaela Schleunung, München
Pastellkreiden auf Leinwand, 120 x 175 cm, 2001

Herstellung:
Druckhaus Köthen GmbH
Friedrichstr. 11/12, 06366 Köthen

Hinweise des Herausgebers:
Medizinische Erkenntnisse unterliegen laufend einem Wandel und einer Weiterentwicklung. Der Autor hat große Sorgfalt darauf verwendet, dass die gemachten Angaben dem derzeitigen Wissensstand entsprechen. Dennoch liegt die Wahl von Heilbehandlungsmethoden oder Medikamenten ausschließlich in der Verantwortung des Behandlers. Aus etwaigen Folgen können keine Ansprüche gegenüber dem Verfasser oder gegenüber dem Herausgeber bzw. Verlag geltend gemacht werden. Warenzeichen bzw. geschützte Namen (z.B. Pharmapräparate) wurden nicht besonders gekennzeichnet.
Nachdrucke, Vervielfältigungen aller Art, auch auf Datenträger oder elektronische Medien inklusive Internet, Tonbandaufzeichnungen etc. nur mit schriftlicher Genehmigung des ehlers verlag gmbh

ISBN 3-934196-55-1

Gewidmet dem Andenken meines Lehrers und Freundes

Prof. Dr. med. Alfred HÄSSIG (1921-1999)

Als langjähriger Leiter des Zentrallaboratoriums
des Schweizerischen Roten Kreuzes, Professor der Immunologie in Bern,
Berater der Weltgesundheitsorganisation in allen Kontinenten,
Präsident der Internationalen Gesellschaft für das
Bluttransfusionswesen und Chairman der Studiengruppe
Ernährung und Immunität
hat Alfred Hässig wesentliche Pionierarbeit auf dem Gebiet der
Blut-, Immun- und Stressmedizin geleistet.

Mit beispielhafter ärztlicher Ethik hat er unermüdlich
und unerschrocken über die Fragwürdigkeit
des so genannten HIV-Tests
und die fatalen Konsequenzen der toxischen AIDS- und Krebstherapie,
trotz gerichtlicher Verfolgung bis zu seinem Tode,
aufgeklärt und praxisnah die Alternativen der biologischen
Regulationstherapie vermittelt. Patienten in aller Welt
verdanken dem Arzt und Forscher Alfred Hässig ihr Überleben durch Befreiung
von den tödlichen Irrtümern der HIV/AIDS-Medizin.
Seine eindrückliche Mahnung,
dass der Dienst an der Gesundheit Vorrang behalten müsse vor dem Verdienst
an der Krankheit, wird für seine Freunde und Kolleginnen und Kollegen,
aber auch für seine ebenso geschäftstüchtigen wie
blindwütigen Gegner,
ein fortwirkendes Vermächtnis bleiben.

Inhaltsübersicht

Seite

I. Eine verhängnisvolle Fehlentscheidung 11
20 Jahre Missbrauch von Stickstoffgasen als sexuelles Dopingmittel – die scheinbar rätselhaften Folgen

II. Die sensationelle Entdeckung 23
Das gasförmige Stickstoffmonoxid als bioenergetischer Regulator innerhalb und zwischen lebenden Zellen – der Gas-Krieg zwischen Mensch und Mikroben

III. Das AIDS-Rätsel 37
Warum die AIDS-Krankheiten fehlgedeutet wurden – die Hemmung der Gasabwehr ist die Ursache der erworbenen Immunzellschwäche

IV. AIDS ist keine übertragbare Krankheit 53
Opportunistische Infektionen und das Kaposi-Sarkom waren vor der AIDS-Ära wohl bekannt – vielfältige Ursachen lösen die gleiche evolutionsbiologisch programmierte Immunantwort aus

V. Die Herausforderung der bisher gültigen Immuntheorien 101
Wie sich erworbene Immunzellschwächen tatsächlich entwickeln

VI. Die erfolgreichste Fusion der Evolutionsgeschichte 135
Wie das Mikro-Gaia-Milieu funktioniert – die lebenswichtige Rolle der Mitochondrien

VII. Der kollektive Tunnelblick 169
Warum die „HIV-Charakteristika" die evolutionsbiologisch programmierten Folgen und nicht die spezifischen Ursachen von starkem und/oder andauerndem Immunstress sind – was der „HIV-Test" wirklich misst

VIII. Die Lösung des Krebsrätsels 209
Warum normale Zellen sich zu Krebszellen entwickeln – die Rückbildung zu embryonalen Eigenschaften der Krebszellen beruht auf der evolutionsbiologisch programmierten Inaktivierung der Mitochondrien

IX. Der Amoklauf der HIV/AIDS-Medizin 247
Warum AIDS-Medikamente AIDS und Krebs sowie Degeneration von Muskel- und Nervenzellen verursachen: Die Aufklärung des tatsächlichen Wirkmechanismus von AZT etc. und Bactrim etc.

X. Das gewaltige Umdenken 291
Die elementaren Kunstfehler der AIDS- und Krebsmedizin – warum die Patienten durch chemotherapeutische Vergiftung sterben

XI. Das lebensrettende Wissen vom Heilen 381
Zur Praxis der Diagnostik, Vorbeugung und Behandlung von AIDS, Krebs und anderen systemischen Erkrankungen – ausbalancieren statt eliminieren

XII. Der Widerstand gegen die Massenvergiftung in Afrika 445
Die internationale Initiative von Staatspräsident Mbeki – Die Antworten zum offenen Diskurs der Regierung in Südafrika über die AIDS-Ursachen in den westlichen und in den Entwicklungsländern, über die nichttoxische AIDS-Prävention und AIDS-Therapie, über den tatsächlichen Wirkmechanismus von AZT und den globalisierten Seuchenterror von Medizinern und Medien – Die Diskursverweigerung und die Desinformationskampagne des internationalen HIV-Kartells

Literaturangaben 487

Sachindex 531

Seminare mit Dr. Kremer für Patienten und – getrennt – für Therapeuten 535

Übersicht der Schaubilder Tafel

Kapitel IV:
- Krankheitsmodell der Retrovirus-AIDS-Theorie — **Tafel** I
- Tatsächlich beobachtete klinische Manifestationen nach starkem oder andauerndem Immunzell- und/oder Endothelzell-Stress aufgrund differenter oder kombinierter Ursachen — **Tafel** II

Kapitel V:
- Doppelstrategie der Immunantwort — **Tafel** III

Kapitel VI:
- Modell der Fusion eines Archaebakteriums mit Proteobakterien zur Zellkernbildung und zur Entwicklung von Proto-Mitochondrien (eukaryote Zellsymbiose) vor 1,5 - 2 Milliarden Jahren — **Tafel** IV
- Wechselschaltung zwischen OXPHOS und aerober Gykolyse – physiologische und pathophysiologische Zellmodelle — **Tafel** V
- Kompensierter/dekompensierter oxidativer und nitrosativer Zellstress — **Tafel** VI
- Zellsymbiose und Zelldyssymbiose in Abhängigkeit von der NO- und ROS-Produktion — **Tafel** VII
- Klinische Beispiele für Zelldyssymbiosen infolge TypI-Überregulation oder TypII-Gegenregulation — **Tafel** VIII

Kapitel VII:
- Das HIV-Phantom – virtuelle Computerdarstellung des so genannten HI-Virus nach spekulativen Annahmen — **Tafel** IX
- Experimentelle Befunde des Montagnier-Teams als Gegenbeweise gegen die Krankheitstheorie „HIV ist die Ursache von AID und AIDS" — **Tafel** X
- Experimentelle Befunde des Gallo-Teams als Gegenbeweis gegen die Krankheitstheorie „HIV ist die Ursache von AID und AIDS" — **Tafel** XI

Kapitel VIII:

- Modell der Mitochondrien-Schleusen **Tafel XII**
- Der Schleusen-Rhythmus der Mitochondrien **Tafel XIII**
- Programmierter Zelltod in metastatischen Krebszellen nach Übertragung eines funktionstüchtigen iNOS-Gens **Tafel XIV**
- Programmierter Zelltod in metastatischen Krebszellen nach wiederholter Injektion von synthetischen Lipopeptiden (LPS-Analogen) und Induktion des iNOS-Enzyms zur Synthese von iNO **Tafel XV**
- Beispiele des kontinuierlichen Rückgangs der Krankheits- und Sterberaten durch infektiöse Erkrankungen von Mitte des 19. bis Mitte des 20. Jahrhunderts **Tafel XVI**

Kapitel X:

- Charakteristische Laborbefunde bei zunehmendem Wasting-Syndrom: Indikatoren für TypII-Gegenregulation der Zelldyssymbiosen bei systemischen Erkrankungen („HIV-positiv", AIDS, Krebs, Sepsis, Traumata, Verbrennungen, Operationen, M. Crohn, Colitis ulcerosa, chronisches Müdigkeitssyndrom, übertrainierte Athleten u. a.) **Tafel XVII**

I. Eine verhängnisvolle Fehlentscheidung

20 Jahre Missbrauch von Stickstoffgasen als sexuelles Dopingmittel – die scheinbar rätselhaften Folgen

1960 traf die US-Behörde Food and Drug Administration (FDA), zuständig für die Zulassung und Überwachung von Lebensmitteln, Medikamenten und Kosmetika, eine verhängnisvolle Fehlentscheidung. Die FDA hatte die Rezeptpflicht für eine gasförmige Substanz, das stickstoffhaltige organische Nitrit mit der biochemischen Bezeichnung Amylnitrit aufgehoben. Diese Maßnahme sollte dramatische Folgen zeitigen, die in den 80er Jahren des eben vergangenen Jahrhunderts mittelbar zu einer noch verhängnisvolleren Fehlentscheidung der modernen Medizin führen sollten, der Propagierung der Krankheitstheorie der angeblich „erschreckendsten epidemischen Krankheit des 20. Jahrhunderts – jenes Leidens, das wir heute AIDS nennen" (Gallo 1991).

Nichts kann besser verdeutlichen, wie nahe Glanz und Elend der modernen Medizin beieinander liegen, als die Forschungsergebnisse, die zeitgleich zu den folgenschweren Irrtümern gewonnen wurden und letztere schließlich widerlegen sollten. Die schrittweise Aufklärung der Wirkmechanismen des Amylnitrits sowie anderer Stickstoffabkömmlinge in menschlichen Zellsystemen führte zu einer stillen Revolution des medizinischen Weltbildes, während die lautstark dominierende AIDS-Forschung, beherrscht von Retrovirus-Krebsforschern, ein unübersehbares Fiasko ausgelöst hat.

Der Anbruch des Zeitalters der modernen Medizin wird auf die Mitte des 19. Jahrhunderts datiert, als Chemiker und Ärzte die Methoden der experimentellen Physiologie und Pharmakologie in die medizinische Forschung einführten. Zu dieser Zeit hatten die Chemiker bereits das organische Nitrit Amylnitrit und das or-

Bereits vor 140 Jahren wurden Nitrite und Nitrate als kreislaufaktive Substanzen entdeckt.

ganische Nitrat Nitroglycerin (chemisch korrekt: Triglycerinnitrat) synthetisiert. Der Arzt Richardson demonstrierte um 1860 die Wirkung des gasförmigen Amylnitrit, indem er in seinen Vorlesungen die Zuhörer aufforderte, das Gas einzuatmen, und stellte fest:

„Amylnitrit, wenn man es einatmet, hat eine unmittelbare Wirkung auf den Herzschlag, es erhöht die Herzaktion stärker als jede andere bekannte Substanz." Richardson gab jedoch nicht die Empfehlung, Amylnitrit für die medizinische Behandlung einzusetzen, da die Intensität seiner Wirkung zu stark sei (Fye 1986).

1867 publizierte Brunton den ersten umfassenden Medizinreport über den Einsatz von Amylnitrit bei Angina pectoris, einer plötzlichen Schmerzattacke im Brustbereich infolge starker Verengung der Herzkranzgefäße (Brunton 1867). 1871 erkannte Brunton richtig, dass die induzierte Blutdrucksenkung nach Einatmen von Amylnitrit „nicht durch Schwächung der Herzaktion, sondern durch die Erweiterung der Blutgefäße erfolgt, und diese abhängig ist von der Wirkung auf die Wände der Blutgefäße selbst. Ob dies der Fall ist infolge der Wirkung auf die glatten Muskelzellen in der Gefäßwand oder auf die Nervenenden in diesen, kann gegenwärtig nicht gesagt werden" (Brunton 1867, Fye 1986, Berlin 1987). Die Antwort auf diese für die Herzkreislaufforschung fundamentale Fragestellung sollte erst mehr als 100 Jahre später endgültig herausgefunden werden. Dieses Forschungsdefizit konnte erst in den letzten 20 Jahren überwunden werden. Gleichzeitig führten die Erkenntnisse zahlreicher Forschungsgruppen zur Entdeckung der nitrogenen Oxide als elementare Mediatoren und Modulatoren allen zellulären Lebens auf der Erde, einschließlich des Menschen.

1879 stellte Murell in mehreren Arbeiten die Wirkungen sowohl von Amylnitrit und Nitroglyzerin dar, empfahl aber Nitroglyzerin allein zur Behandlung der Angina pectoris (Murell 1879). Berühmt geworden ist die Aussage von Alfred Nobel, der in der zweiten Hälfte des 19. Jahrhunderts sein Vermögen mit der Erfindung von Nitroglyzerin als Sprengstoff gemacht hatte und an einen Freund schrieb: „Es klingt wie eine Ironie des Schicksals, dass mein Arzt mir Nitroglyzerin zur Einnahme verordnet hat" (Snyder 1992). Nobel konnte nicht ahnen, dass der von ihm gestiftete Nobelpreis ein Jahrhundert später für die Erforschung des Wirkmechanismus der organischen Nitrate und die daraus abgeleiteten Erkenntnisse über die physiologische und pathophysiologische Rolle des Stickstoffmonoxids (englisch: nitric oxide = NO) in menschlichen Zellsystemen verliehen werden würde.

Nitrite und Nitrate spielten jedoch seit Jahrtausenden noch eine andere wichtige Rolle, nämlich zur Konservierung von Fleisch, Wurst und Schinken. Nitrite kommen vor als natürliche Verunreinigungen in Salzen. Viele Nahrungsmittel sind mit Nitraten angereichert, die durch Bakterien zu Nitrit verwandelt werden können. Nitrite und Nitrate töten ein Bakterium ab, das die gefürchtete Botulismus-Vergiftung hervorrufen kann.

Seit 50 Jahren weiss man, daß Nitrite und Nitrate in der Nahrung, in Industrieprodukten und in Pharmaka in krebserzeugende Nitrosamine umgewandelt werden können.

Das Forschungsinteresse am Wirkmechanismus, durch den Nitrite Bakterien abtöten, wurde aber erst geweckt, als nachgewiesen wurde, dass der Lebensmittelzusatz Natriumnitrit krebserzeugende Nitrosamine produzieren konnte. Nitrite und die verwandten N-Nitroso-Moleküle können mit Aminen und Amiden zahlreiche Verbindungen eingehen (Übersicht bei Magee 1976, Lijinsky 1992, Loeppky 1994 a). Über die ersten gesicherten Erkenntnisse zu den toxischen Eigenschaften von Nitriten, aus denen sich Nitrosamine gebildet hatten, berichtet 1954 die Forschungsgruppe von Barnes und Magee (Barnes 1954). Zwei Jahre später konnte dieselbe Forschungsgruppe nachweisen, dass bei Verfütterung von Dimethylnitrosaminen im Tierversuch primärer Leberkrebs ausgelöst wurde (Magee 1956). Seit den bahnbrechenden Arbeiten von Barnes und Magee sind Hunderte von N-Nitroso-Verbindungen auf ihre toxischen und krebserzeugenden (carcinogenen) Eigenschaften untersucht worden. Bei 252 von diesen Substanzen sind die carcinogenen Effekte bestätigt worden. In experimentellen Vergleichen des Stoffwechsels von N-Nitrosaminen in tierischen und menschlichen Geweben wurden überzeugend gleiche aktivierende Stoffwechselwege nachgewiesen (Bogovski 1981). In 39 verschiedenen Tierarten wurden Krebstumoren durch Nitrosamine induziert, keine Spezies war gegen diese Substanzen resistent (Preussmann 1983). Bereits 1937 wurde über den Tod von Laborwissenschaftlern berichtet, die mit Dimethylnitrosaminen in Kontakt gekommen waren (Freund 1937). Die nach dem Tode erhobenen Befunde waren ähnlich den seit den fünfziger Jahren in Tierversuchen durch N-Nitrosamine erzeugten Zell-

und Genveränderungen (Magee 1956). Patienten mit tödlichen Nitrosamin-Vergiftungen in USA und Deutschland wiesen die gleichen typischen Gen-Mutationen und Methylierungsmuster der DNA-Basen (molekulare Bausteine der Gene) auf, wie bei Tieren, die mit Nitrosaminen behandelt wurden (Cooper 1980, Herron 1980).

Beträchtliches Aufsehen erregte 1964 ein Bericht über tödliche Vergiftungen von Schafen, die mit Fischmehl gefüttert wurden, das Amine und als Konservierungsmittel Nitrite aufwies. Es konnte gezeigt werden, dass das Fischmehlfutter und das Schaffleisch Nitrosamine enthielten, welche potentiell für den menschlichen Konsumenten des Schaffleisches bei längerfristigem Verzehr carcinogen sein konnten (Ender 1964).

Nitrosamine sind jedoch in der menschlichen Umwelt vielerorts anzutreffen, ob in Nahrungsmitteln, in Getränken, in Kosmetika, an industriellen Arbeitsplätzen wie in der Gummi- oder Reifenindustrie oder Metall verarbeitenden Industrie, im Tabak und Tabakrauch, in Trockenmilch und vielen anderen Kontaminationsmöglichkeiten (Übersicht bei Loeppky 1994 a). Aber auch bestimmte Gruppen von Medikamenten weisen ein carcinogenes Potential durch Induktion von N-Nitrosaminen auf, beispielsweise Analgetika, Antibiotika und Chemotherapeutika. 1972 konnte Lijinsky nachweisen, dass das häufig eingenommene Schmerzmittel Aminopyrin sehr rasch im menschlichen Organismus Dimethylnitrosamin bilden kann, wenn es mit nitroser Säure reagiert (Lijinsky 1973). Amdinocillin, ein Amidin enthaltendes Antibiotikum, und Hexetidine, eine häufig benutzte antimikrobielle Substanz, produzieren ebenfalls im Körper Nitrosamine (Loeppky 1994 b). Chemotherapeutika zur Krebsbehandlung wie Gemustine (CNU), eine Nitrosurea-Produkt, erhöht die Rate des Auftretens von Leukämie bei Magenkrebspatienten (Boice 1983). Procarbazin, eine Substanz des so genannten Mopp-Behandlungsschemas, einer Kombination mit den Substanzen Vincristin-Sulfat, Nitrogen-Mustard und Prednison, das extensiv zur Krebsbehandlung eingesetzt wurde, führte zur gesteigerten Entwicklung von krebsartigen Neubildungen (Neoplasien) von Lymphzellen des Immunsystems. Die internationale Agentur für Krebsforschung (IARC) hat die Mopp-Kombination als menschliches Carzinogen infolge Nitrosaminbildung anerkannt (Magee 1996). In Tierversuchen wurde die carcinogene Wirkung der Mopp-Behandlung bestätigt (Fong 1992, Souliotis 1994).

Angesichts der seit den fünfziger Jahren bekannten Tatsache, dass organische Nitrite im menschlichen Organismus in Nitrosamine als toxische und carcinogene Substanzen umgewandelt werden können, war die Entscheidung der FDA von 1960 nicht nachvollziehbar, Amylnitrit von der Rezeptpflicht auszunehmen. Diese Maßnahme war umso unverständlicher, da abgesehen von der schwer wiegenden krebserzeugenden Wirkung, Schädigungen des zentralen Nervensystems, des Herzkreislaufsystems, der Lungenepithelzellen und des roten Blutfarbstoffes nach Inhalation von organischen Nitriten im Tierversuch und beim Menschen bekannt waren (Pearlman 1970).

Die Freigabe der Rezeptpflicht für immuntoxische und krebserzeugende Nitrogase führte vor 40 Jahren zum epidemischen Mißbrauch als sexuelle Dopingmittel

Die rezeptfreie Verfügbarkeit von Amylnitrit zum Zeitpunkt der Einführung der Empfängnisverhütungspille (1961) und des Anbruchs der Ära, welche in den Massenmedien als „sexuelle Befreiung" forciert wurde, zeitigte sehr bald den massiven Missbrauch von Amylnitrit unter jungen Erwachsenen in den USA als sexuelles Dopingmittel. Das Nitrogas wurde ursprünglich in Glasampullen angeboten, die beim Zerbrechen zwischen den Fingern ein knackendes Geräusch erzeugen, deswegen bürgerte sich der angelsächsische Ausdruck „poppers" für die organischen Nitrite ein, schon bald sprach man vom „popper-craze" („popper-Wahnsinn"). 1963 erschien der erste Report über die Inhalation von Amylnitrit als so genannte Entspannungsdroge, englisch „recreational drug" (Israelstam 1978). Zum gleichen Zeitpunkt wurde in den USA das synthetische Opoid Methadon zur Substitution bei Heroin-Abhängigkeit eingeführt, Diese Maßnahme motivierte den illegalen Markt zum vermehrten Angebot von Kokain als Ausgleich für den „Heroin-Kick". Die statistische Kurve des Kokain-Verbrauchs in den USA stieg seitdem massiv an. Kokain-Konsum verbreitete sich außerhalb der harten Drogenszene sehr rasch als sexuelle Leistungsdroge, oft in Kombination mit dem Poppers-Konsum. Angesichts der gewaltigen, repressiv bekämpften Problematik der sog. harten Drogen erschienen die Poppers eher als relativ harmlose sexuelle Stimulantien. Wie sich jedoch später zeigen sollte, hat die komplexe medizinische Fehldeutung ursprünglich nitrit-induzierter Krankheitsbilder und die Generalisation der Fehldiagnostik von analogen Immunstörungen anderer Genese mittelbar und unmittelbar mindestens weltweit bis heute ebenso viele Opfer gefordert wie der Konsum harter Drogen. Im Folgenden wird dieser medizinhistorisch verwirrende Zusammenhang noch differenziert belegt werden.

1964 wurden die ersten schwer wiegenden Symptome und Todesfälle nach Poppers-Konsum in den USA dokumentiert (Lubell 1964). Der marktführende Hersteller, der Pharmakonzern Burroughs Wellcome, befürchtete juristische Folgen und intervenierte bei der FDA, die Zulassungsbehörde verfügte daraufhin 1969 erneut die Rezeptpflicht für Amylnitrit.

Diese späte Gegenmaßnahme konnte jedoch die unkontrollierte Verfügbarkeit von Amylnitrit nicht mehr verhindern (Newell et al. 1984, 1988). Zusätzlich wurde der Markt für „recreational drugs" mit organischen Nitriten in Form von Butylnitrit und Isobutylnitrit, die analoge Effekte wie Amylnitrit bewirken, überschwemmt. Beide Substanzen wurden von der Definition der FDA anders als Amylnitrit nicht als Medikament oder Kosmetikum erfasst, Sie durften zu kommerzialisierten Zwecken, z. B. als Zwischenprodukte bei der Parfümherstellung oder als Frostschutzmittel, frei verkauft werden. Meist wurden sie unter phantasievollen Handelsbezeichnungen als Raumluftverbesserer (room odorizer) angeboten. Der Umsatz war beträchtlich, in einer einzigen US-Stadt wurde 1978 der Nitrit-Erlös auf 50 Mio. Dollar geschätzt (Sigell 1978). 1979 konsumierten etwa 5 Mio. US-Amerikaner mehr als einmal in der Woche „poppers". 1980 wurde in vorsichtigen Schätzungen in den USA ein Jahresverbrauch von 250 Mio. Nitrit-Ampullen als „recreational drug" angenommen (Lowry 1980). Im Zeitraum 1979-1985 wurde in einer amtlichen Studie festgestellt, dass mehr als 10 % der High-School-Besucher poppers konsumiert hatten, davon 0,5 % immerhin täglich (Johnston 1986, Lange 1988). Die Befragung von HighSchool-Absolventen sowie weiblichen und männlichen Studenten in den USA Ende der 70er und Anfang der 80er Jahre spiegelt jedoch nur einen kleinen Ausschnitt wider aus dem schwer durchschaubaren Szenario der Nitritgebraucher und den damit zwangsläufig resultierenden chronischen Nitritvergiftungen in den westlichen Ländern (Schwartz 1988).

Nimmt man als Startzeitpunkt die historische Straßenschlacht zwischen homosexuellen Männern und der Polizei vor dem Stonewall-Inn in der Christopher-Street in New York im Sommer 1969, ein einschneidendes Ereignis in der gay community, das heute noch in aller Welt in spektakulären Umzügen als Christopher-Street-Day von Schwulen und Lesben jährlich gefeiert wird, so zeigten sich die 70er Jahre als Jahrzehnt, in welchem die explosive Zunahme der Promiskuität unter einer Minderheit der homosexuellen und bisexuelien Männer begleitet war von dem exzessiven Angebot von nitrithaltigen sexuellen Dopingmitteln (Young 1995, Übersicht bei Lauritsen 1986, Haverkos 1988, Root-Bernstein 1993). Authentische Berichte über die Art und Anzahl homosexueller Koitusfrequenzen bestätigen die Annahme, dass die physische und psychische Leistungsgrenze der psychosexuellen Belastbarkeit in vielen Fällen langfristig mittels nitrithaltiger Dopingmittel und vielfachen Leistungsdrogen sowie massivem Antibiotika-Missbrauch in einer bis zu diesem Zeitpunkt in der Medizingeschichte nicht bekannten Kumulation von multiplen Stressoren überschritten wurde (Levine 1982, Root-Bernstein 1993).

Die erwünschten Effekte der Nitritvergiftung beim Homosexuellen

Bereits 1975 wurde in einer Übersichtsarbeit über „Amylnitrit (,poppers') als Aphrodisiakum" beim homosexuellen Geschlechtsverkehr von Nitritgebrauchern berichtet, dass sie ohne die regelmäßige Inhalation von organischen Nitriten sexuell nicht mehr leistungs- und erlebnisfähig seien (Everett 1975, Sigell 1978). Diese Erkenntnis des möglichen suchtartigen Charakters des unkontrollierten Gebrauches von organischen Nitriten als psychosexuelles Dopingmittel gemäß den Suchtkriterien des Diagnostic and Statistical Manual (DSM III) der American Psychiatric Association wurde 1978 in einer klinisch-psychiatrischen Untersuchung bestätigt (Überblick bei Haverkos 1988).

Alle auf dem Markt für „recreational drugs" in den westlichen Ländern angebotenen organischen Nitrite und deren Mixturen lösen die gleichen erwünschten und unerwünschten Effekte aus (Nickerson 1979, Pryor 1980):

Akute erwünschte Effekte (dosisabhängig) vor allem bei homosexuellen Partnern u. a.:
- Entspannung der glatten Muskulatur der Afteröffnung des passiven Partners beim analen Geschlechtsverkehr
- Gefäßerweiterung der Penisgefäße mit verlängerter Penissteife
- „High"-Gefühl durch Erhöhung des Schädelinnendrucks durch Erweiterung von Blutgefäßen im Schädel
- Wärmegefühl
- Herabsetzung der Schmerzschwelle beim passiven Sexualpartner bei analem Geschlechtsverkehr
- Erhöhung der sexuellen Erregung (angebliche Verlängerung des Orgasmusgefühls)
- Minderung sozialer und sexueller Hemmungen

Akute unerwünschte Effekte (dosisabhängig) vor allem bei homosexuellen Männern u. a.:
- Blutdruckabfall (flushing)
- Herzrasen (reflexartige Erhöhung der Herzfrequenz zur Aufrechterhaltung der Blutversorgung lebenswichtiger Organe)
- rasche Pulsfrequenz und pochende Sensationen
- Wärmeverlust
- Hautveränderungen bei direktem Hautkontakt an Lippe, Nase, Penis, Hoden und anderswo
- allergische Reaktionen
- Tracheobronchitis mit Husten, Fieber, Blutspucken, Atemnot
- Schwindel, Kopfschmerzen, Übelkeit
- Störungen des Sauerstofftransportes der roten Blutkörperchen (Methämoglobin) (Bruckner 1977, Jackson 1979, Haley 1980).

Die ersten vor 20 Jahren diagnostizierten homosexuellen AIDS-Patienten waren chronische Nitrit-Konsumenten

Der Höhepunkt der ubiquitären Absättigung der Homosexuellenszene in den USA durch den gewohnheitsmäßigen Gebrauch von Amyl-, Butyl- und Isobutylnitriten, häufig kontaminiert mit chemischen Verunreinigungen, als sexuelles Dopingmittel wird auf den Zeitraum 1974-1977 datiert (Newell 1988). Analog ist diese Annahme für die europäischen Schwulenzentren für den Zeitraum 1977-80 gerechtfertigt. Zu diesem Zeitpunkt der systematischen Massenvergiftung mit organischen Nitriten innerhalb und außerhalb der Schwulenszene gab es in der klinischen Forschung bemerkenswerterweise kaum Erkenntnisse über chronische und kumulative Folgewirkungen der langfristigen und hochdosierten Intoxikationen mit organischen Nitriten. Insbesondere die Langzeitfolgen des in der Medizingeschichte bis dahin noch nie beobachteten Massenkonsums von organischen Nitriten in Verbindung mit multipler Infektiösität, Missbrauch einer Vielzahl von antimikrobiellen Substanzen, Aufnahme massiver Mengen stark oxidierter Samenflüssigkeit beim promiskuitiven, ungeschützten analen Geschlechtsverkehr unter vulnerablen Bedingungen, den Konsum einer Vielfalt von psychotropen Drogen mit immunsuppressiver Wirkung, der Störung des Tag-Nacht-Rhythmus in Abhängigkeit vom Lebensstil usw. waren nicht erforscht. Praktisch keine verwertbaren Forschungsdaten waren verfügbar zur Einschätzung der Reaktionen und Gegenreaktionen in den besonders nitritsensiblen Endothelzellen der Blutgefäße, der Immunzellen und der Gehirnzellen bei gleichzeitiger Einwirkung von Multistressoren. Ab Anfang 1978 wurden in den USA die ersten ungewöhnlichen Krankheitsfälle bei homosexuellen Patienten diagnostiziert. Es handelte sich um krebsartige Wucherungen der Endothelzellen, welche die dem Blut- und Lymphstrom zugewandte Zellwand der Blut- und Lymphgefäße tapetenartig auskleiden. Diese Krankheitsfälle wurden jedoch erst Mitte 1981 publiziert, nachdem kurz zuvor berichtet worden war über 5 Erkrankungsfälle bei homosexuellen Männern, die an einer opportunistischen Lungeninfektion litten, die in einigen Fällen tödlich verlief (opportunistisch leitet sich ab von lateinisch: opportunet = es gibt mir Gelegenheit). Alle homosexuellen Patienten waren Nitritgebraucher (CDC 1981 a, CDC 1981 b). Die behandelnden Ärzte zeigten sich ratlos hinsichtlich der Krankheitsursache der „bis dahin gesunden homosexuellen Männer" (Gottlieb 1981) und vermuteten eine Virusinfektion, welche die Immunabwehr geschwächt haben müsse. Die Tatsache, dass die homosexuellen Patienten gewohnheitsmäßige Nitritgebraucher waren, wurde nur beiläufig erwähnt und zunächst nicht eingehender diskutiert. Als die beiden Krankheitsformen, medizinisch als Karposi-Sarkom (KS) und Pneumocystis Carinii Pneumonie (PCP) bezeichnet, vermehrt bei homosexuellen Patienten diagnostiziert wurden, wählte man ab Mitte 1982 zum Zweck der epidemiologischen Erfassung der Krankheitsfälle den verallgemeinernden Krankheitsbegriff „Erworbenes Immunschäche-Syndrom" (englisch: acquired immunodeficiency syndrom = AIDS). Die Krankheitsformen PCP und KS sind bis heute die am häufigsten diagnostizierten klinischen Manifestationen bei homosexuellen AIDS-Patienten geblieben.

Die Hintergründe der „politisch korrekten" Fehldeutung der toxischen und pharmakotoxischen Ursachen von Krebs und Immunschwäche als Virus-Infektion

Die Tatsache, dass die behandelnden Ärzte die ersten als solche erkannten PCP- und KS-Krankheitsfälle bei homosexuellen Patienten mit einer mikrobiellen Infektion als primärer Ursache der Störung der Immunantwort assoziierten, zeigt eine Denkhaltung in der modernen Medizin, die seit der Entdeckung der Mikroben durch Louis Pasteur Mitte des 19. Jahrhunderts viele wichtige Krankheitstheorien dominiert hat (Übersicht bei Wangensteen 1979). Diese Denkhaltung wird bestimmt von der Sichtweise, dass die außerodentlich wandlungsfähigen Mikroben in unberechenbarer Art und Weise die Integrität des menschlichen Organismus fortgesetzt angreifen. Die entscheidende medizinhistorische Frage, was elementarer sei: das Milieu des menschlichen Organismus oder die Mikroben, die dieses Milieu besiedeln, wurde von den AIDS-Medizinern, geprägt von der vorherrschenden Denkschule der Überlegenheit der Mikroben, vorschnell mit der schreckenserregenden Vision beantwortet, dass ein bis dahin unbekannter Erreger, vermutlich ein Virus eines neuen Typus, bestimmte Zellen des Immunzell-Netzwerks der AIDS-Patienten mittels sexueller Übertragung infiziert habe, diese Immunzellen fortschreitend zerstöre und unausweichlich den Tod der Infizierten durch normalerweise harmlose Krankheitserreger herbeiführe (Friedman-Kien 1984, Haverkos 1982). Die Gründe, die zu dieser „Tragik des vorzeitigen Konsens" (Root-Bernstein 1993) über die Ursachen der Indikator-Krankheiten der AIDS-Patienten führten, sind außerordentlich vielschichtiger Natur. Entscheidend waren jedoch vor allem auch politische Grundsatzentscheidungen in der Förderung der Krebsforschung in den USA und anderen westlichen Ländern.

1971 erklärte der US-Kongress die Erforschung der sog. Retroviren als Krebsursache zum nationalen Projekt. Der damalige republikanische Präsident Nixon verglich die Retrovirus-Krebsforschung mit dem Manhatten-Projekt zum Bau der Atombombe während des zweiten Weltkrieges und der Landung von US-Astronauten auf dem Mond. Der Kampf gegen Krebs als vorrangige nationale Aufgabe sollte innerhalb eines Jahrzehnts den Krebs besiegt haben. In die Retrovirus-Krebsforschung wurden Forschungsmilliarden in einem bis dahin nicht bekannten Umfang investiert auf Kosten anderer Forschungsaktivitaten in der Krebsmedizin (Duesberg 1996, De Harven 1998 c).

Als 1981 nach Ablauf der Projektzeit das Retrovirus-Krebsforschungsprojekt für gescheitert erklärt wurde, wurden jedoch zeitgleich die ersten AIDS-Krankheitsfälle diagnostiziert. Die spekulative Schreckensvision einer tödlichen, durch Sex und Blut auf jedermann übertragbaren Retrovirus-Infektion wurde von den gescheiterten Retrovirus-Krebsforschern forciert, deren High-tech-Laborkapazität nunmehr für die Retrovirus-AIDS-Forschung zur Verfügung stand (De Harven 1998 c).

Die Amerikanische Chemische Gesellschaft (American Chemical Society ACS) beklagte 1992, dass „der Forschungsschwerpunkt beeinflusst wurde durch politische Entscheidungen und die Prioritäten der Forschungsfinanzierung. Ab 1980 änderte sich signifikant die politische Philosophie in den USA hinsichtlich der Überwachung gefährlicher Fremdstoffe, wie der Nitrosamine, mit dem Ergebnis, dass von 1980-1992 sehr geringe zusätzliche Informationen über das Vorkommen von Nitrosaminen gewonnen werden konnten. Ein großer Teil der Arbeiten über die Chemie und Biochemie der Nitrosamine, hinsichtlich ihres Vorkommens und der krebserzeugenden Eigenschaften, wurde jedoch in Deutschland durchgeführt. Die deutsche Bundesregierung finanzierte ein Schwerpunktprogramm unter der Leitung von Rudolf Preussmann vom Deutschen Krebsforschungszentrum. Aufgrund dieses Programms wurden sehr erfolgreich in diesem Land Gefahrenquellen der Bildung von gasförmigen Nitrosaminen erkannt und beseitigt. Diese Forschungsarbeiten hatten weltweiten Einfluss. Das Programm endete jedoch 1982 und das allgemeine Forschungsniveau auf diesem Gebiet ist ebenfalls erheblich vermindert worden" (Loeppky 1994 c).

Die von der ACS zitierten Jahre 1980 und 1982 markieren den politischen Machtwechsel in den USA und Deutschland. 1980 wurde der republikanische Gouverneur und ehemalige Hollywood-Schauspieler Ronald Reagan zum Präsidenten der USA gewählt. Sein Stellvertreter wurde der ehemalige CIA-Chef George Bush, ab 1977 Direktor beim Pharmakonzern Lilly. Bush folgte Reagan von 1988-1992 als Nachfolger. In Deutschland wurde 1982 Helmut Kohl, der seine Berufskarriere beim Verband der Chemischen Industrie begonnen hatte, Bundeskanzler (1982-1998). Unabhängig von den politischen Restriktionen der Forschungsförderung unter dem Druck der Landwirtschaft und Nahrungsmittelindustrie, Tabakindustrie, Pharmaindustrie, Chemische Industrie, Metall- und Gummiindustrie und anderen hatte die Nitrit- und Nitrosaminforschung ein entscheidendes Handicap. Man wusste seit den 50er Jahren zwar, dass von außen zugeführte exogene Nitrite und Nitrosamine eindeutig toxische und krebserzeugende Wirkungen im Organismus zahlreicher Säugetiere und dem menschlichen

Organismus erzeugten (Barnes 1954, Magee 1956, Magee 1976). Man wusste auch, dass organische Nitrite im Körper in radikale Nitrit-Ionen umgebaut werden (Sutton 1963). Aber man hatte trotz wesentlich verbesserter Nachweisverfahren von gasförmigen und nicht-gasförmigen Nitro-Verbindungen keine ausreichende Vorstellung der biochemischen und bioenergetischen Umwandlung dieser Stoffe in lebenden Zellsystemen. Vor allem aber wusste man nicht, dass das gasförmige Stickstoffmonoxid und seine biochemischen Abkömmlinge (Metaboliten) innerhalb aller lebenden Zellen einschließlich der menschlichen Körperzellen produziert werden und eine zentrale Rolle bei physiologischen und pathophysiologischen Stoffwechselabläufen (Metalbolismus) spielen. Dieses entscheidende Forschungsdefizit förderte die Bereitschaft vieler Laborwissenschaftler und Mediziner, nicht verstandene Krankheitsprozesse wie AIDS, Krebs und zahlreiche andere lokale oder systemische Erkrankungen auf die virtuelle Existenz von Viren zurückzuführen. Das Vorhandensein dieser geisterhaften Krankheitserreger leitete man ab von Stoffwechselprodukten, deren Nachweis man in einer auch den meisten Medizinern nicht mehr nachvollziehbaren Laborsprache zu erklären versuchte. Die Bereitschaft bei Medizinern und ihrem Umfeld sowie den betroffenen Patienten war jedoch allzu groß, diese kryptischen Erklärungsmodelle für wahr zu halten, da sie dem gewohnten Denkmodell entsprachen, dass der heimtückische Schoß der Natur immer wieder gefährliche Erreger gebiert und nicht der Mensch selbst durch Unkenntnis oder Missachtung der Gesetze der Co-Evolution zwischen Mikroben und Mensch die Krankheitsgefahren heraufbeschwört. Aber glücklicherweise, parallel zu der höchstdotierten Retrovirus-Krebs-Forschung und Retrovirus-AIDS-Forschung, gelangen im Zeitraum der erstmaligen AIDS-Diagnose im Jahre 1978 bis zur Verleihung des Nobelpreises für Medizin im Jahre 1998 für die Entdeckung der allgegenwärtigen Regulation menschlicher Zellsysteme durch gasförmige Stickoxide bahnbrechende Erkenntnisse. Die neuen Einsichten führten nicht nur zur Revision vieler bis dahin gültiger Krankheitstheorien, sondern revolutionierten auch das grundlegende Wissen über die biologische Natur des Menschen.

II. Die sensationelle Entdeckung

Das gasförmige Stickstoffmonoxid als bioenergetischer Regulator innerhalb und zwischen lebenden Zellen - der Gas-Krieg zwischen Mensch und Mikroben

In der naturwissenschaftlichen Forschung gilt der Grundsatz, dass eine Theorie nur dann gültige Aussagen ermöglicht, wenn sie möglichst viele Beobachtungen in einem Modell beschreibt, das nur wenige bis dahin unbewiesene Annahmen benötigt, und überprüfbare Voraussagen über künftige Beobachtungen macht.

Bereits 1916 hatte der Biochemiker Mitchell beobachtet. dass Menschen mehr Nitrite und Nitrate ausscheiden, als sie mit der Nahrung aufgenommen haben konnten. Mitchell und seine Kollegen konnten jedoch die Quelle der Nitrit- und Nitratausscheidung im menschlichen Körper nicht orten. Aber Mitchell traf eine scharfsinnige Feststellung, deren Richtigkeit erst 70 Jahre später bestätigt werden sollte: "Das Problem ist von besonderem theoretischem Interesse, da die Produktion eines oxidierten nitrogenen Radikals durch Säugetiergewebe einzigartig sein würde" (Mitchell 1916). Mitchell's Aussage hinsichtlich der "Einzigartigkeit" bezog sich auf die grundlegende Annahme, dass im Milieu von Säugetierzellen keine nitrogenen Oxide gebildet werden könnten. Diese Annahme blieb für Jahrzehnte unangefochten.

Der langwierige und späte Nachweis der Existenz und Funktion von nitrogenen Oxiden in menschlichen Blutgefäß-, Immun- und Nervenzellen

Noch 1978 wurde die Synthese von Nitriten und Nitraten im menschlichen Dünndarm durch die Aktivität von Mikroben erklärt (Tannenbaum 1978). Dieselbe Forschungsgruppe korrigierte diese Interpretation bald darauf durch den Nachweis, dass keimfreie Ratten im Dünndarm Nitrate erzeugen. Aus diesem Befund wurde gefolgert, dass Nitrite und Nitrate in Säugetierzellen tatsächlich über einen eigenen Stoffwechselweg synthetisiert werden (Green 1981). Damit war zum ersten Mal gezeigt worden, dass entgegen einem lang gehegten Dogma tatsächlich im

Inneren von Säugetierzellen (endogen) Nitrite und Nitrate gebildet werden, unabhängig von der Zufuhr von (organischen) Nitriten und Nitraten von außen (exogen, beispielsweise über Nahrungsmittel, als Medikament oder als "Poppers").

Zur gleichen Zeit wurden jedoch auch wichtige Erkenntnisse erzielt hinsichtlich des Wirkmechanismus von exogenen Nitriten und Nitraten. Noch 1973 war die Wirksamkeit von oral aufgenommenen organischen Nitraten in Frage gestellt worden, da sie sehr rasch im Stoffwechsel (Metabolismus) abgebaut wurden und im Blutkreislauf nicht nachgewiesen werden konnten. Ab 1976 zeigten jedoch die Forschungsgruppen von Diamond und Murad in den USA, dass die gefäßerweiternde Wirkung von organischen Nitraten auf der Aktivierung eines eisenhaltigen Enzyms beruhte (Diamond 1976, Murad 1978). Murad postulierte in diesem Kontext erstmals die Hypothese, dass Stickstoffmonoxid (englisch: nitric oxide, abgekürzt NO) in den Endothelzellen der Blutgefasse freigesetzt wird. Diese Annahme bestätigte die Forschungsgruppe von Ignarro, indem sie demonstrierte, dass NO sich mit dem Eisenmolekül in dem Enzym Guanylatcyclase vebinden müsse. Dieses wiederum rege die Produktion der Botennsubstanz cyclisches Guanosinphosphat in den glatten Muskelzellen der Blutgefäße an, und auf diese Weise werde das Blutgefäß entspannt und der Blutdruck gesenkt (Gruetter 1979). Ignarro und seine Kollegen konnten auch den entscheidenden Wirkzusammenhang belegen, dass organische Nitrite zu gasförmigem NO metabolisiert werden müssen, um die gefäßerweiternde Wirkung auszulösen. Sie konnten auch zeigen, dass NO mit schwefelhaltigen Molekülen im Zellstoffwechsel Verbindungen eingeht, genannt Nitrosothiole (Ignarro 1981). Der letztere Befund sollte sich später als äußerst bedeutsam für die AIDS-Forschung herausstellen, da die Erschöpfung der Thiole (griechisch: Thio = Schwefel) durch Nitroso-Bindung, beispielsweise durch einen dauerhaften Überschuss von exogenem Nitrit / NO (Poppers!) und / oder endogenem NO (chronische Infektiösität), zu schwer wiegenden Reaktionen und Gegenreaktionen u.a. in den Immunzellen führt. Aber unglücklicherweise fanden zum Zeitpunkt der ersten publizierten AIDS-Fälle im Jahre 1981 die Befunde von Murad und Ignarro, die 1998 für die Entdeckung der Rolle des NO den Nobelpreis für Medizin erhielten, noch keine Anerkennung. Die führenden Herz-Kreislauf-Forscher waren immer noch überzeugt, dass NO in Säugetierzellen nicht synthetisiert werden könne (Ignarro 1992).

Ein weiterer entscheidender, zunächst eher zufällig entdeckter Befund, glückte der Forschungsgruppe von Furchgott 1980. Die Pharmakologen erkannten, dass die Entspannung der Blutgefäße durch die glatten Muskelzellen bei Stimulation durch gefäßerweiternde Nitroverbindungen abhängig ist von intakten Endothelzellen. Die Relaxation der Blutgefäße stellte sich nicht ein, wenn bei den Experimenten, abhängig von der Art der Präparation der Blutgefäße die Endothelzellen unabsichtlich beschädigt worden waren. Diese zufällige Beschädigung brachte die Forscher auf den zündenden Gedanken. Sie schlussfolgerten nämlich aus der Verletzung der Endothelzellen, dass nur die intakten Endothelzellen zur Entspannung der Blutgefäße einen Signalstoff an die benachbarten glatten Muskezellen abgeben, den sie Endothelium-derived relaxing factor (EDRF) nannten (Furchgott 1980). 1986 schließlich postulierten Ignarro und Furchgott unabhängig voneinander, dass EDRF identisch sei mit dem gasförmigen NO. 1987 erbrachten die Laboratorien von Ignarro und Moncada dann den ersten direkten biochemischen Beweis, dass NO in den Endothelzellen gebildet wird und durch die Zellmembranen in die benachbarten glatten Muskelzellen diffundiert (Ignarro 1987, Palmer 1987).

Diesmal ließen sich die skeptischen Forscherkollegen von der Existenz des NO in menschlichen Zellen überzeugen, denn inzwischen hatten Forscher auf einem anderen wichtigen Gebiet, der Immunforschung, nachgewiesen, dass Säugetiere tatsächlich nitrogene Oxide synthetisieren. Dieselbe Forschungsgruppe, die 1981 als erste die Biosynthese von Nitrat in Darmschleimhautzellen im Säugetierorganismus nachgewiesen hatte, erkannte, dass ein Proband während einer Durchfallinfektion sehr hohe Mengen an Nitraten mit dem Urin ausschied. Die Forscher schlussfolgerten richtig, dass sich die Nitrate durch entzündliche Reaktionen bei Durchfall gebildet hatten. Die Überprüfung durch die Behandlung von Ratten mit Bakterieneiweißen, sog. Endotoxinen, biochemisch Lipopolysaccharide (LPS) oder Fett-Zucker-Moleküle, bestätigte den Befund bei dem Probanden. Die Ratten schieden erhöhte Nitratmengen im Urin aus (Wagner 1983). Die Forscher waren durch einen glücklichen Umstand einer der wichtigsten Reaktionen von Immunzellen auf die Spur gekommen: der Produktion von Nitroverbindungen durch Zellen des Immunzell-Netzwerks nach Stimulation durch mikrobielle Eiweißtoxine. 1985 konnten amerikanische Laborforscher den eindeutigen Beweis in Studien mit Mäusen erbringen, dass Fresszellen (Makrophagen), die überall im Körper eine zentrale Funktion für die unspezifische Immunabwehr ausüben, als Antwort auf Kontakt mit bakteriellem LPS eine Gaswolke aus Nitriten und Nitraten bilden, die in die Membran der Bakterien eindringt und deren Stoffwechsel stört. Die zelltötende (cytotoxische) Wirkung der Nitroverbindungen als Abwehrwaffe zwischen Säugetierzellen und Bakterien war entdeckt worden (Stuehr 1985). In weiteren Studien konnten andere Forscher demonstrieren, dass zur Synthese der cytotoxischen Nitroverbindungen die Makrophagenzellen die Anwesenheit der Aminosäure L-Arginin, die in allen Körperzellen als Baustein für die Eiweißsynthese vorkommt, benötigen (Hibbs 1987).

Kurze Zeit später wurde publiziert, dass Makrophagen, wenn sie durch bestimmte Zelleiweiße, die von allen Immunzellen und anderen Körperzellen als Kommunikationsstoffe synthetisiert werden, aktiviert wurden, aus L-Arginin Nitrit und Nitrat oxidierten und dabei NO-Gas als Zwischenprodukt bildeten (Marletta 1988). Diese Kommunikationseiweiße werden Cytokine genannt (griechisch: cyton = Zelle, kinein = bewegen), da sie innerhalb und zwischen den Zellen wichtige

Aufgaben der Feinregulierung wahrnehmen. Man kennt heute einige Dutzend Zelleiweiße aus der Familie der Cytokine.

Im gleichen Jahr konnte die Forschungsgruppe von Moncada beweisen, dass auch die Endothelzellen in den Blutgefäßwänden aus L-Arginin NO-Gas synthetisieren (Palmer 1988).

Die entscheidenden Fragen, die von der AIDS-Forschung nicht gestellt wurden

Aufgrund der bis 1988 gesicherten Forschungsbefunde stellte sich also die entscheidende Frage, ob die im Falle der AIDS-Patienten aufgetretenen Störungen der Funktion
- von bestimmten Immunzellen, manifestiert durch "opportunistische Infektionen"
- sowie von Endothelzellen in der Wand von Blutgefäßen und Lymphbahnen, manifestiert durch krebsartige Kaposi-Sarkome und Lymphome, ausgelöst sein könnten:

1. aufgrund überhöhter Produktion von NO-Gas bzw. des Folgeproduktes Nitrosamin infolge langfristiger Inhalation von organischen Nitriten in Kombination mit der Einnahme von Pharmaka, die zur NO- und Nitrosamin-Bildung anregen,
2. aufgrund gesteigerter NO- und Nitrosamin-Produktion infolge chronifizierter mikrobieller Toxinbelastung,
3. aufgrund einer veränderten Balance der Cytokin-Synthese als Nettoeffekt der exogen und endogen stimulierten NO-Gasproduktion und der biochemischen Folgeprodukte,
4. aufgrund der Bindung der NO- und Nitrosamin-Überproduktion an schwefelhaltige Entgiftungsmoleküle als Nitrosothiole und langfristiger Erschöpfung des Thiol-Pools.

Diese entscheidenden Fragen wurden von der experimentellen und klinischen AIDS-Forschung in dieser präzisierten biochemischen und bioenergetischen Formulierung nicht gestellt. Die "Tragik des vorzeitigen Konsens" (Root-Bernstein 1993) blockierte diese plausiblen Fragestellungen zugunsten der folgenschweren Krankheitstheorie eines "neuen Erregers" (Haverkos 1982).

Parallel zu den Erkenntnissen der Immun- und Kreislaufforschung wurde NO-Gas als Neurotransmitter (Nervenbotenstoff) im zentralen und peripheren Nervensystem nachgewiesen. Bereits 1982 zeigte eine Forschungsgruppe, dass hemmende Impulse zwischen Nerven und Muskeln über die Aktivierung von zyklischem Guanosinmonophosphat vermittelt werden, analog zu den Vorgängen zwischen den Endothelzellen und den glatten Muskelfasern in den Blutgefäßen (Bowman 1982). Dieser Hemmstoff wurde 1988 als NO identifiziert (Martin 1988). Ebenfalls 1988 publizierte Befunde zeigten, wenn bestimmte Neuronen im Gehirn durch den erregenden Neurotransmitter Glutamat stimuliert wurden, dass diese Neuronen einen Botenstoff an benachbarte Zellen abgaben, der wie in den Muskelzellen das eisenhaltige Enzym Guanylatcyclase aktivierte und die Bildung der wichtigen sekundären Botensubstanz, zyklisches Guanosinmonophosphat, anregte (Garthwaite 1988). Ein Jahr später wurde nachgewiesen, dass in Hirnzellen von Rindern aus L-Arginin Nitrit und Nitrat synthetisiert wurde (Schmidt 1989). Dieser Befund wurde bestätigt durch den Nachweis, dass in Hirnzellen von Ratten NO aus L-Arginin synthetisiert wird (Garthwaite 1989). Eine weitere entscheidende Entdeckung gelang amerikanischen Hirnforschern, als sie 1990 zum ersten Mal in Hirnzellen eines Säugetieres das Enzym nachwiesen, das aus L-Arginin mittels molekularem Sauerstoff (O_2) das gasförmige NO freisetzt. Dieser Vorgang erforderte die Anwesenheit von Calcium (Ca^{2+}). Das Calcium^{2+}, gebunden an das Eiweiß Calmodulin, kontrollierte die Aktivität des neuentdeckten Enzyms, das NO-Synthase (NOS) genannt wurde (Bredt 1990).

Kurze Zeit später glückte der Nachweis der NO-Synthase in Endothelzellen, deren Aktivität ebenfalls durch Ca^{2+} und Calmodulin reguliert wird. Das NOS-Enzym der Endothelzellen war jedoch etwas anders strukturiert als das NOS-Enzym der Nervenzellen (Pollock 1991).

Die Entdeckung der archaischen Enzyme, die Stickstoffmonoxid-Gas(NO synthetisieren

Zur gleichen Zeit wurde eine dritte NO-Synthase in aktivierten Makrophagen isoliert (Stuehr 1991). Dieses NOS-Enzym der Fresszellen der Immunabwehr unterscheidet sich aber grundsätzlich von den Ca2+-abhängigen NO-Synthasen in den Endothel- und Nervenzellen. Das calcium-unabhängige NOS-Enzym in den aktivierten Fresszellen konnte das NO-Gas in großen Mengen und für längere Zeit produzieren, solange die Stimulation andauerte und der Vorrat an L-Arginin und anderen Faktoren gegeben war.

Diese Pionierarbeiten der NO-Forscher in der Immunforschung, Kreislaufforschung und Nervenforschung lösten eine beispiellose Forschungsexplosion aus (Übersicht bei Lincoln 1997). 1992 erklärte die führende Wissenschaftszeitschrift "Science" NO zum Molekül des Jahrzehnts. 1998 wurden der amerikanische Mediziner Murad und die amerikanischen Pharmakologen Ignarro und Furchgott für ihre bahnbrechenden Erkenntnisse auf dem Gebiet der Stickstoffmonoxid (NO)-Forschung mit dem Nobelpreis ausgezeichnet. Das Nobelpreis-Komitee sprach von einer "Sensation".

Die Regelung der Elektronenflüsse und Protonengradienten (Redox-Gleichgewichte) durch NO und seine Abkömmlinge

Warum war die Entdeckung der Existenz und der vielfältigen Funktionen des gelösten Gasmoleküls Stickstoffmonoxid (NO) in Säugetierzellen einschließlich Zellsystemen des Menschen so sensationell?

Stickstoffmonoxid = nitric oxide = NO ist eines der zehn kleinsten Moleküle, die in der Natur gefunden wurden. Es besteht aus einem Stickstoffatom (Nitrogenium) und einem Sauerstoffatom (Oxygenium). Aus dieser molekularen Kombination resultiert ein unpaares Elektron. NO ist also ein Radikal, es kann anderen Atomen und Molekülen ein Elektron entreißen und diese damit oxidieren. Die Aufnahme eines Elektrons (sowie eines positiv geladenen Wasserstoff-Ions) bezeichnet man als Reduktion des aufnehmenden Moleküls, und umgekehrt nennt man die Abgabe eines Elektrons (sowie eines Wasserstoff-Ions) Oxidation. Das jeweils aktuelle Verhältnis des Reduktionszustandes der Atome und Moleküle zum Oxidationszustand der Atome und Moleküle in der lebenden Zelle heißt Redox-Status. Dieser kann summarisch beispielsweise an der Zellmembran und an Strukturen in der Zelle als sogeanntes Redox-Potential in Millivolt gemessen werden.

Kennzeichen lebender Zellen ist die dynamische Aufrechterhaltung von Energieflüssen entgegen dem thermodynamischen Gleichgewicht. Dies geschieht durch ständige Elektronentransfers, die gleichzeitig als elektromotorische Kraft den Auf- und Abbau von Wasserstoffionengradienten regulieren.

Es gilt das evolutionsbiologische Grundgesetz: Je komplexer ein Organismus entwickelt ist, umso reduzierter muss er sein. Um auf diese Weise das notwendige Übergewicht des Reduktionszustandes zu gewährleisten, müssen kurzfristige Oxidationen eines Moleküls oder Atoms jeweils durch andere Moleküle, die Elektronen und Wasserstoffionen abgeben können, in den Reduktionszustand zurückgeführt werden können. Dies geschieht in den lebenden Zellen vor allem durch schwefelhaltige Aminosäuren, schwefelhaltige Peptide mit niedrigem Molekulargewicht und andere Schwefelmoleküle, die biochemisch als Thiole bezeichnet werden und den Thiol-Pool bilden (griechisch: thio = Schwefel). Die Thiole besitzen Schwefel-Wasserstoff-Gruppen. Diese S-H-Gruppen (lateinisch: sulfur = S = Schwefel. lateinisch: hydrogenium = H = Wasserstoff) können mit Atomen und Molekülen, die unpaare Elektronen aufweisen, Wasserstoff-Ionen und Elektronen austauschen. Auf diese Art neutralisieren Thiole Sauerstoff-Radikale und NO-Radikale. Sind die Thiole durch zu starke Sauerstoff-Radikalbildung und/oder zu starke NO-Radikalproduktion verbraucht, können die Radikalmoleküle nicht mehr ausreichend kontrolliert und neutralisiert werden, es kommt zu erheblichen Verschiebungen des Redox-Zustandes in Teilstrukturen oder in der Gesamtzelle. Lebenswichtige Moleküle wie Eiweiße, Nukleinsäuren, Fettsäuren und viele andere Biomoleküle werden durch die reaktiven Sauerstoffspezies (ROS) und reaktiven Nitrogenspezies (RNS) geschädigt, es treten oxidative und nitrosative Stress-Reaktionen auf, die unter bestimmten Bedingungen zum Zelltod oder zur Transformation der Zelle führen können. Zwischen diesen Extremantworten auf prooxidativen (oxidativen und/oder nitrosativen Stress) können vielfältige pathophysiologische Zustände auftreten. Diese sind abhängig vom Zelltyp, vom extrazellulären Milieu und einer Vielfalt von Gegenregulationen. Letztere werden kurzfristig oder langfristig durch den (infolge zu starker ROS- und RNS-Produktion ausgelösten) Thiol-Mangel als Sensor in Gang gesetzt. Die Kenntnis der Regulationen und Gegenregulationen, die über den Thiol-Mangel-Sensor ausgelöst werden, ist für die Lösung des AIDS- und Krebsrätsels von entscheidender Bedeutung.

Da bei der NO-Bildung aus L-Arginin und molekularem O2 ein unpaares Elektron entsteht, ist NO paramagnetisch und ein nitrogenes Monoxid-Radikal (NO°). Es kann aber auch andere Redox-Zustände mit unterschiedlichen Eigenschaften und Reaktionsfähigkeiten aufweisen: NO+ (Nitrosium) und NO-(Nitrosyl-Anion).

Die Eigenschaft als Radikal befähigt NO, an Metalle wie beispielsweise Eisen in metallhaltigen Enzymen und anderen Eiweißen (Metalloproteine) zu binden. Viele Enzyme in lebenden Zellen enthalten solche Metalloproteine. Deshalb wurde bereits vor mehr als 50 Jahren NO genutzt als Nachweisverfahren für Metalloenzyme mittels der Elektron-Paramagnetic-Resonanz (EPR)-Spektroskopie. 1983 wurde mit diesem Verfahren demonstriert, dass nach Kontakt von Bakterien mit Nitrit NO freigesetzt wird, das an Metalloenzyme in den Bakterien bindet und auf diese Weise Bakterien abtöten konnte (Lancaster 1992). Aber zu diesem Zeitpunkt fehlte noch der zündende Gedanke, zu überprüfen, ob Nitrite und das aus Nitriten gebildete NO auch in menschlichen Immunzellen produziert wird als diffusionsfähiges Abwehrgas gegen Mikroben. Noch bestand die Denkblockade, dass in Säugetierzellen keine nitrogenen Oxide gebildet werden. Damit wurde um wenige Jahre die Chance verpasst, angesichts der millionenfachen Massenvergiftung mit organischen Nitriten als sexuellem Dopingmittel (Poppers), die Erkenntnis zu gewinnen, dass die übermäßige und langfristige Inhalation von organischen Nitriten über die Provokation der NO-Synthese nicht nur die Metalloenzyme von Bakterien blockiert, sondern auch massive Regulationen und Gegenregulationen in menschlichen Immunzellen und anderen Zellsystemen auslöst (erworbenes Immunschwäche-Syndrom). Zwar wurden Experimente mit Mäusen und Ratten durchgeführt, indem man diese mit organischen Nitriten begaste oder Nitrosamine in die Nasengänge träufelte. Man konnte im Tierversuch und auch bei kleinen Gruppen von freiwilligen Probanden wohl eindeutige toxische Effekte an verschiedenen Komponenten des Immunzell-Repertoires nach Exposition mit Nitriten nachweisen. Aber der eigentliche biochemische Wirkmechanismus wurde noch nicht erkannt (Übersicht bei Haverkos 1988).

NO-Gas als löslicher, diffusionsfähiger Botenstoff, der keine Zielrezeptoren benötigt

NO ist zwar weniger radikal als manche andere radikale Moleküle, da es nicht mit sich selbst reagieren kann. In wässriger Lösung in biologischen Zellsystemen in Anwesenheit von O2 hat es eine Halbwertszeit von weniger als 30 Sekunden. Da NO aber elektrisch ungeladen ist, kann es frei innerhalb und zwischen Zellen diffundieren und dabei ungehindert die Membranen der Zellen und Zellorganellen durchqueren. Diese Eigenschaften führten zu der lange gehegten Annahme, dass NO kein geeigneter Botenstoff in lebenden Zellen sein könne.

Bis Ende der achtziger Jahre ging man davon aus, dass nur Moleküle mit komplexer Struktur, freigesetzt durch exakt kontrollierte Mechanismen, als Botenstoffe (messenger) mit genau bestimmten Zielstrukturen interagieren könnten. Zwischen den Botenmolekülen einerseits und den Zielzellen andererseits können dabei lange Distanzen überwunden werden, wie im Falle der Hormone auf dem Blutwege. Oder es können Übertragungswege von sehr kurzer Reichweite bestehen, wie im Falle der biochemischen Signalübertragung zwischen Nervenzellen (Neurotransmitter). Die hormonellen Boten benötigen nicht unbedingt spezielle Empfängermoleküle (Rezeptoren) auf der Membran der Zielzelle, sie können auch in die Zielzelle eindringen und im Inneren mit Rezeptoren interagieren (z. B. das Hormon Cortisol). Neurotransmitter dagegen vermitteln ihre Botschaft an Rezeptoren auf den Zielzellen. In jedem Falle muss das Botenmolekül mit einem spezifischen Rezeptor Kontakt aufnehmen. Zwischen Botenstoff und Empfängermolekül muss eine exakte Passform der komplexen Strukturen gegeben sein. Darum können nur spezielle Zielsysteme die passgerechten Botenstoffe synthetisieren. Von dieser biologischen Regel sind abweichende Ausnahmen erkannt worden. Beispielsweise können die in vielen Zelltypen vorkommenden Prostanoide (enzymatisch erzeugte Stoffwechselprodukte aus ungesättigten Fettsäuren) und das in allen lebenden Zellen synthetisierte Schlüsselmolekül des Energiestoffwechsels, das Adenosintriphosphat (ATP), als Botenstoffe zwischen unterschiedlichen Zelltypen fungieren. Es können also Moleküle, die innerhalb des Stoffwechsels einzelner Zellen eine wichtige Rolle spielen, auch zwischen differenten Zellen eine hochspezialisierte Aufgabe erfüllen. Voraussetzung ist allerdings, dass diese überall in Zellen tätigen Moleküle bei Überschreitung der Zellgrenzen auf oder in den Empfängerzellen spezifische Rezeptoren vorfinden.

Evolutionsbiologisch einzigartig ist jedoch bisher die Tatsache, dass NO nach Synthese und Freisetzung in der Ursprungszelle in den Nachbarzellen eine spezifische Änderung der Redox-Vorgänge auslösen kann, ohne zu diesem Zweck an hochkomplexe Rezeptormoleküle binden zu müssen. Diese benachbarten Zellen können normaldifferenzierte Körperzellen, rote Blutkörperchen, Tumorzellen oder Mikrobenzellen jeder Art sein. Die Effekte, die NO innerhalb von Zellen oder grenzüberschreitend zwischen lebenden Zellen ausüben kann, sind deshalb nicht von der molekularen Gestalt des NO, sondern allein von der Eigenschaft als paramagnetisches Radikal abhängig (Snyder 1992).

Die NO-Synthese-Enzyme sind evolutionsbiologisch hochkonserviert

Im Gegensatz zu dem sehr einfach gebauten NO-Molekül erkannte man ab 1991, als man die drei identifizierten Isoformen des NO-synthetisierenden Enzyms, die NO-Synthasen (NOS), genauer untersuchte, dass diese Enzyme eine einzigartige Struktur zeigten, wie man sie in Säugetierzellen noch nicht gefunden hatte. Es wurde demonstriert, dass diese Enzyme eigentlich eine Kombination aus zwei verschiedenen Enzymen darstellen. Das gilt sowohl für die beiden Calcium-abhängigen Isoformen, die nNOS (zuerst in Nervenzellen entdeckt) und die eNOS (zuerst in Endothelzellen entdeckt), als auch für die Caicium-unabhängige Isoform, die iNOS (zuerst in Fresszellen der Immunabwehr entdeckt). Die eine Hälfte der NOS-Enzyme liefert die Elektronen für die Synthese von NO mittels O2 aus Arginin, während die andere Hälfte die eigentliche Synthese von NO vollzieht. Ein vergleichbares Enzym, das sich mit Elektronen "selbst bedient", ist bisher lediglich in Bakterien gefunden worden (Marletta 1993).

Die vergleichenden Untersuchungen der drei Isoformen des NOS-Enzyms ergaben eine hohe Übereinstimmung von 50 % im Aufbau der NOS-Subtypen. Darüber hinaus zeigte sich beim Vergleich der gleichen NOS-Isoformen bei verschiedenen Tierspezies eine Strukturgleichheit von 90 % in Säugetierzellen. Die Struktur der NOS-Enzyme ist also evolutionsbiologisch hochkonserviert (Knowles 1994, Nathan 1994, Sessa 1994).

Die nitrogenen Oxide sind ein uraltes Kommunikationsprinzip innerhalb und zwischen Zellen, die mit Metallionen und Schwefel-Wasserstoff-Verbindungen wechselwirken, um die Redox-Potentiale zu regulieren

Die entscheidenden Befunde der NO-Forschung führen zu einer fundamentalen Schlussfolgerung:
- die Einzigartigkeit des Wirkmechanismus des NO-Moleküls in allen lebenden Zellen von den Bakterien bis zum Menschen,
- die Einzigartigkeit des NO-synthetisierenden Enzyms unter Tausenden von Enzymen in Säugetierzellen, einschließlich in menschlichen Zellen, und das vergleichbare Vorkommen eines ähnlichen Enzyms nur in Bakterienzellen
- das hohe Maß an Strukturgleichheit der Isoformen des NO-synthetisierenden Enzyms über einen langen Evolutionszeitraum

sprechen dafür, dass es sich bei den nitrogenen Oxiden und den sie synthetisierenden Enzymen um ein uraltes Kommunikationsprinzip innerhalb und zwischen Einzellern handelt, das von den Mehrzellern beibehalten wurde, also evolutionsbiologisch konserviert wurde. Dieses Regulationskonzept wirkt über die kurzfristige Änderung von Redox-Zuständen, indem es als paramagnetisches Radikal, das als ungeladenes Molekül frei innerhalb und zwischen Zellen diffundieren kann, sich mit Metalloproteinen, vor allem eisenhaltigen Enzymen, verbindet. Die dadurch bewirkte bioenergetische Änderung der Redox-Potentiale wird gegenreguliert durch schwefelhaltige Verbindungen (Nitrosothiole), vor allem durch hohe Konzentrationen von niedermolekularen Schwefelverbindungen, beispielsweise Glutathion und Cystein, die gemeinsam mit anderen Thiolen einen antioxidativen Pool gegen ROS und RNS bilden.

Im Laufe der Evolution haben sich zwei Strategien der NO-Produktion entwickelt:
- die niedrigdosierte, vom Calciumspiegel der Zellen abhängige NO-Synthese, die inzwischen in praktisch allen Zellsystemen des Menschen nachgewiesen wurde, ist an einer Vielzahl von physiologischen und pathophysiologischen Prozessen beteiligt (Moncada 1991)
- die induzierbare hochdosierte und langdauernde NO-Produktion, die durch Aktivierung des nicht-Calcium-abhängigen Enzyms iNOS geleistet wird. Das iNOS-Enzym und die entsprechenden hohen Produktionsmengen der NO-Gaswolken sind in zahlreichen unspezifischen und spezifischen Zelltypen des Immunzell-Netzwerks des Menschen nachgewiesen worden, vor allem in Makrophagen und Monozyten, Mikroglia-Zellen des Gehirns, Kupffer'schen Zellen, Milz-Zellen, neutrophilen Leukozyten und T-Lymphozyten (Übersicht bei Kröncke 1995, Lincoln 1997).

> NO und seine Abkömmlinge sind unverzichtbar, um intrazellluläre Krankheitserreger hemmen oder abtöten zu können

Aufgrund der Erkenntnis, dass Immunzellen cytotoxisches (zellhemmendes oder zelltötendes) NO-Gas produzieren, war die Frage von entscheidendem Interesse, ob eine Ausschaltung der NO-Synthese von

Immunzellen in Säugetieren eine messbare Verminderung der Immunabwehr gegen mikrobielle Erreger hervorrufen würde. Die für die Infektionsmedizin zentrale Fragestellung wurde in zahlreichen ausgeklügelten Experimenten überprüft.

Beispielsweise blockierte eine Forschungsgruppe in so genannten knock-out-Mäusen das Gen für die Biosynthese der Eiweiße (Expression) des Enzyms der induzierbaren NOS. Die Mäuse konnten in den entsprechenden Immunzellen kein cytotoxisches NO-Gas mehr produzieren. In anderen Experimenten wurde die cytotoxische NO-Synthese in Immunzellen durch Hemmstoffe der iNOS verhindert. In allen solchen Experimenten zeigte sich eindeutig, dass die Fähigkeit der Immunzellen, mikrobielle Erreger zu hemmen oder abzutöten, ohne ausreichende Produktion von cytotoxischem NO stark herabgesetzt war. Die knock-out-Mäuse zeigten sich wesentlich infektionsanfälliger gegen Bakterien und Parasiten, aktivierte Makrophagen konnten nach NO-Hemmung Bakterien nicht mehr abtöten (Wei 1995 a, Mac Micking 1995, Übersicht bei Lincoln 1997). Solche Experimente führten zusätzlich zu einer anderen wichtigen Erkenntnis: Makrophagen von knock-out-Mäusen mit Blockade der iNOS-Synthese konnten das Wachstum und die unkontrollierte Zellteilung von Lymphomen (= krebsartige Zellwucherung von Lymphozyten, u.a. eine AIDS-Indikatorkrankheit) nicht mehr hemmen. Ebenso konnten Makrophagen, deren iNOS-Synthese biochemisch blockiert wurde, in co-kultivierten Zellkulturen Tumorzellen nicht mehr hemmen (Mac Micking 1995). Andererseits konnte die Expression von iNOS in einer Vielzahl von Tumorzellinien und in Krebsgewebe des Menschen, beispielsweise bei Eierstocks-, Gebärmutter- und Brustkrebs nachgewiesen werden (Henry 1993, Nussler 1993, Bani 1995, Thomsen 1995).

Auch viele Nicht-Immunzellen erzeugen cytotoxisches NO-Gas und sind in der Hemmung von Pilzen, Parasiten, Viren,

Diese Befunde und viele andere mehr (Übersicht bei Kröncke 1995, Lincoln 1997) wurden ergänzt durch den Nachweis, dass viele andere Zellsysteme
außer den mobilen Immunzellen cytotoxisches NO-Gas produzieren können, u. a.

- Schleimhautzellen (Magen, Darm, Niere, Lunge und viele andere)
- Endothelzellen
- glatte Muskelzellen der Blutgefäße
- Herzmuskelzellen
- Knorpelzellen
- Knochenzellen (Osteoblasten)
- Fibroblasten des Grundgewebes
- Keratinozyten der Haut
- Leberzellen
- Pankreaszellen
- Astrozyten im Gehirn
- periphere Nervenzellen (Übersicht bei Kröncke 1995, Lincoln 1997).

Bakterien und Krebszellen beteiligt

Innerhalb weniger Jahre konnte umfassend demonstriert werden, dass bei entsprechender Stimulation in praktisch allen Zellsystemen des menschlichen Organismus das universelle, diffusionsfähige Botengas NO eine entscheidende Rolle spielt bei der Regulation der Redox-Potentiale innerhalb der Zellen und zwischen benachbarten Zellen, beispielsweise zwischen Immunzellen und Mikroben, lokalen Schleimhautzellen und Mikroben, normal differenzierten Zellen und transformierten Zellen.

Welche tiefgreifende Bedeutung die experimentelle und klinische Erforschung des gasförmigen Stickstoffmonoxids und seiner biochemischen Abkömmlinge in menschlichen Zellsystemen zum Verständnis elementarer Krankheitsprozesse inzwischen gewonnen hat, soll an einigen wenigen selektiven Publikationen demonstriert werden:
- Immunforschung (von Rooijen 1997, Mac Micking 1997, Zidek 1998, Kollb 1998)
- Infektionsforschung (Clark 1996, 1997; Alexander 1997, Mayers 1997, Liew 1997, Peterhans 1997, Akaike 1998)
- Blutforschung (Yonetani 1998)
- Krebsforschung (Tamir 1996. Xie 1996, Chinje 1997)
- Herz-Kreislaufforschung (Habib 1996, Birks 1997, Dewanjee 1997, Matsumori 1997, Mc Quaid 1997, Wever 1998)

Die Forschungsexplosion der experimentellen und klinischen NO-Forschung führt zur Revision der Krankheitstheorien und Behandlungstrategien auf vielen wichtigen Gebieten der Medizin

- Diabetesforschung (Mc Daniel 1996, Rabinovitch 1998, Sjöholm 1998)
- Leberfoschung (Suematsu 1996, Stadler 1996, Ceppi 1997, Taylor 1998. Khatsenko 1998)
- Sepsisforschung (Beizhuizen 1998, Ketteler 1998, Kirkeboen 1999)
- Lungenforschung (Singh 1997, Sanders 1999)
- Tuberkuloseforschung (Kwon 1997)
- Transplantationsforschung (Krenger 1996)
- Rheumaforschung (Mijasaka 1997, Ralston 1997, Amin 1998)
- Gehirn- und Nervenforschung (Bolanas 1997, Leist 1998, Vincent 1998, Minghetti 1998, Murayama 1998)
- Multiple Skierose-Forschung (Parkinson 1998, Santiago 1998)
- Stress-, Hormonforschung (Mc Cann 1998 a, 1998 b; Rivier 1998)
- Schlafforschung (Liew 1995 b)
- Sexualmedizin (Guiliano 1997).

Die universelle Funktion der cytotoxischen NO-Gasbildung und des von diesem allgegenwärtigen Biomolekül abgeleiteten Stoffwechselproduktes als archaisches Regulationsprinzip in menschlichen Zellsystemen hat insbesondere alle bisherigen Krankheitstheorien der AIDS- und Krebsforschung in Frage gestellt. Im Lichte einer evolutionsdynamischen Betrachtung dieser Krankheitsphänomene lässt sich jedoch eine Fülle von Befunden in einem revidierten ganzheitlichen Verständniskonzept integrieren.

III. Das AIDS-Rätsel

Warum die AIDS-Krankheiten fehlgedeutet wurden - die Hemmung der Gasabwehr ist die Ursache der erworbenen Immunzellschwäche

Der erste medizinische Report über eine lebensgefährliche opportunistische Erkrankung bei homosexuellen Männern in den USA wurde am 5. Juni 1981 von der Überwachungsbehörde für Krankheiten, den Centers for Disease Control (CDC) im wöchentlichen Bericht über Krankheiten und Sterblichkeit publiziert (CDC 1981 a). Es handelte sich bei den Patienten um fünf "aktive Homosexuelle" im Alter zwischen 29 und 36 Jahren, die im Zeitraum von Oktober 1980 bis Mai 1981 in zwei Krankenhäusern in Los Angeles behandelt wurden. Die fünf Patienten hatten keinen sexuellen Kontakt miteinander gehabt. Sie litten an einer Pilzinfektion der Lunge, die zu einer seltenen Lungenentzündung geführt hatte, der Pneumocystis Carinii Pneumonia (PCP), an einer früheren oder aktuellen Cytomegalie-Virus(CMV)- Infektion sowie an einer Candida-Pilzinfektion der Schleimhäute. Zwei der Patienten waren verstorben.

Bei drei der fünf Patienten waren Studien über die Anzahl und Reaktionsfähigkeit der Immunzellen im Blutserum durchgeführt worden. Bei allen drei Patienten zeigten sich "hochgradig verminderte T-Helferimmunzellzahlen und eine hochgradig verminderte Proliferationsantwort (Reifungshemmung) in vitro (im Reagenzglas) nach Stimulation durch Mitogene (Substanzen, welche die Zellteilung anregen) und Antigene (Substanzen, welche die T-Helferimmunzellen aktivieren)".

Die klinischen und immunologischen Befunde der ersten medizinhistorisch als AIDS-Fälle diagnostizierten Patienten

Der Report enthält keine Angaben zu vorhergehendem Konsum von Antibiotika oder Substanzen gegen Pilze (Antimykotika), Parasiten oder Protozoen (Antiparasitika) oder Virusinfektionen (Anti-Virustatika), Chemotherapeutika oder Corticosteroide. Es heißt lediglich lapidar: "Die fünf Patienten hatten keine vergleichbare Vorgeschichte von sexuell übertragbaren Krankheiten". Die Nichterhebung oder mangelhafte Erforschung der vorhergehenden Einnahme von ärztlich verschriebenen oder nicht verschriebenen Antibiotika usw. sollte zum Kennzeichen der künftigen AIDS-Medizin und der einschlägigen klinischen Publikationen werden.

Im Falle der fünf Patienten in Los Angeles wurde bei vier Patienten eine frühere Hepatitis vom Typ B durch Untersuchung des Blutserums festgestellt, aber keine aktuellen Hepatitis-S-Oberflächen-Antigene. Ohne jede weitere Erläuterung oder Diskussion wird in einem einzigen Satz beiläufig festgestellt: "Alle fünf Patienten berichteten über den Gebrauch von Inhalations-Drogen, ein Patient berichtete intravenösen Drogengebrauch."

Dieser medizinhistorische Erstbericht über AIDS-Indikatorkrankheiten bei homosexuellen Patienten wurde ein halbes Jahr später für vier der fünf Patienten ergänzt durch einen klinischen Report der behandelnden Ärzte der Universitätsklinik in Los Angeles (Gottlieb 1981). Dieser zweite Bericht enthält ausführlichere Angaben zu den immunologischen Daten und zum klinischen Verlauf.

"Diese Patienten präsentieren ein bestimmtes und ungewöhnliches klinisches Syndrom. Alle waren ausschließlich Homosexuelle und waren in exzellentem Gesundheitszustand vor Ende 1980. Ihre medizinische Geschichte zeigte keine zuvor erkennbare Immunzellschwäche. Alle waren anergisch (Reaktionslosigkeit der zellvermittelten Immunität bei Stimulation durch Mitogene, Antigene und andere Substanzen) und hatten Infektionen, bei denen die zellvermittelte Immunität die Hauptrolle bei der Immunabwehr spielt. PCP, ausgedehnte Candida-Pilzinfektionen der Schleimhäute und chronische Zytomegalievirus-Freisetzung waren einheitlich vorhanden ... Die auffallendsten Abnormalitäten waren das beinahe totale Verschwinden der T-Helferimmunzellen und ein abnorm erhöhter Prozentsatz von Suppressorlymphzellen ... Die absoluten Zellzahlen in beiden Untergruppen waren erniedrigt. Die Abwesenheit praktisch der gesamten T-Helferimmunzellen im Blutserum war unzweifelhaft der Hauptfaktor, der zu der schwer wiegenden zellulären Immunschwäche beigetragen hat, die bei unseren Patienten beobachtet wurde. Der auslösende Mechanismus für diese spezielle Einflussnahme auf die Untergruppe der T-Helferimmunzellen ist noch unklar, da für Zytomegalie-Viren nicht demonstriert werden konnte, dass sie Untergruppen von Lymphzellen direkt infizieren ... Wir denken an die Möglichkeit, dass eine Zytomegalie-Virusinfektion eher ein Resultat statt die Ursache des T-Helferimmunzell-Defektes war, und irgend ein anderer Kontakt mit einem unentdeckten Mikroorganismus, einem Medikament oder einem Toxin diese Patienten empfänglich gemacht hat für opportunistische Infektionen einschließlich Zytomegalie-Virusinfektion ... Die Erklärung für die gleichzeitig erhöhten Spiegel der Antikörper der Immunglobulin-Klasse A bleibt unklar ..." (Gottlieb 1981). Zusammenfassend stellten die Universitätsärzte fest: "Alle Patienten zeigten Anergie und Verarmung an Lymphozyten, sie hatten keine Reifungsreaktionen der Lymphozyten gegen lösliche Antigene und ihre Antworten auf Stimulation durch Phytohämagglutinin (ein Mitogen) waren deutlich reduziert" (Gottlieb 1981).

Diese klinischen und immunologischen Befunde wurden zur gleichen Zeit von mehreren medizinischen Zentren in New York bei ausschließlich homosexuellen Patienten mit AIDS-Indikator-Krankheiten bestätigt: "Keiner der Patienten hatte eine Reaktivität der Haut gegen irgendeines der getesteten Antigene. Diese Anergie war vorhanden während der akuten Krankheit und dauerte bei den Patienten an, deren verzögerte Hypersensitivität der Haut (englisch: delayed type hypersensitivity, DTH, ein Routinetest zur Reaktionsfähigkeit der Immunzellen in der Haut mittels einer Vielfalt von Mikrobentoxinen und anderen Substanzen) getestet worden war, mehr als zwei Wochen nach dem klinischen Abklingen der Pneumocystis-Carinii-Lungenentzündung. Die Patienten hatten niedrigere Proliferationsantworten (der T-Helferimmunzellen) gegen verschiedene Mitogene, Antigene und Fremdzellen (molekulare Substanzen und Zellen, welche die Aktivierung und Teilung von Lymphimmunzellen anregen) als altersgleiche Personen, die simultan getestet wurden. Die Antworten repräsentierten die maximale Lymphozytenteilung, die mit einer Konzentrationsreihe von stimulierenden Substanzen und Zellen ausgelöst werden konnten. Da nur gepooltes (angereichertes) normales menschliches Serum als Ergänzung des Lymphozyten-Kulturmediums eingesetzt wurde, ist es nicht möglich, dass Serum-Suppressorfaktoren eine Rolle spielten bei diesen abnorm niedrigen Reaktionen. Eine geschädigte zelluläre Immunantwort wurde bei Patienten im Vergleich zu den Kontrollen, auch in Reagenzglasstudien, beobachtet bei kultivierten Lymphozyten mit nicht spezifischen Induktoren der T-Helferlymphzell-Aktivierung: Phytohämagglutinin, Concanavalin A und dem T-Helferlymphzell-abhängigen Induktor der Teilung von B-Lymphzellen, Pokeweed-Mitogen. Lymphozyten-Antworten auf die mikrobiellen Aktivatoren Candida albicans, Staphylococcus aureus, Escherichia coli und gereinigte Protein-Derivate von Tuberculin waren ebenfalls erniedrigt. Diese Tests der Lymphozyten-Teilung wurden durchgeführt, als die Patienten nicht akut krank waren. Zusätzliche wiederholte Untersuchungen mehr als einen Monat nach der ersten Untersuchung bestätigten denselben Typ der abnorm erniedrigten Antworten" (Mazur 1981).

Ärzte und Immunologen wußten 1981 nicht, dass es NO-produzierende und nicht NO-produzierende T-Helferimmunzellen gibt

Diese ersten medizinhistorischen Berichte zeigen in aller Klarheit die Wissensdefizite der Immunologie und Klinischen Infektionsmedizin Anfang der 80er Jahre: Die Tatsache, dass die T-Helferimmunzellen der AIDS-Patienten stark vermindert waren und sich nicht stimulieren ließen, war nicht zu vereinbaren mit der Tatsache, dass die Produktion bestimmter Antikörper erhöht war. Nach der damals geltenden Immuntheorie mussten die im Knochenmark gereiften B-Lymphzellen (bezeichnet nach dem englischen bone marrow = Knochenmark) ein Aktivierungssignal von den im Thymus gereiften T-Helferlymphzellen (T = Thymus) empfangen, um Antikörper gegen ein von den T-Helferlymphzellen erkanntes mikrobielles Antigen zu produzieren. Deshalb die Bezeichnung T-Helferlymphzellen.

Was die Immunologen und Kliniker 1981 nicht wussten, war die Tatsache, dass es zwei Typen von T-Helferlymphzellen gibt, Typ1 und Typ2, entsprechend als TH1 und TH2 bezeichnet. Diese beiden T-Helferzell-Typen verhalten sich polar in verschiedener Hinsicht:
- TH1 produziert und wird stimuliert im Vergleich zu TH2 durch ein unterschiedliches Muster von Signal- und Kommunikationseiweißen aus der großen Familie der Cytokine. Die Cytokin-Muster vom Typ1 (Typ1-Cytokine) haben nun die Eigenschaft, dass sie in den TH1-Immunzellen die Produktion von cytotoxischem NO als Abwehrgas insbesondere gegen intrazelluläre Mikroben stimulieren. Die Cytokin-Muster vom Typ2 (Typ2-Cytokine) prägen im Gegensatz dazu T-Lymphzellen zu TH2-Zellen. Diese produzieren kein cytotoxisches NO als Abwehrgas gegen intrazelluläre Mikroben, sondern übernehmen als eigentliche T-Helferimmunzellen die Aktivierung der B-Zellen und stimulieren damit die Antikörper-Produktion. Die Typ2- Cytokine der TH2-Zellen hemmen sogar die Biosynthese der Eiweiße (Expression) des induzierbaren Enzyms der NO-Synthese (Überblick bei Lincoln 1997).
- Die entscheidenden Forschungswege der Cytokin-Forschung und der NO-Forschung kreuzten sich erst Anfang der 90er Jahre. In Unkenntnis der funda-

mentalen Tatsachen der Existenz der Typ1-Cytokine-produzierenden TH1-Immunzellen und der Typ2-Cytokine-produzierenden Th2-Immunzellen konnten die AIDS-Mediziner die immunologischen und klinischen Befunde ihrer homosexuellen Patienten zwangsläufig nur ratlos zur Kenntnis nehmen. Auf dem Hintergrund dieser medizinischen Ratlosigkeit muss nachvollzogen werden, warum ein hypothetisches Retrovirus, dessen Existenz allein aufgrund von indirekten Laborindizien behauptet wurde, so bereitwillig als AIDS-Ursache akzeptiert wurde.

Die entscheidende Frage ist nunmehr, warum gibt es diese Doppelstrategie der Immunabwehr? Diese Frage ist nur zu beantworten in Kenntnis der evolutionsbiologischen Entwicklung der Immunabwehr der wirbellosen und der Wirbeltiere.

Die evolutionsbiologische Entwicklung der Doppelstrategie der menschlichen Immunabwehr

T-Immunzelläquivalente sind bereits bei den ersten wirbellosen Tieren, beispielsweise den Schwämmen, vor mehr als 500 Millionen Jahren nachweisbar (Roitt 1985). In Kontakt mit Bakterientoxinen sondern die T-Zellen eine NO-Gaswolke ab, die durch die Bakterienmembran diffundiert und durch molekulare Bindung an Metalloenzyme oder Thiol-haltige Peptide den Energiestoffwechsel der Erreger lahm legt und diese hemmt oder abtötet. Ebenso geschieht dies, wenn den T-Zellen von Makrophagen oder speziellen anderen Zellen Bruchstücke von Eiweißketten (Peptide) als molekulare Antigen-Signale präsentiert werden. Diese Peptid-Bruchstücke stammen von intrazellulären Bakterien, Viren, Parasiten oder Pilzen, die zuvor durch eiweißspaltende Enzyme in den Antigen-präsentierenden Zellen zerlegt worden sind. Die T-Zellen produzieren, angeregt durch das Antigen-Signal, spezifische Cytokine, reifen und vermehren sich identisch (klonen) und synthetisieren unter Einfluss der Typ1-Cytokine hochdosiert und lang andauernd cytotoxisches NO. Das NO-Gas diffundiert in die Antigen-enthaltenden Zellen und diese sterben mit den intrazellulären Erregern ab. Die Zellreste werden in der Regel von den Fresszellen, den Makrophagen, entsorgt.

Als sich aus den wirbellosen Tieren über einen langen Evolutionszeitraum die Wirbeltiere entwickelten, mussten sie nicht mehr nur eine Immunantwort finden gegen Bakterien, Viren, Parasiten und Pilze, sondern sie wurden auch von wirbellosen Organismen besiedelt, vor allem von Würmern. Diese konnten von den Makrophagen nicht mehr einverleibt werden und als "Filetstücke" den Helferimmunzellen präsentiert werden. Im Vergleich zu den einzelligen Mikroben und den kleineren mehrzelligen Parasiten sind die wirbellosen Parasiten riesig. Der von den T-Lymphzellen zu produzierende Gas-Cocktail hätte solche Mengen erfordert, dass die Selbst-Toleranz der körpereigenen Zellsysteme des Wirtsorganismus nicht mehr gewährleistet gewesen wäre. Die Wirtstiere hätten sich durch das eigene Gas selbst geschädigt und zerstört. Es musste also eine modernere Immunantwort entwickelt werden, die das evolutionsbiologisch bewährte System der unspezifischen und spezifischen zellvermittelten Immunabwehr ergänzte und entlastete, die sog. humorale Immunität (lateinisch: humor = Flüssigkeit). Diese humorale Immunaktivität umfasst wiederum einen unspezifischen und einen spezifischen Anteil. Der unspezifische Anteil ist das Komplementsystem. Es handelt sich um eine Serie von Plasmaproteinen, die im Blutserum und in der interzellulären Flüssigkeit vorkommen und in einer komplizierten kaskadenartigen Reaktionsfolge auf unterschiedlichen Wegen aktiviert werden können. Das Komplementsystem wird in einer sehr komplexen Weise durch Hemmstoffe und Kontrolleiweiße gegenreguliert. Im Falle der Aktivierung kommt es zur Zerstörung von Zellmembranen durch Porenbildung, beispielsweise von Bakterienmembranen. Das Komplementsystem ist eng gekoppelt mit dem spezifischen humoralen Abwehrsystem durch lmmunglobuline. Diese als Antikörper bezeichneten Eiweißmoleküle (Glykoproteine) werden von einer spezifischen Klasse von Lymphzellen, den B-Zellen hergestellt und abgesondert. Die Reifung dieser B-Zellen durchläuft eine komplizierte Entwicklungsreihe. Die reifen B-Zellen tragen auf ihrer Oberfläche zellgebundene Immunglobuline (Antikörper). Wenn nun ein als irregulär "erkanntes" lösliches Antigen (Eiweißmoleküle beispielsweise von Mikroben oder körpereigenen Zellen bzw. Nichteiweiß-Moleküle) an einen Antikörper der reifen B-Zellen bindet, so löst diese Interaktion ein Aktivierungssignal für die B-Lymphzellen aus. Unter dem Einfluss der unspezifischen (Makrophagen) und spezifischen (T-Zellen) Immunantwort teilen sich die B-Zellen ("klonale Expansion") und reifen zu den antikörperproduzierenden Plasmazellen, die ihre Immunglobuline als lösliche Antikörper freisetzen können.

Die Antikörper beim Menschen werden in fünf Immunglobulin(Ig)-Klassen unterschieden: IgM, IgG, IgA, IgD und IgE. Als Primärantwort bei einer humoralen Immunreaktion werden IgM gebildet, als Sekundärantwort IgG, die wiederum in vier Subklassen unterschieden werden. Die IgG können als einzige die Plazentaschranke passieren und schützen das Neugeborene in der ersten Lebensphase bis zur Bildung eigener Antikörper. Die Antikörper der IgA-Klasse finden sich im Serum und in Sekreten, wie in den Luftwegen, im Magen-Darm-Kanal und in der Muttermilch. IgD findet man in der frühen Reifungsphase als Rezeptoren auf der Oberfläche der B-Lymphzellen. IgE spielt eine wichtige Rolle bei Wurminfektionen und allergischen Reaktionen.

Die Plasmazellen können mit einer relativ geringen Anzahl von Genen als Synthese-Vorlage durch Kombination und Re-Arrangements eine außerordentliche Vielfalt von individuellen Immunglobulin-Eiweißen herstellen, die selektiv mit einer ebenso großen Anzahl von irregulären Fremd- und Körpereiweißen sowie anderen Molekülen reagieren können. Aufgrund der differenzierten Oberflächeneigenschaften können jedoch spezifische Antikörper auch an unterschiedlichen Fremd- und Körpermolekülen (Antigenen) binden und umgekehrt kann dasselbe Fremd- oder Körpermolekül (Antigen) mit verschiedenen Antikörpern interagieren (Kreuzreaktionen).

Bereits bei wirbellosen Tieren sind humorale Immunfaktoren nachgewiesen worden, die den Enzymen des Komplementsystems ähneln und Antisomen genannt werden. Bei höher entwickelten Wirbellosen (Krebse, Spinnen) sind diese humoralen Komplementfaktoren schon wesentlich ausdifferenziert. Antikörper-produzierende Lymphzellen sind jedoch erst mit der Entwicklung des Knochenmarks und eines differenzierten Blutkreislaufes bei den ersten Fischen und Amphibien (Anuren) nachweisbar (Roitt 1985).

Die menschliche Immunität wird also bestimmt durch evolutionsbiologisch auf unterschiedlichen Entwicklungsstufen ausgeprägte Anteile, die einer genauen Abstimmung bedürfen. Die Harmonisierung zwischen dem T-Zellsystem und den Antikörper-produzierenden B-Lymphzellen wird über die Cytokin-Muster reguliert. Wie jede genetische Expression (Biosynthese der Eiweiße) ist auch die Expression der Cytokine redoxabhängig (Senn 1996). Verändern sich die Redox-Zustände, kann sich auch die Expression der Cytokin-Muster verändern. Verschiebt sich die Expression in

Die Steuerung der Balance zwischen NO-Gasabwehr und der Antikörper-Immunität

Richtung einer Dominanz des Typ2-Cytokin-Musters, werden mehr TH2-Zellen ausgeprägt. Die Folge ist eine gesteigerte Antikörperbildung der B-Lymphzellen, da die stimulierende Beziehung zwischen T-Helferlymphzellen und B-Lymphzellen nur zum geringen Teil für wenige Antikörpergruppen über die TH1-Zellen und ganz überwiegend über die TH2-Zellen gesteuert wird.

Zuviel und langandauernde NO-Gasproduktion erschöpft die Entgiftungsmoleküle und verschiebt die Immunbalance (AIDS)

Evolutionsbiologisch betrachtet ist die Entwicklung des Komplementsystems und die Antikörper-Produktion der B-Lymphzellen folglich als extrazelluläre Hilfe für das Netzwerk der T-Lymphzellen anzusehen. die für die intrazelluläre Entsorgung zuständig sind. Forschungshistorisch wurden bestimmte T-Lymphzellen jedoch als Helferzellen für die B-Lymphzellen angesehen und deshalb auch als solche bezeichnet. Das Regelkreissystern innerhalb des Immunzell-Netzwerks und im Verbund mit den zur NO-Synthese befähigten Organzellen ist jedoch komplexer.

Im Laufe der Evolution war die autopoietische Aufrechterhaltung der Reduktionskraft (griechisch: autos = selbst, poiein = machen, sinngemäß selbstorganisierend) neben Mangel- und Hungerzuständen natürlicherweise durch zu hohe mikrobielle Antigenbelastung bedroht. Die einzigartige Diffusionsfähigkeit des NO innerhalb der Zellen zur kurzfristigen Änderung der Redox-Zustände mittels Bindung an Metalloproteine konnte ergänzend genutzt werden durch das cytotoxische NO als zellüberschreitendes Abwehrgas. Das NO-Gas ist jedoch ein zweischneidiges Molekül. Werden unter zu starker und / oder langandauernder Antigen-Präsentation die T-Zellen zu massiv stimuliert, produzieren diese eine zu große Menge an Typ1-Cytokinen. Diese regen wiederum in verstärktem Maße die cytotoxische NO-Synthese an, vor allem durch das Interferon-γ. Gleichzeitig wird vor allem die Produktion des Typ1-Cytokins Tumornekrosefaktor gesteigert, das wiederum die Bildung von Sauerstoffradikalen in der Atmungskette der Mitochondrien vermehrt. Zu den reaktiven

Sauerstoffspezies (ROS) zählen u. a. das Superoxid Anion (O2-), die Peroxide (Wasserstoffperoxid (H2O2),
Lipidperoxide) und die Hydroxyl-Gruppen (OH), Das NO-Radikal und das Superoxid Anion bilden wiederum das Peroxinitrit, das in zu hohen Mengen toxischer als NO wirkt.

Eine zu hohe Produktion von nitrogenen Oxiden und ROS muss also gegenreguliert werden, um den Organismus vor zu großen Zellschäden infolge Verlust der Reduktionskraft durch Überoxidierung zu schützen, An diesem kritischen Punkt greifen vielfache Gegenregulationen ein. Eine entscheidende Regelgröße ist der Thiol-Pool. Da die Schwefel- und Sauerstoffatome im Periodischen System der Atome in der gleichen Reihe stehen, können die reduzierten Thiole Elektronen (und gleichzeitig Wasserstoffionen) auf die radikalen Oxide (NO, O2-) übertragen. Auf diese Weise werden die Redox-Gleichgewichte innerhalb der Zelle in Kooperation mit antioxidativen Enzymen, Vitaminen und bestimmten Co-Enzymen reguliert.

Da die komplexeren Zellen der Säugetiere und des Menschen eine höhere antioxidative Reduktionskraft aufweisen als Mikroben, können erstere unter normalen Bedingungen den durch die Kettenreaktion der Antigenstimulation hervorgerufenen oxidativen Ausnahmezustand ausgleichen, ausgenommen die Zellen, die gezielt von den T-Lymphzellen (Effektorzellen) mit NO-Gas in großen Mengen unter Beschuss genommen werden. Diese erleiden den programmierten Zelltod und mit ihnen die in ihnen angesiedelten Mikroben. Entscheidend ist jedoch der Umstand, dass de Thiole bei antioxidativen Regulationen selbst oxidiert werden und durch bestimmte Enzyme und Co-Enzyme wieder in den reduzierten Zustand zurückgeführt werden müssen, um ihre Funktion als Redox-Regulatoren aufrechterhalten zu können. Geschieht dies nicht, weil das Verhältnis (Ratio) der reduzierten Thiole zu den oxidierten Thiolen sich zu sehr auf die oxidierte Seite verschoben hat oder der Vorrat an verfügbaren reduzierten Thiolen sich erschöpft hat, beispielsweise durch zu große Nitrosothiol- Bindung oder die mangelnde exogene Zufuhr von schwefelhaltigen Aminosäuren wie Methionin und Cystein oder von anderen Thio-Molekülen, dann wirkt der verminderte antioxidative Thiol-Pool ab einer kritischen Schwelle als Sensor für Gegenregulationen, u. a. für die Umschaltung der genetischen Expression der Cytokine in den besonders redoxsensiblen Vorläuferzellen der T-Helferlymphozyten vom Typ 1 der Cytokine zum Typ 2 der Cytokine. Die Konsequenz ist, dass das natürliche Gleichgewicht zwischen den Typ1-Cytokin-T-Helferlymphzellen (TH1) und den Typ2- Cytokin-T-Helferzellen (TH2) sich verschiebt zugunsten der Zunahme der TH2-Immunzellen. Das bedeutet, dass die Immunreaktion vorwiegend in den extrazellulären Raum verlagert wird, zuungunsten der intrazellulären Mirkobenabwehr. Die weitere Folge ist, dass zu wenig NO-synthetisierende TH1-Immunzellen verfügbar sind und die intrazelluläre Mikrobenabwehr geschwächt wird. Durch die

Zunahme der TH2-Immunzellen, deren Typ2-Cytokine die NO-Synthese unterdrücken, wird jedoch die Antikörperproduktion durch die B-Lymphzellen erhöht. Die TH2-Zellen werden genauso wie die TH1-Zellen nach Antigen-Stimulation durch Antigen-präsentierende Zellen (APZ), wie beispielsweise die allgegenwärtigen dentritischen APZ und die Makrophagen, aktiviert. Der Unterschied zu den TH1-Immunzellen besteht also darin, dass die TH2-Immunzellen kein cytotoxisches NO-Gas abgeben, sondern durch Cytokin-Signale an die B-Zellen die Antikörpersynthese ankurbeln. Salopp gesagt wird also die Immunabwehr vom archaischen NO-Gaskrieg auf den evolutionsbiologisch moderneren Raketenangriff der Antikörper umgeschaltet.

Die Vor und Nachteile der Doppelstrategie der Immunabwehr

Diese Doppelstrategie hat jedoch Vor- und Nachteile für den infizierten Organismus. Einerseits werden Zellsysteme vor zu großem nitrogenen und oxidativen Stress im Falle zu hoher und / oder langandauernder Belastung durch Antigene und Mikrobentoxine geschützt. Andererseits reicht die Komplement- und Antikörper-Abwehr gegen eine Vielzahl von Mikroben nicht aus. Bakterien mit Ausnahme der Mykobakterien, der Erreger von Lepra, Tuberkulose und anderen Infektionen, werden durch die Komplement/Antikörper-Reaktion relativ gut in Schach gehalten, da ihre Zellmembran durch Antikörper verwundbar ist. Pilze und Parasiten besitzen jedoch eine komplexere Zellwand und haben oftmals ihrerseits eigene Abwehrmoleküle entwickelt. Sie müssen, ebenso wie die Mykobakterien und intrazelluläre Viren, bei Säugetieren und beim Menschen durch ausreichende NO-Gasbildung der TH1-Immunzellen, der neutrophilen weißen Blutkörperchen, der Makrophagen, der Mikrogliazellen im Gehirn (welche hier die Funktion der Fresszellen ausüben) und andere Zellen gehemmt oder abgetötet werden.

Die entscheidende Frage, was Pilzen, Parasiten, Mykobakterien und intrazellulären Viren also "die Gelegenheit" zur infektiösen Aussaat gibt, sie also zu "opportunistischen" Erregern macht wie bei den AIDS-

Patienten, ist die Ursache der Umschaltung von einer TH1-Immunzellantwort auf eine überwiegende TH2-Immunantwort (englisch: switch). Dieser switch ist verbunden mit einer Unterdrückung der cytotoxischen NO-Gasbildung mangels Typ1-Cytokinen. Im Kontrast dazu ist die Typ2-Cytokin-Produktion, welche die NO-Synthese zusätzlich hemmt, gesteigert mit dem Ergebnis erhöhter Antikörper-Spiegel im Blutserum und den extrazellulären Flüssigkeiten.

Die widerspruchsfreie Lösung des scheinbaren AIDS-Rätsels

Das scheinbare Rätsel der immunologischen Befunde
- der stark verminderten Anzahl und Anergie der T-Helferimmunzellen und
- der gleichzeitig erhöhten Antikörper-Spiegel der an opportunistischen Infektionen erkrankten homosexuellen Patienten in Los Angeles und New York, erstmals 1981 publiziert (CDC 1981 a, Gottlieb 1981, Masur 1981), muss rückblickend als TH1-TH2-switch der T-Helferimmunzellen interpretiert werden. Das erworbene Immunzellschwächesyndrom (AIDS) ist Folge einer erworbenen Erschöpfung des antioxidativen Thiol-Pools in den T-Helferimmunzellen und anderen Zellsystemen. Immunologisch manifestiert sich dieses Thiol-Mangel-Syndrom durch Typ2-Cytokin-Muster (TH1-TH2-switch), klinisch durch opportunistische Pilz- und Parasiteninfektionen infolge Minderproduktion von cytotoxischem NO-Gas der´T-Helferimmunzellen und durch ausreichende Hemmung von bakteriellen Infektionen (mit der Ausnahme der Mykobakteriosen) infolge gesteigerter Antikörperbildung. Die Ursache ist eine ungewöhnliche, exzessive und langandauernde nitrogene und oxidative Stressbelastung durch
- Nitritinhalation,
- mikrobielle Antigen- und Toxinstimulation,
- immunotoxische Pharmaka und
- andere Stressfaktoren (Übersicht zu den pathophysiologischen Stressinduktoren homosexueller Patienten bei Root-Sernstein 1993, Haverkos 1988).

Für das Verständnis der AIDS-Indikatorkrankheiten ist die Erkenntnis entscheidend, dass die evolutionsbiologisch programmierte Umschaltung des Cytokin-

Switch infolge Verarmung des Thiol-Pools ausgelöst wird unabhängig von der Quelle der zu hohen NO-Gasproduktion. Die Thiol-Erschöpfung als Ausdruck des zu hohen und / oder langandauernden nitrogenen und oxidativen Stresszustandes schaltet als Sensor zum Schutz der Zellsysteme durch Änderung des Redox-Zustandes die genetische Expression der Cytokin-Muster in jedem Falle gleichförmig um. Dies geschieht beispielsweise infolge zu hoher und/oder langandauernder NO-Produktion nach Stimulation durch mikrobielle Antigene und Toxine ebenso wie nach Inhalation von Nitriten. Letztere werden nach Umwandlung in der Blutbahn in Nitrat und diese intrazellulär in NO verstoffwechselt. NO wiederum kann als Nitrosothiol gebunden werden und stabil in bestimmten Zellorganellen, den Lysosomen, gespeichert werden (Ignarro 1992).

Die langfristige Nitrit-Inhalation simuliert also für die T-Helferimmunzellen den gleichen Nettoeffekt einer zu hohen NO-Gasbildung wie bei einer NO-Gasbildung infolge mikrobieller Antigen- und Toxinbelastung. Ab einem kritischen Schwellenwert wird in den besonders redox-sensiblen Vorläuferzellen der kurzlebigen T-Helferlymphozyten als Anpassung an das veränderte Redox-Milieu die Synthese des überwiegenden Cytokin-Musters verändert und ein TH1-TH2-Switch ausgelöst mit der Folge einer TH2-Immunzelldominanz.

Der Prozess verläuft also in zwei Phasen: Eine vorausgehende Phase einer zu hohen NO-Gasproduktion mit entsprechendem antioxidativen Thiol-Verbrauch wird beantwortet mit einer Phase der Drosselung der NO-Gasproduktion durch Typ1- Cytokin-Hemmung in den T-Helferimmunzellen und anderen Zellsystemen. Im Ergebnis tritt eine partielle Immunzellschwäche der zellvermittelten Immunität auf. Diese kann vorübergehender oder überdauernder Natur sein.

Die von den AIDS-Klinikern bei den ersten homosexuellen AIDS-Patienten 1981 diagnostizierten immunologischen Anomalien, der Mangel an T-Helferzellen und die Anergie dieser Immunzellen, ist also plausibel zu erklären durch die Dysbalance der TH1-TH2-Immunzellen und das Überwiegen der Typ2-Cytokin-Muster. Die Stimulation der T-Helferzellen durch die üblichen Mitogene und Antigene setzt das Vorhandensein bestimmter Typ1-Cytokine, besonders des Interleukin-2 voraus. Anergie beruht also vor allem auf einem Interleukin-2-Mangel. Die relative Gesamtzahl der T-Helferzellen, gemessen lediglich in einer Probe des Blutserums mittels monoklonaler Antikörper, kann über die tatsächlich im Organismus vorhandene Menge an T-Helferzellen hinwegtäuschen. Die T-Helferzellzahl im Blutserum ist von vielen Faktoren abhängig und bleibt nicht konstant. Beispielsweise sorgt der Cortisol-Spiegel dafür, dass die T-Helferzellzahl morgens bis zu 100 % niedriger sein kann als abends und in den Nachtstunden. Das erklärt beispielsweise die bekannte Tatsache, dass entzündliche Erkrankungen nachts sich verschlimmern können wegen der höheren TH1-Zellzahl und damit höherer NO-Synthese, die entscheidend ist für inflammatorische Prozesse. Im

Blutstrom kreisen in der Regel nur 2 - 4% der T-Helferzellen, innerhalb von 24 Stunden durchlaufen sie im Ruhezustand eine Passage durch die Lymphbahnen zurück in den Blutstrom, sofern sie nicht aktiviert werden und als Effektorzellen tätig werden. Bei einem TH1-TH2-switch verändern sich die T-Helferzellzahlen im Blutstrom. Aufgabe der TH2-Lymphzellen ist die Cytokin-unterstützte Stimulation der B-Lymphzellen zur Antikörperproduktion. Sie halten sich also vorwiegend außerhalb der Blutbahn an ihrem eigentlichen Arbeitsort außerhalb des Blutstromes in der Nachbarschaft der B-Lymphzellen auf, statt nutzlos in der Blutbahn zu vagabundieren. Das Verhältnis der B-Lymphzellen zu den T-Helferlymphzellen im Blutstrom beträgt aber nur 1 : 6, obwohl täglich mehr B-Lymphzellen im Knochenmark bis ins hohe Alter produziert werden als T-Helferzellen im Thymus, deren Reifung bereits ab dem ersten Lebensjahr kontinuierlich abnimmt.

Die AIDS-Mediziner interpretierten jedoch in Unkenntnis
- der cytotoxischen NO-Synthese der TH1-Helferzellen
- der Hemmung der cytotoxischen NO-Synthese durch den Switch von der TH1- zur TH2-Dominanz
- des Wechsels der Cytokin-Muster vom Typ1 zum Typ2
- der Verschiebung der TH2-Helferzellen in den Aktionsraum der B-Lymphzellen
- und der evolutionsbiologisch programmierten Steuerung des TH1-TH2-switch durch den Thiol-Pool als Redox-Modulator die klinischen und immunologischen Befunde falsch. Sie glaubten aufgrund des damaligen Kenntnisstandes, dass die aktuelle Momentaufnahme der verminderten T-Helferzellzahl im vorbeiströmenden Blut, die anerge Reaktion der T-Helferzellen im Haut-Provokationstest (DTH) und im Stimulationstest im Reagenzglas einen T-Helferzell-Defekt anzeige. Als möglichen Grund für den angenommenen Immunzell-Defekt zogen sie in Erwägung:
- einen unbekannten Mirkoorganismus
- ein Medikament oder eine Droge (englisch = drug, bezeichnet beide Möglichkeiten)
- oder ein Toxin (Gottlieb 1981, Mazur 1981).

Zwischen einem Immunzell-Defekt und einer Immunzell-Dysbalance, als Folge einer systemischen Funktionsanpassung des Immunzellnetzwerkes an ein verändertes Redox-Milieu, besteht jedoch ein gravierender Unterschied: Ist die Ursache des angenommenen Immunzell-Defekts beispielsweise ein unbekannter Mikroorganismus in Gestalt eines Virus, das die T-Helferzellen besiedelt hat, so wird dieses Virus sich mit jeder erneuten Zellteilung der T-Helferzellen ebenfalls teilen und die neugereiften T-Helferzellen werden ebenfalls defekt sein. Außerdem besteht die Gefahr, dass die Viren aus den T-Helferzellen emigrieren und noch nicht infizierte T-Helferzellen besiedeln. Die Folge werden schwierig zu behandelnde opportunistische Infektionen mit Pilzen und Parasiten sein. Eine Heilung des fortschreitenden Immundefektes ist nur zu erwarten, wenn es gelingt, die angenommenen Viren in den T-Helferzellen medikamentös zu hemmen oder abzutöten, ohne die Immunzellen selbst zu zerstören. Nehme ich an, dass die Träger virusinfizierter T-Helferzellen diese durch Geschlechtsverkehr mittels Samenflüssigkeit auf einen Sexualpartner oder durch Übertragung von Blut und Blutprodukten auf Empfänger übertragen können oder von einer virusinfizierten Schwangeren auf ihr Kind, so induziert diese Annahme die Existenz einer potentiell tödlichen Massenseuche mit unabsehbaren Folgen.

In das Szenario eines hypothetischen virusinduzierten T-Helferzell-Defektes konnte jedoch die gesteigerte Antikörper-Produktion der B-Lymphzellen nicht eingeordnet werden. Die herrschende Immuntheorie Anfang der achtziger Jahre postulierte zu Recht, dass defekte und stark dezimierte T-Helferzellen keine B-Lymphzellen aktivieren können. Die Hypothese eines virusinduzierten T-Helferzell-Defektes ergab also einen unauflösbaren Widerspruch, der mit dem Terminus des "faszinierenden AIDS-Rätsels" (Friedman-Kein 1984) überspielt wurde.

Ist jedoch als Ursache der klinischen und immunologischen Anomalien eine Immunzell-Dysbalance gegeben, so lassen sich die Befunde widerspruchsfrei erklären:
Die zellvermittelte Immunantwort der T-Helferzellen durch NO-Synthese ist durch den erworbenen Thiol-Mangel gehemmt, die Cytokin-Muster sind umprogrammiert, die resultierende TH2-Dominanz stimuliert eine gesteigerte B-Lymphzell-Aktivität zur Antikörperproduktion. Eine erworbene Immunzell-Dysbalance kann nicht übertragen werden, es gibt also keine sexuell oder durch Bluttransfusion übertragbare virale Massenseuche. Was übertragen werden kann, sind Pilze, Parasiten, Viren und Bakterien, die bei Menschen mit bereits bestehender Immunzell-Dysbalance zu oppotunistischen Infektionen führen können Diese Erkrankungen hat es vom Anbeginn der Menschheit gegeben, da der TH1-TH2-switch einen archaischen evolutionsbiologischen Anpassungsmechanismus an extremen nitrogenen und oxidativen Stress darstellt. Die moderne Medizin hat diese Symptome erst als AIDS etikettiert, als in der Subgruppe der homosexuellen Männer eine bis dahin unbekannte Ursachenkombination von Nitrit-Inhalation, Konsum immunotoxischer Pharmaka und Drogen sowie multiinfektiöser Antigen- und Toxinbelastung eine zwangsläufige Immunzell-Dysbalance auslöste. Neu war die ungewöhnliche Provokation des Immunsystems, nicht die gesetzmäßige Antwort des Immunsystems.

Wären die entscheidenden Erkenntnisse über den Zusammenhang zwischen der Rolle des NO-Gases, den Cytokin-Mustern, dem Immunzell-Switch und den Schwefelentgiftungsmolekülen in menschlichen Zelltypen bereits 15 Jahre früher erforscht gewesen, gäbe es die angeblich "verheerendste Seuche des 20.

Jahrhunderts" (Gallo 1991) nicht. Die Diagnose und Behandlung von AIDS als einer erworbenen Immunzell-Dysbalance (englisch: acquired immunodysbalance syndrom) anstelle eines erworbenen Immunzelldefekts (englisch: acquired immunodeficiency syndrom) hätte nicht die Annahme eines "unbekannten Mikroorganismus" (Gottlieb 1981) als Krankheitsursache erfordert.

IV. AIDS ist keine übertragbare Krankheit

Opportunistische Infektionen und das Kaposi-Sarkom waren vor der AIDS-Ära wohl bekannt - vielfältige Ursachen lösen die gleiche evolutionsbiologisch programmierte Immunantwort aus

1909 publizierte der brasilianische Mikrobiologe Chagas den Befund eines besonderen Parasiten in der Lunge eines Säuglings als Trypanosoma-Infektion. Trypanosomen sind u. a. die Erreger der Schlafkrankheit. Tierversuche bestätigten zunächst die Diagnose. 1912 beschrieb der italienische Mikrobiologe Carinii ähnliche Erreger in der Lunge von Ratten als Trypanosoma Lewisii. Das Forscherehepaar Delanoe in Paris verglich die Befunde von Carinii mit Befunden in der Lunge von Kanalratten und wies nach, dass es sich nicht um Trypanosomen handelte, sondern um einen eigenständigen Erreger, den sie Pneumocystis Carinii nannten (Cantwell 1984, Armengol 1995).

Es dauerte eine Generation, bis diese Erregerform als klinisch relevant erkannt wurde bei nicht-bakteriellen so genannten atypischen Lungenentzündungen von Frühgeborenen und Neugeborenen mit Dystrophie. Letztere bezeichnet ein Eiweiß-Energie-Mangelsyndrom, häufig kombiniert mit Vitamin-Mangelzustand. Die ersten Fälle einer Pneumocystis Carinii Pneumonie (PCP), auch Pneumocystose der Lunge genannt, wurden bei Säuglingen in Deutschland publiziert (Ammich 1938, Benecke 1938). Bis zur Einführung des Sulfonamids als antibakterielles Chemotherapeutikum durch Domagk 1935 (Nobelpreis für Medizin 1939) starben die meisten Frühgeborenen und dystrophischen Kinder innerhalb der ersten Lebenswochen an bakteriellen Infektionen. Die Beherrschung der bakteriellen Sepsis begünstigte jedoch die Entwicklung der Pneumocystosen, die insbesondere in Waisenhäusern auftraten. Im Zeitraum 1941 bis 1948 wurden allein in der Schweiz über mehr als 700 Fälle von Säug-

Die Pneumocystis Carinii-Lungenentzündung (PCP) ist die häufigste Indikatorkrankheit in den westlichen Ländern und wurde bereits vor mehr als 60 Jahren nach Einsatz von Sulfonamiden bei Frühgeborenen erkannt.

lingspneumocystose berichtet, in Hamburg zwischen 1950 und 1954 über mehr als 190. Es handelte sich überwiegend um Epidemien in Waisenhäusern, die um 1960, als sich die Ernährungssituation wesentlich gebessert hatte, abklangen. Einzelfälle über das Auftreten der PCP wurden jedoch aus allen Ländern gemeldet, in denen systematische Autopsien bei verstorbenen Frühgeborenen und Säuglingen durchgeführt wurden, außer aus den USA (Vanec 1952, 1953, Deamer 1953, Weller 1956, Gajdusek 1957, Dutz 1970, Pifer 1978, Cantwell 1984, Armengol 1995). Ein kanadischer Pathologe stellte jedoch fest: "Die PCP ist in diesem Land viel häufiger, als man gedacht hatte, und wir müssen nur unsere Augen öffnen, um sie zu sehen" (Berdnikoff 1959). 1970 klassifizierte man in Europa die PCP der Neugeborenen im Unterschied zur PCP der älteren Kinder und Erwachsenen.

- Bei Früh- und Neugeborenen wurde die diffuse und herdförmige PCP diagnostiziert, festgestellt in überbelegten Kinderstationen und Waisenhäusern mit gegenseitiger Ansteckung. Die immunologischen Untersuchungen ergaben eine ausgeprägte Immun-Dysbalance meist im Alter zwischen 10 und 28 Wochen infolge Frühreife, Mangel- und Fehlernährung, häufigen phasenweise schwächenden Infektionen mit Antibiotika-Therapie, wiederholten Durchfällen mit Vitamin-Mangelresorption und künstlicher Ernährung.
- Bei älteren Kindern trat die PCP bei angeborener Immun-Dysbalance infolge mangelnder T-Lymphzellreifung im Thymus und Minderproduktion der Immunglobuline der Ig-Klasse G auf.

Die PCP bei immuntoxisch behandelten Patienten und bei Störungen der Immunglobulinbildung

Bei Kindern und Erwachsenen entwickelte sich die PCP bei drei Formen der "erworbenen lmmun-Dysbalance" (englisch: acquired immunodeficiency = AID):
1. bei immunotoxisch behandelten Krebskranken und organtransplantierten Patienten,
2. bei langfristiger Behandlung mit Corticosteroid-Hormonbehandlung von Patienten mit rheumatoider Arthritis, Bindegewebserkrankungen, Dermatosen, Allergien, hämolytischer Anämie, Organtransplantation und Krebserkrankungen

3. Patienten mit Störungen der Immunglobulinbildung, insbesondere der Immunglobulinklasse G, bei malignen Entartungen der B-Lymphzellen (multiple Myelome und Lymphome aller Formen), der Gewebsmakrophagen (Histiozytose) und der weißen Blutzellen (Leukämien aller Formen).

Es wird betont, dass die PCP aufgrund derselben Ursache einer angeborenen oder erworbenen Immunzell-Dysbalance sehr häufig gemeinsam mit Pilz- und Virusinfektionen auftritt (Dutz 1970, Pifer 1978).

Seit den fünfziger Jahren wurden intensive Tierversuche durchgeführt. Bei Ratten ließ sich demonstrieren, dass die Pneumocystose unter Antibiotika-Gaben nach Corticosteroid-Behandlung provoziert werden konnte. Keimfreie Ratten im Isolator entwickelten nach Corticosteroid- und Tetracyclin-Behandlung keine PCP, aber bei gleicher Behandlung plus eiweißfreier Nahrung zeigten die Tiere eine Pneumonitis wie bei der PCP, aber es wurden keine PCP-Erreger nach dem Tode in der Lunge gefunden. Wenn die durch Corticosteroid-Behandlung immunsupprimierten (lateinisch: suppressio = Unterdrückung, lateinisch: supprimere = unterdrücken) Tiere jedoch mit anderen nicht-keimfreien Tieren in Kontakt kamen, entwickelten sie eine ausgeprägte Pneumocystose mit PCP-Erregernachweis. Die PCP-Erreger wurden auf dem Luftwege von Tier zu Tier übertragen, ohne dass die nicht-immunsupprimierten Tiere erkrankten (Weller 1956, Sheldon 1959, Frenkel 1966).

Die experimentelle PCP bei immunsuppressiv behandelten Tieren

Die in den westlichen Ländern diagnostizierten Pneumocystosen bei der Säuglingsdystrophie infolge Mangel- und Fehlernährung verweisen auf die millionenfachen, medizinstatistisch nicht erfassten Krankheits- und Todesfälle in der Dritten Welt durch die akuten oder chronischen Protein-Energie-Mangel-Syndrome (PEM): "In den tropischen Entwicklungsländern sehr häufige und sozial äußerst bedeutende Ernährungskrankheiten; man unterscheidet Marasmus (kalorische Unterernährung, entspricht der Säuglingsdystrophie) und Kwashiorkor (Proteinmangelsyndrom, entspricht dem Mehlnährschaden). Sehr häufig sind Mischformen und

Die PCP in der Dritten Welt nach Mangel-und Fehlernährung ist seit Jahrhunderten bekannt.

Kombinationen mit Vitaminmangel, nur ein Teil der Ernährungsstörungen wird klinisch manifest. Sie tragen indirekt zu einer stark erhöhten Kinder- und Säuglingssterblichkeit bei, indem sie die Widerstandskraft gegen (akute) Infektionskrankheiten schwächen. Therapie: Zuführung einer an Energie und Proteinen ausreichenden Nahrung, Prophylaxe: Verbesserung der sozialen Lage, Verbesserung der Landwirtschaft und Ernährungsberatung" (Pschyrembel 1990).

Diese Beschreibung des PEM ist dem unter Ärzten weit verbreiteten klinischen Wörterbuch entnommen. Abgesehen von den aus der Sicht der westlichen Überflussgesellschaft gegebenen hilflosen Therapieempfehlungen, die den Eindruck vermitteln, als würden Menschen in der Dritten Welt aus Unkenntnis hungern, fehlen jegliche Hinweise auf die konkreten opportunistischen Infektionen als Folge des PEM: Es sind die typischen AIDS-Indikatorkrankheiten wie PCP, andere Pilzinfektionen, Mykobakteriosen wie Miliartuberkulose, Virusinfektionen inklusive Cytomegalievirus- und Herpes-Infektionen bei gleichzeitiger Thymusatrophie als Ausdruck der zellvermittelten T-Immunzell-Dysbalance (Purtilo 1975). Diese Form des Thiol-Mangelsyndroms infolge Fehlens der schwefelhaltigen Aminosäuren Methionin und Cystein ist als "nutritional AIDS" eingehend beschrieben worden (Beisel 1992, 1996).

Laut langjährigen Statistiken der Weltgesundheitsorganisation, die auf nicht nachvollziehbaren Schätzungen beruhen, sollen allein in den afrikanischen Ländern südlich der Sahara 90 % der weltweit anzutreffenden AIDS-Kranken diagnostiziert worden sein. Als Ursache werden aber nicht die "sehr häufigen und sozial äußerst bedeutsamen Ernährungskrankheiten", bedingt durch Protein- und Vitaminmangel angesehen, sondern ein neues Retrovirus soll vom Affen auf den Menschen übertragen worden sein. Dieses Virus soll nunmehr seit Mitte der achtziger Jahre die seit Jahrhunderten beobachteten opportunistischen Infektionen auslösen.

PCP und Kaposi-Sarkom (AIDS) bei immunsup-

Von besonderem Interesse ist die Patientengruppe der organtransplantierten Patienten. Die Patienten wurden

seit den sechziger Jahren mit immunotoxischen Substanzen behandelt, um die Abstoßung der überpflanzten Organe durch die zellvermittelte Immunität zu verhindern. Ein Teil der Patienten entwickelte eine ausgeprägte Immun-Dysbalance, es entwickelten sich opportunistische Infektionen wie PCP, Pilzinfektionen und Virusinfektionen sowie Kaposi-Sarkome und Lymphome, besonders des zentralen Nervensystems. Die klinischen Symptombilder waren völlig identisch mit den AIDS-Indikatorkrankheiten der homosexuellen Männer, wie sie seit 1978 diagnostiziert und seit 1981 publiziert wurden. Zur Hemmung der Immunantwort wurden im Wesentlichen drei Substanzgruppen eingesetzt:
- Azathioprin
- Corticosteroide
- Cyclosporin A.

pressiv behandelten Organtransplantierten seit den 60er Jahren.

In den vierziger Jahren hatten Biochemiker Überlegungen angestellt, wie man in die Biosynthese der Grundbausteine der Nukleinsäuren medikamentös eingreifen könne, um die Reifung und Vermehrung von Mikroben oder Tumorzellen zu hemmen oder zu blockieren. Aus den Nukleinsäuren werden beim Menschen Gene im Zellkern aufgebaut. Biochemisch werden erstere als Desoxyribonukleinsäuren (DNS) (englisch: desoxyribonucleic acid = DNA) synthetisiert. Von speziellen Genabschnitten im Zellkern wird eine Abschrift (lateinisch: transcribere = umschreiben) als codierte Bauanleitung für die Synthese der Aminosäuren zu Eiweißmolekülen, welche im Zellplasma durchgeführt wird, gefertigt. Diese Abschrift wird Transkript genannt und wandert vom Zellkern ins Zellplasma zu besonderen Protein-Synthese-Strukturen (Ribosomen) als Boten-RNA oder messenger RNA (mRNA). RNA ist die etwas abgewandelte Form der DNA und heißt englisch: ribonucleic acid (Ribonukleinsäure). RNA wird aber auch in anderer Form für die Protein- und andere Biosynthesen gebraucht.

Die Überlegung war nun, in einem der Grundbausteine der Nukleinsäuren, biochemisch Basen genannt, einzugreifen, indem man ein falsches oder analoges Molekül einzuschleusen versuchte. Die Nukleinsäuren der DNA enthalten vier verschiedene Basen, deren Kombination in der DNA-Kette das Alphabet der DNA-Codierung ergibt. Es gibt zwei Purin-Basen, Adenin und Guanin, und zwei Pyrimidin-Basen, Cytosin und Thymin. Ein fünfte Base, die Pyrimidin-Base Uracil kommt nur in der RNA vor.

Die Einzelbausteine der Nukleinsäuren enthalten neben der obligatorischen Base den Zucker Ribose und sind mit Phosphat gekoppelt. Dieses Makromolekül nennt man ein Nukleotid. Diese Nukleotide spielen ebenfalls eine lebenswichtige Rolle beispielsweise in Co-Enzymen für zahlreiche Biosynthesen, z. B. bei der NO-Synthese in den T-Helferimmunzellen und allen anderen Zellsystemen. Diese Grundkenntnisse sind wichtig, um verstehen zu können, was bei organtransplantierten Patienten abgelaufen ist, bei opportunistischen Infektionen und bestimmten Krebsformen, und um gleichzeitig zu verstehen, warum die immunotoxischen Eingriffe bei diesen Patienten das klassische Modell für die Entwicklung von AIDS bei homosexuellen und anderen Patienten darstellen, ohne die primäre Ursache durch ein hypothetisches Virus.

Der amerikanische Biochemiker Hitchings, dessen Forschungsgruppe u. a. das immunotoxische Medikament Azathioprin entwickelt hat, erhielt 1988 den Nobelpreis für Medizin und beschrieb in seiner Dankesrede den Erfolg seines Teams bei der Synthese von analogen Substanzen (zum Einbau in den Zellkern statt der natürlichen Nukleotide) im Jahre 1947: "Nun hatten wir die chemotherapeutischen Substanzen; wir brauchten nur noch die Krankheiten, in denen sie aktiv sein würden" (Hitchings 1989).

Es handelt sich bei solchen analogen Substanzen also um Chemotherapie. Im Falle von Azathioprin ist es ein analoges Molekül, das die Purinkörper bei der Synthese der Purinbasen Adenosin und Guanin verdrängt, diese dadurch unwirksam macht und die Synthese der DNA, RNA sowie der Nukleotide stört. Azathioprin wird deshalb als Purin-Blocker bezeichnet, weil es das natürliche Aminopurin als Mercaptopurin blockiert. Wie sich gezeigt hat, kann dieser Wirkmechanismus bestimmte Zellen zu Krebszellen transformieren. Den mit Azathioprin behandelten Patienten wurden Nieren, Herzen, Lebern oder Knochenmark überpflanzt. Bei 6 % der Nierentransplantierten traten Kaposi-Sarkome und B-Lymphzell-Lymphome einschließlich Lymphome im zentralen Nervensystem auf. Die malignen Zellveränderungen traten durchschnittlich nach 30 Monaten in Erscheinung, mit einer Streuung von wenigen Wochen bis zu 13 Jahren. Das Durchschnittsalter der Patienten lag bei 40 Jahren.

Häufig waren opportunistische Infektionen, wie PCP, Pilzinfektionen und Virusinfektionen einschließlich Zytomegalievirusinfektionen. Immunologisch waren die T-Helferimmunzellen stark vermindert, die DTH-Hautreaktion nach Antigen-

Stimulation sowie die Mitogen und Antigen-Stimulation in vitro (im Reagenzglas) stark herabgesetzt bis anerg (Übersicht bei Penn 1979, Penn 1981, Zisbrod 1980, Schooley 1982, Harwood 1979, Harwood 1984, Levine 1984, Friedman-Kien 1984). Diese Patienten entwickelten also eine immunotoxisch induzierte Immun-Dysbalance und hatten typische Indikatorkrankheiten entwickelt, völlig analog zu den homosexuellen Patienten, deren Erkrankungen man einige Jahre später AIDS nannte.

Unerklärt blieb die Tatsache, dass bei manchen Patienten die Tumore nach Absetzen des immunotoxischen Azathioprin sich wieder zurückbildeten:
"Bösartige Tumoren sind bei Patienten, denen in den letzten Jahren Nieren oder Herzen transplantiert wurden, in erstaunlicher Häufigkeit aufgetreten. Die einzige plausible Erklärung dafür ist der routinemäßige, obligatorische Einsatz von immunsuppressiven Medikamenten. Es ist klar geworden, dass wesentliche brandneue Krebserkrankungen im Verlauf der intensiven Behandlung nicht nur von Organempfängern mit immunsuppressiven Medikamenten, sondern auch bei Patienten aufgetreten sind, die aus anderen Gründen mit denselben Medikamenten behandelt wurden. Die Krebserkrankungen betrafen alle Krebstypen: Sarkome, einschließlich Kaposi-Sarkom, Lymphome und Carcinome. Einige befinden sich in der Nähe des neuen Organs, andere an entfernten Stellen. Die bemerkenswerteste Eigenschaft des Phänomens, abgesehen von den Krebserkrankungen selbst, ist es gewesen, dass ein paar dieser spontanen Tumoren sich zurückgebildet haben, wenn die immunsuppressiven Medikamente abgesetzt wurden. Bei einigen Ereignissen dieser Art ist publiziert worden, dass Tumore von der Größe eines Hühnereies oder größer, einige mit bereits entwickelten Lymphknotenmetastasen, einige davon Kaposi-Sarkome, weggeschmolzen sind nach Ende der immunsuppressiven Medikation. Die transplantierten Patienten, die Krebs entwickelten, waren routinemäßig auf eine immunsuppressive Dauermedikation eingestellt worden, gewöhnlich eine Kombination von Azathioprin und Prednison. Krikorian teilte die Ergebnisse der Erfahrungen an der Stanford- Universität mit Herztransplantierten für einen 3-Jahres-Zeitraum zusammenfassend mit: "Von den 143 transplantierten Patienten, die drei Monate oder länger überlebten, entwickelten 10 Patienten Krebs, 6 Lymphome, 3 Carcinorne und 1 akute Leukämie. Alle diese Patienten waren im Alter unter 40 Jahren, was zeigt, dass die Inzidenz von originärer Neubildung von Krebs tatsächlich außerordentlich hoch war" (Thomas 1984, Krikorian 1978).

Azathioprin (auch als Imuran bekannt), experimentell im Tierversuch zusammen mit körperfremden Antigen-Stimuli verabreicht, verursachte ein erhöhtes Auftreten von Lymphomen. Wurde Azathioprin an Mäuse verabreicht, die eine zugrundliegende Autoimmunstörung hatten, erzeugte es eine hohe Rate an Lymphomen. Analog entwickelten sich vorwiegend Lymphome bei jungen Patienten nach einer lebensbedrohlichen Autoimmunerkrankung des Herzmuskels, einer Kardiomyopathie, die eine Transplantation erforderlich machte.

Der erste Welt-AIDS-Kongreß 1983 in New York verleugnet die immuntoxische Extrembelastung der ersten AIDS-Patienten und postuliert stattdessen die "neue Krankheit" durch einen "neuen AIDS-Erreger"

Diese Tatsachenfeststellungen der gleichzeitigen Provokation von opportunistischen Infektionen und Krebszelltransformationen durch eine ärztlich verabreichte, immunzellenhemmende Substanz wurden vorgetragen auf einer historisch entscheidenden Konferenz. Im März 1983 diskutierten mehr als 500 Spezialisten aus USA, Kanada, Europa und Afrika zur Problemstellung: "AIDS: Die Epidemie von Kaposi-Sarkom und opportunistischen Infektionen". Der Kongress wurde veranstaltet vom New York University Medical Center und sollte nach den Worten der Veranstalter "die Richtung aufzeigen, welche die gegenwärtige Forschung nimmt". Zu diesem Zeitpunkt waren in den USA etwas mehr als 1200 überwiegend homosexuelle AIDS-Patienten klinisch diagnostiziert worden und zusätzlich weltweit etwa 500 weitere, ebenfalls überwiegend homosexuelle AIDS-Patienten. Die Veranstalter stellten fest, dass "die Welt Zeuge war des Auftauchens einer neuen Krankheit - einer verheerenden Krankheit, welche innert zwei Jahren epidemische Proportionen in den USA erreichte" (Fernandez 1984).

Jedoch handelte es sich bei dieser "profunden, unerklärten Schädigung der zellvermittelten Immunität" nicht um eine einheitliche Krankheit, denn das Kaposi-Sarkom war diagnostiziert worden ausschließlich bei homosexuellen Männern, mit und ohne opportunistische Infektionen. Die meisten homosexuellen AIDS-Patienten litten jedoch nicht am Kaposi-Sarkom, sondern hatten opportunistische Infektionen, ganz überwiegend die PCP, entwickelt. Man zählte aber bereits andere Patienten mit Anomalien der Immunzellantwort und einer oder mehreren opportunistischen Infektionen (sogar meist ohne PCP, sondern beispielsweise Candida-Infektionen) ebenfalls als AIDS-Patienten: "Haitianer, Hämophilie-Patienten, intravenös Drogenabhängige, Bluttransfusionsempfänger, weibliche Sexualpartner von Männern mit dieser Krankheit" (Fernandez 1984). Die Aufzählung dieser Patientengruppen zeigt die Suggestionskraft der stillschweigenden Annahme, dass jede Anomalie der Immunzell-Antwort, assoziiert mit einer oder mehreren opportunistischen Pilz- oder Parasiteninfektionen, immer verursacht sein müsse durch "diese vermutlich ansteckende Krankheit" (Fernandez 1984).

Auch handelte es sich nicht um eine "neue Krankheit" (Fernandez 1984), sondern um altbekannte Anomalien der zellvermittelten Immunantwort sowie daraus resultierende Krankheitssymptome. Diese konnten aber aus ganz verschiedenen Grundursachen entstehen, wie die zitierten medizinhistorischen Beispiele belegen. Neu war lediglich die labortechnische Möglichkeit, mittels monoklonaler Antikörper den Zelltyp der T-Helferimmunzellen von anderen T-Lymphzellen im Blut zu unterscheiden. Als Konsequenz eines solchen Laborbefundes in der Folge jede opportunistische Infektion auf die gleiche "vermutlich ansteckende Krankheit" zurückzuführen, war schon deshalb objektiv willkürlich und abwegig, da das Immunzell-Netzwerk und andere Zellsysteme auf jede toxische, traumatische, infektiöse, nutritive, psychische oder andere stressbedingte Überbelastung mit einer evolutionsbiologisch programmierten Gegenregulation antworten.

Neu war auch nicht das Kaposi-Sarkom (KS). Dieses Krankheitssymptom ist seit Jahrhunderten in Afrika bekannt, insbesondere beim Bantuvolk in Südafrika und in heterogener Verbreitung in Ländern Zentralafrikas (Übersicht bei Friedman-Kien 1984 a). KS wurde extrem selten bei Einwohnern europäischer oder asiatischer Abstammung in denselben Regionen Afrikas beobachtet, in denen KS bei den afrikanischen Einwohnern relativ häufig auftrat. In Uganda beispeilsweise wurden 9 % aller Tumoren als KS diagnostiziert (Taylor 1971). KS in Afrika tritt am häufigsten bei Erwachsenen im Alter zwischen 25 und 45 Jahren mit einer Verteilung zwischen Männern und Frauen von 17 zu 1 in einer eher gutartigen und einer bösartigen Verlaufsform auf. Es gibt jedoch auch eine sehr maligne Form mit hoher Sterblichkeit bei afrikanischen Kindern im Alter zwischen 2 bis 15 Jahren mit einer Geschlechtsverteilung von männlichen zu weiblichen Kindern im Verhältnis 3 : 1, selten verbunden

Die Formen des Kaposi-Krebs in Afrika waren seit Jahrhunderten bekannt

mit den sonst häufigen Hautläsionen, aber ausgeprägtem Lymphknoten-befall und KS-Tumoren in den Eingeweiden (Tempelton 1976). Es konnte keine ursächliche Beziehung zu bestimmten Erregern nachgewiesen werden, differenziertere Untersuchungen sind jedoch nicht publiziert worden (Olweny 1984).

Das Kaposi-Sarkom in Europa wurde bereits vor 130 Jahren von dem ungarischen Hautarzt Moritz Kaposi klinisch definiert

Das "Sarcoma Idiopathicum Multiplex Haemorrhagicum", wie das KS medizinisch benannt wurde, ist erstmals von dem ungarischen Hautarzt Moritz Kaposi 1872 in der Fachliteratur beschrieben worden. Es handelte sich um multiple, überpigmentierte gefäßreiche Hauknoten an den unteren Extremitäten bei älteren Männern (Kaposi 1872). In der Folgezeit wurde das KS als "faszinierende Kuriosität" (Friedman-Kien 1984 a) in einer gutartigen und bösartigen Verlaufsform gesehen. Die meisten KS-Fälle wurden in Europa und Nordamerika publiziert. Es handelte sich einerseits um weiße Männer über 50 Jahre mit italienischer, jüdischer oder afrikanischer Abstammung. Zur anderen Hälfte trat das KS auch bei jüngeren Patienten unterschiedlicher ethnischer Abstammung auf (Rothman 1962). Es traten zwei Verlaufsformen in Erscheinung, zum einen primär an den unteren Extremitäten multipie braunrote bis bläuliche Hautveränderungen, und zum anderen im späteren Verlauf systemische und verstreute Manifestationen, vor allem in den Eingeweiden und der Lunge. Es wurden massive Störungen der zellvermittelten Immunität nachgewiesen (Dubozy 1973). Auffallend war bei den KS-Patienten mit spezifischer ethnischer Herkunft das Vorkommen bestimmter Gewebsantigene. Solche Gewebsantigene befinden sich auf der Zellmembran aller menschlichen Zellen und sind besonders gut ausgeprägt auf weißen Blutzellen und werden deshalb als HLA-System (englisch: human leucocyte antigen) bezeichnet. Die Gene für die Biosynthese dieser Gewebseiweiße sind im so genannten Hauptgewebsverträglichkeitskomplex (englisch: major histocompatibility complex, MHC) zusammengefasst. Aufgrund einer außerordentlichen Vielgestaltigkeit (Polymorphismus) der Expression dieser Gene existiert eine ungeheuer große Anzahl von HLA-Antigenen auf den Zelloberflächen. Diese HLA-

Antigene spielen eine wichtige Rolle bei der Präsentation von irregulären Eiweißen (Antigene) zur Aktivierung von T-Helferzellen. Vor einer Gewebs- oder Organüberpflanzung erfolgt deshalb zur Gewährleistung einer möglichst weitgehenden HLA-Verträglichkeit zwischen Spender und Empfänger eine Gewebstypisierung der HLA-Typen. Bestimmte Erkrankungen sind mit bestimmten Varianten der HLA-Typen assoziiert. Im HLA-Genkomplex (MHC) werden vier Hauptregionen unterschieden (A, B, C, D). Die HLA-Eiweiße der Hauptregion D kommen vor allem auf aktivierten T-Lymphzellen (spezifische zellvermittelte Immunität), B-Lymphzellen (spezifische humorale Immunität) und Makrophagen (unspezifische zellvermittelte Immunität) vor. Die KS-Patienten gehörten auffallend oft zum HLA-Typ DR 5 (O'Harra 1982). Aus diesem Befund wurde gefolgert, dass Menschen mit dem varianten HLA-Typ nach Behandlung mit immunotoxischen Medikamenten sensibler mit einer Immunzell-Dysbalance reagieren und AIDS-Indikatorkrankheiten entwickeln können. Dieser Befund schließt jedoch nicht aus, dass auch Patienten, die nicht diese HLA-Variante aufweisen, auf immunotoxische Substanzen bei höherer und längerdauernder Einwirkung ebenfalls eine Immun-Dysbalance und die assoziierten AIDS-Indikatorkrankheiten entwickeln (Levine 1984).

Aufgrund der Befunde der organtransplantierten Patienten, die eine Immunzell-Dysbalance, opportunistische Infektionen, Kaposi-Sarkome, Lymphome sowie andere Krebsformen nach Azathioprin-Medikation entwickelten, wäre es zwingend nahe liegend gewesen, in der Vorgeschichte der homosexuellen AIDS-Patienten nach Substanzen mit einer analogen immunotoxischen Potenz zu fahnden. Infrage kamen beispielsweise Antibiotika, Chemotherapeutika, Antiparasitika, Fungistatika (pilzhemmende Medikamente), Virustatika (virenhemmende Medikamente), recreational drugs bzw. deren Kombination. Die außergewöhnliche Belastung einer promiskuitiven Minderheit unter den Homosexuellen durch langfristige Medikation mit antimikrobiellen Substanzen war klinisch hinreichend dokumen-

Alle Antibiotika wirken gleichzeitig mehr oder weniger immunotoxisch

tiert (Überblick bei Root- Bernstein 1993). Vor allem war allen beteiligten Medizinern die prinzipielle Immunotoxizität aller antimikrobiellen Substanzen und recreational drugs bekannt (Descotes 1988). Auch Azathioprin wirkt, wie man wusste, nicht nur hemmend auf die zellvermittelte Immunität, sondern auch antimikrobiell.

<aside>Die auf dem ersten Welt-AIDS-Kongreß vorgetragenen Hypothesen zur AIDS- und Krebsursache stehen in unauflösbarem Widerspruch zur klinischen Wirklichkeit – es wird eine „geplante Serie von menschlichen Experimenten" mit AIDS-Patienten für notwendig erklärt, um zu beobachten, ob nach gezielter medikamentöser Blockade der zellulären Immunabwehr sich Krebs entwickelt oder weiterentwickelt</aside>

Der historische Kongress vom März 1983 spiegelte jedoch eine völlig andere Interessenlage wider:
Von den 44 Vorträgen des dreitägigen Kongresses der meinungsführenden Spezialisten bezogen sich schwerpunktmäßig
- 12 Vorträge auf das Kaposi-Sarkom (20 % der bis dahin diagnostizierten AIDS-Fälle)
- 1 Vortrag auf die PCP (80 % der bis dahin diagnostizierten AIDS-Fälle)
- 3 Vorträge auf die hypothetische Virusursache von AIDS und Krebs
- 9 Vorträge auf immunologische Spezialprobleme und Cytokin-Forschung
- 2 Vorträge auf Lymphadenopathie (Lymphknotenvergrößerung)
- 5 Vorträge auf klinische Spezialprobleme
- 4 Vorträge auf epidemiologische Fragen
- 1 Vortrag auf Makakkenaffen
- 1 Vortrag auf die Veränderung des sexuellen Lebensstiles homosexueller Männer seit Ende der sechziger Jahre
- 1 Vortrag auf die Veränderung der Manifestation sexuell übertragener Krankheiten seit Ende der sechziger Jahre
- 1 Vortrag auf Sexualpraktiken homosexueller Männer und das Kaposi-Sarkom
- 1 Vortrag auf die öffentliche Herausforderung durch AIDS
- 1 Vortrag auf psychosoziale Unterstützung bei AIDS

Keiner der Spezialisten hielt einen Vortrag über die immunotoxische und krebserzeugende Wirkung von Nitriten, Nitrosaminen, Antibiotika usw. Der Schwerpunkt des Kongresses konzentrierte sich eindeutig auf das Kaposi-Sarkom sowie Viren als die hypothetische Ursache der Krebsentstehung. Den Eröffnungsvortrag hielt der Kanzler des Memorial Sloan Kettering Cancer Center in New York, eines der wichtigsten Krebsforschungszentren in den USA, der Medizinprofessor und Krebsforscher Thomas. Er skizzierte eindeutig die herrschende Forschungsrichtung, die sich bis heute durchgesetzt hat: "Was immer wir über die Mechanismen lernen, die das Kaposi-Sarkom bei AIDS bewirken, wird eine nützliche Information für das Studium von Krebs im Allgemeinen sein, und was immer wir entdecken über die Rolle der Immunität bei Krebs, wird sich herausstellen als ein Stück angewandter Wissenschaft für das AIDS-Problem ... Was natürlich vonnöten ist, ist eine Serie von menschlichen Experimenten, geplant und ausgeführt, um die Frage zu beantworten, die sich automatisch von selbst ergibt: Was würde passieren, wenn man die vermutlichen Abwehrmechanismen der zellulären Immunität beim Menschen aufhebt? Würde dies etwa die Inzidenz und den klinischen Verlauf bei Krebs beeinflussen? Wie es sich ergeben hat, ungeplante Experimente dieser Art sind bereits durchgeführt worden ... Es gibt zwei alternative Erklärungen für die hohe Inzidenz von Krebs in AIDS-Patienten, und dieselben Alternativen existieren für die Patienten mit Organüberpflanzungen, behandelt mit immunsuppressiven Medikamenten. Eine Alternative ist, dass die Schädigung der zellulären Immunität einem krebsauslösenden Virus ermöglicht hat, in die Zelle einzudringen und zu profitieren, und was wir sehen ist ein menschliches Krebsvirus, das Chaos entwickelt. Das würde plausibel genug erscheinen für die AIDS-Patienten, wenn es der einzige Tumor wäre, aber diese Patienten entwickeln ebenso andere Krebsformen, einschließlich dieselben Lymphome mit einer speziellen Neigung in das zentrale Nervensystem einzudringen, wie wir sie bei den organtransplantierten Patienten sehen. Die zweite mögliche Erklärung, die ich favorisiere, ist die, dass der AIDS-Erreger, welcher Natur auch immer, nicht selbst ein Krebs-Virus ist, sondern allein die Suppression der zellulären Immunität bewirkt. Dieser Effekt öffnet den Weg für eine Vielzahl von opportunistischen Kranheitserregern und zur selben Zeit setzt er einen Zellklon von transformierten Tumorzellen frei, die dann in Erscheinung treten" (Thomas 1984).

Die beiden vorgetragenen Hypothesen zur Krebsentstehung stehen in unauflösbarem Widerspruch zur klinischen Wirklichkeit:
1. Die zelluläre Immunität (T-Helferzellen) vermag nur intrazelluläre Viren zu erkennen, wenn sie also bereits in Zellen eingedrungen sind, sie kann also nicht das Eindringen selbst verhindern. "Die Schädigung der zellulären Immunität" kann also nicht "einem krebsauslösenden Virus ermöglichen, einzudringen und zu profitieren" (Thomas 1984).
2. Der Vortragende stellte fest, dass "die AIDS-Patienten ebenso andere Krebsformen entwickeln, einschließlich dieselben Lymphome mit einer speziellen Neigung in das zentrale Nervensystem einzudringen, wie wir sie bei den organtransplantierten Patienten sehen" (Thomas 1984). Derselbe Vortragende hatte festgestellt: "Die bemerkenswerteste Eigenschaft des Phänomens, abge-

sehen von den Krebserkrankungen selbst, ist es gewesen, dass ein paar dieser spontanen Tumoren sich zurückgebildet haben, wenn die immunsuppressiven Medikamente abgesetzt wurden. Bei einigen Ereignissen dieser Art ist publiziert worden, dass Tumoren von der Größe eines Hühnereies oder größer, einige mit bereits entwickelten Lymphknotenmetastasen, einige davon Kaposi Sarkome, weggeschmolzen sind nach Ende der immunsuppressiven Medikation" (Thomas 1984).

Der Vortragende stellte also fest, dass die mit den Tumoren bei homosexuellen AIDS-Patienten klinisch völlig identischen Tumoren der organtransplantierten Patienten sich zurückgebildet haben. Er diagnostizierte einen eindeutigen ursächlichen Zusammenhang der Bildung und Rückbildung der Tumoren durch Medikation und Absetzen der Substanz Azathioprin. Das "Wegschmelzen der Tumoren nach Ende der immunsuppressiven Therapie" (Thomas 1984) bedeutete jedoch keineswegs, dass die erneut in Gang gekommene zelluläre Immunität nunmehr die hypothetischen Viren in den Krebszellen entdeckt hätte und die Krebszellen zerstört hätte, sondern die immunsuppressive Medikation wurde nicht abgesetzt, sondern umgesetzt auf Corticosteroide und andere Substanzen, um eine potentielle Abstoßung des überpflanzten Organs bei diesen Patienten zu verhindern (Penn 1979, 1981). Die zelluläre Immunität blieb also weiterhin unterdrückt, trotzdem bildeten sich die Tumoren zurück. Ursache für die Bildung und Rückbildung der Tumoren war also einzig und allein die Wirkung und das Aufhören der Effekte durch die Substanz Azathioprin. Keineswegs konnte die Ursache der Tumoren bei den organtransplantierten AIDS-Patienten sowie den homosexuellen AIDS-Patienten also ein "freigesetzter Zellklon von transformierten Tumorzellen" (Thomas 1984) gewesen sein.

3. Die zweite Hypothese, dass "nicht ein Krebs-Virus selbst, sondern allein die Suppression der zellulären Immunität ... zur selben Zeit ein Zellklon von transformierten Tumorzellen freisetzt" (Thomas 1984) ist schon deshalb abwegig, weil die zelluläre Immunität Krebszellen als solche nicht identifiziert, solange nicht T-Helferzellen durch Antigen-präsentierende Zellen aktiviert worden sind und die cytotoxischen T-Immunzellen sowie unspezifischen Fresszellen, angeregt durch TH1-Helferzellen, anschließend die präsentierten Antigene der Krebszellen in Krebszellen wieder erkennen und attackieren. Die Präsentation von Antigenen von Krebszellen erfolgt jedoch erst nach unprogrammiertem Zelltod von Krebszellen durch Nekrose. Daraus folgt, dass die primäre Bildung der Krebszellen nicht verursacht sein kann durch Immunsuppression, sondern dadurch dass, wie im Falle der Blockade des Purinstoffwechsels bei den organtransplantierten Patienten durch Medikation mit Azathioprin, sowohl Immunzellen (Suppression der T-Helferzellen), Endothelzellen (Kaposi-Sarkom), B-Lymphzellen (Lymphome) als auch andere Zellsysteme (Carcinome) durch die gleiche Substanz, wenn auch zu verschiedenen Zeitpunkten in Erscheinung tretend, manipuliert worden sind.

Der vortragende Krebsmediziner hat, wie die allermeisten seiner Kollegen, die objektive Tatsache ignoriert, dass Azathioprin nicht nur von T-Lymphzellen aufgenommen wird, sondern im Prinzip von allen menschlichen Zellen. Azathioprin wird nur deshalb in Immunzellen bevorzugt aufgenommen, weil deren Stoffwechsel bei organtransplantierten Patienten besonder aktiv ist und deren Stoffwechsel eine besondere Affinität zu der Substanz entwickelt. Abhängig von der Dosis und Dauer der Medikation einschließlich der Disposition des Patienten (beispielsweise Varianz des HLA-Typs) kann der Purin-Stoffwechsel auch anderer Zellen kritische Schwellenwerte unter Azathioprin-Einwirkung annehmen, vor allem dann, wenn infolge provozierter Immunzell-Dysbalance der Verbrauch des angebotenen Azathioprins in den Immunzellen sich vermindert und Azathioprin relativ stärker in anderen Zellsystemen eingebaut wird und den Purinstoffwechsel stört.

4. Im selben Kontext sprach der prominente Krebsforscher wie selbstverständlich von "dem AIDS-Erreger, welcher Natur auch immer", offensichtlich im Konsens mit seinen Kollegen. Obwohl er selbst feststellte, dass die AIDS-Indikatorkrankheiten der organtransplantierten Patienten klinisch völlig identisch sind mit den AIDS-Indikatorkrankheiten der homosexuellen AIDS-Patienten und erstere eindeutig verursacht sind durch die immunotoxische Substanz Azathioprin, postulierte er im gleichen Kontext auch für die AIDS-Indikatorkrankheiten der organtransplantierten Patienten, sowohl für die Suppression der zellulären Immunität wie auch für die Bildung von Krebstumoren, eine mögliche Virus-Ursache: "Es gibt zwei alternative Erklärungen für die hohe Inzidenz von Krebs in AIDS-Patienten, und dieselben Alternativen existieren für die Patienten mit Organüberpflanzungen, behandelt mit immunsuppressiven Medikarnenten ... Die zweite mögliche Erklärung, die ich favorisiere ist die, dass der AIDS-Erreger, welcher Natur auch immer, nicht selbst ein Krebsvirus ist, sondern allein die Suppression der zellulären Immunität bewirkt" (Thomas 1984). Diese spekulative Behauptung unter Einbezug der organtransplantierten Patienten steht in unauflösbarem Widerspruch zu der Tatsachenfeststellung im selben Vortrag: "Bösartige Tumoren sind bei Patienten, denen in den letzten Jahren Nieren oder Herzen transplantiert wurden, in erstaunlicher Häufigkeit aufgetreten. Die einzige plausible Erklärung dafür ist der routinemäßige, obligatorische Einsatz von immunsuppressiven Medikamenten" (Thomas 1984).

Die Virus-Krebsforscher deklarieren 1983 den Kaposi-Krebs bei homosexuellen Nitritgebrauchern willkürlich als „Mysterium" und „faszinierendes Rätsel", obwohl 1982 in Tierversuchen bewiesen wurde, daß bereits kurzfristiger Nitritgebrauch immuntoxische und krebserzeugende Effekte auslöst.

Es ist also unbestreitbar evident, dass die Krankheitshypothese eines "AIDS-Erregers" und eines "immunsuppressiven Virus" von vorne herein ohne jeden substantiellen Beweis als spekulatives Konstrukt eingeführt wurde. Um dieses Konstrukt begründen zu können, wurden medizinhistorisch nicht zu leugnende Tatsachen einer willkürlichen Neubewertung unterworfen. Die zwingend notwendigen immuntoxikologischen Untersuchungen wurden nicht oder nur methodisch unzureichend durchgeführt, da sich das medizinische Interesse auf das Konstrukt des hypothetischen "AIDS-Erregers" eingeengt hatte.

Nach dem zitierten Vortrag trugen zwei Dermatologen und Mikrobiologen vom New York University Medical Center einen "Überblick über das klassische und epidemische Kaposi-Sarkom" vor: "Einige unerklärte, schwer wiegende, erworbene Störungen der zellvermittelten Immunität sind neu in Erscheinung getreten, welche die betroffenen Patienten anfällig machen für eine Vielzahl ungewöhnlicher und oft tödlicher opportunistischer Infektionen sowie für eine in verschiedenen Organen verbreitete Form des Kaposi-Sarkoms ... Die Ursache dieser neuen Krankheitseinheit bleibt ein Mysterium. Es ist höchst unwahrscheinlich, dass Kaposi sich hätte vorstellen können, dass diese Krebsform, die seinen Namen trägt, 100 Jahre später in Verbindung gebracht würde mit einer der verheerendsten Epidemien in der modernen Geschichte. Die plötzliche Zunahme dieses seltenen Tumors und seine Assoziation mit speziellen epidemiologischen, immunologischen und klinischen Befunden hat die Aufmerksamkeit der Mediziner darauf konzentriert, das faszinierende Rätsel zu erforschen, wie diese Faktoren direkt beteiligt sein können an der Krankheitsentstehung von AIDS und speziell dieser besonderen Krebsform" (Friedman-Kien 1984 a).

Niemand hatte zuvor die völlig identischen Erkrankungen bei den organtransplantierten Patienten als "Mysterium" und "faszinierendes Rätsel" bezeichnet, weil der ursächliche Zusammenhang zwischen der chemotherapeutischen Immunsuppression und der Bildung und Rückbildung "speziell dieser besonderen Krebsform", des Kaposi-Sarkoms, zu offensichtlich war. Warum wurden diese Erkrankungen als "neue Krankheitseinheit" angesehen, obwohl die völlig identische Kranheitseinheit bei den Organtransplantierten wohl bekannt war? Warum sprach man von einer "plötzlichen Zunahme dieses seltenen Tumors", obwohl man diagnostizierte, dass praktisch alle KS-Patienten Homosexuelle mit Präferenz für analrezeptiven Geschlechtsverkehr und langjähriger Nitritinhalation einschließlich massivem Antibiotika- und Chemotherapeutika-Missbrauch waren? "Wahrscheinlich geht die Immunschädigung dem KS voraus. Die verschiedenen Substanzen, wie Amylnitrit und Butylnitrit, die exzessiv von vielen homosexuellen KS-Patienten konsumiert wurden, sollten bei Tieren auf ihr immunsuppressives, Mutationen auslösendes und krebserzeugendes Potential getestet werden. Aggressive Chemotherapie und andauernde Infektionen, wie Zytomegalievirus, Epstein-Barr-Virus, Hepatitis B, Pneumocystis und Amoebiasis, tragen wahrscheinlich zum endgültigen Ausmaß der immunologischen Inkompetenz bei" (De Wys 1982). Diese vorsichtigen, aber eindeutigen Formulierungen wurden u. a. von Forschern des nationalen Krebsinstituts und der US-Überwachungsbehörde CDC publiziert, 1982 war in einer klinischen Studie der CDC nachgewiesen worden, dass die T-Helferzellzahl im Blut von Nitrit-Gebrauchern niedriger war als bei Nicht-Nitrit-Gebrauchern (Goedert 1982). In einer weiteren Studie der Universität von Texas, Abteilung für Krebsvorbeugung und -kontrolle, war in menschlichen Zellkulturen nachgewiesen worden, dass die T-Helferzellen vermindert wurden bei Nitrit-Konzentrationen, die nicht toxisch für das Überleben der Lymphzellen waren. Nitrit hemmte die Synthese von Typ1-Cytokinen, ein zweistündiger Kontakt von mäßigen Mengen Nitrit mit menschlichen Immunzellen reichte aus, um die Immunsuppression hervorzurufen. "Die Ergebnisse zeigten, dass ein langfristiger Nitritgebrauch für die immunsuppressiven und krebserzeugenden Effekte nicht notwendig war ... deshalb sollte der Nitritgebrauch gesetzlich verboten werden" (Hersh 1982, Newell 1984, Newell 1988).

Der ursächliche Zusammenhang zwischen Nitritgebrauch (Mayer 1983), "aggressiver Chemotherapie" (De Wys 1982) und hoher, multipler und andauernder Antigen-belastung durch multiple Infektionen (Übersicht bei Root-Bernstein 1993) war hinreichend gesichert worden. Die Tatsache, dass die substanzinduzierte Immunzell-Dysbalance genau wie bei den organtransplantierten Patienten auch bei den homosexuellen AIDS-Patienten eindeutig dem Auftreten des KS in den meisten Fällen vorausging, war von Forschern staatlicher Forschungsinstitute und der CDC hinreichend belegt worden (Jaffe 1983).

Der forschungspolitische Hintergrund (1971-1984) der Fehldeutung der willkürlich im Reagenzglas erzeugten „HIV-Charakteristika".

Warum postulierten die Krebsforscher auf der historischen Konferenz im März 1983 wider besseres Wissen eine angeblich "neue Krankheitseinheit" als "Mysterium" und "faszinierendes Rätsel" und führten das willkürliche Konstrukt eines "AIDS-Erregers" und "immunsuppresiven Virus" ein?

1981 war die Finanzierung der Retrovirus-Krebsforschung, von dem republikanischen Präsidenten Nixon 1971 als "Krieg gegen den Krebs" ausgerufen, wegen Ausbleibens greifbarer Erfolge eingestellt worden. Es handelte sich um die bis dahin bei weitem größte Kapitalinvestition der medizinischen Forschung. Einer der Profiteure des Nixon-Projekts der Retrovirus-Krebsforschung war der Labormediziner Robert Gallo, Leiter des Labors für Tumorbiologie des Nationalen Krebsforschungsinstitus der USA. Gallo trug mit einigen Mitarbeitern auf der Konferenz im März 1983 vor, das Team habe ein Retrovirus in T-Helferzellen aus dem Blut von zwei homosexuellen AIDS-Patienten nachgewiesen. Den erstmaligen Bericht über den Nachweis eines solchen Retrovirus in menschlichen Blutzellen hatten Gallo und Mitarbeiter 1981 publiziert. Es sollte sich um ein Virus handeln, das bei einer seltenen Leukämie-Form in Japan und in der Karibik in Leukämiezellen eines geringen Prozentsatzes der betroffenen Patienten vorkommen sollte. Dieser postulierte Nachweis eines Retrovirus in wenigen menschlichen Leukämiezellen, kurz vor Beendigung des milliardenschweren Nixon-Projekts, war die einzige magere Ausbeute der gesamten Retrovirus-Krebsforschung. Es stellte sich jedoch heraus, dass das Gallo-Team keineswegs eine tatsächliche Isolation eines Retrovirus vorweisen konnte, sondern dass man sozusagen nur den Fingerabdruck eines hypothetischen Virus, in Wirklichkeit nur einen Teil eines Fingerabdrucks eines Retrovirus in Leukämiezellen gesichtet hatte. Vergleichsweise war die Befundsituation so, als wenn man einen unspezifischen Teil eines Fingerabdrucks findet, daraufhin das Phantombild des gesuchten Täters erstellt und behauptet, man habe den Täter dingfest gemacht. Das Gallo-Team hatte nun angeblich dieses phantomhafte Retrovirus ebenfalls in den T-Helferzellen von zwei AIDS-Patienten geortet. Allerdings bediente man sich dabei eines der Labortricks: Man hatte die T-Helferzellen aus dem Blut der AIDS-Patienten gemeinsam mit Leukämiezellen bebrütet und massiv ein Typ1-Cytokin als Wachstumsstimulator hinzugegeben. Außerdem behandelte man die Zell-Mixtur mit aggressiven, stark oxidierenden Reifungsstimulatoren. Bei solchen Prozeduren in Zellkulturen kann man häufig virusähnliche Partikel beobachten, die nichts anderes darstellen als winzige membranumhüllte Teilchen, die Zelltrümmer enthalten, die aus den Zellen hinausbefördert werden. Nach den Standardregeln der Virologie gelten solche Partikel erst dann als echte Viren, wenn in ihnen Eiweiße und Nukleinsäuren einer bestimmten Struktur nachgewiesen werden können, die dem Virus ermöglichen würden, seine RNA / DNA in dem DNA-Strang einer Wirtszelle identisch zu kopieren. Einen solchen Nachweis konnte das Gallo-Team nicht erbringen, obwohl dies lediglich ein labortechnisches Routineverfahren erfordert hätte. Es war auch nicht klar, ob die Partikel aus den T-Helferzellen oder den Leukämiezellen stammen sollten. Stattdessen offerierte das Gallo-Team den besagten "Teil eines Fingerabdrucks". Retroviren sollen solche Viren sein, die ihr Erbgut in der RNA-Struktur codieren, statt wie bei den meisten zellkernlosen Bakterien und allen zellkernhaltigen Ein- und Mehrzellern in der DNA-Form. Das RNA-Erbgut dieser postulierten Retroviren soll in der Wirtszelle mittels eines viruseignen Enzyms in die DNA-Form umgeschrieben werden. Deshalb die Benennung als Retroviren, da diese hypothetischen Winzlinge ihr geringes Erbgut umgekehrt wie üblich (lateinisch: retro = rückwärts) von der RNA-Struktur in die DNA-Form umschreiben sollen, um dann von der DNA-Matritze mit Hilfe der DNA-Maschinerie der Wirtszelle wiederum RNA-Kopien herzustellen. Diese sollen dann wiederum von einer Membran umhüllt werden und aus der Zelle herausreifen, um neue Wirtszellen zu besiedeln. So weit das theoretische Konzept, wie bei diesem Vorgang die hypothetischen Retroviren Krebs erzeugen sollen, ist hochspekulativ. Als Beweis für die Existenz dieses Retrovirus boten Gallo und seine Mitarbeiter als "Teil eines Fingerabdrucks" den angeblichen Nachweis des Umschreibungsenzyms des hypothetischen Retrovirus an (Gelmann 1984). Solche Umschreibungsvorgänge, von RNA zur DNA-Struktur statt wie üblich von der DNA-Form zur mobilen Boten-RNA-Form, hatte man 1970 in tierischen Zellen erkannt. Statt des alten Dogmas (DNA in Boten-RNA) formulierte man zunächst ein neues Dogma, dass nämlich die abweichende Umschreibung exklusiv nur in den postulierten Retroviren vorkomme (Temin 1970, 1972). Ab Mitte der siebziger Jahre hatten Forscher jedoch publiziert, dass die Umschreibung in vielerlei Zellen, nicht nur in Viren zu beobachten sei, und dass es sich dabei um Reparaturvorgänge handele, vor allem auch in embryonalen Zellen und Krebszellen (Übersicht bei Temin 1975, 1985, Baltimore 1985). Das Enzym, das die Umschreibung bewirken sollte, nannte man "reverse Transkriptase" (lateinisch: reversus = umgekehrt, transcriptio = Umschreibung). Im Laborjargon kürzt man die Bezeichnung ab als RT. Dieses RT-Enzym wollte das Gallo-Team nachgewiesen haben. Da aber RT in Krebszellen wie bei Leukämie vorkommt und bei der Nachweisprozedur des angeblichen Retrovirus in T-Helferzellen von AIDS-Patienten diese Lymphzellkultur mit Leukämiezellen gemeinsam bebrütet worden war, konnte einem RT-Nachweis allein keine überzeugende Beweiskraft für die Existenz eines Retrovirus in menschlichen Zellen zugesprochen werden. Außerdem bedeutete der Nachweis in menschlichen Immunzellen, wenn ein Retrovirus denn exakt isoliert worden wäre, noch keineswegs, dass es irgend einen pathologischen Einfluss haben müsste. Denn solche RNA-Sequenzen, die man endogene Retroviren nannte, hatte man in vielen tierischen Zellen als so genannte blinde Passagiere gesehen, die keinerlei pathologischen Einfluss ausüben (Übersicht bei Duesberg 1987, Teng 1996).

Als einzigen Beweis für ein angebliches Retrovirus in den T-Lymphzellen der AIDS-Patienten konnte das Gallo-Team also lediglich virusähnliche Partikel ohne Dokumentation infektionsfähiger Eiweiß- und Nukleinsäurestrukturen innerhalb dieser Partikel sowie den RT-Effekt von Eiweißen in der abzentrifugierten Kulturbrühe anbieten (Gelmann 1984).

Gut ein Jahr nach der historischen Konferenz im März 1983 geschah jedoch das in der Medizingeschichte Einmalige: Die Gesundheitsministerin der Reagan-Administration verkündete gemeinsam mit Gallo in einer internationalen Pressekonferenz im April 1984, das Gallo-Team habe "wahrscheinlich" den "AIDS-Erreger" entdeckt und einen Bluttest entwickelt, mit dem man das neu gefundene Retrovirus im Blut eines jeden Menschen nachweisen könne. In zwei Jahren werde man wahrscheinlich einen Impfstoff entwickelt haben. Gallo wurde von der Weltpresse als Retter der Menschheit vor der "verheerendsten Epidemie in der modernen Geschichte" (Friedman-Kien 1984 a) gefeiert.

Jedermann kennt seitdem das große massenpsychologische Spektakel "Seuche, Sex und Sensationen" in den Massenmedien und medizinischen Fachzeitschriften. Ohne jede kritische Gegenanalyse wurde von den meisten Medizinern in der Welt das Konstrukt der Krankheitstheorie "HIV verursacht AIDS" übernommen. Die Staatsdoktrin des durch Sex und Blut auf jedermann übertragbaren "tödlichen AIDS-Erregers" wurde zur kollektiven Obsession, der ungezählte Menschen zum Opfer gefallen sind.

Die Voraussage des Krebsmediziners Prof. Thomas im Eröffnungsvortrag der Konferenz im März 1983, die der wissenschaftsideologischen Umrüstung diente vom "Krieg gegen den Krebs" (Präsident Nixon) zum "Krieg gegen den Menscheitsfeind Nummer 1" (nämlich den "AIDS-Erreger", so Präsident Reagan im Jahr seiner Wiederwahl 1984), hat sich jedoch nicht im Sinne der HIV/AIDS-Forschung erfüllt: "Was immer wir über die Mechanismen lernen, die das Kaposi-Sarkom bei AIDS bewirken, wird eine nützliche Information für das Studium von Krebs im Allgemeinen sein, und was immer wir entdecken über die Rolle der Immunität bei Krebs, wird sich herausstellen als ein Stück angewandter Wissenschaft für das AIDS-Problem" (Thomas 1984).

Die Lernchance, aus den altbekannten AIDS-Krankheiten zu lernen, die man diagnostizierte, bevor man sie AIDS nannte, wurde vertan. "Ein Präsident der USA hat vor 25 Jahren den Krieg gegen den Krebs erklärt. Dieser ist insoweit als verloren eingeschätzt worden. Mit Ausnahme der Behandlung von Leukämien und wenigen anderen Krebsformen, hat man in den 25 Jahren nur geringe Fortschritte gesehen" (Editorial in der britischen Medizinfachzeitschrift THE LANCET vom 6. Juli 1996). Diese lapidare Aussage dokumentiert, dass die Retrovirus-AIDS-Medizin nichts Entscheidendes zum Erkenntnisfortschritt der Krebsmedizin beigetragen hat und umgekehrt. Klinische Daten bestätigen lediglich, was man schon 1981 wusste: KS als "spezielle besondere Krebsform" (Friedman-Kien 1984 a) ist keine "neue Krankheitseinheit" und nicht "eine der verheerendsten Epidemien in der modernen Geschichte". In Deutschland sind beispielsweise im 15 Jahreszeitraum vom 01.01.1982 - 01.01.1997 offiziell 2736 KS-Erkrankungen gemeldet worden. Davon wurden offiziell 2505 bei Männern mit homosexueller Präferenz diagnostiziert (92 % aller KS-Fälle). Es verbleiben durchschnittlich 15 KS-Fälle jährlich, die nicht in den offiziellen Meldungen als homosexuell/bisexuell etikettiert wurden (8 % aller KS-Fälle) (Harmouda 1997). In einer amerikanischen 10-Jahres-Studie in Chicago wurden offiziell alle männlichen AIDS-Kranken ab 18 Jahren nachuntersucht, die sich als nicht-homosexuell bezeichnet hatten. 50 % dieser AIDS-Patienten stellten sich im Nachhinein als homosexuell heraus (Murphy 1997). Entsprechend muss auch bei den jährlich offiziell als nichthomosexuell angegebenen durchschnittlich 15 KS-Fällen von einer Diagnoseverzerrung hinsichtlich der sexuellen Präferenz ausgegangen werden. Folglich sind fast alle KS-AIDS-Patienten als homosexuell anzusehen. Das schließt nicht aus, dass in seltenen Einzelfällen andere als homosexuelle AIDS-Patienten beispielsweise aus pharmakotoxischen Gründen an KS erkranken können

> 25 Jahre nach einseitiger Forschungsförderung der Retrovirus-Krebsforschung wird der „Krieg gegen den Krebs" für verloren erklärt, wird der Beweis erbracht, daß faktisch nur Nitrit inhalierende homosexuelle AIDS-Patienten am Kaposi-Krebs erkrankt sind, und wird von Retrovirus-AIDS-Forschern ratlos zugegeben, dass sie das AIDS-Rätsel nicht lösen konnten

(abgesehen von organtransplantierten Patienten und immunotoxisch behandelten Patienten mit malignen Erkrankungen).

KS ist folglich als "spezielle besondere Krebsform" als toxische/pharmakotoxische Erkrankung fast ausschließlich, jedenfalls in den westlichen Ländern, als Erkrankungsform homosexueller Männer anzusehen. Im scharfen Kontrast zu den öffentlichen Verlautbarungen ist KS selbst unter homosexuellen Männern als seltene Krankheitsform anzusehen, die jährliche Inzidenz in Deutschland beispielsweise beträgt etwa einen KS-Erkrankungsfall unter 10000 homosexuellen Männern.

Was also war neu an der "neuen Krankheitseinheit", manifestiert durch Immun-Dysbalance, opportunistische Infektionen und/oder Kaposi-Sarkom/Lymphome? Neu war das Auftreten dieser Krankheitskombination, wie sie bereits zuvor bei organtransplantierten Patienten nach Azathioprin-Intoxikation aufgetreten war, nun bei homosexuellen Männern. Es ergibt sich zwingend die Schlussfolgerung, dass für das komplette Syndrom der erworbenen Immun-Dysbalance, das inclusive KS praktisch nur bei homosexuellen Männern auftritt, toxische Faktoren ursächlich wirksam sein müssen, die nicht mit einem retroviralen "AIDS-Erreger" erklärt werden müssen. Das "komplette" Syndrom der AIDS-Erkrankungen bei organtransplantlerten Patienten beweist, dass die phantomhaften Retroviren weder notwendig noch hinreichend sind, um die Genese und das Zusammenspiel von Immundysbalance, opportunistischen Infektionen und Krebserkrankungen verstehen zu können.

Die Nitrosamin-Forscher hatten unwiderlegbar bewiesen, dass Nitrosamine hochpotente krebserzeugende Substanzen in Zellsystemen des Menschen sind. Sie hatten diese Carzinogene als Zwischenprodukte in industriellen Fertigungsprozessen, in Landwirtschaftsprodukten, in Pestizidrückständen, im Tabak, in Kosmetika und vielen anderen Kontaminationsquellen des modernen Lebens nachgewiesen (Magee 1976, Preussmann 1984). Sie hatten aber auch demonstriert, dass Pharmaprodukte wie Analgetika, Antibiotika, Chemotherapeutika, Krebsmedikamente und andere im menschlichen Zellstoffwechsel zur Nitrosamin-Bildung führen und potentiell carzinogen sind (Lijinsky 1973, Preussmann 1984, 1986, Loeppky 1994 a). Es gab auch keinen biochemischen Zweifel mehr, dass Nitrite im menschlichen Zellstoffwechsel in Nitrosamine verwandelt werden können und folglich ebenso krebserzeugende Effekte haben können (Doyle 1983, Loeppky 1994 a. Lijinsky 1994, Bartsch 1987, Haverkos 1988). Warum also musste der eindeutige krebserzeugende Effekt von nitrosamin-bildenden Nitriten und nitrosamin-bildenden Pharmaka im ursächlichen Zusammenhang mit toxischen AIDS-Effekten als "neue Krankheitseinheit" verschleiert werden? Warum mussten wider besseres Wissen die Schädigung der zellulären Immunität und das Auftreten des KS als "besondere Krebsform" bei notorischen Nitritgebrauchern sowie notorischen

Langzeit-Konsumenten von nitrosamin-bildenden Antibiotika und Chemotherapeutika als "Mysterium" und "faszinierendes Rätsel" dargestellt werden? Warum mussten "lediglich rund 1200 Krankheitsfälle, alle berichtet zwischen 1980 und Anfang 1983 - nicht viele in einer Bevölkerung von mehr als 200 Millionen" (Thomas 1984) zu diesem Zeitpunkt bereits als "verheerendste Epidemie der modernen Geschichte" (Friedman-Kien 1984 a) den Massenmedien verkauft werden?

Die finanzielle Förderung der Nitrosamin-Forschung war, wie die American Chemical Association feststellte, ab 1980 in USA und 1982 in Deutschland unter Druck der Industrie-Lobby massiv eingeschränkt worden (Loeppky 1994 a). Das konkurrierende Milliarden-Dollar-Projekt der Retrovirus-Krebsforschung des "Krieges gegen den Krebs" von Präsident Nixon ab 1971 wurde 1981 wegen Erfolglosigkeit nicht mehr finanziert (Gallo 1999). Die hochgezüchtete Labormaschinerie der Retroviren-Krebsforscher war ins Stocken gekommen. Nun sah der Krebsmediziner Thomas, Kanzler des Memorial Sloan-Kettering Cancer Center in New York, dessen Institution ebenso wie das Labor für Tumorbiologie des Nationalen Krebsinstitutes unter Leitung des Labormediziners Gallo, von dem Milliarden-Dollar-Segen des Retrovirus-Krebs-Projektes massiv profitiert hatte, die Chance, wie sich die Retrovirus-Forschung wieder beleben lassen würde.

Die Nitrosamin-Krebsforschung hatte ein grundsätzliches Handicap: Die Forscher hatten eindeutig bewiesen, dass Nitrosamine, gebildet aus exogenen und endogenen Quellen, Immunzellschäden und Krebs erzeugten. Die vorherrschende Theorie war damals und ist es heute noch, dass Krebs durch Zufallsmutationen der DNA der Gene im Zellkern entsteht. Die Nitrosaminforscher konnten auch Verschiebungen und Ausfälle in der Buchstabenabfolge der DNA in der Codierungsmaschinerie des Genoms, der Gesamtheit der etwa 100000 Gene im Zellkern des Menschen demonstrieren. Man konnte aber nicht schlüssig zeigen, wie die zufällige Streuung von Defekten und Mutationen in der Buchstabencodierung der DNA die Transkription (Umschreibung von DNA in mobile Boten-RNA) und die anschließende Translation (Übersetzung der Botschaft der RNA außerhalb des Zellkerns in die Biosynthese der Eiweiße aus Aminosäuren) so verändern sollte. dass nicht einfach die ganze Zeilmaschinerie streikte, sondern auf ein fortgesetztes Zellteilungsprogramm als Krebszelle umgeschaltet wurde. Außerdem entwickeln sich Krebszellen auch ohne nachweisbare Mutation der Zellkern-DNA (Lijinsky 1994). Dieses leidige Problem hatten die Retrovirus-Krebs-Forscher dadurch zu lösen versucht, indem sie postulierten, dass die von ihnen angeblich isolierten Retroviren an ganz bestimmter Stelle in der Nähe von Onkogenen, Krebsgenen, sich nach Umschreibung ihrer RNA in DNA in den DNA-Strang der menschlichen Wirtszelle einklinkten und die bis dahin inaktiven Onkogene so anschalteten, dass diese den fortgesetzten Zellteilungsmechanismus in Gang setzten. Nun ist aber für die Zellteilung ein komplexes Zusammenspiel vieler Gene erforderlich, um die erforderlichen Eiweiße und Eiweißenzyme zu synthetisieren. Es dürfte sich dabei keinesfalls um "ein menschliches Krebsvirus, das Chaos anrichtet" (Thomas 1984) handeln. Denn die Krebszelle ist eine sehr leistungsfähige vitale Zelle, die nach einem sehr komplexen Programm ihre Zellenergie produziert und ihre Vermehrung organisiert. Der Unterschied gegenüber einer normal differenzierten Zelle liegt im Wesentlichen darin, dass die Krebszelle ihr Leistungsprogramm nach Transformation nicht mehr mit den Nachbarzellen abstimmt und bezogen auf den Gesamtorganismus zum Zellparasiten wird. Das komplizierte Problem der Transformation zur Krebszelle hatten also weder die Nitrosamin-Forscher noch gar die Retrovirus-Krebsforscher überzeugend lösen können.

Die "spezielle besondere Krebsform" des Kaposi-Sarkoms bei homosexuellen AIDS-Patienten durch "ungeplante Experimente" (Thomas 1984) brachte nun Thomas, Gallo und ihre Kollegen auf den verhängnisvollen Gedanken, das ungeklärte Problem der Ursache der Krebszelltransformation dadurch zu umgehen, dass sie den Tatort für ihre Phantom-Retroviren in die T-Helferimmunzellen verlegten: "Die zweite mögliche Erklärung, die ich favorisiere, ist die, dass der AIDS-Erreger, welcher Natur auch immer, nicht selbst ein Krebsvirus ist, sondern allein die Suppression der zellulären Immunität bewirkt. Dieser Effekt öffnet den Weg für eine Vielzahl von opportunistischen Krankheitserregern und zur selben Zeit setzt er einen Zellklon von transformierten Tumorzellen frei, die dann in Erscheinung treten" (Thomas 1984). Die zwingend logische Frage, aus welcher Ursache sich zunächst einmal ein "Zellklon von transformierten Tumorzellen" gebildet haben sollte, stellte niemand mehr. Die ursprüngliche Forschungsfrage, nämlich die primäre Ursache der Transformation zur Tumorzelle, die eigentlich durch die hypothetische Existenz von Retroviren in den transformierten Zellen erklärt werden sollte, war plötzlich nebensächlich geworden. Das "menschliche Krebsvirus, das Chaos anrichtet" (Thomas 1984) wurde umgestylt zum "AIDS-Erreger", der Chaos in den T-Helferimmunzellen anrichtet. Das Vorhandensein eines "Zellklons von transformierten Tumorzellen, die dann in Erscheinung treten" (Thomas 1984), wurde einfach als biologische Gegebenheit hingestellt.

Man muss sich rational diesen entscheidenden Gedankenschritt der Geburtshelfer des Retrovirus HIV (menschliches Immunschwäche-Virus, englisch = human immunodeficiency virus) klarmachen, um die Tragweite dieses Konstrukts mit seinen schwer wiegenden Folgen für die gesamte Weltbevölkerung zu verstehen.

Gallo, der sein hypothetisches Retrovirus als Schalter für so genannte Onkogene bisher innerhalb von Leukämiezellen (als transformierte Krebszellen) lokalisiert hatte, verpflanzte im März 1983 sein Retrovirus-Artefakt der Einfachheit halber in die T-Helferimmunzellen als "AIDS-Erreger". Aus dem "Krebs-Virus, das Chaos anrichtet" (Thomas 1984) wird im Handstreich ein "T-Helferzell-Virus", das jetzt die T-Helferzelle aber nicht transformieren, sondern zerstören soll.

Zwar wussten Gallo und seine Kollegen seit Mitte der siebziger Jahre, dass bei organtransplantierten und anderen Patienten, die mit Corticosteroiden zur Immunzellsuppression behandelt wurden und ebenfalls in einem bestimmten Prozentsatz KS, Lymphome und Carcinome entwickelt hatten, dass die T-Helferzellen nicht zerstört wurden, sondern unter Cortisoleinfluss aus der Blutbahn ins Knochenmark und andere Bereiche abwanderten (Fauci 1974, 1975, Cupps 1982). Die Annahme einer Zerstörung der T-Helferzellen als Ursache der Immunzell-Dysbalance (Verminderung der in der Blutbahn zirkulierenden T-Helferzellen) war also keineswegs zwingend. Soweit die mit Corticosteroid-Hormonen behandelten Patienten verschiedene Krebsformen entwickelt hatten, konnte die Krebsursache also nicht die Zerstörung von T-Helferimmunzellen gewesen sein, da diese lediglich abgedriftet waren aus der Blutbahn, und deshalb im strömenden Blut nicht erfasst werden konnten.

Die Theorie eines "AIDS-Erregers", der Immunzellen zerstört, und infolge dessen anschließend wegen der ausgefallenen Immunzellüberwachung einen wie aus dem Nichts aufgetauchten "Zellklon von transformierten Tumorzellen freisetzt" (Thomas 1984), beruhte jedoch einzig und allein auf der Annahme, die Anzahl der in der Blutbahn kreisenden T-Helferzellen sei vermindert, weil die T-Helferzellen zuvor zerstört worden seien. Es hatte sich jedoch gezeigt, dass es homosexuelle Patienten mit Kaposi-Sarkom gab ohne Verminderung der T-Helferzellen im Blutserum und ohne klinische Syndrome von opportunistischen Infektionen (CDC 1981 b, Haverkos 1982).

Der Entwicklung eines Kaposi-Sarkoms muss also nicht zwingend die Immunzellverminderung vorausgehen. Auch in Zentralafrika wurde bei der Untersuchung einheimischer KS-Patienten nachgewiesen, dass Kaposi-Sarkome ohne Immunzellstörung auftraten (Kestens 1985). Solche KS-Fälle könnten beispielsweise durch Trinkwasser, das mit nitritbildenden Bakterien verseucht ist, ausgelöst werden. Das Nitrit wird durch die Salzsäure im Magen in Nitrat verwandelt, das anschließend in die Blutbahn gelangt. Hier kommt Nitrat in engen Kontakt mit Endothelzellen, die NO und seine Derivate bilden. Diese können KS verursachen, wenn durch längerfirstigen NO-Überschuss der Thiol-Pool sich erschöpft und in den Endothelzellen spezifische Gegenregulationen eintreten.

Die postulierte pathophysiologische Reihenfolge, erst Suppression der zellulären Immunität, dann Auslösung von Krebs, ist aber die zwingende Prämisse für das Konstrukt des "AIDS-Erregers". "Die zweite mögliche Erklärung, die ich favorisiere, ist die, dass der AIDS-Erreger, welcher Natur auch immer, nicht selbst ein Krebs-Virus ist, sondern allein die Suppression der zellulären Immunität bewirkt. Dieser Effekt öffnet den Weg für eine Vielzahl von opportunistischen Krankheitserregern und zur selben Zeit setzt er einen Zellklon von transformierten Tumorzellen frei, die dann in Erscheinung treten" (Thomas 1984).

Die der Annahme eines AIDS-Erregers zugrundliegende Theorie der Immunzellzerstörung als Voraussetzung zur Entstehung des Kaposi-Sarkoms ist also von vorne herein objektiv als falsch erkennbar gewesen. Gallo hat mit seiner Präsentation eines aus fehlinterpretierten Indizien abgeleiteten, zu keinem Zeitpunkt tatsächlich isolierten Retrovirus die falsche Theorie bedient. Die Tragik dieser folgenschweren Fehlleistung ist es gewesen, dass alle Welt geglaubt hat, dass eine hochleistungsfähige Medizin zum richtigen Zeitpunkt zur richtigen Kranheitstheorie die richtige Ursache gefunden habe. Tatsächlich aber haben Krebsforscher, die das Problem der Transformation zur Krebszelle nicht gelöst hatten, wider besseres Wissen die vor der AIDS-Ära verfügbaren klinischen, immunologischen, biochemischen und toxikologischen Daten über die identischen AIDS-Indikatorkrankheiten vorsätzlich ignoriert. Stattdessen haben sie die "politisch korrekte" Krankheitstheorie des "tödlichen AIDS-Erregers" konstruiert. Das "Mysterium" und "faszinierende Rätsel" ist nicht die angeblich "neue Krankheitseinheit" (Friedman-Kien 1984 a), sondern die Tatsache, dass die "unsichtbare Hand des Marktes" fast ohne Widerspruch die Grundsätze der wissenschaftlichen medizinischen Ethik außer Kraft setzen konnte.

Mehr als 14 Jahre nach der historischen Konferenz vom März 1983, als die Geburtshilfe für den "neuen Erreger" geleistet wurde, trafen sich die international meinungsführenden Retrovirus-Forscher zu einer Konferenz.. Sie wollten Bilanz ziehen über das inzwischen angesammelte Wissen, wie der "AIDS-Erreger" gemäß der von diesen Forschern vertretenen Staatsdoktrin "HIV verursacht AIDS" die T-Helferimmunzellen zerstört. Inzwischen waren mehr als 200 000 wissenschaftliche Publikationen zur HIV/AIDS-Forschung publiziert und mehr als 200 Milliarden Dollar investiert worden. Das Ergebnis dieser Bilanz war ein wissenschaftlicher Offenbarungseid: "Das Rätsel des Verschwindens der T-Helferimmunzellen (aus der Blutbahn) bleibt ungelöst ... Wir sind immer noch sehr verwirrt über die Reduzierung der T-Helferimmunzellen; aber zumindest sind wir jetzt verwirrt auf einem höheren Verständnisniveau" (Balter 1997). Im wissenschaftlichen Klartext heißt das: Der Theoriewandel ab 1983 von der Retrovirus-Krebs-Theorie zur Retrovirus-AIDS-Krebstheorie war gescheitert. Die phantomhaften Retroviren verursachten

- weder direkt Krebs, indem sie Organzellen infizierten und "Chaos in den Zellen anrichteten" (Thomas 1984)
- noch verursachten sie indirekt Krebs, indem sie Immunzellen zerstörten und nach Ausfall dieser Immunzellen zur Überwachung von Krebszellen "einen Zellklon von transformierten Tumorzellen freisetzten" (Thomas 1984).

Das Verschwinden von T-Helferzellen in der Blutbahn wird auch nicht durch Infektion dieser Immunzellen und deren fortschreitender Zerstörung verursacht. Für diese Theorie konnten die Retrovirus-Immunforscher keinen Beweis vorlegen. Vielmehr machen die Vorläuferzellen der T-Helferimmunzellen überwiegend einen Funktionswandel durch (TH1-TH2-switch) und driften aus der Blutbahn in andere Organbereiche ab, wo sie gemäß ihrer speziellen Aufgabe die B-Lymphzellen bei der Antikörper-Produktion unterstützen. Aus der Momentaufnahme der verminderten Anzahl von T-Helferzellen im strömenden Blut (so genannte T4-Zellmessung oder CD4-Zellmessung) kann also nicht die Theorie abgeleitet werden, die T-Helferzellen seien durch ein Retrovirus zerstört worden. Man kann auch diese Schlussfolgerung nicht aus dem vorzeitigen Absterben von T-Helferzellen im Reagenzglas ziehen, nach Manipulation dieser Immunzellen mit bestimmten Substanzen. Für diese Beobachtung gibt es ganz andere plausible Erklärungen, die später erörtert werden sollen.

Die "neue Krankheitseinheit AIDS" hatte man explizit definiert aufgrund von drei Befundmustern:

Das Krankheitsmodell des Nicht-Retrovirus-Konzeptes

1. Anomalien der T-Helferimmunzellen (AID) nach drei Kriterien - verminderte Anzahl in der Blutbahn - stark gehemmte Reifung und Teilung nach Stimulation im Reagenzglas - negative (anerge) Reaktion im DTH-Hauttest
2. Auftreten von opportunistischen Infektionen (OI)
3. Auftreten von Kaposi-Sarkomen (KS)

Alle drei Befundmuster führte man ursächlich auf eine einzige hypothetische Ursache zurück: eine fortschreitende Infektion und Zerstörung von T-Helferimmunzellen durch einen "neuen Erreger", ein postuliertes Retrovirus (siehe Schema: Krankheitsmodell der Retrovirus-AIDS-Theorie (siehe Tafel I).

In Wirklichkeit zeigten die immunologischen, klinischen und epidemiologischen Daten ein wesentlich differenzierteres Symptombild. Es wurden fünf verschiedene Konstellationen diagnostiziert (siehe Schema: Krankheitsmodell der Nicht-Retrovirus- AIDS-Theorie (siehe Tafel II)):

Alle fünf Konstellationen traten bei homosexuellen Patienten auf, die Konstellationen AID + OI + KS, AID + KS und KS praktisch nur bei Homosexuellen. Die

Retrovirus-AIDS-Theorie verlangt zwingend, dass ohne Retrovirus-Infektion der T-Helferimmunzellen (AID) kein KS auftreten kann. Es ist gegen jede biologische Wahrscheinlichkeit, dass zum gleichen Zeitpunkt KS bei Homosexuellen ursächlich bei manchen Patienten auf eine Retrovirus-Infektion der T-Helferimmunzellen zurückzuführen ist und bei manchen Patienten nicht auf eine solche Infektion. Es ergibt sich also der logische Umkehrschluss, dass einer oder mehrere Faktoren direkt sowohl auf die Endothelzellen und / oder auf die T-Helferimmunzellen eingewirkt haben müssen. Dieser Faktor kann kein Retrovirus sein, da dieses entsprechend der Retrovirus-AIDS-Theorie nicht direkt auf die Endothelzellen einwirken soll. Es wurde auch trotz aller Forschungsanstrengungen kein hypothetisches Retrovirus in KS-Zellen gefunden (Beral 1990).

Diese alternative Annahme erklärt alle fünf tatsächlich bei Homosexuellen diagnostizierten Konstellationen (AID, AID + OI, AID + OI + KS, AID + KS, KS), da abhängig von Dosis und Dauer des einwirkenden Faktors oder der einwirkenden Faktoren sowie der Disposition der betroffenen Patienten die T-Helferimmunzellen und / oder Endothelzellen unterschiedlich stark betroffen sein können.

Transplantations-AIDS durch Hemmung der cytotoxischen NO-Synthese stützt das Nicht-Retrovirus-Konzept

Es ergibt sich also dieselbe Situation wie bei den organtransplantierten Patienten, bei denen ohne jeden vernünftigen Zweifel Azathioprin kausal sowohl auf die T-Helferzellen als auch auf die Endothelzellen eingewirkt hat und in einem bestimmten Prozentsatz AID, OI und / oder KS hervorgerufen hat.

Azathioprin hemmt die Purinbasen-Synthese. Der Effekt ist eine Störung der DNA- und RNA-Synthese und damit der Biosynthese von Enzymeiweißen. Diese Wirkung betrifft auch die Synthese des Enzymeiweißes der NO-Synthase, die das Immunabwehrgas NO produziert. Die NO-bildenden Enzyme benötigen jedoch für die NO-Produktion außerdem Pyrimidin-Nukleotide. Diese Nukleotide enthalten die Purinbase Adenin, deren Synthese durch Azathioprin gehemmt wird. Es handelt sich um NAD+ (Niacin-Adenin-Dinukleotid) als Co-Enzym sowie FAD (Flavin-Adenin- Dinukleotid) und

FMN (Flavin-Mono-Nukleotid) als Co-Faktoren der NO-Synthase. Diese Pyrimidin-Nukleotide spielen eine unverzichtbare Rolle als Wasserstoffspender und -empfänger in zahlreichen Biosynthesen, vor allem auch in der Zellatmung (Bredt 1992. Marletta 1993, Knowies 1994, Richter 1996, Schweizer 1996, Lincoln 1997).

Die häufig zur Immunsuppression bei organtransplantierten Patienten eingesetzten Corticosteroide, die ebenfalls in manchen Fällen KS und Carcinome ausgelöst haben (Hoshaw 1980), greifen ebenfalls in die Biosynthese des NO in T-Helferimmunzellen ein, indem sie in die Zelle eindringen und sich mit Faktoren verbinden, die für die Transkription (Umschreibung von DNA in Boten-RNA) wichtig sind. Die Corticosteroide hemmen auf diese Weise die Biosynthese von Eiweißen u.a. auch der Kommunikationseiweiße (der Typ1- und Typ2-Cytokine) und ebenfalls die NO-bildenden NO-Synthasen. Die Typ1-Cytokine sind potente Stimulatoren der NO-Produktion (Cupps 1982, Colosanti 1995, Brattsand 1996, Kunz 1996, Lincoln 1997).

Eine wichtige Substanz, die 1983 zur Immunsuppression von organtransplantierten Patienten eingeführt wurde, ist das Cyclosporin A (CSA). Es wurde aus dem Bodenpilz Tolypocladium inflatum gewonnen. CSA wirkt auf das Typ1-Cytokin Interleukin-2 (IL-2), einen Wachtumsfaktor für die T-Helferzellen, indem es dessen Synthese indirekt hemmt. CSA bindet an Eiweiße, die Cyclophiline, die in vielen Zellen vorkommen und an wichtigen Regulationen beteiligt sind. CSA-Medikation greift ebenfalls in die Synthese und Funktion von NO und seinen Abkömmlingen wie Peroxintrit ein. CSA-Medikation hat ebenfalls bei organtransplantierten Patienten KS, Lymphome und verschiedene Carcinome ausgelöst (Kahan 1984, Penn 1991, Schreiber 1992, Richter 1996, Lincoln 1997). Die Aufklärung des Wirkmechanismus des Pilztoxins Cyclosporin A hat wichtige Aspekte der Krebsgenese demonstriert, wie später diskutiert werden wird.

Die Analogie der verschiedenen Hemm-Mechanismen der NO-Synthese durch immunsuppressive Medi-

Die Gegenargumente gegen die NO-Hemmung

als AIDS-Ursache zur Rettung der Retrovirus-AIDS-Theorie sind logisch nicht nachvollziehbar

kamente und die zellulären Gegenregulationen bei hoher und andauernder exogener Nitritzufuhr, endogener NO-Stimulation bei hoher und andauernder Antigen-Belastung sowie bei endogener Nitrosamin-Bildung durch langfristigen Konsum von Antibiotika, Chemotherapeutika, Anlalgetika mit sekundärer Erschöpfung des Thiol-Pools, ist von der AIDS-Forschung nicht diskutiert worden. In der Diskussion über die Nitrit-Inhalation von Homosexuellen (Poppers) als möglicher Ursachenfaktor für AID, OI und KS sind immer wiederkehrend in logisch nicht nachvollziehbarer Weise, auch von Nitritforschern, zwei Argumente vorgebracht worden:

1. Amylnitrit und Triglyzerinnitrat (Nitroglyzerin) sind viele Jahre zur Behandlung von Angina pectoris (Gefäßverengung durch mangelnde NO-Synthese) bei Herzkranken eingesetzt worden ohne carcinogene Effekte (Mirvish 1986).

In dieser Argumentation wird der Ausgleich einer verminderten kalzium-abhängigen NO-Synthese in den Herzkranzgefäßen durch kurzfristige Zufuhr organischer Nitrite oder Nitrate gleichgesetzt mit dem langfristigen hochdosierten Inhalationsmissbrauch von Nitriten. Exzessive Nitritmissbraucher haben zunächst eine normale physiologlsche NO-Produktion, unterliegen aber gleichzeitig anderen Belastungsfaktoren für den NO-Stoffwechsel und den antioxidativen Thiol-Pool. Vergleichsweise könnte man das Lungenkrebsrisiko für Kettenraucher hinwegdiskutieren durch Vergleich mit Gelegenheitsrauchern. Nitrite können jedoch sehr wohl beispielsweise bei der erweiterten Herzmuskelschwäche (dilated cardiomyopathy) zweischneidig wirken. In den Endothelzellen der Herzgefäße wird das Typ1-Cytokin Tumornekrosefaktor-α produziert, das die kalziumabhängige NO-Synthese unterdrückt und pectanginöse Beschwerden macht. In den Herzmuskelzellen jedoch ist das induzierbare NO erhöht, was zu einer verlangsamten Herzaktion führt (negativer ionotroper Effekt) (Habib 1996). Ein NO-Ausgleich in diesen bereits NO-supprimierten Endothelzellen kann aber kein KS in Herzkranzgefäßen hervorrufen. Aber die Herzmuskelzellen, die keinen Krebs entwickeln können, da sie sich nicht mehr teilen, können degenerativ geschädigt werden.

2. Das Auftreten von heterosexuellem KS in Afrika sei höchstwahrscheinlich nicht mit Nitritmissbrauch (Poppers) assoziiert (Mirvish 1968). Obwohl dieselben Forscher bestätigen, dass Nitrite in menschlichen Zellsystemen in krebsauslösende Nitrosamine umgewandelt werden können und Amylnitrit sowie Isobutylnitrit ein hohes carcinogenes Potential beim Menschen haben, diskutieren sie nicht die Möglichkeit, dass afrikanisches KS ohne AID (Kestens 1985) oder auch mit AID (Marquart 1986) durch andere Nitrit- und Nitrosamin-Quellen (beispielsweise nitritverseuchtes Trinkwasser, nitrithaltige Nahrungsmittel unter tropischen Hygienebedingungen in Armutsländern) verursacht sein könnte. Angesichts der Häufigkeit des Kaposi-Sarkoms in Afrika lange vor der AIDS-Ära in verschiedensten gutartigen und bösartigen Formen mit und ohne AID dürfte die Einengung der Ursachenforschung für KS in Afrika auf möglichen Poppers-Konsum abwegig sein. Die häufige Assoziation von KS in Afrika mit Lepra und antipröser Therapie gibt ebenfalls Hinweise auf eine gestörte NO-Synthese (Oettle 1962, Olweny 1984). Da Lepramedikation in den Folsäurestoffwechsel eingreift, wird ebenfalls die Purin-Synthese beeinträchtigt, zusätzlich die Homocystein-Bildung gehemmt, damit der Thiol-Pool rascher verbraucht und die NO-Synthese durch Gegenregulation unterdrückt. Es zeigen sich auch in diesem Kontext Zusammenhänge der disponierenden KS-Entwicklung wie bei den organtransplantierten Patienten, möglicherweise auch in Afrika abhängig vom genetischen HLA-Typ der Betroffenen.

Dass die Annahme, Retroviren provozieren indirekt Krebs durch Zerstörung von Immunzellen, falsch ist, beweist auch die Tatsache, dass im Gegensatz zu den Voraussagen der Retrovirus-AIDS-Theorie, keine höhere Inzidenz anderer häufiger Krebsformen bei Homosexuellen in den vergangenen 20 Jahren diagnostiziert wurde (außer Lymphome nach AZT-Behandlung). Diese Prognose war zwangsläufig von den Retrovirologen gestellt worden, da es keinen biologischen Grund gibt anzunehmen, dass nach Ausfall der postulierten T-Helferzellüberwachung von Krebszellen keine "Freisetzung von Zellklonen transformierter Tumorzellen" (Thomas 1984) auch anderer Krebszellformen als KS erfolgen sollte. Dass Transformation und Wachstum von Krebszellklonen nicht von der Immunüberwachung abhängig sind, war im Übrigen bereits vor der Kopfgeburt der angeblich durch Sex und Blut übertragenen Retrovirusinfektion demonstriert worden (Kinlen 1982). Tatsache ist, dass bei Homosexuellen nach Rückgang der "poppers craze" auch die Zahl der KS-Fälle in den USA und anderen westlichen Ländern rückläufig war (Haverkos 1990). Dieser klinische Befund entspricht der Tatsache, dass nach gesetzlicher Einschränkung der Nitritkonservierung von Fleisch und Wurstwaren und dem allgemeinen Gebrauch des Kühlschranks als einzige häufige Krebsform das Auftreten von Magenkrebs sich stark vermindert hat, während beispielsweise sich die Lungenkrebsinzidenz u. a.

durch die im Tabak beim Trocknungsvorgang entstehenden Nitrosamine stark erhöht hat (Hoel 1992, Burton 1994, Djordjevic 1994).

Die gegebene Datenlage beweist, dass die hypothetische Ursachenkette Retrovirusinfektion - T-Helferzellverlust - Provokation von KS-Zellklonen biologisch nicht existiert. Folglich ist die "neue Krankheitseinheit AID-OI-KS" kein neues Syndrom, das eine kausale Krankheitseinheit beschreibt, sondern die "neue Krankheitseinheit" umfasst zwei getrennte Krankheitsformen in getrennten Zelltypen: AID (mit oder ohne opportunistische Infektionen) als Krankheitsform der T-Helferimmunzellen und KS als Krankheitsform der Endothelzellen unabhängig von AID, die aber in zeitlicher Coinzidenz mit AID auftreten kann.

Wenn man vom AID-Syndrom (=AIDS) spricht, muss man also KS als eigenständige Krankheitsform ausklammern. Exakter könnte man beispielsweise von einem Azathioprin-Syndrom oder einem Nitrit-Syndrom sprechen, wobei Syndrom bedeutet, das Auftreten von AID und / oder KS aus derselben Ursache in verschiedenen Zelltypen. AID kann also lediglich OI auslösen: AID + OI = AID-Syndrom = AIDS. Zwar kann durch denselben Ursachenfaktor / dieselben Ursachenfaktoren AID als Anomalie der T-Helferimmunzellen und KS als Anomalie der Endothelzellen ausgelöst sein. Aber beide Krankheitsformen können in diesem Falle unabhängig voneinander zur gleichen Zeit oder zu unterschiedlichen Zeiten auftreten beim selben Patienten. Es bleiben krankhafte Veränderungen in zwei verschiedenen Zelltypen, ohne dass die Veränderung in dem einen Zelltyp ursächlich für die Veränderung in dem anderen Zelltyp verantwortlich ist. Vergleichsweise würde das bedeuten, dass wenn beim selben Patienten ein "Raucherbein" und ein Lungencarcinom diagnostiziert wird, zwar das Rauchen als gemeinsame Ursache angesehen werden kann, aber nicht die Schädigung der Gefäße in den Extremitäten als Ursache für den Lungenkrebs.

Andererseits kann AID oder AID + OI = AIDS sehr verschiedene einzelne Ursachen oder kombinierte Ursachen haben, da das Immunzell-Netzwerk ab einem kritischen Belastungswert evolutionsbiologisch programmiert in gleichförmiger Weise reagiert. Auch bei Homosexuellen muss die Ursache von AIDS (ohne KS) nicht allein auf die Nitrit-Inhalation zurückgeführt werden. Es hat auch schon immer AID und AID + OI bei Homosexuellen gegeben (Übersicht bei Root-Bernstein 1993). Nur hat man die Diagnose nach den einzelnen Krankheitsformen benannt und nicht als AIDS bezeichnet. Die häufigste AID+OI-Krankheitsform bei Homosexuellen, die PCP, war in vielen Fällen vor 1980 nicht diagnostiziert worden, weil die Diagnostik technisch sehr aufwendig und riskant war. Man musste mit einer langen Nadel durch das Lungengewebe Zellmaterial zur Untersuchung (transbronchiale Biopsie) ansaugen. Erst die Verbesserung der Technik der Auswaschung der tiefen Bronchienäste (Bronchiallavage zum Zwecke der Gewinnung von Zellmaterial zur mikrobiologischen Bestimmung der Erreger der

PCP) ermöglichte eine verbesserte Diagnostik (Blumenfeld 1984, Broaddus 1985). Man kannte aber sehr wohl die PCP als AID+OI-Syndrom nach vermehrtem Einsatz von Chemotherapeutika und Immunsuppressiva bei Krebspatienten, organtransplantierten Patienten und Patienten mit Autoimmunkrankheiten (Young 1984). Bei Patienten ohne die genannten Erkrankungen handelte man meist pragmatisch und erkannte die PCP nicht: "Jüngere Patienten mit einer atypischen mikrobakteriellen Lungenentzündung haben wohl keine definitive Diagnose PCP bekommen oder erhielten keine spezifische Therapie gegen PCP; andere wurden empirisch mit Trimethoprim-Sulfamethoxazole (Septrin oder Bactrim) behandelt" (Auerbach 1982). Das "plötzliche Auftreten von PCP bei Homosexuellen" war also auch zwangsläufig der verbesserten PCP-Diagnostik zu verdanken. Die erregerspezifisch verfeinerten Diagnoseverfahren bestätigten die Feststellung des kanadischen Pathologen 20 Jahre zuvor: "Die PCP ist viel häufiger in diesem Land als man gedacht hatte, und wir müssen nur unsere Augen öffnen, um sie zu sehen"(Berdnikoff 1959).

Vor 1981 gab es keine Medizinstatistik, die gesondertes Auftreten von atypischen nichtbakteriellen Lungenentzündungen bei homosexuellen Patienten ausgewiesen hätte. Um das Konstrukt einer "neuen Krankheitseinheit" postulieren zu können, wirkten ab der später publizierten ersten Diagnose eines KS bei einem homosexuellen Patienten im Jahre 1978 bis zur historischen Konferenz im März 1983 mehrere wichtige Faktoren zusammen:

Der dringende Wunsch, eine sexuell übertragende Infektion zu favorisieren

- 1978 erstmalige Bestimmung der Untergruppen der T-Helferzellen (T4-Zellen) als erworbene Immunschwäche (AID) berichtet
- Entdeckung der T4-Zellverminderung auch bei zahlreichen anderen Erkrankungen (Reinherz 1979, 1981 a, 1981 b, Huzzell 1982)
- 1978-81 erste Diagnosen bei homosexuellen Patienten von Kaposi-Sarkomen und PCP-Lungenentzündugen kombiniert mit T4-Zellverminderung

- PCP nach verbesserter Diagnostik jetzt häufiger erkannt, früher oft übersehen
- die homosexuellen Patienten berichten über gewohnheitsmäßiges Sexdoping mittels Inhalation von Nitritgasen (CDC 1981 a, CDC 1981 b, Gottlieb 1981, Masur 1981, Durack 1981, Haverkos 1982, Auerbach 1982, De Wys 1982, Marmor 1982, Goedert 1982)
- 1980 ändert sich nach Feststellung der American Chemical Association die "politische Philosophie" zur toxischen Entstehung von Krebs und Immunstörungen durch Nitrit und Nitrosamine - die Forschungsförderung wird nach konservativem Regierungswechsel restriktiv behandelt (Loeppky 1994 a)
- 1980-83 Forscher vom Nationalen Krebsinstitut publizieren erstmalig über so genannte Retrovirus-Partikel in menschlichen Krebszellen (Leukämie- und Lymphoma-Zellen) und Antikörper im Blutserum gegen Eiweiße aus diesen Partikeln - ein Mechanismus zur Entstehung von Krebs durch diese Partikel kann nicht nachgewiesen werden - die Forschungsförderung der seit 1971 projektierten Retrovirus-Krebs-Forschung wird 1981 eingestellt (Poiesz 1980, Kalyanaraman 1981 a, Kalyanaraman 1981 b, 1982, Gallo 1986, 1991, 1999. Duesberg 1987).
- 1982 die unbewiesene Theorie, dass die Bildung und das Wachstum von Krebszellen von gestörten Immunzellen abhängig sei, wird in Frage gestellt, aber von den meisten Forschern aufrechterhalten (Spector 1978, Kinlen 1982).

Im gegebenen politischen Umfeld galt eine ursächliche Erklärung der "neuen Krankheitseinheit" bei Homosexuellen infolge Intoxikation durch Industrieprodukte (übermäßiger Konsum von Nitriten, exogenen Nitrosaminen, Antibiotika, Chemotherapeutika) als nicht opportun. "Der einzige Grund für die bevorzugte Erklärung, dass ein ‚undefinierter' Erreger, abhängig vom Sexualverhalten, die Krankheitsursache zu sein scheint, ist anscheinend der dringende Wunsch, eine sexuell übertragene Infektion zu favorisieren. Tatsächlich jedoch gibt es Beweise, dass der am stärksten mit KS assoziierte Einflussfaktor die Stimulation mit mehr als vier Inhalationsschüben mit Nitriten pro Nacht ist" (Papadopulos-Eleopulos 1992).

Aus der offensichtlichen Intoxikation der Patienten musste also irgendwie eine Infektion werden mit einem "unbekannten Erreger". Dieser Erreger musste aber die Eigenschaft aufweisen, dass er die T-Helferimmunzellen infizierte, um deren Verminderung im Blutserum zu erklären. Für die Erklärung der verminderten T-Helferimmunzellen bei vielen anderen Erkrankungen brauchte man keinen neuen Erreger. In diesen Fällen sah man den Schwund der T-Helferzellen als Folge des primären Krankheitsprozesses an. Im Falle der "neuen Krankheitseinheit" jedoch, da man eine toxische Schädigung von Immunzellen und/oder Endothelzellen als primäre Krankheitsursache nicht akzeptieren wollte und gleichzeitig das Auftreten des "faszinierenden Rätsels" des Kaposi-Sarkoms nicht wie bei den organtransplantierten Patienten durch toxische/pharmakotoxische Substanzen erklärt sein durfte, musste eine neue Konstruktion gefunden werden.

Als Modell für eine durch Geschlechtsverkehr sowie Blut und Blutprodukte übertragene Virusinfektion galt die Hepatitis vom Typ B (HBV), Homosexuelle in den Metropolen waren extrem häufig als HBV-positiv diagnostiziert worden (Schreeder 1981). Akute und chronische HBV-Infektionen verursachen ebenfalls eine Verminderung der T-Helferzellen und herabgesetzte zellvermittelte Immunfunktion (Klingenstein 1981).

Ende der siebziger Jahre wurde in den USA der erste Impfstoff gegen Hepatitis B entwickelt und ab November 1978 an 549 männlichen Homosexuellen in New York erprobt im Vergleich mit einer Kontrollgruppe von 534 weiteren Homosexuellen, denen ein Scheinpräparat injiziert wurde (Szmuness 1979). 1981 wurde der Impfstoff in den USA, 1982 in Deutschland zugelassen. Zum Zeitpunkt dieser Impfstofferprobung gab es keinen Zweifel mehr über die extrem hohe Antigenbelastung von homosexuellen Männern in den Metropolen. "Homosexuelle Männer haben die höchste infektiöse Krankheitsbelastung im Vergleich zu jeder anderen Risikogruppe in Nordamerika oder Europa" (Root-Bernstein 1993).

> Homosexuelle Männer haben die höchste infektiöse Krankheitsbelastung im Vergleich zu jeder anderen Risikogruppe in Nordamerika oder Europa

Diese extreme Antigenbelastung hätte zwar wie bei anderen Patientengruppen auch die Verminderung der T-Helferzellen ausreichend erklären können, aber das Konstrukt der "neuen Krankheitseinheit" verlangte eine Beziehung zwischen der T-Helferzell-Suppression und dem Auftreten des Kaposi-Sarkoms. Eine solche Coinzidenz zwischen Immunsuppression und KS kannte man aber nur bei den organtransplantierten und anderen immunsuppressiv behandelten Patienten. Diese Patienten waren jedoch immunotoxisch behandelt worden. Man suchte aber als mögliches Bindeglied zwischen Immunsuppression und KS einen sexuell übertragbaren Erreger neuen Typs, der die T-Helferzellen nicht nur supprimierte, sondern auch zerstörte, denn das Verschwinden aus der Blutbahn hatte man als Zerstörung der T-Helferzellen interpretiert. Ein Erreger mit diesen Eigenschaften als Immunzell-Vernichter und gleichzeitig indirekter KS-Auslöser war nicht bekannt. Nun hätte man natürlich logisch fragen können, ob nicht die unbestreitbar extrem hohe Antigenbelastung der Homosexuellen inklusive T-Helferzellschwund ausgereicht hätte, um KS auszulösen, da man gleichzeitig die Theorie vertrat, dass Krebs überhaupt abhängig sei von Immunsuppression (Gatti 1971, Waldmann 1972, Spector 1978). Bedeutsam ist im Lichte dieser Theorie, dass Kinder mit einer angeborenen Fehlentwicklung des Thymus, die an einer T-Helferimmunzellschwäche leiden, Pilz-, Parasiten- und Virusinfektionen entwickeln. Sie leiden jedoch nicht an hochgradigen bakteriellen Infektionen, da die Funktion der B-Lymphzellen völlig intakt ist. Dieses Syndrom stimmt also überein mit den Symptomen der AIDS-Patienten, die ebenfalls opportunistische Infektionen entwickeln können, aber eine intakte, sogar erhöhte Antikörper-Produktion der B-Lymphzellen aufweisen. AIDS-Patienten erkranken in der Regel nicht an bakteriellen Infektionen, außer Mykobakterien-Infektionen, solange die Reifung der B-Lymphzellen nicht durch die Behandlung mit toxischen Zellgiften gehemmt wird. Am bedeutsamsten aber ist die Tatsache, dass die Kinder mit Di George-Syndrom, wie diese Krankheit infolge Fehlentwicklung der dritten und vierten Kiementasche während der Embyonalzeit genannt wird, kein erhöhtes Risiko für Kaposi-Sarkom oder andere Krebsformen haben (Di George 1968, Lischner 1975). Diese Tatsache steht im Widerspruch zu der Retrovirus-AIDS-Theorie, die postuliert, dass die Verminderung der T-Helferimmunzellen der ursächliche Faktor für Kaposi-Sarkom und Lymphome sei.

Dieser offensichtliche Widerspruch wurde auf der historischen Konferenz 1983 so gedeutet, dass die Di George-Syndrom-Kinder nicht alt genug würden, um Krebs zu entwickeln, einige mit der Pubertät assoziierte Faktoren könnten für die Entwicklung des Kaposi-Sarkoms erforderlich sein (Levine 1984). Diese Annahme steht jedoch im Widerspruch mit dem Auftreten von Lymphomen und Leukämien bei Kindern mit einem kombinierten T-Lymphzelldefekt und B-Lymphzelldefekt (subacute combined immunodeficiency, SCID). Diese Kinder entwickeln ebenfalls opportunistische Infektionen und zusätzlich hochgradige bakterielle Infektionen (Gatti 1971, Spector 1978).

Die zweite Hypothese, warum beim Di George-Syndrom kein KS auftritt, war die Annahme, dass bei diesen Kindern die genetische Variante des HLA-Typs, die beim klassischen KS in 50 % der Krankheitsfälle nachweisbar war, unterrepräsentiert sei (Levine 1984). Dazu steht der Befund im Widerspruch, dass gerade bei jüngeren Patienten mit klassischem KS diese HLA-Variante ebenfalls nicht nachweisbar war (Rothman 1962).

Es bleibt also die Tatsache, dass die angeborene oder erworbene T-Helferimmunzellschwäche nicht als indirekter Krebsauslöser nachgewiesen ist.

Man hätte also keinen "neuen Erreger" gebraucht, sondern die Vielfalt und Kombination der mikrobiellen plus toxischen Belastungen, die man vor der Ära der exzessiven Promiskuität in dem Maße medizinisch nicht kannte, hätte die "neue Krankheitseinheit" erklären können. Denn niemand konnte annehmen, dass der Organismus auch junger Erwachsener unbegrenzt durch industrielle und mikrobielle Giftstoffe belastbar sein könnte, ohne dass sich spezifische Symptome manifestieren würden. Diese Frage war jedoch tabuisiert worden, denn dann hätte man wiederum die Kombinationswirkung aller Giftstoffe in den vergangenen Jahren vor der Erkrankung (Nitrite, Antibiotika, Chemotherapeutika, recreational drugs usw.) ins diagnostische Kalkül ziehen müssen. Aufgrund dieses diagnostischen Verleumdungszwanges erklärte man pauschal alle bekannten infektiösen und toxischen Belastungen der promiskuitiven homosexuellen Männer für nicht ausreichend für die Immunsuppression und Auslösung eines Kaposi-Sarkoms. Höchstens sprach man nebulös von "Co-Faktoren".

In der historischen Konferenz vom März 1983 trug dann Gallo mit seinen Mitarbeitern vor, dass er in den T-Helferlymphzellen von zwei AIDS-Patienten den Beweis für eine Infektion mit dem in seinem Labor entdeckten menschlichen T-Zellen-Leukämievirus gefunden habe (englisch: human T cell leukemia virus, HTLV) (Gelmann 1984). Der Beweis stellte sich allerdings als sehr merkwürdig heraus: Das Gallo-Team hatte menschliche Leukämiezellen mit T-Helferzellen zusammengemischt, mit einem Typ1-Cytokin zur Wachtumsanregung und mit oxidierenden Substanzen stimuliert, anschließend den Überstand der Kultursuppe mit hoher Geschwindigkeit abzentrifugiert und Eiweiße aus diesem undefinierten Gemisch mit dem Blutserum der AIDS-Patienten reagieren lassen. Die beobachtete Antikörper-Reaktion hatte das Team als Beweis für die Infektion mit dem hypothetischen Leukämie-Virus gewertet.

Angeborene oder erworbene zelluläre Immunschwächen allein sind nicht als indirekter Krebsauslöser nachgewiesen

Auch der scheinbare "HIV-Nachweis" in T-Helferimmunzellen von AIDS-Patienten beruht auf der Provokation von Zellprodukten als Ausdruck der evolutionsbiologisch programmierten Immunantwort (experimentelles Labor-AID)

Solche Prozeduren können nicht als Beweis weder für eine tatsächliche Virus-Isolation noch gar für eine Infektion der Patienten gelten, da die gewonnenen Eiweiße, die mit einem Antikörper im Blutserum der Patienten reagiert haben, sowohl aus den co-kultivierten Leukämiezellen und / oder den T-Helferzellen bzw. dem hypothetischen Leukämie-Virus stammen können. Das vermutete Virus müsste zunächst einmal isoliert werden, d. h. befreit werden von jeglichem anderen Zellmaterial. Es müsste dann in das Innere der angenommenen Virus-Partikel geschaut werden, die Eiweiße und Nukleinsäuren dokumentiert werden und dann, wenn es sich nach der Binnenuntersuchung herausgestellt hätte, dass es sich um ein stabiles, infektionsfähiges Virus handelt, die Eiweiße aus dem tatsächlich isolierten Virus in Kontakt mit menschlichem Serum gebracht werden. Selbst wenn alle Bedingungen einer sauberen Virusisolation nach den Standardregeln der Virologie erfüllt worden wären, wäre diese Antikörperreaktion im Blutserum eines Menschen gegen ein eindeutig identifiziertes Viruseiweiß noch keineswegs ein Beweis für eine vorhergehende Infektion dieses Menschen mit dem Virus, von dem die Eiweißantigene gewonnen wurden. Denn in jedem menschlichen Serum gibt es Millionen Antikörper unterschiedlicher Art, die ursprünglich gegen ein ganz anderes Eiweiß gebildet wurden und nun auf dem angebotenen Viruseiweiß eine Bindestelle ausfindig machen. Dieser Vorgang ist jedem Immunologen als Kreuzreaktion bekannt.

Die Laborkunststücke des Gallo-Teams wurden jedoch von den versammelten mehr als 500 Spezialisten des Kongresses völlig kritiklos hingenommen. Ein Virologe der Nationalen Institute für Gesundheit hielt auf dem Kongress ebenfalls einen Vortrag mit dem suggestiven Titel: "Viren, Immun-Dysregulation und Krebsgenese: Schlussfolgerungen hinsichtlich der Ursache und Evolution von AIDS". U. a. führte er aus: "Retroviren sind unverwechselbar, indem sie eine andauernde Immunsuppression in der Gegenwart von neutralisierenden Antikörpern verursachen. Dieser Befund ist erneut bestätigt worden im Falle des kürzlich isolierten und charakterisierten humanen T-Zell-Leukämievirus (HTLV) ... Hier also ist ein Exemplar eines Virus, das spezifisch und primär interagiert mit der T-Helferzell-Population" (Levine 1984).

Für diese Behauptungen zitierte der Vortragende sechs Publikationen des Gallo-Teams und eine Publikation einer japanischen Forschungsgruppe (Popovic 1983, Popovic 1982, Poiesz 1980, Manzari 1983, Gallo 1982; Miyoshi 1981 a, Miyoshi 1981 b). Die japanischen Forscher hatten Leukämie-Zellen mit Leukozyten aus einer menschlichen Nabelschnur gemeinsam bebrütet und die gleichen Kulturtechniken des Gallo-Teams angewandt. In keiner der Arbeiten ist geprüft worden, ob sich die gleichen Effekte bei gleicher Labortechnik auch ohne die Co-Kultivierung von T-Helferlymphozyten mit Leukämiezellen bzw. Lymphoma-Zellen oder im Falle des japanischen Teams von Nabelschnur-Leukozyten ohne die Co-Kultivierung mit Leukämie-Zellen gezeigt hätten. Der Virologe Levine hatte in seinem Vortrag seiner Schlussfolgerung der Existenz des "exemplarischen Virus" eine nicht bewiesene Behauptung vorausgestellt, die scheinbar die Schlussfolgerung bestätigte. Aus den zitierten Arbeiten des Gallo-Teams und des japanischen Teams ging keineswegs hervor, dass menschliche Retroviren eine langdauernde Immunsuppression in Gegenwart neutralisierender Antikörper verursachen. Das Gallo-Team hatte 1981 lediglich gezeigt, dass ein Struktureiweiß (p 24), das man aus der Zellkultur mit menschlichen Lymphoma-Zellen abzentrifugiert hatte, mit Antikörpern aus menschlichem Serum reagierte. Ohne exakt nach den Standardregeln zu bestimmen, ob das Eiweiß tatsächlich aus den beobachteten Partikeln stammte und die Partikel tatsächlich innerhalb ihrer Membranhülle Struktureiweiße und RNA-Nukleinsäuren eines postulierten Retrovirus enthielten, konnte man nur willkürlich behaupten, ein Retrovirus-Eiweiß habe mit einem menschlichen Antikörper reagiert, also müsse dieser Mensch (mit diesen Antikörpern im Blutserum) von einem Retrovirus infiziert sein. Da das Struktureiweiß ebenso gut ein Struktureiweiß sein konnte, das durch die Laborprozedur aus den Lymphoma-Zellen herausbefördert worden war, wäre die Reaktion mit einem Antikörper in einem menschlichen Serum nichts besonderes. Solche Antikörper können mit allen Eiweißen aus menschlichen Zellen reagieren, wenn diese nicht mehr hinter der Zellmembran verborgen sind. Das ist ja der biologische Sinn von Antikörpern, dass sie ebenso wie mit mikrobiellen oder allergenen Eiweißen mit allen körpereigenen Eiweißen reagieren, die beim Zelltod aus der Zelle hervortreten und nicht vorher in ihre Einzelbausteine zerlegt worden sind. Antikörper reagieren nur mit Eiweißen oberhalb einer bestimmten Molekülgröße. Es ist auch grundsätzlich die Feststellung widersinnig, Retroviren würden eine langdauernde Immunsuppression in Immunzellen verursachen in Gegenwart neutralisierender Antikörper. Viruszellen innerhalb von Zellen, ob in Immunzellen oder anderen Zellen, werden überhaupt nicht von Antikörpern erkannt. Dies geschieht nur außerhalb von Zellen, wenn also Viren aus infizierten Zellen herausreifen und sich den Antikörpern zu erkennen geben. Oder wenn Viren in den Organismus eingedrungen sind, aber noch nicht Zellen besiedelt haben. Erst dann werden Antikörper zu neutralisierenden Antikörpern, wenn sie zu Viruseiweißen passen und diesen außerhalb der Zellen begegnen. Um aber eine langdauernde Suppression von Immunzellen zu verursachen, müssten die Retroviren, wenn sie denn existierten, ständig aus den kurzlebigen T-Helferzellen herausreifen, um neugebildete T-Helferzellen zu besiedeln. Auf diesem extrazellulären Umsiedlungsweg würden sie von Antikörpern erkannt. Erst dann könnten diese Antikörper neutralisierende Antikörper genannt werden. Wenn aber "neutralisierende" Antikörper gegenwärtig sind, hindern sie aus den Immunzellen herausgereifte Viren daran, neue Immunzellen zu besiedeln, sonst wären sie nicht neutralisierend.

Die von Levine zitierten Publikationen des Gallo-Teams und des japanischen Teams demonstrieren nur Folgendes:

- Wenn man menschliche Krebszellen (Leukämiezellen oder Lymphoma-Zellen) unter bestimmten Laborbedingungen mit bestimmten Biochemikalien behandelt, reifen aus diesen Zellen Partikel heraus. die nach dem elektronenmikroskopischen Erscheinungsbild sowohl Nicht-Virus-Partikel als auch Virus-Partikel sein könnten.
- Wenn man Leukämie- oder Lymphoma-Zellen gemeinsam mit nicht zu Krebszellen transformierten T-Lymphzellen mit denselben Prozeduren behandelt, reifen aus den Leukämie- oder Lymphoma-Zellen, aber ebenso aus den T-Lymphzellen Partikel heraus, die nach dem elektronenmikroskopischen Erscheinungsbild sowohl Nicht-Virus-Partikel als auch Virus-Partikel sein könnten.
- Wenn man den Zellüberstand der gemeinsam kultivierten Krebs- und T-Lymphzellen abzentrifugiert, erhält man ein Eiweißgemisch, das sowohl Eiweiße aus den Krebszellen, den T-Lymphzellen und den herausgereiften Partikeln enthalten kann. Selektiert man ein Eiweiß aus diesem Eiweißgemisch und bringt es mit Antikörpern in menschlichem Serum in Kontakt, die mit diesem Eiweiß eine Antigen-Antikörper-Reaktion zeigen, lässt sich mit diesem Verfahren nicht bestimmen, ob ein Eiweiß aus den Krebszellen, den T-Lymphzellen, einem Nicht-Virus-Partikel oder einem Virus-Partikel die Antigen-Antikörper-Reaktion herbeigeführt hat. Diese Unterscheidung wäre erst dann möglich, wenn man die fraglichen Virus-Partikel gereinigt hätte von allen übrigen Zellbestandteilen, Eiweißen und sonstigen Molekülen, im Innern der Partikelmembran replikationsfähige Virus-RNA nachgewiesen hätte und ebenso spezifische Virus-Eiweiße identifiziert hätte (echte Virus-Isolation nach den Standard-Regeln der Virologie).
- Wenn man Leukämie-Zellen mit T-Lymphzellen unter den gleichen Laborbedingungen co-kultiviert und Partikel aus beiden Zelltypen herausreifen, ist die Behauptung logisch nicht schlüssig, aus den Leukämiezellen seien Nicht-Virus-Partikel oder Virus-Partikel in die T-Lymphzellen übergesiedelt. In beiden Zelltypen können Partikel unter denselben Laborbedingungen herausgereift sein. Ebenso ist die umgekehrte Behauptung nicht schlüssig, dass aus T-Lymphzellen Partikel in die Leukämiezellen übergesiedelt seien.

Die gleiche Behauptung ist nicht schlüssig, wenn man Lymphoma-Zellen mit T-Lymphzellen oder Leukämiezellen mit Nabelschnur-Leukozyten oder Nabelschnur-Zellen mit T-Lymphozyten unter denselben Bedingungen co-kultiviert. Das Ausreifen von Partikeln in co-kultivierten Zellkulturen beweist nicht, dass die Partikel von einem Zelltyp auf den anderen Zelltyp als Infektion übertragen wurden.

- Wenn unter denselben Laborbedingungen in nicht-transformierten T-Lymphzellen Partikel herausreifen ohne Co-Kultivierung mit Krebszellen oder anderen Zelltypen, beweist dieses Phänomen nicht, dass es sich um Virus-Partikel handelt und Eiweiße im Zellüberstand, die mit Antikörpern im mensch-

lichen Serum reagieren, Virus-Eiweiße sind. Eine solche Behauptung wäre nur dann zu beweisen, wenn die Partikel tatsächlich im exakten labortechnischen Sinne befreit worden wären von allen anderen Bestandteilen der Zellen aus der Zellkultur, der Inhalt der Partikel eindeutig als Struktureiweiße und Enzymeiweiße sowie replikationsfähige Virus-RNA identifiziert worden wäre, anschließend Eiweiße aus diesen einwandfrei als retroviral nachgewiesenen Partikeln mit Antikörpern im menschlichen Serum reagiert hätten. Diese Beweise sind bis heute von niemand publiziert worden (Papadopulos-Eleopulos 2000 a).
- Aber abgesehen von der nicht gegebenen Aussagefähigkeit der angewandten Labortechniken, auch dann, wenn die Partikel als echte Retrovirus-Partikel identifiziert worden wären, wäre dieser Befund allein noch kein Beweis für eine pathologische Infektion.

Einer der bekanntesten Retrovirologen in den USA, der deutsch-amerikanische Molekularbiologe Duesberg, Professor an der Berkeley-Universität in Californien, den Gallo noch 1985 als den scharfsinnigsten unter den Retrovirologen bezeichnet hatte, hat vier Jahre nach der denkwürdigen Geburtshilfe für den "AIDS-Erreger" eine fundamentale Analyse der gesamten Retrovirus-Spezies vorgelegt. Duesberg kommt zu dem Schluss, dass alle Retrovirus-Partikel nichts als harmlose "blinde Passagiere" im Erbgut des Menschen sind, die keinerlei Infektiösität ausüben können. Duesberg erweiterte seine Aussage, indem er die so genannten Krebsgene als seltene Neukombinationen der DNA statt als aktivierte Onkogene klassifizierte (Duesberg 1987).

"Das Exemplar eines Virus, das spezifisch und primär interagiert mit der T-Helferzell-Population" (Levine 1984), das 1983 als der ersehnte Kandidat "AIDS-Erreger" vorgestellt wurde, hat nur eine kurze Phase der besonderen wissenschaftlichen Aufmerksamkeit erlangt. In der Diagnose und Therapie der Krebskrankheiten ist es bedeutungslos geblieben. Gut ein Jahr später tauchte jedoch ein neuer Prototyp eines solchen maßgeschneiderten Retrovirus auf im Serum von AIDS-Patienten in Publikationen des Gallo-Teams. Gallo hatte eine neue Variante seiner Retrovirus-Familie mit der Typenbezeichnung HTLV-III kreiert. Das Produkt stammte abermals aus einer gemeinsamen Bebrütung von T-Helferzellen aus dem Serum von AIDS-Patienten und einer Leukämie-Zelllinie. Aus dem Zellüberstand der co-kultivierten Hybrid-Zellkultur destillierte Gallo mit denselben Labortechniken wie bei seinem Prototypen HTLV ein Eiweißgemisch, das er als Substrat für einen Antikörpertest benutzte. Wieder hatte Gallo keinen Beweis erbracht, ob es sich bei den Testeiweißen um körpereigene Eiweiße aus den bebrüteten T-Helferzellen und/oder Leukämiezellen handelte, oder ob es tatsächlich echte Retrovirus-Eiweiße waren. Aber diesmal war die "unsichtbare Hand des Marktes" im Spiel, bevor Gallo die neue Retrovirus-Variante und den Antikörpertest wissenschaftlich zur Diskussion stellte. Er meldete erst den Test zum Patent an und verkündete gemeinsam mit der damaligen US-Gesundheitsministerin vor der Weltpresse, er habe wahrscheinlich den AIDS-Erreger entdeckt, einen Bluttest zum Nachweis von HTLV-III entwickelt und in zwei Jahren erwarte man die Marktreife eines Impfstoffes gegen diese Retrovirus-Infektion. Seit dieser Verkündung sind die Techniken der HIV-Test- Herstellung durch das Patentgeheimnis verdeckt. In den folgenden Publikationen tauchte auch HTLV-I und HTLV-II wieder in Blutseren von AIDS-Patienten auf. Später war von diesen angeblichen Leukämieviren, die im Labor zum phantomhaften Immunschwächevirus mutiert waren, nicht mehr die Rede. Offenbar hatte es sich um Laborartefakte gehandelt, denn es erkrankte auch kein AIDS-Patient an Leukämie. Die Frage aber, warum denn diese postulierten Leukämieviren plötzlich keine Leukämie mehr erzeugten, stattdessen aber, wenn auch nur für kurze Zeit, bis sie von ihrem Nachfolgetyp verdrängt wurden, ab 1978 Immunzellen zerstört und auf rätselhafte Art und Weise praktisch nur in schwulen Menschen indirekt Kaposi-Sarkom bewirkt haben sollten, diese Frage wurde von der Massenpsychose verdrängt, die der "AIDS-Erreger HIV", wie das erfolgreiche Laborprodukt ab 1987 genannt wurde, bis zum heutigen Tage hervorgerufen hat.

Der simple, aber entscheidende Trick, mit dem Gallo der Weltbevölkerung seinen bisherigen Leukämieerreger, der in der Krebsmedizin zu wenig Anklang fand, jetzt als AIDS-Erreger verkaufte, war von derselben Machart wie bei HTLV-I und HTLV-II. Gallo behauptete jetzt, bei der gemeinsamen Bebrütung und Partikelbildung von T-Helferlymphzellen von AIDS-Patienten plus transformierten T-Lymphzellen von Leukämiekranken sei das Retrovirus umgekehrt von den T-Helferzellen auf die Leukämiezellen übergesiedelt. Entsprechend taufte Gallo die Typenbezeichnung Human T-Cell Leukemia Virus einfach in Human T-cell Lymphotropic Virus (beide HTLV) um. Der Übersprung von den T-Lymphzellen auf die leukämischen Krebszellen, so Gallo, sei der Beweis, dass das Retrovirus der gesuchte "AIDS-Erreger" sein müsse. Aus dem Krebserreger, der T-Lymphzellen zu ungehemmt wachsenden Leukämiezellen macht, wurde so der "AIDS-Erreger", der T-Lymphzellen umbringt. Warum Gallo gleichzeitig mit den T-Helferlymphzellen überhaupt Leukämiezellen bebrüten musste, um Retroviren aus den T-Helferzellen hervorzulocken, erklärte er so, dass die Retroviren in Leukämiezellen besser wachsen würden. In Wirklichkeit brauchte Gallo die Leukämiezellen, um das Reparatur-Enzym Reverse Transkriptase (RT) zu stimulieren. Dieses RT-Enzym repariert in Krebszellen das Endstück des DNA-Stranges, das bei jeder Teilung ein Stück kürzer wird, um die Teilungsfrequenz der Krebszellen aufrechtzuerhalten. Die Anwesenheit des RT-Enzyms, das RNA-Abschnitte in DNA-Sequenzen übersetzt, in seiner Zellkultursuppe, wertete Gallo aber als exklusiven Beweis für die Existenz eines neuen Retrovirus in den T-Helferimmunzellen. Dieser Vorgang der reversen Transkription (Temin 1985, Baltimore 1985, Greider 1996, Boeke 1996, Teng 1996, Teng 1997, Strahl 1996, Yegorov 1996. Hassig 1998, 1998 a) war jedoch längst auch von den Entdeckern dieser Umschreibung von genetischer Information von der RNA-Form in die DNA-Form, den amerikanischen Molekularbiologen Temin und Baltimore (Nobelpreis für beide 1975) in zahlreichen tierischen und menschlichen Zelltypen nachgewiesen worden (Termin 1970, 1972. 1985, Varmus 1987, 1968).

Der Nachweis einer reversen Transkription nach Co-Kultivierung von T-Helferimmunzellen mit Leukämie-Krebszellen kann also nicht als Beweis gewertet werden, dass die Umschreibung einer RNA-Sequenz in ein Stück DNA-Sequenz einzig und allein auf ein Retrovirus in den T-Helferzellen zurückgeführt werden müsse. Eine solche Behauptung ist willkürlich und verleugnet die festgestellten biologischen Tatsachen.

Gallo schöpfte wiederum die Zellflüssigkeit seiner Mischkultur ab und filterte ein Eiweißgemisch heraus, mit dem er Blutseren von AIDS-Patienten reagieren ließ. Die zu erwartende Eiweiß-Antikörper-Reaktion deutete er wiederum als Retrovirus-Infektion in diesen AIDS-Patienten. Gallo hatte also als Beweis für die Retrovirus-Präsenz in den T-Helferlymphzellen der AIDS-kranken Spender für seine Mischkultur nichts anderes als die RT-Reaktion und in den Blutseren der AIDS-kranken Blutserenspender nichts anderes als die Antikörper-Reaktion mit den Testeiweißen aus seiner Zellkultursuppe. Als Gallo, der seinen patentierten Test auch an die Blutspendedienste verkaufen wollte, die Blutseren gesunder Blutspender mit seinen Testeiweißen in Kontakt brachte, reagierten auch 10 % dieser unverdächtigen Blutseren. Da ein Test nicht verkäuflich ist, der offensichtlich gesunde Blutspender zu Todeskandidaten macht, setzte er die Empfindlichkeit der Messreaktion herauf, d. h. bei weniger Antikörpern im Blutserum reagierte der Test jetzt negativ, bei mehr Antikörpern im Blutserum reagierte der Test demgegenüber positiv. Die Messschwelle des Tests entscheidet also darüber, ob ein Proband HIV-negativ oder HIV-positiv getestet wird (Popovic 1984, Gallo 1984, Schüpbach 1984, Samgadharan 1984, Gallo 1991).

Der „Anti-HIV-Antikörpertest" ist so geeicht, daß er als „positiv" gewertet wird wenn die Testperson besonders hohe polyspezifische Antikörpermengen (Nicht-Anti-HIV-Antikörper) im Blutserum aufweist

Die nur scheinbar verblüffende Übereinstimmung der Test-Positivität ("HIV-positiv") mit einem gewissen Prozentsatz der Zielgruppe der besonders antigen-belasteten Homosexuellen, intravenös Drogenabhängigen, Bluterkranken mit Substitution hoch-antigenkontaminierter Gerinnungseiweiße, Multi-Transfusionsempfänger, Kinder von drogenabhängigen Müttern, Bewohner von Armutsländern und anderer kann also nicht überraschen (Giraldo 1999 a). Den genaueren Zusammenhang zwischen T4-Zellmessung, HIV-positiv, AIDS-Indikatorkrankheiten, Krebs, AIDS-Therapie usw. nach der "Entdeckung des AIDS-Erregers" versteht man besser im Licht wichtiger neuerer Forschungsergebnisse.

Der Laborbefund „HIV-positiv" beruht auf einem logischen Zirkelschluß

Der "dringende Wunsch, eine sexuell übertragene Infektion zu bevorzugen" (Papadopulos-Eleopulos 1992) hat die Bereitschaft gefördert, den Laborkunststücken der gescheiterten Retrovirus-Krebs-Forscher, die zu Retrovirus-AIDS-Forschern mutierten, blindgläubig zu vertrauen. Da kein anderer "neuer Erreger" im Angebot der Laborforscher vorhanden war, machten die phantomhaften Retroviren das Rennen. Die Angst vor dem "Todesvirus" infizierte die gesamte Weltbevölkerung und setzte ungeahnte irrationale Phantasien frei. Die diktatorisch inszenierte Angst vor der Seuche wurde zur eigentlichen Seuche. US-Staatsvirologen und Spezialisten verschiedener Disziplinen hatten das Kunststück bewerkstelligt, altbekannte opportunistische Infektionen und Krebsformen ursächlich mit einem Laborkonstrukt zu verknüpfen und den Massenmedien als eine der "erschreckendsten Epidemien der modernen Zeit" (Friedman-Kien 1984) zu verkaufen. Das wirklich Erschreckende an diesem folgenschweren Versagen der modernen Medizin war und ist die Tatsache, dass Mediziner in aller Welt, bis auf äußerst wenige Ausnahmen, dieses nicht schwierig zu durchschauende Konstrukt ohne Analyse der publizierten Daten mitvollzogen haben. Ein Blick in die einschlägige medizinische Fachliteratur der sechziger Jahre hätte genügt: Zu diesem Zeitpunkt, ein Jahrzehnt vor dem "plötzlichen Auftauchen" eines angeblich neuen

Retrovirus, war die Manifestation der häufigsten AIDS-Indikatorkrankheit, der Pneumocystis Carinii Pneumonie eindeutig als "erworbene Immunschwäche-Krankheit" (englisch: immunodeficiency disease) und die Ursache eindeutig als immunotoxischer Natur erkannt worden. Bei Autopsien wurde die PCP-Pilzinfektion nicht nur bei Kindern, sondern auch bei Erwachsenen nachgewiesen. Im Tierversuch wurde das Aufflammen der PCP nach Chemotherapie demonstriert. Bei organtransplantierten und krebskranken Patienten, die immunotoxisch und chemotherapeutisch behandelt wurden, wurde die PCP ab 1964 publiziert (Schmid 1964, Hill 1964, Frenkel 1966, Esterly 1967, Robbins 1967, 1968, Harrlin 1968). Man bezeichnete u.a. die durch Fehlen oder Funktionsänderung der T-Helferimmunzellen hervorgerufenen opportunistischen Infektionen als Immunschwäche-Krankheiten (englisch: immunological deficiency diseases = IDD) (Bergsma 1968). Aus IDD wurde die erworbene Immunschwäche (englisch: acquired immunodeficiency = AID), um sie von den angeborenen Immunschwächen (englisch: congenital immunodeficiency = CID) abzugrenzen. Aus AID wurde 1982 das erworbene Immunschwächesyndrom (englisch AIDS). Man wollte damit zunächst nur die klinische Tatsache beschreiben, dass AID + OI in einigen Patienten gleichzeitig mit KS auftrat, keineswegs jedoch AID als Ursache des KS festlegen. Aus dem beschreibenden Krankheitsbegriff wurde dann auf der historischen Konferenz im März 1983 ein ursächlicher Krankheitsbegriff, indem man einen "neuen Erreger" als Ursache von AID und AID als Ursache von KS postulierte. Aus der Gleichzeitigkeit des Auftretens von zwei Krankheitsphänomenen (Coinzidenz) in unterschiedlichen Zelltypen wurde eine Kausalkette zwischen unterschiedlichen Zelltypen. Als Startereignis für die postulierte Kausalkette konstruierte man von vorne herein ein Virus als "neuen Erreger", der die Helferimmunzellen infizieren sollte, AID auslöst und infolge AID ursächlich KS herbeiführt. Diese Konstruktion einer "neuen Krankheitseinheit" des "Retrovirus-AID-Syndroms" (HIV / AlDS) ermöglichte, mit großer Variabilität AlD, aus welcher Ursache auch immer, ursächlich mit ausgewählten Krankheitssymptomen zu AIDS zu verknüpfen. Reale Krankheitssymptome mit realen unterschiedlichen Ursachen wurden zu einer virtuellen Krankheitseinheit verfälscht. Massenpsychologisch inszenierte Seuchenängste wurden mit Laborkonstrukten geschürt. Es war die Geburtsstunde der virtuellen Medizin, die aus realen Krankheiten eine tödliche Bedrohung für alle konstruiert und sich auf diese Weise ihre eigenen globalen Märkte schafft. Die auf der historischen Konferenz im März 1983 angesprochenen "geplanten Experimente am Menschen" konnten beginnen (Thomas 1984).

Auch aufgrund des medizinischen Wissens vor 20 Jahren hätte man die immuntoxische Ursache von AIDS ohne die Annahme eines „neuen Erregers" richtig diagnostizieren können.

Es hätte keines besonderen diagnostischen Scharfsinnes bedurft, um die Ursachen der AIDS-Indikatorkrankheiten, die ab 1978 diagnostiziert und ab 1981 erstmalig publiziert wurden, zu erkennen und die Konstruktion einer "neuen Krankheitseinheit", die angeblich nur durch einen "neuen Erreger" verursacht sein konnte, zu durchschauen und zurückzuweisen. Es hätte lediglich einer gründlichen Durchsicht der medizinischen Fakten bedurft, um zu verhindern, dass Millionen Menschen als "HIV-Stigmatisierte" in Todesangst versetzt und der "sauberen Folter" der AIDS-Behandlung mit hochtoxischen Zellgiften, die nachweislich AIDS und Krebs verursachen, ausgesetzt wurden.

Die publizierte Aussage der Universitätskliniker von 1981, bei den AIDS-Kranken habe es sich um "zuvor gesunde" Patienten gehandelt (Gottlieb 1981), kann nur als unärztliche Rabulistik verstanden werden. Denn jeder Patient fühlt sich bis zu den ersten Krankheitssymptomen gesund. Langjähriger Missbrauch von ärztlich und nicht-ärztlich verordneten Antibiotika und Chemotherapeutika, langjährige Nitrit-Gasinhalation, langjährige Injektion von hochkontaminierten Gerinnungseiweißen bei Bluterkranken, langjähriger intravenöser Drogenkonsum unter Bedingungen der Straßenszene, Multitransfusion von durchschnittlich 35 Transfusionen bei schwer wiegender Primärerkrankung und entsprechender Medikation, extreme Antigenbelastung bereits im Mutterleib usw. usf. (Überblick bei Root-Bernstein 1993) dürften jeden "zuvor gesunden" Organismus zu Gegenregulationen provozieren, ohne dass man einen "neuen Erreger" für dieses "faszinierende Rätsel" (Friedman-Kien 1984 a) konstruieren müsste.

Aber die Konstrukteure des "AIDS-Erregers" profitierten neben der Verfälschung der biologischen Tatsachen noch von einer anderen unheilvollen Entwicklung. Seit 1977 können in den USA und Großbritannien Entdeckungen im Labor wie Erfindungen zum Patent angemeldet werden. Dieser Bruch in der Forschungskultur hat die medizinische Forschergemeinde gespalten: In solche Forscher, die bei jedem geplanten Forschungsschritt sich an den Marktchancen orientieren, ganz oder überwiegend ihre Forschungsarbeiten von Pharmakonzernen finanzieren lassen oder selbst Aktien in biotechnologische Firmen investiert haben. Gallos "AIDS-Test"-Patent wurde an fünf Pharmakonzerne verkauft, Gallo verdient bis heute an den Patentgebühren. Die zweite Gruppe von Forschern ist in ethischer Selbstverständlichkeit nach wie vor bemüht, primär das Wissen vom Heilen zu vertiefen, diese Forscher machen ihre Forschungsarbeiten transparent ohne Patentgeheimnisse wie Gallo und seine Kollegen. Glücklicherweise hat die Haltung der Gruppe der ethisch bewussten Forscher, die bereit sind, fixierte Dogmen der medizinischen Forschung neu zu hinterfragen, fundamentale Erkenntnisse erbracht, die das medizinische Weltbild tiefgreifend verändert haben, tragischerweise zu spät für die zahllosen Opfer der "Jagd nach dem Virus" (Gallo 1991).

V. Die Herausforderung der bisher gültigen Immuntheorien

Wie sich erworbene Immunzellschwächen tatsächlich entwickeln

Die Kliniker und Immunologen konnten drei entscheidende Befunde der Immunzellreaktion der T-Helferzellen ihrer Patienten, die an massiven Pilzinfektionen der Lunge und anderen opportunistischen Infektionen erkrankt waren, nicht erklären:
- Verminderung der T-Helferlymphzellen im Blutserum der Patienten und gleichzeitige Erhöhung spezifischer Antikörper-Klassen
- Fehlende oder mangelhafte Reifungsantwort der verbliebenen T-Helferlymphzellen aus dem Blutserum nach Stimulation mit Antigenen und/oder Proliferationsfaktoren (Concanavallin A, Con A; Phytohämagglutinin, PHA)
- Anerge (reaktionslose oder reaktionsträge) Antwort der Immunzellen in der Haut nach Provokation mit so genannten Recall-Antigenen im Hypersensitivitäts-Test vom verzögerten Typ (delayed type hypersensitivity, DTH) (Gottlieb 1981, Mazur 1981).

Das Laborkonstrukt "Retrovirus HIV" konnte ebenfalls diese immunologischen Anomalien als Ursachen der opportunistischen Infektionen oder als indirekte Ursachen von Kaposi-Sarkomen und Lymphomen nicht erklären (Balter 1997).

1986 erkannte die Forschungruppe von Mosmann und Coffman in Californien bei experimentellen Untersuchungen von T-Helferzellklonen (identisch vermehrte T- Lymphzellen) zwei Untergruppen von T-Helferlymphzellen. Diese unterschieden sich im Muster der nach Stimulation produzierten Kommunikationseiweiße, der Cytokine (damals noch Lymphokine genannt).

Die Entdeckung der gegensätzlich arbeitenden Untergruppen der T-Helferimmunzellen (T4-Zellen Typ 1 und Typ2 = TH1 und TH2)

Die T-Helferlymphzellen mit dem Cytokin-Muster vom Typ1 bezeichneten sie als TH1 und diejenigen mit dem Cytokin-Muster vom Typ2 als TH2. Die entscheidende Erkenntnis stellte sich heraus, als die Forscher die T-Helferzellkultur mit unterschiedlichen Antigenen stimulierten: es zeigte sich abhängig von der Art, der Dosis und der Dauer der angewandten Antigene eine Verschiebung in der Balance zwischen TH1 und TH2. Verschob sich die Balance in Richtung TH1, wurden das Cytokin-Muster vom Typ1 vermehrt produziert und die Synthese der Cytokin-Eiweiße vom Typ2 gehemmt, Der gleiche hemmende oder fördernde Effekt zeigte sich umgekehrt, wenn die Balance in Richtung TH2 abgedriftet war. Zwischen TH1- und TH2-Untergruppen und den von diesen synthetisierten Cytokinen bestand also eine gegenseitige hemmende Regulation.

Die Forscher schlussfolgerten, dass
- TH1-Zellen vorwiegend mit den unspezifischen Makrophagen (Fresszellen) gegenseitig über Cytokine interagieren;
- TH2 vorwiegend Helferfunktion für die Antikörper-produzierenden B-Lymphzellen ausüben (mit Ausnahme einer Untergruppe der B-Lymphzellen, die durch TH1 aktiviert werden und Antikörper einer Untergruppe der Immunglobulinklasse G produzieren);
- eine Verschiebung der Balance zu TH1 eine sehr starke DTH-Hautreaktion hervorruft, umgekehrt eine Dysbalance zu TH2 nur eine abgeschwächte oder gar keine DTH-Antwort ermöglicht (Mosmann 1986, 1988, 1989).

Die DTH-Hautreaktion als Voraussage-Faktor für die TH1-TH2 Immunzellbalance in der klinischen Sepsis-Forschung

Die DTH-Antwort war ein seit 200 Jahren bekanntes Phänomen, das zuerst von Jenner 1798 beschrieben wurde. Er beobachtete eine Rötung, Verhärtung und Bläschenbildung an der Stelle, wo er in die Haut Vaccinia (Kuhpockensuspension) injiziert hatte bei immunisierten Personen, mit einem Maximum nach 24 bis 72 Stunden. 1890 beschrieb Robert Koch eine ähnliche Reaktion gegen lebende Tuberkelbazillen, injiziert in die Haut von Meerschweinchen, die früher mit dem TBC-Bazillus infiziert worden waren, aber nicht in Tieren, die niemals infiziert waren. 1942 demonstrieten Chase und Landsteiner die Abhängigkeit der DTH-Reaktion von sensitivierten Lymphzellen. Neben der zellvermittelten Immunität ist hauptsächlich auch die nicht spezifische Immunantwort der Makrophagen und die Kaskade des Gerinnungssystems an der DTH-Reaktion beteiligt.

Mitte der siebziger Jahre überlegten Chirurgen, wie sie eine verbesserte Voraussage des Auftretens der gefürchteten Sepsis nach schweren Traumata, Verbrennungen und operativen Eingriffen erreichen könnten. Die Sepsis (so genannte Blutvergiftung) ist eine Allgemeininfektion mit konstanter oder periodischer Aussaat von Mikroben (Bakterien, Pilzen) von einem Infektionsherd ausgehend in die Blutbahn. Ein Chirurgenteam in Montreal bestimmte zu diesem Zweck bei in der Chirurgie ab 1975 bis 1985 aufgenommenen Patienten die DTH-Reaktion vor und nach dem Eingriff. Die DTH-Reaktion kann jede geübte Krankenschwester ausführen und ablesen. Die kanadischen Chirurgen stellten grundsätzlich fest: "Nahezu zwei Jahrhunderte nach Jenner und ein Jahrhundert nach Pasteur, Koch, Lister, Metchnikoff u. a. ist die Sepsis die Hauptursache der Folgekrankheiten mit Todesfolge nach größeren chirurgischen Eingriffen ... Trotz besserer chirurgischer Techniken, einer zunehmenden Auswahl stark wirksamer Antibiotika und besseren und mehr wirksamen Systemen zur Lebenserhaltung bleibt die Sepsis die Hauptursache für die Erkrankungsrate und die Sterblichkeit der chirurgischen Patienten" (Christou 1986). Bei 2202 Patienten wurde die DTH-Hautreaktion vor dem operativen Eingriff getestet. In der Gesamtheit der getesteten chirurgischen Patienten entwickelten 3 - 5 % eine Sepsis, bei Patienten auf der Intensivstation ein Drittel der Operierten. Von den Patienten mit positiver Haut-Reaktivität waren 50 % am dritten Tag nach der Operation anergisch, bei den meisten erholte sich die Reaktivität am 7. postoperativen Tag. Solche Patienten, die anergisch blieben, hatten anschließend in 32 % der Krankheitsfälle eine hohe Sepsis-Rate. Wenn der Hauttest sich nicht normalisierte, zeigte er eine folgende Sepsis an, die stark mit hoher Sterblichkeit assoziiert war. Von allen Patienten, die bei der Aufnahme DTH-positiv waren, entwickelten eine Sepsis 8 % und es starben 4 %, von denen, die relativ DTH-negativ (relativ anerg) waren, entwickelten 21 % eine Sepsis und es starben 15 %, von denen die DTH-negativ (anerg) waren, entwickelten 33 % eine Sepsis und es starben 31 %.

Die Chirurgen stellten fest, dass zahlreiche Immunparameter bei den Sepsis-Patienten gegenüber den Nicht-Sepsis-Patienten verändert waren, vor allem aber das Typ1-Cytokin Interleukin-2 (IL-2), das Wachstumseiweiß für T-Helferlymphzellen, bei den Sepsis-Patienten andauernd stark vermindert war. Bestimmte Antikörperklassen waren stark erhöht (IgG und IgA), andere Antikörperklassen und die Komplement-Reaktion waren vermindert. Außerdem bildeten sich zahlreiche Hemmstoffe im Serum der Sepsis-Patienten: "Diese Hemmstoffe haben einen tief greifenden Effekt auf T-Helferlymphzellen und weiße

Blutzellen (polymorphkernige Leukozyten). Systemerhaltend gesprochen, es ergibt sich der Eindruck, dass diese Hemmung nach einer Schädigung (Unfall, Verbrennung, Operation) eine normale Antwort sein kann, die verbunden ist mit den ‚Heilungsprozessen' und der Vorbeugung gegen Autoimmunreaktionen aufgrund von denaturierten Eiweißen. Der Patient ist deshalb in einer Zwickmühle zwischen Heilung und Sepsis, inmitten einer gespaltenen Verteidigung" (Christou 1986).

Bei schwer wiegenden Schädigungen und Eingriffen in die Selbstregulation des Organismus laufen außerordentlich komplexe und vielfältige Regulationen und Gegenregulatioren ab, zahllose vermittelnde (Mediatoren) und ausgleichende (Modulatoren) Stoffe und Zellen werden aktiviert oder unterdrückt. Diese Gesamtantwort der Bioenergetik, Biochemie und Zellbiologie des Organismus auf schwersten Stress ist bisher unzureichend durchschaut und hängt von vielen prädisponierenden Faktoren ab (Calvano 1986, Cerami 1992, Jochum 1992, Waydhas 1992, Nast-Kolb 1996). Bemerkenswert ist jedoch die Kernaussage der kanadischen Chirurgen, dass eine anerge DTH-Hautreaktion als Ausdruck der verminderten zellvermittelten Immunkompetenz vor der Klinikaufnahme hoch signifikant verbunden war mit Sepsis-Ereignissen, die trotz massiven Antibiotika-Einsatzes in einem hohen Prozentsatz zum Tode der Patienten führten. Ein Jahrzehnt später bestätigten die Chirurgen der Mc Gill-Universität, dass die starke Assoziation zwischen einer reduzierten DTH-Antwort und der Sterblichkeit nach Sepsis bei Patienten auf der Intensivstation und mit schweren Traumata trotz Reduktion der Gesamtsterblichkeit der chirurgischen Patienten aufrechterhalten blieb (Christou 1995).

Die kanadischen Chirurgen hatten also die evolutionsbiologisch programmierte Doppelstrategie der Immunantwort erkannt: 50 % der chirurgischen Patienten antworteten auf den schwer wiegenden Systemstress mit einer T-Helferzell-Dysbalance bis zum 7. postoperativen Tag, ein bestimmter Prozentsatz von Patienten, vor allem diejenigen, die bereits präoperativ eine Immunzell-Dysbalance aufwiesen, mit einer langdauernden T-Helferzell-Dysbalance bis zum Tode oder bis zur Bewältigung der Operationsfolgen. Ob die überlebenden anergen Patienten auch nach der Klinikentlassung anerg waren, wurde nicht berichtet.

Es bleibt aber die bedeutsame Tatsache, dass die überdauernde T-Helferzell-Dysbalance unter schwerer Stressbelastung in der Gesamtbevölkerung kein allzu seltenes Ereignis ist: Immerhin 24 % der chirurgischen Patienten waren bei der Klinikaufnahme anerg, 14 % relativ anerg. Die Ergebnisdaten drücken aber auch umgekehrt aus, dass nicht jeder Patient mit einer T-HelferzeII-Dysbalance von einer tödlichen Infektion bedroht war, denn 67 % der präoperativ anergen und 79 % der präoperativ relativ anergen Patienten entwickelten keine Sepsis (Christou 1986). Diese Tatsache ist ebenso bedeutsam wie die hohe Signifikanz zwischen

Anergie, Sepsis und Sterblichkeit. Es zeigt sich also eine hohe Variabilität der Regulation der Immunantwort zwischen zellvermittelter und humoraler Immunität, manifestiert in stabiler Immunzell-Balance, flexibler Immunzell-Balance oder fixierter Immunzell-Dysbalance, mit und ohne Sepsis-Folgen. Eine überdauernde Immunzell-Dysbalance unter schwer wiegender Stressbelastung (erworbene Immunzellschwäche = AID) mit und ohne infektiöses Syndrom ist also keineswegs ein seltenes oder "rätselhaftes" Geschehen.

Die experimentellen und klinischen Beweise für den Kausalzusammenhang zwischen TH1-TH2-Immunzellenbalance, Dominanz der Typ2-Cytokin-Muster und anerger DTH-Hautreaktion bei chronischen Infektionen

Die klinischen und immunologischen Ergebnisdaten der chirurgischen Sepsis-Forschung vor der Entdeckung der Cytokin1-Cytokin2-Dysbalance der T-Helferimmunzellen stimmen überein mit den experimentellen Daten mit T-Helferzell-Klonen der infizierten Mäuse von Mosmann und Coffman. In Milz-Lymphzellen und Lymphknoten-Zellen von Mäusen, die mit dem Wurm Nipostrongylus brasiliensis infiziert waren, konnten die Forscher eine eindeutige Verschiebung zum Cytokin2-Muster mit Überwiegen der TH2-Zellen nachweisen. Die Typ1-Cytokine, Interleukin-2 (IL-2) und Interferon-γ (IFN-γ) waren unter den Normalwert herabgesetzt und die Mengen an Typ2-Cytokinen, Interleukin-4 (IL-4) und Interleukin-5 (IL-5), waren stark erhöht. Da IL-2 auch bei den chirurgischen Sepsis-Patienten stark vermindert war und IL-4 und IL-2 sich gegenseitig hemmen, ist anzunehmen, dass auch bei den chirurgischen Sepsis-Patienten mit anerger DTH-Reaktion eine systemische Verschiebung zur TH2-Dominanz gegeben war. Die klinischen und immunologischen Befunde sind durch die TH1-TH2-Verschiebung induziert worden.

In einem weiteren Experiment infizierten die Forscher Mäuse mit dem Parasiten Leishmania major (Lm). Sie wählten einen Mäusestamm, der empfänglich war für eine Lm-Infektion, und einen Mäusestamm, der resistent war gegen eine Lm- Infektion. Die empfänglichen Mäuse entwickelten eine schwere und fortschreitende Infektion und starben. Immunologisch zeigten sich alle Merkmale einer TH2- Aktivierung wie bei den chirurgischen Sepsis-Patienten: Anerge DTH-Hautreaktion, hohe Antikörper-Spiegel, erniedrigte Typ1-Cytokine ebenso wie erhöhte Typ2-Cytokine. Die resistenten Mäuse dagegen zeigten lediglich eine lokale Infektion und heilten völlig aus. Bei diesen war die DTH-Hautreaktion stark entwickelt, die Antikörper-Produktion niedrig und umgekehrt die Typ1-Cytokin-Synthese stark erhöht und die Typ2-Cytokin-Synthese niedrig. Lm ist ein intrazellulärer Parasit in den Makrophagen und es wurde also deutlich demonstriert, dass für die Elimination eines intrazellulären Erregers eine intakte TH1-Antwort mit Typ1-Cytokin-Produktion erforderlich ist. Umgekehrt wurde bewiesen, dass die Anfälligkeit für eine intrazelluläre Infektion mit fortschreitender Krankheit und Tod abhängig ist von einer überwiegenden Umschaltung auf eine TH2-Antwort mit Typ2-Cytokin-Produktion, die zwar zu erhöhter Antikörper-Produktion und zur extrazellulären Erregerattacke führt, aber intrazelluläre Mikroorganismen nicht an der Entfaltung hindern kann (Mosmann 1989).

Die grundlegenden Erkenntnisse über die Doppelstrategie der Immunantwort sind inzwischen in zahllosen Experimenten und Untersuchungen an Säugetieren und am Menschen bestätigt worden. Beispielsweise präparierten Forscher TH1- und TH2- Zellinien und Zellklone spezifisch für Lm-Antigene.

Wenn diese Zellen erneut in Lm-infizierte Mäuse injiziert wurden, heilten die TH1-Zellinien die Infektion völlig aus, während die TH2-Zellinien den Verlauf der Infektion stark verschlimmerten (Scott 1986). Beim Menschen gibt es ebenfalls eine Leishmania-Parasiteninfektion in zwei alternativen Verlaufsformen der Immunantwort: Entweder erfolgt eine starke DTH-Reaktion, die zur lokalen Begrenzung der Parasiten-Infektion führt und die Leishmania-Erreger eliminiert oder es kommt zu einer hohen Antiköper-Produktion mit geringer oder keiner DTH-Reaktion (Anergie) sowie einer schweren Aussaat der Parasiten. Die Erkrankung heißt in tropischen Ländern wie in Indien Kala-Azar (Sacks 1987).

Intensiv ist der TH1-TH2-switch studiert worden bei den Mykobakteriosen wie Lepra und Tuberkulose. Bei der Lepra gibt es zwei polare Erkrankungsformen, die tuberkuloide und die lepromatöse Form mit Manifestationen eines Spektrums von Übergangsformen. Die tuberkuloide Form ist gekennzeichnet durch eine starke zellvermittelte Immunität und wenig Erreger. In TH1-Zellklonen, kultiviert aus dem Blutserum von tuberkuloiden Leprakranken, wurde ein Typ1-Cytokin-Muster gefunden (Haanen 1991). Es dominieren in den Hautschäden TH1-Helfer-immunzellen. Umgekehrt sind bei der lepromatösen Form die Erreger sehr zahlreich und die zellvermittelte Immunität der TH1-Helferzellen stark herabgesetzt. In den Hautläsionen ist ein Typ2-Cytokin-Profil vorherrschend (Modlin 1993).

Im Falle der menschlichen Tuberkulose ist die Gegenkontrolle primär durch die Typ1-Cytokine der TH1-Immunzellen gegeben, obwohl TBC-Kranke gegen Tuberkel-Bazillen reichlich Antikörper produzieren. Diese Antikörper haben aber keine schützende Funktion gegen die Entwicklung der Tuberkulose beim Menschen (Des Prez 1990). Bei der aktiven Tuberkulose ist eine starke Typ2-Cytokin-Produktion nachgewiesen (Surcel 1994). Andererseits kann eine starke TH1-Reaktion (DTH-Reaktion) sowohl den Erreger beseitigen als auch für Gewebsschäden verantwortlich sein (Dannenberg 1991). Ob Typ1-Cytokine eine nützliche oder schädliche Rolle spielen, hängt ab von der relativen TH1-TH2Balance. In einem Typ2-Cytokin-Milieu oder Typ1-Typ2-Cytokin-Milieu können die Typ1-Cytokine Interferon-γ (IFN-γ) und Tumornekrosefaktor-α (TNF-α) eher Zellen zerstören statt den Tuberkulose-Erreger zu attackieren (Hernandez-Pando 1994).

Das dritte wichtige Mykobakterium, M. avium complex, ist ein opportunistischer Erreger vor allem bei AIDS-Patienten. Er tritt auf bei TH1-TH2-switch und Typ2-Cytokin-Dominanz (Holland 1994, Newman 1994).

Von besonderem Interesse ist die Cytokin-Produktion und der T-Helferzell-Status bei menschlichen Wurminfektionen, da Würmer beim Übergang von den wirbellosen Tieren zu den Wirbeltieren als Parasiten eine wichtige Rolle spielten, und die humorale Antikörperimmunität sich zu Beginn der Evolution der Wirbeltierreihe entwickelt hat. Folglich müsste die Immunstrategie gegen Wurminfektionen sich auf die Umschaltung zum TH2-Status mit Typ2-Cytokin-Produktion konzentrieren. Bei Wurminfektionen gibt es eine ausgeprägte Produktion von Antikörpern der Immunglobulin-Klasse E und gleichzeitig eine starke Erhöhung eines bestimmten Zelltyps der weißen Blutzellen, der eosinophilen Leukozyten, als Eosinophilie bezeichnet (der Terminus stammt von einer Färbetechnik, griechisch: eos = Morgenröte, philein = lieben). Wichtig sind die beiden Obergruppen der Wurminfektionen, Filariasis und Schistosomiasis, die zahlreiche Untergruppen von Wurminfektionen beim Menschen umfassen. Bei der Filariasis sind eindeutig die TH2-Zellen im peripheren Blut erhöht, die Typ2-Cytokine gesteigert bei gleichzeitiger vermehrter Antikörper-Produktion. Unter den Antikörpern ist die Immunglobulin-Klasse E stark akzentuiert bei gleichzeitiger starker Eosinophilie. Die eosinophilen Blutzellen produzieren überwiegend Typ2-Cytokine. Die Typ2-Cytokine und die Antikörper-Produktion (IgE und IgG) wurden experimentell gehemmt durch Typ1-Cytokine und Interleukin-12, ein Produkt der Makrophagen, das u. a. Typ1-Cytokine in den TH1-Zellen stimuliert (Mahanty 1993, King 1990, 1995). Würmer werden jedoch ebenso von TH1-Zellen unter bestimmten Bedingungen attackiert wie von TH2-gesteuerten Antikörpern (IgE) und den speziellen Eosinophilen. Wurmeier dagegen provozieren in der Regel eine TH2-Antwort. Gegen Würmer aus der Sammelgruppe der Schistosomen war beim Menschen eher ein Immunschutz mit Typ2-Cytokin-Antwort verbunden als mit Typ1-Cytokin-Produktion, Antikörper der Immunglobulinklasse E und das Typ2-Cytokin IL-5 hemmten eine Re-Infektion (Capron 1994). Überwiegend heilt oder schützt ein TH2-Status vor Wurminfektionen (Mosmann 1996).

Bei Pilzinfektionen beim Menschen liegen nur begrenzt Studien vor hinsichtlich des Cytokin-Profils. Im Wesentlichen bestätigen diese Untersuchungen aber die Befunde in Tiermodellen. Diese zeigen, dass fortschreitende Formen von mehreren Pilzinfektionen mit einer Typ2-Cytokin-Dominanz verbunden sind, beispielsweise bei Aspergillosis der Lunge und der Bronchien, Candidiasis, Cryptococcosis, Paracoccidioidomycosis, Coccidioidomycosis, Blastomycosis und Histoplasmosis. Umgekehrt war ein Schutz gegen Pilzinfektionen durch eine überwiegende TH1-Immunität gegeben. Auch im Falle der Pilzinfektionen zeigte sich die Polarität der Immunantwort als nützlich oder schädlich: War die zellvermittelte Immunität nur gering vermindert, war die Anzahl der Pilzmikroben gering, bei stark beeinträchtigter TH1-Antwort dagegen war die Anzahl der Pilzerreger groß (Mosmann 1996, Lucey 1996).

Von den menschlichen Protozoen-Infektionen sind inzwischen intensiver lediglich Leishmania-Infektionen untersucht worden, in allen Studien heilte die Infektion bei intaktem TH1-Status und Typ1-Cytokin-Produktion aus, während erhöhte Typ2-Cytokin-Spiegel verantwortlich waren für den mangelnden Schutz gegen diese Parasiten-Infektion (Bloom 1993). Allerdings zeigten sich unterschiedliche Cytokin-Aktivitäten abhängig vom Befall der einzelnen Organe (Karp 1993). Extrazelluläre bakterielle Infektionen (außer Mykobakteriosen) beim Menschen in unterschiedlichen Zell- und Organsystemen im Zusammenhang mit dem Cytokin-Profil sind wenig untersucht worden. Es ergibt sich jedoch tendenziell der Befund, dass bei akuten intrazellulären Infektionen die TH1-Antwort entscheidend ist, während bei chronischen Infektionszuständen ein TH1-TH2-switch mit schwacher DTH-Reaktion beobachtet wird. Aufschlussreich ist ein Vergleich von Syphilis mit Lepra. Die latente und sekundäre Syphilis war ähnlich der Übergangsform bei Lepra zwischen tuberkuloider und lepromatöser Form. Die Überwindung der Syphilis durch eine starke DTH-Reaktion und gesteigerte Typ1-Cytokin-Muster zeigte eine Analogie zur tuberkuloiden Form mit wenigen Syphilis-Erregern. Das tertiäre Stadium, analog zur lepromatösen Form der Lepra, wies eine Starke Drift zum TH2-Typ, vermehrte Typ2-Cytokin-Produktion und eine schwache DTH-Reaktion auf (Sell 1993).

Bei akuten Virusinfektionen ist es entscheidend davon abhängig, in welchem Stadium die Cytokin-Messung durchgeführt wird. Ein gutes Beispiel ist die Masern-Infektion: Typ1-Cytokine waren erhöht während und unmittelbar nach dem Hautausschlag. Nach der Akutphase bildeten sich vermehrt Typ2-Cytokine, verminderte Typ1-Cytokine und abgeschwächte DTH-Reaktionen (Griffin 1993). Die Fortdauer der TH2-Dysbalance oder Wiederherstellung der TH1-TH2-Balance nach Abklingen der Masern-Infektion wurde nicht untersucht.

Bei chronisch aktiver Hepatitis vom Typ B zeigten T-Helferzellen aus Lebergewebe solcher Patienten ein Typ1-Cytokin-Profil (Barnaba 1994). Bei Impfprobanden, die nicht auf die Vaccine (Impfstoffe) durch Antikörperbildung reagierten (so genannte non-responder), reagierten periphere Blutzellen nach Stimulation mit dem spezifischen Antigen HbsAg nicht mit Cytokin-Synthese. Die selben peripheren Blutzellen von Impfprobanden, die eine starke Impfreaktion zeigten, bildeten jedoch in erhöhtem Maße Typ1-Cytokine. Man folgerte daraus, dass Hepatitis B-Impfantigene eine TH1-Antwort hervorrufen (Vingerhoets 1994),

Die experimentellen und klinischen Daten zeigen ein eindeutiges Ergebnis:
Die DTH-Hautreaktivität ist ein Indikator für die Kompetenz der zellvermittelten Immunantwort der TH1-Immunzellen. Ist die DTH-Reaktion positiv, ist eine erfolgreiche Abwehr und Elimination aller intrazellulären Mikroorganismen (Bakterien, Viren, Pilze, Protozoen) zu erwarten. Ist die DTH-Reaktion anerg, ist eine erfolgreiche Elimination von intrazellulären Erregern nicht ausreichend gewährleistet. Es können sich chronische, opportunistische oder hochakute Infektionen entwickeln.
Eine anerge DTH-Reaktion zeigt die Umdisposition der Cytokin-Synthese in den Vorläuferzellen der T-Helferzellen überwiegend zum Typ2-Cytokin-Muster (DTH-Immunzellstatus) an. Die Typ2-Cytokine hemmen die Synthese von Typ1-Cytokinen, diese Hemmung vermindert die Stimulierbarkeit von T-Helferlymphzellen aus dem Blutserum. Die Typ2-Cytokine regen die Antikörperproduktion an. Antikörper können Erreger nur extrazellulär attackieren. Bei massiver bakterieller Aussaat nach schweren Traumata, Verbrennungen und großen operativen Eingriffen kann bei zuvor bestehendem oder akut eingetretenem TH2-Immunzellstatus die extrazelluläre Hemmung von bakteriellen oder auch fungalen (Pilze) Erregern nicht ausreichend sein. Es entwickelt sich eine Sepsis mit hoher Mortalitätsrate (siehe Schaubild: Doppelstrategie der Immunantwort (siehe Tafel III).

Die von den AIDS-Klinikern ab 1981 berichtete immunologische Befund-Trias
- anerge DTH-Hautreaktion
- verminderte Anzahl und Stimulierbarkeit der T-Helferimmunzellen im Blutserum

Die Immunzellbalance bei „HIV-Positiven" ist bereits <u>vor</u> dem Nachweis von „HIV-Charakteristika" gestört

- gesteigerte B-Zellaktivität und spezifische Antikörper-Produktion (Gottlieb 1981, Masur 1981, Mildvan 1982)

ist eindeutig Ausdruck einer überwiegenden Typ2-Cytokin-Synthese mit TH2-Immunzelldominanz. Die diagnostizierten opportunistischen Pilzinfektionen (PCP, Candida u.a.), Protozoeninfektionen (Toxoplasmose u. a.), Mykobakteriosen (M. tuberculosis, M. avium intrazellulare) und Zytomegalievirus-Infektionen u. a. sind eine charakteristische Manifestation einer protrahierten toxischen, medikamentösen und mikrobiellen Dauerbelastung. Die Entwicklung eines spezifischen Immunzellstatus und der spezifischen Folgekrankheiten bei promiskuitiven analrezeptiven homosexuellen Patienten war seit Änderung des Lebensstils Ende der sechziger Jahre mit derselben schlüssigen Sicherheit voraussagbar wie das Auftreten der Sepsis bei den anergen Patienten in der Chirurgie. Die entscheidenden Zusammenhänge der DTH-Reaktion als Indikator der Dominanz der zellvermittelten Immunität bzw. der Dominanz der humoralen Immunität waren in der medizinischen Literatur ausreichend dokumentiert, bevor das Laborprodukt "HIV" als "neuer Erreger" eingeführt wurde und aufgrund der bahnbrechenden Arbeiten von Mosmann und Coffman das differenzierte Geschehen der Typ1-Typ2-Cytokinfunktion der T-Helferzellen und anderer Immun- und Nicht-Immunzellen erkannt wurde (Zinsser 1921, Landsteiner 1942, Chase 1945, Alexander 1972, Vadas 1976, Hurd 1977, Meakins 1977, Christou 1979, Dvorak 1979, Platt 1982, Poulter 1982, Rode 1982, Van Dijk 1982, Razzaque-Ahmed 1983, Oppenheim 1983, Asano 1983, Van Loveren 1984, Wood 1984).

In den so genannten HIV/AIDS-Risikogruppen sind kaum systematische Untersuchungen der DTH-Hautreaktivität durchgeführt worden wie bei den chirurgischen Patienten. Solche ohne besonderen Aufwand durchzuführende Studien hätten für die betroffenen Probanden, sowohl in den westlichen Ländern als auch in Ländern der Dritten Welt, den Status einer Immunzell-Dysbalance indizieren können und eine entsprechende Risikoaufklärung ermöglicht ohne die Stigmatisierung einer tödlichen HIV-Infektion. Es sind aber zahlreiche Untersuchungen bei Risikopatienten hinsichtlich des T-Helferzellstatus und des Antikörperstatus erfolgt vor Einführung des "Anti-HIV-Antikörper-Tests", die eindeutig signifikant erhöhte Störungen der zellvermittelten Immunität bei Angehörigen von Risikogruppen nachgewiesen haben. Nach Einführung des so genannten AIDS-Test wurden weitere Studien im Querschnitt als auch in Verlaufstudien über längere Zeiträume mit HIV-negativen und HIV-stigmatisierten Risikoprobanden durchgeführt, die eindeutig bei den stigmatisierten und nicht-stigmatisierten Risikopersonen höhere Frequenzen einer erworbenen Immunzell-Dysbalance (AID) nachgewiesen haben im Vergleich zu Testprobanden, die nicht als Risikopersonen eingeschätzt wurden (Übersicht bei Root-Bernstein 1993). Das heißt konkret, innerhalb vergleichbarer Risikogruppen war AID vor dem Zeitpunkt des Laborbefundes "HIV-positiv" gegeben. "HIV" konnte also nicht die Ursache für AID sein, sondern der Laborbefund "HIV-positiv" musste die Folge der Ursache von AID sein.

Ein "positiver HIV-Test" gibt jedoch lediglich Auskünfte darüber, ob der Testproband zu einem bestimmten Zeitpunkt genügend Antikörper im Blutserum gebildet hat, um mit einigen der im Testsubstrat angebotenen Eiweißantigene reagieren zu können. Da die Empfindlichkeit des HIV-Tests auf einen bestimmten hohen Messpegel eingestellt ist, können Testprobanden analoge Antikörper im Blutserum aufweisen, aber negativ oder positiv getestet werden. Entscheidend für ein negatives Ergebnis im HIV-Test ist also nicht die Tatsache, ob der Testproband im Blutserum Antikörper aufweist, die mit den Testeiweißen reagiert haben, sondern ob die Menge der reaktionsfähigen Antikörper nicht ausgereicht hat, um den Messpegel des "HIV-Tests" zu erreichen oder zu überschreiten (vergleichsweise gelten im Straßenverkehr angetrunkene Autofahrer als fahrtüchtig, wenn bei einer Kontrolle der gesetzlich vorgeschriebene Promillewert nicht überschritten wird. Der Test kann also einen Autofahrer, der alkoholisiert ist, sowohl als test-negativ als auch als test-positiv erfassen. Überschreitet der gemessene Wert die vorgeschriebene Grenze, ist das Ergebnis "test-positiv"). Im Sinne der HIV-Theorie hieße das, der eine hat weniger Antikörper und ist negativ, der andere hat mehr Antikörper und ist positiv. Beide könnten jedoch "HIV-infiziert" sein im Sinne der Retrovirus-Theorie. Die Testschwelle für "HIV-negativ" oder "HIV-positiv" wäre also im Falle einer tatsächlich gegebenen "HIV-Infektion" völlig willkürlich, da Viren nicht erst ab einer künstlich festgelegten Antikörpermenge vorhanden wären.

Beim "HIV-Positiven" oder "HIV-Negativen" sagt aber die Menge der reagierenden Antikörper für sich genommen wenig aus über die aktuelle Fähigkeit der T-Helferzellen des Probanden, intrazelluläre Erreger eliminieren zu können. Denn die Quantität und Qualität der Antikörper spielt für die Hemmung und Beseitigung von intrazellulären Erregern keine entscheidende Rolle, wie die zahlreichen Forschungen zur zellvermittelten Immunität bewiesen haben. Der "HIV-Test" kann aber Hinweise geben auf frühere Ereignisse im Immunzell-Netzwerk des Probanden, aber aus anderen Gründen als von den HIV-Medizinern behauptet. Analog zu den Patienten in der Chirurgie mit einem anergen DTH-Test, bei denen unter schwer wiegender Stressbelastung letztendlich nur bei einem Drittel der Patienten tatsächlich eine Sepsis auftrat, lässt ein "positiver HIV-Test" keine individuelle Voraussage einer unvermeidbar tödlichen Erkrankung zu. Der "positive HIV-Test" sagt auch nichts über eine übertragbare "Retrovirus-Infektion" aus. Der "HIV-Test" kann nur einen allgemeinen Hinweis geben auf mögliche Antikörperbildung gegen Zelleiweiße im Organismus des Probanden oder gegen bestimmte Alloantigene oder mikrobielle Antigene. Solche Zelleiweiße können freigesetzt worden sein u. a. aus körpereigenen Zellen, aus den gleichen Gründen, wie sie bei der Gewinnung der Testeiweiße aus menschlichen Zellkulturen labortechnisch nachgeahmt wurden. Gegen solche durch erhöhten unprogrammierten Zellzerfall frei gewordenen Eiweiße könnten sich Antikörper gebildet haben, die dann bei Kontakt des Blutserums des Testprobanden mit den Testeiweißen aus menschlichen Zellkulturen reagieren.

In diesem Zusammenhang ist von Interesse, ob sich bei Risikopersonen, die immunologische Befunde aufweisen, die für eine TH1-TH2-Dysbalance (AID) sprechen, Typ2-Cytokin-Muster nachweisen lassen. Eine solche Vermutung ist nahe liegend, da die TH1- und TH2-Zellen nach ihrer Cytokin-Synthese definiert sind und die immunologischen Befunde bei den ersten diagnostizierten AIDS-Patienten die charakteristischen Merkmale der TH2-Dominanz zeigten. In diesem Falle wäre die Grundannahme der HIV/AIDS-Theorie, nämlich die Zerstörung der T-Helferzellen durch ein neues Retrovirus, zur Erklärung der TH2-Dominanz nicht mehr erforderlich. Denn die TH2-Dominanz mit erhöhter B-Zellaktivität kann zwar auch vorübergehend oder überdauernd durch Virusinfektionen ausgelöst werden, aber ohne die Notwendigkeit der Zerstörung der T-Helferzellen. Die Anzahl der kurzlebigen TH1-Zellen im Blutserum nimmt bei einer TH2-Dominanz ganz von selbst ab, da die Vorläuferzellen der T-Helferzellen überwiegend auf die Synthese der Typ2-Cytokine geprägt werden und die TH2-Zellen weniger im Blutserum zirkulieren, da sie ihre Helferfunktion dort ausüben, wo sich die B-Lymphzellen aufhalten. Denn die TH2-Zellen produzieren kein cytotoxisches NO-Gas, mit dem sie nach Aktivierung als Vollstreckungszellen (Effektorzellen) wie die TH1-Zellen auf intrazelluläre Erreger in Körperzellen zielen könnten. TH2-Zellen müssen also nicht wie die TH1-Zellen als oft zitierte "Polizisten des Immunsystems" durch den Blutstrom und die Lymphbahnen streifen. Vergleichsweise wäre die Situation so, als wenn Streifenpolizisten in den Innendienst versetzt wären und die Bürger die Phantasie hätten, die Ordnungshüter seien nicht mehr auf der Straße zu sehen, weil sie von Gangstern gekillt worden seien. Da die Immunologen sich gerne einer etwas militanten Ausdrucksweise bedienen (Killerzellen, Killerviren), paßt dieser Vergleich zur Erklärung der Retrovirus-AIDS-Forscher, die T-Helferzellen würden der Reihe nach von "HIV" umgebracht. Warum bei diesem Immunzellmassaker die TH2-Zellen verschont bleiben sollten, ohne die es keine funktionierende Antikörperproduktion der B-Lymphzellen gäbe, konnten die HIV-Theoretiker wie so viele andere Fakten nicht erklären. Die humorale Antikörperimmunität war aber bei den AIDS-Patienten ausreichend oder gesteigert funktionsfähig, wie bereits bei den ersten AIDS- Patienten festgestellt wurde (Mildvan 1982). Diese Tatsache führte dazu, dass die Überwachungsbehörde CDC bakterielle Erkrankungen ausdrücklich von der Definition der AIDS-Indikatorkrankheiten ausgenommen hat (CDC 1993). Massive bakterielle Erkrankungen traten bei den AIDS-Patienten erst auf, als die hochtoxischen Zellgifte, die zur "Bekämpfung der HIV-Virusinfektion" eingesetzt werden, systematisch die Reifung der B-Lymphzellen im Knochenmark der Patienten geschädigt hatten. Das primäre Problem der AIDS-Patienten ist also nicht die Antikörper-Produktion durch die B-Lymphzellen, die ihrerseits durch die Typ2- Cytokine der TH2-Zellen stimuliert werden. Entscheidend für die Entwicklung von intrazellulären opportunistischen Erregern, Pilzmikroben und Parasiten, ist der Mangel an cytotoxischem NO-Gas wegen der fehlenden Synthese von Typ1- Cytokinen in T-Helferzellen. Da TH1- und TH2-Zellen im Blutserum noch nicht nach Eiweißmarkern auf ihrer Zellmembran unterschieden werden können, ist die Differenzierung, ob ein Proband überwiegend TH1- oder TH2-Zellen ausgebildet hat, nur möglich durch experimentelle Bestimmung der Cytokin-Synthese in den T-Helferzellen. Solche Untersuchungen sind an T-Helferimmunzellen von symptomlosen "HIV-positiven" und manifest AIDS-Kranken durchgeführt worden. Die Ergebnisse zeigten, dass die Reifung und Vermehrung der T-Helferzellen auch schon bei symptomlosen Probanden, die im "HIV-Test" positiv reagiert hatten und nahezu eine durchschnittliche Anzahl von T-Helferzellen im Blutserum aufwiesen, mangelhaft war (Shearer 1986, Giorgio 1987, Miedema 1988, Clerici 1989 a, 1989 b).

"Es wurde gezeigt, dass signifikant ein Cytokin-Ungleichgewicht beigetragen hatte zur fortschreitenden Entwicklung zu AIDS und dieses verbunden war mit der Verschiebung (englisch: switch oder shift) von einem dominanten TH1-gleichen zu einem dominanten TH2-gleichen Cytokin-Profil" (Lucey 1996; Salk 1993, Clerici 1993, 1994, Pinto 1995, Shearer 1996). Es wurden aber keine zwingend notwendigen Kontrolluntersuchungen publiziert zur Cytokin-Synthese der T-Helferzellen im Blutserum von "HIV-negativen" Risiko-Probanden, die ebenfalls eine nahezu durchschnittliche oder verminderte Anzahl von T-Helferzellen im Blutserum aufwiesen bei gleichzeitig gehemmter Reifung und Vermehrung nach Stimulation mit Recall-Antigenen, Alloantigenen oder Mitogenen. Es gibt seit 1984, nach Einführung des "HIV-Tests", zahlreiche Untersuchungen, die bewiesen haben, dass "HIV- negative" immunsupprimierte Homosexuelle, Drogenabhängige, Bluterkranke, Heterosexuelle und Kinder identische Verminderung und Proliferationshemmung der T-Helferzellen im Blutserum aufwiesen wie "HIV-positive" Patienten aus den gleichen Gruppen. In vergleichenden klinischen Studien ab 1982 bei "HIV-negativen" und "HIV-positiven" Homosexuellen stellte sich beispielsweise heraus, dass 30 % der "HIV-negativen" homosexuellen Männer anerge T-Helferzellen nach Stimulation aufwiesen. Diese Anergie blieb konstant nachweisbar (Weber 1986).

Dieser Befund stimmt auffallend überein mit dem Prozentsatz der anergen chirurgischen Patienten bei Klinikaufnahme vor der Operation in der kanadischen Sepsis-Studie (Christou 1986). In einer umfassenden Studie in New York wurde festgestellt, dass nahezu 75 % der homosexuellen Männer eine aktive Infektion mit Cytomegalie-Virus, Eppstein-Barr-Virus, Herpes simplex-Virus oder Hepatitis B- Infektion hatten, völlig unabhängig, ob sie im "HIV-Test" positiv oder negativ reagiert hatten. Diese Befunde standen in scharfem Kontrast zu heterosexuellen Kontrollpatienten, von denen lediglich 6 % aktiv infiziert waren, allerdings nur mit einem einzigen Virus-Typ im Samen, Speichel oder Blut. Keiner der heterosexuellen Kontrollpatienten war mehrfach infiziert, während 20 % der Homosexuellen mehr als eine Infektion hatten (Buimovici-Klein 1988).

Ähnliche immunologische und klinische Befunde sind in zahlreichen Studien mit Patienten in allen Risikogruppen durchgeführt worden. Die Kriterien für einen T-Helferzell-switch waren bei allen diesen Patientengruppen unabhängig vom negativen oder positiven "HIV-Status" und der Entwicklung von opportunistischen AIDS-Indikatorkrankheiten gegeben (Übersicht bei Root-Bernstein 1993). Umso mehr muss es erstaunen, dass Untersuchungen über die Cytokin-Synthese in den T-Helferzellen dieser Patienten anscheinend nur dann durchgeführt wurden, wenn die Patienten im "HIV-Test" positiv reagiert hatten (Lucey 1996, Abbas 1996). Diese Unterlassung ist als gravierender Kunstfehler zu bewerten: Logischerweise kann eine Anergie der T-Helferzellen (Indikator für eine Verschiebung des Cytokinprofils vom Typ2) bei homosexuellen Patienten, die zunächst im "HIV-Test" negativ reagieren und erst Jahre später im "HIV-Test" positiv reagieren (Weber 1986), nicht rückwirkend auf eine "HIV-Retrovirus-Infektion" zurückgeführt werden. Eine positive Reaktion im "HIV-Test" zeigt also lediglich zu einem bestimmten Zeitpunkt eine graduelle Verschiebung der Menge bestimmter Antikörper an. Ob diese erhöhte Antikörper-Produktion zu einem früheren Zeitpunkt stattgefunden hat oder zum Testzeitpunkt noch stattfindet, lässt sich aus dem Testergebnis nicht ablesen, da einmal produzierte Antikörper jahrelang, manchmal bis ans Lebensende im Blutserum nachweisbar bleiben. Der Testbefund "HIV-positiv" kann also keine Voraussage machen, ob sich opportunistische Infektionen entwickeln werden oder nicht. Eine solche Wahrscheinlichkeitsaussage hängt von ganz anderen Faktoren ab, u. a. von der Art der ärztlichen Intervention.

"HIV-Charakteristika" sind vorwiegend in T4-Zellen vom Typ 2 nachweisbar und sind mit Typ2-Cytokin-Mustern assoziiert

Besonders bemerkenswert ist jedoch die Tatsache, dass HIV-Forscher entdeckten, dass sie die Laboreffekte, die sie in T-Helferzellklonen als indirekte Indizien eines "Retrovirus HIV" interpretierten, vorzugsweise in TH2-Zellklonen nachweisen konnten, aber nicht in TH1-Zellklonen (Maggi 1994, Chehimi 1995, Abbas 1996, Lucey 1996). Diese Laborbefunde stellen für die HIV/AIDS-Theorie einen unauflöslichen logischen Widerspruch dar. Gesucht wurde seit 1981 ein Ursachenfaktor, der diejenigen T-Helferimmunzellen zerstören sollte, die für die Ausschaltung von intrazellulären opportunistischen Pilzmikroben (Pneumocystis carinii, Candida), Protozoen (Toxoplasma u. a.) und Viren (Zytomegalie-Virus u. a.) zuständig sind. Diese T-Helfer-Effektorzellen sind aber die TH1-Zellen. Wenn die TH1-Zellen gemäß den Laborexperimenten nicht von dem postulierten "Retrovirus HIV" besiedelt werden, können sie von diesem auch nicht zerstört worden sein. Wer nicht am Tatort ist, kann nicht der Täter sein. Andererseits hängt die Anzahl der TH1-Zellen davon ab, wie viele Vorläuferzellen der T-Helferzellen auf die Synthese des Typ1-Cytokinmusters geprägt werden (Mosmann 1996). Also müsste HIV die Vorläuferzellen besiedeln und zerstören. In diesem Falle gäbe es aber auch keine TH2-Zellen, die auf das Cytokin-Muster vom Typ 2 geprägt sind und die B-Lymphzellen zur Antikörper-Produktion stimulieren. Es müssten also beispielsweise wie beim Bruton-Syndrom (fehlende Gammaglobuline) oder bei SCID (kombinierte T- und B-Lymphzellstörung) massive bakterielle Infektionen bei den Patienten aufgetreten sein. Das Gegenteil ist der Fall, es wurde eine Hypergammaglobulinämie beobachtet (Lucey 1992) und im Gegensatz zu den imponierenden opportunistischen Infektionen keine auffallenden bakteriellen Infektionen (CDC 1993). Die postulierte Besiedlung der TH2-Zellen mit dem postulierten "HIV" hätte also keinen Krankheitswert.

Andererseits hemmen die Typ2-Cytokine der TH2-Zellen nicht indirekt die TH1-Zellen durch ihre Cytokine, sondern durch Beeinflussung der genetischen Expression in den Vorläuferzellen wird die Biosynthese der Cytokin-Muster gehemmt oder gefördert (Mosmann 1996). Die genetische Expression der Cytokin-Eiweiße ist aber wie jede genetische Expression abhängig vom Redox-Milleu, das Transkriptionsfaktoren hemmt oder fördert (Senn 1996). Das Redoxmilieu wird jedoch durch eine komplexe Vielzahl von extrazellulären und intrazellulären Faktoren gesteuert. Sind bestimmte Muster der Cytokin-Eiweiße aber exprimiert, greifen sie ihrerseits regulierend ein in das Redox-Milieu sowie in die eigene Expression und die anderer Cytokin-Eiweiße und Enzym-Eiweiße, wie beispielsweise der NO-Synthasen und vieler anderer Proteinenzyme. Fügte man Kulturen von peripheren Blutzellen von "HIV-Positiven" ein nicht exprimiertes Typ1-Cytokin hinzu, antworteten die TH2-Zellen plötzlich wieder auf Recall-Antigene und zeigten Proliferation (Clerici 1993 b). Die redox-abhängige Expression der Cytokin-Mischung bestimmt also die Immunantwort des Menschen. Um diesen elementaren Vorgang zu erklären, bedarf es keineswegs eines "neuen Erregers". Dieser Vorgang funktioniert in redox-abhängiger Selbstorganisation seit vielen Millionen Jahren.

Die HIV/AIDS-Theorie ist a priori falsch, weil das grundlegende Selbst-Fremd-Konzept der Immunologie nicht stimmt

Die HIV-Laborforscher drehen sich also logisch im Kreis und müssen immer kompliziertere Hilfshypothesen entwickeln, die sie von künstlichen Experimenten mit T-Zellklonen im Reagenzglas ableiten, um für HIV eine Existenzberechtigung zu finden (Shearer 1995). Dabei verlieren sie immer mehr die biologische Wirklichkeit aus den Augen, nämlich von welchen Bedingungen es abhängig ist, welche Strategie der Immunantwort der Organismus einsetzen kann als Teilregulation der Gesamtbalance. Diese Frage berührt ein grundsätzliches Dogma der Immunologie, nämlich die Annahme, Immunzellen könnten Fremdeiweiße und andere Fremdmoleküle "erkennen" und die etwa 55000 körpereigenen Eiweiße und andere Moleküle als "Selbst" von den fremden Molekülen, z. B. mikrobiellen Eiweißen, unterscheiden. Diese Vorstellung hat wesentlich zu der für den Laien scheinbar plausiblen Theorie beigetragen, ein neues raffiniertes Virus sei beim Geschlechtsakt oder durch Blutübertragung in den zentralen Erkennungsdienst der T-Immunzellen eingedrungen und habe die körpereigene Abwehr der "HIV-Positiven" und AIDS-Kranken lahm gelegt.

Die ungelösten Widersprüche der Selbst-Fremd-Immuntheorie

Dieses immunologische Dogma ist im letzten Jahrzehnt stark erschüttert worden. Die "Selbst-Fremd-Theorie" konnte zu keinem Zeitpunkt bestimmte Widersprüche erklären, wie z.B.:
Warum attackieren T-Helferzellen und Antikörper unter bestimmten Bedingungen körpereigenes Eiweiß (Autoimmunreaktion)?
Warum werden Krebszellen von Immunzellen nicht als fremd erkannt?
Warum greifen Immunzellen während einer Schwangerschaft nicht den Embryo an, dessen Zellen fremde Gene enthalten und folglich fremde Eiweiße synthetisieren?
Warum werden die Darmbakterien nicht als fremd angesehen?

Die Grundregeln der Nicht-Aktivierung der T-Immunzellen und B-immunzellen gegen körpereigene Eiweiße ("Selbst-Toleranz")

Die entscheidende Erkenntnis ist, dass die T-Immunzellen nicht "Fremd- und Selbstmoleküle" unterscheiden können, sondern im Prinzip mit allen Molekülen interagieren können. T-Lymphzellen reifen im Thymus. Sie werden millionenfach durch genetische Kombination nach Zufall produziert. Jede der negativ geladenen T- Lymphzellen ist auf ein zu ihnen passendes Ladungsmuster auf Eiweißen oder anderen Molekülen programmiert. Die meisten T-Lymphzellen treffen auf das passende Molekül bereits an ihrem Reifungsort im Thymus. Dieser Kontakt bringt die T-Lymphzellen zum Absterben. Die Begegnung mit dem passenden Eiweiß- oder sonstigen Molekül, Antigen genannt, reicht nicht aus, um die T-Lymphzellen zu aktivieren für ihre eigentliche Aufgabe als Effektorzellen. Nur ein sehr kleiner Teil der T-Lymphzellen, nämlich diejenigen, die kein passendes Antigen im Thymus angetroffen haben, verlässt den Thymus und wandert in die Blutbahn und die Lymphwege (positive Selektion).

Es gibt im Prinzip drei Arten von T-Lymphzellen:
- die T-Helferlymphzellen, die als TH1-Zellen cytotoxische T-Lymphzellen und Fresszellen (Makrophagen) aktivieren können oder als TH2-Zellen B-Zellen und Makrophagen unterstützen können,
- die T-Suppressorlymphzellen, welche die Aktivität der T-Helferzellen abbremsen können,
- die cytotoxischen T-Lymphzellen oder Killerzellen, die nach Aktivierung sich direkt an Zellen heften, sie aber nicht einverleiben wie die Fresszellen (Makrophagen).

Die unerfahrenen T-Helferlymphzellen werden zu erfahrenen T-Helferzellen, wenn sie ihrem Antigen zum ersten Mal begegnet sind. Nach diesem Erstkontakt sterben sie entweder ab oder überleben als ruhende Zellen im Wartestand. Zu Effektorzellen werden die erfahrenen T-Helferzellen im Wartestand erst, wenn sie ein spezifisches Doppelsignal erhalten. Signal 1 wird ihnen angeboten durch Spezialzellen, die beispielsweise ein Bruchstück eines Eiweißmoleküls wie auf einem Präsentierteller anbieten. Dies geschieht mittels der Erkennungsmoleküle (MHC II). Signal 2 sind co-stimulierende Moleküle derselben antigen-präsentierenden Zellen (englisch: APC), die überwiegend dendritische Zellen genannt werden. Das zweite Signal können erfahrene T-Helferzellen auch von Makrophagen und B-Lymphzellen empfangen, nicht aber unerfahrene T-Helferzellen. Die Grundregel heißt also für die unerfahrenen T-Helferzellen:
- absterben oder abwarten, wenn Signal 1 ohne Signal 2 empfangen wird, aber aktivieren, wenn beide Signale von dendritischen Zellen als APC angeboten werden.

Dieselbe Grundregel gilt für die erfahrenen T-Helferzellen:
- absterben oder abwarten, wenn Signal 1 ohne Signal 2 empfangen wird, aber aktivieren, wenn beide Signale von dendritischen Zellen, B-Zellen oder Makrophagen angeboten werden.

Das einfachere, aber biologisch eher erfolgreiche Prinzip, warum T-Helferzellen nicht (oder sehr selten) auf die Präsentation zelleigener Eiweiße ansprechen, ist eine Frage der statistischen Verhältnismäßigkeit: Die wenigen T-Helferzellen, die auf zelleigene Eiweiße programmiert sind und im Thymus ihr Eiweiß-Antigen nicht angetroffen haben, haben eine extrem höhere Chance, ihren Molekülpartner unterwegs in der Blutbahn, in den Lymphwegen, Lymphknoten und Milz anzutreffen als auf dem Präsentierteller einer Antigen-präsentierenden Zelle (APC). Die "APC"'s sind also im Verhältnis zu den Billionen Körperzellen und übrigen löslichen Eiweißen und anderen Molekülen viel zu selten, sodass die Chance, dass eine unerfahrene T-Helferzelle, die auf körpereigene Antigene programmiert ist, zuerst ihren passenden Molekülpartner auf einer APC zusammen mit dem zweiten Signal antrifft, äußerst gering ist. Die unerfahrene T-Helferzelle stirbt aber nach der Grundregel des Antigenkontaktes ohne Signal 2 meistens ab. Nach diesem einfachen Verfahren bleiben die T-Helferzellen übrig, die nicht auf körpereigene Moleküle programmiert sind und nur die Chance haben, auf das passende Antigen zu treffen mit dem zweiten Zusatzsignal zur Aktivierung, wenn ihnen beide Signale von antigen-präsentierenden Zellen offeriert werden. Aktivierung heißt dann u. a. die redox-abhängige Synthese von entsprechenden Cytokin-Mustern.

Die gleiche Grundregel gilt für die B-Lymphzellen, die im Knochenmark reifen. Circa 25 % der reifen B-Lymphzellen sind sensitiv genug, um Antikörper produzieren zu können (negative Selektion). Es gilt ebenfalls die Grundregel:
- absterben, wenn lediglich das Antigen-Signal empfangen wird,
- aktivieren, wenn das zweite Signal von aktivierten T-Helferlymphzellen (TH2-Zellen) kommt.

Für die erfahrenen, aktivierten Effektor-T-Helferzellen und Effektor-B-Lymphzellen gilt die Regel:
- Effektorfunktion ausführen, wenn das Signal 1 (Antigenkontakt) gegeben ist, unabhängig von der Anwesenheit oder Abwesenheit von Signal 2,
- absterben oder in den Ruhezustand übergehen, wenn das Signal 1 nicht offeriert wird (Übersicht bei Matzinger 1994).

Diese vereinfachte Darstellung reicht aus für das Grundverständnis, warum T-Helferlymphzellen und B-Lymphzellen in Kooperation mit den Antigen-präsentierenden Zellen in der Lage sind, eine Virusinfektion auch dann zu erkennen, wenn diese Viren einige T-Helferzellen besiedelt haben sollten. Diese Viruseiweiße würden im Falle der Zerstörung von T-Helferzellen von Antigenpräsentierenden Zellen eingefangen und den T-Helferzellen, von denen nur einige zu Beginn der Virusinfektion besiedelt sein könnten, präsentiert mit den notwendigen Zusatzsignalen. Es macht also keinen Unterschied für die T-Helferaktivität, ob eine Virusinfektion T-Helferzellen oder andere Zelltypen befallen hat.

Im Falle der hypothetischen "HIV-Infektion" müssen jedoch andere Gründe für eine systemische Umschaltung vom TH1-Zelltyp auf den überwiegenden TH2-Zelltyp vorliegen, da Patienten mit der gleichen Risikobelastung mit den identischen Befunden einer TH1-TH2-Dysbalance (AID) ohne den Laboreffekt "HIV positiv" nur in der Minderheit der Fälle nach Jahren eine so genannte Serokonversion, Umschlag des Testergebnisses von "HIV-negativ" zu "HIV-positiv", gezeigt haben (Weber 1986, Root-Bernstein 1993). Die beiden Varianten unterscheiden sich also lediglich in der individuellen Reaktivität in der Antikörper-Produktion bei sonst identischen Anomalien des Immunzellstatus (AID mit oder ohne "HIV-positiv"). Nach den Gesetzen der Logik kann aber Faktor B nicht Ursache für Faktor A sein, wenn Faktor A dem Faktor B vorausgeht. Da täglich etwa 2 Millionen neue T-Lymphzellen und 20 Millionen B-Lymphzellen gebildet werden (George 1996, Osmand 1993), kann die zum frühen Zeitpunkt der Serokonversion "HIV-positiv" bei symptomlosen Risikopatienten gemessene generelle Dominanz der Cytokine vom Typ 2 nicht auf eine punktuelle einzelne Virusinfektion einer Minderheit der T-Helferimmunzellen zurückgeführt werden. Das aber heißt in der Konsequenz, die erworbene zellvermittelte Immunschwäche durch TH1-TH2-switch ist nicht das Spiegelbild einer "Retrovirusinfektion", sondern Ausdruck einer vorausgegangenen, langdauernden prooxidativen (oxidativen und/oder nitrosativen) Stressbelastung. Die T-Helferzellen arbeiten nicht isoliert, sondern sind als besonders redox-sensitive Zellen auf die Spezialaufgabe programmiert, auf oxidative/nitrosative Störsignale zu reagieren. Diese werden ihnen übermittelt durch die von intrazellulären Redoxveränderungen abhängige Antigen-Präsentation mit den zugehörigen co-stimulierenden Signalen sowie durch toxische Signale. Das Ergebnis dieser Interaktion ist die Anschaltung der genetischen Expression der Typ1-Cytokin-Synthese, die wiederum eine Anschaltung der Biosynthese der cytotoxisches-NO-produzierenden Enzyme bewirkt. Die zu Effektorzellen gewordenen TH1-Zellen geben beim nächstfolgenden Antigenkontakt mit infizierten Zellen ohne

> T-Helferimmunzellen erkennen nicht „Fremd" und „Selbst", sondern sind besonders redox-sensible Sensor-und Effektorzellen zur Regulation der Störungen der Redoxgleichgewichte aus unterschiedlichen Ursachen

Zusatzsignale eine NO-Gaswolke ab. Das Gas dringt in die Erregerzellen ein und oxidiert lebenswichtige Metalloenzyme der Mikroben. Dies führt zur Hemmung oder Abtötung der Erreger.

Das Dilemma zwischen Selbstverteidigung und Selbsterhaltung

Zur Cytokin-Synthese und cytotoxischen NO-Gasbildung sind jedoch nicht nur T-Helferzellen, sondern zahlreiche andere Immunzellen und Nicht-Immunzellen befähigt. Auslöser sind nicht nur Antigene, sondern auch toxische und andere oxidative und nitrosative Stressfaktoren (Lincoln 1997). Ab einer kritischen Produktionsmenge nach Dauerstimulation kommt es zum Dilemma zwischen Selbstverteidigung und Selbstserhaltung bei drohender Erschöpfung der antioxidativen Systeme. Es muss eine strategische Entscheidung auf genetischer und nicht-genetischer Ebene getroffen werden. In den T-Helferzellen kommt es in diesen Fällen zu einem Bremseffekt durch Umschaltung der genetischen Expression der Cytokin-Synthese und der induzierbaren NO-Synthese. Es tritt der TH1-TH2-switch ein, der zur Immunzell-Dysbalance führt (AID). Der kritische Sensor und Regler für den Umschalteffekt ist der Thiolpool, der ein mehrdimensionales Netzwerk von Regulationen und Gegenregulationen auslöst. Es kann im Akutfall zu einer dichotomischen Notfallschaltung zwischen "Heilung und Sepsis" (Christou 1986) kommen bei akuten Infektionsschüben, schwer wiegenden Verletzungen und Verbrennungen, operativen Eingriffen und Vergiftungen (akut-AID). Es können sich aber auch schleichende Anpassungsvorgänge mit variablen Zwischenstadien einspielen bis zur endgültigen Verstellung des vernetzten Regulationssystems auf einem fixierten Regelniveau bei nichtbewältigten Pilz-Protozoen-, Virus- und Mykobakterieninfektionen mit langdauernder Antigenbelastung, chronischen Intoxikationsschüben, einschließlich zelltoxischen Medikamenten, nutritiven Mangelzuständen, Fehlernährung, Alterungsprozessen und vielen anderen prooxidativen (oxidativen und / oder nitrosativen) Stresszuständen (Langzeit-AID). Ob sich lokal, organspezifisch oder systemisch als Nettoeffekt überwiegend eine TH1-Dominanz oder TH2-Dominanz entwickelt, hängt ebenso wie die Natur des manifesten Syndroms von vielen internen und externen disponierenden Faktoren ab. Ein entscheidender Dispositionsfaktor ist die Wahl der ärztlichen Intervention, die von der herrschenden Theoriebildung und bewusst oder unbewusst von nicht-ärztlichen Interessen mitbestimmt wird.

Ab 1990 kreuzten sich die Forschungswege der Cytokin-Forscher und NO-Forscher. Kurze Zeit, nachdem Furchgott und Ignarro den fundamentalen Beweis erbringen konnten, dass exogenes Nitrat und Nitrit in den Endothelzellen zu NO verstoffwechselt wird (Furchgott und Ignarro unabhängig voneinander im Jahre 1986), berichtete Marletta erstmalig über den Nachweis von NO als Oxidationsprodukt von Arginin in Makrophagen (Marletta 1988). Als Gillespie 1989 publizierte, dass NO-Gas in Nervenzellen die Übertragung von Nervenimpulsen hemmt (Gillespie 1989), setzte ein ungeahnter Forschungsboom ein. In wenigen Jahren wurde erkannt, dass NO von den Mollusken (Franchini 1995, Johanson 1995, Ottaviani 1998) bis zum Menschen in allen Zellsystemen die biologischen Grundabläufe steuert über die Oxidation von Metallverbindungen, wie beispielsweise die eisenhaltigen Proteine und Enzyme, der Eisen-Schwefel-Zentren in der Atmungskette der Zellorganellen der Mitochondrien und der Schwefel-Wasserstoff-Gruppen in den Aminosäuren Methionin und Cystein sowie den Proteinen und Enzymen, die diese Aminosäuren enthalten (Moncada 1991). Diese Grundlagenerkenntnisse sollten zum Ausgangspunkt werden zu einem tief greifenden Wandel des Verständnisses des AIDS- und des Krebs-Rätsels.

> Die experim entellen Befunde des Rückkopplungssystems zwischen den polaren T-Helferzelltypen und Cytokin-Mustern sowie der cytotoxischen NO-Synthese

Die Erforschung der Produktion und Funktion des cytotoxischen NO-Gases in den T-Helferzellen konzentrierte sich schwerpunktmäßig auf drei Fragestellungen:
- die Bedeutung des cytotoxischen NO-Gases für die Hemmung und Elimination von Mikroorganismen durch die T-Helferzellen,
- die Wechselwirkung zwischen der Synthese der Cytokin-Muster und der induzierbaren NO-Synthese in den T-Helferzellen,

- die Gegenregulation der Cytokin-Synthese und der Langzeit-NO-Synthese in Zusammenhang mit dem TH1-TH2-switch (Immunzelldysbalance = AID).

Die Konsequenzen der Entdeckung der NO-Synthese in den Immunzellen waren frühzeitig erkennbar: Wenn sich zeigen sollte, dass die Funktionsfähigkeit der zellvermittelten Immunität (TH1-Zellen) und die Umschaltung auf einen überwiegend humoralen Immunitätsstatus (TH2-Zell-Dominanz und Überaktivierung der Antikörperproduktion) von der cytotoxischen NO-Synthese abhängig sein sollte, dann war die TH1-Immunzellschwäche nicht mehr rätselhaft, In diesem Falle kamen alle Faktoren einer funktionellen Hemmung der Langzeit-NO-Synthese (Nitritkonsum, zelltoxische Medikamente, hohe und / oder langdauernde Antigen- und Alloantigenbelastung, oxidierende Einflüsse, Protein-Mangelsyndrom u. a.) als Krankheitsauslöser der Immunanomalien und opportunistischen Infektionen in Frage. Für die Erklärung des TH1-TH2-switch von "HIV-negativen" und "HIV-positiven" Risikopatienten bedurfte es dann nicht mehr eines "neuen Erregers". Die Krankheitsursache wäre in der Dysbalance der cytotoxischen NO-Synthese gegeben. Die Therapie müsste die Ursachen der cytotoxischen NO-Blockade behandeln.

1990 wurde erstmals in T-Lymphzellkulturen von Ratten, die mit dem Mitogen Phytohämagglutinin (PHA) stimuliert wurden, NO-Produktion nachgewiesen. Fügte man den T-Lymphzellkulturen eine Substanz zur Hemmung der NO-Produktion hinzu, zeigte sich eine starke Zunahme der Reifung und Vermehrung (Proliferation) der T-Lymphzellen (Hoffman 1990). Diese Befunde sind seitdem in zahlreichen T-Lymphzellkulturen von Mäusen und in lebenden Mäusen bestätigt worden. Bakterielle Infektionen in Mäusen führten zu stark erhöhten NO-Spiegeln und anschließender Proliferationshemmung. Die Folge war die Verminderung der T-Helferzell-Immunantwort (Gregory 1993). Wenn man T-Lymphzellen der Milz von Mäusen, die mit Malaria-Erregern infiziert waren, mit Malaria-Antigenen kultivierte, zeigte sich eine signifikante Produktion von Typ1-Cytokinen (Interferon-?, Interleukin-2). Die Synthese dieser Cytokine war erheblich erhöht, wenn man die Mäuse mit einem NO-Synthese-Hemmstoff behandelte (Taylor-Robinson 1994). Diesen Effekt konnten die Forscher auch demonstrieren, wenn man TH1-Zellklone, die spezifisch auf Malaria-Antigene reagierten, mit der die NO-Synthese hemmenden Substanz in Kontakt brachte: Die Synthese von Interleukin-2 und Interferon-? war deutlich erhöht. Umgekehrt war in den gleichen TH1-Zellklonen dieselbe Typ1- Cytokin-Synthese signifikant erniedrigt, wenn man eine NO-spendende Substanz hinzufügte, insbesondere die Synthese des Wachstumsfaktors für die Proliferation der TH1-Zellen, des Interleukin-2, erniedrigte sich im Verhältnis zur Menge der hinzugefügten NO-spendenden Substanz. Die Hemmung der Proliferation der TH1- Zellen konnte rückgängig gemacht werden, wenn man Interleukin-2 den kultivierten TH1-Zellklonen hinzugab (Liew 1995). Diese Versuche zeigten, dass NO in TH1- Zellklonen die Absonderung des Typ1-Cytokins

IL-2 hemmt. Weitere Versuche mit dem Mitogen Concanavalin (Con A) bestätigten, dass die TH1-Zellen zur NO-Synthese angeregt werden, wenn sie stimuliert werden (Kirk 1990). In weiteren Experimenten mit T-Helferzellen von Säugetieren und Menschen ließ sich demonstrieren, dass Bakterientoxine, Lipopolysaccharide (LPS), Typ1-Cytokine in TH1-Zellen stimulieren und diese die Produktion des cytotoxischen NO-Gases aktivieren (Kröncke 1995). Das NO-Gas hat zwei wichtige Funktionen:

- Erstens diffundert NO aus aktivierten TH1-Effektorzellen in infizierte Zielzellen, um intrazelluläre Erreger zu hemmen oder zu eliminieren. Diese Effektor-Funktion betrifft alle intrazellulären Mikroorganismen (Bakterien, Viren, Pilze, Parasiten). Ebenso diffundiert das cytotoxische NO-Gas auch in extrazelluläre Mikroorganismen, beispielsweise Würmer, Pilze und Parasiten. Bei dieser Aufgabe werden die TH1-Zellen von Makrophagen unterstützt, die ebenfalls NO-Gas produzieren (van Rooijen 1997, Mac Micking 1997). Zwischen Makrophagen und TH1-Zellen besteht eine gegenseitige Stimulation durch Austausch von Typ1-Cylokinen und Interleukin-12.
- Zweitens moduliert das cytotoxische NO die Immunantwort der TH1-Zellen, indem es bei höherer Produktion die Typ1-Cytokin-Synthese hemmt und auf diese Weise eine überschießende Proliferation der TH1-Zellen verhindert. Gleichzeitig hemmt damit das NO-Gas die eigene Synthese, da die Typ1-Cytokine seine stärksten Stimulatoren sind. Es besteht also ein Rückkopplungseffekt zwischen der NO-Synthese und der Typ1-Cytokin-Synthese. Im Falle akuter Infektionen kann dieser Bremsmechanismus Gewebsschädigung durch zu hohe NO-Mengen verhindern. Bei chronifizierten Infektionen kann diese Selbsthemmung der NO-Synthese sich zu einem Teufelskreis aufschaukeln und die Infektionsneigung in Gang halten. NO-Gas wirkt also gleichzeitig als cytotoxischer Effektor und als Immunregulator (Lincoln 1997).

Als man in Mäusen das Gen blockierte für die Expression der Enzymeiweiße für das Synthese-Enzym des NO, die induzierbare NO-Synthase (iNOS), zeigte sich bei diesen so genannten Knock-out-Mäusen genau dieser zweischneidige Effekt: Diese Mäuse zeigten eine deutlich stärkere Immunantwort der TH1-Zellen, da die Typ1- Cytokine nicht mehr durch NO-Gas ausgebremst wurden. Gleichzeitig zeigten sich die Tiere aber wesentlich infektionsanfälliger als Kontrollmäuse. Sie konnten Stoffwechsel und Wachstum der intra- und extrazellulären Erreger nicht mehr durch eine NO-Gaswolke aus den TH1-Zellen lahm legen (Wei 1995). Die Mäuse litten also an einer speziellen Form von AIDS, einer erworbenen Immunschwäche durch Mangel an Effektor-Gas bei überstimulierten TH1-Zellen.

Von besonderer Bedeutung war die Frage, ob TH2-Helferzellen cytotoxisches NO synthetisieren. Wenn man TH2-Zellklone auf die gleiche Weise wie TH1-Zellklone behandelte, nämlich mit Hemmsubstanzen für die NO-Synthese oder Substanzen als NO-Spende oder Typ1-Cytokinen, zeigten sie keine toxische NO-Produktion oder einen Unterschied im Proliferationsverhalten (Taylor-Robinson 1994). TH2-Zellen unterscheiden sich also von TH1-Zellen dadurch, dass sie kein cytotoxisches NO produzieren (wohl aber regulierte niedrige Mengen des kalziumabhängigen NO zur Binnenmodulation zahlreicher zellbiologischer Abläufe wie andere Zellen auch). TH2-Zellen sind also nicht an der intrazellulären Elimination von intrazellulären Erregern beteiligt (Sher 1992, Kröncke 1995, James 1995, Barnes 1995, Vodovetz 1997, O' Garra 1998, Morel 1998).

Die klinischen Konsequenzen des T-Helferzellstatus, der assoziierten Cytokin-Synthese und der Hemmung der Überproduktion des cytotoxischen NO-Gases bei AIDS, Sepsis und Autoimmunreaktionen

Eine Umschaltung überwiegend auf TH2-Zellen hemmt zusätzlich die Synthese von cytotoxischem NO, indem Typ2-Cytokine freigesetzt werden, die in Fresszellen (Makrophagen) die Produktion von Cytokinen unterdrücken. Beispielsweise wird von Typ2-Cytokinen das Interleukin-12 der Makrophagen gehemmt, das normalerweise in TH1-Zellen die Typ1-Cytokine stimuliert, die wiederum die cytotoxische NO-Synthese anregen würden. Es ist also nicht verwunderlich, dass bei "HIV-negativen" und "HIV-positiven" Personen, wenn eine TH2-Dominanz besteht, bei intakter Antikörperproduktion opportunistische Erreger (Pilze, Parasiten, Mykobakterien, einige Virusarten) intrazellulär sich ansiedeln und sich vermehren können, da die Erreger nicht effektiv durch NO-Gas angegriffen werden können. Kompliziert wird dieses Geschehen durch die Tatsache, dass Pilze und Parasiten ihrerseits, wenn sie unbehelligt bleiben, Substanzen absondern können, mit denen sie die NO-Synthese in den Makrophagen und wahrscheinlich auch in den TH1-Zellen abbremsen können (Liew 1994, 1997, Green 1994, James 1995, Remick 1996, Lucey 1996, Clark 1996, de Waal MaleM 1997, Leite-de-Moraes 1997, Ramshaw 1997, Akaike 1998, Karupiah 1998, Murphy 1998, Cobbold 1998).

Umgekehrt besteht die Gefahr, dass bei zu starker NO-Produktion zur Selbstverteidigung lokalisierte chronische Entzündungen ausgelöst werden und / oder schwere Gewebsschäden eintreten (Nussier 1993). Es entwickeln sich inflammatorische Prozesse in verschiedenen Organen, die schwierig zu beherrschen sind (Übersicht bei Lincoln 1997). Die Sepsis als systemischer inflammatorischer Prozess wird zwar durch eine TH2-Dominanz begünstigt, infolge der massiven bakteriellen Aussaat werden jedoch exzessiv mikrobielle Endotoxine (Lipopolysaccharide, LPS, u. a.) gebildet, die eine verstärkte NO-Produktion in verschiedenen Zellsystemen stimulieren, da außer den TH1-Zellen viele andere Immun- und Nicht-Immunzellen (Makrophagen, Kupffer-Zellen, Mesangialzellen, Mikrogliazellen, Milzzellen, neutrophile Leukozyten, natürliche Killerzellen, Epithelzellen, Endothelzellen, glatte Muskelzellen der Gefäße, Herzmuskelzellen, Leberzellen, Pankreaszellen, Knorpelzellen, knochenbildende Zellen, Fibroblasten, Keratinzellen, Astrozyten, periphere Nervenzellen u. a.) das induzierbare Enzym der NO-Synthese besitzen und auf massive Provokation durch Endotoxin cytotoxisches NO im Überschuss produzieren können. Beim septischen Schock stellt sich ein maligner Blutdruckabfall ein, der zur Mangeldurchblutung lebenswichtiger Organe führen kann. Die hohen NO-Mengen oxidieren das eisenhaltige Enzym Guanylatcyclase in den Endothelzellen. Über Bildung von cGMP werden die glatten Musklelfasern der Blutgefäße dauerhaft entspannt. Die Mortalität ist heute noch hoch. Viel versprechende Ergebnisse in Tierversuchen mit NO-hemmenden Substanzen sind beim Menschen problematisch, da es schwierig ist, eine selektive und organspezifische Balance zu erreichen (Petros 1993, Kirkeboen 1999, Ketteler 1998). Eine der Hauptgefahren inflammatorischer Prozesse infolge zu hoher NO-Produktion ist der gesteigerte Zellzerfall. Durch die erhöhte Typ1-Cytokin-Synthese werden vermehrt Interferon-γ und Tumornekrosefaktor gebildet, welche wiederum die Produktion von Sauerstoffradikalen anregen. Diese können wiederum den programmierten Zelltod (Apoptose) oder unprogrammierten Zelltod (Nekrose) über eine Kaskade von Reaktionen auslösen. Wird durch nekrotisches Zerplatzen der Zellmembran der Zellinhalt anders als beim programmierten Zelltod nicht zuvor recycelt, werden Eiweiße und andere Moleküle in das extrazelluläre Milieu freigesetzt. Diese werden ebenso wie "Fremdeiweiße" von Antigen-präsentierenden Zellen (APC), vor allem dentritischen Zellen und Makrophagen, aufbereitet und noch unerfahrenen T-Helferzellen offeriert sowie von B-Lymphzellen mit membranständigen Antikörpern eingefangen. Die passenden TH1-Zellen werden ebenso aktiviert durch Doppelsignal wie bei anderen Eiweißen, die nicht aus körpereigenen Zellen stammen, und produzieren nach Klonen cytotoxisches NO, wenn sie den avisierten Zelleiweißen wieder begegnen. Die anschließende Attacke gegen Zelleiweiße läuft nicht anders ab als bei intrazellulärem Mikrobeneiweiß. Die von Antigen-Signalen der B-Lymphzellen aktivierten TH2-Zellen geben stimulierende Signale an die B-Lymphzellen, die entsprechende lösliche Antikörper absondern. Diese können mit den nekrotischen Eiweißen interagieren, aber ebenso Kreuzreaktionen mit anderen körpereigenen Eiweißen eingehen, die analoge Bindestellen auf der vielgestaltigen Eiweißstruktur aufweisen. Nach diesem Interaktionsmodell erklären sich Autoimmunreaktionen gegen das eigene "Selbst" (Nicholson 1996, Vergani 1996,

Rocken 1997, O'Gara 1997, Heurtier 1997, Weigle 1997, Lafaille 1998, Del Prete 1998, Pearson 1999).

Typ2-Cytokin-Status und Selbsttoleranz der T- und B- Lymphzellen bei Krebszelltransformation

Krebszellen wiederum werden als "Selbst" toleriert, solange sie den Antigen-präsentierenden Zellen keine Antigene liefern. Erst beim nekrotischen Zellzerfall können Krebszell-Antigene präsentiert werden und T-Helfer- und B-Lymphzellen aktiviert werden. Für die Einverleibung durch Makrophagen sind die Krebszellen im intakten Zustand wiederum zu groß (Matzinger 1994). Teilungsfähige Zellen schalten um auf enzymatische Produktion des universellen Energieträgermoleküls ATP außerhalb der besonderen Zellorganellen (Mitochondrien, in denen normalerweise etwa 90 % der ATP-Produktion durch oxidative Phosphorkopplung gewonnen wird), wenn sie sich zu Krebszellen transformieren. Soweit bisher untersucht, sind Krebszellen mit Typ2-Cytokin-Synthese assoziiert (Lucey 1996).

Die Selbsttoleranz gegen die Anaerobier-Kolonie der Darmflora als exo-symbiotische Entlastung der Immunbalance des Gesamtorganismus

Darmbakterien andererseits, zu 99 % Anaerobier, gewinnen ebenfalls ATP-Energie enzymatisch statt mit Hilfe oxidativer Phosphorbindung von anorganischem Phosphor an Adenosindiphosphat (ADP). Die Anaerobier haben nicht nur die Aufgabe, Nahrungsreste zu verdauen, vielmehr kleiden sie die unteren Darmabschnitte aus und bilden eine Exo-Symbiose mit der Darmschleimhaut. Sie sind integrierter Teil der Immunabwehr, indem sie durch ihre komplexe Stoffwechseltätigkeit dem Organismus reduzierende Substanzen, auch schwefelhaltige Molekülverbindungen, anbieten und auf diese Weise die Reduktionskraft des Wirtes stärken. Außerdem produzieren einige Anaerobier aus der Aminosäure Tryptophan das Vitamin Niacin, das lebenswichtig ist als Baustein des Co-Enzyms NAD+, das bei vielen Biosynthesen als Lieferant und Empfänger von Wasserstoffionen unverzichtbar ist. Es fällt auf, dass in dem vielgestaltigen Zellaufbau der Darmwand und ihrer Schleimhaut, welche die größte Austausch- und Kontaktfläche des menschlichen Organismus mit der Außenwelt und den mannigfachen Kontaminationen darstellt, die Dichte der T-Lymphzellen relativ gering ist, obwohl 85 % aller T-Lymphzellen sich im Bereich der Darmgewebe aufhalten. Offensichtlich entlastet und stärkt die Anaerobierkolonie, die mehr bakterielle Zellen produziert als der Körper insgesamt Zellen hat, die Cytokin1-Cytokin2-Balance des Gesamtorganismus. Die genaue Artenvielfalt und Stoffwechselleistung der anaeroben Darmflora ist noch zu wenig erforscht, aber eine Dyssymbiose kann zu gesteigerter TH1-Zellaktivität beitragen und die Produktion von cytotoxischem NO steigern. Klinisch manifestiert sich diese reaktive lokale TH1- Dominanz als inflammatorische Darmerkrankungen wie Colitis ulcerosa, Morbus Crohn oder das bei "HIV-negativen" und "HIV-positiven" Homosexuellen nicht seltene inflammatorische Bowel-Syndrom (Tomita 1998, Guslandi 1998, Perner 1999, Mourad 1999).

Die Frage wiederum, warum während einer Schwangerschaft die embryonalen Zellen von den T-Helferzellen nicht als "fremd" erkannt und attackiert werden, ist hinreichend geklärt worden. Während der Schwangerschaft synthetisieren die mütterlichen T-Helferzellen im Bereich der Plazenta (retroplazentäre Blutlymphozyten) vermehrt Typ2-Cytokine, wahrscheinlich durch den erhöhten Progesteron-Spiegel gesteuert. Eine TH1-Zelldominanz führt tatsächlich zum Abbruch der Schwangerschaft, wie Forscher im Tierversuch und bei der menschlichen Schwangerschaft zeigen konnten. Eine erfolgreiche Schwangerschaft ist nur unter dem Schutz der lokalen Synthese des Typ2-Cytokin-Ensembles möglich (Lin 1993, Wegmann 1993, Mosmann 1996, Raghupathy 1997, Kasakura 1998).

Eine erfolgreiche Schwangerschaft ist nur unter dem Schutz der TH2-Dominanz des Typ2-Cytokin-Status und der cytotoxischen NO-Hemmung möglich

Die zuvor gestellten Fragen zu den Widersprüchen des vorherrschenden Selbst-Fremd-Konzeptes der Immunologie können also im Lichte der Typ1-Typ2- Cytokin-Balance und der damit verbundenen Stimulation oder Hemmung der cytotoxischen NO-Synthese plausibel beantwortet werden. Aber es ergibt sich aus diesem Erkenntnisstand die tiefergreifende Frage: Wenn nicht die Reaktion auf Selbst- und Fremd-Identifikation die spezielle Leistung des Immunzell-Netzwerkes ist, was

Die steuernde Kraft hinter der Immunbalance

ist die selbstorganisierende Kraft für die Einstellung der Balance zwischen zellvermittelter und humoraler Immunität? Die engagierteste Kritik an dem Selbst-Fremd-Paradigma hat die amerikanische Immunologin Matzinger von den Nationalen Instituten für Gesundheit (NIH), der obersten Forschungsbehörde der USA im Gesundheitswesen, formuliert. Matzinger ist aufgrund der Analyse zahlloser immunologischer Forschungsbefunde zu der Auffassung gelangt, dass nicht die Erkennung von Selbst- und Fremd-Molekülen, sondern die Wahrnehmung einer Gefahr für den Organismus, die sie mit Gewebszerstörung gleichsetzt, das Immunzell-Netzwerk alarmiert:

"Von der Perspektive her betrachtet, dass die steuernde Kraft hinter der Immunität die Notwendigkeit ist, Gefahr für den Organismus zu erkennen, gelangen wir zu der Vorstellung, dass das Immunsystem nicht für sich allein steht. Es ist nicht einfach eine Ansammlung spezialisierter Zellen, die durch den Rest des Körpers patroullieren, sondern eine ausgedehnte und innig miteinander verknüpfte Familie von Zelltypen, die beinahe jedes Körpergewebe einbezieht. Toleranz (im Sinne einer nur selektiven Immunantwort) beruht nicht länger allein auf dem Verlust oder Überleben von einzelnen T-Lymphzellen. Vielmehr ist sie anzusehen als ein kooperatives Unternehmen zwischen T-Lymphzellen, Antigen-präsentierenden Zellen und anderen Zellsystemen. Das Immungedächnis beruht nicht mehr auf langlebigen T-Lymphzellen, sondern auf deren Interaktion mit Antikörpern, Antigenen und dentritischen Zellen. Die Reaktionsformen der Immunantwort sind gesteuert durch Interaktionen zwischen T-Lymphzellen, Antigen-präsentierenden Zellen, basophilen Leukozyten, Mastzellen und allen ihren Cytokinen (und vielleicht den Parasiten selbst, wenn sie versuchen, das Immunsystem zu beeinflussen). Durch diese Netzwerke von kooperierenden Zellen kann das Immunsystem alarmiert werden für Gefahren und Gewebszerstörung, ohne die ständige Notwendigkeit, die Frage von Selbst oder Nicht-Selbst entscheiden zu müssen. Das Immunsystem kann Myriaden von selbst- oder fremd-reaktiven T-Lymphzellen enthalten, die alle die Bereitschaft zeigen, zu reagieren oder notfalls sich tolerant zu verhalten. Auf diese Weise hat es die Stärke, die Moleküle zu zerstören, die zerstört werden müssen, die Toleranz, andere Moleküle unbehelligt zu lassen, und die Fähigkeit, den Unterschied zu erkennen" (Matzinger 1994).

Das Gefahr-Konzept erklärt, nach welchen Regeln das Immunzell-Netzwerk auf aktive und passive Stressfaktoren antwortet. Es erklärt nicht das gemeinsame Element bei scheinbar so heterogenen Zuständen wie beispielsweise Protein-Mangelsyndrom, Organtransplantation, Sepsis, chronischen Pilz- und Parasiteninfektionen, chronischer Tuberkulose und lepromatöser Lepra, AIDS, Krebs, Schwangerschaft oder Alterungsprozessen. Bei allen diesen Konditionen schaltet das Immunzell-Netzwerk partiell oder systemisch um auf Typ2-Cytokin-Synthese und Drosselung der cytotoxischen NO-Produktion. Der Organismus versucht also, eine bestimmte Gefahr abzuwenden und nimmt dabei eine andere Gefahr in Kauf. In der Gefahrensituation muss der Organismus eine Entscheidung treffen, wie er vorübergehend oder überdauernd die Balance halten will in einzelnen Kompartimenten des Körpers oder im Gesamtsystem. Bei diesem ständigen Balanceakt kann es zu einer Übersteuerung kommen in der einen oder anderen Richtung, zu möglicher Selbstschädigung durch inflammatorische Prozesse und Autoimmunreaktionen infolge zu hoher, ungebremster cytotoxischer NO-Produktion (TH1-Dominanz), oder zur möglichen Selbstschädigung durch Abschalten der cytotoxischen NO-Produktion und Verschiebung der Immunzell-Antwort auf die extrazelluläre, humorale Abwehr mit der Folge einer Immunzell-Dysbalance (TH2-Dominanz). Buchstäblich kann das Immunzell-Netzwerk also zu viel Gas geben oder zu stark auf die Bremse treten. Beim erworbenen Immunzellschwäche-Syndrom (AIDS) scheint der Organismus nach einer Phase der übermäßigen NO-Aktivierung erschöpft die NO-Produktion auszubremsen. Im Falle der Schwangerschaft gibt es aus Gründen der physiologischen Zellteilungsfrequenz keine Wahlmöglichkeit. Nicht nur die T-Helferzellen der Schwangeren schalten um im Kontaktbereich der Plazenta zwischen Mutter und Embryo auf TH2-Dominanz, sondern auch die T-Helferzellen des Neugeborenen sind auf den TH2-Typ geprägt. Sie müssen nach der Geburt erst auf eine ausgeglichene TH1-TH2-Balance trainiert werden (Delespesse 1998).

Diese Tatsache der Typ2-Cytokin-Prägung der fötalen T-Helferzellen im Mutterleib (intrauterin) wird mit einem anderen bedeutsamen klinischen Phänomen in Verbindung gebracht. Weltweite epidemiologische Studien in mehreren Ländern haben ergeben, dass das Auftreten (Prävalenz) allergischer Symptome (Atopie), einschließlich allergischer Rhinitis, Asthma, Ekzeme und atopischer Hauterkrankungen, seit dem zweiten Weltkrieg kontinuierlich zugenommen hat. Diese gesteigerte allergische Reaktionsbereitschaft ist verbunden mit einer TH2- Immunzelldominanz, Erhöhung

Weltweit zunehmende Allergien, Atopien und AIDS als Indikator für die zivilisationsbedingte Verschiebung der Immunzell-Balance zur TH2-Dominanz

der Antikörper-Produktion der Immunglobulinklasse E und bestimmter Antikörper der Immunglobulinklasse G, einer Zunahme der Bildung von eosinophilen Leukozyten (Eosinophilie) und einer relativ anergen DTH-Hautreaktion. Die immunologischen Befunde der atopischen Patienten sind analog der Immunantwort bei Wurminfektionen. Es ist anzunehmen, dass es sich um eine Kreuzreaktion zwischen allergieauslösenden Antigenen (allergene Eiweiße) und Wurmantigenen handelt, also das Immunzell-Netzwerk genauso reagiert, als ob es sich um Wurminfektionen handeln würde. Das bedeutet, dass das Immunzell-Netzwerk als Sensor für innere und äußere Umweltgefahren bei den atopischen Patienten so eingeregelt ist, als ob die gleiche Gefährdung bestehen würde, wie zu Beginn der Wirbeltierentwicklung, als die Wurmparasiten die evolutionsbiologische Innovation der Doppelstrategie der zellvermittelten (TH1-Zellen und cytotoxische NO-Produktion) und humoralen (TH2-Zellen und erweitertes Antikörperrepertoire) Immunantwort notwendig machten (Fedyk 1997, Holt 1997, Romagnani 1998, Paronchi 1999). Allerdings besteht ein wichtiger Unterschied: Man hat festgestellt, dass frühkindliche bakterielle Infektionen eine negative Assoziation mit der späteren Entwicklung einer Atopie zeigen, also scheint die mangelnde Erfahrung in der Kindheit mit infektiösen Ereignissen die Atopie zu fördern und die TH2-Dominanz mit atopischer Reaktionsbereitschaft zu begünstigen. Man vermutet, dass die Reduktion von Infektionen in der frühen Kindheit durch Impfungen und Antibiotika zur atopischen Disposition beiträgt. Aber auch intrauterine Bedingungen, die den TH2-Status und die IgE-Synthese forcieren, werden als Ursache diskutiert, beispielsweise Nahrungsfaktoren (Howarth 1998). Nicht diskutiert werden unverständlicherweise Belastungen der Mütter mit Medikamenten, Nahrungsmittel- und Trinkwasserkontaminationen (Nitrosamine, Pestizid-, Hormon- und Antibiotika-Rückstände, u. a.), Zigarettenkonsum, Umweltgifte, natürliche und künstliche Strahlenexposition, Schwermetalle, Antibabypille usw.

Auffallend ist in diesem Zusammenhang, dass bei den homosexuellen AIDS-Patienten ganz überwiegend die Geburtsjahrgänge der nach dem zweiten Weltkrieg Geborenen betroffen sind (Durchschnittsalter: Mitte dreißig), obwohl anzunehmen wäre, dass gerade ältere Homosexuelle Nitrite als erektionssteigerndes Mittel inhaliert haben könnten, vergleichbar mit heterosexuellen Männern, die das erektionssteigernde Präparat Viagra einnehmen. Nitrite erweitern die Blutgefässe im Penis durch NO-Freisetzung, das wiederum das eisenhaltige Enzym Guanylatcyclase aktiviert, das cyclisches Guanosinmonophosophat stimuliert, das die glatten Muskelfasern der Blutgefäße entspannt. Viagra verhindert den raschen Abbau des cyclischen Guanosinmonophosphat und bewirkt auf diese Weise den gleichen Effekt wie die Nitritinhalation. Bei den homosexuellen AIDS-Patienten entwickeln sich im Laufe der Progression vom symptomlosen AID (anerge DTH-Hautreaktion, TH2Dominanz) zu opportunistischen Infektionen (AID-S) häufig atopische Symptome und allergische Reaktionen gegen Medikamante, stark erhöhte IgE-Antikörper-Produktion und Eosinophilie mit deutlich erhöhten Mengen eosinophiler kationischer Eiweiße im Blutserum (Parkin 1987, Grieko 1989, Wright 1990, Lucey 1990, Paganelli 1991, Israel-Biet 1992, Small 1993, Smith 1994, Drabick 1994, Vigano 1995 a, 1995 b, Paganelli 1995).

Bei älteren Menschen zeigt sich insgesamt eine höhere Prävalenz für bakterielle, virale und opportunistische Infektionen und Krebs als bei jungen Erwachsenen. Diese Symptomatik wird aber nicht mit AIDS assoziiert. T-Lymphzellen weisen bei älteren Menschen eine verminderte Proliferation nach Induktion mit Mitogenen und eine verminderte Typ1-Cytokin-Synthese auf, während die Typ2-Cytokin-Synthese erhöht ist. Insgesamt überwiegt eine TH1-TH2-Dysbalance zugunsten eines TH2-Status, auch bei gesunden älteren Menschen. Bei Leukozyten-Stimulation mit bakteriellen Endotoxinen (LPS) wurde jedoch bei älteren Menschen im Vergleich zu jüngeren Menschen eine erhöhte Synthese von Interleukin 1, 6 und 8 sowie des Tumornekrosefaktors nachgewiesen (Rink 1998, Shearer 1997). In T-Lymphzell- Experimenten mit Mäusen wurde bei zunehmendem Alter eine deutliche Verschiebung des TH1-TH2-Profils, Abnahme der natürlichen Killerzell-Aktivität und Störung der B-Lymphzellfunktion nachgewiesen (Doria 1997).

Die Immunzell-Dysbalance im Alter

Die TH2-Dominanz bei den Neugeborenen spricht dafür, dass die T-Helferzell- Aktivität mit cytotoxischer NO-Synthese während der fötalen Entwicklung noch nicht ausgeprägt sein darf. Die erhöhte Prädisposition im Alter für Infektionen und Neoplasien demonstriert, dass die Cytokin-Balance nicht mehr gewährleistet ist. Die Gründe für diese immunologischen Befunde am Beginn und am Ende des Lebens sowie für symptomatische Immun-Dysbalancen bei spezifischen Belastungen unterschiedlicher Ursache sind tieferliegender Natur. Sie sind bedingt durch die evolutionsbiologische Tatsache, dass alle menschlichen Zellen, wie bei allen mehrzelligen Lebewesen und den meisten zellkernhaltigen Einzellern in Wirklichkeit eine Zellkolonie mit intrazellulären Zellsymbionten bilden.

Alle Einflüsse im Laufe des Lebens, von der Embryonalentwicklung bis zum Tode des Menschen, bestimmen die vitale Funktion dieser Zellsymbiose. Die Dynamik der erworbenen Immunzell-Dysbalance ist der Spezialfall der Störung dieser höchst komplex geregelten und gegenregulierten Zellsymbiose in bestimmten Zellsystemen. Dieses evolutionsmedizinische Faktum ist bisher zu wenig oder gar nicht in der praktischen Medizin beachtet worden und in der HIV/AIDS-Medizin durch die Obsession einer hypothetischen Retrovirus-Infektion verdrängt worden.

Unabhängig von dem spezifischen Ursachen sind alle Immunschwächen den gleichen evolutionsbiologischen Regeln unterworfen

Zusammenfassend kann zu den Ursachen einer "erworbenen Immunzellschwäche" festgestellt werden:
Es handelt sich um eine evolutionsbiologisch programmierte Umschaltung des Immunzell-Netzwerks und anderer Zellsysteme zum Schutz der Zellsymbiose. Abhängig von vorübergehenden oder überdauernden Änderungen des Redox-Milieus werden unter Einfluss der Synthese der Cytokin-Muster die T-Helferzell-Populationen auf eine TH2-Dominanz mit erhöhter Antikörper-Aktivität geprägt. Die cytotoxische NO-Produktion und auch die von Typ1-Cytokinen abhängige Produktion von reaktiven Sauerstoffspezies (ROS) wird gedrosselt. Der Preis ist eine Eliminationsschwäche für intrazelluläre Erreger. Diese kann zu opportunistischen Infektionen (AIDS) führen, da intrazelluläre opportunistische Mikroben nur durch eine adäquate cytotoxische NO-Synthese gehemmt oder zerstört werden können. Häufig geht der pathophysiologischen Typ2-Cytokin-Dominanz eine kurzfristig exzessive oder langfristig dauernde Aufschaltung der NO-Synthese und Typ1-Cytokin-Synthese der Gegenregulation zum Typ2-Cytokin-Muster voraus. In diesem Sinne ist die Nitritinhalation als Sexdoping ein Spezialfaktor zur Erhöhung der NO-Bildung in bestimmten Zellsystemen. Die Folgen sind inflammatorische Prozesse, erhöhter lokaler oder systemischer Zellzerfall, Nekrose (mit Antikörper-Bildung und Gewebsschädigung durch Autoimmunreaktion) und/oder Apoptose (ohne Autoantikörper-Bildung). Solche Prozesse können auch phasenweise und in bestimmten Krankheitsstadien parallel zur TH2-Dominanz der

Immunantwort auftreten. Im Extremfall können die Gegenregulationen zum Schutz der Zellsymbiose übersteuert sein und zur malignen Krebszell-Transformation führen. Die Ursachen sind vielfältiger Natur: Toxische einschließlich pharmakotoxische, traumatische, nutritive, mikrobielle, alloantigene (einschließlich exzessiver Aufnahme von oxidierter Samenflüssigkeit beim analrezeptiven Koitus sowie hochkontaminierter Blutprodukte), umweltbedingte, gravierende psychische und altersabhängige Stressfaktoren können einzeln oder summarisch, als lebenszeitabhängige Einflussnahme auslösend sein. In Relation zur Dosis, Dauer, Art und Kombination der prooxidativen (oxidativen und/oder nitrosativen) Stressbelastung sowie der Disposition des individuellen Menschen, begünstigt durch genetische, intrauterine und frühkindliche Prägungen, kann der latente AID-Zustand zum manifesten AID-Syndrom (AIDS) übergehen. Dies kann der Fall sein mit und ohne Nachweis eines positiven Ergebnisses im "Anti-HIV-Antikörper-Test". Folgerichtig hat die US-Überwachungsbehörde CDC ab 1987 die häufigsten AIDS-Indikatorkrankheiten im Katalog von mittlerweile 29 Krankheitsformen auch ohne den Laboreffekt "HIV-positiv" als AIDS definiert (CDC 1987). Der Laboreffekt "HIV-positiv" weist lediglich das Vorhandensein einer ausreichenden Menge von Antikörpern und Autoantikörpern zum Erreichen der Messschwelle des "Anti-HIV-Antikörper-Tests" nach. Da die Herkunft der Eiweiße, die im Testverfahren zum Antikörpernachweis benutzt werden, nicht identifiziert worden ist, sondern lediglich aufgrund unspezifischer Indizien einem so genannten Retrovirus zugeschrieben worden ist, kann der so genannte HIV-Test keine Aussage über die Ursachen der erworbenen Immunzellschwäche treffen. Eine so genannte, Retrovirus-Infektion der T-Helferzellen wäre auch weder notwendig noch hinreichend zur Erklärung einer TH2-Dominanz. Der so genannte HIV-Test kann nur indirekt im Kontext mit anderen klinischen und Laborparametern einen unspezifischen Hinweis auf eine bestehende TH2-Zell-Dominanz und Störung der Zellsymbiose geben. Es sind etwa 70 verschiedene Konditionen bekannt, bei denen der so genannte HIV-Test positiv sein kann, ohne dass selbst die HIV-Dogmatiker eine so genannte Retrovirus- Infektion annehmen (Giraldo 1999).

Es ist Tatsache, dass beispielsweise in der Gesamtbevölkerung in Deutschland lediglich 0,1 %, davon in den allermeisten Fällen Angehörige der so genannten Risikogruppen, einer Minderheit der analrezeptiven Homosexuellen, einer Minderheit der intravenös Drogenabhängigen, die Hälfte der Bluterkranken und wenige Multi-Transfusionsempfänger, die quantitativen und qualitativen Antikörper- und Autoantikörper-Kombinationen aufweisen, die zum Laboreffekt "HIV-positiv" führen. Hierzu muss die Tatsache in Vergleich gesetzt werden, dass bei einem allgemeinen chirurgischen Patientengut circa 30 % eine anerge TH2-Dominanz gezeigt haben (Christou 1986). Die so genannten HIV-assoziierten AIDS-Fälle stellen in krassem Gegensatz zur öffentlichen Propaganda nur einen kleinen Ausschnitt aus dem Gesamtspektrum der erworbenen Immundysbalancen dar. Unabhängig von dem jeweils spezifischen Ursachenbündel sind alle diese AIDS-Formen den gleichen evolutionsbiologischen Regeln unterworfen. Die Ursachenforschung kann nur im Ergebnis aller Risikoereignisse im Leben des individuellen Patienten sinnvoll sein. Der tatsächliche Krankheitswert der TH2-Dominanz ist abhängig davon, ob der betroffene Patient die tatsächlichen Risiken zu erkennen und zu vermeiden lernt, gegebene bioenergetische und biochemische Defizite zum Schutz der Zellsymbiose ausgeglichen werden können und die ärztliche Intervention nicht mehr Schaden als Nutzen anrichtet. Zu diesem heilsamen Ziel ist die Kenntnis der Selbstorganisation der seit etwa 2 Milliarden Jahren existierenden Zellsymbiosen unverzichtbar.

VI. Die erfolgreichste Fusion der Evolutionsgeschichte

Wie das Mikro-Gaia-Milieu funktioniert - die lebenswichtige Rolle der Mitochondrien

Im Laufe des 19. Jahrhunderts wurden von Zellbiologen eine Reihe von lebenden Strukturen in wirbellosen und Wirbeltierzellen entdeckt. 1856 entdeckte Kolliker rundliche Gebilde entlang den quergestreiften Muskelfasern. Später erkannte er, dass diese Körnchen (Granula) in Wasser aufquollen und offenbar eine Membran besitzen mussten. Die ersten systematischen Studien dieser membranumhüllten Zellgranula führte Altmann durch. Er nannte diese intrazellulären Gebilde Bioblasten (griechisch: bios = Leben, blastos = Korn) oder "Elementarorganismen". Er glaubte, dass sie Bakterien ähnelten und zeigte, dass die Bioblasten als frei lebende Formen überleben konnten, wenn sie nicht als Kolonie in der Zelle lebten. Altmann hatte auch die ersten Methoden für die Isolation von Nukleinsäuren frei von Proteinen entwickelt, aber er konnte noch nicht entdecken, dass auch die Bioblasten eine geringe Menge an Nukleinsäuren und Genen enthielten (Altmann 1894). Diese Entdeckung sollte erst siebzig Jahre später gelingen und die frühe Spekulation von Altmann bestätigen, dass die seit 1898 als Mitochondria (griechisch: mitos = Faden, chondros = Korn) bezeichneten Zellorganellen tatsächlich von ehemaligen Bakterien abstammten. Bis Ende des Ersten Weltkrieges hatten zahlreiche Zellforscher die Existenz, Zahl, Gestalt und Verteilung der Mitochondrien in einer Vielzahl der Zellen in kernhaltigen Einzellern, Pilzen, Parasiten, wirbellosen und Wirbeltieren sowie des Menschen beschrieben (Cowdry 1918). Über die Funktion der Mitochondrien gab es viele Spekulationen. Bereits Altmann hatte implizit die Vermutung geäußert, dass die Mitochondrien mit der Zellatmung zu tun haben könnten, aber erst 1912 wurde explizit diese Hypothese aufgestellt (Ernster 1981). Über die Oxidationsvorgänge in lebenden Geweben und Zellen gab es in den ersten beiden Jahrzehnten des 20. Jahrhunderts konkurrierende Theorien. Die deutschen Chemiker Wieland und Thunberg hatten demonstriert, dass große Mengen organischer Verbindungen oxidiert werden konnten, wenn man sie in Kontakt brachte mit einer geringen Menge eines Metallkatalysators, der sowohl Wasserstoff aufnehmen als auch abgeben konnte. Diese Reaktion unterstützte die Hypothese, dass die biologische Oxidation auf Vorgängen beruhte, die Wasserstoff bereitstellen und wieder von Substraten abgaben, indem die Wasserstoffatome mit molekularem Sauerstoff O_2 reagierten. Wieland zeigte, dass eine Hemmung der Zellatmung mit Cyanid zu einer Blockade des Enzyms Katalase führte. Die Katalase neutralisiert Wasserstoffperoxid (H_2O_2). Aber man konnte in lebenden Zellen keine signifikannte Zunahme von H_2O_2 beobachten, wenn diese mit Cyanid behandelt wurden (Tyler 1992).

Die gigantische Energiebereitstellung in der Atmungskette der Mitochondrien

Der deutsche Biochemiker und spätere Nobelpreisträger Warburg glaubte, dass der Schlüsselvorgang in der Gewebs- und Zellatmung die Aktivierung des Sauerstoffs sei. Er zeigte, dass der Sauerstoff aktiviert wurde durch ein eisenhaltiges Enzym, das er "Atmungsferment" nannte, ein Begriff, der heute noch in der angelsächsischen Literatur beibehalten wurde. Die Eisenkomponente des Atmungsfermentes wurde alternativ durch Stoffwechselprodukte (Metaboliten) reduziert zum zweiwertigen Eisen $Fe2+$ (ferrous state) oder oxidiert durch $O2$ zum dreiwertigen Eisen $Fe3+$ (ferric state). Diese Reaktion konnte durch Kohlenmonoxide oder Cyanide gehemmt werden (Warburg 1949).

Die Forscher erkannten bereits, dass der Atmungsvorgang gebunden war an eine besondere Zellstruktur, die als katalytische Oberfläche diente für die Reduktions/Oxidations-Vorgänge (Redox-Abläufe). 1925 publizierte Keilin eine Arbeit über das Atmungspigment Cytochrom in Zellen von Pflanzen, Pilzen und Tieren. Er konnte nachweisen, dass die konkurrierenden Theorien der Atmungsvorgänge zwei Seiten desselben Vorgangs des intrazellulären Atmungssystems beschrieben und die Aktivierung von Wasserstoff und Sauerstoff zusammenwirkte, vermittelt über das Cytochrom als wesentlichem Partner der Atmung. Bereits 40 Jahre früher war das Cytochrom-Pigment in Muskelfasern entdeckt worden, aber die Funktion und chemische Struktur war nicht eindeutig geklärt worden. Die Arbeiten von Keilin (Keilin 1933) wurden für die folgenden 4 Jahrzehnte zum Ausgangspunkt für die schrittweise Aufklärung der zentralen Funktion der Mitochondrien im Energiestoffwechsel fast aller kernhaltigen Einzeller (Protista) und aller Tiere, Pilze und Pflanzen (Tyler 1992). Beim Menschen sind, abgesehen von den roten Blutkörperchen, die keinen Zellkern und keine Mitochondrien enthalten und ihre Energie enzymatisch gewinnen, alle Zellen in der Regel von mehreren hundert bis mehreren tausend Mitochondrien besiedelt. Rechnet man diese Anzahl auf die etwa 2 Billionen Körperzellen hoch, so sind im menschlichen Organismus etwa 2000 Billionen Mitochondrien aktiv. Im Lichtmikroskop sind die Mitochondrien an der Auflösungsgrenze von 0,2 - 0,4 Mikrometer als solide Körperchen erkennbar. Erst in elektronenmikroskopischen Untersuchungen seit den fünfziger Jahren konnte die Feinstruktur geklärt werden. Die Mitochondrien besitzen bakterientypisch eine äußere und innere Membran. Letztere stülpt sich als Cristae (lateinisch = Leisten) in das Innere, das Matrix genannt wird. Die Mitochondrien können je nach Funktionszustand ihre innere und äußere Gestalt variabel verändern. In die innere Membran sind die Molekülkomplexe für die Atmungskette eingebettet, die aus vier Komplexen besteht: Komplex I (NADH-Ubiquinon-Reduktase), Komplex II (Succinat-Ubiquinon-Reduktase), Komplex III (Ubiquinol-Cytochrom-C-Reduktase), Komplex IV (Cytochrom-C-Oxydase). Diese vier Komplexe sind verbunden durch Ubiquinon (Q) und Cytochrom C, diese können durch die Membran diffundieren. Q erfüllt die Aufgabe als Transportmolekül für Elektronen vom Komplex I und II zum Komplex III. Ebenso überführt Cytochrom C Elektronen vom Komplex III zum Komplex IV. Dieser Elektronentransport dient dazu, Wasserstoffpumpen in Komplex I, III und IV energetisch anzutreiben. Die Wasserstoffionen werden durch Kanäle in der inneren Membran geschleust und verdichten sich in dem Spaltraum zwischen innerer und äußerer Membran. Die von den Elektronen angetriebenen Wasserstoffionengradienten aktivieren in einem fünften Komplex (F1-ADP-Synthetase) die Kopplung von Adenosindiphosphat (ADP) mit anorganischem Phosphor (Pi) zu Adenosintriphosphat (ATP). Der Komplex V ist in den Christae der Mitochondrien angesiedelt. Das ATP wird über einen besonderen Transport-Eiweißkomplex aus den Mitochondrien in das Zellplasma ausgeschleust im Austausch gegen ADP und Pi. Die Elektronen werden am Ende der Atmungskette des Komplex IV von molekularem Sauerstoff (O_2) übernommen, der anschließend sofort zu Wasser reduziert wird. Dieser bioenergetische und biochemische Prozess wird als oxidative Phosphorylierung bezeichnet (OXPHOS). In menschlichen Zellen werden nahezu 90 % des Energieträgermoleküls ATP in den Mitochondrien produziert. ATP dient bei zahllosen Biosynthesen als Energiequelle, indem die Bindung des ATP-Moleküls durch Wasseraufnahme gespalten wird und die frei werdende Energie für biochemische Stoffwechselprozesse genutzt werden kann. Da ATP im Organismus nicht gespeichert werden kann, muss unaufhörlich ATP produziert werden. Beim Menschen rechnet man täglich summarisch mit circa 70 Kilo ATP, die aufgebaut, abgebaut und wieder aufgebaut werden müssen. Schon eine kurze Unterbrechung der ATP-Produktion führt zum Energiemangel. Etwa 90 % des vom Organismus aufgenommenen Sauerstoffs werden in den Mitochondrien im OXPHOS-System verbraucht. Nur circa 10 % der benötigten ATP wird durch so genannte substrat-level-Phosphorylierung enzymatisch aus Metaboliten des Glukosestoffwechsels im Zellplasma außerhalb der Mitochondrien aufgebaut (Tyler 1992). Diese Daten zeigen die gigantische Leistung der Mitochondrien, von deren vitalen Funktionen alle Zellen, Gewebe, Organe und der Gesamtorganismus bei allen internen und externen Leistungen abhängig sind.

Das OXPHOS-System kann durch Oxidation verschiedener Nährstoffe befeuert werden, hauptsächlich jedoch werden Kohlenhydrate und Fette oxidiert. Glukose wird über eine Stoffwechselkette unter Beteiligung einer Serie von Enzymen und Co-Enzymen, von denen einige durch Vitamine bereitgestellt werden, zu Pyruvat abgebaut und in die Mitochondrien eingeschleust. Die Stoffwechselstrecke von der Oxidation der Glukose bis zum Pyruvat wird als Glykolyse bezeichnet. Das Endprodukt, zwei Moleküle Pyruvat, wird in den Zitronensäurezyklus der Mitochondrien eingespeist und vollständig oxidiert, um sechs Moleküle Kohlendioxid (CO_2) zu bilden. Bei diesem Prozess werden die Co-Enzyme NAD+ (Nicotinsäureamid-Adenin-Dinukleotid) und FAD (Flavin-Adenin-Dinukleotid) reduziert und anschließend liefern sie ihre Wasserstoffionen für die Atmungskette wieder ab (Oxidation). NAD+ enthält das Vitamin Niacin aus Tryptophan und FAD das Vitamin Riboflavin. Es greifen also vier Stoffwechselwege bei der oxidativen ATP-Gewinnung aus Glukose ineinander: im Zellplasma die Glykolyse, in den Mitochondrien der Zitronensäurezyklus, die Atmungskette und das OXPHOS-System. Zuvor aber muss in einem Nebenstoffwechselweg der Glukose NAD+ synthetisiert werden und durch eine besondere Enzymreaktion NADH+H+ gebildet werden. Letzteres kann jedoch nicht die innere Membran der Mitochondrien passieren. Zu diesem Zweck müssen so genannte shuttle-Moleküle als Fähren dienen, die von NADH+H+ den Wasserstoff übernehmen (reduziert werden) und in die Mitochondrien transportieren. Hier werden die shuttle-Moleküle wieder oxidiert (geben den Wasserstoff an NAD+ bzw. FAD ab). Die shuttle-Moleküle werden umgerüstet und zurückgeschleust in das Zellplasma und es kann ein neuer Transportkreislauf beginnen. NADH+H+ und FADH2 aber halten die Atmungskette und die ATP-Produktion in Gang.

Diese vereinfachte Darstellung muss man vor Augen haben, um im Prinzip zu verstehen, welches geregelte Import- und Exportsystem zwischen den Mitochondrien und dem Zellplasma abläuft. Sind die Transport- und Produktionswege an irgendeinem neuralgischen Punkt gestört, ist die Gesamtzelle betroffen. Man kann dieses Beziehungsgeflecht vergleichen mit dem modernen just-in-time-System zwischen Zulieferern und einem Fabrikationsbetrieb, allerdings mit dem entscheidenden Unterschied, dass in lebenden Zellen die Energieflüsse und die Biosynthesen nach dem Prinzip der Selbstorganisation (Autopoiesis) ablaufen. Der skizzierte Ablaufplan beschreibt jedoch nur ein Leistungsprogramm der Hundertschaften von Mitochondrien in jeder Zelle. Es bestehen zahlreiche vernetzte Import- und Exportwege zwischen den Mitochondrien und dem Zellplasma, dem Zellkern, anderen Zellorganellen und der Zellmembran.

In den sechziger Jahren konnte der elektronenmikroskopische Nachweis erbracht werden, dass Mitochondrien eine eigene DNA besitzen und ein ringförmiges, doppelsträngiges Genom aufweisen (Tandler 1972). Es stellte sich heraus, dass die Eiweißsynthese für die Komplexe der Atmungskette und für den ATP-Synthase-Komplex teilweise von der Mitochondrien-DNA gesteuert wird. Die Biogenese der Mitochondrien ist also ein koordiniertes Zusammenspiel von verschiedenen genetischen Systemen, dem Genom im Zellkern, das die Synthese des Großteils der mitochondrialen Eiweiße kontrolliert, und dem Rest-Genom der Mitochondrien, das die Synthese einiger Eiweiße steuert, die aber zentral wichtig sind für die bioenergetischen Leistungen der Mitochondrien. Die Mitochondrien synthetisieren vor allem einen Anteil an den Eiweißen für die vier Komplexe der Atmungskette und den Komplex V der ATP-Synthase. Dies ist der Fall in allen eukaryoten Lebewesen. Ungeachtet des wesentlichen Beitrags der mitochondrialen DNA für die Biosynthese von Eiweißen ist jedoch der größere Anteil der genetischen Information für die Biogenese und Funktion der Mitochondrien im Genom des Zellkerns codiert (Schatz 1974, Gray 1999, Saraste 1999).

Das koordinierte Zusammenspiel zwischen Mitochondrien-DNA und Zellkern DNA

Insgesamt importieren die Mitochondrien mehr als 1000 Eiweiße, die von der DNA im Zellkern codiert werden und im Zellplasma synthetisiert werden. Diese Befunde haben die Diskussionen über die Herkunft der Mitochondrien und die Rolle der Endosymbiose (griechisch: endon = innen, symbiosis = zusammenleben) zwischen einem Einzeller als Wirtszelle und den Zellsymbionten als Schrittmacher der Evolution aller mehrzelligen Lebewesen einschließlich des Menschen sehr befruchtet. Heute ist die Tatsache, dass alle kernhaltigen einzelligen und kernhaltigen mehrzelligen Lebewesen durch Integration unterschiedlicher Einzeller sich entwickelt haben, allgemein akzeptiert (De Duve 1991). Es gibt jedoch elementare Unterschiede in den evolutionsbiologischen Szenarien, wie sich diese Endosymbiose im Laufe der Evolution entwickelt hat. Diese Vorstellungen haben entscheidende

Bedeutung für das Verständnis menschlicher Krankheitsprozesse einschließlich erworbener Immunzellschwächen und Krebs.

Die Gaia-Hypothese und die Endosymbiose-Theorie

Ein populäres Szenario ist die serielle Endosymbiose-Theorie, wie sie von der amerikanischen Mikrobiologin Margulis engagiert vorgetragen wird (Margulis 1970, 1988). Diese Theorie geht davon aus, dass sich zunächst zwei Prokaryoten (lateinisch: pro = vor, griechisch: karyon = Kern, sinngemäß: vor der Zellkernbildung) aus den beiden einzelligen Reichen des zellulären Lebens, den Eubakterien und den Archaebakterien, verschmolzen haben und einen primären Zellkern gebildet haben. Dieser neue Zelltyp der Eukaryoten (griechisch: eu = richtig, karyon = Kern, sinngemäß: mit richtigem Zellkern) habe sich vor etwa 2,5 Milliarden Jahren entwickelt. Margulis leitet die Auffassung von der Tatsache ab, dass es urtümliche Einzeller mit Zellkern gibt, Protista genannt, die keine Mitochondrien oder Endosymbionten enthalten. Die Notwendigkeit der Zellkernbildung wird erklärt durch die Gaia-Hypothese des britischen Chemikers Lovelock (Lovelock 1972, Lenton 1998). In den sechziger Jahren arbeitete Lovelock im Auftrag der amerikanischen Raumfahrtbehörde NASA an der Forschungsfrage, ob auf dem Mars Leben existieren könnte. Lovelock erkannte, dass sich die Atmosphäre auf der Erde von den zeitgleich gebildeten Nachbarplaneten Venus und Mars durch den extrem hohen Sauerstoffgehalt unterscheidet. Er postulierte, dass die Biosphäre der Erde ein globales Gasaustauschsystem ist, das sich durch die bioenergetische Aktivität der Prokaryoten, die noch heute 80 % der lebenden Biomasse in den Ozeanen, im Erdreich und in der Luft produzieren, gebildet hat. Lovelock beschrieb die Biosphäre als Produkt der Stoffwechseltätigkeit der Prokaryoen, als zirkulatorisches, sich selbst regulierendes, homöostatisches System, das er als Gaia-System (griechisch: gaia = Erde) bezeichnete (Lovelock 1972). Gemeinsam mit Margulis entwickelte Lovelock diese elementare Erkenntnis fort zu der Vorstellung, dass sich das Leben auf der Erde seine eigenen Bedingungen geschaffen habe, indem die riesigen Mengen an Sauerstoff, die als Stoffwechselprodukt von Cyanobakterien sich in den Ozeanen und später in der Atmosphäre über sehr lange Zeiträume angereichert hatten, den evolutionsbiologischen Anpassungsdruck für die Prokaryoten erzeugten, sich fortzuentwickeln. Cyanobakterien und andere Prokaryoten hatten die Fähigkeit entwickelt, Wasser (H_2O) mit Hilfe der Photonenenergie des Sonnenlichtes zu spalten, um den Wasserstoff zusammen mit CO_2 zum Aufbau von energetisch angeregten Zuckermolekülen zu nutzen. Dieser Photosynthese genannte Prozess in Cyanobakterien, Algen und Pflanzen bildet heute noch die Grundlage für die organischen Substrate der Nahrungskette der einzelligen und mehrzelligen Protista (fälschlich als Protozoen bezeichnet - griechisch: protos = erstmalig, zoon = Tier), der Tiere und des Menschen. Gemäß der seriellen Endosymbiose-Theorie von Margulis schützte die Zellkernbildung der primären Endosymbiose das Erbgut der DNA vor der Einwirkung des giftigen Sauerstoffs (Margulis 1988). Der weitere entscheidende Integrationsakt soll nach den Vorstellungen von Margulis und anderen Forschern durch einen Zielangriff eines Protomitochondriums, das bereits molekularen Sauerstoff als Energiequelle nutzen konnte, vollzogen worden sein. Dieser räuberische Parasit soll von der anaeroben, bereits zellkernhaltigen Wirtszelle domestiziert worden sein, mit dem Vorteil der gemeinsamen Nutzung der ATP-Gewinnung durch das OXPHOS-System der Mitochondrien (Margulis 1981). Gegen dieses Szenario ist eingewendet worden, dass sich der aerobe Räuber und seine anaerobe Beute gar nicht begegnen konnten, da zu dem angenommenen Zeitpunkt es kaum noch sauerstofffreie Nischen in den biologischen Ökosystemen gab und die Wirtszelle mit dem Protomitochondrium in der gleichen Umwelt gelebt haben müsse. Daraus folgt, dass die Wirtszelle ebenfalls Sauerstoff verwerten oder zumindest sich vor dem giftigen Sauerstoff schützen konnte (De Duve 1991).

Dieses alternative Szenario ebenso wie die serielle Endosymbiose-Theorie ist jedoch in den letzten Jahren grundsätzlich in Frage gestellt worden. In systematischen genetischen Vergleichsstudien an zahlreichen Zellsystemen ist die lang gehegte Vorstellung des Endosymbiose-Modells, dass die Wirtszelle für

Das Erbgut im Zellkern aller eukaryoten Lebewesen einschließlich des Menschen stammt von der DNA-Fusion mehrerer Einzeller ab

die Integration der Protomitochondrien den bereits entwickelten Zellkern in die Zellkombination eingebracht hat, erschüttert worden. Es ist aber bestätigt worden, dass der Zellkern nicht von einem einzigen einzelligen Vorfahren abstammt. Der Zellkern enthält vielmehr DNA-Anteile von zumindest drei einzelligen Vorläuferzellen: Das Genom der Eukaryotenzellen ist also eine Chimäre (griechisch: chimaira = Doppelwesen). Die Hauptanteile stammen von einem Archaebakterium und einem Eubakterium. Die informationstragenden Gene sind überwiegend archaebakteriellen Ursprungs, die operationalen Gene leiten sich primär von einem eubakteriellen Ursprung ab. Die eubakteriellen Anteile des Zellkerngenoms, die bisher dem Gentransfer von den Protomitochondrien zugeschrieben wurden, sind größtenteils nicht von den Mitochondrien übertragen worden. Es handelt sich aber um Gene, die an der Biogenese und Funktion der Mitochondrien beteiligt sind.

Die evolutionsgeschichtliche Kolonisierung der Proto-Mitochondrien als Bioreaktoren für alle Mehrzeller

Ein überraschender Befund war die Tatsache, dass in zellkernhaltigen primitiven Einzellern ohne Mitochondrien ebenfalls Gene nachgewiesen wurden, die für typische Mitochondrien-Eiweiße codieren. In einigen Fällen sind diese "Mitochondrien-Eiweiße" nachgewiesen worden in besonderen Zellorganellen dieser mitochondrienlosen Eukaryoten. Diese Zellorganellen werden Hydrogenosomen (griechisch: hydrogenium = Wasserstoff, soma = Körper) genannt und produzieren ATP in Abwesenheit von molekularem Sauerstoff (also anaerob). Dabei wird Wasserstoff als reduziertes Endprodukt des Energiestoffwechsels der Zellorganelle gebildet. Dieser Befund wird so interpretiert, dass die Hydrogenosomen und die Mitochondrien einen gemeinsamen evolutionsbiologischen Ursprung haben und wahrscheinlich Gene an das Genom der Wirtszelle abgegeben haben. Aus diesen genetischen Untersuchungen wird die revolutionierende Schlussfolgerung gezogen, dass alle eukaryoten Zellsysteme, mit und ohne Mitochondrien (mitochondrienhaltige Protista und solche, die ihre Mitochondrien wieder verloren haben, Tiere, Pflanzen und Pilze) ihre Existenz einem einzigen Ereignis verdanken. D. h., dass die eukaryote Zellkernbildung und die Proto-Mitochondrien-Bildung zum gleichen Zeitpunkt stattgefunden hat. Die "Hydrogenosomen-Hypothese" erklärt diesen primären Zeugungsakt des Stammbaums aller Eukaryoten durch die Vereinigung von Eubakterien (Alpha-Proteo-Bakterien) mit einem Archaebakterium. Das Archaebakterium profitierte von der Diffusion des Wasserstoffs durch die Membran der Alpha-Proteo-Bakterien in das Zellplasma des Archaebakteriums. Dieses konnte den Wasserstoff, Endprodukt des Energiestoffwechsels des Eubakteriums, als Reduktionsäquivalent nutzen, also seine bioenergetische Reduktionskraft erhöhen. Dieser Energiezuwachs wurde genutzt, um gleichzeitig Anteile des Genoms der sich vermehrenden Eubakterien mit dem Genom des Archaebakteriums zu einem Zellkern mit Zellmembran zu vereinigen (Übersicht bei Gray 1999). Die Bündelung der Gene beider Bakterienspezies in einem membrangeschützten Zellkern ermöglichte die Trennung der Transkription (Umschreibung der DNA-Information in die mobile Boten-RNA) im Zellkern und der Translation (Übersetzung der RNA-Botschaft) außerhalb des Zellkerns an den besonderen Strukturen der Ribosomen. Diese bauen nach der verschlüsselten Bauanleitung der Boten-RNA Aminosäuren zu Eiweißen zusammen. Das Ergebnis war eine wesentlich verbesserte Protein- und Enzymsynthese. Die fusionierte Zelle konnte sich vergrößern und differenzieren (siehe Schaubild: Modell der Fusion eines Archaebakteriums mit Proteobakterien zur Zellkernbildung und zur Entwicklung von Proto-Mitochondrien (Zellsymbiose) vor 1,5 - 2 Milliarden Jahren (Gray 1999) (siehe Tafel IV)).

Diese Interpretation ermöglicht die Vorstellung, dass der Umbau eines Teils der eubakteriellen wasserstoff- und genespendenden Proteobakterien zu Mitochondrien in einem zweiten, zeitnahen Entwicklungsakt vollzogen wurde. Die Chance zur verbesserten Energieausbeute des fusionierten Zellgebildes lag darin, das Endprodukt der enzymatischen ATP-Synthese der archaebakteriellen Wirtszelle, das noch energiereiche Pyruvat, in weiteren Oxidationsschritten in den eubakteriellen Symbionten zu verbrennen und die gewonnene Energie zur gesteigerten ATP-Produktion für die Gesamtzelle zur Verfügung zu stellen. Zu diesem Zweck durfte aber der Wasserstoff aus den Hydrogenosomen während der ATP-Produktionsphase in den eubakteriellen Symbionten nicht mehr durch deren Membran ins Zellplasma diffundieren. Er musste vielmehr im Spaltraum zwischen der äußeren und inneren Membran der Symbionten so verdichtet werden, dass er als Antriebskraft für die ATP-Synthese dienen konnte. Zu diesem Zweck musste das Membranpotential der Symbionten so aufgebaut werden, dass die Diffusion der Wasserstoffionen (Protonen) nicht mehr möglich war. Als Verdichtungsenergie für die Wasserstoffionenpumpen musste eine Elektronentransportkette aufgebaut werden, die in kontrollierten Schritten die Energieflüsse in diesen, jetzt Mitochondrien genannten Bioreaktoren steuern konnte (Gray 1999, Saraste 1999).

Die gasgesteuerten In-und Exportschleusen der Mitochondrien-Kolonie erinnern immer noch an die Frühzeit der Entwicklung der Zellsymbiose

Dieses Modell des Umkehrprozesses der ursprünglichen Wasserstoffspende der Symbionten zur optimalen Energieausbeute mittels einer Atmungskette mit dem molekularen Sauerstoff als terminalem Elektronenempfänger erklärt bestimmte Phänomene der Zellsymbiose besser als die bisherigen Vorstellungen. Vor allem werden Veränderungen und Störungen des Membranpotentials der Mitochondrien bei physiologischen und pathophysiologischen Zuständen verständlicher. Das Funktionieren der Mitochondrienmembran als Im- und Exportschleuse für die komplizierten Beziehungen zwischen den Zellsymbionten sowie dem Zellplasma, dem Zellkern, anderen Zellorganellen, dem Zellskelett und der Zellmembran zeigt immer noch die Charakteristika aus der Frühzeit der erfolgreichsten Fusion der Evolutionsgeschichte. Auch diese Prozesse sind gasgesteuert und können unter Extrembelastung und bestimmten Mangelzuständen außer Kontrolle geraten.

Das seit mehr als 70 Jahren ungeklärte Warburg-Phänomen des aeroben Glukose-Abbaus (fermentative ATP-Produktion im Zellplasma ohne Sauerstoffverbrauch) in Krebszellen zeigt sich auch in T-Helferimmunzellen nach Stimulation während der Vermehrungsphase

Im Hinblick auf das Verhalten der T-Helferlymphzellen interessierte der Energiestoffwechsel bei Stimulation dieses Zelltyps. Es konnte demonstriert werden, dass im Zustand der Reifung und Vermehrung die T-Lymphzellen ein ähnliches Verhalten zeigen wie Tumorzellen (Wang 1976, Mc Keehan 1982, Ardawi 1982, Brand 1986, Dröge 1987).

Bereits 1924 hatte Warburg erstmalig das Phänomen beschrieben, dass Carcinomzellen ATP überwiegend im Zellplasma, nicht in den Mitochondrien produzieren, sondern in Gegenwart von Sauerstoff ATP enzymatisch aus Glukose-Metaboliten herstellen. Das gleiche "Warburg-Phänomen" der aeroben Glykolyse bei gleichzeitig stark erhöhter Synthese der Enzyme, die erforderlich sind, um ausreichend ATP überwiegend ohne das OXPHOS-System der Mitochondrien und in Anwesenheit von O2 zu produzieren, wurde aber auch bei T-Lymphzellen in der Teilungsphase beobachtet (Tollefsbol 1985, Marjanovic 1988, 1993). Zwei entscheidende Fragestellungen konnten nicht plausibel geklärt werden: Wie wird von den nicht zu Krebszellen transformierten Zellen im Teilungszyklus der Übergang von überwiegend oxidativem zu überwiegend glykolytischem Glukoseabbau zu Lactat und Pyruvat geschaltet und warum können die Zellen in dieser Teilungsphase genügend ATP ohne erhöhte ATP-Produktion der Mitochondrien synthetisieren? Warum wird von den sich teilenden Zellen eine hohe Syntheserate von glykolytischen Enzymen aufrechterhalten, obwohl die Energieausbeute wesentlich geringer ist als bei der ATP-Synthese durch das OXPHOS- System?

Während der glykolytischen ATP-Synthese aus den Abbauprodukten des Zuckers im Zellplasma werden mittels der Energie von 1 Molekül Glukose 1 - 2 ATP-Moleküle gewonnen, während der oxidativen ATP-Gewinnung in den Mitochondrien ergibt sich im Nettoeffekt mittels der Energie von 1 ursprünglichen Glukosemolekül eine Ausbeute von insgesamt 38 ATP-Molekülen. Ein gewaltiger Bilanzunterschied an Energieausbeute, welcher der archaischen Fusion zweier Einzeller zum evolutionsbiologischen Zeitpunkt des big bang (Urknall) der Eukaryoten zu verdanken ist.

Die deutsche Forschungsgruppe von Brand ging diesen Fragen mit modernsten Laborverfahren auf den Grund. Die Forscher studierten Thymuszellen von Ratten als Modell für die Veränderungen des Energiestoffwechsels dieser Zellen beim Übergang vom nicht-teilungsbereiten, ruhenden Zustand zum Teilungszyklus (Proliferationszustand). Ein vollendeter Teilungszyklus dauerte 72 bis 84 Stunden, der Höhepunkt der so genannten S-Phase, der späten Zellteilungsphase, ist nach 44 bis 48 Stunden erreicht. Gemessen wird dieser Scheitelpunkt durch Bestimmung des maximalen Einbaus von markiertem Thymidin als molekularem Baustein in die synthetisierte DNA, des maximalen DNA- und Protein-Gehalts der Zelle, des Zellvolumens, der Anzahl der neugebildeten Zellen und durch elektronenmikroskopische Aufnahmen.

Die Thymuszellen wurden mit dem Mitogen Concanavalin (Con A) stimuliert. Con A ist ein Glykoprotein der Jack-Bohne und gehört zu den

> Die experimentellen Beweise für die physiologische Wechselschaltung der oxidativen Energiebereitstellung (Zellatmung in den Mitochondrien und der überwiegenden fermentativen ATP-Synthese im Zellplasma in Anwesenheit von Sauerstoff (Warbug- Phänomen) während der späten Zellteilung

Phytohämagglutininen (PHA). Die PHA sind Extrakte aus Pflanzen oder Pflanzensamen. Sie werden u. a. zur Differenzierung der Untergruppen der Blutgruppen A und AB benutzt. In der Labortechnik werden Con A und PHA als Stimulatoren (Mitogene) für die Teilung von kultivierten Zellen im Reagenzglas eingesetzt. Mit Con A und PHA hatten beispielsweise die Immunologen 1981 versucht, die anergen, im Thymus gereiften Lymphzellen der AIDS-Patienten zu stimulieren. Die gleichen Mitogene benutzten Gallo und seine Kollegen bei der angeblichen Isolation von hypothetischen Retroviren aus thymusgereiften T-Helferlymphzellen von AIDS-Patienten in Co-Kultivierung mit Leukämiezellen und der Herstellung der angeblichen Retroviruseiweiße als Substrat für den so genannten "Anti-HIV-Antikörper-Test" im Jahre 1984.

Die Befunde der Forschungsgruppe von Brand und zahlreichen anderen Forschungsgruppen sind wichtig, um zu verstehen, was in Mitogen- und Antigenstimulierten Zellen tatsächlich abläuft, da ähnliche Moleküle wie Con A und PHA auch in der Zellmembran von Bakterien und allen eukaryoten Zellmembranen vorkommen (z. B. Polysaccharide, Glykoproteine, Glykolipide). Im Falle der Mitogen-stimulierten Thymuszellen stellte sich heraus, dass der Glukose-Verbrauch durch vollständige Oxidation in den proliferierenden und in den ruhenden Zellen in etwa gleich war. Aber der Gesamtverbrauch an Glukose in den proliferierenden Zellen war 19-fach höher als in den ruhenden Zellen. Der erhebliche Mehrverbrauch an Glukose in den proliferierenden Zellen erfolgte allein durch glykolytische Enzyme ohne Beteiligung von O2 außerhalb der Mitochondrien im Zellplasma zur Synthese von ATP. Die Umschaltung von überwiegend oxidativem Glukoseabbau zu beinahe vollständigem Glukoseabbau durch glykolytische Enzyme vollzog sich beim Übergang vom ruhenden zum proliferierenden Zustand. Der erhöhte Energiebedarf für die mit der Zellteilung verbundenen gesteigerten Biosynthesen wurde einzig und allein durch die aerobe Glykolyse ohne Beteiligung der Mitochondrien gedeckt. Der Basis-Verbrauch an Sauerstoff blieb jedoch gleich in proliferierenden und ruhenden Zellen. In der Gesamtbilanz ergab sich, dass 86 % der Gesamt-ATP-Produktion in den proliferierenden Zellen durch glykolytische Enzyme erzeugt werden. Dabei wird Glukose zu Pyruvat und Lactat abgebaut. 14 % der ATP-Produktion werden weiterhin in den Mitochondrien gewonnen. In den ruhenden Zellen ist das Verhältnis genau umgekehrt, 86 % der ATP-Produktion dieser nichtstimulierten ruhenden Zellen werden durch OXPHOS in den Mitochondrien gewonnen, 14 % durch glykolytischen Glukose-Abbau im Zellplasma.

Um die Frage zu klären, warum eukaryote Thymuszellen im Zellteilungszustand auf eine überwiegende Energie-Gewinnung durch aerobe Glykolyse umschalten, untersuchten die Forscher die Bildung von reaktiven Oxygen-Spezies (ROS) in proliferierenden und ruhenden Thymuszellen und anderen Zellen. Gemessen wurde die Wasserstoffperoxid-Bildung von ConA-stimulierten und nicht-stimulierten Zellen nach 46 Stunden (S-Phase). Es ergab sich ein eindeutiger Unterschied: In den Mitogen-stimulierten Zellen wurde praktisch kein Wasserstoffperoxid (H_2O_2) nachgewiesen, während die nicht-stimulierten Zellen eine deutliche H_2O_2-Reaktion zeigten. Um zu demonstrieren, dass diese Befunde von der Proliferation der Zellen abhängig waren, wurden die nicht-stimulierten Zellen 46 Stunden nach Beginn der Kultivierung ebenfalls mit Con A stimuliert. 48 bis 72 Stunden nach Beginn der Mitogen-Stimulation zeigten die zuvor nicht stimulierten Zellen gleichfalls keine H_2O_2-Bildung mehr. Eine ähnliche Untersuchung wurde hinsichtlich der Bildung von Superoxid-Radikalen (O_2-) durchgeführt. O_2- und H_2O_2 sind Nebenprodukte des molekularen Sauerstoffs in der Atmungskette. Etwa 2 % des verbrauchten O_2 in der Atmungskette werden zur Produktion von O_2-, H_2O_2 und Hydroxylradikalen (HO°) abgezweigt. Wo Sauerstoff mit eisenhaltigen Eiweißen reagiert, wie beispielsweise in den Komplexen der Atmungskette in den Mitochondrien, bilden sich solche ROS. Sie können zu oxidativen Schäden an zellulären Makromolekülen (DNA, Proteine) und Lipiden führen, wenn sie nicht rechtzeitig von antioxidativen Molekülen abgefangen werden. Das Superoxid-Radikal wird durch das Enzym Superoxid-Dismutase (SOD) neutralisiert. Die SOD im Zellplasma enthält Kupfer und Zink, SOD in den Mitochondrien dagegen Mangan. In den untersuchten proliferierenden Thymozyten konnten keine Superoxid-Radikale nachgewiesen werden, die SOD verbrauchten, aber auch nicht in den nicht-stimulierten Zellen, die H_2O_2 bildeten. Die Forscher kamen zu folgender Schlussfolgerung: Da das bei der aeroben Glykolyse gebildete Pyruvat ein wirksames Antioxidans ist, werden die ROS durch Pyruvat abgefangen und gleichzeitig durch Minimierung des oxidativen Glukoseabbaus in den Mitochondrien (während der kritischen Phase der erhöhten Biosynthese und der Zellteilung) die DNA und Proteine vor Radikalenschäden und die Membranlipide vor Peroxidation geschützt (Brand 1997a, 1997 b). Gegen diese Auffassung wurde eingewendet, dass in T-Lymphzellen die Expression des Gens für das Typ1-Cytokin Interleukin-2 und die Transkriptionsfaktoren für die Anschaltung dieses Gens ROS-Produktion benötigen, die Zielmoleküle für die T-Lymphzell-Aktivierung also oxidative Signale brauchen (Los 1995). Es konnte jedoch von der Forschungsgruppe von Brand gezeigt werden, dass Unterschiede hinsichtlich des Redox-Status bei der Genexpression bei ruhenden und proliferierenden Zellen bestehen: In der frühen Teilungsphase sind oxidative Signale und in der späteren Teilungsphase reduktive Signale erforderlich (Schäfer 1996). Die Forscher resümieren, dass ihre Daten zeigen, dass die lange bekannte, aber bisher unerklärte Umschaltung von der mitochondrialen OXPHOS-ATP-Produktion zur ganz überwiegenden enzymatischen ATP-Synthese im Plasma durch aerobe Glykolyse während der Zellproliferation eine einfache, ingeniöse, aber effektive Strategie ist, um die Belastung von proliferierenden Zellen durch oxidativen Stress zu minimieren (Brand 1997 a. 1997 b).

Mit diesen Forschungsbefunden ist demonstriert worden, dass eine redoxabhängige Wechselschaltung der Energieproduktion als Schutzmechanismus zwischen den mitochondrialen Zellsymbionten und der sich teilenden Wirtszelle in der Spätphase der Zellteilung besteht. Es ist jedoch zu fragen, ob dieser antioxidative Schutz nicht ebenso die Mitochondrien selbst betrifft. Denn wenn der erhöhte Energiebedarf für die gesteigerten Biosynthesen während der Zellteilung überwiegend durch mitochondriale Steigerung der ATP-Produktion geleistet werden müsste, würde die unvermeidbar erhöhte ROS-Bildung primär die Makromoleküle der Mitochondrien schädigen. Die mitochondriale DNA ist zehnfach empfindlicher gegen oxidativen Stress als die DNA im Zellkern. Die Mitochondrien-DNA ist im Gegensatz zum DNA-Strang im Zellkern nicht durch Histoneiweiße geschützt und besitzt keine effektiven Reparaturmechanismen (Tyler 1992, Yakes 1997). Die Forschungsgruppe von Dröge am Deutschen Krebsforschungszentrum hat gezeigt, dass in Kulturen mit ConA-stimulierten T-Lymphzellen die Teilungsbereitschaft dieser Zellen durch die antioxidativen Schwefelmoleküle (Thiole) Cystein und Glutathion gefördert wird und die Hinzugabe von H_2O_2 zu den ConA-stimulierten T-Lymphzellkulturen die DNA-Synthese hemmt (Dröge 1994). Das in den Mitochondrien gebildete H_2O_2 wird hauptsächlich durch das selenabhängige Enzym Glutathionperoxidase neutralisiert, das hierzu das erforderliche Wasserstoffion vom reduzierten Glutathion empfängt. Dieses wird bei diesem Vorgang oxidiert und muss durch das Enzym Glutathionreduktase mit Hilfe des wasserstoffspendenden Co-Enzyms $NADH^+$ wieder reduziert werden. Da nach den Befunden von Brand et al. in der späten Teilungsphase das Pyruvat die antioxidative Hauptaufgabe übernimmt, ist zu fragen, ob in der frühen Phase der Zellteilung und für die redoxabhängige DNA-Biosynthese der Thiol-Pool zunächst entscheidend ist als Sensor für die Schutzschaltung zwischen den Mitochondrien und der Wirtszelle.

Die Umschaltung zwischen überwiegender aerober Glykolyse und OXPHOS in den fötalen Zellen nach der Geburt

Die Wechselbeziehung zwischen den Mitochondrien und der Wirtszelle, die noch viele offene Fragen aufwirft, ist intensiv studiert worden an embryonalen Leberzellen. Erwachsene Leberzellen produzieren ihre Stoffwechselenergie durch Oxidation von Substraten über das OXPHOS-System der Mitochondrien, abgesehen von der späten Teilungsphase. Bemerkenswerterweise erhalten jedoch die embryonalen Leberzellen, und wahrscheinlich alle embryonalen Zellen, ihre ATP-Energie ganz überwiegend aus der Glykolyse im Zellplasma. Die Zahl der Mitochondrien und die bioenergetische Aktivität der vorhandenen Mitochondrien ist sehr gering im Vergleich zu den erwachsenen Zellsymbionten. Entsprechend sind die Enzyme für die Oxidation von Pyruvat und Fettsäuren in den Mitochondrien wenig aktiv, ebenso die regulierenden Enzyme für die spezifischen Stoffwechselleistungen der Leber. Im Gegensatz dazu sind die glykolytischen Enzyme im Zellplasma aktiver als in der erwachsenen Leberzelle und die gebildeten Laktatmengen entsprechend hoch. Die nötigen Glukosemengen werden unbeschränkt vom mütterlichen Kreislauf zugeschleust und die sich bildenden Laktatmengen von der mütterlichen Leber wieder zu Glukose aufbereitet.

Das eigentlich Erstaunliche ist jedoch die Tatsache, dass schlagartig innerhalb einer Stunde nach der Geburt die Mitochondrien zu voller Aktivität erwachen und die Glykolyse weitgehend reduziert wird. In einem rasanten Umwandlungsprozess verändern die Mitochondrien des Neugeborenen nicht nur ihre Gestalt und die Enzymaktivitäten, sondern auch das Wasserstoffionen-Leck für die Diffusion von H+ (Wasserstoffionen = Protonen) durch die innere Membran wird unmittelbar nach der Geburt abgedichtet. Es reichern sich Adenin-Nukleotide an, die mit dem speziellen Eiweißkomplex in der inneren Membran, dem Adenin-Nukleotid-Translokator, zusammenwirken. Die Mitochondrienmembran verliert ihre Durchlässigkeit und wird zur kontrollierten Import-Export-Schleuse. Gleichzeitig werden die Boten-RNA-Transkripte, die bereits in den fötalen Zellen von der DNA im Zellkern vorfabriziert wurden und quasi auf Abruf gewartet haben, in einer konzertierten Aktion zwischen dem Zellkerngenom und den Mitochondrien in die Synthese der nötigen Eiweiße für das OXPHOS-System umgesetzt. Dieses Schnellprogramm der Reifung zu voll aktionsfähigen Mitochondrien vollzieht sozusagen im Zeitraffertempo die Synergieeffekte, die in Urzeiten die Zellsymbiose ermöglicht haben. Das H+-Leck ist eine deutliche evolutionsbiologische Reminiszenz an die Hydrogenosomen, erst die Abschottung der Mitochondrienmembran gestattete den Aufbau der Elektronentransportkette als protonenmotorische Kraft für die Wasserstoffionenpumpen und die Nutzung der verdichteten Wasserstoffionen als Antriebskraft für die ATP-Synthese im OXPHOS-System der Mitochondrien.

Parallel zu dem raschen Differenzierungsprogramm läuft die Proliferationsphase der Mitochondrien an, die länger andauert und zur erhöhten Anzahl und zum homöostatischen Funktionszustand im Verhältnis zur Entwicklung der Gesamtzelle führt. In dieser letzteren Ausreifungsphase ist die Kooperation zwischen den Mitochondrien und der Gesamtzelle auf allen Ebenen der genetischen Expression, der Promotion der Gene durch Transkriptionsfaktoren, der Transkription (Umschreibung) von codierenden DNA-Sequenzen in Boten-RNA (Transkripte) und der Translation (Übersetzung) von Boten-RNA in die Proteinsynthese geregelt (Überblick bei Cuezva 1997).

Die vorübergehende Umschaltung der ATP-Produktion mittels O2 in den Mitochondrien auf die enzymgesteuerte ATP-Produktion aus Glukose im Zellplasma ist das Modell des flexiblen Übergangs von OXPHOS auf Glykolyse. Den Extremfall dieses Modells stellt die Tumorzelle dar, die sich überwiegend auf aerobe Glykolyse fixiert und im Teilungszyklus gefangen bleibt.

Die pathophysiologische Re-Fötalisierung

Das umgekehrte Modell der Umschaltung von aerober Glykolyse auf OXPHOS ist die fötale Zelle. Das Anschalten der OXPHOS-Maschinerie bleibt bis zum ersten Atemzug arretiert, obwohl die Transkripte der Boten-RNA für die Eiweiße der vier Komplexe der Atmungskette und des Komplex V für die ATP-Synthese in verstärktem Maße bereits gebildet werden. Dieses scheinbar paradoxe Phänomen zeigen auch Tumorzellen, denen aber die Rückschaltung auf OXPHOS nicht mehr gelingt. Man spricht deswegen und auch aus anderen Gründen von der Re-Fötalisierung der Tumorzelle (Cuezva 1997).

Das andere Extremmodell ist der programmierte Zelltod im Falle einer übersteuerten OXPHOS-Aktivität infolge eines extremen prooxidativen (oxidativen und / oder nitrosativen) Stresszustandes bei Erschöpfung des Thiol-Pools.
(Siehe Schaubild: Wechselschaltung zwischen OXPHOS und aerober Glykolyse, (siehe Tafel V))

Das Calcium-Austauschsystem zwischen den mitochondralen Zellsymbionten und dem Zellplasma reguliert zahlreiche Stoffwechselabläufe und Energieflüsse

Die physiologischen und pathophysiologischen Zellmodelle demonstrieren, dass die Zellsymbiose zwischen den Zellsymbionten und der Gesamtzelle bioenergetisch geregelt und gegenreguliert wird. Eine wichtige Rolle spielt dabei der Calcium-Haushalt. Intrazelluläres Calcium (Ca2+) reguliert zahlreiche Stoffwechselabläufe und Energieflüsse. Wenn T-Helferimmunzellen stimuliert werden durch passende Antigen-Präsentation und co-stimulierende Signale, verändert sich der Calcium-Spiegel. Da gleichzeitig die Synthese von Cytokinen und diffusiblem NO-Gas getriggert wird, können Typ1-Cytokine wie Tumornekrosefaktor (TNF-α) ebenso wie NO° und seine Metaboliten wie Peroxinitrit (ONOO-) auf den Ca^{2+}-Spiegel und die Ca^{2+}-Zirkulation Einfluss ausüben. Die Mitochondrien sind ein wichtiger Ausgleichspool für den Ca^{2+}-Gehalt des Zellplasmas, sie binden das Ca^{2+} an Eiweiße, die nicht membranständig sind. Innerhalb der Zellsymbionten reguliert Ca^{2+} die Nukleinsäuresynthese für den DNA-Aufbau, die Proteinsynthese, die für die Atmungskette unverzichtbaren Enzyme für die Wasserstoffabspaltung, die Dehydrogenasen, und die Enzyme für die ATP-Synthese, die Ca^{2+}-ATPasen. Mitochondrien können große Mengen Ca^{2+} zum Schutz des Zellplasmas vor toxischer Ca-Überflutung aufnehmen und auf verschiedenen Wegen wieder freisetzen. Die Abgabe und Wiederaufnahme von Ca^{2+} in den Mitochondrien, als Ca^{2+}-cycling bezeichnet, hat eine zentrale Bedeutung für das Schicksal der Zelle unter physiologischen und pathophysiologischen Bedingungen.

Prinzipiell kann Ca^{2+} aus den Mitochondrien auf drei Wegen austreten. Unspezifisch wird Ca^{2+} freigesetzt, wenn das Membranpotential der Mitochondrien stark absinkt, beispielsweise durch Störung der Atmungskette, und Ca^{2+} durch eine Leckage in der inneren Membran abgegeben wird. Spezifisch wird Ca^{2+} aus den Mitochondrien bei hohem Membranpotential freigesetzt, wenn oxidierte Coenzyme wie NAD^+ mitwirken. Dies geschieht einmal Natriumabhängig und zum anderen Natrium-unabhängig. In den Ca^{2+}-Austausch können sowohl reaktive Sauerstoffspezies (ROS) als auch NO° und seine Abkömmlinge eingreifen. Für die physiologischen Metaboliten des Sauerstoffs (Superoxid-Radikal, Hydrogenperoxid, Hydroxyl-Radikal, Singlet-Oxygen) sind die Mitochondrien die ergiebigste Produktionsquelle, da 90 % des Sauerstoffverbrauchs sich im OXPHOS-System abspielt. Solange die ROS-Produktion durch den Thiol-Pool und andere Antioxidantien neutralisiert werden kann, ist das physiologische Ca^{2+}-cycling nicht bedroht. Ist jedoch die ROS-Produktion zu stark stimuliert, beispielsweise durch das Typ1-Cytokin TNF-α, bestimmte Pharmasubstanzen oder Sauerstoffnot durch mangelnde Blutzufuhr mit anschließendem Wiedereinströmen (Hypoxie-Reperfusion), dann kann ein exzessives Ca^{2+}-cycling induziert werden. Die Folge ist, dass Ca^{2+} und ROS sich gegenseitig aufschaukeln. Die Mitochondrienmembran wird energetisch destabilisiert, die Enzymaktivität der Atmungskette vermindert und die ATP-Produktion gedrosselt. Bei unzureichender Gegenregulation wird der programmierte Zelltod eingeleitet, bei zu raschem ATP-Abfall zerplatzt die Zelle (Überblick bei Richter 1996).

Die Wechselwirkung zwischen NO und Calcium als Schalter der Zellsymbiosen zwischen OXPHOS und aerober Glykolyse (Warburg-Phänomen)

Die Interaktionen zwischen NO und der Ca2+-Regulation in den Mitochondrien sind dadurch kompliziert, dass NO unterschiedliche Redox-Zustände annehmen kann (NO-Radikal NO°, NO-Anion NO-, Nitrosium NO+), das NO-Radikal NO° sich mit dem ROS Superoxid-Radikal O2- zu Peroxinitrit ONOO- verbinden kann und NO mit Metalloproteinen, Thiolen sowie Eiweißen mit Schwefel-Wasserstoff-Gruppen (Sulfhydryl-Gruppen, R-SH) covalente Bindungen eingehen kann. Es gibt Befunde, dass auch in den Mitochondrien ein calciumabhängiges Enzym für die NO-Produktion lokalisiert ist. Die Ca2+-Aufnahme in den Mitochondrien aktiviert dieses Enzym zur NO-Synthese. NO bindet in Konkurrenz mit O2 an das Enzym der Atmungskette, die Cytochromoxidase und hemmt auf diese Weise das OXPHOS-System. Tatsächlich sind die NO°-Konzentrationen, die in einer Reihe von biologischen Systemen gemessen wurden, ähnlich denen, die als ausreichend demonstriert werden konnten, um die Cytochromoxidase zu hemmen und die mitochondriale Atmung zu drosseln. Umgekehrt führte die experimentelle Hemmung der NO-Synthese zur Stimulation der Atmungskette in vielen Zellsystemen. Aus diesen Befunden haben einige Forscher abgeleitet, dass NO° wesentliche physiologische und pathophysiologische Effekte über die Hemmung der Cytochromoxidase in der Atmungskette der Mitochondrien ausübt (Übersicht bei Richter 1996. Schweizer 1996, Lincoln 1997). NO° könnte also über das Ca2+-Cycling als Schalter für die Wechselschaltung zwischen dem OXPHOS-System und der aeroben Glykolyse fungieren.

Die Interaktion in den Mitochondrien zwischen NO und Ca beim programmierten Zelltod (Apoptose) und plötzlichem Zelltod (Nekrose)

Andererseits fördert NO° die Ca2+-Freisetzung und -Wiederaufnahme, indem es das Membranpotential der Mitochondrien herabsetzt durch die Bindung an Cytochromoxidase. Die Folge ist ein Energieverlust, der bei niedrigen NO-Konzentrationen vorübergehend eintritt, aber längerdauernd ist bei hohen NO-Konzentrationen. Der Kollaps und der Wiederaufbau des Membranpotentials der Mitochondrien in Abhängigkeit von den NO-Spiegeln war in Zellkulturen von einem entsprechenden Anstieg und Abfall des Ca2+-Spiegels im Zellplasma begleitet. Die Forscher zogen aus diesen

Befunden die Schlussfolgerung: "NO kann Zellen töten, indem es Ca2+ aus Mitochondrien freisetzt und dabei das Zellplasma mit Ca2+ überflutet" (Richter 1996).

Die Folgen des oxidativen und nitrosativen Stress durch NO-Überschuss können sich verstärken, beispielsweise wenn durch gleichzeitig hohe und langandauernde Antigen- und Alloantigen-Belastung die Typ1-Cytokin-Synthese stimuliert wird. Das Typ1-Cytokin Tumornekrosefaktor tötet gleichfalls Zellen durch programmierten Zelltod oder Nekrose, die ausgelöst werden durch erhöhte Stimulation der ROS-Produktion und Ca2+-cycling. Die Verminderung der mitochondrialen Enzymaktivitäten und der ATP-Produktion geht in beiden Fällen den Folgen des NO-Stress und des oxidativen Stress voraus (die beiden bioenergetischen Stressformen werden gemeinsam als prooxidativer Stress bezeichnet, jedoch als nitrosativer Stress, wenn sich NO und seine Abkömmlinge mit Thiolen oder thiolhaltigen Proteinen verbinden). "Auf der Grundlage dieser und anderer Befunde haben wir vorgeschlagen, dass eine prooxidativ induzierte Ca2+-Freisetzung aus den Mitochondrien, gefolgt durch Ca2+-cycling und ATP-Erschöpfung eine häufige Ursache des programmierten Zelltodes ist" (Richter 1996).

Die zweischneidige Rolle der Peroxinitrit-Steuerung der Zellsymbiose

Paradoxerweise kann jedoch NO unter bestimmten Bedingungen eine schützende Funktion ausüben und dem programmierten Zelltod oder der Nekrose entgegenwirken. Das ist dann der Fall, wenn NO mit dem Superoxid-Radikal interagiert und Peroxinitrit bildet. Voraussetzung ist allerdings, dass gleiche Mengen NO und Superoxid-Anionen zur gleichen Zeit produziert werden. Unter dieser Bedingung kann NO die toxische Wirkung der eisenkatalysierten Lipidperoxidation durch die Superoxid-Anionen, die zu DNA- und Membranschäden führt, verhindern. Überwiegt jedoch die Anwesenheit von NO oder Superoxidanionen, dann wird Peroxinitrit gehemmt und die schädlichen Folgen des prooxidativen Stress verstärken sich gegenseitig (Mies 1996). Peroxinitrit kann die durch die Radikalen NO und O2- eingeleitete Startphase des programmierten Zelltodes umsteuern, solange genügend reduziertes

Glutathion verfügbar ist, das den prooxidativen / nitrosativen Stress kompensieren kann (Brüne 1998). Im Gegensatz zu NO kann Peroxinitrit die spezifische Ca2+-Freisetzung aus den Mitochondrien stimulieren bei intaktem Membranpotential, das sogar erhöht wird. Dies geschieht, indem bestimmte mitochondriale Thiole, andere Thiole als Glutathion, durch Peroxinitrit oxidiert werden. Diese ermöglichen die Hydrolyse (Spaltung durch Wasseraufnahme) des oxidierten Co-Enzyms NAD+. Die Spaltprodukte des NAD+, Nikotinsäureamid und ADPribose, regeln das spezifische Ca2+-cycling bei intaktem Membranpotential der Mitochondrien (Schweizer 1996). Das Verständnis dieses Vorgangs ist deshalb so wichtig, weil Peroxinitrit unwirksam ist für das Ca2+-cycling bei intakter Mitochondrienmembran, wenn das Co-Enzym als NADH reduziert bleibt. Die Hemmung der NADH-Oxidation spielt bei der Krebsentstehung eine wichtige Rolle.

Peroxinitrit ist jedoch ein zweischneidiges Molekül. Wird es in Gegenwart von freiem Eisen synthetisiert, erzeugt es die Bildung des ROS-Hydroxylradikals (OH-), das Mutationen in der Mitochondrien-DNA und in der Zellkern-DNA auslöst. Dies ist der Fall, wenn der antioxidative Thiol-Pool sich durch hohe Mengen NO und Superoxid-Radikale erschöpft hat. Da auch DNA-Schäden zum programmierten Zelltod oder zur Nekrose führen können (Brüne 1996), können zu hohe Mengen des gasförmigen Peroxinitrit erhebliche Schäden an Zellen und Geweben anrichten. Ob es dazu kommt, ist abhängig von einer Vielzahl von Gegenregulationen. Dazu gehört nicht nur die antioxidative Kapazität, die den Thiol-Pool (Glutathion, Cystein und andere Thiole), antioxidative Enzyme (SOD, Katalase, Glutathionperoxidase, Glutathionreductase, Transhydrogenase), die Co-Enzyme NADH, NADPH, FAD und FMN, die Vitamine C und E und die Polyphenole umfasst. Wenn sich die wechselseitigen Konzentrationen der Gasgemische aus NO, O2-, Peroxinitrit und den übrigen ROS-Radikalen zum prooxidativen / nitrosativen Stress erhöhen, verschiebt sich das Redox-Milieu zur oxidierten Seite. Kann das antioxidative System dieses für die Zellsymbiose bedrohliche Ungleichgewicht nicht mehr ausgleichen, führt der veränderte Redoxstatus zur Stimulation von Transkriptionsfaktoren, die auf der Ebene der genetischen Transskription die Biosynthese von Schutzproteinen anregen. Dazu gehören u. a. die so genannten Hitzeschock-Proteine, das Ferritin-Eiweiß, die Enzyme Hämoxygenase 1 und Cyclooxygenase 2 und das Bcl-2-Protein (Kim 1995, Brüne 1998).

Die Hitzeschock-Proteine schützen vor allem die DNA vor Mutationen, während das Eiweiß Ferritin Eisen bindet und in einer Nicht-Redox-Form speichert. Diese Absonderung des Eisens ist wichtig, um zu verhindern, dass sich Hydroxyl-Radikale bilden können (Miles 1996).

Die Gegenregulation der Zellsymbiosen bei NO- und Sauerstoffradikalen-Stress

Das induzierbare Enzym Hämoxygenase 1 setzt eine andere Klasse von gasförmigen Monoxiden frei, das Kohlenstoffmonoxid (CO). Die Rolle des CO ist noch wenig untersucht, doch scheinen in verschiedenen Zellsystemen gegensinnige Interaktionen zwischen NO und CO zu bestehen (Suematsu 1996, Rivier 1998).

Wesentlich genauer erforscht ist das Enzym Cyclooxygenase 2 und das Bcl-2-Protein, die beide eine entscheidende Rolle für die Wechselschaltung zwischen dem OXPHOS-System der Mitochondrien und der aeroben Glykolyse im Zellplasma spielen.

Das Enzym Cyclooxygenase setzt aus Arachidonsäure die Regulatorstoffe Prostaglandine und Thromboxane frei (gemeinsam als Prostanoide bezeichnet). Entscheidend sind in diesem Zusammenhang die Prostaglandine (abgeleitet von Prostata- oder Vorsteherdrüse, griechisch: prostateis = Vorsteher, glandula = Drüse). Das Prostaglandin wurde zuerst in der männlichen Prostatadrüse entdeckt, hat jedoch in allen Zellsystemen in einer Vielfalt von physiologischen und pathophysiologischen Funktionen Bedeutung. Die Arachidonsäure ist eine ungesättigte Fettsäure, sie wird durch spezifische Enzyme aus Phospholipiden in der Zellmembran freigesetzt. Unter pathologischen Stimulationen wird durch das Enzym Phospholipase eine erhöhte und langdauernde Aktivierung von Arachidonsäure ausgelöst. Die Arachidonsäure wird durch das Enzym Cyclooxygenase (COX) rasch über Zwischenprodukte in Prostaglandine und Thromboxane umgesetzt. Es gibt zwei Variationen des COX-Enzyms: COX-1 ist weit verbreitet in einer Vielzahl von Zelltypen und regelt physiologische Prostanoid-Spiegel. Die zweite Variation, COX-2, wird induziert durch Wachstumsfaktoren, Cytokine und Moleküle, die bei Entzündungen auftreten. Das Entscheidende ist, dass COX-2 durch die gleichen

Faktoren stimuliert wird wie das induzierbare NOS-Enzym für die Synthese des cytotoxischen NO-Gases: Mikrobielle Endotoxine (LPS), Typ1-Cytokine und Blutplättchen-Aktivierungsfaktor (PAF). In akut oder chronisch entzündeten Zellen, aber auch in aktivierten T-Helferimmunzellen, werden hohe Spiegel von Prostaglandin gebildet. Alle diese genannten Faktoren stimulieren die Aktivierung der induzierbaren NO-Synthase, interagieren aber auch mit einer Reihe von Rezeptoren, die eine Kaskade von Übertragungssignalen auslösen, Transkriptionsfaktoren aktivieren und die genetische Expression für die Biosynthese des COX-Enzymeiweißes erhöhen (Goppelt-Struebe 1995, Appelton 1996, Herschman 1996, Minghetti 1998).

Der Zusammenhang zwischen der gemeinsamen Stimulation des Enzyms für die cytotoxische NO-Produktion und des COX2-Enzyms für die Prostaglandine ist deshalb so bedeutsam, da die Prostaglandine beteiligt sind an der Umdisposition der T-Helferzellen vom Typ1-Cytokin-Muster (TH1-Zellen) auf das Typ2-Cytokin-Muster (TH2-Zellen) (Betz 1991, Gold 1994, Hilkens 1995, Katamura 1995, Lucey 1996).

Die Aufschaltung der Prostaglandin-Synthese dient dem Schutz der Zellsymbiose und ist evolutionsbiologisch hochkonserviert

Tatsächlich sind die Gene für die Isoformen der NOS zumindest für die Säugetiere und den Menschen (Knowles 1994, Nathan 1994, Lincoln 1997) und die Isoform für die COX2-Enzymsynthese in den verschiedenen Tierarten und beim Menschen (Fletcher 1992, Kosaka 1994, Bauer 1997, Minghetti 1998) evolutionsbiologisch hochkonserviert und zeigen eine hohe Übereinstimmung (Homologie). Stark erhöhte Prostaglandin-Spiegel in den aktivierten T-Helferimmunzellen unterdrücken die Typ1-Cytokin-Synthese, aber nicht die Typ2-Cytokin-Synthese. Zwischen Typ2-Cytokinen und hohen Prostaglandin-Spiegeln in T-Helferimmunzellen besteht ein Synergieeffekt durch Unterdrückung der cytotoxischen NO-Synthese und der Synthese des Tumornekrosefaktors, der Superoxid-Anionen aktiviert (Milano 1995, Übersicht bei Minghetti 1998). Die Verminderung der prooxidativen / nitrosativen Gase NO und O2- drosselt jedoch auch die Peroxinitrit-Bildung auf niedrige Werte und verhindert dadurch ebenfalls die Gefahr des programmierten Zelltodes oder der

Nekrose infolge Verlust des Energiepotentials der Mitochondrienmembranen. Die Aufschaltung des COX2-Enzyms und der Prostaglandine durch hohe und andauernde pathologische Stimulation (mikrobielle und nichtmikrobielle Toxine, mikrobielle und nichtmikrobielle Antigene sowie Alloantigene, immunotoxische Pharmasubstanzen, Drogen und Dopingmittel u. a.) dient also dem Schutz der Zellsymbiose und ist evolutionsbiologisch programmiert.

Prostaglandine (PG E2) greifen noch auf andere Weise schützend in die Drosselung der NO-Synthese ein. PG E2 wirkt gleichsinnig mit einem regulierenden Faktor, der den Typ2-Cytokinen zugeordnet wird (Abbas 1996), dem transformierenden Wachstumsfaktor (Transforming Growth Factor, TGF-ß) (Vodovotz 1997, Minghetti 1998). TGF ist ein vielseitiges Cytokin, das u. a. die Synthese von Prostaglandinen erhöht und gemeinsam mit PG E2 in hohen Mengen die cytotoxische NO-Produktion unterdrückt. PG E2 und TGF aktivieren aber auch in stimulierten Zellen die genetische Expression zur Biosynthese des Enzyms Arginase. Dieses wandelt Arginin in Ornithin um als ersten Schritt des Stoffwechselweges für die Synthese von Polyaminen. Letztere hemmen gleichfalls das Enzym für die Synthese des cytotoxischen NO (Szabó 1994). Da beide Enzyme, die NO-Synthase und die Arginase, um die gleiche Aminosäure Arginin konkurrieren bei gleichzeitiger Biosynthese der beiden Enzyme in stimulierten Zellen, vermindert sich die Argininmenge für die NO-Synthese (Modolell 1995). Bedeutsam ist aber zusätzlich die Tatsache, dass Polyamine die Zellteilung und die Reparatur von verschiedenen Zelltypen fördern, PG E2 und TGF-ß regeln also die cytotoxischen Effekte von NO herunter und schalten Reparaturvorgänge für geschädigte Zellen herauf und regen die Zellneubildung an. Letzteres bedeutet aber erhöhte aerobe Glykolyse. Es ist bemerkenswert, dass Krebszellen und Parasitenzellen einen stark erhöhten Gehalt an Polyaminen aufweisen. Dieser Faktor dient als Erfolgskontrolle in der Krebsmedizin bei chemotherapeutischer Behandlung (Papadopulos-Eleopulos 1992 b).

Die gleichzeitige Gegenregulation bei exzessivem oxidativem und nitrosativem Stress (durch NO und NO-Derivate

Die Bcl-2-Eiweiße wirken mit an der Schließung der

Mitochondrienschleusen und verhindern die Rückschaltung von aerober Glykolyse (Warburg-Phänomen) zur OXPHOS-Phase der Zellsymbiose

sowie ROS) durch die Synthese des Bcl-2-Proteins verhindert gleichfalls den programmierten Zelltod. Bcl-2 verhütet Störungen des zellulären Ca2+ Gleichgewichtes und vermindert dadurch die ROS-Produktion. Es wird angenommen, dass Bcl-2 das Verhältnis von oxidiertem NAD+ zum reduzierten NADH zugunsten des letzteren verändert. Dadurch wird die Freisetzung von Ca2+ aus Membranstrukturen im Zellplasma (bezeichnet als endoplasmatisches Reticulum) gehemmt. Diese Freisetzung erfordert die Hydrolyse von oxidiertem NAD+ (Richter 1996). Bcl-2 ist außerdem in der Membran des Zellkerns und in der äußeren Mitochondrienmembran lokalisiert. Hier übt Bcl-2 seine entscheidende Funktion aus: Es ist sozusagen der Wächter über die Import-Export-Schleusen der Mitochondrien. Bcl-2 verhindert den Energieverlust der Mitochondrienmembran, es stabilisiert das Membranpotential und moduliert auf diese Weise den Ein- und Ausstrom von Ca2+ in den Mitochondrien. Der Effekt wird geregelt durch Interaktion mit Eiweißkomplexen, welche die Mitochondrienmembran für Eiweißmoleküle und Ca2+ durchlässig halten. Die Bcl-2-Eiweiße schließen also diese Schleuse und verhindern damit in der Startphase des programmierten Zelltodes, der infolge prooxidativer bzw. nitrosativer Stressbelastung droht, die "Infektion" der Wirtszelle durch die Zellsymbionten. Bcl-2 gehört zu einer weit verzweigten Familie von Eiweißen, von denen immer mehr entdeckt werden. Dieses Eiweiß-Ensemble umfasst sowohl solche, die den programmierten Zelltod (Apoptose, griechisch: apoptosis = Absterben) verhindern, als auch solche, welche die Apoptose fördern. Ein Ungleichgewicht in der genetischen Expression der Biosynthese dieser Eiweißprodukte ist bei etwa der Hälfte aller menschlichen Krebsformen nachgewiesen worden (Übersicht bei Zamzami 1997). Man kann also annehmen, dass Bcl-Eiweiße bei der Wechselschaltung zur ATP-Produktion zwischen dem OXPHOS-System der Mitochondrien und der aeroben Glykolyse (Warburg-Phänomen) zur Verhütung oder Dämpfung von NO- und ROS-Stress beim Schließmechanismus der Mitochondrienmembran eine mitentscheidende Rolle spielen. Diese Annahme bezieht sich einerseits auf die vorübergehende physiologische Sperre der Interaktion zwischen den Zellsymbionten und der reifenden Gesamtzelle während der embryonalen

Entwicklungsphase, während der S-Phase der Zellteilung und in Durchgangsphasen erhöhter Stressbelastung. Andererseits kann unter massivem und langdauerndem Einfluss pathologischer Faktoren und deren Kombination eine Hyperexpression der Bcl-Eiweiße erzwungen werden, die in Synergie mit anderen Gegenregulationen die Rückschaltung vom Warburg-Phänomen zum OXPHOS-System der Mitochondrien blockiert, jedenfalls solange wie das Redox-Milieu nicht zur selbstorganisierten Homöostase zurückfinden kann. Abhängig vom Zelltyp wird die Zelle sich "re-fötalisieren" und, gefangen im Zellteilungszyklus, unkoordiniert eine neue Zellkolonie als Tumor gründen. Andere Zelltypen, die nicht mehr teilungsaktiv sind, wie ausgereifte Muskel- und Nervenzellen, degenerieren im Zustand der Zelldyssymbiose in spezifischer Weise (Myopathie, Enzephalopathie, Neurodegeneration) (Johns 1996, Wallace 1999).

NO kann jedoch noch andere wichtige Molekülverbindungen eingehen. Außer der Kopplung mit metallhaltigen Enzymeiweißen in der Atmungskette, mit dem eisenhaltigen Enzym Guanylatcyklase, das über zyklisches Guanosinmonophosphat als Botenstoff Wachstumsprozesse und zahlreiche Biosynthesen in Gang setzt, können der Redox-Zustand zahlreicher anderer Enzyme verändert werden und Informationsmuster in der Zelle moduliert werden. Solche Vorgänge steuern beispielsweise die Entspannung der Blutgefäße, die Übertragung oder Hemmung von Impulsen im zentralen und peripheren Nervensystem, die Darmmotorik usw. Von entscheidender Bedeutung für das Verständnis der zellvermittelten Immunschwäche und die Transformation zur Tumorzelle, ist jedoch die Neigung von NO in verschiedenen Redox-Zuständen (NO°, NO-, NO+), sich mit schwefelhaltigen Molekülen zu verbinden. Diese molekularen Bindungen werden als S-Nitrosothiole (RSNO) bezeichnet, der Vorgang heißt Nitrosation. Verbindet sich RSNO mit einem thiolhaltigen Eiweiß, spricht man von S-Nitrosylation. Viele der mit der NO-Synthese verknüpften Reaktionen, für die NO selbst nicht imstande ist, werden stimuliert durch Nitrosation oder S-Nitrosylation. Beispielsweise wird die Stimulation von T-Lymphozyten ausgelöst durch S-Nitrosylation des Eiweißmoleküls p21ras (Lander 1995).

Die Redoxsteuerung der Zellsymbiosen zwischen NO und seinen Abkömmlingen und den schwefelhaltigen Nichteiweiß-Thiolen und Eiweiß-Thiolen

Auch die Effekte des cytotoxischen NO-Gases (und anderen von NO abgeleiteten Molekülspezies) gegen Mikroben beruhen auf S-Nitrosylation von mikrobiellen Eiweißen (Stamler 1992, 1995, De Groote 1995). Die Nitrosothiole werden in hohen Konzentrationen bei infektiösen und entzündlichen Zuständen produziert. Unter physiologischen Bedingungen dient die S-Nitrosylation von Eiweißen als funktionsregulierende Wechselwirkung bei zellulären Kontrollmechanismen. Das betrifft Funktionsänderungen in Ionen-Kanälen in der Zellmembran und in Membranen von Zellorganellen, in signalgebenden Eiweißen (in solchen Eiweißen, die Phosphor übertragen oder abspalten), in einer Reihe von Enzymeiweißen (die den Glukoseabbau für die Glykolyse und das OXPHOS-System steuern), in Enzymen für die Prostaglandinsynthese und für das Glutathionsystem und in vielen anderen (Han, 1995, Übersicht bei Stamler 1994, 1995).

Nitrosation und S-Nitrosylation greifen aber auch in die Aktivierung von Transkriptionseiweißen ein, welche die Umschreibung bestimmter Gene in Boten-RNA für die Biosynthese von Enzymeiweißen der antioxidativen Gegenregulation aktivieren. Die Forschungsgrupe von Stamler in den USA hat für die Interaktion von S-Nitrosothiolen den Begriff "nitrosativer Stress" eingeführt (Hausladen 1996). Der nitrosative Stress vermindert parallel zu oxidativen Stresszuständen den intrazellulären Thiol-Pool im Zellplasma sowie in den Mitochondrien und aktiviert bestimmte Transkriptionsfaktoren. Über die veränderte redoxabhängige Transkription wird die redox-abhängige Expression zur Biosynthese von antioxidativen und antinitrosativen Genen gesteigert. Diese Genaktivität führt zu erhöhter Biosynthese von Thiolen und Enzymen, die reaktive O2-Spezies (ROS) und S-Nitrosothiole (RSNO) neutralisieren und verstoffwechseln (siehe Schema: Kompensierter/dekompensierter oxidativer und nitrosativer Zellstress (siehe Tafel VI)).

Ist die antinitrosative Thiol-Kapazität jedoch erschöpft, suchen sich die S-Nitrosothiole andere thiolhaltige Zielmoleküle. Ziel der Nitrosylation ist auch ein wichtiges Enzym, das von dem Co-Enzym NADH+H+ Wasserstoffionen auf Molekül-Fähren zum Transport in die Mitochondrien überträgt. Es kommt zur ADP-Ribosylation, die unumkehrbar Enzymaktivitäten hemmt. Die Folge ist die Störung des Elektronentransfers in der Atmungskette in den Mitochondrien. Gleichzeitig können NO-Radikale die Eisen-Schwefelzentren in Enzymen der Atmungskette (Oxidoreduktasen, Cytochromoxidase), Enzyme des Carbon-Stoffwechselweges aus dem Glukoseabbau (cis-Aconitase) und Enzyme der DNA-Synthese (Ribonukleotidase) und weitere Enzyme angreifen. Die ATP-Produktion im OXPHOS-System kommt ins Stocken, die Mitochondrienmembran wird energetisch destabilisiert (Brüne 1994, Richter 1996). Das Ca2+-cycling zwischen Mitochondrien und Zellplasma gerät außer Kontrolle. Ereignet sich der Energieverlust sehr rasch, geht die Zelle durch Nekrose zugrunde. Die intrazellulären Eiweiß-, DNA- und sonstigen Moleküle treten in den extrazellulären Raum über, es bilden sich in erhöhtem Maße Autoantikörper. Vollzieht sich der Energieverlust langsamer, sodass noch genügend ATP für den energieabhängigen

Abbau des Zellkerns und der übrigen Zellinhalte durch programmierten Zelltod bei zunächst erhaltener Zellmembran verfügbar ist, kommt es zur Apoptose ohne Autoantikörper-Stimulation. Schaltet die Zelle rechtzeitig das "Notstromaggregat" durch Steigerung der glykolytischen ATP-Produktion im Zellplasma an und reagiert auf den Zustand der Zelldyssymbiose die koordinierte Gegenregulation (Typ2-Cytokin-Muster mit Abschalten der cytotoxischen NO-Synthese und Dämpfung der Calcium-abhängigen NO-Synthese, Hitzeschock-Eiweiße, Ferritin-Eiweiße, COX-2-Enzyme, Prostaglandine, Bcl-Eiweißfamilie u. a.), so überlebt die Zelle und die Zellsymbiose kann sich erholen. Bleibt die Erschöpfung des Thiol-Pools und der antioxidativen/ antinitrosativen Kapazität dauerhaft oder intermittierend bestehen, da die Ursachen fortwirken, noch verschärft werden oder nicht ausgeglichen werden, können Zellen je nach Zell-, Gewebs- und Organtyp zum gleichen Zeitpunkt oder zeitlich nacheinander ein unterschiedliches Schicksal der Zelldyssymbiose erleiden.

Das Zellplasma kann seine Funktionen nur im hochreduktiven Zustand erfüllen. Bei anhaltendem oxidativem und nitrosativem Stress, akut oder chronisch, haben die symbiotischen Zellen ein strategisches Dilemma. Sie müssen "deichen oder weichen", wie man in Norddeutschland an der Küste bei Sturmflut sagt: D. h., die Zellen müssen entweder die Im- und Exportschleusen der Mitochondrienmembranen für Calcium, Proteine und andere Moleküle weitgehend schließen oder weitgehend öffnen: Im letzten Falle werden die Zellen nekrotisch oder, wenn noch möglich, apoptotisch geopfert. Im ersteren Falle verharren die Zellen gegenreguliert im Zustand der Zelldyssymbiose auf Kosten der Zahl und Vitalität der Mitochondrien. Nicht mehr teilungsfähige Zellen degenerieren, teilungsfähige Zellen können transformieren zu Krebszellen.

Der programmierte Zelltod ist ein evolutionsbiologisch konserviertes Programm, das bereits bei einzelligen Eukaryoten wie den Trypanosomen nachgewiesen ist. Das ist ein Indiz, dass die Apoptose von den Zellsymbionten dieser archaischen Eukaryoten ausgelöst wird, ebenso bei allen mehrzelligen tierischen Lebewesen, wahrscheinlich auch bei den Pilzen (Kroemer 1997).

Für diese Annahme, dass der programmierte Zelltod von der Destabilisierung der Mitochondrienmembran abhängig ist, spricht auch die Tatsache, dass bei der Proliferation von Tumorzellen, bei denen die Mitochondrienpopulation stark reduziert und inaktiv ist, die Apoptose durch NO und seine Abkömmlinge experimentell nicht ohne weiteres hervorgerufen werden kann, sondern lediglich eine Zellhemmung erreicht werden kann (Zytostase) (Hibbs 1987, Nussler 1993, Mac Micking 1995, Wei 1995, Lincoln 1997).

Die Apoptose ist eine wichtige Komponente der Immunabwehr gegen intrazelluläre Erreger einschließlich Viren, da durch das Zellopfer die Verbreitung von Mikroben innerhalb der Zellen und bedingt im extrazellulären Raum verhindert werden kann. Die gezielte und wohldosierte Gaswolke aus NO- und Sauerstoffradikalen der TH1-Immunzellen, Makrophagen, Mikrogliazellen, natürlichen Killerzellen, neutrophilen Leukozyten und vieler anderer Immun- und Nicht-Immunzellen ist bis heute bei allen mehrzelligen Lebewesen das wirksamste Mittel der Wahl, ebenso beim Menschen. Der ursprünglichste Zelltyp der unspezifischen Gasabwehr, die Makrophagen, gelten als die evolutionsbiologisch ältesten Zellen der natürlichen Immunität und gleichzeitig der Stressabwehr. Sie synthetisieren einen gemeinsamen Pool von Peptiden (abgeleitet vom Proopiomelanocortin, das ebenfalls in Hirnzellen synthetisiert wird), Cytokinen, biogenen Aminen (Dopamin, Adrenalin, Noradrenalin), Glukokortikoiden sowie NO und seine Derivate und reaktive Sauerstoffspezies. Die Makrophagen werden deshalb als gemeinsamer evolutionsbiologischer Ursprung des Immunzell-Netzwerks und der Zellen des neuroendokrinen Systems angesehen (Ottaviani 1998). Makrophagen können ebenso wie T-Lymphimmunzellen durch oxidativen und nitrosativen Stress den programmierten Zelltod oder Nekrose in mikrobiellen Zellen oder Körperzellen auslösen, aber auch selbst aus denselben Gründen durch Apoptose oder Nekrose absterben.

Das Immunzellennetzwerk als redox-sensibles Frühwarnsystem für die Zellsymbiosen

Es ist aber eine willkürliche Verkürzung der gegebenen psychobiologischen Tatsachen, dem Immunzell-Netzwerk lediglich die Abwehr von Fremdeiweiß zuzuschreiben. Das Immunzell-Netzwerk umfasst vielmehr besonders redox-sensible Zellen, deren vielseitige Aufgabe es ist, einen ständigen Ausgleich der Energieflüsse zu gewährleisten. Gelingt dies nicht mehr auf der zellulären und interzellulären Ebene, da zu viele Immunzellen und Nicht-Immunzellen apoptotisch oder nekrotisch werden, schalten die Immunzellen gesetzmäßig zum Schutz der Zellsymbiose um von der intrazellulären Binnenverteidigung der bioenergetischen Balance auf den Redox-Ausgleich im extrazellulären Vorfeld überwiegend durch erhöhte Antikörperproduktion als Notfallmaßnahme. Diese Strategie entscheidet sich aber auf der Ebene der Zellsymbiosen.

Das Immunzell-Netzwerk ist also ein Frühwarnsystem für den gesamten Organismus. Die Immunzellen sind Fühler und Vollstrecker, Sensoren und Effektoren, die ständig das Redox-Milieu als Regelgröße für den unaufhörlichen Durchstrom von Energie- und Stoff-Flüssen messen und modulieren.

Die Regler aber sind die Biogas-gesteuerten Zellsymbionten. Zwischen dem Immunzell-Netzwerk und dem neuroendokrinen System besteht ein intensiver Austausch, da beide Zellsysteme praktisch die gleichen Signalmoleküle (Neurotransmitter), biogene Amine, Cytokine, NO, CO, Prostaglandine, Hormone usw. synthetisieren und austauschen (Ader 1980, Spector 1985, 1988, Rivier 1998, Mc Cann 1998 a, 1998 b). Insofern verarbeiten die Immunzellen sämtliche Stresseinflüsse, die auf dem Blut- oder Lymphwege, in den extrazellulären Flüssigkeiten oder durch Zell-zu-Zell-Kontakt vermittelt werden. Es macht also für die Zellsymbionten der Helferlymphzellen beispielsweise keinen Unterschied, ob die Störeinflüsse auf das intra- und extrazelluläre Redoxmilieu verursacht werden durch präsentierte mikrobielle Antigene oder Alloantigene, psychische Traumata und Schmerzzustände, Protein- Mangelsyndrom oder Antioxidantienmangel, durch Fehlernährung, Nitrite und Nitrosamine, bakterielle Toxine oder pharmakotoxische Substanzen, schwere Verletzungen und Verbennungen, Operationen oder Organtransplantationen, Strahlenschäden oder Umweltgifte, Drogenmissbrauch oder Dopingmittel, kontaminierte Gerinnungseiweiße oder Multi-Transfusionen, Impfstoffe oder Antibiotika, angeborene oder erworbene Faktoren. Die T-Helferimmunzellen und andere Zellsysteme werden immer nach den gleichen evolutionsbiologischen Gesetzmäßigkeiten der Zellsymbiose reagieren, modulieren und sich adaptieren.

Zelluläres Leben spielt sich ab von Anbeginn vor fast vier Milliarden Jahren, quantendynamisch gesprochen, in der Grenzphase zwischen fester Phase (Makromoleküle) und fluider Phase (flüssig und gasförmig),

Das gasgesteuerte Mikro-Gaia-Milieu der Zellsymbiosen ermöglicht die thermo-dynamische Tiefe des

oszillierenden Spielraums im Grenzbereich zwischen fester und fluider Phase zwischen Ordnung und Chaos (Langton 1990). Makromoleküle (Eiweiße, Nukleinsäuren) für sich allein sind noch nicht lebende Materie. Sie bedürfen der quantendynamischen Oszillation durch fluide Moleküle. Eine zu starre Ordnung ist ebenso lebensfeindlich wie das Überschreiten der Chaos-Grenzen. So wird etwa 14 Tage vor dem Tod der Herzschlag völlig regelmäßig. Andererseits haben die gasförmigen Moleküle den größten Freiheitsgrad für quantendynamische Fluktuationen und können auf dem schnellsten Wege Informationsmuster und Energieflüsse aufbauen, variieren oder auch wieder aussondern. Sie müssen aber ständig gegenreguliert werden, um die bioenergetische Selbstorganisation der zellulären "Ordnungsinsel inmitten eines thermodynamischen Chaos" (Schrödinger 1967) auszugleichen. Nach einem Standardmodell der Entwicklung des Lebens vollzog sich die erste Energiespeicherung der Photonenenergie des Sonnenlichtes in der so genannten Thioester-Eisenwelt (De Duve 1991). Als die ersten Makromoleküle, die Information speichern konnten, in einer Membran entgegen dem thermodynamischen Gleichgewicht Energieflüsse und Stoffwechsel organisierten, sind Schwefel-Eisen-Zentren in den Substraten vorhanden gewesen, ebenso waren NO und seine Abkömmlinge als terminale Elektronenempfänger statt des molekularen Sauerstoffes zugegen. Anaerobe Prokaryoten nutzen noch heute Nitrite und NO für Atmung und Zellwachstum (Kucera 1983, Satoh 1983, Barton 1983, Papadopulos-Eleopulos 1988). Das Leben hat also mit nitrosativem Stress begonnen und bewältigt ihn noch heute mit Hilfe des reduzierten Schwefels sowie des Selens. Beide Elemente stehen mit Sauerstoff in einer Reihe des periodischen Systems und können Elektronen miteinander austauschen (Hässig 1999, Kremer 1999).

Der globale Gasaustausch der Prokaryoten in der autopoietischen Biosphäre der Gaia-Welt (Lovelock 1974) wurde zum Motor für den evolutionsbiologischen Quantensprung der Zellsymbiosen (Margulis 1997). Das Mikro-Gaia-Milieu als gasgesteuerte Hybridzelle ermöglichte die thermodynamische Tiefe des oszillierenden Spielraums im Grenzbereich zwischen fester und fluider Phase mit zunehmender Komplexität zu nutzen bis hin zum Geistwesen Mensch.

Die moderne Medizin hat 150 Jahre gebraucht, um die Bedeutung und Funktion der Gesetze der erfolgreichsten Fusion der Evolutionsgeschichte zu verstehen. Das Mitochondrien-Genom weist lediglich 37 informationelle und operative Gene auf, die alle unverzichtbar sind. Die Zellsymbionten werden anscheinend exklusiv über die mütterliche Vererbungslinie weitergegeben. In der Eizelle soll sich eine riesige Menge an Mitochondrien befinden. In den letzten 30 Jahren wurde eine zunehmende Zahl von systemischen Erkrankungen, schweren Myopathien und Enzephalopathien, Alzheimer'sche und Parkinson'sche Krankheit, Diabetes und Herzdefekte, Multiple Sklerose und Krebs, sowie Alterskrankheiten als Folge von mütterlich vererbten Mutationen der Mitochondrien-DNA oder als Folge des oxidativen/nitrosativen Stress des OXPHOS-Systems und des nicht reparaturfähigen Mitochondrien-Genoms erkannt. Die Liste wird immer länger und umfasst bereits mehr als 200 definierte Krankheiten. Auffallend ist, dass bei frei lebenden Säugetieren solche Mitochondrien-Krankheiten nicht bekannt sind und erst durch experimentelle Versuche in klinischen Studien provoziert werden müssen (Wallace 1999). Komplex und verwirrend wird das klinische Bild bei vererbten Mitochondrien-Erkrankungen durch Mutation einzelner Gene (Genotyp), die aber eine Fülle unterschiedlicher Krankheitssymptome (Phänotyp) hervorrufen, und umgekehrt durch mehrere Mutationen (Genotyp), die ein einziges Symptom verursachen (Phänotyp). Dieses Phänomen gilt als rätselhaft trotz des überschaubaren kleinen Restgenoms der Mitochondrien, da das Zusammenspiel zwischen zwei Genomen, dem Zellkern-Genom mit seinen mehr als 100000 Genen und mehr als zwei Milliarden Basenpaaren sowie dem Mitochondrien-Genom mit seinen 37 Genen und etwas mehr als 16000 Basenpaaren, bei der Vielzahl der Kombinationsmöglichkeiten von Mutationen in beiden Genomen

Die Liste der systemischen und chronischen Krankheiten in Abhängiugkeit von funktionellen und strukturellen Störungen der Mitochondrien wird immer länger

schwierig zu durchschauen ist. Diese komplizierten Interaktionen dürften eine "Gentherapie" am Genom der Mitochondrien der mütterlichen Eizelle utopisch erscheinen lassen, obwohl solche "Reparaturen" künftig für möglich gehalten werden (Johns 1996). Andererseits werden erworbene, nicht vererbte Mutationen bei Alzheimer'scher und Parkinson'scher Krankheit ursächlich als primär bedingt durch oxidative freie Radikale, Glutamat und NO diskutiert (Johns 1996). In verschiedenen Tumoren und Tumorzell-Linien sind somatische, nicht erbliche Mutationen identifiziert worden: "Im Prinzip können diese Mutationen zur Transformation von Krebszellen beitragen durch Änderung der zellulären Energiekapazitäten, zunehmenden mitochondrialen oxidativen Stress und/oder Modulation des programmierten Zelltodes" (Wallace 1999).

AIDS und Krebs sind keineswegs rätselhafte Phänomene, sondern übersteuerte Gegenregulationen des Mikro-Gaia-Milieus

Der Nachteil des evolutions-biologisch programmierten Schutzes der Zellsymbiosen für den modernen Menschen ist dadurch gegeben, dass die Immunzellen und Nicht-Immunzellen auf jede Form von prooxidativer (oxidativer und / oder nitrosativer) Stressüberlastung mit Gegenregulationen und potentiell mit Übersteuerung antworten. Auf die enorme Vielfalt und Summe der vom Menschen synthetisch oder physikalisch erzeugten oxidativen und / oder nitrosativen Stressquellen konnte die Evolution keine andere Bewältigungsstrategie prädisponieren als die Fähigkeit zur sozialen Intelligenz. Diese anzuwenden ist aber der Willensfreiheit des Geistwesens Mensch überlassen. Geist im spirituellen Sinne der Wahrnehmung von Umweltgefahren und der autopoietischen Anpassungsantwort besitzen bereits die einfachsten Bakterien (Maturana 1987). In der Regel sind Mikroben der höheren Reduktionskraft der Zellsymbiosen in den Zellen des menschlichen Organismus unterlegen, solange das Mikro-Gaia-Milieu funktioniert. Das Erbgut der Zellsymbionten des Menschen ist aber u. a. seit Einführung der Chemotherapie mit Sulfonamiden im Jahre 1935 und den nachfolgenden Antibiotika therapiebedroht, da diese Pharmasubstanzen die Zellsymbionten in den menschlichen Zellen genauso angreifen wie intrazelluläre Mikroben. Da die Mitochondrien ehemalige Bakterien sind, sind sie ebenso verletzlich gegen menschliche Zielangriffe wie Bakterien. Niemand weiß bis heute, ob die zunehmenden vererbten mitochondrialen DNA-Mutationen und die zugeordneten degenerativen und tumorösen Krankheitsbilder (Johns 1996, Wallace 1999) durch solche pharmakotoxischen Schäden des Erbguts der menschlichen Zellsymbionten mit verursacht werden. Diese Zusammenhänge sind bis heute aus nahe liegenden Gründen wenig untersucht, allerdings muss man davon ausgehen, dass antimikrobielle Substanzen, welche die Zellmembranen durchdringen können, auch die Zellsymbionten schädigen, wie dies für Chloramphenicol, Tetracycline und einige Makrolide, wie Erythromycin und Carbomycin, bereits demonstriert wurde: "Die Behandlung von Tieren oder Menschen mit antibakteriellen Substanzen kann schädliche Effekte für die Mitochondrien-Funktion haben, speziell in Geweben mit hoher Proliferationsrate" (Tyler 1992). Da Gesundheit, Krankheit, Altern und Tod des Menschen von der Vitalität des Mikro-Gaia-Milieus abhängig ist, dürfte die Erforschung des erworbenen Energie-Dyssymbiose-Syndroms (englisch: acquired energy dyssymbiosis syndrom, AEDS) (Kremer 1998 b) vorrangiger sein für das Verständnis der erworbenen Immunzellschwächen (AIDS) und spezieller Krebserkrankungen als die "Erfindung des AIDS-Virus" (Duesberg 1996).

Das kostbare Erbe der menschlichen Zellsymbionten gehört längst unter Artenschutz. Bei allen Naturvölkern war Krebs, bis auf wenige Ausnahmen wie das Kaposi-Sarkom, praktisch unbekannt, bevor sie konkret mit der Zivilisation in Berührung kamen (Goldsmith 1998). Die Weltgesundheitsorganisation hat kürzlich prognostiziert, dass in 50 Jahren jeder zweite Mensch an Krebs sterben wird, vor 100 Jahren waren es 10 %. Diese Zunahme betrifft keineswegs nur ältere Menschen, sondern Krebs bei Kindern nimmt jährlich um 1 % zu (Epstein 1998, White 1998). Die zunehmenden systemischen Erkrankungen des Menschen spiegeln noch immer das strategische Dilemma der seit mehr als vermutlich etwa 2 Milliarden Jahren fusionierten Zellsymbiose eines Archaebakteriums und eines Protobakteriums wider. Die chronischen systemischen Erkrankungen sind die Antwort im energetisch-spirituellen Sinne auf die Summe der exzessiven Stressbelastungen in einer extrem veränderten inneren und äußeren Umwelt, die es zuvor im Laufe der Evolution nicht gegeben hat (Kremer 1997). Der evolutionsbiologisch programmierte Spielraum der Möglichkeiten der Zellsymbiosen des menschlichen Organismus, das Gleichgewicht im Grenzbereich zwischen fluider und fester Phase (Langton 1990) zu modulieren, ist jedoch unverändert geblieben. Vor 50 Jahren wurden in der ärztlichen Praxis 9 von 10 Patienten wegen Akuterkrankungen behandelt, heute sind 9 von 10 Patienten wegen chronischer Erkrankungen behandlungsbedürftig. Das Krankheitsspektrum insgesamt spiegelt eine deutliche Verschiebung zu Zelldyssymbiosen wider. AIDS und Krebs sind keineswegs rätselhafte Phänomene, sondern übersteuerte Gegenregulationen des Mikro-Gaia-Milieus vom Typ II. (Siehe Schaubild: Zellsymbiose und Zelldyssymbiose in Abhängigkeit von der NO- und ROS-Produktion (siehe Tafel VII) und Schaubild: Klinische Beispiele für Zelldyssymbiosen infolge TypI-Überregulation oder TypII-Gegenregulation (siehe Tafel VIII))

VII. Der kollektive Tunnelblick

Warum die "HIV-Charakteristika" die evolutionsbiologisch programmierten Folgen und nicht die spezifischen Ursachen von starkem und/oder andauerndem Immunstress sind - was der "HIV-Test" wirklich misst

Der Nobelpreisträger für Chemie 1993, der amerikanische Laborwissenschaftler Karry Mullis, hat berichtet über seine Erfahrungen auf der Suche nach der wissenschaftlichen Originalpublikation der Krankheitstheorie "HIV ist die wahrscheinliche Ursache von AIDS". Sein Bericht ist ein erschütterndes Dokument der Zeitgeschichte und beleuchtet grell die massenpsychologische Inszenierung der "erschreckendsten Epidemie des 20. Jahrhunderts" (Gallo 1991).

"Im Jahre 1988 arbeitete ich als Berater für die Spezialitätenlabors in Santa Monica in Californien. Ich befasste mich mit der Durchführung von analytischen Routineverfahren für das menschliche Immunschwächevirus (HIV). Ich wusste eine Menge über alle analytischen Routineuntersuchungen mit Nukleinsäuren (den Bausteinen der DNA und RNA), da ich die Polymerase chain reaction erfunden hatte. Das war's, warum man mich angeheuert hatte."

Die Polymerase chain reaction (PCR) ist ein Laborverfahren, mit dem winzigste DNA-Fragmente beliebig angereichert werden können. Voraussetzung ist, dass man die gesuchte DNA-Frequenz kennt und eine entsprechende kurze Startsequenz für den Beginn des Anreicherungsprozesses zur Verfügung hat. Die PCR ist heute in allen medizinischen und molekularbiologischen Labors eine der wichtigsten Methoden (Wirthmüller 1997). Karry Mullis erhielt für seine Erfindung 1993 den Nobelpreis für Chemie, in seiner Nobelpreisrede sprach er das Nachweisproblem des hypothetischen Retrovirus HIV an als angebliche Ursache für AIDS. Seine Rede wurde als einzige von allen Nobelpreisreden in mehr als 100 Jahren Nobelpreisverleihung nicht veröffentlicht.

"Das erworbene Immunschwächesyndrom (AIDS) andererseits war etwas, worüber ich nicht eine Menge

Die vergebliche Suche des Nobelpreisträgers Mullis

nach der Originalpublikation „HIV ist die wahrscheinliche Ursache von AIDS".

wusste. Als ich deshalb einen Bericht verfasste über unsere Fortschritte und die Ziele für das Projekt, das gefördert wurde von den Nationalen Instituten für Gesundheit (den obersten Forschungsbehörden im Gesundheitswesen der USA), stellte ich fest, dass ich nicht die wissenschaftlichen Referenzen belegen konnte, um die Aussage zu untermauern, die ich gerade geschrieben hatte: ‚HIV ist die wahrscheinliche Ursache von AIDS'. So wandte ich mich an den Virologen, der mit mir im gleichen Raum arbeitete, ein zuverlässiger und kompetenter Kollege, und fragte ihn nach der Referenz. Er sagte, ich habe bisher keine Referenz gebraucht. Ich war nicht einverstanden, obwohl es stimmt, dass bestimmte wissenschaftliche Entdeckungen oder Techniken so gut etabliert sind, dass ihre Quellen nicht länger in der gegenwärtigen Fachliteratur zitiert werden. Das schien nicht der Fall zu sein für den Zusammenhang HIV/AIDS. Es war äußerst bemerkenswert für mich, dass die Person, welche die Ursache einer tödlichen und bisher unheilbaren Krankheit entdeckt hatte, nicht ständig zitiert werden würde in den wissenschaftlichen Publikationen, bis diese Krankheit geheilt oder vergessen war. Aber wie ich lernen sollte, trug niemand den Namen dieser Person auf der Zunge, die sicher des Nobelpreises würdig sein würde. Natürlich, diese einfache Referenz musste es irgendwo da draußen geben. Andererseits, zehntausende von öffentlichen Bediensteten und hochangesehene Wissenschafter verschiedener Disziplinen, die versuchten die tragischen Todesfälle einer großen Zahl von Homosexuellen und intravenösen Drogenkonsumenten im Alter von 25 bis 40 Jahren zu lösen, würden es nicht zugelassen haben, ihre Forschung auf einen einzigen Forschungskanal einzuengen. Nicht jeder würde in demselben Teich fischen, ohne dass es Gründe gab, dass alle anderen Teiche leer sein würden. Da musste es eine publizierte Arbeit geben, oder vielleicht mehrere davon, die zusammenfassend zeigten, dass HIV die wahrscheinliche Ursache von AIDS war. Das musste jedenfalls so sein. Ich machte Computer-Researchen, aber ohne Ergebnis. Natürlich, man kann etwas wichtiges bei Computer-

Researchen verpassen, wenn man nicht die richtigen Schlüsselworte eingibt. Um über ein wissenschaftliches Problem sich Gewissheit zu verschaffen, ist es am besten, andere Wissenschaftler direkt zu fragen. Das ist ein Grund, warum es wissenschaftliche Konferenzen an weit entlegenen Orten mit schönen Stränden gibt. Ich ging zu einer Reihe von Meetings und Konferenzen als Teil meines Jobs. Ich ging gewohnheitsmäßig auf jedermann zu, der einen Vortrag über AIDS hielt, und fragte ihn oder sie, welche Referenz ich zitieren sollte für die zunehmend problematische Aussage ‚HIV ist die wahrscheinliche Ursache für AIDS'. Nach 10 oder 15 Meetings nach ein paar Jahren war ich ganz schön aufgebracht, dass keiner die Referenz zitieren konnte. Ich mochte nicht die hässliche Vorstellung, die sich in meinem Verstand bildete: Die ganze Kampagne gegen eine Krankheit, die zunehmend angesehen wurde als die ‚Schwarze Pest des 20. Jahrhunderts', basierte auf einer Hypothese, deren Ursprung nicht ein einziger benennen konnte. Das widersprach sowohl dem Wissenschaftsverständnis als auch dem gesunden Menschenverstand.

Schließlich hatte ich Gelegenheit, einen der Giganten in der HIV- und AIDS-Forschung zu fragen, Dr. Luc Montagnier vom Pasteur-Institut in Paris, als er einen Vortrag in San Diego hielt. Es würde das letzte Mal sein, dass ich imstande wäre, meine kleine Frage zu stellen, ohne ärgerlich zu werden. Ich hatte die Einschätzung, dass Montagnier die Antwort wissen würde. So fragte ich ihn. Mit einem Blick herablassenden Erstaunens sagte Montagnier: ‚Warum zitieren Sie nicht den Bericht von den Centers for Disease Control (der US-Überwachungsbehörde für Krankheiten)?'. Ich antwortete: ‚Das ist wohl nicht die richtige Antwort, ob HIV die wahrscheinliche Ursache von AIDS ist oder nicht, habe ich recht?'. ‚Nein', gab er zu. Zweifellos hätte er sich nicht gewundert, wenn ich gleich weitergegangen wäre. Er blickte um Unterstützung in die kleine Runde von Leuten um mich herum, aber sie warteten genau so wie ich auf eine definitivere Antwort. ‚Warum zitieren Sie nicht die Arbeit über SIV (englisch: simian immunodeficiency virus = Immunschwächevirus bei Affen)?' bot der gute Doktor an. ‚Das habe ich auch gelesen, Dr. Montagnier' antwortete ich. ‚Was mit diesen Affen passiert ist, hat mich nicht an AIDS erinnert, abgesehen davon, die Arbeit ist erst vor ein paar Monaten publiziert worden. Ich suche nach der Originalarbeit, wo irgendjemand zeigt, dass HIV die Ursache von AIDS ist.' In diesem Augenblick war die Antwort von Dr. Montagnier, schnell wegzugehen, um einen Bekannten quer durch den Raum zu begrüßen." (Mullis 1996).

Das überraschende Eingeständnis des "HIV"-Entdeckers Montagnier, die selbstdefinierten Standardregeln zur echten Retrovirus-Isolation außer Kraft gesetzt zu haben

Dr. Montagnier ist neben Dr. Gallo, ehemals Leiter des Labors für Tumorbiologie des Nationalen Krebsinstituts der USA, der weltweit bekannteste HIV-Spezialist. Er gilt seit 1983 als Erstentdecker des "Retrovirus HIV". Zusammen mit Gallo ist Montagnier der Patentinhaber für den so genannten HIV-Test und verdient an jedem "HIV-Test" einen bestimmten Anteil. Seit 1972 ist Montagnier Leiter der Forschungsgruppe für Virale Krebsforschung am weltbekannten Pasteur-Institut in Paris und seit 1991 Leiter der Abteilung für AIDS und Retroviren am selben Institut. Seit 1991 ist Dr. Montagnier auch Präsident der Weltstiftung für AIDS-Forschung und -Verhütung.

Dr. Montagnier hat 1997 ein ausführliches wissenschaftliches Interview gegeben, indem er feststellt auf die abschließende Frage: "Also für Sie existiert HIV?": "Oh, es ist klar. Ich habe es gesehen, und ich bin ihm begegnet." Im gleichen Interview erklärt Montagnier auf die Frage, warum die von seinem Forschungsteam gefertigten und publizierten elektronenmikroskopischen Aufnahmen des angeblichen "neuen Erregers" nicht nach den Standardregeln der Virologie nach Reinigung der vermuteten Virus-Partikel von allem übrigen Zellmaterial gemacht wurden, sondern nur von Zellen in der Zellkultur: "Da war so wenig Virus-Produktion, es war unmöglich zu sehen, was in einem Konzentrat des Virus in einem Dichtegradienten sein könnte (Dichtegradient: Abschichtung des Untersuchungsmaterials in einer Zuckerlösung nach Ultrazentrifugation der Zellflüssigkeit der stimulierten Zellkultur. Dieses Untersuchungsverfahren gehört zu den Standardregeln der Isolation eines Retrovirus)".

"Da war nicht genügend Virus, um das zu machen. Natürlich schaut man danach, am Anfang in den Geweben, gleichermaßen in der Biopsie (Gewebsprobe). Wir sahen einige Partikel, aber sie hatten nicht die typische Gestaltsbildung von Retroviren. Sie waren sehr verschieden. Relativ verschieden. So nahm es mit der Zellkultur viele Stunden in Anspruch, um die ersten Bilder zu finden. Es war eine heroische Anstrengung. Es ist leicht nach dem Ereignis zu kritisieren. Was wir nicht hatten, und ich habe das immer anerkannt, war, ob es wirklich die Ursache von AIDS war" (Tahi 1997).

Montagnier trifft im Interview von 1997 Feststellungen über Befunde in Zellkulturen von T-Helferimmunzellen. Diese Befunde wurden 1982/83 von Mitarbeitern der von Montagnier geleiteten Viralen Krebsforschungsgruppe im Pasteur-Institut durchgeführt und in der führenden Wissenschaftszeitschrift "Science" im März 1983 publiziert, im gleichen Monat, als die historische Konferenz in New York einen "neuen Erreger als Ursache von AIDS" postulierte. Die Befunde des Montagnier-Teams wurden in der historischen Konferenz nicht vorgetragen, sondern lediglich die Entdeckung eines angeblichen Retrovirus HTLV-I in T-Lymphzellen von zwei AIDS-Patienten in den USA durch das Gallo-Team. Die vom Montagnier-Team untersuchten T-Lymphzellen stammten aus dem Blutserum von Patienten, die klinische und immunologische Anzeichen eines TH1-TH2-switch gezeigt hatten. Die Zellen wurden in Kultur mit einem Wachtumsfaktor (Typ1-Cytokin Interleukin-2) und stark oxidierenden Substanzen wie PHA als Mitogene behandelt. An der Oberfläche einiger dieser Zellen sowie in der Zellflüssigkeit wurden nach einigen Tagen physikalische und biochemische Untersuchungen durchgeführt, die unspezifische Befunde ergaben. 1972 hatten Forscher bei einem Symposium im Pasteur-Institut, in dem Montagnier die Forschungsgruppe Virale Krebsforschung seit 1972 leitete, Standardregeln für die Isolation von Retroviren aus Zellkulturen aufgestellt, die ausschließen sollten, dass unspezifische Befunde in Zellkulturen und Zellflüssigkeiten von menschlichen Zellen mit spezifischen Eigenschaften von Retroviren verwechselt werden konnten (Sinoussi 1973, Toplin 1973, Bader 1975, Papadopulos-Eleopulos 1993 a). In der Publikation des Montagnier-Teams in "Science" vom März 1983, die später als Erstveröffentlichung über die Entdeckung des "menschlichen Immunschwäche-Virus HIV" galt, nehmen die Autoren als Beweis für die Isolation eines "neuen Retrovirus" in menschlichen T-Helferimmunzellen ausdrücklichen Bezug auf die Standardregeln von 1972 zur Isolation von Retroviren in menschlichen Zellkulturen (Barré-Sinoussi 1983, Montagnier 1985).

Die wichtigste Standardregel zur Isolation eines Retrovirus in menschlichen Zellkulturen ist die Befreiung des gewonnenen Zellmaterials aus der Zellkultur von allen Bestandteilen außer den als Retroviren verdächtigten Zellpartikeln, die nach Stimulation der Zellkultur aus den Zellmembranen herausgereift sind (dieser Vorgang wird budding genannt). Diese als Retrovirus-Partikel vermuteten Zellpartikel müssen durch Zentrifugation mit Hochgeschwindigkeit aus der Zellkulturflüssigkeit abgesondert werden und in einer Zuckerlösung aufgefangen werden. Aus experimentellen Untersuchungen wusste man, dass bei diesem Verfahren Retroviren sich in der Zuckerlösung an einer bestimmten Sinktiefe als so genannter Dichtegradient ansammeln. Labortechnisch gilt die Maßeinheit 1,16 gm / ml. Moleküle, Zelltrümmer, Virus-Partikel und Nicht-Virus-Partikel aus der zentrifugierten Zellflüssigkeit verschiedenster Zellkulturen sammeln sich an diesem Dichtegradienten, da die Komponenten sich nicht nach Molekulargewicht, sondern nach der Dichte der Komponenten in der Zuckerlösung abschichten. Um also sicherzustellen, dass sich am Dichtegradienten 1,16 gm / ml so weit wie möglich nur die vermuteten Virus-Partikel abgesetzt haben, muss ein Reinigungs- und Konzentrationsverfahren durchgeführt werden, da nur die Ansammlung von Partikeln am Dichtegradienten die Prüfung erlaubt, ob diese Partikel nach Durchmesser und Volumen den als Retroviren verdächtigten Partikeln entsprechen, die in elektronenmikroskopischen (EM) Aufnahmen beim Herausreifen aus der Zellmembran beobachtet wurden (Purifikation). Da es viele Nicht-Virus-Partikel in stimulierten Zellkulturen gibt, die nach Form, Gestalt und Aussehen nicht mit hinreichender Sicherheit von echten Retroviren unterschieden werden können, muss nach tatsächlicher Isolation durch Purifikation der Inhalt der Partikel biochemisch aufgearbeitet werden. Es müssen in einem molekularbiologischen Routineverfahren die Eiweiße der Hülle der Partikel sowie die Eiweiße einschließlich des für Retroviren charakteristischen Enzymeiweißes und die Nukleinsäuren im Inneren der Partikelhülle exakt identifiziert werden.

Liegen Eiweiße und Nukleinsäuren in den isolierten und purifizierten Partikeln in einer in allen Partikeln identischen Struktur vor und bilden die Nukleinsäuren in diesen Partikeln RNA-Moleküle statt DNA-Moleküle, erst dann kann die Vermutung als wahrscheinlich gelten, dass es sich um Retrovirus-Partikel handelt. Als sicherer Beweis für die Existenz eines Retrovirus in menschlichen Zellen können diese Befunde erst gelten, wenn die RNA-Moleküle in diesen Partikeln Gene aufbauen, welche die codierte Anweisung für die Biosynthese der in diesen Partikeln enthaltenen Eiweiße aufweisen und diese Eiweiße tatsächlich identisch synthetisiert werden können. Sind diese Befunde gesichert, ist noch keine Aussage möglich, ob es sich bei den Retrovirus-Partikeln um exogene, übertragbare und infektiöse Retroviren handelt. Denn es könnte sich um endogene Retroviren handeln, die vielfältig im Innern des Erbguts zahlreicher menschlicher Zelltypen identifiziert wurden und keine Infektiösität besitzen. Um die Differenzierung zwischen exogenen und endogenen Retroviren in menschlichen Zellen zu ermöglichen, müssten die tatsächlich isolierten und biochemisch charakterisierten Retroviren auf menschliche Zellkulturen übertragen werden, erneut aus den Zellen herausreifen, durch tatsächliche Isolation mittels Purifikation erneut von jeglichem anderen Zellmaterial befreit sein, durch elektronenmikroskopische Aufnahmen die gelungene Isolation bestätigt werden, die biochemische Identität der Eiweiße und Nukleinsäuren bewiesen werden und die RNA der Partikel als codierendes Erbgut für die spezifische Eiweißsynthese der Retrovirus-Partikel bestätigt werden.

Im Interview 1997 gibt Montagnier zu, dass er und seine Mitarbeiter keine Purifikation der Zellpartikel durchgeführt haben: "I repeat, we did not purify (Ich wiederhole, wir haben keine Purifikation durchgeführt)" (Tahi 1997). Montagnier räumt auch ein, dass lediglich "unspezifische Eigenschaften" der Zellpartikel auf der Zellmembran und der Komponenten im Dichtegradienten von seinem Team festgestellt wurden. Es wurde auch keine EM-Aufnahme publiziert, um zu zeigen, welches Zellmaterial sich tatsächlich am Dichtegradienten angesammelt hatte. Nicht-identifizierte Eiweiße aus den Dichtegradienten wurden jedoch, mit der Behauptung, es handelte sich um Retrovirus-Eiweiße des "neu isolierten HIV", als Substrat für den von Montagnier 1983 zum Patent angemeldeten "HIV-Test" benutzt.

Das Pasteur-Institut wird zur Hälfte vom Staat, zur anderen Hälfte durch die Herstellung von Impfstoffen, Testdiagnostika usw. finanziert. Das Pasteur-Institut hatte also durchaus kommerzielle Interessen, in Konkurrenz mit dem Gallo-Team vom Nationalen Krebinstitut der USA, den weltweiten Markt für Testsubstrate gegen den "neuen AIDS-Erreger" zu erobern. Tatsächlich wurde 1983, drei Monate nach der Erstpublikation des Montagnier Teams über die "Isolation" eines neuen Retrovirus in T-Helferlymphzellen aus dem Blutserum von AIDS-Risikopatienten, die Zulassung des Impfstoffes des Pasteur-Instituts gegen Hepatitis B beispielsweise in Deutschland und in der Schweiz storniert. Es wurde empfohlen, stattdessen den Hepatitis B-Impfstoff aus den USA anzuwenden. Dieser Hepatitis B-Impfstoff war im Oktober 1981 in den USA, im Oktober 1982 in Deutschland und der Schweiz zugelassen worden. Die Begründung für die staatliche Maßnahme der Impfstoffsperre für das Pasteur-Substrat lautete in vertraulichen Behördenschreiben: "Verdacht auf AIDS-Verseuchung des französischen Pasteur-Impfstoffs". Obwohl der amerikanische und der französische Impfstoff aus vergleichbaren menschlichen Zellkulturen gewonnen wurden, wurde der "AIDS-Seuchen-Verdacht" von den staatlichen Gesundheitsbehörden allein auf den Pasteur-Impfstoff gelenkt. Das Gallo-Team hatte jedoch in der gleichen Ausgabe von "Science" im März 1983, in der das Montagnier-Team über die "Isolation" eines "neuen menschlichen Retrovirus" berichtet hatte, die "Isolation" des von ihnen angeblich 1980 erstmalig "isolierten

Der Wirtschaftskrieg zwischen dem Pasteur-Institut in Paris und dem Nationalen Krebsinstitut der USA um die Patentrechte des „HIV-Test"

Retrovirus HTLV" in T-Helferlymphzellen von homosexuellen AIDS- Patienten publiziert (Marx 1983, Barré-Sinoussi 1983). Zum Zeitpunkt Mitte 1983 war die irrationale Vorstellung der "tödlichen AIDS-Sex-Seuche" aufgrund einiger hundert Erkrankungsfälle seit 1978 bei analrezeptiven Homosexuellen mit langjähriger Nitrit-Inhalation und langjährigem Antibiotika-Missbrauch längst massenpsychologisch programmiert. Im Zusammenspiel zwischen den Laborspezialisten der Retrovirus-Krebsforschung, den staatlichen Gesundheitsbehörden und den Massenmedien war zum Zeitpunkt Mitte 1983 längst ausgehandelt, dass die AIDS-Erkrankungen Folge eines "neuen Erregers" und einer "tödlichen Blut- und Sex-Seuche" sein sollten. Es war nur noch die Frage, wem die "unsichtbare Hand des Marktes" die weltweite Vermarktung von Testsubstanzen zuschanzen würde. Das Gallo-Team musste offenbar Zeit gewinnen, um auf den entscheidenden Labortrick zu kommen, wie man genügend "HIV" isolieren könnte, um genügend "HIV-Eiweiße" für einen Massentest herzustellen. Für diesen Zweck reichte die "HIV-Produktion" im Reagenzglas nicht aus. Im September 1983 verkündete Gallo, das Montagnier-Team habe gar kein "neues Retrovirus" entdeckt, da sie keine kontinuierliche "HIV-Produktion" nachgewiesen hätten. Im Interview von 1997 stellte Montagnier dazu fest: "Zum Beispiel Gallo sagte: ,Sie [Montagnier und seine Mitarbeiter] haben das Virus nicht isoliert ... und wir [Gallo und seine Mitarbeiter], wir haben es auftauchen lassen überreichlich in einer unsterblichen Zell-Linie.' Aber vor dem Auftauchen-Lassen in unsterblichen Zell-Linien, haben wir es auftauchen lassen in Zellkulturen von normalen Lymphozyten eines Blutspenders, das ist das prinzipielle Kriterium" (Tahi 1997).

Diese Aussagen von Gallo und Montagnier sind beide objektive Falschaussagen und beruhen auf vorsätzlichen Täuschungsakten.

Aber im Wirtschaftskrieg zwischen den Franzosen und den Amerikanern sollte zunächst die amerikanische Seite die Oberhand behalten. Die Denunziation des Hepatitis B-Impfstoffs des Pasteur-Instituts als "AIDS-verseucht" hatte seine Wirkung. Der Patentantrag von Montagnier für einen "Anti-HIV-Antiköper-Test" wurde in den USA abgelehnt, der Patentantrag des Nationalen Krebsinstituts der USA für den "Anti-HIV-Antikörper-Test" von Gallo wurde in Rekordzeit genehmigt, bevor Gallo eine einzige Zeile über die "Isolation von HIV" und die Entwicklung eines "Anti-HIV-Antikörper-Tests" auf der Basis der Eiweiße des von ihm "isolierten HIV" wissenschaftlich publiziert hatte. Erst nach jahrelangem Rechtsstreit zwischen den USA und Frankreich wurden die Patentgebühren für den "Anti-HIV-Antiköper-Test" auf einer Konferenz zwischen dem amerikanischen Präsidenten Reagan und dem damaligen Bürgermeister von Paris, Chirac, Gallo und Montagnier zu gleichen Teilen zuerkannt und zum guten Teil von den Kontrahenten in einer scheinbar noblen Geste in die Welt-AIDS-Stiftung eingebracht, deren Präsident Montagnier geworden ist. In Wirklichkeit diente dieser absurde Patentstreit der Ablenkung vom wirklichen Problem: Nämlich der Tatsache, dass weder Gallo noch Montagnier ein menschliches Retrovirus "isoliert" hatten und die Herkunft der Eiweiße des "HIV-Tests" als retroviralen Ursprungs keineswegs nachgewiesen worden war. Der Weltöffentlichkeit aber wurde weisgemacht, wenn zwei Spezialisten von solch renommierten Forschungsinstituten wie dem Pasteur-Institut und dem Nationalen Krebsinstitut der USA sich um die Entdeckerehren streiten, dann müsse dieser "Menschheitsfeind Nr. 1" (Präsident Reagan 1984) doch tatsächlich existieren, also auch die Ursache für die "erschreckendste Epidemie des 20. Jahrhunderts" (Gallo 1991) sein und der "AIDS-Test" die Weltbevölkerung vor dieser "tödlichen Massenseuche" schützen.

Die "kleine Frage" des Nobelpreisträgers Mullis, die ihm weder Montagnier noch sonst irgendein Fachmann/ irgendeine Fachfrau beantworten wollte oder konnte, in welcher Originalpublikation demonstriert worden sei, dass "HIV die wahrscheinliche Ursache von AIDS" ist, beantwortet sich aufgrund der wissenschaftshistorischen Fakten von selbst. Die Seuchenangst ist im archaischen Unterbewusstsein der Menschheit als Erbe der evolutionären Erfahrung tief verankert. Gerade in der Assoziation mit Sex und Blut ist sie sehr leicht auszulösen. Wenn im Fernsehen und den anderen Massenmedien pausenlos Bilder von todgeweihten, relativ jungen Menschen im Zusammenhang mit einer "rätselhaften Seuche" gezeigt werden und suggeriert wird, dass diese "tödliche unheilbare Massenseuche aus dem heimtückischen Untergrund der Natur" heute die Homosexuellen und morgen jedermann, Männer, Frauen und Kinder treffen kann, dann haben die Menschen Angst. Denn die "Wissensfrage", ob die Krankheitsursache wirklich stimmt, ist längst entschieden, bevor eine Analyse des Verstandes einsetzen kann. Auf archaische Angst wird nach dem Alles-oder-Nichts-Gesetz reagiert. Man hat Angst oder nicht. Der Verstand bestätigt erst im Nachhinein scheinbar das, was man emotional schon vorher gewusst hat. Begriffe wie "AIDS" und "HIV" werden durch die ständige sinnliche Assoziation mit Schreckensbildern in den Medien und durch Aussagen medizinischer Autoritäten, die scheinbar genau Bescheid wissen, zu bedingten Auslösern, deren sachlicher Wahrheitsgehalt nicht mehr hinterfragt werden

Die Eigendynamik der massenpsychologischen Suggestion einer „neuen Sex- und Blutseuche"

kann. Die allermeisten Menschen sind der suggestiven Manipulation hilflos ausgeliefert. Die Geschichte des 20. Jahrhunderts der totalitären Systeme, aber auch der modernen Medienwelt gibt dafür reichlichen Anschauungsunterricht. Die Psychologie nennt diesen Vorgang "bedingte Konditionierung". Wenn eine nicht festgelegte diffuse Angsterwartung mit einem genügend starken konkreten Stimulus oder einer konkreten Projektion zeitlich assoziiert wird, genügt künftig die Darbietung des Stimulus auch ohne konkreten Angstgrund, um im kollektiven Konsens Angstabwehr zu suchen und zu finden. Dazu bedarf es keiner wissenschaftlichen Originalpublikation, um zu beweisen, ob die angstassoziierte Behauptung auch stimmt. Sie ist stimmig, weil sie kollektiv als "gesunde Strategie" verinnerlicht wurde. Als gefährlich wird derjenige empfunden, der scheinbar (durch rationale Analyse) die Gefahr für alle nicht wahrhaben will. Die Standardantwort seit "Ausbruch der AIDS-Epidemie" unter nicht sachkundigen Medizinern ist es bis heute gewesen: "Wollen Sie, dass Millionen Menschen sich dem sicheren Tod aussetzen" oder: "Seien Sie doch froh, dass die Jugend beim Sex vor etwas Angst hat und vorsichtiger ist". Wenn man Gründe nennt, warum die falsche Krankheitstheorie "HIV verursacht AIDS" für Millionen Menschen eine tödliche Gefahr ist und die Neurotisierung des Sexuallebens durch die HIV/AIDS-Propaganda jungen Menschen das Gefühl für die wirklichen Gefährdungen nimmt, erntet man bestenfalls denselben Blick des "herablassenden Erstaunens" wie Nobelpreisträger Mullis von Dr. Montagnier mit seiner "kleinen Frage" (Mullis 1996). Mullis hat, nachdem er verifiziert hatte, dass es keine wissenschafliche Originalpublikation gibt, die zeigt, dass "HIV die wahrscheinliche Ursache von AIDS" ist, diese Tatsache öffentlich als einen der größten Wissenschaftsskandale des 20. Jahrhunderts bezeichnet (Mullis 1998).

Die Selbst- und Fremdtäuschungen der „HIV"-Entdecker und die „desaströsen Ergebnissse"

In der Erstpublikation der "Isolation eines menschlichen Retrovirus" in T-Helferimmunzellen von AID- und AIDS-Patienten im Jahre 1983 hat das Montagnier-Team behauptet, alle Verfahrensschritte nach den Standardregeln der Isolation eines Retrovirus, außer der elektronenmikroskopischen Aufnahme der Komponenten des

Dichtegradienten, durchgeführt zu haben. Solche Aufnahmen sind aber von entscheidender Bedeutung, um zu kontrollieren, welche Eiweiße in der Abschichtung des Dichtegradienten vorhanden waren. Denn eine willkürliche Auswahl dieser Eiweiße als Antigen-Substrat für den "HIV-Test" darf nicht verwendet werden. Haben sich im Dichtegradienten Zerfallseiweiße aus den stimulierten menschlichen Zellen der Zellkultur angesammelt, dann zeigt der "positive HIV-Test" an, dass sich im Blutserum des Testprobanden Antikörper in erhöhter Menge befinden, die sich natürlicherweise gebildet haben gegen Zerfallseiweiße im eigenen Organismus, gegen Alloantigene (z. B. fremde Samenflüssigkeit nach Analverkehr) oder gegen mikrobielle Antigene. Diese Antikörper reagieren dann im "positiven HIV-Test" auch gegen die Zerfallseiweiße aus fremden menschlichen Zellen der Zellkultur. Das aber bedeutet, dass Millionen Patienten wegen einer natürlichen Antikörperreaktion das ärztliche Todesurteil einer "tödlichen Retrovirus-Infektion" verkündet wird und in zahllosen Fällen die Patienten mit hochtoxischen Pharma-Cocktails behandelt werden, die nachweislich AIDS und Krebs auslösen können. Die elektronenmikroskopische Kontrolle der Eiweißkomponenten am Dichtegradienten bei der "Isolation von HIV" und der Konstruktion des "HIV-Tests" ist also für eine große Zahl von Menschen und ihre Angehörigen von äußerster existentieller Bedeutung.

EM-Aufnahmen der Eiweißkomponenten des Dichtegradienten sind jedoch von 1983 bis 1997 weder von Montagnier, Gallo noch sonst einem Retrovirologen publiziert worden. Die allerersten EM-Aufnahmen vom Dichtegradienten bei der "HIV-Isolation" wurden von zwei Forschungsgruppen im März 1997 publiziert, also 14 Jahre nach der Erstpublikation der angeblichen "HIV-Isolation" durch Montagnier und Gallo (Bess 1997, Gluschankof 1997). Diese EM-Photos zeigen "desaströse Ergebnisse", wie einer der Pioniere des Einsatzes der Elektronenmikroskopie zur Kontrolle der Isolation von Retroviren in Säugetierzellen, der Medizinprofessor De Harven, urteilt (De Harven 1998 a). Die ersten EM-Aufnahmen als Wahrheitsprobe für das Zellmaterial des Dichtegradienten nach "HIV-Isolation" aus menschlichen Zellen zeigen "praktisch nur Zellmaterial" aus den menschlichen Zellen der Zellkultur (Papadopulos-Eleopulos 1998 a). 14 Jahre also nach angeblicher "Erst-Isolation von HIV" und 13 Jahre nach Anwendung des "HIV-Tests" hat sich herausgestellt, dass die Retrovirus-Krebsforscher Montagnier und Gallo die "Isolation von HIV" vorgetäuscht haben und die Zelleiweiße für die Eiweiß-Antigene des "HIV-Tests" nichts anderes sind als Abfalleiweiße aus menschlichen Zellkulturen. Das Testergebnis "HIV-positiv" bedeutet also die Reaktion von natürlichen, wenn auch erhöhten Antikörper-Spiegeln im Blutserum der Testprobanden.

Was immer die Retrovirus-Krebsforscher sonst an labortechnischen Kunststücken fabriziert haben, die Unterlassung der elektronenmikroskopischen Aufnahmen der Testeiweiße für den "HIV-Test" bedeutet objektiv die Anstiftung und Beihilfe zur gefährlichen Körperverletzung, in zahlreichen Fällen mit Todesfolge, da die "test-positiven" Patienten in der Regel mit hochtoxischen Pharmagiften behandelt werden, die AIDS und Krebs auslösen können. Um diesen schwer wiegenden, aber eindeutig durch wissenschaftlich belegte Dokumente fundamentierten Vorwurf nachvollziehen zu können, ist die Erklärung von Montagnier im Interview von 1997 bedeutsam. Montagnier verleugnet plötzlich, dass er und sein Forschungsteam bei der "Erst-Isolation von HIV" die Standardregeln der Isolation von Retroviren angewendet haben, da diese Verfahren keine Isolation darstellten. Diese Aussage steht im objektiven Gegensatz zu den Behauptungen in mehreren Publikationen von Montagnier und seinen Mitarbeitern, in denen ausdrücklich berichtet wurde, unter Berufung auf die 1972 im Pasteur-Institut festgelegten Regeln, dass diese Verfahren bei der "Isolation von HIV" durchgeführt worden seien, außer den entscheidenden EM-Aufnahmen des Zellmaterials am Dichtegradienten nach Zentrifugation der Zellflüssigkeit der auf Retroviren verdächtigten Zellkultur von Lymphzellen aus dem Blutserum von AID- und AIDS-Patienten (Barré-Sinoussi 1983, Brun-Vezinet 1984, Vilmar 1984, Rey 1984, Klatzmann 1984, Montagnier 1985). Auf die Frage, ob die 1972 auf dem Symposium im Pasteur-Institut festgelegten Standardregeln der Isolation von Retroviren (Sinoussi 1973), auf die er selbst und seine Mitarbeiter sich in der Erstpublikation der "Isolation von HIV" bezogen hatten (Barré-Sinoussi 1983), von ihm respektiert worden seien, nämlich:

- "Kultur der verdächtigten T-Lymphzellen, Purifikation der Zellflüssigkeit durch Ultrazentrifugation, elektronenmikroskopische Photographie des Materials, das sich an dem für Retroviren typischen Dichtegradienten abschichtet, biochemische Charakterisierung eventueller Partikel am Dichtegradienten, Prüfung der Infektiösität der eventuell vorgefundenen und als Retroviren biochemisch identifizierten Partikel"

antwortet Montagnier 1997 im Interview eindeutig: "Nein, das ist keine Isolation" (Tahi 1997).

Für diese Antwort eines der führenden HIV-Spezialisten in der Welt gibt es nur zwei Erklärungsmöglichkeiten:

- entweder Montagnier und seine Mitarbeiter haben bei der "Isolation von HIV" entgegen ihren Behauptungen in ihren Publikationen nicht die Standardregeln der Retrovirusisolation durchgeführt, dann sind diese Publikationen Wissenschaftsfälschungen
- oder sie haben die Standardverfahren durchgeführt und haben erkannt, dass das gewünschte Ergebnis, das Vorhandensein von menschlichen Retroviren in den T-Immunzellen von AID- und AIDS-Patienten, nicht nachweisbar war, dann handelt es sich ebenfalls um eine schwer wiegende Wissenschaftsfälschung.

Gegen die erste Möglichkeit spricht, dass Gallo und sein Team die gleichen Verfahren der "HIV-Isolation" wie das Montagnier-Team publiziert haben (Popovic 1984) und das

Pasteur-Team 1983 dem Gallo-Labor Zellflüssigkeiten seiner Zellkulturen zugesandt hat. Für die letztere Möglichkeit spricht auch, dass Montagnier im Interview 1997 zugibt, dass er 1983 nur unspezifische Faktoren für das Vorhandensein von Retroviren gesehen hat, aber durch "Zusammenschau" der unspezifischen Faktoren vor seinem geistigen Auge er das Retrovirus "HIV" wahrgenommen habe: "Es ist nicht eine einzige Eigenschaft, sondern die Ansammlung von Eigenschaften, welche uns sagen ließen, es war ein Retrovirus der Familie der Lentiviren. Isoliert betrachtet, ist jede der Eigenschaften nicht wirklich spezifisch (für HIV). Es ist die Ansammlung dieser Eigenschaften. So hatten wir: Den Dichtegradienten, RT (das Reparaturenzym Reverse Transkriptase), EM-Bilder des buddings (Herausreifen von Partikeln aus der Zellmembran) und die Analogie mit den Visna-Viren (aus der Gruppe der Lentiviren mit langer Entwicklungszeit). Dieses sind die vier Charakteristika" (Tahi 1997).

Alle vier Charakteristika sind absolut unspezifisch, sie sind in vielen menschlichen Zellen, normalen Zellen und Krebszellen in Zellkulturen nachgewiesen (Übersicht bei Papadopulos-Eleopulos 1998 a). Auf das einzige spezifische Charakteristikum, nämlich die EM-Kontrolle des Dichtegradienten nach Purifikation mittels Ultrazentrifugation, um entscheiden zu können für die "HIV-Test"-Konstruktion, ob man menschliche Zelleiweiße oder Retrovirus-Eiweiße im Dichtegradienten vorfindet, ein höchst spezifisches Charakteristikum, verzichtet Montagnier, ebenso wie Gallo und alle anderen Retrovirologen 15 Jahre lang (1982 bis 1997). Diese Maßnahme ist eine labortechnische Routineangelegenheit. "Gefährlich genug, EM wurde schrittweise aufgegeben in der Retrovirus-Forschung seit 1970. Molekularbiologen begannen sich exklusiv auf verschiedene ‚Marker' zu stützen, und was sich als Sediment im Zuckergradienten mit einer Dichte von 1,16 gm / ml abschichtete, wurde als ‚pures Virus' angesehen. Es geschah erst 1997, nach 15 Jahren intensiver HIV-Forschung, dass elementare EM-Kontrollen durchgeführt wurden, mit den desaströsen Ergebnissen, kürzlich in Continuum analysiert und bewertet (De Harven 1998 a, Papadopulos-Eleopulos 1998 a). Wie viele verschwendete Anstrengungen, wie viele Milliarden Forschungsdollar haben sich in Rauch aufgelöst ... Entsetzlich. Errare humanum est sed diabolicum perseverare ... (irren ist menschlich, aber es ist teuflisch, auf Irrtümern zu beharren)" (De Harven 1998 a).

Montagnier und Gallo müssen also blindlings aus ihrer Zellsuppe die Eiweiß- Antigene für das Testsubstrat des "HIV-Tests" geschöpft haben, eines Tests, der im Positivfalle für Millionen Menschen entsetzliches Leiden und Tod bedeutet, für gesunde wie kranke "HIV-Positive", solche mit und ohne Symptome. "Wie traurig ist es, sich vorzustellen, dass eine simple EM-Kontrolle der Zuckergradienten, die ungefähr zwei Tage und ein paar hundert Dollar gekostet hätte, diese höchst irreführenden Interpretationen von ‚Markern' hätte verhindern können" (De Harven 1998 b).

Es ist allerdings äußerst schwierig vorstellbar, dass von Tausenden hochspezialisierten Laborwissenschaftlern in zahllosen Retrovirus- Forschungslabors, die alle über Elektronenmikroskope verfügen, bei einem Budget von mehr als 200 Milliarden Dollar Forschungsgeldern, keiner in 15 Jahren auf den Gedanken gekommen sein will, eine EM-Kontrolle der Zellkultursuppe im Zuckergradienten durchzuführen. Die Annahme eines solchen Syndroms des kollektiven Tunnelblicks angesichts der angeblichen Bedrohung der gesamten Menschheit durch die "tödliche Massenseuche HIV" setzt eine gläubige Autoritätshörigkeit voraus. Gallo, Montagnier und einige ihrer Kollegen wurden als "HIV-Entdecker" Obergutachter und Herrscher über die größte Kapitalinvestition der modernen Medizingeschichte. Die allermeisten Retrovirologen und viele andere Labormediziner und Kliniker haben wissentlich und stillschweigend von dem Geldsegen profitiert. "Es war wie eine Gelddruckmaschine im Keller, wenn du deinen Forschungsantrag mit HIV begründet hast, egal was du erforschen wolltest, flossen die Forschungsgelder. Ohne HIV war jeder Forschungsantrag ein Lotteriespiel" (anonymer Labormediziner über die Forschungspraxis im AIDS-Zeitalter).

Das absurdeste an den Aussagen von Montagnier und seinen Kollegen jedoch ist die Tatsache, dass jede Interpretation der in Zellkulturen, Zellflüssigkeiten, Dichtegradienten und bei Interaktionen von Zellkulturen beobachteten Phänomene zwangsläufig objektiv falsch sein musste. Die Laborforscher und Kliniker waren in den achtziger Jahren in objektiver Unkenntnis über fundamentale Prozesse in den menschlichen Zellsystemen. Je weniger sie exakt wussten, umso diktatorischer behaupteten sie, exakte Forschungsbefunde erbracht zu haben (Epstein 1996, Lang 1996).

„Das Auftreten von AIDS gab ab 1981 dem Retrovirus-Establishment eine Gelegenheit, das, was bis dahin nur ein akademischer Flop war, in eine Tragödie des öffentlichen Gesundheitswesen zu verwandeln"

Erst die bahnbrechenden Erkenntnisse der NO-Forschung, der Cytokin-Forschung, der Mitochondrien-Forschung und zahlreicher anderer Forschungsgebiete haben einen tief greifenden Wandel im Verständnis vieler scheinbar rätselhafter Phänomene eingeleitet. Zum ersten Mal ist es möglich, alle Phänomene im Zusammenhang mit der "HIV-Isolation", der "HIV-Test-Konstruktion" und den "HIV-Testergebnissen" als evolutionsbiologische Gesetzmäßigkeiten zu erkennen.

Die Erkenntnisse legen den mehr als dringenden Verdacht nahe, dass Montagnier, Gallo und ihre Kolleginnen und Kollegen nicht nur die von Montagnier im Interview 1997 genannten vier unspezifischen Standard-Charakteristika für die Isolation von Retroviren in menschlichen Zellen untersucht haben, sondern auch das Standard-Charakteristikum, die EM-Kontrolle des Materials im Dichtegradienten in der Zuckerlösung, dargestellt haben. Der logische Grund für diese Annahme ist die Tatsache, dass das Montagnier-Team und das Gallo-Team EM-Photos von herausreifenden Partikeln aus den Zellmembranen der menschlichen Zellkulturen, die sie mit stark oxidierenden Substanzen stimuliert hatten, publiziert haben. Warum sollten sie dann kein Interesse gehabt haben, diese EM-Befunde durch EM-Kontrolle des gereinigten Materials im Dichtegradienten zu überprüfen. Diese unspezifischen EM-Photos vom budding aus der Zellmembran haben beide Teams bis heute als Beweisphotos für die Existenz von "HIV" verkauft. Das Herausreifen von Partikeln aus stimulierten Zellen (englisch: budding) ist kein spezifischer Beweis für Retrovirus-Partikel, auch dann nicht, wenn diese Partikel den unspezifischen Anfangsverdacht erwecken, es könnte ein Retrovirus-Partikel sein. Budding-EM-Photos als Beweis für die "Existenz und Isolation von HIV" der unwissenden Öffentlichkeit zu präsentieren ist ein vorsätzlicher Täuschungsakt und absichtliche Wissenschaftsfälschung. Renommierte Retrovirologen haben eindeutig nachgewiesen, dass "budding von virusähnlichen Partikeln aus der Zellmembran in zahlreichen nichtinfizierten normalen Zell-Linien und transformierten Zell-Linien feststellbar ist, in den T-Lymphzell-Linien, in B-Lymphzell-Linien, in Kulturen von menschlichen Lymphoid-Zellen aus Nabelschnurblut, die entweder mit PHA stimuliert waren oder nicht, die mit oder ohne Serum zum Wachstum angeregt worden waren. Außerdem war budding in Nabelschnurzellen direkt nach der Absonderung von anderen Lymphzellen nachweisbar" (Dourmashkin 1991, Übersicht bei Papadopulos-Eleopulos 1993 a, 1993 b. 1996, 1998 a, 1998 b). Solche budding-Partikel sind in den Zellmembranen von Zellen in vergrößerten Lymphknoten von "HIV-assoziierten" AID- und AIDS-Patienten in 90 % der Fälle nachgewiesen worden, aber ebenso in Zellmembranen von Zellen in vergrößerten Lymphknoten von nicht-"HIV-assoziierten" AID- und AIDS-Patienten in 87 % der Fälle (O'Hara 1988). Es hat sich in allen Fällen, ebenso wie in den embryonalen Nabelschnurzellen und den transformierten Zellen, um Zellen gehandelt nach TH1-TH2-switch und Typ2- Cytokin-Dominanz. Montagnier und Gallo wussten Anfang der achtziger nichts von der Existenz von zwei T-Helferlymphzell-Populationen, TH1 und TH2. Sie wussten auch nicht, dass diese Zellen unterschiedliche Cytokin-Muster synthetisieren und deshalb ein unterschiedliches Verhalten der Regulation der Zellsymbiose zeigen. Sie wussten auch nicht, dass T-Helferzellen abhängig vom Redox-Status NO produzieren oder nicht. Sie wussten auch nicht, dass abhängig von Redox-Status und der Stimulation durch oxidierende Substanzen T-Helferlymphzellen Gegenregulationen einschalten, die entweder in Richtung Apoptose/Nekrose beschleunigen oder Apoptose / Nekrose verhindern und die glykolytische Energiegewinnung außerhalb der

Mitochondrien einschalten. Letzteres bedeutet aber erhöhte saure Laktatbildung und Export von Zellmüll, der durch eiweißspaltende Enzyme entsteht, die durch das saure Laktat aktiviert werden. Das budding von Virus-ähnlichen Partikeln aus der Zellmembran ist die Müllabfuhr der Typ2- Cytokin-Zellen. Der Beweis sind die Befunde in typischen TH2-Zellen: Transformierte T- und B-Zell-Linien, embryonale Lymphoidzellen in Nabelschnurgewebe, produktive Lymphknoten unabhängig von den im "HIV-Test" gewonnenen Antikörper-Spiegeln (Dourmashkin 1991, O' Hara 1988).

Aber Montagnier und Gallo haben mit Sicherheit das äußerste Bedürfnis gehabt, ihren Anfangsverdacht, aufgrund der budding-EM-Photos, einem "neuen Retrovirus" auf der Spur zu sein, durch EM-Photos des Materials im Fangnetz der Zuckerlösung zu bestätigen. Hätte sich nach Ultrazentrifugation im Dichtegradienten überwiegend eine Ansammlung der in den budding-EM-Photos gesehenen Retrovirus-ähnlichen Partikel gezeigt, hätten sie durch biochemische Identifizierung der Eiweiße und Nukleinsäuren dieser Partikel möglicherweise beweisen können, dass diese Partikel ein neues Retrovirus waren. Die Enttäuschung muss riesengroß gewesen sein, als sich, exakt wie auf den ersten EM-Photos von 1997, praktisch nur Zellmüll aus den menschlichen Zellen der stimulierten Zellkultur zeigte (Bess 1997, Gluschankof 1997). Solche EM-Photos waren der Gegenbeweis der "Isolation des neuen Erregers". Eiweiße aus menschlichem Zellmüll ließen sich nicht als Eiweiß-Antigene für einen weltweit anzuwendenden Antikörper-Test verkaufen. Also erklärten Montagnier und Gallo die vier unspezifischen Charakteristika für "HIV" durch großzügige Auslegung der Mengenlehre für spezifisch, aus viermal Minus wurde einmal Plus (Montagnier im Interview 1997, Tahi 1997). Die unspezifischen budding-EM-Photos erklärten sie zum spezifischen Beweis-Photo des "neuen Erregers HIV". Die spezifischen EM-Photos vom Zuckergradienten wurden nicht publiziert, die unspezifischen budding-EM-Photos genügten, um den Bildhunger der seuchengeilen Massenmedien zu stillen. Das Phantombild von "HIV" wurde später im Computer-Design mit monsterartigen Auswüchsen versehen, so genannten knobs und spikes, um die kollektive Seuchenphantasie zu stimulieren, wie der "neue Erreger der tödlichen Massenseuche" die Immunzellen entert und sein Zerstörungswerk in Gang setzen sollte (siehe Schaubild: Das HIV-Phantom (siehe Tafel IX)). In Wirklichkeit hat der bestbekannte Elektronenmikroskopiker für "HIV"-EM-Aufnahmen publiziert, dass "HIV-Partikel" im Durchschnitt lediglich 0,5 knobs pro Partikel aufweisen. Diese Eiweißkomplexe auf der Zellmembran der "HIV-Partikel" sollen entscheidend sein für die Infektiösität von "HIV". Dieses Eiweiß mit dem Molekulargewicht gp120 ist eines der Eiweiße, das als angebliches "HIV-Eiweiß" im "HIV-Test" mit Antikörpern im menschlichen Serum reagieren und einen positiven Testbefund ergeben kann. Die EM-Forscher stellten fest, dass knob-ähnliche Strukturen beobachtet werden konnten, auch wenn kein gp120-Eiweiß vorhanden war, die EM-Befunde also falsch positiv sein konnten (Layne 1992). Wie aber soll "HIV" ohne die Ausstattung mit gp120 an Immunzellen andocken können, wenn es ohne den gp120-Enterhaken nach einhelliger Auffassung der HIV-Forscher nicht infizieren kann? Der Täuschungsakt mit den budding-EM-Photos und dem gp120-Eiweißkomplex für den "HIV-Test" ist für die optische Inszenierung der Trickserie der Virusjäger von wesentlicher Bedeutung. Da die menschlichen Sinnesorgane pro Sekunde etwa 11 Millionen bit (Informationseinheiten) aufnehmen, davon etwa 10 Millionen optische bit, ist die bildhafte Darbietung das beste Mittel, um Angst oder Lust zu erzeugen. Schon aus diesem massenpsychologischen Grund ist es nicht anzunehmen, dass Montagnier und Gallo darauf verzichtet haben, die wesentlich spezifischeren EM-Photos vom Zuckergradienten herzustellen. Denn bereits in den sechziger Jahren hatte man sehr überzeugende EM-Aufnahmen von Retrovirus-Partikeln im Zuckergradienten nach Purifikation durch Ultrazentrifugation zeigen können. Solche EM-Photos wurden u. a. 1973 vom Pasteur-Forschungsteam unter Leitung von Dr. Montagnier und vom Forschungsteam des Nationalen Krebsinstituts der USA unter Leitung von Dr. Gallo publiziert. Diese EM-Aufnahnlen wurden von Zellkulturen von Mäusen gewonnen, die an Leukämie litten. EM-Aufnahmen von Partikeln aus menschlichen Krebszellen oder anderen Zelltypen nach Purifikation konnten jedoch niemals demonstriert werden. Der wissenschaftliche Zeitzeuge, Prof. De Harven, der als einer der Pioniere der Retrovirus-Forschung bereits in den fünfziger Jahren am berühmtesten amerikanischen Krebsforschungszentrum, dem Sloan-Kettering-Institut in New York, überzeugende EM-Aufnahmen von purifizierten Retrovirus-Partikeln aus tierischen Krebszellen demonstriert hatte, stellt dazu fest: "In den fünfziger und sechziger Jahren wendeten viele Krebsforschungszentren in den USA und Europa erheblichen Zeitaufwand auf in Versuchen, Virus-Partikel zu demonstrieren, die assoziiert waren mit menschlichen Krebszellen. ‚Virusähnliche Partikel' wurden gelegentlich berichtet, aber überzeugten niemand. Typische Viren wurden niemals eindeutig demonstriert. Diese Tatsache stand in scharfem Gegensatz zu der hochreproduzierbaren Demonstration, von Viren in einer Vielfalt von Leukämieformen und Tumoren bei Mäusen und Vögeln, mittels Elektronenmikroskopie, . Sehr wenige Arbeiten wurden publiziert, um über diese negativen Befunde in menschlichen Krebszellen und Leukämiezellen zu berichten. Haguenau berichtete jedoch 1959 über die Schwierigkeiten, irgendwelche typischen Viruspartikel in einer großen Serie von menschlichen Brustkrebsgeweben zu identifizieren. Bernhard und Leplus konnten 1964 in einer EM-Überwachungsstudie von Hodgkin-Lymphomen, Lymphosarkomen, lymphoiden Leukämien und metastasierenden Krebsformen keine Viruspartikel erkennen, die mit diesen bösartigen Erkrankungen assoziiert waren. Am Sloan-Kettering-Institut in New York entschied ich 1965, die Fahndung nach der Anwesenheit von Viren in Fällen von Leukämie und Lymphomen mittels EM wegen der völlig negativen Resultate zu stoppen. Darüber wurde auf einer Konferenz über ‚Retrovirologische Verfahren zum Studium von Leukämie-Formen' im Wistar-Institut im Jahre 1965 berichtet (Haguenau 1959, Bernhard 1964, De

Harven 1965). Publikationen dieser negativen Befunde konnten fanatische Virusjäger nicht entmutigen. Eine Erklärung für diese negativen Ergebnisse musste irgendwie gefunden werden. Vielleicht war die Methode der Dünnschnitt-Technik der EM nicht das beste Verfahren, obwohl es bei Mäusen perfekt funktionierte. Dünnschnitte zu präparieren war zeitraubend und erforderte Geschick. Wer hatte Zeit für so etwas, wenn es schwierig war, Forschungsgelder zu bekommen und wenn große Pharmakonzerne begonnen hatten, ‚crash-Programme' für schnelle Antworten zu finanzieren ... Es wurde akzeptabel zu postulieren, dass, wenn Viren nicht mit EM in Krebszellen gesehen werden konnten, es ausreiche, biochemische oder immunologische Methoden als vermutliche Virus-‚Marker' anzuwenden, um die Virus-Infektion dieses Untersuchungsmaterials zu demonstrieren. Solche Marker können ein Enzym (Reverse Transkriptase, RT), ein Antigen, verschiedene Eiweiße oder einige RNA-Sequenzen sein ... Dass man niemals Virus-Partikel sah, wurde bequemerweise durch den Einbau der Virus-Gene in die Chromosomen (die Genpakete) der angeblich infizierten menschlichen Zellen erklärt. Um solche Interpretationen passend zu machen, musste man alles vergessen, was man aus der früheren Krebsforschung bei Versuchstieren wusste ..." (De Harven 1998 b).

Die Tatsache, dass die Hauptakteure der "HIV-Isolation" und Patentinhaber des "HIV-Antikörper-Tests", Montagnier und Gallo, angeblich nicht in der Lage waren, ein spezifisches EM-Photo des gereinigten Zellmülls anzufertigen und stattdessen seit 17 Jahren das unspezifische budding-EM-Photo als öffentliches Fahndungsphoto von "HIV" vortäuschen konnten, zeigt, dass die Gegenkontrolle in der medizinischen Forschung nicht mehr funktioniert: "Soweit es die Wissenschaftspolitik betrifft, wurde die Forschung über potentielle krebserzeugende Viren von der Retrovirus-Hypothese dominiert. Die Forschungsförderung der Regierung nahm die gleiche Richtung, angeheizt durch die unglaublich naive Vorstellung, dass Erfolg primär eine Sache des Geldes sei. Das ungewöhnlich hohe Niveau der staatlichen Förderung resultierte in der Schaffung des Establishments der Retrovirus-Forschung. Eine große Zahl von Forschungsjobs wurde in diesem Unternehmen geschaffen. Die intellektuelle Freiheit schwand schnell dahin, über alternative Wege der Krebsforschung nachzudenken, besonders wenn große Pharmakonzerne begonnen, verlockende Verträge zur einseitigen Unterstützung der Retrovirus-Forschung anzubieten. Die Hauptpriorität war es, um jeden Preis zu demonstrieren, dass Retroviren etwas zu tun hatten mit Krebs beim Menschen, eine Hypothese jedoch, die in den siebziger Jahren nicht die geringste Bestätigung erfuhr. Solch eine fehlgeleitete Forschungsanstrengung würde relativ ohne Konsequenzen sein, solange das öffentliche Gesundheitswesen nicht betroffen war. Unglücklicherweise gab das Auftreten des Immunschwächesyndroms (AIDS) ab 1981 dem Retrovirus-Establishment eine Gelegenheit, das, was bis dahin nur ein akademischer Flop war, in eine Tragödie des öffentlichen Gesundheitswesens zu verwandeln" (De Harven 1998 b).

Auch die übrigen unspezifischen Charakteristika der "HIV-Isolation" können durch das Konzept der Zelldyssymbiose erklärt werden. Als zweites Charakteristikum neben dem unspezifischen budding von Zellpartikeln aus den stimulierten menschlichen T-Helferlymphzellen geben das Montagnier-Team und das Gallo-Team den Nachweis des Reparaturenzyms Reverse Transkriptase an (Barré-Sinoussi 1963, Popovic 1984). Ein solches Enzym schreibt RNA-Sequenzen in DNA-Sequenzen um. Evolutionsbiologisch hat die Informationsspeicherung in lebenden Zellen mit weniger stabilen RNA-Codierungen als "RNA-Welt" begonnen (Übersicht bei De Duve 1991). Die DNA-Codierung ist jedoch stabiler und in allen lebenden Zellen Träger der Information für die Eiweiß-Synthese im Zellplasma. Die mobile RNA-Botschaft wird nach redoxabhängiger Aktivierung von der DNA-Form umgeschrieben (Transkription). Bis 1970 galt es als biologisches Dogma, dass der genetische Informationsfluss immer in Richtung DNA - RNA abläuft. Als Temin und Baltimore 1970 entdeckten, dass es auch den umgekehrten Informationsfluss von der RNA-Form zur DNA-Form gibt, nannten sie das beteiligte Enzym Reverse Transkriptase (RT, lateinisch: reversus = umgekehrt, transcriptum = Umschrift). Man glaubte, dieses Enzym sei exklusiv nur in den in tierischen Zellen identifizierten RNA-Tumorviren (Retroviren) vorhanden. Diese Annahme wurde bald als Irrtum erkannt. RT ist aktiv in allen eukaryoten Zellen und in Bakterienzellen (Temin 1972, 1974, 1985, Baltimore 1985, Varmus 1987, 1988).

Die unspezifischen „HIV-Charakteristika" werden wiederspruchsfrei durch das Konzept der Zelldyssymbiose als gesetzmäßig evolutionsbiologisch programmierte Folgeprodukte nach pro-oxidativem Stress erklärt

Die Behauptung von Montagnier und Gallo, man habe aus dem Dichtegradienten 1,16 gm/ml, der nachweislich nach Montagnier ungereinigten Zellmüll aus der Zellflüssigkeit enthielt (Tahi 1997), RT herausgefischt, deshalb sei dieser Befund ein exklusiver Beweis für die Anwesenheit von "HIV" und deshalb seien die Eiweiße aus dem gleichen Dichtegradienten exklusiv "HIV-Eiweiße", ist eine grobe Wissenschaftsfälschung. Da Montagnier und Gallo das Material vor der Abschichtung nicht durch Ultrazentrifugation gereinigt und durch EM-Aufnahme auch nicht die

Anwesenheit von Retrovirus-Partikeln kontrolliert haben wollen, um auf diese Weise die Abwesenheit von Retrovirus-Partikeln zu verschleiern (!), ist das ganze Verfahren ein grausames Spiel mit verdeckten Karten. Montagnier sagte im Interview von 1997, nachdem die EM-Photos von 1997 (Bess 1997, Gluschankof 1997) das Nicht-Vorhandensein der seit 1983 suggerierten Retrovirus-Partikel im Zuckergradienten entlarvt hatten: "Ich wiederhole, wir haben nicht gereinigt ... Gallo? ... Ich weiß es nicht, ob er wirklich gereinigt hat, ich glaube es nicht" (Tahi 1997).

Das sicherste und eindeutigste Verfahren zur Isolation von Retroviren aus stimulierten menschlichen Zellen wurde nicht angewandt und ersetzt durch die objektive Falschaussage, der Nachweis von RT sei ein exklusiver Beweis für die "Isolation von HIV". Da die Entdecker von RT, die Nobelpreisträger Temin und Baltimore, und der Nobelpreisträger Varmus (Temin und Baltimore 1972, Varmus 1987, 1988) eindeutig RT in allen Zellen nachgewiesen haben, ist die Präsenz von RT ebenso im Zellmüll der Zellflüssigkeit aus menschlichen Zellkulturen zu erwarten, die mit stark oxidierenden Substanzen stimuliert wurden.

Montagnier und Gallo sowie alle anderen HIV-Forscher haben die "HIV-Charakteristika" ausschließlich nur in stimulierten Zellen zeigen können (Klatzmann 1986, Papadopulos-Eleopulos 1993, 1998 a). Die Stimulation der Zellkulturen geschieht durch Zugabe stark oxidierender Mitogene (PHA, Con A u. a.) und das Typ1-Cytokin Interleukin-2 (IL-2). IL-2 aktiviert jedoch das Typ1-Cytokin Interferon-γ (IFN-γ). IFN-γ stimuliert die cytotoxische NO-Produktion. Da das Montagnier-Team und das Gallo-Team T-Helferlymphzellen (TH-Zellen) von Homosexuellen AID- und AIDS-Patienten stimuliert haben und solche Patienten nachweislich eine TH2-Dominanz aufweisen (Übersicht bei Lucey 1996), sind diese Zellen überwiegend gegenreguliert gewesen, d. h. bei Aktivierung der NO-Synthese durch Interferon-γ gehen diese Zellen entweder durch Apoptose / Nekrose zugrunde, da IL-2 auch Tumornekrosefaktor sowie als Folge erhöht ROS stimuliert. Oder die Zellen steigern die Gegenregulation zum Schutz vor Apoptose / Nekrose, d. h. durch Aktivierung des Typ2-Cytokin-Musters (IL-4, IL-5, IL-10 u. a.) wird erhöht das Enzym COX-2, Prostaglandin (PGE) und das Reparatur-Enzym Transforming Growth Factor (TGF) gebildet. PGE und TGF unterdrücken die NO-Synthese und aktivieren aus Arginin den Stoffwechselweg für die Synthese von Polyaminen, letztere stimulieren die Proliferation und Reparaturmechanismen. Zu den Reparaturvorgängen gehört ebenfalls die Synthese der Reversen Transkriptase RT, des Enzyms für die Neusynthese von DNA aus RNA.

"HIV-positiv"-getestete Personen weisen einen auffallend erniedrigten Thiol-Pool in den T-Helferimmunzellen auf. Sowohl die Cystein-Werte im Blutplasma sind erniedrigt als auch die intrazelluären Gluthation-Werte in den T-

Helferlymphzellen sind im Durchschnitt um 30 % abgesenkt (Dröge 1988, Eck 1989, Buhl 1989, Gmünder 1991, Roederer 1991 a, 1991 b, Harakeh 1991, Kinscherf 1994, Dröge 1997 a, 1997 b, Herzenberg 1997). Die Thiol-Erschöpfung ist bei langdauerndem multifaktoriellem Stress zu erwarten und ist spezifischer Ausdruck einer schwer wiegenden Zelldyssymbiose der AID- und AIDS-Patienten. Der antioxidative und antinitrosative Notstand der T-Helferimmunzellen kann nur durch massive Gegenregulation oder Apoptose/Nekrose beantwortet werden. Die Stimulation dieser Thiol-verarmten Immunzellen in der Zellkultur durch IL-2 und stark oxidierende Mitogene und Antigene, ruft oxidativen und nitrosativen Stress hervor. Diese Provokation der Synthese des cytotoxischen NO-Gases, das in der Zellkultur auch in die Nachbarzellen diffundiert, lässt erhebliche Zellschäden erwarten. Im Nettoeffekt wird in den gegenregulierten Zellen auch der RT-Spiegel erhöht.

Im Klartext bedeuten die Prozeduren der Virusjäger, dass sie bereits dyssymbiotische Immunzellen künstlich unter prooxidativen/nitrosativen Stress setzen, zwangsläufig Apoptose/Nekrose und/oder verstärkte Gegenregulation provozieren, abhängig vom Ausgangszustand der Zellen. Anschließend werden die frei werdenden Zellprodukte einschließlich RT und andere zelleigene Eiweiße, RNA- und DNA-Moleküle sowie die Export-Partikel der gestressten Zellen (budding), mit Täuschungspraktiken als unspezifische, aber angeblich in der Summe wiederum spezifische Charakteristika eines "neuen Retrovirus" interpretiert. Mit den Zerfallseiweißen wird der "HIV-Test" bestückt, wohlwissend, dass Menschen mit erhöhtem Antikörper-Spiegel (TH2-Status mit gesteigerter Antikörperproduktion) und/oder kreuzreagierenden Antikörpern und Autoantikörpern gesetzmäßig auf den Kontakt mit menschlichem Fremdeiweiß eine Antigen-Antikörper-Reaktion zeigen können. Die Selektion der "HIV-positiv"-Stigmatisierten wird wiederum gesteuert durch willkürliche Festlegung der Messschwelle des Tests, d. h. ab welcher Sensitivität die Antigen-Antikörper-Reaktion als "positiv" gelten soll. Mit dieser Messtechnik kann man einen gezielten Fischzug durch die Gesamtbevölkerung machen, da man von vorne herein weiß, welche Subpopulationen man stigmatisieren wird. Anschließend wird den in Todesangst versetzten Stigmatisierten die Notwendigkeit einer Dauertherapie mit hochtoxischen Pharma-Kombinationen suggeriert, um ein phantomhaftes Retrovirus zu bekämpfen, das einige tausend Labor-Spezialisten mit einer simplen EM-Aufnahme für den Preis von "ein paar hundert Dollar" angeblich seit 17 Jahren nicht zu fassen bekommen. Die extrem teuren Pharma-Cocktails wiederum, in konsequenter Durchführung der auf der historischen Konferenz der gescheiterten Retrovirus-Krebs-Forscher im März 1983 geforderten "geplanten Versuche am Menschen", verursachen nachweislich prooxidativen/nitrosativen Stress und verschlimmern die Zelldyssymbiose. Der Kreis schließt sich, die pharmakotoxischen Folgen bis hin zum fatalen Organversagen werden als "spezifische Charakteristika" der "tödlichen HIV-Infektion" interpretiert.

Der „HIV-Test" mißt eine Antikörper-Reaktion gegen das, was man in das Testsubstrat hineingesteckt hat: Nichtdefinierte Eiweiße, freigesetzt aus mehrfach gestressten menschlichen Immunzellen

Dass die in Zellkulturen beobachteten "vier HIV-spezifischen Charakteristika" (Montagnier) ebenso in "HIV-negativen" Zellkulturen unter Stimulationsstress auftreten können, belegen zahllose experimentelle Studien mit unterschiedlichsten Zelltypen. Wenn HIV-Forscher davon sprechen, dass sie vorher "nicht-infizierte Zellkulturen" mit "HIV infiziert" haben, bedeutet das immer, dass sie Zellen oxidativ und / oder nitrosativ gestresst haben (ohne Stimulationsstress gibt es keine "HIV-Charakteristika"!) und diese Zellen abhängig vom Zelltyp oder vom Zustand der Zellsymbiose mit Gegenregulationen reagiert haben. Die Diagnose "HIV-positiv" wird dann anschließend für die Zellkultur dadurch gestellt, dass man budding beobachtet, mit einer künstlichen Startvorlage ein Stück RNA (oder DNA!) in DNA umgemodelt hat und dies als Nachweis für die Anwesenheit des Enzyms RT ansieht, das eine oder andere Eiweiß nachweist mit Molekulargewichten, wie sie in jeder Zelle vorkommen, diese aber vorweg als "HIV-Eiweiß" festgelegt hat und eventuell diese Eiweiße mit Antikörpern in tierischen oder menschlichen Blutseren reagieren lässt. Im letzteren Falle behauptet man wissentlich falsch, diese Antikörper-Reaktionen seien spezifisch und exklusiv eine Reaktion auf "HIV-Eiweiße".

In Wirklichkeit gibt es keine "spezifischen" Antikörper. Es sind vielmehr besondere Eiweißmoleküle, die täglich in jedem Menschen millionenfach von den B-Lymphzellen gebildet werden. Sie sind positiv geladen, während die T-Lymphzellen negativ geladen sind. Antikörper haben unterschiedliche Ladungsstellen auf ihrer molekularen Oberfläche. Kommen sie mit einem Antigen, meist Eiweiße, aber auch andere Moleküle, in Kontakt, so reagieren eine oder mehrere verschiedene positive Ladungsstellen der Antikörper mit einer oder mehreren negativen Ladungsstellen auf dem Antigen. Die Antikörper sind also sozusagen Moleküle mit positiven "Steckern", die in die negativen "Steckdosen" von Antigen-Molekülen passen. Wenn man also ein negativ geladenes Antigen-Molekül hat, können ganz verschiedene Antikörper mit etwa gleichen positiven "Steckern" in die negative "Steckdose" des gleichen

Antigens passen. Umgekehrt können ganz verschiedene Antigene mit gleichen negativen Ladungsstellen mit positiven Ladungsstellen derselben Sorte Antikörper koppeln. Dieser Vorgang heißt Kreuzreaktion. Die Logik ist, dass je mehr verschiedene Antikörper und außerdem Antikörper in gesteigerten Mengen ein Mensch im Blutserum gebildet hat, die statistische Wahrscheinlichkeit umso höher ist, dass diese im Kontakt mit Antigenen reagieren. Man weiß aber nicht, ob diese Antikörper ursprünglich "spezifisch" gegen diese selben bestimmten Antigene produziert wurden oder gegen andere Antigene. Da Antikörper lange im Blutserum bleiben, manchmal lebenslänglich, kann man auch nicht ohne weiteres sagen, ob die Antikörper-aktivierenden Ereignisse zurückdatieren oder zum Testzeitpunkt noch andauern (Guilbert 1985, 1986, Pontes de Carvalho 1986, Chassagne 1986, Termynck 1986, Matsiota 1987, Parravicini 1988, Gonzalez-Quintial 1990, Berzofsky 1993, Fauci 1994, Owen 1996, Papadopulos-Eleopulos 1998 a).

Die Behauptung der Retrovirologen, ein positiver "HIV-Test" zeige eine "spezifische" Antikörperreaktion gegen "HIV-Eiweiße" an, ist also bewusst irreführend. Ursprünglich haben Gallo und Montagnier, wie letzterer 1997 im Interview zugegeben hat, das "ungereinigte" Eiweiß-Gemisch aus ihrer "wirklichen Zellkultursuppe", wie Montagnier das im Interview 1997 genannt hat (Tahi 1997), mit Serum von AID- und AIDS-Patienten in Kontakt gebracht. Zeigte sich eine Antigen-Antikörper-Reaktion im Serum, was keineswegs bei allen Seren der Fall war, wurde die Tatsache der Reaktion als Beweis publiziert, dass "HIV" existieren müsse und die Patienten an AID und AIDS erkrankt sein müssten, weil sie sich mit "HIV infiziert" hätten. D. h., man hat aus dem Serum von immungestressten AID- und AIDS-Patienten entnommene T-Helferimmunzellen in der Zellkultur einem weiteren Immunstress durch oxidierende Substanzen ausgesetzt. Die hochoxidierten Eiweiße, freigesetzt aus den überforderten Immunzellen durch Zellzerfall oder Zell-Partikelexport hat man mit hoher Geschwindigkeit abzentrifugiert, die Eiweiße in einer Zuckerlösung abgeschichtet, sie aber nicht gereinigt und identifiziert. Anschließend hat man aus dem Material, das sich nach Dichte an einer bestimmten Stelle gesammelt hatte (an der sich nach diesem Verfahren in früheren Versuchen mit tierischen Krebszellen u. a. auch Retrovirus-Partikel konzentriert hatten), blind ohne Identifizierung des Materials eine Probe entnommen. Aus dieser Probe hat man Eiweiße als Antigene mit Antikörpern aus dem Blutserum von ebenfalls immungestressten AID- und AIDS-Patienten reagieren lassen. Kein Mensch, auch kein noch so phantasiebegabter Retrovirologe, konnte auch nur mit dem geringsten Anschein von wissenschaftlicher Treffsicherheit sagen, welche Eiweiße aus den Zellen der Zellkultur mit welchen Antikörpern aus dem Serum von AID- und AIDS-Patienten reagiert hatten. Man konnte nur sagen, wenn man Eiweiße aus Immunzellen von immungestressten Patienten im Labor prooxidativ / nitrosativ behandelt und freigesetzte Eiweiße mit Antikörpern aus dem Serum von ebenfalls immungestressten AID- und AIDS-Patienten reagieren lässt, dann sieht man eine Antigen-Antikörper- Reaktion. Dieses obskure Verfahren und der vermutliche Nachweis, dass in immungestressten Immunzellen nach Immunstress in der Zellkultur das unspezifische Reparatur-Enzym RT freigesetzt wird, ist bis heute der einzige Beweis für die "Existenz und Isolation von HIV" sowie die "Infektion mit dem immunzelltötenden HIV".

Das erste "HIV-Test"-Verfahren heißt "ELISA-Test". Später erklärte man, dass der "ELISA-Test" in 90 % der positiven Ergebnisse falsch-positiv sei. In Wirklichkeit sind alle "ELISA-Tests" falsch-positiv, da ohne tatsächliche Isolation eines Retrovirus kein Test konstruiert werden kann, der Antikörperbildung gegen ein Retrovirus anzeigen kann. Später ließ man die Eiweiße aus der Blindprobe der Zellkultursuppe durch ein elektrisches Feld laufen und definierte eine Hand voll Eiweiße, die nach bestimmten Molekulargewichten sich besonders markant abzeichneten als "HIV-Eiweiße". Dieses Verfahren heißt labortechnisch "Western Blot". Der "ELISA-Test" wurde zum "Suchtest" erklärt, der "Western Blot-Test" zum "Bestätigungstest". Ist der "ELISA-Test" zweimal positiv, wird anschließend der "Western Blot-Test" durchgeführt. Ist dieser auch positiv, gilt der Patient als "HIV-positiv". In Wirklichkeit misst auch der "Western Blot-Test" keine Antikörperbildung gegen ein "Retrovirus HIV". Er misst eine Antikörper-Reaktion gegen das, was man in das Testsubstrat hineingesteckt hat: Nicht definierte Eiweiße, freigesetzt aus mehrfach gestressten menschlichen Immunzellen.

Der "Suchtest" kann also nicht finden, wonach er suchen soll, nämlich menschliche Antikörper gegen ein "Retrovirus HIV", das Dr. Gallo und Dr. Montagnier auch nicht gefunden haben. Der "Bestätigungstest" kann auch nicht die Antikörperbildung gegen ein "Retrovirus HIV" bestätigen, da Dr. Gallo und Dr. Montagnier nur "unspezifische Charakteristika" gesehen haben und für das einzige spezifische Charakteristikum, das die Existenz eines "Retrovirus HIV" bestätigen könnte, nämlich die elektronenmikroskopische Kontrolle nach Reinigung der Zellflüssigkeit und Abschichtung der eventuell vorhandenen Retroviren im Dichtegradienten, offenbar nicht "zwei Tage Zeit und ein paar hundert Dollar" (De Harven 1998 b) aufwenden wollten.

Kann der "HIV-Test" aber trotzdem eine Aussage treffen über den Zustand des Immunsystems eines Menschen? Da das Testsubstrat menschliche Eiweiße enthält, kann er nur anzeigen, mit welcher Sensitivität ein Proband gegen diese menschlichen Eiweiße reagiert. Daraus allein lässt sich aber nicht ableiten, warum ein Proband gerade gegen diese Eiweiße mit Antikörpern mit dieser Intensität reagiert. Beispielsweise besteht eine Kreuzreaktion zwischen Antikörpern gegen Tuberkulosebakterien, Leprabakterien, Pneumocystis carinii-Pilze, Candida-Pilze und den Eiweißen des "HIV-Tests". Es gibt zahlreiche andere Kreuzreaktionen, die noch zu wenig erforscht sind (Matthews 1988, Calabrese 1989, Müller 1990, 1991, Ezekowitz 1991, Tumijama 1991, Kion 1991, Kashala 1994, O'Riordan 1995, Fraziano 1996, Papadopulos-Eleopulos 1997 c).

Welche konkrete Bedeutung aber eine Antikörperreaktion gegen die Eiweiße des "HIV-Tests" tatsächlich für die Vergangenheit, Gegenwart und Zukunft des Probanden hat, darüber kann der Test keine Auskunft geben. Der Test kann höchstens indizieren, dass der Proband eine TH2-Dominanz haben könnte mit erhöhter Antikörper-Produktion. Damit hat der "HIV-Test" aber keine bessere Aussagekraft als der einfache DTH-Hauttest, der analog die Reaktion der Hautlymphozyten auf Antigenreize misst. Wie sich bei chirurgischen Patienten gezeigt hatte (Christou 1986), konnte die DTH-Hautreaktion signifikant voraussagen, welche Patienten bei schwer wiegenden Traumata, Verbrennungen und operativen Eingriffen eine Sepsis entwickeln könnten. Insofern ist die DTH-Hautreaktion dem "HIV-Test" überlegen, da sie die Stimulationsbereitschaft der TH1-Immunzellen anzeigt. Da aber der "HIV-Test" lediglich eine erhöhte Antikörper-Sensitivität anzeigt, die vielfache oder offensichtliche Gründe bei exzessivem Immunstress haben kann, und Antikörper nicht entscheidend sind für die Entwicklung opportunistischer Infektionen und bestimmter Krebsformen, sondern die Eliminationsfähigkeit der TH1-Immunzellen für intrazelluläre Erreger und die antioxidative Kapazität für die Leistungsfähigkeit der Zellsymbiosen, taugt der "HIV-Test" nicht als Diagnose-und Prognose-instrument. Da aber die Konstruktion des "HIV-Tests" auf erwiesenen Täuschungspraktiken beruht, sollte dieser Test schleunigst international geächtet werden und die bahnbrechenden Erkenntnisse der NO-Forschung, Cytokin-Forschung, Mitochondrien-Forschung u. a. fruchtbarer Forschungsgebiete in die medizinische Praxis umgesetzt werden.

Von den zahlreichen Experimenten mit unterschiedlichen Zellkulturen sollen zwei Untersuchungen von Gallo und Montagnier demonstrieren, wie sie selbst ihre Theorie "HIV verursacht AIDS" erschüttert haben (Zagury 1986, Laurent-Crawford 1991). Zum Zeitpunkt der Zellexperimente war die Tatsache der Existenz von differenzierten Cytokin-Mustern (Typ1 und Typ2) der T-Helferlymphzellen, TH1-Zellen und

Die experimentellen Befunde des Montagnier-Teams als Gegenbeweise gegen die Krankheitstheorie „HIV ist die Ursache von AID und AIDS"

TH2-Zellen im Menschen noch nicht publiziert. Ebenso nicht die Tatsache, dass bei exzessivem oder langandauerndem Immunstress durch Störung des Redox-Milieus eine Umprogrammierung der Cytokin-Muster der T-Lymphzellen sich vollziehen kann. Erst 1991 galt dieses Faktum als gesichert (Romagnani 1991). Die weitere Tatsache, dass sich TH1-Zellen und TH2-Zellen dadurch unterscheiden, dass TH1-Zellen nach Stimulation mit Interleukin-2 cytotoxisches NO-Gas produzieren und TH2-Zellen die cytotoxische NO-Gasbildung unterdrücken, war erst ab 1995 demonstriert worden (Barnes 1995). Es war insofern die Konsequenz eines TH1-TH2-switch zur TH2-Dominanz noch nicht bekannt, nämlich die Tatsache, dass nach starkem Immunstress eine TH2-Dominanz die Elimination von intrazellulären Erregern vermindert oder ganz verhindert. Die weitere Konsequenz, dass bei TH2-Dominanz massive Gegenregulationen mit der Folge einer Zelldyssymbiose mit den Mitochondrien ausgelöst werden und diese Zellen hochoxidierte Eiweiße durch Partikeltransport aus der Zelle schaffen sowie erhöht Reparaturenzyme produzieren statt NO-Gasproduktion, wurde noch nicht verstanden.

Das Montagnier-Team (Laurent-Crawford 1991) provozierte in drei menschlichen Zellinien durch Mitogen- und Cytokin-Stimulation (PHA, Interleukin-2) das Auftreten von "unspezifischen HIV-Charakteristika".

Die Experimente des Montagnier-Teams (Laurent-Crawford 1991) zeigen den Beweis, dass die von Montagnier als Beweismittel angeführten vier "HIV-Charakteristika" den Gegenbeweis liefern, dass es sich um Zellprodukte unter pro-oxidativem und nitrosativem Stress handelt (siehe Schaubild: Experimentelle Befunde des Montagnier-Teams als Gegenbeweis gegen die Krankheitstheorie "HIV ist die Ursache von AID und AIDS" (siehe Tafel X)).

Die Ergebnisse demonstrieren folgende Befunde:

1. In T-Helferimmunzellen und anderen menschlichen Blutzellen, die in Zellkulturen mit stark oxidierenden Mitogenen (PHA) und dem Typ1-Cytokin Interleukin-2 (IL-2) akut stimuliert werden, tritt immer Zellzerfall auf (Zellkultur A, C, D).
2. Diejenigen Zellen in Zellkulturen zeigen keinen Zellzerfall, welche auf die Stressprovokation mit PHA und IL-2 mit Gegenregulation reagiert haben oder bereits gegenreguliert waren (Zellkultur A, B, C). Die Gegenregulationen führen zum Abschalten der cytotoxischen NO-Produktion und zur Drosselung der ROS-Produktion im OXPHOS-System der Mitochondrien (Zelldyssymbiose).
3. Der maximale Zellzerfall zeigt sich einige Tage vor dem maximalen Auftreten von "HIV-Charakteristika" (Zellkultur A).
4. Der Zellzerfall tritt nach Stimulation mit PHA und II-2 auf, auch dann, wenn sich in der Zellkultur keine Zellen befinden, die zuvor durch PHA- und IL-2-

Stimulation zur Bildung von "HIV-Charakteristika" provoziert wurden (Zellkultur D).

Erläuterung: Im Fall A wurde die Zellkultur so lange mit Mitogenen und IL-2 stimuliert, bis einige Zellen dieser Zellkultur "HIV-Charakteristika" zeigten (es sind in einer Zellkultur immer nur einzelne Zellen "HIV-positiv"). Diese Zellkultur wurde dann für "HIV-infiziert" erklärt. Nach weiterer Stimulation gehen die Zellen zugrunde (Apoptose / Nekrose), die nicht gegenreguliert sind (oder nicht durch die zusätzliche Stimulation gegenreguliert werden). Dies sind vorwiegend die TH1-Zellen. Sind diese TH1-Zellen Thiol-verarmt, wie es in zahlreichen Arbeiten für AID- und AIDS- Patienten nachgewiesen ist (Herzenberg 1997 u.a.), gehen sie umso schneller zugrunde, da das provozierte NO-Gas und ROS in der TH1-Zelle nicht mehr schnell genug neutralisiert werden können. Die Thiol-verarmten TH2-Zellen haben eine bessere Überlebenschance, weil sie durch das Typ2-Cytokin-Muster das Enzym für die cytotoxische NO-Synthese abschalten und die calciumabhängige NO-Synthese im Zellplasma herunterschalten. Dadurch sinkt der Spiegel des Antriebsgases für die Mitochondrien-Schleusen in der Mitochondrienmembran. Im- und Export der Mitochondrien wird vermindert, die Mitochondrienmembran wird relativ oder ganz geschlossen, der Ca^{2+}-Spiegel im Zellplasma wird abgesenkt, Apoptose oder Nekrose (abhängig vom verminderten ATP-Niveau) wird verhindert. Es bleiben also in der Zellkultur im Wesentlichen die Zellen übrig, die bereits vor der Stimulation ("HIV-Charakteristika") oder während der Stimulation ("HIV-Charakteristika") nicht mehr zur Apoptose oder Nekrose fähig waren (Fall A, B). Die Zellkultur ist "chronisch HIV-infiziert" und zeigt keine Apoptose / Nekrose mehr. Logischerweise muss also das Maximum der Apoptose / Nekrose dem Maximum der "HIV-Produktion" vorausgehen, wie es in Zellkultur A der Fall ist. Die Zeitdauer für die maximale Apoptose / Nekrose nach prooxidativer / nitrosativer Stimulation (Fall A) ist jedem Menschen wohl bekannt: Eine Grippe dauert bei immungesunden Menschen 7 Tage, mit und ohne Behandlung. Die TH1-Zellen reagieren auf die intrazellulären Erreger. Bei Menschen mit TH2-Dominanz, z. B. im Alter, kann eine Grippe deshalb tödlich sein, weil bis dahin kompensierte Zelldyssymbiosen dekompensieren können und Organversagen bis hin zum Tode auslösen können. Derselbe Entscheidungszeitraum hat sich bei den chirurgischen Sepsis-Patienten gezeigt. War die anerge DTH-Hautreaktion als Ausdruck der TH2-Dominanz nach 7 Tagen nicht rückläufig, trat signifikant Sepsis auf (Christou 1986). Im Fall C und D trat im Montagnier-Experiment Apoptose/Nekrose auf, unabhängig ob vorher die T-Helferlymphzellen zur Provokation von "HIV-Charakteristika" unter Immunstress gesetzt worden waren. Im Falle D ohne vorherige "HIV-Stimulation" trat die Apoptose/Nekrose etwas später im Vergleich zu Fall C auf. Das ist gut erklärbar durch den Thiol-Verbrauch der vorhergehend prooxidativ/nitrosativ stimulierten Zellen der Zellkultur C, von denen einige Zellen "HIV-

Charakteristika" entwickelt hatten, aber die Mehrzahl nicht. Von diesen Zellen gingen anschließend durch die weitere Stimulation mit PHA und IL-2 umso mehr Zellen schneller zugrunde. Wie man aber an allen Fällen A-D sieht, ist für den Zellzerfall die Stimulation durch PHA/IL-2 entscheidend und nicht die Bildung von "HIV-Charakteristika". Diese sind vielmehr Folge der Gegenregulation und nicht Ursache des Zellzerfalls (siehe besonders Fall A und B).

Da die "HIV-Forscher" die Zelleffekte nach Stressstimulation nur als Nettoeffekt der gesamten Zellmenge in der Zellkultur gemessen haben, blieb ihnen die differenzierte Reaktion und Regulation bzw. Gegenregulation der Einzelzellen verborgen. Es gibt bisher keine Publikationen der "HIV-Forschung" über NO-induzierte Effekte auf der Einzelzellebene. Mitochondrienforscher haben jedoch solche Untersuchungen mit dem fluoreszenzunterstützten Zellsortierer durchgeführt. Menschliche Myelomonozyten aus dem Knochenmark zeigten nach direkter Gabe einer NO-spendenden Substanz zeit- und dosisabhängig bereits bei 2 mM etwa bei 30 % der Zellen Nekrose und bei 30 % der Zellen Apoptose. Der Verlust des elektrischen Membranpotentials der Zellsymbionten (Mitochondrien) ging jeweils dem Zellzerfall voraus (Richter 1996).

Die experimentellen Befunde des Gallo-Teams als Gegenbeweise gegen die Krankheitstheorie „HIV ist die Ursache von AID und AIDS"

Die Befunde der experimentellen Studien von Gallo und Mitarbeitern bestätigen prinzipiell die Befunde des Montagnier-Teams (siehe Schaubild: Experimentelle Befunde des Gallo-Teams als Gegenbeweis gegen die Krankheitstheorie "HIV ist die Ursache von AID und AIDS" (siehe Tafel XI)).

Das Gallo-Team hat drei T-Lymphzellkulturen mit oxidierenden Mitogenen (PHA) und dem Typ1-Cytokin IL-2 stimuliert. Zuvor hatte die Zellkultur A in einigen Zellen "HIV-Charakteristika" nach Stimulation mit PHA und IL-2 gezeigt, der Großteil der Zellen in Zellkultur A wies jedoch keine "HIV-Charakteristika" auf. Zellkultur B und C waren vorher nicht mit PHA und IL-2 stimuliert worden und hatten keine Anzeichen von "HIV-Charakteristika". Das Gallo-Team setzte nun zwei Zellkulturen, die "HIV-infizierte" Zellkultur und eine der beiden "HIV-negativen" Zellkulturen der gleichen Menge von immunstressauslösendem PHA und IL-2 aus. Die dritte "HIV-negative" Lymphzellkultur wurde zur Kontrolle nicht stimuliert. Alle drei T-Lymphzellkulturen hatten einen Anteil von 34 % T-Helferzellen (Zagury 1986). Das AEDS-Konzept (von englisch: acquired endodyssymbiosis syndrom = erworbene Zelldyssymbiose) sagt nunmehr voraus, dass:

1. Zellkultur A und B Zellschwund von T-Helferzellen nach Stimulation mit PHA und IL-2 aufweisen werden,
2. Zellkultur C keinen Verlust von T-Helferzellen aufweisen wird,
3. Zellkultur A einen höheren Schwund von T-Helferzellen zeigen wird als Zellkultur B, da Zellen der Zellkultur A zuvor mit oxidierenden Substanzen (PHA, IL-2) behandelt worden waren und einige Zellen "HIV-Charakteristika" gezeigt hatten.

Letzteres ist ein Zeichen für relativen Thiolmangel. Diese Zellen werden also stärker mit Apoptose/Nekrose nach Stressstimulation antworten, da die vorgeschädigten Zellsymbiosen empfindlicher gegen die Induktion von cytotoxischem NO-Gas und Sauerstoffradikalen mit Zellzerfall reagieren werden (da sie zuvor nicht mit Gegenregulation geantwortet hatten) bzw. ihre Zellrezeptoren so ändern, dass sie auf PHA und IL-2 vermindert ansprechen. Letzteres würde bedeuten, dass ein Teil der TH1-Zellen zwar nicht zugrunde gehen wird, aber durch monoklonale Antikörper nicht mehr als TH1-Zellen gemessen werden kann. Das Ergebnis müsste sich also folgendermaßen ergeben haben:

- T-Helferzellschwund in Zellkultur A > Zellkultur B > Zellkultur C
- T-Helferzellschwund in Zellkultur C = 0

Die Ergebnisdaten des Gallo-Teams waren eindeutig (Zagury 1986). Die Befunde bestätigen die späteren Ergebnisse des Montagnier-Teams, dass Apoptose / Nekrose in T-Helferimmunzellen abhängig ist von der Stressstimulation. Die Stärke und Dauer der Reaktion der T-Helferimmunzellen entweder als TypI-Reaktion (Apoptose, Nekrose) oder TypII-Reaktion (Gegenregulationen mit Verlust der TH1-Eigenschaften) ist abhängig u. a. vom Thiol-Pool. In dem Experiment des Gallo-Teams werden sich unter den 3 % T-Helferzellen, die nach Kultivierung durch Stressstimulation nach einigen Tagen noch nachweisbar waren, wahrscheinlich diejenigen Zellen befunden haben, die "HIV-Charakteristika" aufweisen (darüber sagt die Publikation allerdings nichts aus). Diese Zellen werden wie im Fall B der T-Lymphzellkulturen des Montagnier-Teams bei weiterer Kultivierung "kontinuierlich HIV produzieren" (Laurent-Crawford 1991) und keine Apoptose/Nekrose zeigen. Dieser Prozess der Gegenregulation wurde von NO-Forschern demonstriert. Wenn man Leberzellen mit niedrigen, tolerablen Mengen von NO-Gas vorbehandelte (NO-spendende Substanzen), induzierte man anschließend Resistenz gegen Apoptose / Nekrose bei Zugabe einer höheren NO-Gasmenge. Diese Resistenz war verbunden mit einer gesteigerten Gegenregulation durch Synthese des Hitzeschock-Eiweißes, des Enzyms Hämoxygenase und von Ferritin-Eiweißen, die Eisen in einer nicht-redoxaktiven Form speichern (Kim 1995).

Das System der genetischen und supragenetischen Gegenregulation gegen nitrosativen und oxideativen Stress ist bei allen Lebewesen nachgewiesen

Wie bereits belegt, ist das System der genetischen und supragenetischen Gegenregulationen noch viel umfassender und komplexer. Entscheidend ist die Feststellung, dass ein Teil der Gegenregulation zur Stabilisierung des Redox-Milieus auch der Export von hochoxidierten Eiweißen durch "retrovirusähnliche" Partikel und die erhöhte Synthese des Reparaturenzyms RT ist. Beide Faktoren wurden von Montagnier als "unspezifische HIV-Charakteristika" identifiziert (Tahi 1997). Sie treten tatsächlich bei AID und AIDS-Patienten auf, aber nicht als Ursache, sondern ganz im Gegenteil als Folge eines zu starken oder zu langandauernden Immunstresszustandes und haben mit einer "HIV-Infektion" nichts zu tun. Diese evolutionsbiologisch programmierte Umschaltung von der TypI-Reaktion zur TypII-Reaktion bei hochakuten oder langdauernden Stresszuständen ist bei allen Lebewesen demonstriert worden, von den Mikroben bis zum Menschen. Da die Zellsymbionten in den menschlichen Zellen ehemalige Bakterien sind, zeigen sie unter starkem und / oder andauerndem Stress ebenfalls diese Dichotomie der doppelten strategischen Entscheidungsmöglichkeit buchstäblich zwischen "Gaspedal" und "Bremse". Das Nettoergebnis der Gegenregulation des gasgesteuerten Mikro-Gaia-Milieus unterliegt hochvernetzten, nicht-linearen Gesetzmäßigkeiten, die erst seit kurzem jedenfalls im Prinzip erkannt wurden. Hilfreich ist die Erkenntnis, dass auch alle Pflanzenzellen auf Stressstimuli mit der Produktion von NO als Abwehrgas reagieren. Das Bemerkenswerte aber ist die Tatsache, dass Pflanzenzellen den einzigartigen Botenstoff NO als diffusionsfähiges Alarmsignal an entferntere Pflanzenzellen im Zellverband weiterleiten. Diese primär nicht betroffenen Pflanzenzellen sind anschließend gegen denselben primären Stressreiz in erhöhtem Maße resistent, das Warnsignal hat rechtzeitig eine adäquate Gegenregulation ausgelöst. Auch Pflanzen haben eine Doppelstrategie entwickelt, obwohl sie kein spezifisches Immunzell-Netzwerk besitzt. Auf mikrobielle Toxine, die eine physikalisch-chemische Reaktion auslösen, ebenso wie auf zu starke UV-Einstrahlung oder Hitze-Stress reagieren sie mit Ausschaltung der NO-Gasproduktion und der Bildung von ROS (Superoxidanion, Wasserstoffperoxid). Akute Stressattacken werden von den betroffenen Pflanzenzellen mit einer hypersensitiven TypI-Reaktion und programmiertem Zelltod oder Nekrose beantwortet. Gleichzeitig wird jedoch über hochvernetzte Wechselwirkungen durch Kooperation zwischen NO und ROS eine Kaskade von Transkriptionsfaktoren angeschaltet, die auf der genetischen Ebene eine Vielzahl von Expressionen für die Biosynthese von Enzymen auslöst. Diese bewirken eine TypII-Schutzreaktion, welche die NO/ROS/ONOO-Produktion hemmt und den erhöhten Calcium-Spiegel herunterreguliert (Delledonne 1998, Dangl 1998, Hachtel 1998). Dabei spielt eine wichtige Rolle das Verhältnis von cyclischem Guanosin-monophosphat (cGMP) zum cyclischen Adenosinmonophosphat (cAMP). Das cGMP, das durch NO aktiviert wird, ist an vielen produktiven Stoffwechselvorgängen beteiligt, während das cAMP als Gegenspieler überschießende Reaktionen abbremst. Das Verhältnis (ratio) von cGMP/cAMP wird in menschlichen Zellen durch Corticosteroid-Hormone (Glucocorticosteroide) aus der Nebennierenrinde zugunsten des cAMP reguliert. Praktisch alle Stresseinflüsse bewirken in T-Lymphzellen als Nettoeffekt eine starke Erhöhung des cAMP. Die Folge ist der Funktionsverlust und der Schwund der T-Helferlymphzellen (AID) (Fauci 1974, 1975, Hadden 1977, Haynes 1978, Cupps 1982, Coffey 1985, Calvano 1986). Glucocorticoide werden in die T-Helferlymphzellen eingeschleust, verbinden sich mit Transkriptionsfaktoren und hemmen durch Kettenreaktion die Synthese aller Cytokine, Typ1-Cytokine und Typ2-Cytokine. Die Ausnahme bildet die Synthese von bestimmten Reparaturphase-Cytokinen, wie Transforming Growth Faktor (TGF) und Plateled Derived Growth Faktor (PDGF) (Brattsand 1996). Diese Tatsache ist jedem Mediziner bekannt, auch den Labormedizinern Gallo und Montagnier.

Durch TGF und das Prostaglandin PGE2 werden jedoch aus Arginin in Konkurrenz zur NO-Synthese über das Enzym Arginase Polyamine synthetisiert. Diese hemmen die Produktion von cytotoxischem NO und aktivieren Reparaturmechanismen. Dazu gehört auch die erhöhte Synthese des Reparaturenzyms Reverse Transkriptase (RT) (Übersicht bei Lincoln 1997).

Gallo hat als Beweis für seine Täuschungspraktiken eine Tatspur hinterlassen. Das Gallo-Team hatte 1984 von homosexuellen AID- und AIDS-Patienten T-Helferlymphzellen "zum Nachweis, zur Isolation und zur kontinuierlichen Produktion von cytopathischen Retroviren" sowie zur Herstellung des "Anti-HIV-Antikörper-Test" verwendet (Popovic 1984, Gallo 1984, Schüpbach 1984, Sarngadharan 1984). Bei diesen Laborarbeiten waren externe Mitarbeiter beteiligt. Zwei dieser Mitarbeiter waren tätig für die Firma Litton Bionetics, Kensington MD, USA. Sie haben 1987 über die Methoden berichtet, mit denen das Gallo-Team die T-Helferlymphzellen der AID- und AIDS-Patienten behandelt hat. Sie teilten u. a. mit: "Die Stimulation in vitro (in der Zellkultur) konnte erreicht werden durch

Mitogene oder hinzugefügte Zellen (allogene Antigene) ... Bestimmte Manipulationen der Kulturbedingungen verbesserten das Ergebnis, beispielsweise die Co-Kultivierung von Patientenzellen mit peripheren weißen Blutzellen von nichtinfizierten Spendern, die durch Mitogene stimuliert wurden,. Die Retrovirus-Isolation (HIV-Isolation) aus kultivierten Zellen wurde ebenfalls wesentlich erleichtert durch Zugabe von Hydrocortison in das Kulturmedium" (Sarngadharan 1987). Die Aussagen der an der "HIV-Isolation" in Gallos Labor beteiligten Wissenschaftler bestätigen die vorgetäuschte "HIV-Isolation" und die Verwendung von freigesetzten Eiweißen der menschlichen Zellen aus den Zellkulturen als Eiweiß-Antigene für den "Anti-HIV-Antikörper-Test" (Kremer 1998 a, 1998 c):

1. Hydrocortison ist ein Glukokortikoid.
2. Glukokortikoide hemmen die Proliferation und Vermehrung von menschlichen T-Helferlymphzellen. Bei allen physiologischen, pathophysiologischen, psychologischen und psychopathologischen Stresszuständen bewirken sie eine effektive Immunsuppression (Gabrielsen 1967, Machinodan 1970).
3. Real existierende Retroviren in menschlichen T-Helferlymphzellen können sich nur vermehren, wenn die Enzyme für die Verdopplung und Teilung des DNA-Stranges der T-Helferlymphzellen, die DNA-Polymerasen vorhanden und aktiv sind (Levine 1991).
4. Glukokortikoide hemmen die Synthese und Aktivität der DNA-Polymerasen der T-Helferlymphzellen (Gillis 1979 a, 1979 b).
5. Glukokortikoide hemmen die genetische Expression des Enzyms NO-Synthase für die Produktion des cytotoxischen NO auf der genetischen Transkriptionsebene und auf der Ebene der Translation (Übersetzung) von RNA-Transkripten in die Biosynthese von Eiweißen (Kunz 1996).
6. Glukokortikoide fördern die Synthese von Reparaturenzymen und von Reparaturprozessen in den T-Helferlymphzellen (Brattsand 1996, Lincoln 1997).
7. Die conditio sine qua non, die unverzichtbare Voraussetzung, für die Produktion von "HIV" in den T-Helferlymphzellen ist die Stimulation durch das Typ1-Cytokin IL-2 (Gallo 1984, Montagnier 1985) und Mitogene. Glukokortikoide blockieren die Wirkung von IL-2 und Mitogenen (Gillis 1979 a, 1979 b).
8. Die Produktion von Typ1-Cytokinen im menschlichen Organismus unterliegt einem Tag-Nacht-Rhythmus. Wenn der Glukokortikoid-(Cortisol-)Spiegel im Blutserum in den Nachtstunden und am frühen Morgen am niedrigsten ist, ist die Produktion von inflammatorischen Typ1-Cytokinen am höchsten (Petrovsky 1998).
9. Glukokortikoide werden klinisch zur Behandlung von Typ1-Cytokin-Überreaktionen bei zahlreichen inflammatorischen und Autoimmunkrankheiten, Leukämien und Tumoren sowie bei organtransplantierten Patienten zur Verhinderung der Abstoßung des Transplantats angewandt (Cupps 1982).

Die Aussage: "Die HIV-Isolation aus kultivierten Zellen wurde wesentlich erleichtert durch Zugabe von Hydrocortison in das Kulturmedium" (Sarngadharan 1987) ist objektiv irreführend. Alle Spezialisten sind sich darin einig, dass die unverzichtbaren Bedingungen für die Kultivierung von Retroviren aus menschlichen T-Helferlymphzellen durch das Glucocorticosteroid Hydrocortison blockiert werden. Die zitierte Aussage müsste wissenschaftlich korrekt lauten: "Die Produktion des Reparaturenzyms Reverse Transkriptase (RT) in den menschlichen Zellen, welche durch Stimulation mit Mitogenen und dem Typ1-Cytokin Interleukin-2 kultiviert worden waren, wurde wesentlich erleichtert durch Zugabe von Hydrocortison in das Kulturmedium".

Gallo hat in seiner Originalpublikation von 1984 die Manipulation der Zellkulturen von T-Helferlymphzellen von AID- und AIDS-Patienten mit Hydrocortison zur "Isolation von HIV" verschwiegen (Gallo 1984). Nach Publikation dieser Tatsache (Kremer 1998 a, 1998 c) wurde Gallo in der internationalen Pressekonferenz des Welt-AIDS-Kongresses im Juli 1998 in Genf gefragt, ob es zutreffe, dass: 1. er und seine Mitarbeiter 1984 "zum Nachweis, zur Isolation und zur kontinuierlichen Produktion von HIV" in T-Helferlymphzellkulturen von homosexuellen AID- und AIDS-Patienten dem Kulturmedium Hydrocortison hinzugegeben haben, 2. die "HIV-Isolation" aus den zuvor durch Stressstimulation mit Mitogenen und Interleukin-2 aktivierten Zellen nach Zugabe von Hydrocortison in das Kulturmedium wesentlich erleichtert wurde.

Gallo antwortete mit der Gegenfrage: "Was soll die Frage?". Nach hartnäckigem Nachfragen von Journalisten gab Gallo zu, dass es zutreffe, dass bei den ersten Experimenten zur "Isolation von HIV" Hydrocortison in seinem Labor dem Kulturmedium der "HIV-infizierten" Zellkulturen hinzugegeben wurde. Jegliche weitere Erläuterung, aus welchem Grunde die "Retrovirus-Isolation" wesentlich erleichtert wurde, wenn er und sein Team die Vermehrung von "Retroviren" durch Hydrocortison blockiert hatten, verweigerte Gallo. Die Frage, die von dem Vertreter der deutschen Forschungsgruppe Researchgroup Investigative Medicine and Journalism (regimed) gestellt wurde, ist bis heute von Gallo, Montagnier und ihren Kolleginnen und Kollegen unbeantwortet geblieben. Wenige Wochen nach dem Welt-AIDS-Kongress wurde frühzeitig in der Presse bekannt gegeben, dass Gallo der höchstdotierte medizinische Forschungspreis in Deutschland verliehen werde. Das HIV/AIDS-Establishment war alarmiert, die Preisverleihung war erst etliche Monate später im Jahre 1999 vorgesehen. In einer Erklärung des Präsidenten der Paul-Ehrlich-Stiftung, die diesen Forschungspreis verleiht, heißt es: "Der Preis wird nicht für die Entdeckung des HIV verliehen" (Paul-Ehrlich-Stiftung 1998). Eine absurde Feststellung, da es außer der "Isolation von HTLV-I, HTLV-II und HTLV-III (HIV)" durch Gallo keine "Entdeckung humaner exogener Retroviren" (Preisbegründung) gibt. HTLV-I und HTLV-II sind mit denselben Labortechniken als "Retrovirus-Charakteristika" in Leukämiezell-Kulturen von

Gallo dargestellt worden und spielen im Gegensatz zu "HIV" klinisch keine Rolle. "HIV" soll jedoch die gesamte Menschheit bedrohen. Warum sollte dann der höchstdotierte deutsche Forschungspreis "nicht für die Entdeckung von HIV" an Gallo verliehen werden? In seiner Dankesrede für die besondere Ehre gibt Gallo kein einziges Wort der Erklärung zu der Frage der wesentlich erleichterten "HIV-Isolation" durch Hydrocortison. Zu den konkreten lsolationstechniken der "Retroviren", deren "Entdeckung" unter seiner Verantwortung er ausführlich darstellte, verschwendete er kein Wort in seiner Rede. In der Aufzählung der von ihm entdeckten "Retroviren" hat Gallo das von ihm 1976 als "allererstes humanes Retrovirus" propagierte HL23V verschwiegen. Dieser Umstand ist deshalb bedeutsam, weil bei der "Isolation" dieses "menschlichen Retrovirus" Gallo noch die Standardregeln angewendet hatte, die er bei der "Isolation von HIV" ignoriert hat.

Das Absurde dieses "ersten humanen Retrovirus" ist jedoch, dass diese Partikel von "HL23V" kein Retrovirus darstellten und auch Gallo diese Behauptung nicht mehr aufrechterhält (Papadopulos-Eleopulos 1996, 1998 a).

Es ist also festzustellen, dass es ein unauflöslicher logischer Widerspruch ist, zu behaupten, Retroviren würden sich in menschlichen T-Helferlymphzellen wesentlich leichter vermehren unter Zugabe von Hydrocortison.

Die Annahme aber, dass der Nachweis des Reparaturenzyms RT unter Wirkung von Hydrocortison aus der Aktivierung von TGF und Prostaglandinen als Gegenregulation vom Typ II der Zelldyssymbiose gegen oxidative und nitrosative Stressstimulation resultiert, wird durch eine überwältigende Fülle von klinischen und experimentellen Forschungsdaten gestützt. Die Tatsache, dass Gallo die Zugabe von Hydrocortison verschwiegen hat und auch heute zu keiner Erklärung bereit ist, beweist, dass er alle Beweismittel, die seiner Behauptung von der "HIV-Isolation" hätten widersprechen können und die für den "HIV-Test" benutzten Eiweiß-Antigene als menschliche Zelleiweiße hätten entlarven können, systematisch unterdrückt hat. Die zwingende Schlussfolgerung ist also, dass Gallo die Produkte der evolutionsbiologisch programmierten Gegenregulation von menschlichen T-Helferlymphzellen unter oxidativem und nitrosativem Stimulationsstress als "Retrovirus HIV" und als "Anti-HIV-Antikörper-Test" der Wissenschaftsgemeinde und der Weltbevölkerung verkauft hat.

Wie aber konnte Gallo "das Virus en masse kultivieren" (Montagnier im Interview 1997, Tahi 1997), um genügend "HIV-Eiweiße" als Eiweißantigene für die Bestückung des "HIV-Tests" zu gewinnen?

Die Labortricks zur Massenproduktion von „HIV-Eiweißen" zwecks Bestückung des „HIV-Test"

T-Helferlymphzellen haben nur eine begrenzte Lebensdauer. Da Gallo seine "Retroviren HTLV-I und HTLV-II" in leukämischen T-Lymphzellinien hatte auftauchen lassen, war es nahe liegend, die Massenproduktion von "HIV-Eiweißen" herzustellen, indem man aus solchen transformierten Leukämie-Krebszellen, die unbegrenzt kultiviert werden können, die "HIV-Partikel" durch prooxidative und nitrosative Stressstimulation herausreifen ließ. Zu diesem Zweck wählte Gallo die Zellinie H9 (HUT78), die von Patienten mit T-Helferzell-Leukämie abstammt. Diese H9-Zellinie kultivierte Gallo gemeinsam mit T-Helferlymphzellen von AID- und AIDS-Patienten und behauptete, die beobachteten unspezifischen "HIV-Charakteristika" seien ein Beweis, dass "HIV" übergesiedelt sei von den T-Helferlymphzellen auf die T-Helferlymphzell-Leukämiezellen (Gallo 1984). Diesen Vorgang nennt man Co-Kultivierung. Da Krebszellen hoch gegenregulierte Zellen sind im Zustand der dekompensierten Zelldyssymbiose ist nach dem AEDS-Konzept vorauszusagen, dass diese Leukämiezellen in einer co-kultivierten Zellkultur auf die NO-Gasproduktion in den T-Helferimmunzellen mit verstärkter Gegenregulation antworten werden. Das nach oxidativer und nitrosativer Stressstimulation erzeugte NO-Gas diffundiert auch zwischen den beiden Zelltypen. Die "unsterblichen" T-Leukämiezellen, die aufgrund der dekompensierten Zelldyssymbiose (stark reduzierte Vitalität und Anzahl der Mitochondrien) keinen programmierten Zelltod mehr zeigen, verhalten sich in der gemischten, stimulierten Zellkultur ähnlich, aber noch eindeutiger als die Zellkultur B im Experiment des Montagnier-Teams von 1991. Die Leukämiezellen verstärken die bereits gebahnten Gegenregulationen und zeigen chronisch "HIV-Charakteristika" (gesteigerte RT-Produktion, erhöhtes budding von Exportpartikeln für oxidierte Zelleiweiße). Genau dieses ist der Fall. Krebszellen antworten auf NO-Exposition dosisabhängig mit Zellhemmung (Cytostase), anschließend mit verstärkter Gegenregulation (Brüne 1996, Lincoln 1997). Niemand hat bisher in den H9-Leukämiezellen die tatsächliche "HIV-Produktion" demonstrieren können, genauso wenig wie in den T-Helferlymphzellen der AIDS-Patienten. Die H9-Zellen werden auch keineswegs von "HIV" zerstört, wie die "HIV-/AIDS-Theorie" voraussagen müsste. Es ist auch in diesen unbegrenzt kultivierbaren Leukämiezellen bei der Demonstration unspezifischer "HIV-Charakteristika" geblieben, niemand hat in diesen Zellen die tatsächliche Anwesenheit von "HIV-Retroviren" demonstriert. Allerdings kann man auf diese Art und Weise beliebig Zellmüll aus der Zellflüssigkeit dieser "unsterblichen" Zellkultur herauszentrifugieren und mit einigen dieser Abfalleiweiße als "HIV-Antigene" den "HIV-Test" bestücken (Sarngadharan 1984). Im "HIV-Test" können dann diese Eiweiße aus dem Sondermüll der Co-Kultivierung (Fremdeiweiße aus den menschlichen Zellen) mit erhöhten Antikörpermengen im Blutserum von Probanden reagieren. Ein absurder Teufelskreis mit tragischen Folgen.

Die "unsichtbare Hand des Marktes"

Publiziert, aber nicht im wissenschaftlichen Diskurs hinterfragt, wurden unspezifische Scheinbeweise für die "Isolation von HIV" und die "Existenz von HIV": Unspezifische "HIV-Charakteristika" und unspezifische "molekularbiologische Marker". Der wissenschaftliche Zeitzeuge, Professor De Harven, stellt nach jahrzehntelanger laborwissenschaftlicher Erfahrung und als international anerkannter Experte auf dem Gebiet des Nachweises und der Isolation von Retroviren kategorisch fest: "Wenn um 1980 Gallo und seine Nachfolger zu demonstrieren versuchten, dass gewisse Retroviren verdächtig waren, menschliche Krankheitserreger darzustellen, wurden nach meiner bestmöglichen Erinnerung der wissenschaftlichen Literatur, niemals elektronenmikroskopische Untersuchungen eingesetzt, um im Blutplasma der untersuchten Patienten direkt die Anwesenheit von Retroviren zu demonstrieren. Warum? Höchstwahrscheinlich waren die elektronenmikroskopischen Untersuchungen negativ und wurden schnell ignoriert! Aber überenthusiastische Retrovirologen stützen sich weiterhin auf die Identifikation so genannter ‚Virus-

Marker', als Versuch ihre Hypothesen zu retten. Wenn Retrovirus-Partikel zu Legionen vorhanden sind, dann kann das Studium von molekularen Markern nützlich sein, und ein Verfahren zur Quantifikation wahrscheinlich besser ermöglichen als direkte Partikelzählung unter dem Elektronenmikroskop (was ich immer sehr schwierig fand). Aber wenn bei Einsatz der Elektronenmikroskopie Retroviren abwesend sind, dann ist es methodologischer Nonsens, sich exklusiv auf ‚molekulare Marker' zu stützen. ‚Marker' für was ?? ... Als Schlussfolgerung und nach extensiver Begutachtung der gegenwärtigen AIDS-Forschungsliteratur erscheint die folgende Aussage unausweichlich: Weder die Elektronenmikroskopie noch molekulare Marker haben bisher eine wissenschaftlich gesicherte Demonstration einer Retrovirus-Isolation direkt von AIDS-Patienten ermöglicht." (De Harven 1998 c).

Die "unsichtbare Hand des Marktes", welche die Bedingungsfaktoren für starken und überdauernden Immunstress (AID) produziert hatte (Nitritgase, Rohstoffe für "recreational drugs", Pharma-Substanzen für Antibiotika-, Chemotherapeutika- und Analgetika-Missbrauch, hochkontaminierte Gerinnungseiweißpräparate und Blutprodukte usw. usw., Armutsbedingungen), sorgte auch für die patentierte Vermarktung der "unspezifischen HIV-Charakteristika" - der Folgesymptome, nicht der Ursachen der erworbenen Immunstresssyndrome: "Anti-HIV-Antikörper-Test", "antiretrovirale" Substanzen für die "Anti-HIV-Prävention" und "HIV-Synthese- Hemmung".

Die Agenturen der "unsichtbaren Hand des Marktes" (Centers for Disease Control, CDC, National Institutes für Health, NIH, Food and Drug Administration, FDA) hatten vor dem Konstrukt des "menschlichen Immunschwäche-Virus" bereits gewarnt (CDC und NIH 1982; CDC, FDA und NIH 1983), bevor das gewünschte Produkt-Design entwickelt worden und zur Marktreife gediehen war (Popovic 1984, Gallo 1984, Sarngadharan 1984, Schüpbach 1984).

Das Auftauchen der erworbenen Immunschwäche-Syndrome (AIDS) im Jahr 1981 gab dem Retrovirus-Establishment unglücklicherweise eine Gelegenheit, das was nur ein wissenschaftlicher Flop hätte bleiben können, in eine Tragödie des öffentlichen Gesundheitswesens zu verwandeln ... Bald nachdem die ersten Krankheitsfälle der ‚Gay related immune deficiency' (der mit dem Lebensstil einer homosexuellen Minderheit verbundenen Immunschwäche) von Gottlieb 1981 beschrieben worden waren, war es für alle Beobachter offensichtlich, dass Gallo und seine Kollegen sich auf das neue Syndrom stürzten, als eine von Gott gesandte Gelegenheit für den Versuch, die Verschwendung der üppigen öffentlichen Forschungsgelder für die Retrovirus-Forschung des vergangenen Jahrzehnts zu rechtfertigen. 1980 war man in Wissenschaftskreisen mehr und mehr besorgt über das Ausbleiben von Ergebnissen in dem ‚Krieg gegen den Krebs' auf der Basis der Virusjagd. Die kleine Episode mit HTLV-I reichte bis dahin nicht aus, die

Befürchtungen zu beruhigen, dass massiv öffentliche Forschungsgelder fehlinvestiert wurden. Die Tatsache, dass das Syndrom (schon bald aus taktischen Gründen in AIDS umbenannt) nichts mit Krebs zu tun hatte, konnte Gallo offensichtlich nur wenig in Verlegenheit bringen. Die häufige Verknüpfung mit dem Kaposi-Sarkom half, in den Augen der Öffentlichkeit die Unterschiede zu verwischen. Dominiert durch die Massenmedien, bestimmte pressure groups und die Interessen einiger Pharmakonzerne verlor das AIDS-Establishment in seinem Bemühen, die Krankheit zu kontrollieren, die Beziehung zur intellektuellen Offenheit und der kritischen Gegenkontrolle durch die wissenschaftliche Begutachtung. Denn 100 % der Forschungsgelder flossen in die unbewiesene HIV/AIDS-Hypothese, während alle anderen Hypothesen ignoriert wurden. Die Öffentlichkeit und die Ärzteschaft wurden glauben gemacht, dass die Anwesenheit von zirkulierenden Antikörpern synonym ist mit der Krankheit ... und um zu gewährleisten, dass das AIDS-Establishment profitabel weiterblühen konnte, wurde jede Forschung über irgend eine abweichende Hypothese (d. h. Nicht-HIV-Hypothese) sorgfältig verhindert durch strikte Kontrolle der Forschungsgelder und die extreme Schwierigkeit, irgendwo irgend eine abweichende Sichtweise zu publizieren ... In den späten achtziger Jahren überlegte ich, in mein Forschungsprogramm an der Universität Toronto elektronenmikroskopische Studien mit Proben von AIDS-Patienten einzubeziehen. Unglücklicherweise hatten zu diesem Zeitpunkt die Medien und die CDC die Panik vor einer seuchenähnlichen Epidemie so perfekt orchestriert, dass mir schnell zu verstehen gegeben wurde, dass alle meine Assistenten mein Labor auf der Stelle verlassen würden, wenn ich insistiert hätte, solch ein Programm zu aktivieren ... Zu diesem Zeitpunkt wurde die Seropositivität im HIV-Test noch als Methode angegeben, die zuverlässige diagnostische Daten lieferte. Seitdem haben Papadopulos und das australische Wissenschaftler-Team demonstriert, dass diese Annahme sehr weit von der Wahrheit entfernt ist" (De Harven 1998 c, Papadopulos-Eleopulos 1993 a).

In umfassenden wissenschaftlichen Analysen hat die international renommierte Forschungsgruppe von Eleni Papadopulos-Eleopulos und ihren Kollegen vom Royal Perth Hospital und der University of Western Australia zahlreiche kritische Publikationen zur "Isolation von HIV", zur Konstruktion des "Anti-HIV-Antikörper- Test", zu den AIDS-Indikatorkrankheiten, ihren Ursachen und ihrer Verbreitung sowie zur HIV/AIDS-Therapie veröffentlicht (Papadopulos-Eleopulos 1988, 1992 a, 1992 b, 1993 a, 1993 b, 1995 a, 1995 b, 1995 c, 1996, 1997 a, 1997 b, 1997 c, 1998 a, 1998 b, 1999, 2000 a, 2000 b, Turner 1998).

Im deutschsprachigen Raum sind die wichtigsten kritischen Arbeiten zu denselben Fragestellungen zu "HIV-Isolation", "HIV-Test", AIDS-Krankheiten, AIDS-Therapie und AIDS-Politik von der Studiengruppe Ernährung und Immunität in Bern und der Forschungsgruppe regimed in Stuttgart sowie dem Zentrum zur Dokumentation für Naturheilverfahren (ZDN) in Essen publiziert worden (Hässig

1993, 1994 a, 1994 b, 1996 a, 1996 b, 1997 a, 1997 b, 1998 a, 1998 b, Kremer 1990, 1994, 1996 a, 1996 b, 1998 a, 1998 b, 1998 c, 2000 b, 2000 c, Lanka 1994, 1995, 1997, ZDN 1995, 1998).

VIII. Die Lösung des Krebsrätsels

Warum normale Zellen sich zu Krebszellen entwikkeln – die Rückbildung zu embryonalen Eigenschaften der Krebszellen beruht auf der evolutionsbiologisch programmierten Inaktivierung der Mitochondrien

Vor einem drei viertel Jahrhundert machte der deutsche Biochemiker Otto Warburg eine entscheidende Entdeckung: Er hatte erkannt, dass Krebszellen abweichend von normal differenzierten Zellen das universelle Energieträgermolekül Adenosintriphosphat (ATP) überwiegend nicht mithilfe des molekularen Sauerstoffs in den Zellsymbionten, den Mitochondrien, produzierten. Warburg hatte zuvor als Erster das "Atmungsferment" in den Mitochondrien dargestellt. Dieser deutsche Terminus für eines der unverzichtbaren Enzyme der mitochondrialen Atmungskette ist bis heute auch in der angelsächsischen Wissenschaftssprache gebräuchlich geblieben. Das Frappierende an Warburgs Entdeckung war jedoch, dass die von ihm studierten Krebszellen das ATP größtenteils außerhalb der Mitochondrien im Zellplasma aus Abbauprodukten des Zuckers (Glukose) mithilfe von Enzymen synthetisierten, auch wenn Sauerstoff vorhanden war (Warburg 1924). Dieser Befund widersprach der von dem französischen Chemiker und Entdecker der Mikroben Louis Pasteur Mitte des 19. Jahrhunderts erkannten Gesetzmäßigkeit, dass der enzymatische Zuckerabbau durch Mikroben gehemmt wurde bei Zutritt von Sauerstoff (Pasteur 1876). Da die ATP-Produktion der Krebszellen direkt aus den Abbauprodukten der Glucose der Stoffwechselkette bis zum Pyruvatprodukt vor Eintritt des Pyruvats in die Mitochondrien erfolgte, nannte er diesen Prozess aerobe Glykolyse (in Anwesenheit von Sauerstoff, während der von Pasteur beobachtete fermentative Zuckerabbau unter Sauerstoffabschluss als anaerobe Glykolyse bezeichnet wird).

Warburg und seine Mitarbeiter am Kaiser-Wilhelm-Institut in Berlin folgerten aus der Abweichung vom Pasteurschen Gesetz in Krebszellen, dass der Sauerstoff

Die Kontroverse um das Warburg-Phänomen und die RNA-Tumorviren

in der Atmungskette aufgrund eines Defektes der Atmungsfermente nicht mehr verwertet werden konnte (Warburg 1949, 1956). Diese ursächliche Begründung des "Warburg-Phänomens" löste jahrzehntelange Kontroversen und erbitterte Wissenschaftsfehden aus, ohne dass das eigentliche Problem des Krebsstoffwechsels befriedigend erklärt werden konnte. Einige Jahre vor Warburgs Tod kam es zu einer letzten historischen Konfrontation beim alljährlichen Zusammentreffen der Nobelpreisträger in Lindau am Bodensee. Warburg hatte für seine Entdeckung des Atmungsfermentes als auch für den Nachweis der aeroben Glykolyse des Krebsstoffwechsels 1931 bzw. während des Zweiten Weltkrieges den Nobelpreis erhalten. Warburg hielt 1966 in Lindau einen Vortrag zur "Primären Ursache und Prävention von Krebs", der bei seinen Kollegen heftige Kritik auslöste:

"Sauerstoffgas, Energiespender in Pflanzen und Tieren, ist entthront in den Krebszellen und durch eine Form der Energiegewinnung, nämlich die Fermentation der Glukose, ersetzt ... Aber niemand kann heute behaupten, dass man nicht sagen kann, was Krebs ist und was seine primäre Ursache ist. Im Gegenteil, es gibt keine Krankheit, deren Ursache besser bekannt ist, sodass Unwissenheit heute nicht länger als Entschuldigung dienen kann, dass man nicht mehr für die Prävention tun kann. Dass die Prävention gegen Krebs kommen wird, daran gibt es keinen Zweifel, da die Menschen überleben wollen. Aber wie lange die Prävention versäumt wird, hängt davon ab, wie lange die Propheten des Agnostizismus fortfahren werden, die Anwendung der wissenschaftlichen Erkenntnisse auf dem Gebiet der Krebsforschung zu verhindern. In der Zwischenzeit müssen Millionen Menschen unnötigerweise an Krebs sterben" (Warburg 1967, Werner 1996).

Es gibt verschiedene objektivierte Gründe, die gegen die Annahme sprechen, das "Warburg-Phänomen" werde durch einen primären Strukturdefekt der Atmungskette in den mitochondrialen Zellsymbionten verursacht. Aber 1966 konnten die Hypothesen von Warburg zur strukturellen Blockade des Systems der oxidativen Phosphorkopplung (OXPHOS-System) aufgrund der damaligen Forschungstechniken noch nicht hinreichend widerlegt oder bestätigt werden. Stattdessen wurde Warburg mit der Vorhaltung konfrontiert, er habe die krebserzeugende Rolle der Retroviren (damals noch als RNA-Tumorviren bezeichnet) nicht hinreichend berücksichtigt (Racker 1981).

Das Postulat der RNA-Tumorviren datiert aus dem Jahre 1911. Der Krebsforscher Peyton Rous filterte einen zellfreien Extrakt aus einem Muskeltumor durch ein Gewebe mit äußerst feinen Poren mit einem Durchmesser unter 120 Nanometer. Das Filtrat injizierte er Hühnchen und konnte maligne Sarkome (Krebs von Bindegewebszellen) hervorrufen. Seitdem spricht man vom Rous-Sarkomavirus (griechisch: virus = Gift). Rous selbst hatte Bedenken, sein Filtrat als infektiöse Zellen anzusehen: "Zunächst hat man die Tendenz, diese Entität, die sich selbst aktiv fortpflanzt in diesem Hühnchen-Sarkom, als einen winzigen parasitischen Organismus anzusehen. Die Analogie mit verschiedenen infektiösen Krankheiten des Menschen und niederer Tiere, verursacht durch ultramikroskopische Organismen, unterstützt diese Sicht der Befunde, und die gegenwärtige Forschungsarbeit ist darauf gerichtet, diese experimentell zu bestätigen. Aber ein Wirkmechanismus anderer Art steht noch nicht außer Frage. Es ist vorstellbar, dass ein biochemischer Wirkfaktor, von den Tumorzellen abgesondert, den Sekundärtumor in einem anderen Wirtstier verursacht und als Folge die weitere Produktion des selben Wirkfaktors hervorbringt" (Rous 1911).

Die Entdeckung von Rous wurde in zahllosen Untersuchungen an Vögeln und Mäusen bestätigt. Bei der folgenden Entwicklung des Elektronenmikroskops in den dreißiger Jahren spielte die Möglichkeit, solche übertragbaren Virus-Partikel sichtbar zu machen, eine wichtige Rolle. Als Claude nach dem Zweiten Weltkrieg elektronenmikroskopische Bilder von Virus-Partikeln in Rous-Sarkoma von Hühnchen demonstrierte, "gab die direkte Beobachtung von Virus-Partikeln in diesen experimentellen Tumoren einen enormen (heute würden wir vielleicht sagen, einen exzessiven) Impuls für die Virusforschung in der Krebsmedizin" (Claude 1947, De Harven 1998 b, 1998 c). Äußerst intensive und aufwendige Untersuchungen, Virus-Partikel zu demonstrieren, die mit menschlichen Krebszellen hätten assoziiert sein können, blieben nämlich völlig ohne Ergebnis:

"Über ‚virusähnliche Partikel' wurde gelegentlich berichtet, aber diese überzeugten niemand. Typische Viren wurden niemals eindeutig demonstriert. Diese Tatsache stand in scharfem Kontrast mit der hoch reproduzierbaren Demonstration, von Viren in einer Vielfalt von Leukämien und Tumoren bei Mäusen und Vögeln", mittels Elektronenmikroskopie, (De Harven 1998 b, De Harven 1965).

Zum Zeitpunkt, als Warburg von seinen Kollegen belehrt wurde, dass RNA-Tumorviren die voraussichtliche Ursache von menschlichen Krebszellen seien, hatte sich die Retrovirus-Krebs-Forschungsszene entscheidend gewandelt:

Der Nachweis von Retroviren in menschlichen Krebszellen konnte niemals demonstriert werden

"Publikationen dieser negativen Befunde (über fehlenden EM-Nachweis von Retroviren in Tumorzellen beim Menschen) konnten fanatische Virusjäger nicht entmutigen...Unglücklicherweise bildeten viele virusähnliche Partikel Bruchstücke aus Zellmüll mit und ohne Hülle, ähnlich aussehend wie ‚geschwänzte' Strukturen, wenn sie für die negative Färbetechnik luftgetrockne wurden. Die Interpretation solcher ‚geschwänzter' Partikel als RNA-Tumorviren wurde deshalb eine Bonanza für Virusjäger! Wir hatten jedoch demonstrieren können, dass ‚geschwänzte' Virionen Laborartefakte waren, die bei sauberer Kontrolle der Osmolarität und durch Osmium-Fixierung vor der Negativ-Färbung vermeidbar waren, oder durch die Critical-Point-Färbetechnik. Das Chaos, das durch Berichte über ‚geschwänzte' Partikel geschaffen wurde, schadete der Glaubwürdigkeit der Elektronenmikroskopie bei der Suche nach Viren, die mit Krebs verbunden waren. Kuhmilch und Muttermilch wurden nach ‚geschwänzten' Partikeln durchforscht, und Sol Spiegelman (damals ein bekannter Retrovirus-Krebsforscher) war sehr beredsam bei der Warnung vor den möglichen Risiken beim Säugen mit Muttermilch ..." (De Harven 1998 b). Ab diesem Zeitpunkt wurde die kombinierte elektronenmikroskopische und biochemische Identifizierung von Retroviren nach exakt vorgegebenen Standardregeln mehr und mehr verdrängt und ersetzt durch "molekulare Marker" (De Harven 1998 c) zum "Nachweis, Isolation und Produktion" (Popovic 1984) von Retroviren in menschlichen Tumor-, Leukämie- und schließlich Lymphzellen. Nach der neuesten Zählung von "Viren als Ursachen von Tumoren" beim Menschen des deutschen Krebsforschungszentrums soll es heute rund 220 verschiedene Viren geben, die "das Wachstum menschlicher Zellen fördern" (Kohlstädt 2000), beinahe doppelt so viele wie es menschliche Krebsformen gibt. Entscheidende Erkenntnisse zum Verständnis des Krebsrätsels sollten jedoch erst rund 30 Jahre später (seit Einführung von "molekularen Markern" als Ersatz für echte Retrovirus-Isolation) durch die bahnbrechenden Befunde der Stickoxid(NO)-Forschung und Zellsymbiose-Forschung gewonnen werden, welche die Forschungsdaten zahlreicher anderer Forschungsgebiete zu einem plausiblen Gesamtkonzept integrieren können.

Die Hypothese von Warburg, dass die primäre Ursache der Transformation von differenzierten Zellen zu undifferenzierten Krebszellen durch einen primären Strukturdefekt in den Komplexen der oxidativen Atmungskette der Mitochondrien bedingt sei, war logisch nahe liegend, da Krebszellen trotz gegebener normaler Sauerstoffspannung in den Zellen diesen nur in stark vermindertem Umfang zur Produktion von ATP nutzen. Warburgs Annahme hat sich aber als unzutreffend herausgestellt:

Das Warburg-Phänomen und die Transformation zu Krebszellen sind nicht primär von DNA-Strukturdefekten im Zellkern oder in den Mitochondrien abhängig

"Im Gegensatz zu der Annahme von Warburg sind solche Zellinien weniger krebserzeugend, die Defekte in der Atmungskette aufweisen als Zellinien mit aktiver Atmungskette" (Mazurek 1997).

Diese Feststellung ist von fundamentaler Bedeutung, da sie frühere Forschungsbefunde bestätigt, dass sich menschliche Zellen ohne nachweisbare Strukturdefekte der mitochondrialen DNA (Übersicht bei Cuezva 1997) bzw. ohne Strukturdefekte der DNA im Zellkern (Lijinsky 1973, 1992) zu Krebszellen transformieren. Diese Forschungsdaten erschüttern jedoch die bis heute vorherrschende Lehrmeinung, dass die Transformation zu Krebszellen ausgelöst werde durch Strukturdefekte von DNA-Sequenzen im Zellkern (Zufallsmutationen, Virusinfektionen, toxische DNA-Schädigung, Strahlenschäden u. a.).

Die ursprüngliche Entdeckung von Warburg aus den zwanziger Jahren, dass Krebszellen ihre Betriebsenergie überwiegend aus dem Glukoseabbau im Zellplasma ohne Nutzung des vorhandenen Sauerstoffs gewinnen, also aus aerober Glykolyse, wurde in vielen Untersuchungen in Krebszellkulturen und in Tierexperimenten immer wieder bestätigt (Warburg 1929, Crabtree 1929, Burk 1967, Krebs 1972, Racker 1976, Weinhouse 1976, Eigenbrodt 1980, Racker 1981, Argiles 1990, Bagetto 1992, Mathupala 1997, Mazurek 1997, Bannasch 1997, Brand 1997 a, Capuano 1997).

Die aerobe Glykolyse als Energiequelle muss für transformierte Zellen jedoch nicht die einzige und obligatorische Energiequelle sein, unter Bedingungen des Glukosemangels können Krebszellen auch andere Nährsubstrate nutzen, beispielsweise durch Oxidation von Glutamin oder Abbau von Galaktose (McKeehan 1982, Mazurek 1997). Das Ablösen und Auswandern von Tumorzellen als Tochterzellen (Metastasen) benötigt allerdings die aerobe Glykolyse als Betriebsenergie und für Biosynthesen (Mazurek 1997). Die erheblich um das 18- bis 38-fache gesteigerte Rate des aeroben Glukoseabbaus bis zur Pyruvat- und Laktat-Stufe bei gleich bleibender oder verminderter Basisoxidation von Pyruvat im Zitronensäure-Zyklus der Mitochondrien (Golshani-Hebroni 1997, Brand 1997 a, 1997 b) gleicht die geringe Energieausbeute der aeroben Glykolyse von lediglich 5 % der in der Glukose verfügbaren Energie aus (Mazurek 1997). Der erhöhte Glukoseumsatz und die daraus resultierende Zunahme der Milchsäureproduktion (Laktat) um etwa das 19-fache gegenüber normalen Zellen im Ruhezustand galt seit der Entdeckung durch Warburg bis vor wenigen Jahren als "metabolisches Rätsel" (Mathupala 1997, Brand 1997 b).

Entscheidend für die Lösung des Krebsrätsels ist die Tatsache, dass bei Leberkrebszellen, ebenso wie bei anderen Tumorzellen, genau die Umkehrung der Differenzierung und Proliferation der Mitochondrien demonstriert werden konnte. Die Anzahl der Mitochondrien und die Aktivität der Mitochondrien in den Leberkrebszellen nimmt stark ab. Es zeigt sich jedoch (genau wie bei den fötalen Zellen kurz vor der Geburt) das scheinbare Paradox, dass die Transkripte der RNA-Botschaften für die Synthese der Eiweißkomplexe der Atmungskette und für den Komplex V für die ATP-Synthese (OXPHOS) im Vergleich zu erwachsenen Leberzellen in erhöhtem Maße synthetisiert werden ohne in Eiweißsynthese umgesetzt zu werden. Dieser Befund gilt gleichermaßen für die RNA-Botschaften der entsprechenden Zellkern-Gene wie auch für die RNA-Transkripte der mitochondrialen Gene.

Im Gegensatz dazu ist die Synthese der Enzyme für die glykolytische ATP-Produktion im Zellplasma (Warburg-Phänomen) im Vergleich zu den erwachsenen Leberzellen wesentlich gesteigert. Diese Enzyme sind jedoch in den Krebszellen identisch mit Isoformen der fötalen Enzyme für die Glykolyse (vor allem Hexokinase II, dessen genetische Expression um das 5-fache erhöht ist). Ebenso wie in den fötalen Zellen ist die Synthese von Nukleinsäuren, Enzymen und Co-Enzymen sowie anderen Molekülen für den forcierten DNA-Aufbau für die stark erhöhte Zellteilung um ein Vielfaches gesteigert. Diese Moleküle werden aus Komponenten des Glukoseabbaus über einen besonderen Stoffwechselweg (Pentose-Phosphat-Stoffwechselweg) synthetisiert. Umgekehrt bleibt analog zu fötalen Zellen in den Leberkrebszellen der Zufluss von Glukosabbauprodukten zur Oxidation im Citratzyklus der Mitochondrien moderat. Analog ist der Transport von Wasserstoff-Ionen für das mitochondriale OXPHOS-System mittels molekularen Fähren (Glycerol-3-Phosphat-shuttle und malate-aspartate-shuttle), ebenso wie in den fötalen Zellen, eingeschränkt oder blockiert. Der Wasserstoff wird in normal differenzierten Zellen mit aktivem OXPHOS-System von dem in der glykolytischen Stoffwechselkette gebildeten NADH+H+ auf die Fähren übertragen und von diesen in die Mitochondrien geschleust.

Auf der genetischen Ebene ergeben sich ebenso frappierende Übereinstimmungen zwischen fötalen und Krebszellen. Es werden in beiden Zelltypen redoxabhängig veränderte Transkriptionsfaktoren stimuliert. Diese schalten Promoter-Regionen (Promoter bestimmen, welche Gen-Abschnitte für die Biosynthese von Eiweißen und Enzymeiweißen exprimiert werden) und Gen-Sequenzen an, die in der differenzierten erwachsenen Zelle sensitiv sind für Glykose, Hypoxie, Pseudohypoxie, Insulin und Glukagon. Aufgrund der Summe der genetischen, metabolischen und bioenergetischen Übereinstimmungen zwischen fötalen und Krebszellen ist der zutreffende Terminus der "Re-Fötalisierung" der Tumorzellen geprägt worden (Übersicht bei Cuezva 1997, Capuano 1997, Brand 1997 b, Mathupala 1997, Mazurek 1997, Bagetto 1997, Bannasch 1997, Dorward 1997, Dang 1997, Golshani-Hebroni 1997).

Die Übereinstimmung zwischen fötalen und Krebszellen auf der genetischen, metabolischen und bioenergetischen Ebene

Die bioenergetische Kooperation der mitochondrialen Zellsymbionten mit den fötalen Zellen (Cuezva 1997), den sich replizierenden Zellen in der späten S-Teilungsphase (Brand 1997 b), den sich bei der Wundheilung regenerierenden Zellen (Capuano 1997) und den Tumorzellen mit unterschiedlich rascher Reproduktionsrate (Cuezva 1997) gehorcht offensichtlich den gleichen Gesetzmäßigkeiten. Der elementare Unterschied zwischen den Aktivitätszuständen der Zellformen ist dadurch gegeben, dass die fötalen Zellen mit den Zellsymbionten bis zur Geburtsstunde *noch nicht*, die sich in der S-Teilungsphase replizierenden Zellen sowie die Zellen im frühen Regenerationsstadium der Wundheilung *zeitweilig nicht* und die Tumorzellen *überdauernd nicht mehr* über das OXPHOS-System reguliert werden.

Die Grundannahmen der evolutionsbiologisch programmierten Typ II-Gegenregulation zum Verständnis der Re-Fötalisierung und des Warburg-Phänomens

Zum Verständnis der Re-Fötalisierung und des Warburg-Phänomens sollen hier folgende Annahmen eingeführt werden:

- Das menschliche Genom ist wie in allen eukaryoten Zellformen aus der Integration von zwei Genom-Kulturen, dem archaebakteriellen und proteobakteriellen Genom, entwickelt worden. Die informationellen Gene stammen überwiegend von den archaebakteriellen Genen ab, die operativen Gene primär von den proteobakteriellen Genen (Gray 1999).
- Das Energiegewinnungssystem der archaebakteriellen Stammzelle in der archaischen Zellsymbiose ist die Glykolyse zur enzymatischen ATP-Produktion. Das Reduktionsprodukt ist das Laktat. Die genetische Ausstattung für die glykolytischen Enzyme ist evolutionsbiologisch konserviert worden. Das ursprüngliche Energiegewinnungssystem der Proteobakterien, der Vorläuferzellen der Mitochondrien (vor Installation der Atmungskette), ist die Energiebereitstellung mit Wasserstoff als reduziertes Endprodukt (mittels der Hydrogenosomen). Zusätzlich konnte die Oxidation von Glutamin (Glutaminolyse) im Citratzyklus der Proteobakterien, der metabolisch und evolutionsgeschichtlich dem Aufbau der Atmungskette und des OXPHOS-Systems vorgeschaltet ist, als Energiequelle genutzt werden. Das Oxidationsprodukt ist das Glutamat.
- Das glykolytische Replikationssystem (Zellteilung) wird dominant vom archaebakteriellen Genomanteil gesteuert, die Biogenese der Mitochondrien vermutlich dominant vom proteobakteriellen Genomanteil (im Zusammenspiel zwischen archaebakteriellen sowie proteobakteriellen Genen im Zellkern und den proteobakteriellen Genen in den Mitochondrien). Während der Aktivitätsphase der Zellteilung (S-Phase der physiologischen Zellteilung, frühe Wundheilungsphase, fötale Zellteilung, Tumorzellteilung) ist eine ausreichende Produktion von glykolytischer Energie und von Phosphometaboliten für die Zellteilung gegeben. Primärer Antrieb für die glykolytischen Enzyme (Hexokinase II u. a.) ist die Wasserstoffionen-Diffusion aus der Mitochondrien-Membran. Die "quantendyna-

mische Tiefe" (Komplexität) der Photonen-Oszillation ist geringer als in der aktiven OXPHOS-Phase der respiratorischen Zellsymbiose. Diese reduzierten quantendynamischen Zustände werden in den Tumorzellen bisher als "Entdifferenzierung" interpretiert.

Die quantendynamischen Zustände sind jedoch keine linearen Ein-Aus-Schalter, sondern unterliegen in ihren Grenzphasen nicht-linearen, quasi-deterministischen Gesetzmäßigkeiten, die von komplexen zellulären und zellübergreifenden Einflussgrößen moduliert werden (Waliszewski 1998).

- Die gesteigerte "quantendynamische Tiefe" der aktivierten Zellsymbiose ermöglicht eine höhere Fluidität durch die Produktion vermehrter Mengen fluider Oxide (nitrogene Oxide, Superoxide, Peroxide). Das Peroxinitrit als Produkt aus gleichen Mengen Stickstoffmonoxid (NO) und Superoxid-Anion (O2-) scheint eine Schlüsselrolle für die Aufrechterhaltung und Variabilität des bioenergetischen Potentials der Mitochondrien-Membran zu spielen. Letztere dient als Checkpoint für das Ca2+-Cycling. Zu hohe Oxidmengen führen zum Absinken des Membranpotentials und zur erhöhten Membrandurchlässigkeit (als Auslöser für Apoptose und Nekrose), zu geringe Oxidmengen zur Stabilisierung des Membranpotentials und verminderter Membrandurchlässigkeit (als Auslöser für Degeneration und Transformation). Die archaebakteriellen Genomanteile sind als informationstragende Gene sensitiver gegen erhöhte Oxid-Produktion als die proteobakteriellen Genomanteile. Über redoxabhängige Transkriptionsfaktoren wird bei oxidativem und nitrosativem Stress auf der genetischen Ebene die Expression der Biosynthese von Gegenregulatoren aktiviert. Teil des Systems der Gegenregulation ist die Biosynthese der Cytokin-Eiweiße vom Typ2, welche die Synthese der Stickstoffmonoxide sowie der Superoxide und der Peroxide hemmen und weitere komplexe Kaskaden von Gegenregulationen auslösen (zusammenfassend hier als TypII-Gegenregulation der Zelldyssymbiose bezeichnet).

- Die TypII-Gegenregulation, die übergeordnet über Steroidhormone, Insulinhormon, Thyroidhormon und andere Hormone moduliert wird, drosselt die OXPHOS-Aktivität, erhöht das mitochondriale Membranpotential und vermindert die mitochondriale Membrandurchlässigkeit sowie die Sensitivität von Immun- und Nicht-Immunzellen für externe Stress-Stimuli. Diese redox-abhängige Umschaltung zum TypII-Status ist u. a. bestimmt von Stärke, Dauer und Art der externen und internen Stress-Stimulation sowie vom Zelltyp, der Vorschädigung der Zellsymbiose und der Erschöpfung des antioxidativen Thiol-Pools sowie anderer enzymatischer und nicht-enzymatischer Antioxidantien.

- Phasen exzessiver nitrosativer Stress-Zustände führen infolge Bindung von NO und seinen Derivaten an Nicht-Eiweißthiole (Nitrosation von Glutathion (GSH) zu GSNO, Cystein zu SNO-Cys u. a.) zur Bildung von Nitrosothiolen. Nach Erschöpfung des Thiol-Pools binden NO und seine Derivate an thiolhaltige Eiweiße (Nitrosylation von R-SH zu RSNO). Infolgedessen werden funktionsregulierende Eigenschaften der zellulären Kontrolle von Membraneiweißen der

Rezeptoren und Ionenkanäle, signalübertragenden Eiweißsubstanzen, Transkriptionseiweißen und Enzymeiweißen verändert (Übersicht bei Stamler 1995).

Die Dissoziation des Zusammenspiels der unterschiedlichen Genomanteile im Zellkern und in den Mitochondrien

Unter der begründeten Annahme unterschiedlicher Sensitivitätsschwellen der archaebakteriellen und proteobakteriellen Genomanteile gegen nitrosative Stress-Zustände ist in diesem Falle eine Dissoziation des Zusammenspiels der evolutionsbiologisch unterschiedlich strukturierten Genomanteile zu erwarten. Einerseits wird unter diesen Bedingungen über archaebakterielle Genaktivitäten eine massive TypII-Gegenregulation ausgelöst, um den nitrosativen Stress zu minimieren. Andererseits werden die proteobakteriellen Genaktivitäten weiterhin Transkripte für die Biosynthese der Eiweißkomplexe der Atmungskette und des OXPHOS-Systems synthetisieren. Wegen der weitgehenden Blockade der Durchgangspassage der Mitochondrien-Membranen infolge erhöhter Membranpotentiale (Golshani-Hebroni 1997) für Eiweiße und Ionen (vor allem Calcium-Ionen) können die Eiweiße für die Komplexe der Atmungskette und das OXPHOS-System nicht mehr optimal zugeliefert werden.

Dieses vernetzte Funktionsmodell erklärt das scheinbare Paradox der Bereitstellung von Transkripten für die Mitochondrien-Eiweiße ohne ausreichende Umsetzung in Eiweißsynthese sowie den Schwund der Anzahl und der Aktivität der Mitochondrien in den vorübergehenden Aktivitätsphasen der Zellteilung (fötale Zellen, späte Phase der physiologischen Zellteilung, frühe Wundheilungsphase) und den überdauernden Zellteilungsphasen der Tumorzelle.

Die Krebszellen können nicht mehr durch prooxidativen Stress sterben (Apoptose oder Nekrose), da die Mitochondrienschleusen zur Minimierung des nitrosativen und

Im Falle der Tumorzellen sind diese an der Exekution des programmierten Zelltods (Apoptose) bzw. des plötzlichen Zelltods (Nekrose) gehindert, da diese die Absenkung des mitochondrialen Membranpotentials und die Öffnung der Mitochondrien-Schleusen voraussetzen. Stattdessen wird die aerobe Glykolyse zur enzymatischen ATP-Produktion im Zellplasma forciert. Antriebselement ist der aus den Mitochondrien diffundierende Wasserstoff. Die Glukoseabbauprodukte der Glykolyse werden über den Pentose-Phosphat-Stoffwechselweg in die Nukleinsäure- und DNA-Synthese zur Zellteilung investiert. Ein erhöhter Anfall von Phosphormetaboliten aus dem Pentose-Phosphat-Stoffwechselweg hält die Zellteilungszyklen in Gang. Die glykolytischen Zellen transformieren sich zu Tumorzellen und bleiben im Zellteilungszyklus gefangen.

oxidativen Stress nach dem Teilungszyklus durch überdauernde Gegenregulation geschlossen bleiben

Die Tumorzelle ist also die überdauernde Rückbildung (Regression) der oxidativen Zellsymbiose in das evolutionsbiologische Frühstadium der Zellsymbiose zwischen Archaebakterien und Proteobakterien, in das Stadium der ersten Eukaryotenzellen, die als Protista bezeichnet werden (Kremer 1997 b, 1998 d, 1999). In diesem Symbiose-Stadium (Proto-Zellsymbiose der Protista) profitierten die Eukaryoten von der Wasserstoff-Diffusion der Proteobakterien (Übersicht bei Gray 1999). Erst die spätere Entwicklung einer Atmungskette als Elektronentransportweg für den elektromotorischen Antrieb der Wasserstoffionen-Kompressionspumpen ermögliche die Umkehr des Wasserstoffantriebs der Hydrogenosomen für die oxidative Phosphorkopplung (OXPHOS) zur stark erhöhten ATP-Synthese in den Mitochondrien.

Die Krebszelle als überdauernde Regression der Zellsymbiose in das evolutionsbiologische Frühstadium der Protisten

Unter pathophysiologischen Bedingungen kann der "Hybrid-Antrieb" der Zellsymbiose in zwei Richtungen übersteuert bzw. untersteuert werden: Einerseits kann unter Einfluss vielfältiger akuter Stressoren die Produktion von oxidativen / nitrogenen Oxiden, Superoxiden und Peroxiden zu stark erhöht sein und die Gegenregulation durch den Thiol-Pool und andere antioxidative Systeme versagen. Die Folge ist eine zu hohe Fluidität und "akute Infektion" durch die Zellsymbionten. Das Membranpotential der Mitochondrien sinkt unter einen kritischen Schwellenwert ab, die Durchlässigkeit der Schleusen der Mitochondrien-Membran (englisch: permeability transition, PT) ist gesteigert, es werden zu viel Ca2+-Ionen und induzierende Eiweiße aus den Zellsymbionten freigesetzt, die Zellkern-DNA und andere Zell-

Der bioenergetische Wechselrhythmus der Zellsymbiosen kann unter pathophysiologischen Bedingungen in zwei Richtungen übersteuert bzw. untersteuert werden (Typ I-Überregulation bzw. Typ II-Gegenregulation)

strukturen werden durch eine Kaskade von eiweißspaltenden Enzymen abgebaut. Abhängig von der Geschwindigkeit des Abfalls der oxidativen ATP-Produktion tritt der programmierte Zelltod oder Nekrose ein (Übersicht bei Richter 1996, Kroemer 1997, Zamzami 1997). Die mitochondrial ausgelöste Apoptose und Nekrose sind Ausdruck einer dekompensierten Dysregulation der Zellsymbiose, die abhängig ist von einer Dominanz der Typ1-Cytokin-Muster. Diese Reaktionsform der Zellsymbiose wird deshalb hier als TypI-Überregulation der Zelldyssymbiose bezeichnet (TypeI-AEDS). Klinische Manifestationen sind Akutinfektionen, inflammatorische Prozesse und, nach nekrotischem Zellverfall, Autoimmunreaktionen und Autoimmunerkrankungen (Übersicht bei Mosmann 1996, Abbas 1996, Lucey 1996).

Andererseits kann unter Einfluss vielfältiger chronischer Stressoren eine zu hohe Nitrosation von Nicht-Eiweiß-Thiolen und sekundär Nitrosylation von Thiol-Eiweißen die Produktion von nitrogenen Oxiden, Superoxiden und Peroxiden stark hemmen. Die Folge ist eine zu geringe Fluidität und "chronische Infektion" durch die Zellsymbionten: Das Membranpotential der Mitochondrien ist auf hohem Niveau fixiert, die Durchlässigkeit der PT-Schleusen stark eingeschränkt, das behinderte Ca2+-Cycling führt zur Hemmung der Biogenese der Anzahl und Aktivität der Mitochondrien. Der bioenergetische "Hybrid-Antrieb" kehrt sich um, die Zufuhr von Wasserstoff-Ionen durch die Glycerol-3-Phosphat- und malate-aspartate-shuttle vom Zellplasma in die Mitochondrien ist gestört, die Kompression von Wasserstoff-Ionen durch den Elektronentransfer in der Atmungskette für das OXPHOS-System der Mitochondrien ist behindert. Die Zellsymbionten produzieren vermindert ATP zur Eigenversorgung. Überschüssige Wasserstoffionen diffundieren in das Zellplasma und verstärken den "antioxidativen Stress" der sich transformierenden Zelle infolge der kritischen Phasenverschiebung des negativen Redox-Potentials. Die Folge ist die fortgesetzte genetische Expression der fötalen Isoform des glykolytischen Enzyms Hexokinase II, das die Stoffwechselkette zur überwiegenden ATP-Produktion durch aerobe Glykolyse anschaltet.

Die Abbauprodukte des Zuckerstoffwechsels werden über den Pentose-Phosphat-Stoffwechselweg in die forcierte Zellteilung investiert. Die Zellen sind re-fötalisiert, die Wechselschaltung der zuvor intakten Zellsymbiose funktioniert nicht mehr, die transformierten Zellen bleiben im Teilungszyklus gefangen (Übersicht bei Cuezva 1997, Capuano 1997, Brand 1997 b). Ohne Ausgleich des Thiol-Pools und die Phasenumkehr zum adaequaten negativen Redox-Potential kann die aerobe Glykolyse nicht mehr abgeschaltet werden. Die präventive und therapeutische Konsequenz kann deshalb primär nur die biologische Ausgleichstherapie des Thiol-Pools sein.

Warum ohne Ausgleich des Thiol-Pools Chemotherapeutika in Krebszellen selektiv die Typ II-Gegenregulation verstärken und die Bildung von resistenten Metastasen begünstigen können

Nach diesem Erklärungsmodell der untersteuerten TypII-Zelldyssymbiose (identisch mit der archaischen Zellsymbiose der wasserstoffspendenden Proto-Mitochondrien) ist zu erwarten, dass hoch glykolytische Tumorzellen am stärksten gegenreguliert sind und eine geringe NO-Synthese aufweisen. Aus diesem Grunde dürften NO-unsensible Tochterzellen von hoch glykolytischen Tumorzellen die beste Chance haben auf ihrem metastatischen Wanderweg zu überleben, da sie gleichzeitig wegen ihrer hohen Laktatproduktion vermehrt proteolytische (eiweißspaltende) Enzyme, Metalloproteinasen und andere Proteinasen absondern, sich ihren Weg durch die extrazelluläre Matrix bahnen und Anschluss an kapillare Blutgefäße finden. Andererseits dürften Chemotherapeutika, welche die cytotoxische NO-Synthese aktivieren, wie beispielsweise Cisplatin (Kröncke 1995, Son 1995) oder Taxol (Jun 1995) die Gefahr erhöhen, selektiv in Tumorzellen die TypII-Gegenregulation noch zu verstärken und resistente Metastasen-Bildung zu begünstigen.

Um das optimale Gasgemisch aus NO, ROS und Peroxinitrit für das Mikro-Gaia-Milieu der intakten Zellsymbiose zu gewährleisten, bedarf es deshalb vom ersten Atemzug an der ständigen Feinregulierung durch den Thiol-Pool und andere enzymatische und nicht-enzymatische Antioxidantien. Unter diesen Bedingungen oxidiert das Peroxinitrit anscheinend benachbarte Schwefel-Wasserstoff-Gruppen (SH-Gruppen) in Eiweißen der inneren Mitochondrien-Membran und schließt die SH-Gruppen kurz. Auf diese Weise wird die Öffnung der Mitochondrien-Membran ohne Verlust des Membranpotentials erleichtert. Analog oxidiert Peroxinitrit SH-Gruppen von Mitochondrien-Eiweißen und ermöglicht die enzymatische Spaltung durch Wasseraufnahme (Hydrolyse) von oxidiertem NAD+. Das Spaltprodukt von NAD+, ADP-Ribose, aktiviert die spezifische Freisetzung von Ca2+ aus den Mitochondrien in das Zellplasma. Beteiligt an der Hydrolyse des NAD+ (in ADP-Ribose und Nicotinsäureamid) ist das Enzym Cyclophilin (Peptidyl-prolyl-cis-trans-isomerase), das gleichfalls die PT-Schleusen für den Ca2+-Stoffwechselweg öffnet (Richter 1996, Zamzami 1997, Kroemer 1997).

Die Behandlung der organtransplantierten Patienten mit dem immunsuppressiven und carcinogenen Pilzgift Cyclosporin A als Modell der Provokation der Krebszelltransformation durch Schließen der Mitochondrien-Schleusen

Die medikamentöse Blockade des Cyclophilin-Enzyms durch Langzeitmedikation mit Cyclosporin A ist ein aufschlussreiches Modell für die Krebsgenese infolge Umkehr der bioenergetischen und metabolischen Differenzierung und Reifung der Zellsymbionten und die damit verursachte Re-Fötalisierung der Tumorzelle (TypII der Gegenregulation der Zelldyssymbiose). Diese aus einem Bodenpilz gewonnene Substanz (ein Undekapeptid) wird seit 1983 bei organtransplantierten Patienten zur Hemmung von Abstoßungsreaktionen, aber auch bei Patienten mit Autoimmunkrankheiten eingesetzt. Diese Medikation hat bei einem nicht unerheblichen Teil der transplantierten Patienten die Entwicklung von Lymphomen (Krebs der B-Lymphzellen) und anderen lymphoproliferativen Folgekrankheiten sowie von Karzinomen und opportunistischen Infektionen hervorgerufen (Penn 1991). Diese klinische Manifestation gleicht in fataler Weise dem Auftreten von Kaposi-Sarkomen, Lymphomen, Karzinomen und opportunistischen Infektionen nach Medikation von Azathioprin bei organtransplantierten Patienten seit den sechziger Jahren, wie bereits dargestellt (Krikorian 1978, Penn 1979, Penn 1981).

Cyclosporin A bildet einen Komplex mit Cyclophilin, das in Immunzellen als Immunophilin bezeichnet wird. Dieser Komplex bindet an Calcineurin (Serin-Threonin-

Phosphatase) und hemmt dessen Aktivität. Calcineurin wird in T-Helferzellen vom Typ1 aktiviert, wenn diese mit ihren Rezeptoren auf Signale eines passenden Antigen-MHC-Komplexes einer Antigen-präsentierenden Zelle reagieren. In diesem Falle wird der Calcium-Spiegel in den TH1-Immunzellen erhöht und Calcineurin spaltet einen Phosphorsäureester ab von einem bestimmten Transkriptionsfaktor im Zellplasma. Dieser wandert dann in den Zellkern und löst die Transkription (Umschreibung eines Gens in Boten-RNA) für die Biosynthese des Typ1-Cytokins, Interleukin-2 (IL-2) aus. IL-2 induziert die Synthese von Interferon-γ, das wiederum die Synthese von cytotoxischem NO-Gas zur Antigenabwehr auslöst.

Durch die Bindung des Cyclophilin-(CSA)-Komplexes an Calcineurin wird letzteres nicht aktiv und die Synthese von IL-2 unterbleibt (Clipstone 1992, Schreiber 1992, Bierer 1993). Die durch IL-2-Hemmung hervorgerufene mangelnde Produktion von cytotoxischem NO bei organtransplantierten Patienten, die mit CSA behandelt wurden, erklärt die erworbene Immunschwäche (= Transplantations-AIDS) dieser Patienten gegen intrazelluläre opportunistische Erreger (Pilze, Parasiten und Mykobakterien).
Der Wirkmechanismus des CSA greift auf zwei verschiedenen Ebenen an:

- Der erste CSA-Effekt ist die gehemmte Synthese von Typ1-Cytokin-Mustern, dieser Effekt begünstigt den TH1-TH2-switch. Folglich fördert CSA die Gegenregulationen vom TypII der Zelldyssymbiose. Es werden vermehrt Typ2-Cytokine wirksam, wenn die gegenseitige Balance zwischen Typ1- und Typ2-Cytokinen gestört ist (Übersicht bei Del Prete 1998, London 1998, D'Elios 1998, O'Gara 1998, Murphy 1998, Carter 1998, Morel 1998, Muraille 1998, Viola 1999, Coffman 1999). Das Typ2-Cytokin TGF stimuliert die Bildung von Prostaglandin (PGE 2), das wiederum die NO-Synthese hemmt und damit den Peroxinitrit-Spiegel senkt (Übersicht bei Lincoln 1997). Die Peroxinitrit-Funktion für die Offenhaltung der PT-Schleusen ist behindert. Die Folge ist die Einschränkung der zentralen Funktionen der Mitochondrien als Ausgleichs-Pool für die Modulation und Aufrechterhaltung der zellulären Ca^{2+}-Homöostase (Übersicht bei Richter 1996). Die überschüssigen Calcium-Ionen werden durch die Überexpression von Eiweißen aus der Bcl-2-Familie an Membranen von Zellstrukturen gebunden. Dies geschieht u. a. an der äußeren Membran der Mitochondrien, der Effekt ist die erhöhte Undurchlässigkeit der Mitochondrien-Membran. Bcl-2 wirkt auf diese Weise mit, die Apoptose/Nekrose bei zu hohen Oxid-Mengen zu verhindern. Die Überexpression von Bcl-2-Eiweißen ist in vielen Tumorzellen nachgewiesen (Mazurek 1997). Die Expression der Bcl-Gene als so genannte Onko-(krebserzeugende) Gene ist bisher auf einen Mutationseffekt zurückgeführt worden, ihre evolutionsbiologisch programmierte Funktion kann jedoch erst durch das Verständnis der Evolutionsgeschichte der Zellsymbiose ausreichend verstanden werden. Die erhöhte Bildung von TGF und PGE löst zugleich die Produktion von Polyaminen aus, die in Tumorzellen in gesteigertem Maße vorhanden sind. Polyamine forcieren Zellteilungsprozesse und

Reparaturmechanismen der DNA (Übersicht bei Lincoln 1997).
- Der zweite CSA-Effekt spielt sich innerhalb der Mitochondrien ab und kombiniert sich mit dem ersten CSA-Effekt. In der Mitochondrien-Matrix befindet sich das Cyclophilin D. Es aktiviert einen Eiweißkomplex in der inneren Mitochondrien-Membran (Adenosin-Nukleotid-Translokator, ANT), der die Öffnung der PT-Schleusen erleichtert. CSA verbindet sich mit Cyclophilin D, ANT wird nicht aktiviert. Gleichzeitig blockiert CSA die Hydrolyse des oxidierten NAD+, sodass das spezifische Ca2+-Cycling zwischen Mitochondrien und Zellplasma unterbrochen wird. In Kombination mit dem verminderten Peroxinitrit-Spiegel durch den CSA-Effekt im Zellplasma schaukelt sich der CSA-Effekt in den Mitochondrien auf. Die PT-Schleusen der Mitochondrien öffnen sich unzureichend oder gar nicht mehr. Da das Energiepotential der Mitochondrien aufrecht erhalten bleibt oder noch gesteigert wird, kann auch der programmierte Zelltod oder Nekrose nicht mehr ausgelöst werden (Übersicht bei Richter 1996, Kroemer 1997, Zamzami 1997). (Siehe Tafel XII: Modell der Mitochondrien-Schleusen - Öffnen durch Cyclophilin und Peroxinitrit, Schließen durch CSA und Peroxinitrit-Mangel und Tafel XIII: Der Schleusenrhythmus im Mitochondrium)

Die CSA-Effekte sind keineswegs nur selektiv in T-Helferimmunzellen wirksam, sondern auch in anderen Immunzellen und Nicht-Immunzellen. Neben toxischen Schäden in den Nieren und anderen Organen können die bei CSA-behandelten Transplantationspatienten aufgetretenen Tumoren also durch die Provokation einer TypII-Zelldyssymbiose (Proto-Zellsymbiose) erklärt werden.

Die auffallenden Gemeinsamkeiten des Verhaltens der Zellsymbiosen von Immunzellen und Krebszellen bei organtransplantierten und AIDS-Patienten

Faktum ist, dass Immunzellen und Tumorzellen bei organtransplantierten Patienten (Kaposi-Sarkome, Lymphome, Carzinome) sowie bei AIDS-Patienten (Kaposi-Sarkome, Lymphome) auffallende Gemeinsamkeiten aufweisen:

- Typ1-Typ2-switch
- Hemmung der cytotoxischen und Calcium-abhängigen NO-Synthese sowie der Peroxinitrit-Bildung durch Typ2-Cytokin-Muster
- Schließung der PT-Poren der Mitochondrien wegen fehlender Oxidation durch Peroxinitrit von Schwefelwasserstoff-Gruppen des ANT-Eiweißkomplexes (oder anderer Eiweißkomplexe) der inneren Membran der Mitochondrien
- Mangelnde NAD^+-Hydrolyse in den Mitochondrien wegen zu geringer Peroxinitrit-Bildung, infolgedessen keine Ca^{2+}-Freisetzung bei Aufrechterhaltung des Energiepotentials der Mitochondrien-Membran
- Mangelnde Durchlässigkeit der Mitochondrien-Membran für Calcium-Ionen und für die in der Zellkern-DNA kodierten Eiweiße für die Komplexe der Atmungskette und des OXPHOS-Komplexes
- Erhöhte Bereitstellung der RNA-Transkripte für die Biosynthese der Eiweiße der Komplexe der Atmungskette und des OXPHOS-Komplexes (Hemmung der Umsetzung bei fötalen Zellen bis zum ersten Atemzug, bei Tumorzellen überdauernde Hemmwirkung)
- Fehlender Ausgleichspool der Mitochondrien für Calcium-Ionen des Zellplasmas wegen erhöhter Undurchlässigkeit der Mitochondrien-Poren
- Hemmung der von den Mitochondrien normalerweise, infolge erhöhter NO°-, ROS- und Peroxinitrit-Mengen, ausgelösten Apoptose/Nekrose, gleichzeitige Aufrechterhaltung oder Erhöhung des Energiepotentials der Mitochondrien-Membran
- Hemmung der Biogenese der Mitochondrien, starke Verringerung der Anzahl und Aktivität, Verlust an Differenzierung und Reifung der Zellsymbionten
- Wasserstoffionen-Diffusion aus den Mitochondrien ins Zellplasma
- Forcierte aerobe Glykolyse zur enzymatischen ATP-Produktion, stimuliert durch die Expression des fötalen Isoenzyms Hexokinase II, das an der äußeren Mitochondrien-Membran lokalisiert ist, bei Tumorzellen immer Expression von Hexokinase II, unabhängig vom Hexokinase-Typ der differenzierten Ursprungszelle (Hexokinase Typ I bis IV)
- Enzymatische ATP-Synthese überwiegend durch aerobe Glykolyse und Investition der Glukosestoffwechselprodukte über den Pentose-Phosphat-Stoffwechselweg in erhöhte Teilungsraten
- Produktion hoher Laktat-Mengen und erhöhter Mengen an fötalen Metalloproteinasen und anderen Proteinasen

> Das Netzwerk der Energieflüsse und Informationsmuster ist das Programm, das sich selbst organisiert über die variable „Halbleiterfunktion" der makromolekularen Eiweiß-Komplexe

Cuezva und Kollegen haben die Prozesse der Re-Fötalisierung von Tumorzellen auf der Transkriptionsebene (Umschreibung von DNA-Sequenzen im Zellkern und im Mitochondrien-Genom aufgrund von Signalen durch Transkriptionsfaktoren in Boten-RNA) und auf der Translationsebene (Übersetzung von Boten-RNA in die Eiweißsynthese für die Biogenese der Mitochondrien) demonstriert. Aufgrund der auffallenden Übereinstimmungen zwischen den genetischen Prozessen in den fötalen Zellen kurz vor der Geburt und in Tumorzellen stellen sie schließlich fest: "Die 1-Million-Dollar-Frage hier lautet: Wer orchestriert diese zelluläre Antwort?"

Und nach Erörterung der Rolle der genetischen Faktoren für die Expression der Tumorzellen ziehen sie das Resümee: "Wir sind weit entfernt von der erwarteten Antwort, welche den veränderten energetischen Stoffwechsel der Tumorzellen erklären könnte, eine Herausforderung der wissenschaftlichen Forschergemeinde seit mehr als 70 Jahren" (Cuezva 1997).

In dem Beitrag von Cuezva und Kollegen wird kein Bezug genommen auf die Erkenntnisse der NO-Forschung. Die Frage nach dem Dirigenten, der die Transformationsprozesse der Tumorgenese auf der genetischen und nicht-genetischen Ebene orchestriert, ist falsch gestellt. Die plausible Antwort lautet:

D

Es gibt keinen Dirigenten. Das populäre Dogma, dass die Gene das Programm des Lebens abrufbar gespeichert haben, ist ein biologischer Mythos. Das Netzwerk der Energieflüsse ist das Programm, das sich selbst organisiert. Die Informationsmuster lebender Zellen und Zellsysteme werden moduliert abhängig von der Fluidität und "quantendynamischen Tiefe". Die makromolekularen Komponenten (Gene, Proteine, Transkriptionsfaktoren, Enzymeiweiße und viele andere) haben eine "Halbleiterfunktion" zur Auf- und Abregulation des komplexen supragenetischen Netzwerks der Zellsymbiose. Physikalisch verändert sich der Elektronenfluss in einem Halbleiter nicht wie in einem Metall linear mit der Spannung, sondern in

"Staustufen". Die Elektronen müssen Energielücken überwinden, um, physikalisch gesprochen, vom Valenzband in das Leitungsband gelangen zu können, in welchem sie sich frei bewegen können. Biophysikalisch weisen Makromoleküle eine relativ große Energielücke von einigen Millivolt auf, die eine entsprechende Modulationsbreite ermöglicht.

Eine solche "Staustufe" der Energieflüsse ist der makromolekulare Eiweiß-Komplex der PT-Schleuse der Mitochondrien-Poren. Es gibt variable physiologische und pathophysiologische Zustände des Öffnens und Schließens der PT-Schleusen. Diese bestimmen über das Schicksal der Zellsymbiose und werden über das Verhältnis des fluiden Stickstoffmonoxids (NO) und der oxigenen Superoxid-Anionen (O2-) bzw. des Diffusionsproduktes aus beiden Oxiden, das fluide Peroxinitrit, geregelt (Mikro-Gaia-Milieu). Zu hohe nicht tolerable Mengen der Komponenten des fluiden Oxidgemisches (Überoxidierung) führen zum programmierten oder unprogrammierten Zelltod (Apoptose / Nekrose) (Richter 1996) durch Energieverlust des Membranpotentials der Zellsymbionten. Die Folge ist die nicht mehr regelbare Öffnung der PT-Schleusen und Ausflutung/Rückflutung (Ca2+-Cycling) von hohen Mengen Calcium-Ionen, die eine Kaskade von energetischen und metabolischen Kettenreaktionen bis zum Zelltod induzieren. Zu niedrige Mengen des Diffusionsproduktes Peroxinitrit können in teilungsaktiven Zellen die Transformation zur Tumorzelle auslösen (überdauernde Rückbildung zum Zustand der Proto-Zellsymbiose vor Installation der Atmungskette in den Mitochondrien). In nicht mehr teilungsaktiven Zellen (reife Nervenzellen und Muskelzellen sowie die Retina des Auges) werden analog Degenerationszustände verursacht. Die Synthese und Regelungsaufgaben der fluiden Oxide sind mit allen energetischen, metabolischen und informatorischen Vorgängen der Gesamtzelle und des Gesamtorganismus hoch komplex vernetzt.

> Die makromolekulare Halbleiterfunktion der Mitochondrien-Schleusen ist bei der Krebszelltransformation durch die erzwungene Drosselung des fluiden Mikro-Gaia-Gasmix invariabel gehemmt

Auf der zellulären Ebene ist von großer Bedeutung, dass die Cyclophiline Isomerasen sind. Es handelt sich um Enzyme, welche die Isomerie (griechisch: isos =

> Da Isomerase-Enzyme die Halbleitereigenschaften der Makromoleküle

modulieren, führt die Manipulation des Isomerase-Emzyms Cyclophilin durch Cyclosporin A bei Organtransplantierten zur Krebszelltransformation

gleich, meron = Teil) von Molekülen katalysieren. Isomerie ist das Phänomen, dass molekulare Substanzen bei gleicher Ausstattung mit diversen Atomen (Summenformel) eine unterschiedliche Strukturanordnung der Atome annehmen können. Beispielsweise hat die Milchsäure die gleiche Summenformel wie Glyzerinaldehyd und Dihydroxyaceton, aber eine unterschiedliche Strukturformel. Zusätzlich kann bei gleicher Summen- und Strukturformel die räumliche Anordnung der gleichen Moleküle verschieden sein. Durch Isomerie können sich die biochemischen und biophysikalischen Eigenschaften, einschließlich der Halbleitereigenschaften der Makromoleküle, erheblich verändern. Isomerase-Enzyme wie das Cyclophilin können also durch Aktivierung oder Hemmung in entscheidendem Maße die Energieflüsse und Informationsmuster beeinflussen. Das offensichtliche Zusammenspiel der Cyclophilin-Isomerasen mit dem Calcium-Cycling, der NO-Synthese, Oxid-Synthese, Peroxinitrit-Bildung sowie der NAD+-Hydrolyse zur Regelung der intakten Zellsymbiose und die pathologische Hemmung dieser Regelungsprozesse durch CSA-Manipulation der Cyclophilin-Isomerasen demonstrieren das Grundmodell der Tumorgenese.

Die erfolgreiche evolutionsbiologische Lösung der Entkopplung der Genomanteile im Zellkern sowie des Genoms in den Mitochondrien auf niedrig fluidem Niveau während der physiologischen Zellteilungsphasen ist bei der Krebszelltransformation dauerhaft auf Kosten der Mitochondrien-Aktivität fixiert

Die Erklärung der Forschungsgruppe von Brand (Brand 1997 b) für die archaische Rückbildung der energetischen und metabolischen Prozesse während der Fötalentwicklung, der späten Phase des Zellteilungszyklus und der frühen Wundheilungsphase mit der Notwendigkeit des Schutzes vor oxidativem Stress auf Kosten der Energieausbeute kann für sich allein nicht ganz überzeugen, da die Mitochondrien-Gene seit etwa 1,5 bis 2 Milliarden Jahren im oxidativen Milieu ohne Schutzproteine in der Regel schadlos überlebt haben, dagegen während der Fötalentwicklung und auch in Tumorzellen besonders inaktiv sind, trotz eigener Energieversorgung durch Glutaminolyse und oxidative Rest-ATP-Produktion. Wahrscheinlicher ist die Möglichkeit, dass während der gesteigerten Zellteilungsphasen die Kooperation der archaebakteriellen und proteobakteriellen Genomanteile im Zellkern verändert ist und die konkurrenzfreie, symbiotische Kooperation mit den proteobakteriellen Genen in den Mitochondrien in dieser Phase nicht gewährleistet ist. Offensichtlich ist in diesen Zellteilungsphasen eine geregelte Funktion des archaebakteriellen Genoms nur möglich auf niedrig fluidem Niveau bei gleichzeitiger Drosselung der Synthese der nitrogenen und oxidativen Oxide auf Kosten der Mitochondrien-Aktivität.

Diese Annahme ergibt sich auch logisch aus der Tatsache, dass der Zellteilungsapparat nach der symbiontischen Fusion funktionieren musste, bevor das OXPHOS-System in den Mitochondrien installiert war, und später dem OXPHOS-System nicht angepasst werden konnte. Stattdessen war die Wechselschaltung zwischen der aeroben Glykolyse in der späten Teilungsphase und dem OXPHOS-System in der aktiven Leistungsphase die erfolgreiche Lösung. Diese Aufgabenteilung ist immerhin seit 1,5 bis 2 Milliarden Jahren funktionstüchtig gewesen.

Im Falle der Überpflanzung eines Fremdorgans wird die massive Provokation durch die Alloantigene des Transplantats mit exzessivem nitrosativem und oxidativem Stress beantwortet. Dieser wird medikamentös durch die Komplex-Bildung von Cyclosporin A mit der Cyclophilin-Isomerase unterdrückt. Der Effekt ist die Synthesehemmung vom Typ1-Cytokinen und die kompensatorische Synthesesteigerung von Typ2-Cytokin-Mustern. Diese lösen eine Kaskade von Gegenregulationen vom TypII aus. Die Folge ist die Drosselung der NO-Synthese, der Synthese von reaktiven Sauerstoffspezies sowie der Peroxinitrit-Bildung, die Hemmung des Calcium-Cycling, die starke Aktivitätsminderung der Mitochondrien und die Schließung der Mitochondrien-Membran bei erhaltenem oder erhöhtem Energiepotential. Abhängig von der Dosis und Dauer der Medikation sowie der Disposition des Patienten wird auf diese Weise für besonders sensitive Zellen das Redox-Milieu so manipuliert, wie es aus physiologischen Gründen während der Funktionsphasen des gesteigerten Zellteilungszyklus der Fall ist. Im Ergebnis wird im supragenetischen Netzwerk der-

Mitochondrien-toxische Medikationen führen zur mangelnden Verwertbarkeit des Sauerstoffs (Pseudohypoxie)

selbe bioenergetische Zustand signalisiert, der auch der Tätigkeit des Zellteilungszyklus vorausgeht. Dieser Zustand entspricht einer Pseudohypoxie (scheinbarer Sauerstoffmangel durch mangelnde Verwertbarkeit des Sauerstoffs) und kann deshalb so bezeichnet werden, weil die OXPHOS-Maschinerie der Mitochondrien lediglich die Leistung wie im Ruhezustand erbringt (Brand 1997 b) trotz ausreichend vorhandenen Sauerstoffs, so als wären die Zellsymbionten im realen Sauerstoff-Notstand.

Der Zustand der Pseudohypoxie reaktiviert die evolutionsbiologisch konservierten Programme zum Überleben ohne Sauerstoff

Geht man von der begründeten Annahme aus, dass die ursprünglichen Archaebakterien fakultative Anaerobier gewesen sind mit nicht-oxidativer Energiegewinnung und die Atmungskette mit oxidativer Phosphor-Bindung für die ATP-Produktion erst zu einem späteren Zeitpunkt nach dem Symbioseakt komponiert wurde (Gray 1999), so ist zu erwarten, dass im Zustand der Pseudohypoxie die evolutionsbiologisch konservierten Programme zum Überleben ohne Sauerstoff reaktiviert werden können.

Die Befunde der Genexpressionsstudien bei Pseudohypoxie stehen in fundamentalen Gegensatz zu den vorherrschenden Theorien der Krebsentstehung durch Zufallsmutation

Die Forschungsgruppe von Pedersen hat demonstrieren können, dass die Promoter-Region für das Hexokinase II-Gen in Tumorzellen reguliert wird durch verschiedene Signalübertragungswege, u. a. durch Glucose, Insulin und Glukagon. Obwohl Insulin und Glukagon gegensinnig arbeitende Hormone sind, stimulieren sie ungewöhnlicherweise die gleichen Gene. Das Antwort-Element des Promoters für das Hexokinase II-Gen in Tumorzellen überlappt sich mit dem Element, das auf Hypoxie anspricht. Die Pseudohypoxie bei Diabetes bei gleichzeitiger NO-Hemmung (Übersicht bei Lincoln 1997) kann mit der erhöhten Krebsinzidenz bei Diabetikern (Übersicht bei Bannasch 1997) assoziiert werden. Das Hexokinase II-Enzym, lokalisiert an der äußeren Mitochondrien-Membran, katalysiert den Abbau von Glucose zum ersten Phosphor-Stoffwechselprodukt und ist in schnell wachsenden Tumorzellen um das 5-fache erhöht gegenüber normal differenzierten Zellen. Die genetischen Untersuchungen ergaben weiterhin, dass die Promoter-Region für das Hexokinase II-Gen in

Tumorzellen zu 99 % Ähnlichkeit aufweist im Vergleich mit der Promoter-Region des Hexokinase II-Gens für normal differenzierte Zellen. Aus diesem und anderen Befunden schlussfolgerten die Forscher, dass das Hexokinase II-Gen normalerweise stumm bleibt, aber nicht durch Mutationen angeschaltet wird, sondern durch die Art der Kombination von Transkriptionsfaktoren auf verändertem Level: "Deshalb können mutierte DNA-Sequenzen innerhalb der entsprechenden Promoter-Regionen nicht an den Veränderungen beteiligt sein, die während der Reporter-Genexpressionsstudien beobachtet wurden" (Mathupala 1997).

Diese Aussage steht in fundamentalem Gegensatz zu den vorherrschenden Theorien der Tumorgenese durch Zufallsmutationen. Die Befunde stützen aber die hier vorgetragene Auffassung, dass Krebs entsteht durch eine primäre Gesamtumschaltung im Mikro-Gaia-Milieu auf dem Niveau der frühen Proto-Zellsymbiose (TypII-Zelldyssymbiose) und die Aktivierung von evolutionsbiologisch konservierten Genprogrammen sekundär ausgelöst wird. Pedersen und seine Kollegen bestätigen mittelbar dieses Pathogenese-Modell der Tumoren, indem sie abschließend zu den genetischen Befunden feststellen:

"Alle beschriebenen Studien zeigen den Einsatz einer Strategie durch hoch maligne Tumoren, im Wirtsorganismus zu überleben und zu gedeihen mittels einer bemerkenswerten Anzahl von koordinierten molekularen Mechanismen. Diese Mechanismen, die solchen sehr ähnlich sind, die von hoch erfolgreichen Parasiten eingesetzt werden, zeigen eine ausgeklügelte Strategie, entwickelt von Tumoren, um auch in einer sehr unwirtlichen Umgebung innerhalb des Wirtes zu überleben" (Mathupala 1997).

Mit anderen Worten: "Hocherfolgreiche Parasiten" (Protozoen und Pilzmikroben) sind solche, welche unter überdauernden Bedingungen der Hypoxie/Pseudohypoxie, analog zu re-fötalisierten Krebszellen, auf die TypII-Gegenregulation der Zelldyssymbiose umschalten konnten (Regression in das frühe Protisten-Stadium, Kremer 1999). Sie können deshalb in der "sehr unwirtlichen Umgebung innerhalb des Wirtes" quasi als gegenregulierte Krebs-Parasiten mit erhöhter Proliferationsrate der körpereigenen Immunabwehr widerstehen (Hemmung der cytotoxischen NO-Gassynthese in den umgebenden Immun-und Nichtimmun-Zellen durch Typ2-Cytokin-assoziierte Krebszellen analog zu Parasitenzellen) und auch chemotherapeutische Zielangriffe als "resistente Erreger" überleben (= analog wie Pilz- und Parasitenmikroben beim Vollbild AIDS).

Das Überleben von metastatischen und nicht metastatischen Krebszelllen ist kein Zufall, sondern von nicht-linearen bioenergetischen Bedingungen abhängig

Der Begriff der Strategie ist allerdings irreführend, jede eukaryote Zelle hat die evolutionsbiologisch programmierte Fähigkeit zur Rückschaltung auf die archaische Proto-Zellsymbiose, wie die physiologischen Reproduktionsphasen demonstrieren. Es sind sehr komplexe Bedingungen im Mikro-Gaia-Milieu innerhalb der Zelle sowie in mehrzelligen Lebewesen zwischen den Zellen und im Kontext des Gesamtorganismus sowie seiner Umwelt, die im selbstorganisierten Netzwerk der Energieflüsse Anpassungen fördern oder hemmen. Man sollte besser von einer evolutionsbiologisch konservierten Option sprechen, die aufgrund der Nicht-Linearität bioenergetischer Prozesse nur mit hoher Selektivität realisiert werden kann. Das heißt, nicht jede individuelle Parasiten- oder Krebszelle kann willkürlich eine "ausgeklügelte Strategie" wählen, um "auch in einer sehr unwirtlichen Umgebung innerhalb des Wirtes zu überleben". Von abgesiedelten Tochterzellen eines Primärtumors in menschlichen Organen beispielsweise überlebt im Blutstrom etwa eine von 10.000 Zellen, die ein anderes Organ potentiell neu besiedeln kann (metastatische Zellen, von griechisch: meta = anders, statein = stellen, sinngemäß an anderer Stelle ansiedeln). Die weitaus größte Anzahl von abgesiedelten Tumorzellen stirbt ab. Da die meisten Krebspatienten nicht an ihrem Primärtumor sterben, sondern an Kachexie (Auszehrung) und Metastasenbildung, hat diese Tatsache größte Bedeutung. Es ist jedoch kein Zufall, ob wandernde Krebszellen überleben oder absterben. Metastatische Zellen sind Zellklone, d. h. sie stammen von einer einzigen Krebszelle ab, die einen Tumorzellhaufen bildet. Dieser enthält heterogene Subpopulationen von Zellen. Um herauszufinden, worin der Unterschied von metastatischen und nicht-metastatischen Tochterkrebszellen besteht, wurde die Stimulierbarkeit des Enzyms für die Synthese des cytotoxischen NO (iNOS) in diesen Krebszellen untersucht (Xie 1996).

Die experiementellen Beweise, daß der programmierte Zelltod in nicht metastatischen Krebszellen abhängig ist von der

Es wurden metastatische Melanom-Krebszellen von Mäusen, die Lungenmetastasen bilden, mit verschiedenen Typ1-Cytokinen und bakteriellen Lipopolysacchariden (LPS) zur Stimulation der iNOS behandelt. Es zeigte sich keine iNOS-Aktivität und keine cytotoxische NO-Produktion. Dieselbe Prozedur mit nichtmetastatischen Zellen aus demselben Mäusetumor aktivierte jedoch hohe iNOS-Spiegel und cytotoxische NO-Mengen. In der Zellkultur zeigte sich, dass die nach Stimulation cytotoxisches NO produzierenden Krebszellen durch Apoptose zugrunde gingen.

Dieses Experiment zeigt anschaulich, dass Krebszellen sich energetisch und metabolisch unterscheiden von normaldifferenzierten Zellen durch Minderproduktion von NO und O2- bzw. des Produktes aus beiden, Peroxintrit. Dieser Mangel führt zur Schließung der PT-Poren der Mitochondrien und verhindert die normale Wechselschaltung zwischen aerober Glykolyse und OXPHOS. Gleichzeitig ist damit auch der programmierte Zelltod blockiert. Die Stimulation mit Typ1-Cytokinen bzw. LPS in nicht-metastatischen Krebszellen stimuliert dagegen die iNOS-Synthese und O2--Synthese und damit auch die Peroxinitrit-Bildung. Die plötzliche Öffnung der PT-Schleusen setzt das Ca2+-Cycling in Gang und löst Apoptose aus. Um herauszufinden, warum aber die metastatischen Krebszellen nicht auf die Stimulation mit iNOS-Aktivität reagierten, manipulierte die gleiche Forschungsgruppe metastatische Melanome durch genetische Transfektion (Einschleusung von Genen) auf dreierlei Art:

Die erste Zellgruppe wurde mit einem funktionstüchtigen iNOS-Gen, die zweite mit einem funktionsuntüchtigen iNOS-Gen und die dritte mit Neomycin-Resistenzgenen bestückt. Eine vierte, nicht-manipulierte metastatische Zellgruppe diente als Kontrollgruppe.

Alle Zellgruppen blieben hoch metastatisch, außer der ersten Gruppe mit dem funktionstüchtigen iNOS-Gen. Nach Einpflanzung der vier Zellgruppen in Nacktmäuse, die besonders tumorzellsensibel sind, entwickelte die erste Zellgruppe langsam wachsende Tumoren unter der Haut und die metastatischen Zellgruppen schnell wachsende Tumoren.

In einem weiteren Experiment demonstrierten die Forscher an metastatischen Sarkom-Krebszellen in der

Aktivität des iNOS-Enzyms zur Produktion von cytotoxischem NO-Gas und auch in metastatischen Krebszellen durch starke und wiederholte iNOS-Stimulation aktiviert werden kann.

Lunge eines anderen Mäusestamms, dass durch die wiederholte Injektion von synthetischen Lipopeptiden (analog zur Stimulation mit bakteriellen Lipopolysacchariden) auch in den metastatischen Zellen die genetische Expression des Enzymeiweißes der iNOS aufgeschaltet wurde und cytotoxisches NO produziert wurde. Die Metastasen bildeten sich völlig zurück. Die Forscher schlussfolgerten: "Diese Daten demonstrieren, dass die Expression der iNOS in Tumorzellen assoziiert ist mit Apoptose, Unterdrückung der Tumorentstehung, Annullierung von metastatischen Eigenschaften und Rückbildung von ausgeprägten Lebermetastasen" (Xie 1996).

(Siehe Schaubilder: Programmierter Zelltod in metastatischen Krebszellen nach Übertragung eines funktionstüchtigen iNOS-Gens (siehe Tafel XIV) und nach wiederholter Injektion von synthetischen Lipopeptiden (siehe Tafel XV))

Die Rolle der feinen Balance der Calcium-abhängigen NO-Gase in Krebszellen für die komplexe Typ II-Gegenregulation und die „Resistenz" nach der Chemotherapie

Die Tatsache, dass auch zunächst metastatische Zellen bei wiederholter und starker Stimulation iNOS-Aktivität zeigen und absterben, weist darauf hin, dass in metastatischen Zellen die Sensitivität der Transkriptionsschwelle der Expression der iNOS-Gene verändert ist. Solche Änderungen des Transkriptionsverhaltens von iNOS-Genen in Tumorzellklonen können selektiv wegen der Nicht-Linearität (Waliszewski 1998) der hoch komplexen Gegenregulationen vom TypII ohne weiteres eintreten. Sie können aber auch durch Chemotherapie selektiv ausgelöst werden und werden dann als "Resistenz" der Tumorzellen bezeichnet. Von den Gegenregulationen scheint der erhöhten Expression des Typ2-Cytokins Transforming-Growth-Factor (TGF-ß) für die Kontrolle der NO-Produktion in Tumorzellen (Vodovotz 1997) sowie für die Wanderung von metastatischen Krebszellen mittels Proteinasen (Zvibel 1993) eine besondere Bedeutung zuzukommen. Die Rolle des NO-Gases in Tumorzellen ist in zahlreichen experimentellen und klinischen Studien untersucht worden in Hinblick auf die Hemmung des Tumorwachstums und der Neubildung von Kapillaren durch Einsatz von NO-spendenden und

NO-hemmenden Substanzen. Die Resultate sind widersprüchlich. Im Ergebnis hat sich jedoch gezeigt, dass Tumorzellen eine niedrige Calcium-abhängige NO-Synthese für das Einsprossen neuer Kapillaren benötigen und eine höhere NO-Synthese das Tumorwachstum hemmt (Chinje 1997). Bei systemischer Behandlung von Krebspatienten mit Interleukin-2 traten Leckagen in Kapillargefäßen auf, die auf erhöhte cytotoxische NO-Stimulation zurückgeführt wurden und durch gleichzeitige Gabe von NO-Hemmern gebremst werden konnten. Andererseits konnten NO-blockierende Substanzen allein Tumorwachstum und Metastasenbildung reduzieren, sodass angenommen werden kann, dass Krebszellen eine feine Balance von niedrigen Calcium-abhängigen NO-Spiegeln benötigen (Orucevic 1998), die aber nicht (mehr) ausreichen, um eine intakte Zellsymbiose aufrecht zu erhalten. Dieser Annahme entspricht andererseits die sehr niedrige Lipidperoxidation in Krebszellen (Horrobin 1990).

Die altbekannte klinische Beobachtung, dass nicht selten Pilz- und Parasiteninfektionen einer Krebserkrankung vorausgehen, kann ihre Erklärung darin finden, dass chronische Infektionen zu einer erhöhten cytotoxischen NO-Produktion führen, die zur Hemmung der Typ1-Cytokin-Muster führt, während Typ2-Cytokin-Muster verstärkt synthetisiert werden. Die Kreuzregulation zwischen Typ1-Cytokinen und cytotoxischem NO verhindert offensichtlich überschießende TH1-Immunzellreaktionen und inflammatorische Prozesse (Übersicht bei Lincoln 1997). Andererseits kann die chronische Überproduktion von NO nach Erschöpfung des Thiol-Pools und S-Nitrosylation (NO-Bindung an Schwefel-Wasserstoff-Gruppen in Funktionseiweißen und Enzymeiweißen (Übersicht bei Stamler 1995)) zu erheblichen Gegenregulationen führen (TypII-Zelldyssymbiose).

Der Kausalzusammenhang zwischen chronischen Pilz- und Parasiteninfektionen und der Krebsentwicklung nach der Erschöpfung des Thiol-Pools und der Synthesehemmung des cytotoxischen NO

Chronische Parasiteninfektionen (und wahrscheinlich auch Pilzinfektionen) können die Absonderung von Substanzen seitens der Erreger (beispielsweise Glykosinositol-Phospholipide) auslösen, welche die NO-

Synthese zu hemmen vermögen (Liew 1994). Dieser Effekt ist vergleichbar der Wirkung des aus einem Bodenpilz gewonnenen Cyklosporin A auf die Cyclophilin-Isomerasen und die dadurch auslösbare Hemmung der Interleukin-2-Synthese mit der Folge der cytotoxischen NO-Synthesehemmung sowie der Blockade der NAD+-Hydrolyse und Schließung der PT-Schleusen der Mitochondrien.

Die jahrzehntelange Suche der Nitrosaminforschung nach der primären Krebsursache am falschen Tatort im Zellkern-Genom

Der ursächliche Zusammenhang zwischen chronischen Infektionen und chronischen inflammatorischen Prozessen ist vielfach belegt worden und mit der Nitrosamin-Bildung aus endogenem NO assoziiert worden (Übersicht bei Tannenbaum 1994, Oshima 1994, Kerwin 1995). Die Nitrosamin-Forschung hat darüber hinaus in umfassenden experimentellen und klinischen Untersuchungen eine Unzahl von exogenen Nitrosamin-Quellen, beispielsweise in der Nahrung, im Trinkwasser, im Tabak, am industriellen Arbeitsplatz, aber auch durch Antibiotika, Chemotherapeutika, Analgetika, Kosmetika usw. zweifelsfrei nachgewiesen. Eine große Anzahl von N-Nitroso-Verbindungen sowie ähnlich wirkende Alkylhydrazin-, Alkylazoxi- und Alkyltriazino-Verbindungen sind in einer Vielzahl von Tierarten einschließlich Affen als stark Krebs erregende (carcinogene) Substanzen demonstriert worden. Carcinogene Nitroso-Verbindungen werden gebildet durch N-Nitrosationsreaktionen zwischen verschiedenen sekundären und tertiären Aminen und Nitriten oder anderen zur Nitrosation fähigen Substanzen. Diese können in der Umwelt und innerhalb des Organismus ablaufen (Übersicht bei Lijinsky 1992, Loeppky 1994 a).

Als Indiz für die carcinogene Wirkung der Nitrosamine und verwandter Substanzen beim Menschen werden "Fingerabdrücke" dieser Chemikalien in der DNA diskutiert. Es handelt sich um Veränderungen in den Basen, der Grundbausteine der DNA, wie sie auch in der DNA bei Tumorbildung durch UV-Licht in der Haut und durch das Pilzgift Aflatoxin in Leber- und anderen Tumoren festgestellt wurden. Es handelt sich dabei um Veränderungen des Tumorsuppressor-Gens p53, das ein Eiweiß exprimiert, das den programmierten Zelltod fördert und als Gegenspieler des Onkogens (Krebsgen) Bcl-2 angesehen wird, dessen Eiweißprodukt Ca2+-Ionen an Membranen bindet und die Schließung der PT-Schleusen der Mitochondrien forciert (Vogelstein 1992, Oshima 1994). Zu diesem Indizienbeweis stellt einer der Pioniere der Nitrosamin-Forschung, der amerikanische Pharmakologe Magee vom Jefferson-Krebsforschungsinstitut der Universität Philadelphia, nach 40 Jahren Forschung über den Zusammenhang von Nitrosaminen als Krebsursache fest:

"N-Nitroso-Verbindungen sind toxisch beim Menschen. Sie verursachen akute und subakute pathologische Veränderungen, die sehr ähnlich sind den Befunden in Tierexperimenten. Es gibt überzeugende Beweise, dass das Krebs-Chemotherapeutikum Semustin, ein Nitrosourea-Derivat, ein menschliches Carcinogen ist. Aufgrund der plausiblen Annahme, dass alle N-Nitroso-Verbindungen, einschließlich der N-Nitrosamine, als Carcinogene wirken durch die Bildung der selben aktiven Zwischenprodukte im Stoffwechsel, wahrscheinlich Alkyldiazionum-Ionen, erscheint es als vernünftig zu schlussfolgern, dass alle carcinogenen Nitroso-Verbindungen menschliche Carcinogene sind. Ob die Verbindungen einen spezifischen Part spielen bei der Ursache der menschlichen Krebserkrankungen, bleibt zu problematisieren. Der Vorschlag ist attraktiv wegen ihres ubiquitären Vorkommens in der Umwelt, obwohl in kleinen Mengen, und wegen ihres Potentials für ihre Bildung im Organismus aus Amin-Bausteinen, Nitrit und anderen Substanzen, die zur Nitrosation (Bindung an Thiole) führen. Definitiver Beweis könnte erbracht werden durch die Demonstration von Mutationen in Onkogenen, die spezifisch für Nitroso-Carcinogene sind, wie bei Aflatoxinen und UV-Licht gezeigt worden ist. Bisher ist dies nicht erreicht worden und weitere Forschung auf diesem Gebiet könnte sich lohnen. Auch wenn ein schlüssiger Beweis nicht gewonnen wurde, dass die N-Nitroso-Verbindungen bedeutende Ursachen für Krebs beim Menschen sind, ist es klar wünschenswert, dass ihr Vorkommen in der Umwelt und ihre Bildung im Körper reduziert wird auf das niedrigste praktikable Niveau" (Magee 1996).

Die Ambivalenz, die aus diesen Worten nach 40 Jahren Nitrosamin-Forschung spricht, drückt die Ratlosigkeit einer ganzen Generation von Krebsforschern aus, die in zahllosen Experimenten mit mehr als 300 Nitrosamin-Verbindungen bei einer großen Bandbreite von Tierspezies und in allen möglichen menschlichen Zellkulturen immer wieder eindeutig die Transformation zu Tumorzellen beobachtet haben. Entsprechend der vorherrschenden Denkschule in der gesamten Krebsforschung haben die Forscher offenbar die primäre Krebsursache am falschen Tatort gesucht. Die Fixierung auf Genmutationen aufgrund des Dogmas, dass das Zellkern-Genom die Regiezentrale der lebenden Zelle sei, hat den Krebsforschern den Blick dafür verstellt, dass das bioenergetische Netzwerk das selbstorganisierte (autopoetische) Programm ist. Die Denkmöglichkeit, dass die

Krebszelle eine überdauernde Rückbildung darstellen könnte in das archaische Stadium der Proto-Symbiose, wie sie sich kontrolliert auf Zeit in fötalen Zellen und in bestimmten Zellteilungsphasen vollzieht, konnten die Krebsforscher ohne die fundamentalen Erkenntnisse der NO-Forschung, der Cytokin-Forschung und der Zellsymbiose-Forschung nicht realisieren. Nun sind diese Befunde seit einem Jahrzehnt jedermann zugänglich und die Beobachtung renommierter Nitrosamin-Forscher bereits vor 30 Jahren, dass Genmutationen weder hinreichend noch notwendig sind, um die Transformation zur Tumorzelle auszulösen, da Krebs auch ohne nachweisbare Genveränderungen auftritt (Lijinsky 1973, 1992), sind wieder höchst aktuell. Auch Mitochondrien-Forscher haben seit längerem bestätigt, dass Krebs sich sogar eher entwickelt bei intakter Mitochondrien-DNA als nach gentoxischen Veränderungen (Übersicht bei Mazurek 1997).

Die vermuteten "Fingerabdrücke" der Nitrosamin-Effekte, das veränderte p53-Gen in Tumorzellen (Vogelstein 1992) können aufgrund des Konzeptes der TypII-Dyssymbiose, einer durch langfristige oder zu starke Aktivierung von NO und seinen Derivaten erzwungenen überdauernden Gegenregulation zur evolutionsbiologisch programmierten Proto-Symbiose (Zustand der Pseudohypoxie = scheinbarer Sauerstoffmangel), anders erklärt werden, ohne dass "mutierte DNA-Sequenzen innerhalb der entsprechenden Promoter" (Mathupala 1997) beteiligt sein müssen:

"Jüngste Studien haben eine andere interessante Beobachtung für den TypII-Hexokinase-Promoter innerhalb von Tumorzellen gezeigt. Funktionale p53-Elemente wurden identifiziert innerhalb der gleichen Promoter-Region, die Antwort-Elemente enthalten für Glucose und bei Hypoxie. Dieses Faktum korreliert mit der Anwesenheit eines p53-Eiweißes mit einer erhöhten Überlebenszeit, das exprimiert wird in den selben Tumorzellen. Die Co-Expression dieses Eiweißes mit dem TypII-Hexokinase-Promoter während der Reporter-Gen-Analyse resultiert in erhöhter Transkription. Die Nachbarschaft dieses p53-Elements zu den Hypoxie- und Glucose-Elementen als auch die jüngste Beobachtung, dass Tumorzellen innerhalb hypoxischer Regionen mit einer hohen Rate p53-Veränderungen forcieren, impliziert eine bedeutsame Beziehung zwischen
- der TypII-Hexokinase-Expression,
- der Expression des veränderten p53,
- Hypoxie,
- erhöhtem Glucose-Abbau,
- der Progression des Zellteilungszyklus,
- oder der Proliferationsgeschwindigkeit der hoch glykolytischen, rapide wachsenden Tumoren"
(Mathupala 1997).

Mit anderen Worten: Die veränderten Genexpressionen sind nicht die Ursache, sondern die Antwort auf den Verlust an Fluidität und der "quantendynamischen Tiefe" aufgrund der erzwungenen Drosselung der Synthese nitrogener und oxygener Oxide (NO, O2-, Peroxinitrit) und der Schließung der PT-Schleusen der Mitochondrien.

Die alternative Erklärung der primären Krebsurache durch das Konzept der Typ II-Gegenregulation der Zelldyssymbiose

Das Bcl-2-Gen, das p53-Gen und ihre Eiweißprodukte sind Komponenten eines immer größer werdenden Ensembles von Genen und Eiweißen, die an der Öffnung und Schließung der PT-Schleusen der Mitochondrien beteiligt sind (Richter 1996, Zamzami 1997). Abhängig von der Sensitivität der Expression der Gene werden Eiweiß-Muster synthetisiert, die gegensinnig entweder die Öffnung oder die Schließung der PT-Schleusen forcieren. Die Art und Variabilität der Genexpression und folglich die Synthese der Eiweiß-Muster ist abhängig von der Fluidität des Redox-Milieus. Auf diese Weise können die Halbleiter-Eigenschaften der makromolekularen DNA, also die Schwellenwerte der Elektronenflüsse, welche die Transkriptionsmuster bestimmen, variabel moduliert werden. Die Redox-abhängige Modulation der Gene regelt also, ob und welche RNA-Botschaften für die Biosynthese der Funktions-, Struktur-, Signal- und Enzymeiweiße vermittelt werden. Die Gene müssen also nicht durch Mutationen im Sinne eines biochemischen Strukturdefekts verändert sein.

Das mehr als 70 Jahre lang nicht verstandene "Warburg-Phänomen" der aeroben Glykolyse wird angeschaltet als Überlebensstrategie im Zustand der "Pseudohypoxie" nach dem Szenario der archaischen Proto-Symbiose. Die "Pseudohypoxie" (scheinbarer Sauerstoffmangel) beruht also auf einer sekundären NO-/Peroxinitrit-Verminderung, die zur Zelldyssymbiose vom TypII führt.

"Diese Mechanismen, welche sehr ähnlich sind im Vergleich mit solchen, die eingesetzt werden von einigen hoch erfolgreichen Parasiten" (Mathupala 1997) sind nicht nur sehr ähnlich, sondern die Tumorzellen sind tatsächlich im Teilungszyklus von fakultativ anaeroben Parasiten (Protista) gefangen und versuchen nach jedem Zellteilungszyklus vergeblich, ihren verkümmernden Zellsymbionten (Mitochondrien) die Transkripte für die Eiweiße der Atmungskette und des OXPHOS-Systems anzubieten (Cuezva 1997), um die Mitochondrien-Atmung wieder auf Touren zu bringen.

Da das unveränderte p53-Eiweiß an der Öffnung der Mitochondrien-Schleusen beteiligt ist, ist das veränderte p53-Gen durch Co-Expression in der hypoxischen Region, die dem archaebakteriellen Genomanteil zugerechnet werden kann, mitverantwortlich für die Blockade der Rückschaltung auf das OXPHOS-System. Die Transkripte für die Synthese der Eiweiße der Atmungskette und des OXPHOS-Komplex könnten demgegenüber im proteobakteriellen Anteil des Zellkern-Genoms codiert werden. Diese Annahme würde das Paradox erklären, dass diese Transkripte weiterhin bereitgestellt werden. Bei den fötalen Zellen macht dagegen das Verhalten der Transkripte Sinn, weil sofort mit dem ersten Atemzug die nötigen Eiweiße für die Atmungskette und OXPHOS umgesetzt werden können. Regelgröße für diese evolutionsbiologisch programmierte Umschaltung des bioenergetischen und metabolischen Netzwerks ist also der durch Nitrosation erschöpfte Thiol-Pool (Glutathion, Cystein u. a.) und die Nitrosylation lebenswichtiger Enzyme und Signaleiweiße (Übersicht bei Stamler 1995).

Das Alternativkonzept erklärt die primäre Krebsursache und die relative Erfolglosigkeit der konventionellen Krebstherapie wesentlich plausibler als irgendwelche Mutationstheorien oder fiktivien Retrovirushypothesen

Dieser Kausalzusammenhang erklärt die Tatsache der Tumorgenese durch Nitrosamine und andere Nitroso-Verbindungen vor den Augen der ratlosen Krebsforscher wesentlich plausibler als irgendwelche Mutationstheorien und fiktive Retrovirus-Theorien. Er erklärt aber auch die relative Erfolglosigkeit der Elimination von Tumorzellen durch Operation, Bestrahlung und Chemotherapie. Denn ohne Ausgleich der exzessiven Nitrosation und Nitrosylation werden durch gesteigerten nitrosativen und oxidativen Stress die erzwungene Gegenregulation der TypII-Dyssymbiose auf Dauer in noch mehr Zellsystemen verschärft und selektive Subpopulationen von metastatischen Tumorzellen forciert. Das epidemiologische

Ergebnis, dass die Lebenserwartung von konventionell behandelten Krebspatienten durchschnittlich erheblich kürzer war als die von unbehandelten Patienten (Abel 1990) spiegelt die Denkverkürzung wider in der vorherrschenden Tumorforschung und Krebsmedizin.

Sicherlich demonstriert die exzessive Belastung mit nitrogenen Verbindungen nur einen Ausschnitt aus dem breit gefächerten Ursachenspektrum der Krebsursachen, da im Prinzip an jedem Knotenpunkt im selbstorganisierten bioenergetischen Netzwerk im Grenzbereich zwischen fester und fluider Phase überdauernde Störungen auftreten können. Im Prinzip wird aber die Antwort auf Extrembelastungen stets nach den gleichen archaischen evolutionsbiologischen Gesetzmäßigkeiten ablaufen. Insofern ist die Entwicklung des Kaposi-Sarkoms als TypII-Dyssymbiose (Rückbildung zur Proto-Symbiose) infolge primärer NO-Überbelastung und sekundärer NO-, O2- und Peroxinitrit-Drosselung ein plausibles Verständnismodell für die Tumorgenese.

Während der langen Zeit der Evolution war der menschliche Organismus im Wesentlichen mit biologischen Quellen der Belastung mit nitrogenen Oxiden konfrontiert. Hauptfaktor dürfte die endogene NO-Stimulation durch mikrobielle Toxine und Antigene gewesen sein (akute und chronische infektiöse und inflammatorische Prozesse vor allem durch Parasiten, Pilze, Würmer, Bakterien und Viren). Daneben konnten durch nitritbildende Bakterien verseuchtes Trinkwasser und mit Nitrosamin kontaminierte Nahrungsmittel (in der späteren Kulturgeschichte auch mit Nitrit und Nitritsalzen konservierte Fleisch- und Wurstwaren) eine Rolle spielen. Die erhöhte Bindung von schwefelhaltigen Thiolen und Thiol-Eiweißen durch Nitrosothiol-Bildung konnte jedoch dramatisch verschärft werden durch Hungerzustände und Fehlernährung. Diese bedingen einen beschleunigten Verbrauch des Thiol-Pools und der antioxidativen Kapazität durch Mangel an thiolhaltigen Aminosäuren (Cystein, Methionin), Folsäuremangel, Defizite an antioxidativen Vitaminen, essentiellen Fettsäuren,

Der drastische Rückgang infektiöser und inflammatorischer Prozesse als Hauptkrankheits- und Todesursachen in den industrialisierten Ländern vor Einführung der Schutzimpfungen, Chemotherapeutika und Antibiotika

Polyphenolen, Polyanionen, Mineralien und Spurenelementen.

In den industrialisierten Ländern konnten akute und chronische infektiöse und inflammatorische Prozesse als Hauptkrankheits- und Todesursache im Zeitraum von Mitte des 19. Jahrhunderts bis zur Mitte des 20. Jahrhunderts kontinuierlich vermindert werden durch verbesserte Ernährung, Hygiene, Wohnverhältnisse, Trinkwasserreinigung, Abwasserentsorgung, Ungeziefer-Desinfektion, Bildung und Aufklärung sowie die Erkenntnisfortschritte der modernen Medizin und Naturwissenschaft (Sagan 1987, 1992). Dieser drastische Rückgang der Infektionsraten und Sterblichkeitsfälle konnte erreicht werden vor Einführung der Schutzimpfungen, Chemotherapeutika und Antibiotika (Siehe Schaubilder: Beispiele des kontinuierlichen Rückgangs der Krankheits- und Sterberaten durch infektiöse Erkrankungen von Mitte des 19. bis Mitte des 20. Jahrhunderts (siehe Tafel XVI)).

Der dramtisch veränderte nitrosative und oxidative Belastungsdruck in den industrialisierten Ländern kann von den archaischen Zellsymbiosen nicht anders beantwortet werden als in der vorindustriellen Evolutionsphase und ist die Ursache für die chronischen, degenerativen und Krebserkrankungen

In den Armutsländern spielt Fehl- und Mangelernährung in Kombination mit hoher Mikroben-Exposition, begünstigt durch Trinkwasserverseuchung, Hygienemangel, ungünstigen Wohnverhältnissen, geringem Bildungsstand, fehlender medizinischer Infrastruktur usw. nach wie vor die dominierende Rolle für die ursächliche Entwicklung von akuten und chronischen infektiösen und inflammatorischen Prozessen einschließlich opportunistischer Erkrankungen (nutrional AIDS, Beisel 1992, 1996). In den industrialisierten Ländern entwickeln sich jedoch völlig neue Belastungsprofile der schleichend chronischen nitrosativen und oxidativen Stresszustände durch Zivilisationsprodukte. Dieser in der Evolutionsgeschichte in dieser Kombination erstmalige chronisch nitrosative und oxidative Belastungsdruck kann von der archaischen Zellsymbiose nicht anders beantwortet werden als durch die gleichen Gegenregulationen wie im Falle chronischer nitrosativer und oxidativer Stimulation durch Parasiten oder Würmer. Das Ergebnis ist die Typ2-Cytokin-Dominanz und unter den beschriebenen Bedingungen die fixierte Umschaltung zur TypII-

Dyssymbiose. Diese evolutionsbiologisch programmierte, unveränderbare Option, auf Störungen des Mikro-Gaia-Milieus infolge chronischer Nitrosation, im Extremfall lediglich durch Drosselung der zelleigenen Synthese der nitrogenen und oxygenen Oxide antworten zu können, ist die Ursache für die Umkehrung des Verhältnisses der akuten zu den chronischen Erkrankungen in den vergangenen 50 Jahren, manifestiert durch degenerative und Krebserkrankungen als Haupttodesursache. Diese Auffassung wird gestützt durch den Nachweis mehrerer Forschungsgruppen, dass maligne Tumoren mit Typ2-Cytokin-Dominanz assoziiert sind (Clerici 1998).

Einzigartig in der Menschheitsgeschichte ist jedoch die nitrosative und prooxidative Belastungskombination bei ungeschütztem promiskuitivem, analrezeptivem Geschlechtsverkehr einer Minderheit homosexueller Männer mit langfristigem Sexdoping durch Inhalation von Nitritgasen (poppers), exzessivem Missbrauch von potentiell nitrosativen Antibiotika, Antiparasitika, Antimykotika, Virustatika, einer Vielzahl von "recreational drugs" u. a., langjähriger Multiinfektiösität und massiver Aufnahme von Alloantigenen, durch nitrosatierende und oxidierende Fremdsamenflüssigkeit (Übersicht bei Root-Bernstein 1993).

Alle relevanten wissenschaftlichen Daten nach 20 Jahren Kaposi-Sarkom-Forschung bestätigen exzessiven nitrosativen Stress und Erschöpfung des Thiol-Pools als primäre Ursache des exklusiven Auftretens des Kaposi-Krebs bei homosexuellen Männern

1985 wurde im Tierversuch demonstriert, dass die gleichzeitige Administration von Nitriten und Antibiotika die Bildung von Tumoren hervorruft (Brambilla 1985). Der amerikanische Pharmakologe Ignarro, der zeitgleich mit seinem amerikanischen Forscherkollegen Furchgott als Erster die Existenz des gasförmigen NO-Moleküls und seine physiologischen Funktionen in menschlichen Zellsystemen nachweisen konnte, hat demonstriert, dass NO aus Nitrit in Endothelzellen der Blutgefäßwände gebildet wird. NO-Gasmoleküle, die nicht unmittelbar zur Blutdruckregelung an das Eisen in dem Enzym Guanylatcyclase binden, werden gespeichert in besonderen Zellorganellen, den Lysosomen mittels Nitrosation von Molekülen aus dem Thiol-Pool als Nitrosothiole sowie mittels Nitrosylation als Nitrosoproteine (Ignarro

1992). Ist der Thiol-Pool durch exogene Nitrit-Zufuhr erschöpft, werden über den Thiol-Sensor dieselben Regulationen ausgelöst wie bei zu lang anhaltender und starker NO-Synthese bei Stimulation durch mikrobielle Toxine, mikrobielle Antigen-Belastung oder nicht-mikrobieller Alloantigen-Belastung. Der Thiol-Pool erschöpft sich umso rascher, wenn NO aus exogenem Nitrit und anderer NO-Synthese (durch mikrobielle Stimulation, Alloantigen-Belastung und Abbau von nitrosativen Pharmaka) synchron verstoffwechselt werden muss. Die zelleigene NO-, O2--, Peroxinitrit-Produktion wird unter diesen Bedingungen gedrosselt, das veränderte Redox-Milieu bewirkt einen switch von Typ1-Cytokin-Mustern zu Typ2-Cytokin-Mustern und das OXPHOS-System der Zellsymbionten schaltet um auf aerobe Glykolyse. Die Sensitivität der Signalübertragungseiweiße, Transkriptionsfaktoren und der Transkriptionsgene verändert sich. Bleibt das bioenergetische und metabolische Netzwerk dekompensiert und kann die Balance auf der nicht-genetischen und genetischen Ebene nicht wieder ausgeglichen werden, transformieren sich die Endothelzellen zum Kaposi-Sarkom (TypII-Gegenregulation der Zelldyssymbiose).

Zahlreiche Studien haben bestätigt, dass so genannte HIV-positive Patienten im frühesten Stadium der Serokonversion (Umschlag des Laboreffektes "HIV-negativ" nach "HIV-positiv") eine drastische Absenkung des Thiol-Pools aufweisen. Es ist sowohl der Cystein- wie der Glutathion-Spiegel im Blutplasma wie auch intrazellulär stark vermindert (Übersicht bei Herzenberg 1997, Dröge 1997 a).

Ebenso ist in vielen Studien eindeutig die Verschiebung der intrazellulären Cytokin-Muster von Typ1-Cytokin- zu Typ2-Cytokin-Mustern (switch) im frühesten Stadium der Serokonversion von "HIV-positiven" Patienten sowie ein identischer Immunstatus wie bei Wurminfektionen, chronischen Parasiten- und Pilzinfektionen sowie chronischen Mykobakterien- und Spirochäteninfektionen (tertiäres Stadium III der Syphilis) demonstriert worden (Übersicht bei Lucey 1996).

Klinisch ist in westlichen Ländern das Auftreten des Kaposi-Sarkoms praktisch exklusiv bei analrezeptiven Homosexuellen mit langfristiger Nitritinhalation diagnostiziert worden. Seit Rückgang des Nitritkonsums unter Homosexuellen wird ebenfalls eine rückläufige Inzidenz des Kaposi-Sarkoms beobachtet statt einer zunehmenden Inzidenz wie von der HIV/AIDS-Theorie prognostiziert (Überblick bei Levine 1982, Marmor 1982, Lauritsen 1986, Haverkos 1988, 1990, Papadopulos-Eleopulos 1992 b, Duesberg 1996, Kremer 1998 a, 1998 c). Die klinische HIV/AIDS-Forschung hat auch dissoziierte Kaposi-Sarkoma-Fälle publiziert, es wurden Patienten als KS-Fälle diagnostiziert, bei denen der Laboreffekt "HIV-positiv" nicht gegeben war und der Immunstatus nicht charakteristisch verändert war. Diese Beobachtung entspricht der Tatsache, dass Endothelzellen isoliert transformiert sein können durch Gegenregulation nach Nitrit-Abusus ohne den häufigen synchronen TH1-TH2-Immunzell-switch. Aufgrund dieser und anderer klinischer und

Labordaten haben orthodoxe HIV/AIDS-Forscher den Schluss gezogen, dass HIV nicht die Ursache des Kaposi-Sarkoms und dass KS nicht die Folge einer sexuell übertragenen Retrovirus-Infektion sein kann (Beral 1990).

Insgesamt bestätigen die klinischen, anamnestischen, epidemiologischen und Labordaten nach 20 Jahren KS-Forschung das bioenergetische, metabolische und genetische Konzept der Tumorgenese infolge dekompensierter Rückbildung der Zellsymbiose zum archaischen Stadium der Proto-Zellsymbiose aufgrund exzessiver Nitrosation und Erschöpfung des Thiol-Pools.

Die Prognose hinsichtlich des "faszinierenden Rätsels" (Friedman-Kien 1984 a) des Kaposi-Sarkoms auf der historischen Konferenz der Retrovirus-Krebsforscher vom März 1983, dass man durch die Erforschung des Kaposi-Sarkoms nützliche Informationen gewinnen könnte für das Studium von Krebs im Allgemeinen (Thomas 1984), hat sich als richtig herausgestellt. Allerdings haben die Erkenntnisse der Retrovirus-AIDS- und Retrovirus-Krebsforschung in eine völlige Sackgasse geführt, auch wenn das Dogma der Krankheitstheorie "HIV verursacht AIDS" mit allen Mitteln, am Leben erhalten durch riesige Forschungsbeträge und die allgegenwärtige Mediendiktatur, zäh verteidigt wird. Die entscheidenden Erkenntnisse, die niemand bei der Propagation der HIV/AIDS-Theorie 1983/84 kannte, wurden außerhalb der Retrovirus-AIDS-Forschung und Retrovirus-Krebsforschung vor allem von der bioenergetischen Zellsymbiose-Forschung gewonnen.

Im Gegensatz zur Retrovirus-AIDS-Krebs-Theorie konnte das evolutionsmedizinische Konzept der Typ II-Zelldyssymbiose der Krebsgenese alle entscheidende Forschungdaten widerspruchsfrei integrieren

Das evolutionsmedizinische Konzept der TypII-Zelldyssymbiose der Tumorgenese auf der Grundlage der bioenergetischen Erforschung des Mikro-Gaia-Milieus konnte alle entscheidenden Forschungsdaten, gewonnen seit der stillen Revolution der medizinischen Grundlagenforschung Ende der achtziger Jahre, widerspruchsfrei integrieren.

Zwei Statements der international prominentesten Retrovirus-Krebsforscher beleuchten schlaglichtartig, wie sie selbst die von ihnen jahrzehntelang propagierte Theorie, dass Retroviren die Ursache von Krebs sind, als Beitrag zur Lösung des Krebsrätsels einschätzen.

Baltimore, 1970 gemeinsam mit Temin Entdecker der reversen Transkription von RNA in DNA, mit welcher er den entscheidenden Impuls für die Retrovirus-Krebsforschung im Rahmen der "Kriegserklärung gegen den Krebs" des Präsidenten Nixon im Jahre 1971 gab, Nobelpreisträger 1975 für Retrovirus-Krebsforschung, äußert sich 1988 als Präsident der Rockefeller-Universität in New York:
"Ich habe keine Vorstellung, wann wir genug wissen werden, um irgendetwas zu entwickeln (für die Krebsmedizin), das klinisch anwendbar ist und ich weiß nicht, wer im Begriff ist, dies zu tun ... Das hat keine hohe Priorität in meinem Denken" (Angier 1988).

Varmus, 1989 Nobelpreisträger für Retrovirus-Krebsforschung, Chef der Nationalen Institute für Gesundheit der USA, der obersten Forschungsbehörde für das gesamte US-Gesundheitswesen einschließlich des Nationalen Krebsforschungsinstituts, äußert sich 1988:

"Man kann keine Experimente machen, um zu sehen, was Krebs verursacht. Das ist kein zugängliches Problem, und das ist nicht die Art von Dingen, die Wissenschaftler leisten können" (Angier 1988).

In Wirklichkeit haben Retrovirus-Krebsforscher, zu Retrovirus-AIDS-Forschern auf dem historischen Kongress im März 1983 in New York mutiert, genau solche Experimente an den immungeschwächten AIDS-Patienten, von denen einige auch ein Kaposi-Sarkom entwickelt hatten, vorgeschlagen: Die in der Folge praktizierten millionenfachen Behandlungen der als „HIV-Positiv" stigmatisierten und AIDS-Patienten mit immunotoxischen und zelltoxischen Chemo-Antibiotika und Chemotherapeutika haben im Ergebnis das „Krebsrätsel" nicht lösen können. Allerdings hat die Aufklärung der tödlichen Irrtümer und Täuschungspraktiken der Retrovirus-AIDS-Krebsforscher zum tiefgreifenden Erkenntniswandel über die Natur der Krebszellen und folglich über die wirksame Therapie und Prävention der Krebsleiden beigetragen.

Warburg hatte im Prinzip Recht: Die ungeplanten und geplanten pharmakotoxischen Experimente am Menschen beweisen, dass Krebs verursacht wird infolge der primär funktionellen und sekundär strukturellen Inaktivierung der mitochondrialen Zellsymbionten. Die funktionelle Blockade der Zellatmung aktiviert im Falle des verhinderten Zelltods die evolutionsbiologisch programmierte Überlebenskonkurrenz des archaebakteriellen Genoms und inaktiviert die Kooperation mit den proteobakteriellen Genomanteilen im Zellkern und in den Mitochondrien. Die Folge ist die überdauernde TypII-Gegenregulation der Zelldyssymbiose.

IX. Der Amoklauf der HIV/AIDS-Medizin

Warum AIDS-Medikamente AIDS und Krebs sowie Degeneration von Muskel- und Nervenzellen verursachen, die Aufklärung des tatsächlichen Wirkmechanismus von AZT etc. und Bactrim etc.

Die Produkte der vor mehr als 50 Jahren initiierten Laborforschung, die zum Ziel hatte, in die Biosynthese der Grundbausteine der Nukleinsäuren der DNA, die Purinbasen Adenin und Guanosin sowie die Pyrimidinbasen Thymin und Cytosin, abgewandelte analoge Basen einzuschleusen, sollten die Biosynthese in Mikrobenzellen, in Immunzellen und Krebszellen hemmen. Das Laborteam von Hitchings in den Laboratorien von Burroughs Wellcome hatte drei Substanzgruppen synthetisiert, die als gemeinsames Charakteristikum in ihrem molekularen Aufbau Nitro-Strukturgruppen enthalten. Diese Substanzen bewirken sowohl in Mikrobenzellen antimikrobielle Effekte als auch in Immun- und Nicht-Immunzellen des Menschen immunsuppressive und krebserzeugende Effekte sowie degenerative DNA-Schädigungen.

Drei der „erfolgreichsten" immundepressiven (Azathioprin), antimikrobiellen (Trimethoprim) und „antiretroviralen" (AZT) Medikamente stammen aus derselben Laborküche: alle drei Substanzen wirken immunotoxisch, Mitochondrien-toxisch und krebserzeugend (primäre und sekundäre AIDS- Indikatorkrankheiten)

- Die erste Substanz ist Azathioprin, das seit den sechziger Jahren bei organtransplantierten Patienten als immunsuppressives Medikament eingesetzt wurde (Chen 1987). Azathioprin hat klinisch opportunistische Infektionen, Kaposi-Sarkom und Lymphome ausgelöst (Transplantations-AIDS).
(Übersicht bei Penn 1979, 1981)
- Die zweite Substanz ist Azidothymidin (AZT), seit 1986 bis heute das am häufigsten verordnete Medikament zur Prophylaxe von AIDS. AZT soll bei „HIV-Positiven" und AIDS-Patienten die Vermehrung des hypothetischen „Retrovirus HIV" hemmen (Mitsuya 1985, Furman 1986). AZT ist hoch toxisch und bewirkt antimikrobielle, immunsuppressive und krebserzeugende Effekte sowie in zahlreichen Zellsystemen des Menschen degenerative DNA-Schädigungen

(Übersicht bei Duesberg 1996, Giraldo 1999, Brink 2000).
- Die dritte Substanz ist Trimethoprim (TMP). Als Kombinationspräparat mit Sulfamethoxazole, einem Sulfonamid-Abkömmling, wurde TMP als Cotrimoxazole 1969 in USA und Europa als antimikrobielles Medikament zugelassen (DTB 1969). Trimethoprim als Einzelmedikation oder in der Kombination mit Sulfamethoxazole (Cotrimoxazole) erzeugt neben dem antimikrobiellen Wirkmechanismus immunsuppressive und krebserzeugende Effekte sowie in zahlreichen Zellsystemen des Menschen degenerative DNA-Schädigungen.

Alle drei Substanzgruppen, Azathioprin, Azidothymidin (AZT) und Trimethoprim bzw. Cotrimoxazole (T+S) besitzen also chemische Eigenschaften, um das auf dem historischen Kongress vom März 1983 in New York von Retrovirus-Krebsforschern postulierte klinische Forschungsprogramm umzusetzen „in einer Serie von menschlichen Experimenten, geplant und ausgeführt, um die Fragestellung zu beantworten, die sich automatisch von selbst ergibt: Was würde passieren, wenn man den vermutlichen Abwehrmechanismus der zellulären Immunität des Menschen aufhebt? Würde diese Maßnahme das Auftreten oder den klinischen Verlauf von Krebs beeinflussen?" (Thomas 1984).

Hintergründe und Manipulationen bei der Einführung der Substanz AZT für die geplanten menschlichen Experimente

Um den Beweis führen zu können, ob der Verlust der Funktion der T-Helferimmunzellen die Entwicklung von Tumorzellen verursacht, war die Annahme, dass die T-Helferimmunzellen durch ein postuliertes Retrovirus zerstört werden, äußerst hilfreich. Diese Hypothese erlaubte den Einsatz einer Substanzgruppe, von der man das Wissen hatte, dass sie immunsuppressive Wirkungen erzeugte und Tumorzellbildung verursachte. Mit der Alibi-Indikation der Retrovirus-Hemmung, um angeblich das Leben der nach medizinischer Lehrmeinung unabwendbar todgeweihten AIDS-Patienten zu verlängern, konnte man ohne ethische Bedenken und mit der notwendigen Kooperationsbereitschaft der betroffenen Patienten eine solche experimentelle Substanz verordnen.

Eine solche Substanz gab es. Sie war 1961 erstmalig aus Heringsspermazellen isoliert worden und 1964 von Horwitz von der Michigan-Krebs-Stiftung als 3-azido-3-deoxythymidine synthetisiert worden (Horwitz 1964). Die tierexperimentelle Erprobung bei leukämiekranken Mäusen und Ratten verursachte die Entwicklung von Lymphomen (Yarchoan 1987, Adams 1989). Aufgrund dieses tumorerzeugenden Effektes und der mangelnden Hemmung von Leukämiezellen wurde die Substanz nicht zur klinischen Erprobung am Menschen zugelassen (Duesberg 1996). Kurz nach weltweiter Markteinführung des „Anti-HIV-Antikörper-Tests", entwickelt nach dem patentierten Herstellungsverfahren von Gallo im Nationalen Krebsinstitut der USA, erschienen 1985 Publikationen aus dem selben Institut, in denen berichtet wurde, man habe entdeckt, dass Azidothymidin, Kurzbezeichnung AZT, ein Krebs-Chemotherapeutikum aus der Gruppe der nukleosidanalogen Substanzen, die Vermehrung des „Retrovirus HIV" in der Zellkultur hemmt (Mitsuya 1985).

Es war seit 1984 bekannt, dass nukleosidanaloge Substanzen nicht nur Lymphome verursachen, sondern auch massive immunsuppressive Effekte auf die T-Helferimmunzellen ausüben und opportunistische Infektionen hervorrufen.

„Jede der Nukleosid-analogen Substanzen ist assoziiert mit tief greifendem Verlust der T-Helferimmunzellen, mit einer Umkehr des Verhältnisses der T-Helferimmunzellen zu den T8-Lymphzellen und opportunistischen Infektionen" (Cheson 1997).

Nukleosidanaloge Substanzen verursachen also AIDS und Krebs. AZT ist folglich die geeignete propagierte Substanz zur „Aufhebung der zellulären Immunität" (Thomas 1984) und Tumorgenese.

AZT wurde nach 17-wöchiger Erprobung in einer Multi-Center-Studie an mehreren US-amerikanischen Kliniken 1986/87 in Rekordzeit innerhalb weniger Monate zur Medikation von AIDS-Patienten zugelassen. Die klinische Erprobung eines neuen Medikamentes dauert in den USA normalerweise durchschnittlich 8 bis 10 Jahre. Die Vermarktung von AZT übernahm derselbe US-Pharmakonzern Burroughs Wellcome, der Azathioprin herstellte. Der weltweit agierende britisch-amerikanische Pharmagigant Burroughs Wellcome, der in den neunziger Jahren zum größten Pharmakonzern der Welt Glaxo Wellcome (jetzt Glaxo Smith Kline) fusionierte, hatte eine ungewöhnliche historische Firmenverfassung, die Gewinne flossen großen Teils als Forschungsförderung und Spenden an biochemische Forschungsinstitute und in klinische Studien. Durch diese Geldflüsse hatte sich ein enges finanzielles Abhängigkeitsnetz entwickelt zwischen den Forschern in Labors und Uni-Kliniken und staatlichen Gesundheitsbehörden sowie dem Pharmakonzern, viele experimentelle und klinische Studien der chemotherapeutischen Behandlung an Krebskranken wurden von Burroughs Wellcome finanziert. Der Forschungschef des Konzerns, Barry, hatte zuvor als Virologe bei der US-amerikanischen Arzneimittelzulassungsbehörde FDA gearbeitet. Er war der praktischerweise richtige Mann an der richtigen Stelle zur richtigen Zeit, um die menschlichen Massenexperimente mit dem Krebstherapeutikum AZT an AIDS-Patienten zu organisieren und die richtigen Kooperationskanäle für die Blitzzulassung von AZT durch die FDA zu nutzen. Das Nationale Krebsinstitut hatte die Daten und die Technologie für die Synthese von AZT an Burroughs Wellcome übertragen. Im Juli 1985 wurde Burroughs Wellcome von der FDA für AZT der „orphan drug-Status" (englisch: orphan = Waise) bewilligt, also noch vor der ersten wissenschaftlichen Publikation im Oktober 1985 der Forscher des Nationalen Krebsinstitutes zum „Anti-HIV-Effekt" von AZT. „Orphan drugs" sind solche Medikamente, die in den USA jährlich für weniger als 200.000 Patienten benötigt werden und deren Herstellung für Pharmafirmen finanziell nicht lukrativ ist. Das entsprechende US-Gesetz sieht für die Herstellung solcher „orphan drugs" sieben Jahre exklusive Vermarktungsrechte und Steuererleichterungen vor. Im Falle von AZT, das extrem teuer ist, hat die FDA für Burroughs Wellcome kein Preislimit festgelegt. Im Februar 1986 wurde die gemeinnützige Rechtsform von Burroughs Wellcome in eine börsengehandelte Aktiengesellschaft umgewandelt. Im November 1986 publizierte Barry zusammen mit seinen Kollegen vom Nationalen Krebsinstitut der USA Aufsehen erregende Forschungsdaten zur „Anti-HIV-Hemmung" in den T-Helferimmunzellen von AIDS-Patienten nach AZT-Medikation. Der Kurs der Burroughs-Wellcome-Aktie stieg innerhalb eines Jahres von 120 p. auf 450 p. (Adams 1989). Die „unsichtbare Hand des Marktes" hatte, ebenso wie im Falle der Patentierung des „Anti-HIV-Antikörper-Tests" von Gallo vor der Erstpublikation überprüfbarer Forschungsdaten, dafür gesorgt, dass die strategischen Entscheidungen zur Vermarktung der weltweiten „geplanten menschlichen Experimente" zur „Aufhebung der zellulären Immunität" durch Medikation des immunsuppressiven und krebserzeugenden Chemotherapeutikums AZT gefällt waren, bevor die Forschungsdaten der ersten experimentellen Studie (Oktober 1985) sowie der zweiten experimentellen Studie und ersten klinischen Pilotstudie (November 1986) publiziert wurden. Zum Zeitpunkt der Publikation der letzteren waren die klinischen Tests in der Multi-Center-Studie der USA schon im Gange. Im Frühsommer 1987 wurde AZT bereits zum Einsatz für alle AIDS-Erkrankten von der US-Arzneimittelzulassungsbehörde FDA zugelassen (Lauritsen 1987, 1990). Barrys Partner waren der damalige Leiter der Abteilung für die Testung und Entwicklung von Chemotherapeutika in der Krebsmedizin und jetzige Chef des Nationalen Krebsinstituts der USA, Broder, und der klinische Retrovirologe Bolognesi von der Duke-Universität in North Carolina (Duesberg 1996). Das Trio zeichnete gemeinsam verantwortlich als Autoren für die Schlüsselpublikation in den Proceedings der Nationalen Akademie der Wissenschaften der USA von 1986, in der behauptet wurde, AZT habe die DNA-Synthese in „HIV-infizierten" Zellen in der Zellkultur 100-mal effektiver gehemmt als in „nicht-HIV-infizierten" Zellen. Als Nachweis für die „HIV-Hemmung" führten sie dieselben unspezifischen „molekularen Ersatzmarker" als Indiz für die Anwesenheit des „Retrovirus HIV" an, die auch Gallo und Montagnier als „Nachweis, Isolation und kontinuierliche Produktion von zellzerstörenden Retroviren von AIDS und Pre-AIDS" (Popovic 1984) durch Täuschungspraktiken fehlinterpretiert hatten (siehe oben). Gleichzeitig behaupteten die verbündeten Experimentatoren des Pharmakonzerns Burroughs Wellcome, des Nationalen Krebsinstituts und der Duke-Universität, dass nach Einnahme von AZT in der ersten klinischen Teststudie mit AIDS-Patienten die Substanz in 2000- bis 20000-mal größeren Mengen die Vervielfältigung (Replikation) der „HIV-DNA" (gemessen anhand von unspezifischen Ersatzmarkern) gehemmt habe als die Zellkern-DNA der „HIV-infizierten" T-Helferimmunzellen (Furman 1986). Diese Behauptungen sind in zahlreichen späteren Untersuchungen von orthodoxen HIV/AIDS-Forschern, die von der gleichen Annahme der Existenz des „Retrovirus HIV" anhand von unspezifischen molekularen Ersatzmarkern und von der gleichen Annahme des Wirkmechanismus von AZT ausgegangen sind, vielfach widerlegt worden (Übersicht bei Chiu 1995). Die Behauptung der höheren Affinität für den Einbau von AZT in die „retrovirale DNA" im Vergleich zur Zellkern-DNA menschlicher Zellen ist jedoch bis heute weder von den Forschern des Herstellers Burroughs Wellcome (jetzt Glaxo Wellcome), des Nationalen Krebsinstituts noch der Duke-Universität korrigiert worden. Zahllose Ärzte in aller Welt verschreiben AZT auf der Grundlage dieser Falschbehauptung seit 1987 AIDS-Patienten und seit 1990 gesunden, symptomfreien „HIV-positiven" Patienten (Volberding 1990). Vor der weltweiten Vermarktung von AZT zur „lebensverlängernden Behandlung von AIDS-Patienten durch Hemmung der retroviralen HIV-Replikation" ab 1987 und der „präventiven Hemmung der HIV-Replikation in den T-Helferimmunzellen von symptomlosen HIV-Patienten" haben weder die Forscher des Herstellerkonzerns noch die Forscher des Nationalen Krebsinstituts oder irgendwelche anderen Forscher den tatsächlichen Wirkmechanismus von AZT überprüft. Ausnahmslos wurde, unabhängig von den jeweiligen Annahmen über die Affinität von AZT zur „retroviralen DNA" oder zur Zellkern-DNA, von allen Forschern und verordnenden Medizinern ungeprüft als Tatsache angesehen, dass Azidothymidin (AZT) als veränderter molekularer Baustein statt des natürlichen Bausteins Thymidin in die DNA-Kette im Zellkern eingebaut wird, entweder durch das „HIV-Enzym Reverse Transkriptase (RT)" oder durch die natürlichen Zellkern-Enzyme der DNA-Polymerasen.

In der lang gestreckten Kette der mehr als 100.000 Gene des Menschen, verteilt auf 23 doppelte Genpakete, Chromosomen genannt, sind einige Milliarden Grundbausteine aneinander gereiht. Diese Nukleotide (von griechisch: nukleos = Kern) sind molekular aus einem Zucker, einer Base und drei Phosphoratomen zusammengesetzt. Die Nukleotide können eine von vier Basen (Adenosin, Cytosin, Guanosin oder Thymidin) enthalten. Diese Basen besitzen eine OH-Molekülgruppe, an die jeweils das nächstfolgende Nukleotid angehängt wird. Die Reihenfolge der Basen in jeweils drei aneinander gekuppelten Nukleotiden bildet das Codierungsmuster für die Bauanleitung der Synthese von Eiweißen aus Aminosäuren im Zellplasma. Dieses DNA-Codierungsmuster wird nach redoxabhängiger Stimulation durch Transkriptionsfaktoren in eine RNA-Botschaft umgeschrieben (Transkription) und in die Biosynthese der Eiweiße übersetzt (Translation). Der ganze Vorgang heißt Expression, man spricht davon, dass die Gene exprimiert werden.

In diesen Vorgang greift nach der dogmatischen Lehrmeinung der HIV/AIDS-Medizin der veränderte Grundbaustein AZT ein. In der Thymidin-Base dieses Moleküls ist die OH-Gruppe durch eine Azido-Gruppe ersetzt worden. Sollte der falsche Grundbaustein AZT also durch das RT-Enzym des angenommenen „Retrovirus HIV" in die DNA-Kopie der „HIV-RNA" eingebaut werden, so würde an dieser Stelle der kurze DNA-Strang von „HIV" (Provirus genannt) keine weiteren Nukleotide mehr anreihen können, weil das eingebaute AZT die falsche Kupplung hätte. Das Provirus-Genom von „HIV" würde unvollständig bleiben und könnte nicht mehr mithilfe des Zellteilungsapparates der Wirtszelle als neues infektiöses „Retrovirus HIV" vermehrt werden.

So weit die Theorie, mit der die von der „unsichtbaren Hand des Marktes" manipulierten HIV/AIDS-Mediziner ihren symptomfreien „HIV-positiven" und AIDS-erkrankten Patienten bis heute suggerieren, die lebenslange Einnahme von AZT, allein oder in Kombination mit anderen Substanzen, würde ihr Leben verlängern durch Hemmung der früher oder später „tödlichen Retrovirus-Infektion mit HIV". Diese in allen Ländern der Welt mit ungeheurem Propagandaaufwand verbreitete Lehrmeinung hat jedoch nichts mit der biologischen Wirklichkeit zu tun, und die verantwortlichen Mediziner wissen dies auch ganz genau.

Die Aufklärung des tatsächlichen AZT Wirkmechanismus

Die synthetische Substanz Azidothymidin ist in Wirklichkeit kein Nukleotid. AZT ist ein synthetisches Nukleosid, die Vorstufe eines Nukleotides, das lediglich ein Phosphoratom ankoppelt. Um in DNA, gleichgültig ob „HIV-Provirus-DNA" oder in Zellkern-DNA, eingebaut werden zu können, müsste das Nukleosid AZT im Zellkern mit drei Phosphoratomen bestückt werden und könnte erst dann von einem Enzym „HIV-RT" oder dem Zellkern-Enzym DNA-Polymerase als dann komplexes Nukleotid an die sich verlängernde DNA-

Kette angehängt werden. In diesem Falle würde aus dem synthetischen Nukleosid Azidothymidin (AZT) das einbaufähige DNA-Nukleotid Azidothymidin-Triphosphat (AZT-TP). Zahlreiche Untersuchungen im vergangenen Jahrzehnt haben aber eindeutig nachgewiesen, dass AZT nur zu etwa 1 % in AZT-TP umgewandelt wird: Absolut zu wenig, um bei der verordneten AZT-Dosis zwischen 500 und 1.500 mg pro Tag irgendeine Hemmung der „HIV-Provirus-DNA" oder Zellkern-DNA als „DNA-Terminator", wie der behauptete Wirkmechanismus von AZT bezeichnet wird, verursachen zu können (Übersicht bei Papadopulos-Eleopulos 1999).

Da Azidothymidin 1961 aus Spermazellen von Heringen isoliert und erst anschließend 1964 synthetisch hergestellt wurde (Adams 1989) muß die nahe liegende Frage, die niemand gestellt hat, lauten: Welche natürliche Funktion hat Azidothymidin in Samenzellen von Wirbeltieren? Zwei für die Befruchtung des Eies und die Entwicklung des Embryos wichtige Gründe sind denkbar: Erstens: Alle eukaryoten Lebewesen mit sexueller Fortpflanzung vererben ihre Mitochondrien strikt nur über die mütterliche Erblinie (Wallace 1999). Die Mitochondrien der Samenzelle müssen also vor dem Eindringen in die Eizelle irgendwie inaktiviert werden, wie das geschieht, hat anscheinend niemand untersucht. Zweitens dürfen die Samenzellen keine intrazellulären Erreger in die Eizelle einschleppen, da die embryonalen Zellen aufgrund ihrer Typ2-Cytokin-Dominanz intrazelluläre Erreger nicht ausreichend eliminieren können (Coffman 1986, Mosmann 1996). Azidothymidin erfüllt als nitrosative Substanz beide Zwecke. Die Azido-Gruppe des Azidothymidin hemmt das mitochondriale Enzym Cytochromoxidase (Tyler 1992). Die biologische Logik ist also, dass die Hemmung der Cytochromoxidase in Samenzellen kurz vor dem Eindringen der Samenzellen in die Eizelle erfolgt und die Mitochondrien der Samenzellen durch Azidothymidin inaktiviert werden. Der gleiche Effekt durch Azidothymidin ist für die Cytochromoxidase von Mikroben anzunehmen.

Nach weltweiter Zulassung von AZT als AIDS-Medikament zur angeblichen selektiven Blockade des „Retrovirus HIV" wurde von mehreren Forschungsgruppen berichtet, dass die Administration von AZT Schäden an der DNA der Mitochondrien verursachte (Übersicht bei Lewis 1995). Diese Befunde stimmen mit den Behauptungen der HIV/AIDS-Forscher nicht überein, weder mit der Aussage, dass AZT exklusiv in die „HIV-Provirus-DNA" eingebaut wird, noch dass die DNA-Kette abbricht. Um die Ursachen der AZT-Schäden an der Mitochondrien-DNA zu prüfen und zu untersuchen, ob die beobachteten DNA-Schäden für die aufgetretene Wachstumshemmung der Zellen nach AZT-Behandlung verantwortlich sind, experimentierten 1995 Forscher der State University in New York mit Mitochondrien unter Einwirkung von AZT. Sie ließen die Mitochondrien für fünf Tage in einem Medium mit pharmakotherapeutischer AZT-Dosierung (fünf mikroMol für fünf Tage) wachsen. Bereits innerhalb drei Stunden nach AZT-Zugabe zeigten die Mitochondrien charakteristische Veränderungen: Verminderte Anzahl der Mitochondrien, verminderte Sauerstoffaufnahme, verminderte ATP-Synthese und erhöhte Laktat-Synthese. Da die Neubildung von DNA wesentlich länger als drei Stunden dauert, konnten die Veränderungen der Mitochondrienanzahl, der Energieproduktion und der glykolytischen Laktatbildung nicht auf der primären Hemmung der Mitochondrien-DNA beruhen (Hobbs 1995).

Forschungsgruppen von mehreren französischen Forschungsinstituten untersuchten die Effekte von AZT und zwei anderen AIDS-Medikamenten (den Nukleosidanaloga ddI und ddC) in menschlichen Muskelzellen. Alle drei Substanzen bewirkten eine dosisabhängige Abnahme der Proliferation und der Differenzierung der Zellen, eine Abnahme der Enzymaktivitäten in der Atmungskette der Mitochondrien (Cytochrom c-Oxidase in Komplex IV und Succinat-Dehydrogenase in Komplex II der Mitochondrien sowie eine Erhöhung der glykolytischen Laktatsynthese). Die Forscher schlussfolgerten, dass AZT, ddI und ddC cytotoxische Effekte auf menschliche Muskelzellen ausüben und funktionelle Veränderungen durch Blockade der mitochondrialen Atmungsenzyme auslösen (Benbrik 1997).

Aus den Forschungsbefunden ergeben sich mehrere fundamentale Konsequenzen, die von den Forschern nicht explizit diskutiert wurden:

In den zwanziger Jahren hatte Warburg das „Atmungsferment" Cytochrom entdeckt. Dieses Molekül transportiert in der Atmungskette Elektronen von Komplex III zum Komplex IV, wo die Elektronen durch das Enzym Cytochrom c-Oxidase auf den molekularen Sauerstoff O_2 übertragen werden, der mit dieser Reaktion zu Wasser reduziert wird. 90 % des weltweit verbrauchten Sauerstoffs in Algen, Pflanzen, Pilzen, Parasiten, Tieren und Menschen wird durch diese Reaktion umgesetzt. Die transferierte Elektronenenergie in der mitochondrialen Atmungskette komprimiert die Wasserstoff-Ionen in den Mitochondrien, der Wasserstoffmotor treibt die Synthese des Energieträgermoleküls ATP an, das die gesamte Zelle mit Energie für Biosynthesen versorgt. Azidothymidin hemmt das Enzym Cytochrom c-Oxidase und unterbricht damit die ATP-Synthese. Dieser Wirkmechanismus ist einfach nachzuvollziehen: Die Azido-Gruppe des Azidothymidins besteht aus N3 ($\equiv$N). Diese dreifache Stickstoff-Atom-Konfiguration ist ebenso reagibel als nitrosatives Molekül wie NO und seine Derivate. Die Azido-Gruppe kann analog zu NO und seinen Derivaten Metall-Ionen, wie die Eisen-Ionen im Cytochromoxidase-Enzym oxidieren und ebenfalls Schwefel-Wasserstoff-Gruppen in Thiolen (Glutathion, Cystein) und Thiol-Eiweißen (R-SH) oxidieren.

Diese Eigenschaft der Azide (N3) wurde schon lange von experimentellen Mitochondrien-Forschern genutzt, um den Elektronentransfer in der Atmungskette der Mitochondrien von Komplex IV zum molekularen O_2 zu hemmen (Übersicht bei Tyler 1992).

Es ist deshalb nicht nachzuvollziehen, warum die HIV/AIDS-Forscher diesen Wirkmechanismus von Azidothymidin nicht erkannt haben wollen und stattdessen bis heute behaupten, AZT werde als selektiver DNA-Kettenterminator in die „HIV-Provirus-DNA" eingebaut, obwohl AZT nur geringfügig zum AZT-Triphosphat umgewandelt wird.

Die Blockade der Zellatmung in den Mitochondrien kann kurzfristig und reversibel sein. Dosisabhängig kann jedoch AZT bei plötzlichem ATP-Abfall durch Blockade der Cytochrom c-Oxidase den programmierten Zelltod durch Spannungsverlust des elektrischen Membranpotentials der Mitochondrien und massives Ca^{2+}-Cycling auslösen. Adenosintriphosphat (ATP) wird in den Mitochondrien aus Adenosindiphosphat (ADP) und anorganischem Phosphor (Pi) gebildet. Sinkt das Verhältnis ADP zu ATP unter den kritischen Wert von 0,2 ab, tritt Nekrose ein (Richter 1996).

Bei überdauernder AZT-Einwirkung können jedoch vielfache TypII-Gegenregulationen ausgelöst werden. Diese sind abhängig von der Erschöpfung des Thiol-Pools durch nitrosativen AZT-Stress. Durch die Redox-Veränderung werden veränderte Cytokin-Muster exprimiert. Die Typ1-Typ2-Balance verschiebt sich zur Typ2-Cytokin-Dominanz (Übersicht bei Lucey 1996). Die Typ2-Cytokin-Muster bewirken die erhöhte Expression des Cyclooxygenase-2-Enzyms (COX-2) und des Transforming-Growth-Factor (TGF-ß). COX-2 steuert die gesteigerte Bildung des Prostaglandin E2 (PGE2) aus der Arachidonsäure, die aus essentiellen Fettsäuren gebildet wird (Übersicht bei Minghetti 1998). TGF-ß und PGE2 unterdrücken das induzierbare Enzym der cytotoxischen NO-Synthese und aktivieren das Enzym Arginase, das Arginin zu Ornithin umwandelt. Der verminderte Arginin-Gehalt im Cytoplasma führt zu verminderter NO- und Peroxinitrit-Produktion, was zur Schließung der Mitochondrien-Membran beiträgt. Die entstehende TypII-Zelldyssymbiose (Proto-Symbiose) löst die erhöhte Expression von Hitzeschock-Proteinen, Bcl-2-Eiweißen (Calcium-Bindung an Membranen) und veränderten p53-Eiweißen, Ferritin-Eiweiß (Bindung von freiem Eisen) und des Enzymeiweißes Hämoxygenase-1 aus (Übersicht bei Lincoln 1997).

Letzteres führt zur exzessiven Bildung von Kohlenstoffmonoxid (CO), das gegensinnig oder gleichsinnig zu NO vielfache Abläufe reguliert (Suematsu 1996, Rivier 1998). CO kann ebenfalls das Enzym Cytochrom c-Oxidase der Atmungskette der Mitochondrien blockieren. Unter CO-Einwirkung werden aus Ornithin durch die Decarboxylase-Reaktion vermehrt Polyamine gebildet. Polyamine aktivieren Reparaturvorgänge und gesteigerte Zellteilungszyklen (McCann 1987, Bachrach 1989, Lincoln 1997). Die Ornithin-Decarboxylase-Reaktion induziert gleichzeitig über das Putrescin-Produkt Enzyme für die ATP-Synthese über aerobe Glykolyse (Brand 1997 b). Das Ergebnis ist also das seit mehr als 70 Jahren rätselhafte „Warburg-Phänomen" als Folge der nitrosativ und / oder oxidativ bewirkten Pseudohypoxie (scheinbarer Sauerstoffmangel). Die genetischen und nicht-genetischen Programme als Antwort auf Pseudohypoxie sind evolutionsbiologisch hoch konserviert und werden durch das sich selbst organisierende Mikro-Gaia-Milieu geregelt.

Azidothymidin-Einwirkung löst also die Inaktivierung der Mitochondrien aus über die Blockade von eisen- und kupferhaltigen Enzymen der Atmungskette, Hemmung der ATP-Synthese und abhängig von Dosis und Dauer der Administration sowie Disposition der antioxidativen Kapazität der Zellen eine TypI-Zelldyssymbiose (Apoptose / Nekrose) oder eine TypII-Zelldyssymbiose (Immunschwäche, Degeneration oder Tumorbildung). Klinisch sind alle Formen der kompensierten und dekompensierten Zelldyssymbiose überreichlich dokumentiert worden (Übersicht bei Giraldo 1999 b, Brink 2000).

Die therapeutischen Scheinerfolge durch AZT-Medikation

Die beobachteten Veränderungen der Mitochondrien-DNA sind als Sekundäreffekt durch nitrosative oder oxidative Effekte analog zu den DNA-Veränderungen durch NO, Peroxinitrit, Nitrosamin und ROS anzusehen (Übersicht bei Lijinsky 1994, Loeppky 1994, Lincoln 1997, Wallace 1999).

Azidothymidin kann über die Inaktivierung von Enzymen der Zellatmung nicht nur immunsuppressiv und krebserzeugend wirken, sondern hat auch antimikrobielle Effekte. Das Enzym Cytochrom c-Oxidase und andere durch AZT oxidierbare Enzyme sind ebenso in Bakterien, Pilzen und Protozoen vorhanden. Die klinisch scheinbar günstigen Effekte von AZT, die keineswegs aus den dargelegten Gründen auf eine Hemmung irgendeiner „HIV-Provirus-DNA" zurückgeführt werden können, beruhen auf einer unterschiedlichen Aufnahme der Substanz sowohl in Körperzellen als auch in Mikrobenzellen. Dieser Effekt von Azidothymidin kann nach der „Rasenmähermethode" zeitlich limitiert die Mikrobenbelastung vermindern, wenn aufgrund der Typ2-Cytokin-Dominanz die T-Helferimmunzellen des Patienten kein cytotoxisches NO mehr produzieren und intrazelluläre Mikroben nicht mehr eliminieren können. Gleichzeitig aber verschlechtern sich die Zelldyssymbiosen der Immun- und Nicht-Immunzellen des Patienten abhängig vom Rest-Thiol-Pool. Da überlebende Mikroben auf nitrosativen Stress durch AZT ebenso mit Gegenregulation vom TypII antworten können, ist es eine Frage der Zeit, wer den Wettlauf um die bestmögliche Anpassung an den nitrosativen und oxidativen Zielangriff mit AZT und einer ganzen Batterie von weiteren Zellgiften gewinnen wird, der Mensch oder die Mikroben. Denn gegenregulierte intrazelluläre Mikroben finden in gegenregulierten menschlichen Zellen ein günstiges Milieu, können aber nicht mehr eliminiert werden mangels cytotoxischem NO-Gas. Andererseits kann AZT nur nicht-gegenregulierte Pilze und Parasiten hemmen.

Überlebensfähige Mikroben schalten bei AZT-Medikation auf Glykolyse und Glutaminolyse um und können in den mangels cytotoxischem NO-Gas abwehrunfähigen Zellsystemen umso besser proliferieren, da die Laktat-Bildung die Übersäuerung (Acidifikation) des Umgebungsgewebes sowie die Penetration von Blutgefäßen und Wanderungsbewegungen durch sauerstoffuntersättigte Zellgebiete mittels Aktivierung von Proteinase-Enzymen wie Heparanase (Liew 1994, Brand 1997 b) ermöglicht. Die Tatsache, dass hoch maligne Tumoren sich sehr ähnlich verhalten wie einige hoch erfolgreiche Parasiten (Mathupala 1997), beweist, dass es sich bei den Zellformen um die gleichen archaischen evolutionsbiologischen Gesetze handelt.

Ob in menschlichen Samenzellen und anderen Zellen Azidothymidin oder ähnliche Substanzen gebildet werden, ist nicht untersucht worden. Aber es gibt Indizien, dass dies der Fall sein könnte. Menschliche Samenzellen enthalten ebenso wie hoch maligne Krebszellen oder rasch proliferierende Mikroben erhöhte Mengen an Polyaminen, die über den Ornithin-Zyklus gebildet werden. Tödliche Protozoen-Infektionen ebenso wie die Pilzerreger der Pneumocystis carinii-Lungenentzündung (PCP), der am häufigsten diagnostizierten AIDS-Indikatorkrankheit, konnten effektiv durch Ornithin-Decarboxylase-Hemmer (alpha-Difluorome-

Die bedeutsame Frage, ob männliche Samenzellen immunotoxisches und krebserzeugendes Azidothymidin (AZT) enthalten

thylornithin) behandelt werden (Sjoerdsma 1984). Bei analogen Krebszellen ist diese Behandlungsmöglichkeit anscheinend nicht erprobt worden, da man nicht in Betracht gezogen hat:
- die Inaktivierung der Atmungskette der Mitochondrien durch nitrosative und / oder oxidative Nukleoside (beispielsweise durch Reaktionswandel von Nukleosiden in Nitrosamine)
- die gegensinnige Aufschaltung der CO-Synthese durch Hämoxygenase-1

1991 stellte eine japanische Forschungsgruppe fest: „Die Schädigung der mitochondrialen DNA kann schon nach kurzer Einnahmezeit von AZT akkumulieren ... Für AIDS-Patienten ist es dringend notwendig, ein Medikament zu entwickeln, das diese toxische Substanz AZT ersetzt" (Hayakawa 1991).

Dieser Appell hat die Retrovirus-Krebs-Jäger und ihre Jagdgenossinnen und Jagdgenossen von der HIV/AIDS-Front bis heute nicht sonderlich beeindruckt. AZT ist nach wie vor das am häufigsten verordnete AIDS-Medikament (Papadopulos-Eleopulos 1999).

Das von der US-Zulassungsbehörde FDA unterdrückte toxikologische Beweisgutachten der krebserzeugenden Eigenschaften von AZT und die weltweiten klinischen AIDS- und Krebsfolgen infolge AZT-Medikation

Vor der Zulassung von AZT im Frühjahr 1987 für manifest AIDS-Kranke durch die FDA hatte der Toxikologe der FDA intern dringend vor AZT als möglichem krebserregendem Rattengift gewarnt, die Untersuchung von AZT mit der Toxikologischen Standardmethode des „Cell Transformation Assay" und anderen Verfahren hatte folgende Befunde ergeben:

„Dieses Verhalten ist charakteristisch für Tumorzellen und zeigt, dass AZT ein potentielles Carcinogen sein kann. Es erscheint zumindest so aktiv zu sein wie das positive Kontrollmaterial Methylcholanthrene (eine stark krebserzeugende Substanz) ... Dosisabhängige Chromosomen-Schäden wurden beobachtet an menschlichen T4-Helferlymphzellen in Zellkulturen mit dem cytogenetischen Probeverfahren ... Obwohl die Dosierungen variierten, wurde Anämie (Reifungshemmung der roten Blutkörperchen) in allen Spezies einschließlich bei Menschen festgestellt, an denen die

Substanz getestet wurde" (Chernov 1986, Übersicht bei Lauritsen 1987, 1988 a, 1988 b, 1990 a, Young 1988).

Dieses eindeutige toxikologische Gutachten wurde bei der Zulassung von AZT von der eigenen Behörde und im völligen Gegensatz zu den geltenden Richtlinien der FDA ignoriert. Der Herstellerkonzern Burroughs Wellcome (jetzt Glaxo Smith Kline) verfälschte die toxikologischen Befunde mit dem Hinweis auf dem AZT-Etikett: „Die Bedeutsamkeit dieser Ergebnisse in der Zellkultur ist nicht bekannt".

Der FDA-Toxikologe kritisierte diese Behauptung und stellte unmissverständlich fest:
„Die Aussage: ‚Die Bedeutsamkeit dieser Ergebnisse in der Zellkultur ist nicht bekannt' ist nicht korrekt. Eine Testchemikalie, die eine positive Antwort im ‚Cell Transformation Assay' induziert, wird als potentielle krebserzeugende Substanz angesehen" (Chernov 1986).

In den USA ist die therapeutische Anwendung von potentiell krebserzeugenden Substanzen beim Menschen gesetzlich verboten (Nussbaum 1990). Das interne toxikologische Gutachten der FDA über die AIDS und Krebs verursachenden Effekte von AZT wurde der Öffentlichkeit erst nach der Zulassung durch die FDA unter dem Zwang des US-Gesetzes "Freedom of Information Act" bekannt (Lauritsen 1987, 1990 a). Die allermeisten Mediziner und die Medien äußerten trotzdem keine Bedenken gegen den Einsatz bei symptomfreien so genannten HIV-Positiven und AIDS-Patienten. Die toxikologischen Testbefunde vor der AZT-Zulassung bestätigten sich sehr rasch in der klinischen AZT-Anwendung bei AIDS-Patienten sowohl hinsichtlich der AIDS-verursachenden als auch der krebserzeugenden Effekte. Nach einer dosisabhängigen mehr oder weniger kurzen Phase der prooxidativen Mobilisierung der Reservekapazität der Immunzellen entwickelten die AIDS-Patienten massive Inaktivierung der Mitochondrien und DNA-Effekte, schwer wiegende Schäden der Immunzellfunktion und der Reifung der roten Blutkörperchen sowie Tumorzellbildung, Degeneration von Nerven- und Muskelzellen, Leberversagen und Wasting-Syndrom u. a. toxische Symptome (Richman 1987, 1990, Pizzo 1988, Lauritsen 1988 a, 1989, 1990 a, 1990 b, 1990 c, Young 1988, Ostrom 1989, Bach 1989, Marx 1989, Cherfas 1989, Pluda 1990, Dalakas 1990). In umfassender Kenntnis der mit dem Leben der betroffenen neugeborenen, kindlichen und erwachsenen so genannten HIV-positiven Patienten nicht zu vereinbarenden pharmakotoxischen Effekte von Azidothymidin (AZT – biochemische Bezeichnung Zidovudin, Handelsname Retrovir) wurde aufgrund ungesetzlicher Manipulationen 1989 auf Empfehlung des Nationalen Instituts für Allergien und Infektionskrankheiten, unter Leitung des Obergutachters für die Forschungsförderung der HIV/AIDS-Medizin in den USA, Dr. Fauci, die Zulassung der FDA von AZT zur unbefristeten Behandlung von symptomfreien so genannten HIV-Positiven unter massiven politischen Pressionen erzwungen (Farber 1989, Larhoven 1990, Lauritsen 1989 a, 1989 b, 1990 a, 1990 b, 1990 c, 1990 d, 1993, Cotton 1990, Friedland 1990, Volberding 1990, Fischl 1990, Duesberg 1996, Lang 1998). Ausnahmslos haben die Gesundheitsbehörden in allen westlichen Ländern wie bereits bei der AZT-Zulassung zur Behandlung von manifest AIDS-Kranken im Jahre 1987 die Entscheidung der FDA nachvollzogen und ab 1990 die unbefristete Behandlung von symptomfreien so genannten HIV-positiven Neugeborenen, Kindern, Jugendlichen, schwangeren und nicht schwangeren Frauen, Männern, mit und ohne erkennbarem Risiko, gebilligt.

Wie aufgrund der chemischen Eigenschaften der Substanz zu erwarten, konnten in Tausenden von klinischen Studien in zahlreichen Immun- und Nicht-Immunzellen des Menschen toxische Schädigungen durch AZT-Medikation dokumentiert werden, die mit der Erhaltung des Lebens nicht vereinbar sind. Auch die erdrückende Fülle des wissenschaftlich publizierten Beweismaterials der staatlich legalisierten Vergiftungsexzesse durch AZT-Administration an Schwangeren, Neugeborenen und Kindern konnte die medizinisch völlig irrationale und therapeutisch sinnlose weltweite Massenvergiftung nicht beenden (Gill 1987, Richman 1987, Bessen 1988, Gorard 1988, Helbert 1988, Yarchoan 1989, 1991, Pluda 1990, Till 1990, Dalakas 1990, Smothers 1991, McLeod 1992, Bacellar 1994, Parker 1994, Kumar 1994, Rosenthal 1994, Chiu 1995, Zaretsky 1995, Moye 1996, Giraldo 1999 b, Brink 2000).

Das Eingeständnis des Herstellers, dass die tatsächlichen toxischen Folgen der AZT-Medikation nicht zu unterscheiden sind von den theoretischen „HIV-Symptomen"

Sogar die Herstellerfirma, der Pharmakonzern Glaxo Wellcome (jetzt Glaxo Smith Kline), der AZT unter der chemischen Kurzbezeichnung Zidovudine und dem Handelsnamen Retrovir vertreibt, sah sich zur juristischen Absicherung gegen Regressansprüche gezwungen:
„Retrovir (Zidovudine = AZT) kann mit schwer wiegender toxischer Schädigung der Blut bildenden Zellen assoziiert sein einschließlich Reifungshemmung der weißen Blutzellen (Granulocytopenie) und schwer wiegender Reifungshemmung der roten Blutkörper-

chen (Anämie), besonders bei Patienten mit fortgeschrittener HIV-Krankheit ... Degeneration und entzündliche Prozesse der Muskelzellen mit pathologischen Veränderungen (Myopathie und Myositis), ähnlich solchen, die durch die HIV-Krankheit produziert werden, sind assoziiert worden mit der Langzeit-Medikation von Retrovir" (Glaxo Wellcome 1998).

Nichts kann deutlicher den menschenverachtenden Verlust an ärztlicher Ethik demonstrieren, als das Eingeständnis des weltgrößten Pharmakonzerns, dass eine Substanz, die aufgrund zahlreicher unbezweifelbarer experimenteller Befunde den behaupteten Wirkmechanismus, nämlich den Einbau des AZT angeblich selektiv in die DNA-Kette einer „Provirus-DNA des Retrovirus HIV", objektiv nicht bewerkstelligen kann, stattdessen aber schwer wiegende toxische Schäden in Blut- und Muskelzellen verursacht. Diese Feststellung des Herstellers rechtfertigt den strafrechtlichen Vorwurf der gefährlichen Körperverletzung mit Todesfolge. Niemand hat tatsächlich eine „Provirus-DNA des Retrovirus HIV" isoliert (Papadopulos-Eleopulos 1993 a, 1998 a) und niemand hat trotz der größten Kapitalinvestition der Medizingeschichte und intensivsten Forschungsanstrengungen einen pathogenetischen Wirkmechanismus der „Provirus-DNA des Retrovirus HIV" nachweisen können (Balter 1997). Im Gegensatz dazu sind die von Glaxo Wellcome assoziierten schwer wiegenden Reifungsstörungen von Immunzellen und Nicht-Immunzellen mit absoluter Regelmäßigkeit bei millionenfachen AZT-Verordnungen in aller Welt diagnostiziert worden. Die Feststellung von Glaxo Wellcome, dass die assoziierten schwer wiegenden Zellschäden in schnell reifenden Blutzellen „besonders bei Patienten mit fortgeschrittener HIV-Krankheit" nach AZT-Medikation auftreten, bedeutet nichts anderes, als dass AZT die bereits in zahlreichen Studien im frühesten „HIV-Positiv-Stadium" nachgewiesene Verschiebung zur Typ2-Cytokin-Dominanz (Übersicht bei Lucey 1996) aufgrund der chemischen Eigenschaften der Substanz gesetzmäßig verschärft. „Fortgeschrittene HIV-Krankheit" heißt, dass die Entgiftungskapazität der Immun- und Nicht-Immunzellen versagt infolge eines überdauernden nitrosativen und/oder oxidativen Stresszustandes. In dieser eindeutigen diagnostischen Situation einem Patienten eine hoch nitrosative und oxidative Substanz zu verabreichen statt die Entgiftungsleistung der Zellsysteme des Patienten zu verbessern, ist im juristischen Sinne wissentliche Giftbeibringung, die früher oder später zum Tode des bereits zuvor vergifteten Patienten führen muss. Das Eingeständnis von Glaxo Wellcome, dass die „pathologischen Veränderungen (Myopathie und Myositis), ähnlich solchen, die durch die HIV-Krankheit produziert werden, assoziiert worden sind mit der Langzeit-Medikation von Retrovir" (Glaxo Wellcome 1998) beweist, dass die Symptome der „HIV-Krankheit" diagnostisch und pathologisch nicht zu unterscheiden sind von einer medikamentösen Intoxikation durch AZT, also auch die „HIV-Krankheit" exakt wie die „AZT-Krankheit" durch exzessiven und überdauernden nitrosativen und oxidativen Stress verursacht wird.

Der Wirkmechanismus von Bactrim (Trimethoprim / Sulfamethoxazole)

Die Tatsache, dass die so genannten antiviralen AIDS-Medikamente (nukleosidanaloge und nicht-nukleosidanaloge Substanzen sowie Proteasehemmer zur angeblichen Replikationshemmung so genannter HI-Viren) aufgrund der gegebenen biochemischen Eigenschaften die Vermehrung so genannter HI-Viren nicht hemmen können, jedoch immunotoxische, krebserzeugende und degenerative Effekte in Immun- und Nicht-Immunzellen ausüben, wirft die weitere entscheidende Frage auf, in welchem Maße die antimikrobiellen Substanzen, die zur Prophylaxe und Therapie von opportunistischen Infektionen bei so genannten HIV-Positiven, AIDS-Patienten und vielen anderen Patientengruppen eingesetzt werden, ebenfalls immunotoxische, krebserzeugende und degenerative Effekte hervorrufen können.

Die ersten AIDS-Patienten wurden ab 1980 routinemäßig mit Trimethoprim / Sulfamethoxazole (Cotrimoxazole, T+S, Handelsnamen Bactrim, Septrin, Eusaprim, Cotrim forte u. a.) behandelt gegen die Erreger der bis heute in westlichen Ländern häufigsten AIDS-Indikatorkrankheit, der Pneumocystis carinii Lungenentzündung (PCP) (CDC 1981 a, Gottlieb 1981, Masur 1981). Bei Versagen von T+S wurde auf die Medikation mit Pentamidin, eine antiparasitäre Substanz, die bereits seit 1939 eingesetzt wurde, Pyrimethamine, Dapsone u. a. sowie eine Kombination solcher Substanzen umgestellt. Bei den meisten dieser Chemotherapeutika kannte man den exakten Wirkmechanismus nicht, sondern hantierte mit diesen chemotherapeutischen Hemmstoffen gegen Pilze und Parasiten nach Versuch und Irrtum sowohl als Dauerprophylaxe als auch in der Akutbehandlung.

Trimethoprim bindet an ein Enzym, dessen Funktion unverzichtbar ist in allen Zellsystemen von den Mikroben bis zum Menschen. Das Enzym baut die lebenswichtige Folsäure in die biologisch aktive Form Tetrahydrofolat (THF) um. Das Enzym heißt Dihydrofolatreductase (DHFR). THF liefert unter anderem Kohlenstoff-Bausteine für den Aufbau der Purinbasen, den Bausteinen der Nukleinsäuren für die Synthese der

DNA und der Co-Enzyme NAD(P)H, FAD und FMN. THF ist auch beteiligt an der Synthese der Pyrimidinbase Thymin, die als phosphorgekoppeltes DNA-Molekül Thymidin-Tri-Phosphat (TTP) angeblich durch Azidothymidin (AZT) verdrängt werden soll. Die Blockade von THF durch Hemmung des Enzyms DHFR führt zu empfindlichen Störungen der DNA-Synthese, der Co-Enzym-Synthese und des Stoffwechsels bestimmter Aminosäuren. Der Störeffekt greift deshalb in zahlreiche zentrale Biosynthesen ein. Als eine der DHFR-Hemmstoff-Substanzen wurde Ende der vierziger Jahre die Substanz Methotrexat entwickelt. Diese Substanz bindet effektiv an das menschliche DHFR-Enzym und wird zur Blockade der biologisch aktiven Form der Folsäure in Leukämiezellen und Karzinomzellen eingesetzt. Methotrexat bindet relativ fester an das DHFR-Enzym in Krebszellen als in gesunden Zellen, trotzdem wird auch in letzteren der Folsäureumsatz abhängig vom Zelltyp gehemmt. Das Resultat sind die so genannten Nebenwirkungen dieser Chemotherapie, die faktisch abhängig vom Zelltyp und den Redox-Bedingungen ebenso als biochemische Zieleffekte ablaufen wie die Zieleffekte gegen Krebszellen.

Bald entwickelte man weitere DHFR-Blocker und erkannte, dass die DHFR-Enzyme in Bakterien-, Parasiten-, Pilz- und Säugetierzellen einschließlich des Menschen geringfügige Strukturunterschiede aufweisen. Diese Tatsache nutzte man, um Enzymblocker der DHFR zu synthetisieren, die selektiv an die entsprechenden Mikrobenenzyme fester binden sollten als an das menschliche DHFR-Enzym. Diese Erwartung sollte sich in der klinischen Praxis als gefährliche Illusion erweisen.

Eine dieser Substanzen ist das Trimethoprim (TMP), dessen selektive Bindung an das DHFR-Enzym der Bakterien 1965 erkannt wurde. Selektiv bedeutet immer lediglich eine relativ stärkere Bindung an das Enzym der Mikrobenspezies, da diese von der Anwesenheit des Co-Enzyms NAD und vielfachen bioenergetischen Bedingungen abhängig ist. Man konnte mit DHFR-Hemmstoffen je nach bevorzugter Bindung an das DHFR-Enzym den Folsäurestoffwechsel in Bakterien durch Trimethoprim, in Parasiten wie den Malaria-Erregern durch Pyrimethamin und in Tumorzellen durch Methotrexat und andere Substanzen hemmen. Die Erprobung des Trimethoprim zur Hemmung des Bakterienwachstums brachte die Pharmaforscher auf den Gedanken, TMP mit den anderen seit 1935 eingeführten Chemotherapeutika, mit den die Folsäure hemmenden Sulfonamiden, zu kombinieren. Das Wirkprinzip der Sulfonamide beruht auf der Gegebenheit, dass die meisten Bakterien, viele Parasiten, aber auch Pilze wie Pneumocystis carinii (PCP-Erreger) keine fertige Folsäure durch die Zellmembran transportieren können, sondern diese innerhalb der Zelle aus drei Molekülen zusammenbauen müssen. Das mittlere Molekül ist die Para-amino-benzoe-Säure, deren Einbau zur Folsäure wird durch ein Enzym reguliert, das durch Sulfonamid gehemmt wird, sodass nicht genügend aktive Folsäure synthetisiert werden kann.

Entscheidend war nun die Überlegung, dass man die bakterienhemmende Wirkung der Einzelsubstanzen TMP und der Sulfonamide so verstärken könne, dass die Kombinationssubstanz bakterientötend wirkt. Gleichzeitig hoffte man, durch dieses Kombinationspräparat die unangenehme „Resistenzbildung" der Mikroben gegen die Einzelsubstanzen verhindern zu können (Bushby 1968). Dieser doppelte Folsäure-Blocker kam in den USA und Europa 1969 auf den Arzneimittelmarkt (DTB 1969) und sollte eine beispiellose Karriere erreichen als „eine der erfolgreichsten Substanzen, die jemals entwickelt wurde" (Then 1993). 1972 wurde Trimethoprim auch als Einzelsubstanz eingeführt, seitdem wird TMP als Monopräparat jährlich 4 bis 5 % der Bevölkerung verordnet (Steen 1985). Die Verschreibungsmengen für T+S liegen in den westlichen Ländern noch wesentlich höher:

„Cotrimoxazole, Bactrim u. a., die fixe Kombination von Sulfamethoxazole und Trimethoprim, wurde bis vor kurzem als gute Option für viele banale Infekte in der ambulanten Praxis bezeichnet" (Gysling 1995).

Die gefährliche Illusion des Infektschutzes durch Bactrim-Dauerprophylaxe bei promiskuitiven Homosexuellen seit den 70er Jahren

Die Markteinführung von T+S als bis dahin einzigartige chemotherapeutische Strategie, im menschlichen Organismus die Besiedlung mit Bakterien, Parasiten und Pilzen durch die gleichzeitige Hemmung von zwei essentiellen Enzymen des Folsäurestoffwechsels der Mikroben hemmen zu können, fiel historisch zusammen mit dem Zeitpunkt des Beginns des Jahrzehnts der so genannten sexuellen Befreiung der Homosexuellen. Die Minderheit multiinfektiöser promiskuitiver Homosexueller und ihre in den Metropolen auf diese Klientel spezialisierten Ärzte hatten das trügerische Gefühl, durch Bactrim etc. prophylaktisch und therapeutisch einen sicheren Infektionsschutz verfügbar zu haben. Die Liste von Infektionen mit Erregern jeglicher Spezies, vor allem bei Homosexuellen mit Präferenz für ungeschützten analrezeptiven Geschlechtsverkehr ist beispiellos lang (Jaffe 1983, Callen 1990, Root-Bernstein 1993):

„Homosexuellen war die Empfänglichkeit für Infektionskrankheiten lange vor dem Auftauchen von AIDS bewusst ... Sie machten Gebrauch von einer eher konservativen Vorgehensweise (was auch einigen ihrer Ärzte so erschienen sein mag), sie machten chronischen Gebrauch von Antibiotika, teils prophylaktisch, teils, um immer wiederkehrende Geschlechtskrankheiten und andere Infektionen zu behandeln. Mir ist von zahlreichen Homosexuellen berichtet worden, dass es nicht unüblich war, ein paar Antibiotika einzunehmen und ein oder zwei Ampullen Amylnitrit zu inhalieren auf dem Weg ins Badehaus oder in Bars für eine Runde anonymen Sex. ... Mehr als 40 % der Homosexuellen antworteten, dass sie „routinemäßig" sich selbst mit verschreibungspflichtigen Antibiotika behandelten. Chronischer und hoch dosierter Missbrauch von Chemo-Antibiotika kann zu signifikanter Immunsuppression führen" (Pifer 1987; Root-Bernstein 1993).

Eines der am häufigsten von Homosexuellen in den westlichen Ländern konsumierten Chemo-Antibiotika war T+S (Cotrimoxazole), ärztlich verschrieben und nicht ärztlich verschrieben. Es fehlen jedoch systematische Untersuchungen über Langzeitkonsum von T+S, sowohl in den AIDS-Risikogruppen als auch in der Allgemeinbevölkerung. Eine der wenigen Untersuchungen, die immerhin einen Zeitraum von 45 Tagen nach Einnahmebeginn der Medikation umfasst, stammt aus der General Practice Research Database. Die Daten wurden von 420 Hausärzten in Großbritannien nach der Verschreibung von T+S und anderen Chemo-Antibiotika im Zeitraum 1988 bis 1993 erhoben. Der Behandlungszeitraum von 45 Tagen ist insofern für eine Beurteilung der Langzeitfolgen nicht ausreichend, da Folsäure in menschlichen Zellsystemen für etwa 45 Tage gespeichert werden kann. Die ernsthaften Langzeitschäden durch Folsäuremangel manifestieren sich nach T+S-Medikation, beispielsweise nach monatelanger Medikation bei Harnwegsinfekten oder bei unbefristeter Prophylaxe bei so genannten HIV-Positiven und AIDS-Patienten nicht selten später als sechs Wochen nach Medikationsbeginn und werden dann nicht mit Folsäuremangel assoziiert. Unerwünschte Akutwirkungen waren in der britischen Untersuchung der Hausärzte relativ selten, wenn auch abhängig von der Disposition der Patienten ernsthaft. Bereits 1985 wur-

Nach einer Serie von Bactrim-Todesfällen werden restriktive Empfehlungen gegeben außer für die Bactrim-Medikation bei den bereits immungeschädigten „HIV-Positiven" und AIDS-Patienten

den Todesfälle nach T+S-Medikation publiziert. Nach Häufung der Todesfälle wurden in Großbritannien starke Restriktionen der Indikationen für T+S erlassen (Jick 1995, Commitee on the Safety of Medicines 1985, 1995). In den USA wurden ebenfalls die Indikationen für T+S strikt zurückgenommen und eine maximale Medikationsdauer von nicht länger als sieben Tagen empfohlen.

Die übrigen europäischen Länder haben aus den Befunddaten bisher keine Konsequenzen gezogen (Übersicht bei Lacey 1985, DTB 1995). Es ist jedoch rational nicht nachvollziehbar, dass im Sinne der Pseudologik der Staatsdoktrin „HIV verursacht AIDS" die T+S-Medikation zur unbefristeten Dauerprophylaxe einer PCP bei so genannten HIV-Positiven auch in den angelsächsischen Ländern ausdrücklich als einzige Indikation von der restriktiven Handhabung ausgenommen wurde. Die Zulassung der unbefristeten Indikation für T+S-Medikation bei immunzellgeschädigten HIV-Stigmatisierten ist ein eklatanter Widerspruch, da die Restriktionen vor allem wegen der schwer wiegenden Schädigungen des Blut bildenden Systems als Folge von T+S-Medikationen empfohlen wurden (Übersicht bei Gysling 1995, DTB 1995). Diese Empfehlung, ausgerechnet Patienten, bei denen eine Gefährdung für opportunistische Infektionen infolge Funktionsstörung von Zellen des Immunzellnetzwerks diagnostiziert wurde, Cotrimoxazole zur unbefristeten Dauerprophylaxe zu verabreichen, stellt die medizinische Logik auf den Kopf. „Die müssen den Verstand verloren haben", diagnostizierte fassungslos ein pharmaunabhängiger Therapeut. Der „Wahnsinn" hat jedoch Methode.

Aus diesen Befunden ergibt sich die entscheidende Fragestellung: Ein Jahrzehnt vor dem „plötzlichen" Auftreten opportunistischer Pilzinfektionen als AIDS-Indikatorkrankheiten bei homosexuellen Männern wusste man bereits, dass die Langzeitmedikation mit Folsäurehemmern eine Neutropenie auslösen und systemische Pilzinfektionen provozieren kann. Gleichzeitig wusste man seit einem Jahrzehnt, dass die Langzeit-Inhalation von Nitritgasen immunotoxisch wirkt und ebenfalls Pilzinfektionen begünstigt. Man wusste, dass die homosexuellen Männer mit opportunistischen Pilzinfektionen (AIDS) habituelle T+S-Missbraucher und chronische Nitritgas-Konsumenten waren (CDC 1981 a, Gottlieb 1981, Masur 1981). Mit welcher rationalen Begründung hat man das Auftreten opportunistischer Pilzinfektionen bei diesen homosexuellen Männern für rätselhaft erklärt und die Dauerprophylaxe mit T+S für diese Patienten, soweit sie die Akutbehandlung mit T+S überlebt hatten, zur Therapiemethode der Wahl erklärt (Gottlieb 1981, Masur 1981)? Wie ist diese medizinische Logik rational zu verstehen, obwohl man ausdrücklich festgestellt hatte, dass bei denselben homosexuellen Patienten mit opportunistischen Pilzinfektionen (AIDS) „aggressive Chemotherapie ... beiträgt zu dem endgültigen Ausmaß der immunologischen Inkompetenz" (De Wys 1982)? Warum suchte man stattdessen die Ausflucht bei einem „neuen Erreger" (Haverkos 1982), der schließlich 1983 / 84 im Reagenzglas im

Pasteur-Institut in Paris und im Nationalen Krebsinstitut der USA als fiktives „Retrovirus HIV" kreiert wurde?

Es gibt nur eine rationale Erklärung für dieses folgenschwere Versagen der modernen Medizin: Die kollektive Verdrängung der Tatsache, dass die vermeintlichen „Wunderwaffen" der siebziger Jahre wie Cotrimoxazole (Bactrim, Septrin, Eusaprim etc.) zu einem Desaster geführt hatten. Das Eingeständnis dieser Tatsache hätte das vorherrschende Denk- und Handlungssystem der modernen Medizin, nämlich, dass man die Mikrobenfeinde und malignen Krebszellen mit aggressiver Chemotherapie eliminieren müsse, zu einem Zeitpunkt erschüttert, als man noch nicht die fundamentalen Erkenntnisse gewonnen hatte über das Fluiditätsprinzip des Mikro-Gaia-Milieus als archaische Gesetzmäßigkeit der Co-Evolution zwischen Mensch und Mikroben. Folglich hat man die kollektive Flucht nach vorn angetreten mit großem Halali zur Virusjagd und neuen Chemo-Cocktails, die das Desaster zwangsläufig verschlimmern mussten. Die grausame Konsequenz dieser Obsession wird bis heute mit allen Machtmitteln blindwütig exekutiert, wie die Ereignisse vor und während des Welt-AIDS-Kongresses in Südafrika im Juli 2000, 20 Jahre nach Erstdiagnose opportunistischer Pilzinfektionen bei homosexuellen Patienten, demonstriert haben.

Bereits 1970, kurz nach Markteinführung von Bactrim, Septrin etc., hatte ein Forschungsteam an der St. Mary's Medical School in London im Tierversuch eine aufschlussreiche Studie durchgeführt. Die klinischen Forscher interessierte, ob Trimethoprim analog zu Azathioprin immuntoxische Effekte verursacht. Ausgangspunkt waren drei Fakten:

- Die Substanzen Azathioprin und Trimethoprim weisen ähnliche biochemische Struktureigenschaften auf und greifen beide in die Nukleinsäuresynthese der DNA und die Synthese der Nukleotide der Co-Enzyme NAD+, FAD und FMN ein.
- Azathioprin hatte bei Organtransplantierten und anderen Patienten mit systemischen Erkrankungen als

Der tierexperimentelle Beweis der wirkanalogen immunsuppressiven Effekte von Azathioprin und Trimethoprim (Bactrim)

immunsuppressive Substanz die zelluläre Immunabwehr unterdrückt und opportunistische Infektionen, Kaposi-Sarkome, Lymphome und degenerative Zellveränderungen verursacht.
- Azathioprin hatte ebenfalls wie Trimethoprim die Vermehrung von Mikrobenzellen gehemmt.

Aus diesen Fakten leiteten die Forscher die Hypothese ab, dass die immunsuppressive Substanz Azathioprin (Hersteller Burroughs Wellcome) über den gleichen Wirkmechanismus antimikrobielle Effekte verursacht und umgekehrt die antimikrobielle Substanz Trimethoprim (Hersteller Burroughs Wellcome) über den gleichen Wirkmechanismus immunsuppressive Effekte verursacht.

Die Forscher überpflanzten von einem Stamm brauner Mäuse ein jeweils gleich großes Stück kompletter Haut auf vier Gruppen weißer Mäuse aus dem gleichen Stamm. Der ersten Gruppe wurde Trimethoprim, der zweiten Gruppe Azathioprin, der dritten Gruppe Trimethoprim + Tetrahydrofolat (THF) injiziert. Die vierte Gruppe diente zur Kontrolle ohne Injektion.

Es wurden während des Experiments regelmäßig die Konzentration des Blutfarbstoffs Hämoglobin, der Hämatokrit, die weißen Blutzellen und ihre differentielle Anzahl, das Gewicht der Mäuse sowie andere Werte gemessen. Die Dosis der Substanzen wurde so gewählt, dass sie der Dosis äquivalent war, wie sie bei oraler Therapie beim Menschen eingesetzt wird (auf der Basis des Gewichtsvergleichs). Das Gewicht der Mäuse in allen Gruppen war vergleichbar während der Dauer des Experiments, es zeigten sich keine Unterdrückung von Knochenmarkszellen und keine Zeichen von generalisierter Toxizität. Um nicht-spezifische toxische Effekte von den immunsuppressiven Effekten unterscheiden zu können, wurden die Blutspiegel des Trimethoprim im Mäuseblut gemessen, diese überschritten nicht die Blutspiegel bis zum Ende des Experiments, wie sie (im Gewichtsvergleich) bei oraler Trimethoprim-Medikation beim Menschen gemessen werden.

Das Ergebnis war eindeutig:
Die immunsuppressive Hemmung der Abstoßung der Hauttransplantate in der mit Trimethoprim behandelten Mäusegruppe dauerte genauso lange wie in der mit dem Immunsuppressivum Azathioprin behandelten Mäusegruppe.

Die Abstoßung der Hauttransplantate in der mit Trimethoprim + Tetrahydrofolat (THF) behandelten Mäusegruppe erfolgte genauso rasch wie in der nicht immunsuppressiv behandelten Kontrollmäusegruppe (Ghilchick 1970).

Nach heutigem Wissen hatte Trimethoprim ebenso wie Azathioprin und wie später Azidothymidin = AZT (Hersteller Burroughs Wellcome, heute Glaxo Smith Kline) die Funktion der NO-Gas produzierenden TH1-Immunzellen unterdrückt und bereits nach wenigen Tagen einen TH1-TH2-switch der zellulären Immunität verursacht. In der dritten Mäusegruppe war der immunsuppressive Effekt der Folsäure-Blockade durch Trimethoprim mittels gleichzeitiger Gabe von THF kompensiert worden. Es war also die Annahme begründet, dass die medikamentöse Folsäure-Blockade bei Langzeitmedikation mit Trimethoprim ebenso opportunistische Infektionen, Kaposi-Sarkome, Lymphome, Karzinome und Degeneration von Muskel- und Nervenzellen (AIDS) hervorrufen konnte wie Azathioprin. Bei den mit Azathioprin behandelten organtransplantierten Patienten traten Kaposi-Sarkome innerhalb weniger Wochen und bis zu 12 Jahren später auf, im Durchschnitt nach 36 Monaten (Penn 1979).

Die Londoner Forschungsgruppe stellte abschließend fest:
„Der Wirkmechanismus der immunsuppressiven Wirkung von Trimethoprim ist der gleiche wie derjenige der antibakteriellen Wirkung – die Hemmung der Umwandlung von Folsäure in Tetrahydrofolsäure" (Ghilchick 1970).

Diese Studie war vom Herstellerkonzern Burroughs Wellcome finanziert worden, das Ergebnis der Studie veranlasste den Hersteller von T+S-Präparaten zu keiner Warnung vor der immunotoxischen Langzeitmedikation von Trimethoprim (Bactrim, Septrin, Eusaprim etc.) und auch zu keiner Warnung vor der Kurzzeitanwendung dieser Substanzen bei Menschen mit immunsuppressiver Disposition.

Die Verleugnung der Tatsache der Immunotoxizität „einer der erfolgreichsten antimikrobiellen Substanzen, die jemals entwickelt wurde" (Then, Forschungsabteilung des Bactrim/Septrin-Herstellers Hoffmann-LaRoche, 1993), ermöglicht das rationale Verständnis der Abwehr einer ganzen Mediziner-Generation von 1970 bis heute, die antimikrobiellen „Wunderwaffen" aus der Hand zu geben und die immunotoxischen klinischen Manifestationen bei so genannten HIV-

Die systemerhaltenden Vorteile für die etablierte Medizin, die toxischen Folgen der chemotherapeutischen „Wunderwaffen" zu verleugnen

Positiven und AIDS-Patienten als substanzinduzierte Effekte wahrnehmen zu müssen. Die blindgläubige Übernahme der fiktiven HIV/AIDS-Theorie hat systemerhaltende Vorteile und stabilisiert das komplexe Netzwerk von Geben und Nehmen zwischen der anbietenden Pharmaindustrie und einer widerwilligen Mediziner-Generation, welche konditioniert wurde, die Ursache systemischer Erkrankungen nicht als Folge eigener Handlungsroutinen erkennen zu wollen. Der Vorteil dieses Systems ist konkret darin begründet, schwer wiegende Schädigungen von Immunzellen und Nicht-Immunzellen als Ursache einer angeblich unausweichlich tödlichen „Retrovirus-Infektion" anzusehen, die als „lebensverlängernde Therapie" ein breites Spektrum chemotaktischer Substanzen erfordert, deren toxische Folgen als zerstörerische Folgen eben dieser „tödlichen Retrovirus-Infektion" von vornherein erklärt und exkulpiert sind (Glaxo Wellcome 1998).

Die Analogie zur Chemotherapie in der Krebsmedizin und anderen Bereichen der klinischen Medizin ist unübersehbar. Dieses Denk- und Handlungssystem überdeckt die Tatsache, dass die Halbwertszeiten medizinischer Theorien immer kürzer geworden sind, also die praktizierte Medizin unvermeidbar irrtümlich handelt, eine Korrektur der Kunstfehler aber in der Regel erst möglich wird, wenn die verantwortlichen Hauptakteure ihren Einfluss verloren haben. Den Preis für diese Systemzwänge zahlen die Betroffenen, die der Medizin als scheinbar letztem Hort der Glaubwürdigkeit sich anvertrauen müssen. Diese systemimmanente Tragödie, von Dr. Montagnier, Dr. Gallo und ihren Gefolgsleuten vor und während des Welt-AIDS-Kongresses überdeutlich demonstriert, wirft die Frage auf, mit welchem Recht sie mittels der von ihnen, statt des geforderten offenen Diskurses, organisierten Unterschriftenaktion von ca. 5.000 Medizinern und Wissenschaftlern in der führenden Wissenschaftszeitschrift Nature beispielsweise den Menschen in den Entwicklungsländern das Wissen vorenthalten, dass Folsäuremangel durch Fehl- und Mangelernährung (nutrional AIDS, Beisel 1992, 1996) und/oder Chemotherapeutika gegen Tuberkulose (Davis 1986) und/oder Bactrim, Septrin etc. und/oder andere Antibiotika-Klassen exakt dieselben opportunistischen Infektionen und andere AIDS- Indikatorkrankheiten verursachen können, wie sie von der Krankheitstheorie „HIV verursacht AIDS" ursächlich und ausschließlich so genannten HI-Viren aufgrund von mehr als fragwürdigen so genannten HIV-Tests zugeschrieben werden. Eine Medizin, die nicht mehr bereit ist, das eigene Tun und Lassen fortgesetzt anhand von Daten und Fakten, die für jedermann verfügbar sind, zu überprüfen, verdient kein Vertrauen und disqualifiziert sich selbst als Garant der Glaubwürdigkeit. Wissenschaftlich begründete Fragen zum Produktionsverfahren der auf dem Markt befindlichen so genannten HIV-Tests sind von den Patentinhabern Dr. Gallo und Dr. Montagnier sowie den verantwortlichen Wissenschaftlern der staatlichen Kontrollinstitute stereotyp mit dem Verweis auf einschlägige Rechtsvorschriften des Betriebsgeheimnisses der Herstellerfirmen nicht beantwortet worden. Die in allen westlichen Ländern gesetzlich vorgeschriebenen Kontrollverfahren bei einfachem Verdacht auf schädliche Folgewirkungen von bereits zugelassenen Medikamenten werden bei so genannten Anti-HIV- und AIDS-Medikamenten nicht durchgeführt, mit der Behauptung, es handle sich um eine tödliche Infektion, zu der es keine Behandlungsalternativen zu den „lebensverlängernden" Substanzen gebe. Strafanzeigen wegen Unterlassung der gesetzlich vorgeschriebenen Kontrollverfahren werden als unbegründet eingestellt mit dem Verweis auf die vorherrschende Lehrmeinung der HIV/AIDS-Medizin. Dem Eindruck, die etablierte HIV/AIDS-Medizin operiere im rechtsfreien Raum, kann nur entgegengewirkt werden durch herrschaftsfreien Diskurs innerhalb der etablierten Medizin, der nicht durch Unternehmerpersönlichkeiten wie Dr. Montagnier und Dr. Gallo aus Eigeninteresse diktiert werden darf.

Der ursächliche Zusammenhang zwischen Folsäuremangel und chronischen und / oder opportunistischen Infektionen sowie der Inzidenz von Tumoren ist durch zahlreiche Studien belegt worden. Bei Menschen mit ausreichender Folsäureernährung konnte beispielsweise eine Verringerung der Inzidenz des Dickdarmkarzinoms um 35 % gegenüber Menschen mit geringer Folsäureversorgung beobachtet werden. Ein vergleichbares Ergebnis gilt für andere Tumoren (Tönz 1996). Ebenso gibt es keinen Zweifel, dass „fortdauernde Infektionen" (De Wys 1982) beispielsweise bei so genannten HIV-positiven Homosexuellen einen erhöhten Folsäurebedarf erfordern (Davis 1986). Folsäuremangel wirkt sich hemmend auf vielfältige Biosynthesen und Stoffwechselvorgänge aus. Entsprechend vielschichtig ist die Blockade-Wirkung von Trimethoprim für die Verfügbarkeit von biologisch aktivem Folat. Trimethoprim stört den Aminosäurenstoffwechsel, beispielsweise die Umwandlung der Aminosäure Serin in die Aminosäure Glycin, die einen der drei Bausteine für das wichtigste schwefelhaltige Antioxidans, das Glutathion, liefert. Glycin ist auch beteiligt an der Rückgewinnung der essentiellen schwefelhaltigen Aminosäure Methionin aus Homocystein. Aus Methionin, das dem Organismus unverzichtbar (essentiell) zugeführt werden muss, können die schwefelhaltigen Aminosäuren Homocystein und Cystein synthetisiert werden.

Die Aufklärung der Mitochondrien-toxischen Wirkmechanismen der Inhaltsstoffe von Bactrim

Der Homocystein-Spiegel spielt bei allen systemischen Krankheiten eine wichtige Rolle (DeGroote 1996). Cystein ist der zentrale Baustein für das Glutathion und unverzichtbar für die Entgiftungsleistung aller Zellsysteme. Aktive Folsäure ist wiederum nötig für das Enzym, das Methionin so ausstattet, dass es als lebenswichtiger Spender für Methylgruppen im Säugetierstoffwechsel fungieren kann.

Aktivierte Folsäure ist eng verbunden mit Vitamin B12 und dem Abbauweg von Histidin. Außerdem spielt die aktivierte Folsäure eine wichtige Rolle für Enzyme, welche an der Synthese und Umwandlung von biogenen Aminen (Dopamin, Adrenalin, Noradrenalin, Serotonin, Melatonin) beteiligt sind (Lambie 1985).

Diese nicht erschöpfende Aufzählung zeigt, dass es irreführend ist, chemo-therapeutische Substanzen wie Azathioprin, Trimethoprim oder Azidothymidin (AZT) auf entweder „immunsuppressive" oder „antimikrobielle" oder so genannte „antiretrovirale" Effekte einzuengen. Chemische Substanzen mit oder ohne das schmückende Beiwort „Therapeutika" müssen danach beurteilt werden, welche biochemischen Verbindungen sie aufgrund ihrer Struktureigenschaften eingehen können und welche Stoffwechselreaktionen sie aufgrund ihrer Bindungseigenschaften zusätzlich indirekt stören können. Trimethoprim greift auf vielfältige Weise in die Reifung, Funktion und Entgiftung der Immunzellen ein, gleichzeitig stört es aber auch die Synthese der Co-Enzyme, die für die Synthese des NO-Abwehrgases in Immunzellen und Nicht-Immunzellen unverzichtbar sind. Die Beeinträchtigung der Co-Enzyme durch Blockade der aktivierten Folsäure aufgrund Trimethoprim-Medikation gilt, neben zahlreichen anderen Biosynthesen, auch für die Co-Enzyme der Atmungskette in den Zellsymbionten, den Mitochondrien. Zwischen Enzymen und Co-Enzymen besteht eine Wechselwirkung, ein Cycling. Trimethoprim greift in dieses Cycling in unkalkulierbarer Weise in den Mitochondrien ein.

Von vitalem Interesse ist die Frage, wie der doppelte Folsäurehemmer in der Kombination Trimethoprim/Sulfamethoxazole (Bactrim, Septrin, Eusaprim etc.) verstoffwechselt wird. Es ist die begründete Annahme gegeben, dass die fertigsynthetisierte Folsäure aufgrund ihrer Molekülgröße nicht durch die Mitochondrienmembran eingeschleust werden kann. Mitochondrien in allen menschlichen Zellen stammen evolutionsbiologisch von Proteobakterien ab (Gray 1999). Alle Bakterien, ebenso wie Pilze und Parasiten, die im Gegensatz zu Bakterien Mitochondrien besitzen, müssen die Folsäure innerhalb des Zellplasmas bzw. auch in den Mitochondrien aus drei Einzelbausteinen zusammenbauen. Folglich ist diese Annahme auch für die menschlichen Mitochondrien begründet. Die Konsequenz ist, dass T+S-Medikation in mehrfacher Wirkung die Funktion der menschlichen Mitochondrien angreift. Es ergeben sich folgende logische Annahmen:
- Sulfamethoxazole blockiert die Synthese der Folsäure in den menschlichen Mitochondrien ebenso wie in Mikroben.

- Menschliche Mitochondrien sind gegen Sulfamethoxazole ebenso vulnerabel wie Bakterienzellen.
- Trimethoprim blockiert die Aktivierung der Folsäure in den Mitochondrien ebenso wie in intrazellulären Mikroben, die Bindungsaffinität von Trimethoprim zum Enzym DHFR ist analog der Bindungsaffinität der Substanz in Bakterienzellen.
- Menschliche Mitochondrien sind durch Trimethoprim ebenso vulnerabel wie Bakterienzellen.
- Das Stoffwechselprodukt von Sulfamethoxazole, vor allem das toxische Hydroxylamin muss durch Glutathion entgiftet werden. Im Fall des gesteigerten Glutathion-Verbrauchs und des sich bildenden Glutathion-Defizits bilden sich toxische Nitroso-Verbindungen. Diese führen durch nitrosativen und oxidativen Stress zur Hemmung der Cytochromoxidase in der Atmungskette, zur verminderten ATP-Produktion, zur DNA-Schädigung und Störung der Proteinsynthese, zu erhöhtem Zellzerfall (TypI-Überregulation der Zelldyssymbiose) oder zur Zelltransformation als glykolytische Tumorzelle (TypII-Gegenregulation der Zelldyssymbiose).
- Das Stoffwechselprodukt von Trimethoprim, insbesondere die Nitrogruppe, verursacht in den Mitochondrien analoge nitrosative und oxidative Stresseffekte wie in Bakterienzellen, die mitochondrialen Stresseffekte sind analog wie die Effekte durch das NO-Radikal sowie die Nitrogruppen von Azathioprin und Azidothymidin (AZT).
- Die bakteriellen Ursprungszellen der menschlichen Zellsymbionten, die Mitochondrien, können bei gegebenem Glutathion-Defizit (durch erhöhten Verbrauch und Störung der Neusynthese) und Defizit anderer Oxidantien bei Dauermedikation mit T+S vulnerabler reagieren als opportunistische Erreger, die fakultativ und selektiv auf TypII-Gegenregulation umschalten können: T+S-provozierte T-Helferimmunzellen (NO-Gas produzierende TH1-Zellen) sterben beschleunigt ab (TypI-Überregulation) und/oder neureifende T-Helfer-Vorläuferzellen aus dem Thymus schalten um auf Typ2-Cytokin-Muster (TH2-Zell-Dominanz, TypII-Gegenregulation) und stimulieren erhöhte Antikörperproduktion. Andere T+S-provozierte Immunzellen können ebenfalls beschleunigt absterben (neutrophile Granulozyten, Neutropenie, TypI-Überregulation) oder erhöht aktiviert werden (eosinophile Granulozyten, Eosinophilie, TypII-Gegenregulation). T+S-provozierte Nicht-Immunzellen können ebenfalls beschleunigt absterben (Apoptose/Nekrose, TypI-Regulation), zu Tumorzellen transformieren (Umschaltung auf sauerstoffunabhängige Energieproduktion nach langdauernder substanzinduzierter Pseudohypoxie, TypII-Gegenregulation) oder degenerieren (Myopathien und Encephalopathien durch TypII-Gegenregulation in nicht mehr teilungsaktiven Muskel- und Nervenzellen).
- Trimethoprim bzw. Trimethoprim/Sulfamethoxazole (analog Pentamidin, Pyrimethamine, Dapsone u. a. Substanzen), allein oder als Synergieeffekt mit anderen Immunstressoren und immunotoxischen/zelltoxischen Substanzen können so genannte HIV-positive Testreaktionen, opportunistische Infektionen

(AIDS), Krebszelltransformation und Degeneration von nicht mehr teilungsaktiven Muskel- und Nervenzellen provozieren.
- Trimethoprim- bzw. Cotrimoxazole-induzierte Schädigungen der menschlichen Mitochondrien-DNA werden über Generationen über die ausschließliche Vererbung der mitochondrialen DNA der Eizelle von den Müttern an die Kinder weitergegeben und können vielfältige systemische Erkrankungen wie AIDS, Krebs und degenerative Muskel- und Nervenkrankheiten bei den Nachkommen disponieren. Diese sind abhängig vom Verhältnis der noch intakten zu den bereits defekten Mitochondrien in den spezifischen Zellsystemen (Heteroplasmie). Im Laufe der Belastung mit Lebenszeitstressoren können bis dahin kompensierte Mitochondrien-Funktionen dekompensieren und angeborene Mitochondrien-Schäden verstärkt durch erworbene Mitochondrien-Krankheiten sich zu systemischen Ausfallserscheinungen potenzieren (Johns 1996, Wallace 1999).

Niemand weiß, wie der Mitochondrien-Status in der Gesamtbevölkerung beschaffen ist, da entsprechende Reihenuntersuchungen bisher nicht durchgeführt wurden. Es ist aber zu befürchten, dass nach 65 Jahren Chemo-Antibiotika-Behandlung (Einführung der Sulfonamide 1935) bleibende mitochondriale Effekte sich summiert und potenziert haben sowie von den Müttern auf die Kinder vererbt wurden und eine schleichende Disposition für TypII-Zelldyssymbiosen bewirkt haben könnten. Diese begründete Annahme gilt auch für AIDS- und Krebsdispositionen bei entsprechender prooxidativer Stressexposition (Kremer 1997).

Der pathogenetische Kausalzusammenhang der Mitochondrien-Schädigung durch kombinierte Hemmung des Folsäurestoffwechsels in menschlichen Zellsystemen und des forcierten Auftretens des erworbenen Immunschwächesyndroms (AIDS) in Abhängigkeit von der Dosis und Dauer der Medikation sowie der Disposition der Patienten wurde erstmalig 1996 in einem Forschungskonzept für eine experimentelle Studie zur Diskussion gestellt (Kremer 1996 c; 1996 a, 1996 b, 1997).

Eine Anfrage zu experimentellen und klinischen Studien der Effekte der Wirkstoffkombination TMP/SMX (T+S, Cotrimoxazole) auf die Funktionen der menschlichen mitochondrialen Zellsymbionten beim Pharmakonzern Hoffmann LaRoche in Basel, dem weltweit umsatzstärksten Hersteller von Bactrim und Septrin ergab eine eindeutige Auskunft der Abteilung „präklinische Forschung":
„Ich selbst habe mich über Jahre hinweg immer wieder mit verschiedenen Aspekten der Kombination TMP/SMX befasst, muss Ihnen aber zu meinem Bedauern mitteilen, dass mir keine Arbeiten zu den von Ihnen angesprochenen Fragen bekannt sind. Auch andere Kollegen, die sich mit Cotrimoxazole beschäftigt haben, konnten nicht weiterhelfen ... Ein Kollege mit umfassenden Kenntnissen weilt zurzeit in den Ferien. Sollte er Informationen zum angesprochenen Thema besitzen, werde ich Sie nach seiner Rückkehr wieder kontaktieren" (Then 1996).

Der „Kollege mit den umfassenden Kenntnissen" konnte ebenfalls keine einzige publizierte Studie zu Effekten auf die Ultrastruktur und Funktion der menschlichen Mitochondrien infolge Medikation mit Bactrim, Septrin etc., „einer der erfolgreichsten Substanzen, die jemals entwickelt wurde" (Then 1993) benennen. Zusätzliche Nachfragen bei den Forschungsabteilungen der Pharmakonzerne Glaxo Wellcome (jetzt Glaxo Smith Kline) und Bayer bestätigten das negative Ergebnis: Es gibt keine experimentellen oder klinischen Studien über die Mitochondrien-toxischen Wirkungen der Einzelsubstanz Trimethoprim oder der Kombinationssubstanz Cotrimoxazole. Ausführliche Literaturrecherchen bestätigten die Aussage der T+S-Hersteller. Die Expertendiskussion der „Überlegungen für eine experimentelle Studie zur Wirkung von Folsäure-Inhibitoren auf die Ultrastruktur und Funktion von Mitochondrien in humanen Lymphozyten und in mikrobiellen Opportunisten des Menschen" (Kremer 1996 c) aktivierte die Wahrnehmung der Defizite der experimentellen und klinischen Mitochondrien-Forschung für das rational nicht nachvollziehbare Nicht-Wissen der Mediziner, ob und welche Effekte die Chemo-Antibiotika Trimethoprim und Sulfonamide bzw. das kombinierte Chemo-Antibiotikum Cotrimoxazole sowie andere Antibiotika in den Mitochondrien von Immunzellen und Nicht-Immunzellen des Menschen tatsächlich verursachen.

Der international renommierte Mitochondrien-Forscher Prof. Richter vom Laboratorium für Biochemie der Eidgenössischen Technischen Hochschule in Zürich stellte in einem Antrag zum Forschungsprojekt „Antibiotika-induzierte Schäden an Mitochondrien" fest:
„Das Überleben der Mitochondrien und damit der Gesamtzelle ist zwingend auf eine intakte mitochondriale DNA und Proteinsynthese angewiesen.

Studien von Krankheiten, die mit Mutationen der mitochondrialen DNA einhergehen, zeigen, dass eine Vielzahl von degenerativen Prozessen und Zelltod durch Defekte der mitochondrialen oxidativen Phosphorylie-

Der dringende Verdacht der Weitergabe der irreparablen Mitochondrien-toxischen Schädigungen infolge Chemo-Antibiotika und Chemo-Therapeutika über die mütterliche Keimbahn als vererbte Disposition für AIDS, Krebs u.a. chronische Erkrankungen

rung (Energiebereitstellung) verursacht werden. Antibiotika sind Verbindungen, die gegen krankheitserregende Mikroorganismen gerichtet sind. Sie wirken durch Störung der Zellwandstruktur, Veränderung der Membranpermeabilität, Veränderung der DNA, Hemmung der Proteinsynthese oder Veränderung des Energiestoffwechsels. Als ehemalige Bakterien besitzen Mitochondrien noch sehr viele Eigenschaften, die sonst nur bei Mikroorganismen zu finden sind. Es ist daher möglich, dass Antibiotika auch in Mitochondrien zu Veränderungen führen ... Bisher liegen keine Studien über Antibiotika-induzierte Mitochondrien-Schädigungen in höheren Organismen vor. Es erscheint dringend notwendig, die Auswirkungen von Antibiotika auf die Erbstruktur und die Funktionalität der Mitochondrien zu untersuchen ... Im Gegensatz zur DNA im Zellkern werden Schäden an der mitochondrialen DNA nach dem gegenwärtigen Stand des Wissens nicht oder nur unvollständig repariert ... Wir erwarten, durch die vorgeschlagenen Untersuchungen den Nachweis einer Medikamenten-induzierten Schädigung der Mitochondrien zu erhalten. Von besonderer Bedeutung ist die bisher nicht untersuchte Möglichkeit, dass Antibiotika vererbbare Mutationen an der mitochondrialen DNA hervorrufen können, die über die Keimbahn von der Mutter auf die folgende Generation übertragen werden können. Der Nachweis einer Antibiotika-induzierten Mitochondrien-Schädigung hätte offensichtlich weitreichende politische, soziale und ökonomische Konsequenzen" (Richter 1997).

Das intendierte Forschungsprojekt von Richter wurde nicht finanziert, die Tatsache, dass der weltgrößte Pharmakonzern, der Eusaprim-Hersteller Glaxo Wellcome (jetzt Glaxo Smith Kline), als Bedingung für die Finanzierung eine vertragliche Mitsprache bei der Forschungspublikation forderte, wirft ein grelles Schlaglicht auf die Praktiken in der heutigen Medizinforschung, wenn es darum geht, die „offensichtlich weitreichenden politischen, sozialen und ökonomischen Konsequenzen" (Richter 1997) von medizinischen Forschungsbefunden zu kontrollieren.

Es gibt jedoch einige wenige Studien zur Schädigung von Mitochondrien durch Chemo-Antibiotika. Erstmalig wurde bereits 1973 demonstriert, dass Chloramphenicol die Eiweißsynthese in Mitochondrien der Hefepilze hemmt. In isolierten Mitochondrien wurde die Eiweißsynthese blockiert durch Lincomycin und Antibiotika aus der Substanzklasse der Makrolide (Erythromycin, Oleandomycin, Spiramycin, Tycosin und Carbomycin). In menschlichen Zellen ist die mögliche Mitochondrien-Schädigung abhängig davon, ob die Antibiotika die Zellmembranen passieren können.

„Die Behandlung von Tieren und Menschen mit antibakteriellen Medikamenten kann schädliche Effekte für die mitochondrialen Funktionen haben, speziell in Geweben mit hoher Teilungsrate, wie im Knochenmark, Darmschleimhaut oder Tumorzellen. Chloramphenicol verursacht eine dosisabhängige Unterdrückung der Knochenmarksfunktion während der Behandlung, wahrscheinlich durch Hemmung der mitochondrialen Eiweißsynthese. Chloramphenicol verursacht auch eine tödliche toxische aplastische Anämie, die spät auftritt, lange nach Behandlungsende ... In Ratten verursacht die Hemmung der mitochondrialen Eiweißsynthese bei längerer Tetracyclin-Behandlung eine substantielle Abnahme im Gehalt der OXPHOS-Komplexe der Atmungskette in den Darmschleimhautzellen und in den Skelettmuskeln. Glücklicherweise kann die anscheinende Überkapazität in der katalytischen Aktivität dieser Komplexe schützen gegen diese Effekte, sodass eine Abnahme von 80 % in der Aktivität der Cytochrom-c-Oxidase der Darmschleimhautzellen toleriert wird ohne schädliche Effekte" (Tyler 1992).

Dieser Forschungsbefund zur Reduktion der Sauerstoffatmung der Mitochondrien nach Langzeit-Administration von Tetracyclin wurde bereits 1981 publiziert (Busch 1981), aber die Konsequenzen dieser Forschungsdaten wurden noch nicht verstanden. Die Tatsache, dass eine Einschränkung von 80 % der Leistungsfähigkeit der Atmungskette noch toleriert wird, zeigt die naturgesetzliche Notwendigkeit für Zellsysteme, die von der Versorgung mit Sauerstoff und dessen Umsetzung abhängig sind, auch eine große Bandbreite von Leistungsschwankungen noch tolerieren zu können.

Der Forschungsbefund demonstriert aber auch, dass ab 20 % Restkapazität der Komplexe der Atmungskette der Mitochondrien der kritische Grenzwert erreicht ist, ab welchem die Energiebereitstellung von ATP für die Gesamtzelle gefährdet ist. Dieser Leistungsparameter stimmt sehr gut überein mit den stabilen Werten der Wechselschaltung unter physiologischen Bedingungen von der sauerstoffabhängigen Zellatmung für die ATP-Produktion in den Zellsymbionten auf die sauerstofffreie enzymatische ATP-Produktion im Zellplasma (aerobe Glykolyse).

Der plötzliche Verlust von mehr als 80 % der cytochrom-c-Oxidase-Aktivität der Atmungskette kann verursacht werden infolge nitrosativem Stress durch Chemotherapeutika und Antibiotika (beispielsweise Azathioprin, Azidothymidin (AZT), Cotrimoxazole) und/oder oxidativen Stress und/oder strukturelle Schädigung der DNA- und Eiweißsynthese nach zu hohem Antioxidantienverbrauch und/oder zu geringe Aufnahme bzw. Neusynthese von Antioxidantien (Thiol-Pool, enzymatische und nicht-enzymatische antioxidative Moleküle). Die Folge ist eine zu geringe Übertragung des Elektronenflusses auf den molekularen Sauerstoff (O_2) am Ende der Atmungskette, rascher Abfall der mitochondrialen ATP-Produktion, plötzliches Absinken des mitochondrialen Membranpotentials, erhöhtes Ca^{2+}-Cycling und zusätzlich gesteigerte Bildung von reaktiven Sauerstoffspezies (ROS) sowie NO und seinen Derivaten (Richter 1996, Kroemer 1997, Zamzami 1997).

Die beschriebenen Prozesse verursachen den „infektiösen" Zelltod der Gesamtzelle durch zusätzliche Freisetzung eines „Apoptose-induzierenden Faktors" aus den Mitochondrien. Die Vorgänge entsprechen der hier so bezeichneten TypI-Regulation der Zelldyssymbiose und können auch als hyperkatabole Reaktion verstanden werden.

Das grundsätzliche Problem der durch Chemo-Antibiotika und Chemotherapeutika erzwungenen verschärften Typ II-Gegenregulatuin der Zelldyssymbiosen bei AIDS- und Krebspatienten

Die naturgesetzliche Aussage:
„Das Überleben der Mitochondrien und damit der Gesamtzelle ist zwingend auf eine intakte mitochondriale DNA und Proteinsynthese angewiesen" (Richter 1996) muss jedoch in einem entscheidenden Punkt ergänzt werden:
„Mitochondrien und damit die Gesamtzelle können bei einem Verlust der Leistungskapazität der Komplexe der Atmungskette von mehr als 80 % überleben, wenn durch TypII-Gegenregulation das bioenergetische Membranpotential der Mitochondrien stabilisiert oder überstabilisiert werden kann und die Energiebereitstellung für die Gesamtzelle überwiegend unabhängig vom OXPHOS-System der Mitochondrien gewährleistet werden kann (TypII-Gegenregulation der Zelldyssymbiose)".

Unter diesen Bedingungen wird die Anzahl und Aktivität der mitochondrialen Zellsymbionten erheblich auf ein Fünftel des normalen Umfangs vermindert (Mathupala 1997). Die bioenergetische, metabolische und proliferative Dauertransformation von teilungsaktiven Zellen, weitgehend auf der Leistungsstufe von archaischen Protista (Kremer 1999) bezeichnet man als entdifferenzierte Tumorzellen. Es ist jedoch irrtümlich, die Bildung von Tumorzellen primär als Ergebnis von Zufallsmutationen der Zellkern-DNA anzusehen, wie es der Mainstream der Krebsforschung tut. Primär ist die Transformation zu Tumorzellen ursächlich als bioenergetischer Prozess zu verstehen, der unter starker und langdauernder nitrosativer und oxidativer Stresseinwirkung in teilungsaktiven Zellen nach anhaltender Hemmung des OXPHOS-Systems regressive Überlebensstrategien auslöst.

DNA-Schäden können nach Erschöpfung der Antioxidantien-Kapazität synchron oder sequentiell verursacht werden und in einem circulus vitiosus die dauerhafte Gesamtumschaltung des supragenetischen Netzwerks auf einem quantitativ und qualitativ geringeren Fluiditätsniveau verstärken.

Zufallsmutationen allein in der Zellkern-DNA und in der Mitochondrien-DNA bedingen defizitäre Zell-Leistungen und entsprechende klinische Syndrome. Die Tatsache, dass Tumorzellen auch ohne DNA-Mutationen im Zellkern und den Mitochondrien sich entwickeln können, bestätigt diese Konsequenz des hier vertretenen Konzeptes der TypII-Gegenregulation der Zelldyssymbiose. Diese Erkenntnis hat offensichtlich weitreichende präventive und therapeutische Bedeutung.

„Tumorzellen teilen sich häufiger als normale Zellen und haben oft eine niedrige Reservekapazität für die oxidative Phosphor-Kopplung in Komplex V der Atmungskette zur ATP-Energieproduktion. Die vorsätzliche Hemmung der mitochondrialen Eiweißsynthese in vivo durch antibiotische Behandlung könnte eingesetzt werden, um das Wachstum von malignen Tumorzellen zu blockieren, und könnte einige klinische Vorteile bieten, wenn sie in Verbindung mit anderen therapeutischen Methoden angewandt wird" (Tyler 1992).

Chemotherapeutika und Antibiotika können zwar unter Umständen die Restkapazität des OXPHOS-Systems in den Mitochondrien von Tumorzellen blockieren, welche nicht nur oft, sondern regelmäßig unter den kritischen Sollwert erniedrigt ist (Mathupala 1997), als Ursache, und nicht als Folge der Tumorbildung (Kremer 1999). Chemotaktische Eingriffe können Krebszellen jedoch nicht nur durch Blockade der Restkapazität der Zellsymbionten eliminieren, sondern selektiv auch die TypII-Gegenregulation in Krebszellen verstärken. Dies zeigt sich an den Krebszellen, die durch die erhöhte Sensitivitätsschwelle der genetischen Expression der calciumabhängigen NO-Synthese und sehr niedrige NO-Gasproduktion charakterisiert sind und besonders rasch wachsen und sich teilen (Chinje 1997). Es können aber auch Zellen im kritischen Bereich der Leistungskapazität der Atmungskette der Mitochondrien durch chemotherapeutische und antibiotische Behandlung zur TypII-Gegenregulation gezwungen werden und sich sekundär zu Krebszellen transformieren. Ebenso besteht die Gefahr, dass sich selektiv einige wenige metastatische Zellen bilden nach Chemotherapie und/oder Bestrahlung, indem durch forcierte Gegenregulation die Sensitivitätsschwelle für die genetische Expression der induzierbaren calciumunabhängigen NO-Synthese in diesen Krebszellen extrem erhöht wird. Metastatische Zellen sind charakterisiert durch sehr geringe Stimulierbarkeit des induzierbaren cytotoxischen NO-Gases und können deshalb die Cytokin-Stimulation der cytotoxischen NO-Gassynthese in den metastatischen Tumorzellen, induziert durch Immunzellen und Nicht-Immunzellen, verhindern (Xie 1996). Die meisten Krebspatienten sterben abgesehen von der Kachexie durch Metastasen. Die Tatsache, dass im Deutschen Krebsforschungszentrum nach langjähriger Auswertung der Ergebnisse chemotherapeutischer Behandlung von Krebskranken festgestellt wurde:

„... Auch nach Jahrzehnten klinischer Anwendung haben sich die Zellgifte (Zytostatika) in weiten Bereichen der Krebsmedizin als Fehlschlag erwiesen" (Abel 1990), spiegelt die Effekte der TypII-Gegenregulation der Zelldyssymbiosen und der forcierten Umschaltung durch Chemotherapeutika und Chemo-Antibiotika wider.

Dieselben Feststellungen treffen für nicht mehr teilungsaktive Nervenzellen sowie Herz- und Skelettmuskelzellen zu, deren sauerstoffabhängige Leistungskapazität durch TypI-Überregulation oder TypII-Gegenregulation infolge chemotaktischer Einwirkung degenerieren kann.

Im Zeitalter der Chemotherapeutika und Antibiotika kann sich die evolutionsbiologisch programmierte Gegenregulation jedoch verhängnisvoll auswirken. Die chemotaktische Akutbehandlung von intra- und extrazellulären Erregern beim Menschen ist in der Regel erfolgreich, wenn die Betroffenen noch über einen ausreichenden Thiol-Pool und andere antioxidative Schutzmoleküle verfügen sowie die cytotoxische NO-Gasabwehr der T-Helferimmunzellen noch halbwegs funktioniert, da die Leistungsfähigkeit, antioxidative Kapazität und Reduktionskraft der komplexen menschlichen Zellsymbiose der vergleichbaren Belastbarkeit mikrobieller Ein- und Mehrzeller überlegen ist. Sind jedoch menschliche Immun- und Nicht-Immunzellen einem ständigen pharmakotoxischen Bombardement und vielfältigen Immunstressoren langfristig ausgesetzt, können auch „bis dahin gesunde Patienten" (Gottlieb 1981) nach Verlust der kritischen Reservekapazität der Zellsymbiosen in Immun- und Nicht-Immunzellen auf zuvor tolerable Chemotherapeutika, Antibiotika und Immunstressoren mit „erworbener Immunschwäche" antworten und klinisch manifeste opportunistische Infektionen (AIDS) und/oder spezifische Tumoren entwickeln.

Es ist jedoch auch ein anderer Faktor im Spiel. Da einige besonders erfolgreiche Opportunisten ebenso wie erfolgreiche Krebszellen (Mathupala 1997) chemotaktische Attacken im menschlichen Organismus durch Gegenregulation überleben können, können diese selektierten opportunistischen Erreger gegen die chemotaktischen Waffen relativ tolerabler sein als die dyssymbiotisch gewordenen menschlichen Immun- und Nicht-Immunzellen.

Dieselben Prozesse können sich abspielen, wenn Menschen mit „erworbener Immunschwäche" im symptomfreien Intervall als Dauerprophylaxe behandelt werden mit immunotoxischen antimikrobiellen Substanzen wie Cotrimoxazole, Trimethoprim, Sulfonamiden, Trimetraxate, Pentamidin, Pyrimethamine, Dapsone und zahlreichen anderen Pharmakotoxika (Antiparasitika, Antifungistatika, antibakteriellen und antiviralen Substanzen), einzeln oder in Kombination, oder mit so genannten antiretroviralen Nukleosidanaloga oder Nicht-Nukleosidanaloga oder Proteasehemmern, einzeln oder kombiniert.

Oder wenn phasenweise sämtliche immunotoxischen und zelltoxischen Präparate in bunter Mischung und Reihenfolge bis zur jeweiligen „Unverträglichkeit" als „lebensverlängernde Cocktail- oder Kombi-Therapie" nach Versuch und Irrtum dosiert, kombiniert und ausgetauscht werden, wie üblich ohne antioxidative Ausgleichstherapie.

Dass allein schon die kombinierte doppelte Folsäure-Hemmsubstanz Cotrimoxazole die Grundbedingungen toxischer Chemo-Antibiotika erfüllt, nicht nur die Membranbarriere von einzelligen und mehrzelligen Mikroben zu durchdringen, sondern auch die Zellmembranen und auch die Mitochondrienmembranen menschlicher Zellen, demonstriert eine Auswahl aus der langen Liste schwer wiegender Zellschäden nach Kurzzeit-Medikation mit Bactrim, Septrin, Eusaprim, Cotrim forte u. a.:

Die klinische Vielfalt der toxischen Kurzzeiteffekte infolge Bactrim-Medikation

„-Hämatologische Toxizität (toxische Blutbildschäden): Leukopenie/Neutropenie, verschiedene Formen von Anämien, Thrombozytopenie (Mangel an Blutplättchen), Hypoprothrombinämie (Mangel an Faktor II der Blutgerinnung)
- Gefäßveränderungen: Vasculitis, Periarteriitis nodosa (selten)
- Zentralnervensystem: Ataxie (Gangstörungen), Tremor (Zittern), Konvulsionen (Krämpfe), aseptische Meningitis, Psychosen mit Halluzinationen, Depressionen
- Metabolische Probleme: Hyperkaliämie (erhöhter Kaliumspiegel), Hyponatriämie (verminderter Natriumspiegel), Hypoglykämie (verminderter Zuckerspiegel)
- Magen-/Darmprobleme: Brechreiz/Erbrechen, Inappetenz (Appetitlosigkeit), Durchfall, pseudomembranöse Colitis (Entzündungen der Dickdarmschleimhaut)
- Leber und Pankreas (Bauchspeicheldrüse): Transaminasenanstieg (erhöhte Leberenzyme), Hepatitis, intrahepatische Cholestase (Gallestauung), Lebernekrose (Leberzellzerfall), Pankreatitis (Entzündung der Bauchspeicheldrüse)
- Nephrotoxizität (toxische Nierenschädigung): Kreatininanstieg, interstitielle Nephritis (Nierenentzündung), Kristallurie (Kristalle im Urin), Urolithiasis (Nierensteine)

- Hautreaktionen: Exantheme, exfoliative Dermatitis, Erythema multiforme, Stevens-Johnson-Syndrom, toxische epidermale Nekrolyse (Zerfall von Hautzellen), Urtikaria (nesselförmiger Hautausschlag)
- weitere allergisch-toxische Phänomene: Fieber, Angioödem" (Gysling 1995).

Die Beweise für die DNA-toxischen Bactrim-Effekte

Bereits 1981 publizierte eine Forschungsgruppe den Nachweis mittels des Mikronukleos-Tests, dass bei Patienten, die wegen Harnwegsinfekten mit Cotrimoxazole in der üblichen Dosis und Dauer behandelt wurden, pathologische Veränderungen der Zellkern-DNA auftraten:
„Die gegenwärtige Studie zeigt, dass Cotrimoxazole in gleicher Weise wie andere Folsäure-Antagonisten (beispielsweise Methotrexat zur Leukämie-Behandlung) das menschliche genetische Material schädigt" (Soerensen 1981).

Dieser eindeutige Forschungsbefund wurde im selben Jahr publiziert, als AIDS-Mediziner die unbefristete Medikation mit Cotrimoxazole als Dauerprophylaxe für bereits schwer wiegend immunotoxisch und zelltoxisch vorgeschädigte Patienten empfohlen haben (CDC 1981 a, Gottlieb 1981, Masur 1981, De Wys 1982).

Aus der Tatsache der DNA-Schädigung durch Cotrimoxazole-Medikation ergab sich die zwingende Logik, dass solche DNA-Veränderungen ebenfalls in der mitochondrialen DNA, die 1981 erstmalig entschlüsselt wurde (Tyler 1992), auftreten mussten. Die Zellkern-DNA ist durch spezielle Histon-Eiweiße und Reparaturmechanismen geschützt, während die mitochondriale DNA nicht oder nur unvollständig repariert werden kann (Richter 1997) und die Schädigungsrate 10-fach höher ist im Vergleich zur Zellkern-DNA (Yakes 1997). Die Wirkmechanismen der doppelten Folsäurehemmung auf die Nukleinsäuresynthese der Zellkern- und Mitochondrien-DNA sowie der für alle Biosynthesen lebenswichtigen Coenzyme verändern in vielfacher Weise unmittelbar und mittelbar das Redox-Milieu der menschlichen Zellsysteme. Diese Redox-Veränderungen beeinflussen wiederum die gesamte Pharmakokinetik und Pharmakodynamik der Folsäurehemmer und deren Bindung an mikrobielle Enzyme und Coenzyme, die durch biologische Aktivierung der Folsäure andere Enzyme steuern, die den Nukleinsäure-Stoffwechsel, die Synthese von Aminosäuren und biogenen Aminen regulieren (Matthews 1985, Stone 1986, Zimmermann 1987, Oefner 1988, Hitchings 1989, Gilli 1990, Margosiak 1993, Sasso 1994).

Verschärft werden die toxischen Effekte der Medikation mit Folsäure-Antagonisten wie Cotrimoxazole, wenn in unkalkulierbarer Weise verschiedene Chemo-Antibiotika die bioenergetischen und biochemischen Muster der Absorption, der Bioverfügbarkeit, der Verteilung, der Stoffwechselreaktionen und der Entgiftung beeinflussen. Bereits kleine Änderungen der Verteilung der Substanzen im Organismus (Pharmakokinetik) und der Wirkungen und Wechselwirkungen im Organismus (Pharmakodynamik) können ernsthafte unerwünschte und unkalkulierbare Folgeeffekte hervorrufen (Van Meerten 1995).

Die Überforderung der Entgiftungsleistung des Glutathion-Systems durch Bactrim und die unkalkulierbaren Wechselwirkungen mit anderen Chemo-Antibiotika und Chemotherapeutika

Bei den toxischen Kurzzeitwirkungen von Cotrimoxazole auf Immun- und Nicht-Immunzellen spielen vor allem auch Abbauprodukte des Sulfamethoxazole eine wichtige Rolle. Sulfonamide werden in einem enzymgesteuerten Prozess zu reaktionsfreudigen Stoffwechselprodukten umgebaut. Der erste Schritt dieser biologischen Aktivierung ist der oxidative Stoffwechsel der Sulfonamide zu Hydroxylamin. Dieses Abbauprodukt kann unter physiologischen Bedingungen rasch und spontan zu Nitroso-Verbindungen oxidiert werden. Diese sind noch reaktionsfreudiger und noch toxischer als die Hydroxylamine (Uetrecht 1985, Shear 1985, 1986, Rieder 1988, Spielberg 1989, Cribb 1990, 1992).

Nitroso-Verbindungen sind seit 1956 (zuerst N-Nitrosodimethylamin, Magee 1956) als krebserzeugende Substanzen in Hunderten von Variationen nachgewiesen worden (Loeppky 1984 a). Sie müssen vor allem durch das schwefelhaltige reduzierte Glutathion entgiftet werden, das in allen Zellen und vor allem in den mitochondrialen Zellsymbionten als Reduktionsäquivalent oxidierte Stoffwechselprodukte reduziert (Siliprandi 1978, Meister 1983, Beutler 1985). Das toxische Sulfonamid-Produkt Hydroxylamin aus Cotrimoxazole wird durch Glutathion reduziert und an seiner Umwandlung in potentiell krebserzeugende Nitroso-Verbindungen gehindert (Shear 1985, Rieder 1988, Spielberg 1989).

Symptomlose so genannte HIV-Positive weisen jedoch vor und nach der Laborreaktion „HIV-positiv" bereits ein systemisches Glutathion-Defizit in Immunzellen und Nicht-Immunzellen auf (Buhl 1989, Übersicht bei Herzenberg 1997).

Neben dem zu hohen Glutathion-Verbrauch durch forcierte Entgiftungsleistungen bei exzessiver Chemo-Antibiotika-Medikation sowie Belastung durch andere Immunstressoren wird bei promiskuitiven Homosexuellen Glutathion-Mangel noch aus anderen Gründen durch Defizit an biologisch aktiver Folsäure begünstigt: Infolge Chemo-Antibiotika-Missbrauch bei häufig intermittierenden Darminfektionen kommt es im Dünndarm zu Resorptionsstörungen. Es wird die Aufnahme wichtiger Nährstoffe, u. a. der Folsäure und des Glutathion-Bausteins der schwefelhaltigen Aminosäure Cystein bzw. der schwefelhaltigen Aminosäure Methionin, die in der Leber zu Cystein verstoffwechselt werden kann, behindert (Lambie 1985, Davis 1986).

Methionin andererseits benötigt Methylgruppen zur Bildung von Cystein, die von der aktiven Folsäure (Tetrahydrofolat, THF) geliefert werden. In die THF-Bildung aus Folsäure greift wiederum Trimethoprim ein und vermindert damit die Bereitstellung von Cystein aus Methionin als Baustein für die Neusynthese von Glutathion. Zu hoher Glutathion-Verbrauch und Hemmung der Neubildung von Glutathion führen zum systemischen Glutathion-Mangel.

Dieser wiederum begünstigt unter spezifischen Risikobelastungen nitrosativen und oxidativen Stress, der im Akutfall in Immunzellen und Nicht-Immunzellen zum gesteigerten Zelltod (Apoptose/Nekrose: TypI-Überregulation der Zelldyssymbiose) führt und/oder zeitlich verzögert bei Langzeiteinwirkung die Leistungskapazität der Zellatmung in Immunzellen und Nicht-Immunzellen erschöpft (symptomlose erworbene Immunschwäche mit NO-Gashemmung, TH2-Zelldominanz und gesteigerter humoraler Immunität (AID), symptomatische erworbene Immunzellschwäche mit klinisch manifesten opportunistischen Infektionen (AIDS) und/oder spezifische Tumoren in Endothel- und Lymphzellen), Krebsdisposition in teilungsaktiven Zellen/Degeneration in teilungsinaktiven Nerven-, Herzmuskel- und Skelettmuskel-Zellen) (TypII-Gegenregulation der Zelldyssymbiosen).

Es bedarf also keiner besonderen ärztlichen Phantasie, sich vorzustellen, was in den siebziger Jahren seit Ausrufung der „sexuellen Befreiung" in den Homosexuellen-Szenen der westlichen Metropolen tatsächlich passiert ist, bevor 1978 das erste Kaposi-Sarkom und 1980 die erste PCP-Pilzinfektion eines homosexuellen Patienten diagnostiziert wurde. Wie konnten diese Patienten als „bis dahin gesund" (Gottlieb 1981) bezeichnet werden, obwohl man feststellte, dass „aggressive Chemotherapie beiträgt zu dem endgültigen Ausmaß der immunologischen Inkompetenz" (De Wys 1982)? Wie konnte man davon reden, dass diese Krankheiten „ohne klinisch sichtbare zugrunde liegende Immunschwäche" auftraten (CDC 1981 a), obwohl man wusste, dass das immunotoxische Cotrimoxazole systemische Pilzerkrankungen durch Neutropenie begünstigt (Lehrer 1971 a, 1971 b) und chronische Inhalation von organischen Nitriten (poppers) schwerste Schäden der zellulären Immunität verursacht (Übersicht bei Haverkos 1988) und 95 % der untersuchten Homosexuellen in den Metropolen Washington, New York, San Francisco und Los Angeles in einer Studie der US-Seuchenüberwachungsbehörde CDC über Nitritgebrauch, oft regelmäßig, berichteten (Jaffe 1983)? Wie ist es möglich gewesen, ein „spekulatives neues Virus" (Haverkos 1982) als Krankheitsursache zu vermuten, obwohl die Liste von Infektionen mit Erregern jeglicher Spezies, vor allem bei promiskuitiven Homosexuellen mit Präferenz für ungeschützten analrezeptiven Geschlechtsverkehr, beispiellos lang war (Jaffe 1983, Callen 1990, Root-Bernstein 1993)?

Ärzte und Patienten kannten sehr genau die Ursachen der AIDS-Indikatorkrankheiten und trotzdem sprachen die Spezialisten auf der historischen Konferenz vom März 1983 in New York (dem ersten Welt-AIDS-Kongress) uni sono von dem „neuen Erreger" und dem „faszinierenden Rätsel" des Kaposi-Sarkoms (Friedman-Kien 1984 a), obwohl Tierversuche eindeutig die krebserzeugenden Effekte der gleichzeitigen Administration von Chemo-Antibiotika und organischen Nitriten demonstriert hatten (Brambilla 1985)? Wie konnte angesichts des geballten Wissens die internationale Ärzteschaft das Stillschweigen fast ohne Widerspruch zulassen, dass schwer wiegend immunotoxisch und

Die Frage nach der Verantwortung für den tödlichen Amoklauf der „HIV"/AIDS-Medizin

zelltoxisch vorgeschädigte Patienten oder auch Immungesunde, die durch einen mehr als obskuren Antikörper-Reaktionstest als Todeskandidaten stigmatisiert wurden, bis heute „praktisch als Meerschweinchen (Haustiere der Pharmaforschung) in einem der größten und teuersten Experimente unserer Zeit", wie es das Wallstreet-Journal 1996 ausdrückte, unbefristet in „geplanten Experimenten" (Thomas 1984) mit Chemotherapeutika und Antibiotika behandelt werden, von denen jeder sachkundige Mediziner seit mehr als 30 Jahren weiß, dass diese AIDS, Krebs sowie Nerven- und Muskeldegeneration naturgesetzlich auslösen werden und dass die Patienten bei Langzeitmedikation mit diesen Substanzen an innerer Vergiftung der Zellatmung von Immunzellen und Nicht-Immunzellen sterben? Wer hat diesen tödlichen Amoklauf der HIV/AIDS-Medizin zu verantworten? Ist es unfassbare Inkompetenz, perverse Obsession oder gleichgültige Berufsroutine, welche ein internationales Heer von Ärzten zu Mittätern, Mitläufern oder Zuschauern bei einer der folgenschwersten Tragödien der modernen Medizin hat werden lassen? Es gibt nur eine rationale Erklärung: Das Diktat der „unsichtbaren Hand des Marktes" hat seit Zulassung der Patentierung von medizinischen Laborbefunden, Labortechniken und Laborprodukten Ende der siebziger Jahre die moderne Medizin korrumpiert und bedient sich der hemmungslosen internationalen Medien und von ihren Sponsoren abhängigen medizinischen Fachmedien, um Seuchenwahn und Todesängste zu inszenieren und bis in den letzten Winkel der Erde die hilflosen Opfer ökonomisch auszubeuten.

Als Folge des chemotherapeutischen Aktionismus erkrankten „HIV-Positive" in den 90ern zunehmend an lebensbedrohlichen bakteriellen Infektionen, die zuvor bei diesen Patienten nicht beobachtet wurden

Der Mediziner Dr. Fauci, Chef des Nationalen Instituts für allergische und infektiöse Erkrankungen in den USA, wurde auf dem Welt-AIDS-Kongress 1998 in Genf im Rahmen der internationalen Pressekonferenz von einem Fachjournalisten gefragt:
„Die US-Seuchenüberwachungsbehörde CDC hat ausdrücklich bakterielle Infektionen aus dem Katalog der AIDS-Indikatorkrankheiten ausgenommen (CDC 1993). Warum entwickeln AIDS-Patienten in den westlichen Ländern ganz überwiegend systemische Pilzinfektionen?"

Der Immunspezialist Dr. Fauci antwortete freundlich:
„Oh ja, ich habe viele AIDS-Patienten mit bakteriellen Infektionen".

Der Fachjournalist entgegnete in Anwesenheit zahlreicher Kollegen:
„Ja, diese HIV-Positiven und AIDS-Patienten sind mit AZT behandelt worden".

Zum Erstaunen der Journalisten antwortete Dr. Fauci nicht, sondern ging wortlos schnellen Schrittes davon. Warum es Dr. Fauci so eilig hatte, war den meisten Journalisten nicht klar: Die Frage des Fachjournalisten hatte den entscheidenden Punkt der HIV/AIDS-Medizin bloßgelegt: Warum Patienten mit erworbener Immunschwäche mit einer „Cocktail-Therapie" aus Substanzen behandelt werden, die erworbene Immunschwäche erzeugen?

Dr. Fauci hatte als langjähriger Koordinator für die HIV/AIDS-Forschung in den USA im Jahre 1989 als medizinischer Obergutachter die Zulassung von AZT als so genannte antiretrovirale Prophylaxe zur Medikation von symptomlosen HIV-Positiven befürwortet. Für diese Indikation wurde AZT von der US-Überwachungsbehörde für Arzneimittel FDA zugelassen, ohne die vorgeschriebenen mehrjährigen klinischen Studien über Wirkungen und Nebenwirkungen der Substanz abzuwarten. AZT unterdrückt die Reifung von Blutzellen im Knochenmark und hemmt die Bildung von Antikörpern gegen bakterielle Erreger (Rosenthal 1994). Anfang der neunziger Jahre traten bei bis dahin symptomlosen HIV-Positiven, die mit AZT behandelt wurden, plötzlich vermehrt massive bakterielle Lungenentzündungen auf, die man bis dahin in dieser Schwere bei HIV-Positiven nicht diagnostiziert hatte.

Diese Lungenentzündungen verliefen nicht selten tödlich: „Bakterielle Lungenentzündungen machen einen zahlenmäßigen Anteil aus von 40 bis 50 % der Krankenhausaufnahmen wegen Infektionen der unteren Atemwege bei HIV-positiven Patienten" (Arzuaga 1994, Marco 1998).

Das plötzliche erhöhte Auftreten von bakteriellen Infektionen, die bei einer für so genannte HIV-Positive charakteristischen TH1-Immunzellschwäche normalerweise durch die kompensatorisch erhöhte Antikörperproduktion und andere Zellen des Immunzellnetzwerks gehemmt werden, wird ausdrücklich auf die Medikation mit AZT zurückgeführt:
„Neutropenie (Verlust von neutrophilen weißen Blutzellen, die im Knochenmark reifen) tritt häufiger auf wegen der Medikation von myelotoxischen (die Knochenmarkszellen schädigenden) Substanzen wie AZT, Ganciclovir und anderen das Knochenmark unterdrückenden Medikamenten" (Wilder 1998).

Dr. Fauci, Dr. Montagnier und ihre Kolleginnen und Kollegen wissen sehr exakt, warum sie den offenen Diskurs verweigern müssen: Sie haben den Teufel „Retrovirus HIV" mit dem Beelzebub „AZT etc." auszutreiben versucht und fürchten die Regressklagen der Opfer und ihrer Angehörigen und Freunde, da die HIV/AIDS-Therapie nicht rational begründbar ist. Ein australischer Arzt hat die wilde verwegene Virusjagd, die Vergiftung der bereits Vergifteten durch die blinddogmatische „Cocktail-Therapie", die das eine medizinisch induzierte Symptom durch die Induktion immer weiterer Symptome mittels pseudorational kombinierter Pharmagifte beantwortet, auf einen prägnanten Nenner gebracht:

„Es herrscht therapeutisches Chaos. Die Ärzte verschreiben, was die Patienten verlangen, oder sie raten, wenn sie verschiedene Medikamente kombinieren, was nach ihrem Gefühl vergleichbar ist. Ich habe nie etwas Derartiges in der Medizin erlebt" (Christie 1997).

Jede antimikrobielle Substanz greift auch die menschlichen Zellen an, da diese das Erbe der archaischen Zellsymbiose von einzelligen Mikroben in sich tragen

Die durch die hemmungslos öffentlich inszenierte Hysterie in Todesangst getriebenen so genannten HIV-positiven Patienten wiederum glauben, durch geradezu masochistischen Gehorsam im Glauben an die immer neuen Heilsversprechen der Pharmaindustrie mit einer Unmenge von immunotoxischen, Mitochondrien-toxischen, Glutathion-verbrauchenden Substanzmischungen ihr Leben vor dem phantomhaften Todesvirus retten zu können. In dieser gemeinsamen Wahnwelt ist das eigentlich Rätselhafte, warum Ärzte und Patienten immer noch an die Fiktion glauben, AIDS-Medikamente würden zielgenau allein die Mikroben treffen und ohne fortschreitende Zellzerstörung durch so genannte HI-Viren würde sich die Vielfalt der toxischen Symptome bis hin zum tödlichen Organversagen überhaupt nicht entwickeln können. Diese Fiktion beruht auf einem grundlegenden Irrtum: Jede toxische antimikrobielle Substanz greift auch menschliche Zellen an, da alle menschlichen Zellen Nachkommen von archaischen Zellen sind, die sich aus der Zellsymbiose von einzelligen Mikroben entwickelt haben. Menschliche Zellen unterscheiden sich von Mikrobenzellen im Prinzip durch die relativ bessere Entgiftungsfähigkeit – solange die Zellsymbiosen intakt sind. Aber gerade diese fundamentale Voraussetzung ist durch die rasante Änderung des äußeren und inneren toxischen Belastungsprofils der Zivilisationsentwicklung der vergangenen 150 Jahre gefährdet. Die AIDS- und Krebserkrankungen in den westlichen Ländern sind nur ein symptomatisches Spiegelbild für das Überschreiten der Grenzbelastung. Die moderne Medizin wird intelligentere Antworten für die Herausforderung finden müssen als die Mobilisierung kollektiver archaischer Seuchenängste und die blindwütige Virusjagd. Ohne die strikte Beachtung der Gesetze der Co-Evolution innerhalb menschlicher Zellen, zwischen menschlichen Zellen und Mikroben sowie zwischen menschlichen transformierten und nicht-transformierten Zellen wird die evolutionsmedizinisch kurzsichtige, totalitär kommerzialisierte Medizin das vitale Erbe des Mikro-Gaia-Milieus nicht nur in einer begrenzten Anzahl von Individuen in der heutigen Generation, sondern auch generationsübergreifend über den Vererbungsweg der mütterlichen Keimbahn, als Basis für die „Gesundheit der Nationen" (Sagan 1987), irreparabel verspielen (Sören 1981, Richter 1997, Yakes 1997, Kremer 1997, Wallace 1999).

X. Das gewaltige Umdenken

Die elementaren Kunstfehler der AIDS- und Krebsmedizin – Warum die Patienten durch chemotherapeutische Vergiftung sterben

Wer in neueren Standardwerken der HIV/AIDS-Medizin, publiziert von renommierten Klinikern und Praktikern in renommierten medizinischen Fachverlagen, sich orientieren will über den Erkenntnisfundus der Stickoxid-, Cytokin- oder Zellsymbiose-Forschung, wird enttäuscht werden (L'arge-Stehr 1994, Gölz 1995, Husstedt 1998). Die mitochondrialen Zellsymbionten und die entscheidende Synthese von cytotoxischem NO-Gas, ebenso die lebenswichtige Entgiftungsfunktion von Nicht-Protein-Thiolen (Cystein, reduziertes Glutathion) werden nur beiläufig oder gar nicht erwähnt. Folgerichtig wird in einem dieser Handbücher, das „sich an niedergelassene Ärzte wendet, die in ihrer täglichen Arbeit mit der Betreuung und Versorgung von HIV- und AIDS-Patienten befasst sind" objektiv irreführend festgestellt:

„Im Spätstadium der HIV-Krankheit findet eine shift von TH1- zu TH2-Zellen statt, dessen Ursache noch nicht hinreichend geklärt ist, der aber offenbar einen point of no return darstellt und für den finalen Krankheitsverlauf mitverantwortlich ist" (Gölz 1995).

Die Tatsache des TH1-TH2-Immunzell-switch zum frühestmöglichen Zeitpunkt des Auftretens molekularer Marker der so genannten HIV-Infektion (Übersicht bei Lucey 1996) bei vorausgegangenem oder gleichzeitigem systemischen extrazellulären und intrazellulären Defizit der Nicht-Protein-Thiole (Buhl 1989) wird nicht gewusst oder ignoriert. Man beschränkt sich weitgehend auf die kritiklose Darstellung der HIV/AIDS-Theorie und angeblicher HIV-Nachweisverfahren, klinischer Symptom- und Verlaufsbeschreibung, die Administration einer Vielzahl von antimikrobiellen und so genannten antiretroviralen Pharmasubstanzen sowie die oberflächliche Aufzählung von

> In den Standardwerken der HIV/AIDS-Medizin spiegelt sich der mangelnde wissenschaftlich-medizinische Kenntnisstand wider

Risiken und so genannten Nebenwirkungen der toxischen Therapie. Der klinisch-therapeutische Anspruch und der tatsächliche wissenschaftlich-medizinische Kenntnisstand klaffen weit auseinander:

„AIDS, das Endstadium einer chronisch progredienten Infektion mit den erstmals bei Menschen epidemisch aufgetretenen Lentiviren HIV-1 und HIV-2 hat sich innerhalb weniger Jahre zu einem Problem entwickelt, mit dem sich alle Fachdisziplinen auseinander setzen müssen. Die ungewöhnliche Aktivität der internationalen Forschung hat in kurzer Zeit zu einem explosionsartigen Wissenszuwachs geführt und als Folge davon auch zu einer lawinenartig anschwellenden Flut von medizinisch-wissenschaftlichen Primär- und Sekundärpublikationen. Für den praktisch arbeitenden Arzt ist das tiefere Eindringen in die wissenschaftlichen Dimensionen dieses neuen Themenkreises zeitlich meist unmöglich; seine praktischen Konsequenzen hingegen muss er zur Kenntnis nehmen. Alle, die in absehbarer Zeit mit dieser Problematik beruflich in Berührung kommen werden, brauchen eine Art Leitfaden, um den oft unvermittelt auftauchenden Bedarf an fundierter Information zu decken. Das erforderliche Wissen muss leicht zugänglich sein, zusammengestellt unter dem Gesichtspunkt der praktischen Verwertbarkeit und der konkreten Bedeutung für das eigene Handeln (therapeutisch, diagnostisch, beratend, betreuend). Jeder, der sich mit diesem Thema befasst, braucht Information ... Mit dem hier vorliegenden Leitfaden für den Arzt in Praxis und Klinik wollen wir jeden interessierten oder beruflich betroffenen Arzt informiert halten, ihn in die Lage versetzen, seine Patienten optimal zu untersuchen, zu behandeln und zu betreuen" (L'arge-Stehr 1994).

„Die HIV-Erkrankung ist zu einer der größten Herausforderungen der Menschheit geworden. Seitdem die ersten Patienten sich mit Zeichen dieser Immunkrankheit in ärztliche Behandlung begeben haben, sind nunmehr 11 Jahre vergangen. In dieser Zeit wurde die medizinische Wissenschaft und Forschung revolutioniert. Das wachsende Wissen und die zunehmende Erfahrung haben sie zu einer bestens erforschten Erkrankung werden lassen. Die HIV-Erkrankung zeigt sich heute therapeutisch gut beeinflussbar. Heilungsmöglichkeiten aber bestehen weiterhin nicht. Die zunehmende Zahl HIV-infizierter Patienten und die bessere Kenntnis des Krankheitsbildes haben zu einer Trendwende im medizinischen Forschungssystem geführt. Neben den Schwerpunktpraxen und den spezialisierten Klinikeinheiten wird in zunehmendem Maße der niedergelassene Kollege mit der HIV-Erkrankung konfrontiert. Die Vielgestaltigkeit der Krankheit erfordert ein multi- bzw. interdisziplinäres Vorgehen. Alle medizinischen Fachbereiche sind hier angesprochen. Dieses Buch wendet sich an niedergelassene Ärzte, die in der täglichen Arbeit mit der Betreuung und Versorgung von HIV- und AIDS-Patienten befasst sind, aber auch an jene, die sich zukünftig der Thematik öffnen wollen. Vor allem praktische Ärzte und Ärzte für Allgemeinmedizin, Internisten, Gynäkologen und Kinderärzte werden mit der Basisversorgung der HIV-Patienten konfrontiert sein. Mitunter ist es für den niedergelassenen Arzt nicht einfach, in kurzer Zeit ausreichend Erfahrungen mit einer komplexen Krankheit wie der HIV-Erkrankung zu sammeln. Auch mit den Lebenswelten der Hauptbetroffenen – homosexuellen Männern und Drogenabhängigen – sind viele Kollegen primär wenig vertraut. Die Autoren wollen mit diesem Buch dazu beitragen, Informationslücken im praktischen Alltag zu schließen und bestehende Barrieren abzubauen. Aufbau und Themenwahl sind auf die Bedürfnisse und Fragestellungen des niedergelassenen Arztes abgestimmt (Vorwort zur 1. Auflage) ... Beim Verfassen der 1. Auflage in den Jahren 1992 und 1993 herrschte noch eine gewisse Euphorie. Man erwartete, in absehbarer Zeit einen Durchbruch in der Therapie der HIV-Infektionen zu erzielen. Diese Hoffnung hat sich mit den Ergebnissen der Welt-AIDS-Kongresse in Berlin und Yokohama zerschlagen. Ein längerer Weg mit kleineren Fortschritten war aufgezeigt. Namhafte Wissenschaftler stellten sogar Überlegungen an, ob nicht die Zielrichtung der bisherigen Forschung radikal verändert werden müsste. Dennoch machen die kontinuierlichen Fortschritte in Forschung und klinischer Praxis das vorliegende Handbuch drei Jahre nach der 1. Auflage revisionsbedürftig ... Gleichzeitig bleibt der Charakter des Buches in der neuen Fassung seiner ursprünglichen Zielsetzung treu: Ein praxisnaher Leitfaden für niedergelassene Ärzte, basierend auf den jahrelangen Erfahrungen in Berlin, wo über ein Fünftel aller Erkrankten der Bundesrepublik leben" (Gölz 1995).

„Vor nunmehr 16 Jahren traten ,human immunodeficiency virus' (HIV) und das mit ihm assoziierte ,acquired immune deficiency syndrome' (AIDS) in den Blickpunkt der medizinischen Öffentlichkeit und stellten die klinische Medizin und Grundlagenforschung vor neue, in ihrem Ausmaß damals nicht absehbare Herausforderungen. Es wurde sehr schnell klar, dass es sich beim HIV um ein Virus völlig neuer Dimension handelte, dessen klinische Implikation in Art und Schwere ebenso ungewöhnlich war. Den meisten Ärzten nur aus Lehrbüchern bekannt, waren zum Beispiel die Pneumocystis-carinii-Infektion, die Hirntoxoplasmose, nicht-tuberkulöse Mykobakteriosen, die Kryptosporidiose und das Kaposi-Sarkom plötzlich klinischer Alltag. Neu waren nicht nur die Erkrankungen, sondern auch die Vielfalt ihrer klinischen Erscheinungsbilder und die Besonderheiten in der Akuttherapie und Prophylaxe. Bedingt durch die Vielfalt der klinischen Manifestationen sind in die Behandlung HIV-abhängiger Erkrankungen faktisch alle medizinischen Fachrichtungen integriert, auch solche, deren Aufgabe nicht die primäre Versorgung HIV-Infizierter ist. Dies macht ein interdisziplinäres Denken und Handeln notwendig, nur so können Einzelbefunde rasch zu einem Gesamtkonzept koordiniert werden. Daher sind Handbücher für die Praxis hilfreich, die ausgehend von der Organmanifestation bzw. klinischen Symptomen die ätiologische und klinische Differentialdiagnose aufzeigen, einschließlich der rationellen Diagnosesicherung und Therapie. Dies ist in dem vorliegenden Buch exemplarisch gelungen. Auch dem Nicht-Spezialisten ist es so möglich, rasch einen roten Faden durch das Dickicht der zahlreichen ätiologischen und diagnostischen Optionen zu ziehen. Die Halbwertzeit unseres Wissens über die HIV-Infektion und AIDS ist so klein, dass Lehrbücher dem aktuellen Kenntnisstand immer nur hinterher hinken können. Daher sind Publikationen wie die vorliegende, mit ihrem kurzen Vorlauf, gut geeignet, den momentanen Wissensstand zu vermitteln. Es ist dem Herausgeber gelungen, für jedes Fachgebiet erfahrene Autoren zu gewinnen. Alle relevanten Krankheitsbilder sind präzise dargestellt, informative und tabellarische Übersichten sowie zahlreiche Abbildungen ermöglichen einen raschen Informationstransfer. Dieses Buch ist geeignet, die tägliche Arbeit mit HIV-Infizierten in Praxis und Klinik zu erleichtern und zu optimieren. Daher wünsche ich diesem Buch eine weite Verbreitung in Praxis und Klinik, auch im Interesse der Patienten" (Husstedt 1998).

Diese exemplarischen Handbücher zu „AIDS und die Vorstadien – Ein Leitfaden für Praxis und Klinik", „HIV- und AIDS-Behandlung, Beratung und Betreuung" sowie „HIV- und AIDS-fachspezifische Diagnostik und Therapie" können nicht „im Interesse der Patienten" verfasst sein, denn diese HIV-AIDS-Mediziner empfehlen uneingeschränkt für so genannte HIV-Positive und AIDS-Patienten die unbefristete Medikation mit Pharmasubstanzen, die nachweislich das Herzstück der menschlichen Zellsysteme, die mitochondrialen Zellsymbionten, schwer wiegend schädigen. In diesen HIV/AIDS-Standardleitfäden ist es keineswegs „exemplarisch gelungen", wie behauptet, „jeden interessierten oder betroffenen Arzt informiert zu halten, ihn in die Lage zu versetzen, seine Patienten optimal zu untersuchen, zu behandeln und zu betreuen", da die Existenz und Funktion der Mitochondrien und ihre Abhängigkeit von einem ausgeglichenen Mikro-Gaia-Milieu mit keinem einzigen Wort erwähnt wird.

„Es besteht der dringende Verdacht, dass die Krankheit (AIDS) nicht durch HIV, sondern u. a. durch AZT und verwandte Nukleosidanaloga hervorgerufen wird, da bisher nicht ausgeschlossen werden konnte, dass AZT nicht nur im Muskel, sondern auch in Lymphozyten durch Schädigung der Mitochondrien zum Zellverlust führt. Der Nachweis einer derartigen medikamenten-induzierten Schädigung des Immunsystems hätte weitreichende politische, soziale und ökonomische Konsequenzen" (Richter 1997 b).

Der „dringende Verdacht" und die „politischen, sozialen und ökonomischen Konsequenzen" einer systemischen toxischen Zellschädigung waren bereits vor 20 Jahren gegeben, wie sich an den ersten Patienten, bei denen die Diagnose einer Pneumocystis-carinii-Lungenentzündung (PCP) als AIDS-Indikatorkrankheit gestellt wurde, demonstrieren lässt. Diese fünf homosexuellen PCP-Patienten wurden im Zeitraum Oktober 1980 bis Mai 1981 in der Universitätsklinik in Los Angeles behandelt, alle Patienten waren chronische Konsumenten von inhalierten Nitrit-

Gasen als sexuelles Dopingmittel beim analrezeptiven Geschlechtsverkehr. Die Patienten wurden mit dem Folsäure-Hemmer Cotrimoxazole (TMP / SMX, Bactrim, Septrin usw.) behandelt, zwei Patienten verstarben während der Behandlung (CDC 1981 a). In dem ausführlicheren Behandlungsbericht vom Dezember 1981 wurde die klinische Symptomatik und der anormale Immunstatus der Patienten dargestellt. Es wird das Für und Wider einer Cytomegalie-Virus-Infektion erörtert und ohne konkrete Analyse unbestimmt über einen „bisher unentdeckten Erreger, ein Medikament oder Toxin" spekuliert. Abschließend stellen die Universitäts-Kliniker fest:

„Bis heute hat es kein Anzeichen gegeben einer spontanen Erholung der zellulären Immunkompetenz bei unseren überlebenden Patienten. Alle haben überdauernd ein schwer wiegendes Wasting-Syndrom trotz intensiver unterstützender Maßnahmen entwickelt" (Gottlieb 1981).

Aufgrund dieser eindeutigen klinischen Verlaufsbeobachtung hätten die AIDS-Mediziner eigentlich auch mit dem damaligen Wissensstand die primäre Ursache des Syndroms ihrer homosexuellen Patienten erkennen können. Stattdessen zeigten sie sich ratlos und fixiert auf Chemo-Antibiotika:

„Ein Rückfall der Pneumozysten-Pneumonie trat auf bei 2 der 3 Patienten, die keine Prophylaxe mit TMP/ SMX (Cotrimoxazole) erhalten hatten. Wir glauben deshalb, dass bei solchen Patienten eine Langzeit-Prophylaxe mit TMP/ SMX nach der ersten PCP-Episode initiiert werden sollte.

Gegenwärtig ist es unklar, ob antivirale und antifungale Substanzen, intensive unterstützende Ernährungsmaßnahmen oder Immunstimulantien sich als nützlich erweisen werden, um dieses Syndrom zu behandeln" (Gottlieb 1981).

Diese Schlusssätze der historischen klinischen Dokumentation über die Diagnostik und Therapie der er-

Die fatale Verwechslung des Wasting-Syndroms (Auszehrung oder Kachexie, griech.: kachexein = wegnehmen) mit dem chronischen Hungerzustand

sten homosexuellen AIDS-Patienten spiegeln das Nicht-Wissen vom Heilen der Ursachen und Folgen systemischer Zelldyssymbiosen wieder. Die Aussagen waren der Beginn einer der folgenschwersten kollektiven Fehlleistungen der modernen Medizin und entfesselten die bis heute andauernde todbringende Virusjagd.

Das Wasting-Syndrom ist ein Schlüssel zum Verständnis des Krankheitsgeschehens bei HIV-Positiven und AIDS-Patienten. Das Syndrom des Wasting (englisch: waste = verschwenden, vergeuden) kennzeichnet einen Verlust an Körpermasse in den peripheren Organen, insbesondere in der Skelettmuskulatur. Es besteht ein gravierender Unterschied zum chronischen Hungerzustand: Letzterer ist charakterisiert durch Gewichtsverlust in praktisch allen Organen, während beim Wasting Herz, Leber und Milz ausgespart sind. Die praktizierenden HIV/ AIDS-Mediziner scheinen überwiegend die Energieflüsse und Stoffwechselkreisläufe in den Zellsystemen im Organismus ihrer Patienten als „Blackbox" anzusehen. Ebenso wie ihre Kollegen zu Beginn der AIDS-Ära „intensive unterstützende Ernährungsmaßnahmen" (Gottlieb 1981) einsetzten, empfehlen sie auch noch nach 14 Jahren klinischer AIDS-Erfahrung die reichliche quantitative Kalorienzufuhr, ohne zu qualifizieren, welcher spezielle Mangel an Nährstoffen ausgeglichen werden muss.

„Das zentrale Prinzip in der Prophylaxe und Behandlung des Wasting-Syndroms ist eine ausreichende Kalorienzufuhr. Der größte Teil der HIV-Patienten, die an Gewicht abnehmen, ernährt sich nicht angemessen. Eine Ernährungsberatung sollte veranlasst werden. Das Ziel ist, die Ernährung kalorienreich zu gestalten. Kalorienreiche Kost muss nicht unbedingt unverträglich sein. Hat das aktuelle Körpergewicht 60 % des Idealgewichtes bzw. Ausgangsgewichtes erreicht, ist der Substanzverlust meist irreversibel. Historische Untersuchungen über den Hungertod belegen, dass die Sterbewahrscheinlichkeit groß ist" (Gölz 1995).

Offenbar verwechseln die HIV/AIDS-Praktiker den Zustand des chronischen Hungerzustandes mit dem Wasting-Syndrom. Beide lebensbedrohlichen Zustände sind zwar mit Immunzellschwäche und Disposition zu opportunistischen Infektionen verbunden, es bestehen aber gravierende Unterschiede im Stoffwechselgeschehen, die über Leben und Tod der Patienten entscheiden: Im chronischen Hungerzustand ist der überdauernde Mangel an Eiweißen und anderen Nährstoffen, Vitaminen, Mineralien und Spurenelementen die Todesursache, das Wasting-Syndrom kann auch ohne opportunistische Infektionen zum Tode führen trotz „intensiver unterstützender Ernährungsmaßnahmen" (Gottlieb 1981) und trotz „ausreichender Kalorienzufuhr" (Gölz 1995). Es genügt also nicht, „die Ernährung möglichst kalorienreich zu gestalten" (Gölz 1995), um die „Patienten optimal zu untersuchen, zu behandeln und zu betreuen" (L'arge-Stehr 1994).

Im chronischen Hungerzustand vermindert der Organismus den Eiweißabbau, die Produktion des stickstoffhaltigen Harnstoffs in der Leber ist stärker als normal gebremst, während beim Wasting-Syndrom die Stickstoffausscheidung durch Harnstoffsynthese in der Leber und Harnstoffentsorgung in den Nieren stark erhöht ist. Die Kenntnis der Ursachen dieses fundamentalen Unterschiedes ist entscheidend für die lebensrettende Therapie.

Die zentrale Rolle der Erschöpfung des Thiol-Pools (Cystein, Glutathion)

Geht man von der begründeten Tatsache aus, dass die Leistungsfähigkeit der menschlichen Zellsymbiosen abhängig ist von der selbstorganisierten Steuerung durch fluide Gase (nitrogene Oxide und reaktive Sauerstoffspezies, ROS) und dieses Regelsystem in einem optimalen Regelbereich gegengesteuert werden muss durch schwefelhaltige Entgiftungsmoleküle (Nicht-Protein-Thiole), so muss man fragen, was geschieht, wenn der Thiol-Pool (Cystein, reduziertes Glutathion) erschöpft ist. Dies ist der Regelfall bei so genannten HIV-Positiven zum frühestmöglichen Zeitpunkt der so genannten HIV-Serokonversion. Zahlreiche Untersuchungen haben gezeigt, dass der Glutathion-Spiegel bei so genannten HIV-Positiven beispielsweise innerhalb von T-Helferimmunzellen, im Blutplasma und in Schleimhautflüssigkeiten der Lunge bereits stark erniedrigt ist, wenn die Probanden noch keinerlei klinische Symptome aufweisen (Buhl 1989, Eck 1989, Jarstrand 1990, Halliwell 1990, Baker 1992, Greenspan 1993). Hätte man also den Glutathion-Spiegel der ersten homosexuellen AIDS-Patienten in den Jahren 1980/81, die als „bis dahin gesund" bezeichnet wurden (Gottlieb 1981) und sämtlich chronische Nitritgebraucher waren (CDC 1981 a), einige Monate oder Jahre vor ihrer Erkrankung untersucht, hätte man ein „globales Defizit" (Greenspan 1993) des Glutathion-Gehalts nicht nur in Immunzellen und Nicht-Immunzellen, sondern auch im Blutplasma und in Schleimhautflüssigkeiten festgestellt. Das schwefelhaltige Entgiftungsmolekül Glutathion, synthetisiert aus den drei Aminosäuren Glutaminsäure, Cystein und Glycin, repräsentiert 90 % der extrazellulären und intrazellulären Nicht-Eiweiß-Thiole. Die Schwefel-Wasserstoff-Gruppe (SH-Gruppe) für die Entgiftungsfunktion des Glutathion liefert das Cystein. Ohne ausreichende Cystein-Mengen kann kein Glutathion aufgebaut werden. Die SH-Gruppen des

Cystein und des Glutathion binden gleichermaßen an NO und seine Derivate (Nitrosation) sowie an reaktive Sauerstoffspezies (ROS). Dabei bilden sich Nitroso-Thiole (SNO-Cys, GSNO) bzw. Cystin und Glutathion-Disulfid (GSSG). Ist der Thiol-Pool erschöpft, binden NO und seine Derivate auch an die SH-Gruppen in Eiweißen und Enzymeiweißen (Nitrosylation). Dieser Vorgang der Nitrosylation kann die Funktion zahlreicher Enzyme und Proteine verändern und DNA-Moleküle schädigen, was wiederum zu Störungen der Proteinsynthese führt (Übersicht bei Stamler 1995). Ebenso kann die mangelnde Neutralisation der ROS bei zu hohem Verbrauch des Thiol-Pools zu vielfachen Schäden an DNA- und Proteinmolekülen führen (Sies 1985, Halliwell 1991). Die durch Nitrosation, ROS-Reaktion sowie Nitrosylation ausgelösten Prozesse verändern das Redox-Milieu und beeinflussen Transkriptionsfaktoren und die genetische Expression für die Biosynthese der Eiweiße. Das Ergebnis sind evolutionsbiologisch programmierte Gegenregulationen der Energieproduktion und der Stoffkreisläufe.

Die frühen und späten Phasen des Thiol-Mangel-Syndroms

Es ist also anzunehmen, dass die ersten homosexuellen AIDS-Patienten längere Zeit vor ihrer manifesten AIDS-Erkrankung ein erhebliches Defizit des Thiol-Pools aufgewiesen haben. Die vorausgegangenen nitrosativen und oxidativen Stressbelastungen dieser Patientengruppe sind bekannt:

Langdauernde Nitrit-Inhalation, unkontrollierter Konsum von Antibiotika, Chemotherapeutika, Analgetika und „recreational drugs", chronische Antigen-Belastung durch Multiinfektiösität, Alloantigen-Belastung durch Resorption von Fremdeiweiß, (Übersicht bei Jaffe 1983, Pifer 1987, Root-Bernstein 1993).

Das Thiol-Mangel-Syndrom dieser Patienten lässt sich also in drei Stadien einteilen:
- Klinisch stumme Phase: Reservekapazität der Zellatmung im kritischen Grenzbereich
- Klinisch kompensierte Phase: TypI- und TypII-Cytokin-Dysregulation, TH1-TH2-switch, TypI-Überregulation der Zelldyssymbiose und/oder TypII-Ge-

genregulation der Zelldyssymbiose, Zeitpunkt einer eventuellen so genannten HIV-positiven Testreaktion, AID
- Klinisch manifeste Phase: Opportunistische Infektionen, Kaposi-Sarkom, Lymphome, Myopathien, Enzephalopathien, Enteropathien, Wasting-Syndrom.

Es ist also ein schwer wiegender ärztlicher Kunstfehler, den langdauernden Prozess des nitrosativ und oxidativ ausgelösten Thiol-Mangel-Syndroms erst ab dem Zeitpunkt der anhand von Immunzellanomalien erkennbaren Zelldyssymbiose beginnen zu lassen. Vielmehr kann bei Risikopersonen der Thiol-Mangel bereits vor einer eventuellen so genannten HIV-Serokonversion mittels Messung der Laborwerte des Glutathion-Spiegels sowohl intrazellulär in T-Helferimmunzellen, in Lungenschleimhautflüssigkeiten und im Blutplasma diagnostiziert werden, um „den Arzt in Praxis und Klinik in die Lage zu versetzen, seine Patienten optimal zu untersuchen, zu behandeln und zu betreuen" (L'arge-Stehr 1994).

Der Ornithin-Harnstoff-Zyklus für den Stickstofftransport durchläuft die mitochondrialen Zellsymbionten und ist Cysteinkontrolliert.

Das Wasting-Syndrom wiederum spiegelt die späte Phase des Thiol-Mangels wider. Der Export von Stickstoff, als giftiges Ammonium gewonnen aus dem Abbau von Eiweißen in der Skelettmuskulatur und anderen peripheren Organen, erfolgt in der Leber über den Ornithin-Zyklus als Harnstoff. Dieser Stoffwechsel-Zyklus durchläuft die mitochondrialen Zellsymbionten, in denen der erste Schritt zur Harnstoffsynthese vollzogen wird. Das aus den Aminosäuren der Eiweiße stammende Ammonium (NH4+) wird über Zwischenschritte mit dem Glutamat in die Mitochondrien transportiert. Hier kann es wieder abgespalten werden und sich mit Hydrogencarbonat zu Carbamoylphosphat verbinden. Dieser Baustein reagiert mit Ornithin zu einem neuen Produkt, aus dem nach mehreren Zwischenschritten in diesem Zyklus Arginin synthetisiert wird. Letzteres wird dann in Harnstoff, das über die Nieren ausgeschieden wird, und Ornithin, das für den nächsten Zyklus wieder in die Zellsymbionten zurückkehrt, gespalten. Die Kontrolle für den ersten Schritt des Stickstoffexports über den Ornithin/Harnstoff-Zyklus wird in den Mitochondrien der Leber durch das Cystein-Thiol ausgeübt. Cystein wird hier in Sulfat (SO4-) und Wasserstoff-Ionen gespalten, letztere verbinden sich mit dem Hydrogencarbonat und hemmen so die Harnstoffsynthese. Das toxische Ammonium paart sich stattdessen mit Glutamat und bildet Glutamin, das wichtig ist für die Nukleinsäurebildung, die Bausteine der DNA, für die Regelung des Basen-Säure-Haushalts und die Energieversorgung vor allem auch in Darmzellen und Immunzellen. Wenn also der Cystein-Spiegel im Plasma normal ist, werden kontrollierte Harnstoffmengen gebildet. Ist jedoch der Cystein-Spiegel zu niedrig, wird zu viel Stickstoff exportiert. In diesem Falle greift eine Rücklaufbremse vor allem zwischen der Leber und der Skelettmuskulatur. Ein zu niedriger Cystein-Spiegel löst einen erhöhten Eiweißabbau in der Muskulatur aus, der Cystein-Spiegel sowie der Spiegel anderer Aminosäuren im Plasma steigt wieder, die Leber wird mit Cystein versorgt, die Harnstoffbremse greift. Umgekehrt wird durch Normalisierung des Plasmaspiegels der Aminosäuren der weitere Protein-Abbau in der Skelettmuskulatur wieder gestoppt, die Eiweißreserven in den Muskelzellen werden durch Neusynthese aus den Aminosäuren der Nahrungseiweiße wieder aufgefüllt.

Warum die negative Stickstoffbilanz beim Wasting-Syndrom nicht durch „ausreichende Kalorienzufuhr" gestoppt werden kann

Warum lässt sich jedoch beim Wasting-Syndrom mittels „intensiver unterstützender Ernährungsmaßnahmen" (Gottlieb 1981) und „ausreichender Kalorienzufuhr" (Gölz 1995) der forcierte Proteinabbau in der Skelettmuskulatur nicht stoppen? Da die Anpassung des Cystein-Spiegels im Plasma und in den Mitochondrien in der Leber geregelt ist über den erniedrigten Aminosäuren-Spiegel im Plasma, verhindert die Zufuhr von außen durch Anstieg des Aminosäuren-Spiegels den weiteren Protein-Abbau in der Skelettmuskulatur und die Zuschleusung von Cystein aus dem abgebauten Muskeleiweiß in die Mitochondrien der Leberzellen. Die Harnstoffsynthese bleibt ungebremst, der größte Teil des Stickstoffs der zugeführten Aminosäuren wird rasch wieder als Harnstoff exportiert. Es bleibt bei der negativen Stickstoffbilanz (Dröge 1997 a).

Umgekehrt verhält es sich im Hungerzustand: Der Körper versucht, Eiweiß zu sparen, der Eiweißabbau ist gedrosselt, der Stickstoffexport über den Ornithin/Harnstoff-Zyklus wird statt durch Cystein durch die Ketonkörper der Hungerazidose gebremst (Felig 1969, Aoki 1972, Smith 1974).

Der gesteigerte Umsatz von Arginin im Ornithin/Harnstoff-Zyklus durch Spaltung von Arginin in Harnstoff und Ornithin hat noch eine andere entscheidende Konsequenz. Arginin ist das Substrat für die Synthese der Stickstoffmonoxide des NO-Gases und seiner Derivate. Geht zu viel Arginin im Harnstoff-Zyklus verloren, kann weniger NO-Gas gebildet werden. Das NO-Defizit hat systemische Konsequenzen: Ohne ausreichenden NO-Spiegel kann die Äquivalenz von calciumabhängigem NO und Superoxid-Anionen zur geregelten Peroxinitritbildung nicht mehr aufrecht erhalten werden, die Mitochondrien-Schleusen schließen sich, das Calcium-Cycling zwischen Zellplasma und Mitochondrien ist unterbrochen. Die infolge des Thiol-Mangels erschöpfte Reservekapazität der Zellatmung und der ATP-Energieproduktion erzwingt eine forcierte Umschaltung auf die sauerstoffunabhängige ATP-Gewinnung im Zellplasma, der Zustand der Pseudohypoxie in der Atmungskette der Mitochondrien löst über die Änderung des Redox-Milieus die Aktivierung der Promoter-Regionen im Zellkern-Genom aus, die evolutionsbiologisch konserviert sind für Transkriptionssignale bei hypoxischen und pseudohypoxischen Zuständen.

> Der Thiol-Mangel, die gesteigerte Harnstoffsynthese aus Arginin und die damit verbundene verminderte NO-Synthese haben weitreichende systemische Konsequenze

Das aber bedeutet die genetische Expression zur Biosynthese von glykolytischen Enzymeiweißen für die aerobe Glykolyse (Warburg-Phänomen). Die glykolytische Stoffwechsellage verschärft den Stickstoffexport in mehrfacher Weise. Zum einen werden Aminosäuren in der Skelettmuskulatur und anderen peripheren Organen zur Deckung des etwa 20-fach erhöhten Glukosebedarfs für die glykolytische Energiebereitstellung in Glukose und Pyruat umgebaut. Dazu zählt auch der Umbau von Cystein in Pyruvat. Die abgespaltenen Aminogruppen (NH2), die höchst toxisches Ammoniak

(NH3) und Ammonium (NH4) bilden, müssen über den Harnstoff-Zyklus exportiert werden.

Das Produkt der aeroben Glykolyse, Lactat, wird in der Leber zum größten Teil in Glukose reinvestiert. Dieser Umbau verbraucht erheblich Wasserstoff-Ionen, die dann als Bremse für die Harnstoffsynthese fehlen. Gleichzeitig verbraucht die Rückgewinnung von Glukose aus Lactat drei bis sechsmal so viel ATP-Energiemoleküle wie ursprünglich aus einem Molekül Glukose durch Glykolyse gewonnen wurde. Die Entwicklung des Wasting-Syndroms bedeutet also neben der negativen Stickstoffbilanz gleichzeitig eine per saldo negative Energiebilanz (Cohen 1971, Tayek 1992).

Auch der Zusatz von Methionin in die Eiweiß-Infusionen kann das systemische Cystein-Defizit nicht ausgleichen

Um den Cystein-Mangel auszugleichen, wird den Eiweiß-Infusionslösungen Methionin zugesetzt. Diese schwefelhaltige Aminosäure kann im Körper nicht synthetisiert werden und muss essentiell zugeführt werden. Methionin kann in Cystein umgebaut werden. Dazu bedarf es des Enzyms Cystathionase, das Cystathionin spaltet und Cystein freisetzt. Cystathionin wird gebildet aus dem Methionin-Produkt Homocystein und dem Glukose-Abbauprodukt Serin.

Unter glykolytischen Stoffwechselbedingungen ist aber die Serin-Produktion beeinträchtigt, und das Enzym Cystathionase wird mangelhaft produziert. Folglich kann die Cystein-Synthese aus infundiertem Methionin den Cystein-Mangel nicht ausgleichen (Greenspan 1993).

Beim Cystein/Glutathion-Mangelsyndrom ist die Produktion des cytotoxischen NO-Gases gehemmt, sodass durch die Dauerprophylaxe mit Bactrim etc. ein circulus vitiosus entsteht, der zur Entwicklung von gegenregulierten „resistenten" PCP-Erregern etc. führten

Methionin als Homocystein- und Cystein-Quelle kann blockiert sein durch Folsäuremangel und / oder Hemmung des biologisch aktiven Folats (THF) durch Folsäure-Hemmer wie Cotrimoxazole u. a. THF überträgt Methylgruppen auf Methionin, ist dieser Vorgang gehemmt, vermindert sich die Homocystein-Reserve und die Bereitstellung von Cystein. Die Behandlung und Dauerprophylaxe mit Bactrim, Septrin, Eusaprim, Cotrim forte etc. verschärft also den Cystein/Glutathion-Mangel, ohne dass gleichzeitig für den lebensnotwendigen Thiol-Ausgleich gesorgt wird.

„Bis heute hat es kein Anzeichen gegeben für die spontane Erholung der zellulären Immunkompetenz bei unseren überlebenden Patienten. Alle haben überdauernd ein schwer wiegendes Wasting-Syndrom trotz intensiver unterstützender Ernährungsmaßnahmen. Ein Rückfall der Pneumocysten-Pneumonie trat auf bei zwei der drei Patienten, die keine Prophylaxe mit TMP/SMX (Cotrimoxazole) erhalten hatten. Wir glauben deshalb, dass bei solchen Patienten eine Langzeit-Prophylaxe mit TMP/SMX nach der ersten PCP-Episode initiiert werden sollte" (Gottlieb 1981).

Diese klinische Analyse demonstriert den entscheidenden Denkfehler: Nicht die fehlende TMP/SMX-Prophylaxe, sondern der akute systemische Glutathion-Mangel und der damit verbundene Mangel an cytotoxischem NO-Gas ist die Ursache der PCP-Rückfälle. Da immer wieder frische Pneumocystis-Pilze auf dem Luftwege aufgenommen werden, eine Langzeit-Prophylaxe mit Cotrimoxazole aber zur fortschreitenden Thiol-Verarmung von Lungenschleimhautzellen und -flüssigkeiten sowie T-Helferimmunzellen beiträgt, in der Zelle Pneumocysten nur durch NO-Abwehrgas eliminiert werden können, dieses aber bei Thiol-Mangel nicht mehr ausreichend produziert werden kann, dürfte es auf der Hand liegen, dass eine Langzeit-Prophylaxe mit Cotrimoxazole selektiv „resistente" gegenregulierte Pneumocysten züchtet und die Grundursache der Disposition für die PCP-Lungenentzündung nicht ausgleichen kann. Da bei Thiol-Mangel die menschlichen Zellen nur überleben können auf Kosten der gehemmten NO-Gasproduktion, werden die Mikroben auch unter Cotrimoxazole-Dauerprophylaxe früher oder später proliferieren können, da bereits in den siebziger Jahren entgegen der Erwartung massive Resistenzen gegen Cotrimoxazole aufgetreten sind (Gysling 1995).

Cystein- und Folsäure-Mangel kann unter den Bedingungen der TypII-Gegenregulation zusätzlich durch Resorptionsstörungen der Dünndarmschleimhaut verschärft werden. Es gibt einige Hinweise, dass der Elektrolytaustausch in den Schleimhautzellen NO-abhän-

Das Wasting-Syndrom kann durch Cystein- und Folsäure-Mangel und vielfache andere Mangelzustände infolge prozesshafter Resorptionsstörungen im Dünndarm verschärft werden

gig ist (Lincoln 1997). Symptomatisch tritt zum frühen Zeitpunkt eine Achlorhydrie (Achylia gastrica) auf mit verminderter Sulfatbildung von Säuren und Enzymen. Diese Symptome zeigen sich als Veränderungen der normalen Darmflora, Abnahme der Enzymaktivitäten und Resorptionsstörungen im Dünndarm von lebenswichtigen Nährstoffen, u. a. von fettlöslichen und anderen Vitaminen (A, E, C, B-Komplex, Selen, Zink, Mangan; Ulrich 1989, Keusch 1990, Javier 1990). Die Vielfalt der Symptome der Malabsorption zu einem frühen Zeitpunkt der so genannten HIV-Infektion (und ebenso vor diesem Zeitpunkt!) (Gillin 1985, Dworkin 1985, Ellakany 1987, Greenspan 1993) demonstriert, dass es sich um ein langfristiges prozesshaftes Geschehen eines systemischen Thiol-Mangels handelt, bedingt durch intermittierende Phasen der NO-Überstimulation, die beantwortet werden durch eine NO-Synthesehemmung in Immunzellen und Nicht-Immunzellen. Diese kann zu diesem frühen Zeitpunkt nicht durch eine Infektion mit so genannten HI-Viren erklärt werden. Die Annahme eines fiktiven ursächlichen Generalfaktors einer so genannten HIV-Infektion erklärt vielmehr lediglich das offensichtlich mangelnde Verständnis des komplexen Krankheitsgeschehens und seiner präventiven und therapeutischen Behandlung. Diese Auffassung wird gestützt durch die Tatsache, dass trotz zahlloser Spekulationen und intensivster Forschungsanstrengungen kein überzeugender pathogenetischer Krankheitsmechanismus durch so genannte HI-Viren demonstriert werden konnte (Balter 1997). Die Annahme einer so genannten HIV-Infektion erklärt scheinbar alles und gleichzeitig nichts, wie sich bei der fatalen Behandlung des Wasting-Syndroms durch die HIV/AIDS-Medizin zeigt.

Das Wasting-Syndrom entwickelt sich gesetzmäßig bei allen systemischen Erkrankungen wie beispielsweise Krebs, Sepsis, chirurgischen Traumata, Colitis ulcerosa u.a.

Das klinische Bild des Wasting-Syndroms, das 1987 von der US-Überwachungsbehörde für Krankheiten, CDC, in den Katalog der so genannten HIV-bedingten AIDS-Indikatorkrankheiten aufgenommen wurde (CDC 1987), ist bei allen physiologischen und pathophysiologischen Zuständen zu beobachten, die mit einem starken vorübergehenden oder überdauernden nitrosativen und/oder oxidativen Systemstress in Immunzellen und Nicht-Immunzellen verbunden sind. Das Wasting-Syndrom ist das Spiegelbild auf der Systemebene vor allem zwischen der Skelettmuskulatur und der Leber, zur Kompensation der gegenregulierenden Prozesse auf der Ebene der Zellsymbiosen. Falls unter exzessiver nitrosativer und / oder oxidativer Streßeinwirkung die nachhaltige Änderung des Redox-Milieus (aktuelle Elektronenflüsse und Wasserstoffionengradienten) nicht den programmierten Zelltod (Apoptose) und/oder Zellzerfall (Nekrose) zur Folge hatte, kann nach Erschöpfung der antioxidativen Kapazität die oxidative Energiebereitstellung in den mitochondrialen Zellsymbionten so stark absinken, dass das Signal des Zustandes der Pseudohypoxie ausgelöst wird. Auf der nicht-genetischen und genetischen Ebene wird die Energiebereitstellung durch Schubumkehr der Elektronenflüsse und Wasserstoffionengradienten umgeschaltet überwiegend auf die sauerstoffunabhängige ATP-Produktion durch Glykolyse (Warburg-Phänomen). Der massiv gesteigerte Glukosebedarf wird durch erhöhten Umbau von Aminosäuren zu Glukose und Pyruvat vor allem in der Skelettmuskulatur gestillt.

Die fehlenden Cystein-Protonen aus der Cystein-Spaltung in Sulfat und Wasserstoff-Ionen vermindern auch die Glutamin-Synthese in den Lebermitochondrien aus Glutamat und Ammonium. Für die Mitochondrien ist Glutamin durch Oxidation eine zusätzliche Energiequelle durch Glutaminolyse. Der Glutamat-Gehalt in der Skelettmuskulatur ist jedoch durch Störung der Natrium-abhängigen Transportsysteme in der Zellmembran beim Wasting-Syndrom erniedrigt. Aus diesen systemischen Wechselwirkungen ergibt sich das charakteristische Leitsymptom der erniedrigten Cystein-, Arginin- und Glutamin-Werte sowie der erhöhten Glutamat-Werte im Plasma als Laborbefund bei allen Wasting-Syndromen (Dröge 1997 b).

Das Wasting-Syndrom kann sich völlig unabhängig von irgendwelchen Virusinfektionen entwickeln, bei gesunden Personen nach anaeroben Bewegungsprogrammen (Kinscherf 1996), bei übertrainierten Athleten (Janssen 1988, Parry-Billings 1990, Pedersen 1994), bei schwer wiegenden Verletzungen, Verbrennungen und chirurgischen Traumata sowie Sepsis (Long 1976, Brennan 1977, Wilmore 1978, Siegel 1979, Bergström 1981, Turinsky 1982, Roth 1985, Low 1994), bei Krebserkrankungen (Brennan 1977, De Wys 1980, Heymsfield 1985, Shaw 1987, Zhang 1992, Tajek 1992, Hack 1997), bei Morbus Crohn, Colitis ulcerosa und chronischen inflammatorischen Bowel-Syndromen (Erikson 1983, Lunggaard 1996), aber auch beim chronischen Müdigkeitssyndrom (Aoki 1993), im Alter (Hack 1996, 1997) und nach Chemotherapie (Duesberg 1996).

Charakteristisch ist bei allen Wasting-Formen die Redox-abhängige Verschiebung zu Typ2-Cytokinen in Nicht-Immunzellen, der Verlust von Typ1-Cytokinabhängigen Immunzellen (TH1-Zellen), Natürlichen Killerzellen (NK-Zellen), neutrophilen Granulozyten und der switch zur TH2-Dominanz mit gesteigerter Anti-

Das Thiol-Mangel-Syndrom ist bei allen Wasting-Formen gesetzmäßig mit zellulärer Immunschwäche (AID, Pre-AIDS) assoziiert

Tierexperimente haben den Kausalzusammenhang zwischen Cystein-Mangel, Typ2-Cytokin-Status, NO-Synthese-Hemmung und Wasting-Syndrom bei Krebs als Haupttodesursache bestätigt

körperbildung und Eosinophilie (Blazar 1986, Shanahan 1989, Lozano-Polo 1990, Puente 1991, Aoki 1993, Pedersen 1994, Brittenden 1996, Lucey 1996, Duesberg 1996, Shearer 1997, Doria 1997).

Tierexperimentell konnte die Bedeutung der Umkehr des fluiden Mikro-Gaia-Milieus und die Umprägung der dominanten Cytokin-Muster zur Typ1-Typ2-Dysregulation demonstriert werden. Normale Mäuse wurden mit dem Typ2-Cytokin Interleukin-6 behandelt. Innerhalb weniger Stunden entwickelte sich ein Wasting-Syndrom, charakterisiert durch erhöhte Harnstoffproduktion sowie herabgesetzte Sulfat- und Glutamin-Spiegel in der Leber als Indikator für die verminderte Protonen-Spende durch Cystein. Diese Befunde waren identisch mit den experimentellen Forschungsdaten bei tumortragenden Mäusen, die ein Wasting-Syndrom entwickelt hatten (Hack 1996). Entsprechend wurde die experimentelle Induktion in Mäusen des Typ1-Cytokins Tumornekrosefaktor (Stimulation von ROS) und Interferon-γ (iNO-Stimulation) mit der Synthese des Typ2-Cytokins Interleukin-6, massiver Lactat-Produktion und Wasting-Syndrom beantwortet (Bauss 1987, Tracey 1988, Brouckaert 1989, Turksen 1992, Strassmann 1992). Der Kausalzusammenhang zwischen einer durch Typ1-Cytokin-Stimulation ausgelösten Typ2-Cytokin-Induktion ist deshalb von entscheidendem Interesse, da Typ2-Cytokine die cytotoxische NO-Produktion und gleichzeitig die Typ1-Cytokin-Synthese hemmen (Lincoln 1997). Die Hemmung der NO-Produktion durch Gegenregulation vom TypII der Zelldyssymbiose unterhalb des kritischen Spiegels der NO-Mengen, die für die Aktivierung der mitochondrialen Zellsymbionten erforderlich sind, ist jedoch charakteristisch für die glykolytische Energieproduktion und die damit verbundene Stickstoff- und Lactatentsorgung über die Leber, die zu der als Wasting-Syndrom bezeichneten negativen Stickstoff- und Energiebilanz führt. Die Tatsache, dass rasch wachsende Tumore eine sehr niedrige NO-Synthese (Chinje 1997) und metastatische Zellen eine sehr hohe Schwelle für die Stimulation von cytotoxischem NO aufweisen (Xie 1996), stützt diese Auffassung des systemischen Zusammenhangs, dass kachektische Patienten mit einem fortgeschrittenen Wasting-Syndrom, die einen großen Teil ihres Skelettmuskeleiweißes in Aminosäuren abbauen und in Glukose umwandeln (einschließlich Cystein in Pyruvat) sowie große Mengen Nitrogen als Harnstoff freisetzen, dies aufgrund einer archaischen genetischen Umprogrammierung unter pseudohypoxischen Bedingungen tun, die zur Hemmung der NO-Synthese führen. Insofern ist es von besonderem Interesse, dass das durch Typ2-Cytokin ausgelöste Wasting-Syndrom bei normalen Mäusen durch Zufuhr von Cystein völlig normalisiert werden konnte (Hack 1996).

„Bei praktisch allen Krebsformen ist der Gewichtsverlust korreliert mit dem Überleben und eine Haupttodesursache" (Hack 1997).

Diese Tatsache ist fast ebenso lange bekannt wie das Warburg-Phänomen der aeroben Glykolyse (Warren 1932, Waterhouse 1979, De Wys 1980, Lawson 1982, Fein 1985, Friedman 1987). Es ist also von vitaler Bedeutung, das komplexe Regelkreissystem der fluiden Zellsymbiosen durch rational überlegte Ausgleichs- und Entlastungsmaßnahmen zu aktivieren, statt durch pharmakotoxischen Jagdeifer einen tödlichen Teufelskreis in Gang zu setzen.

Die gleichförmige systemische Antwort der bioenergetischen und metabolischen Gegenregulationen nach vorausgegangener starker und/oder überdauernder nitrosativer und/oder oxidativer Stresseinwirkung zeigt sich analog bei den so genannten HIV-Positiven und AIDS-Patienten. Die begriffliche Einengung auf die erworbene Immunzellschwäche umschreibt nur die statische Momentaufnahme auf der Ebene des Immunzellnetzwerks und ist ins Bewusstsein der HIV/AIDS-Mediziner getreten durch die Manifestation opportunistischer Infektionen der Zelldyssymbiosen. In Wirklichkeit handelt es sich um ein prozesshaftes systemisches Geschehen in Immunzellen und Nicht-Immunzellen, das bereits vor der so genannten HIV-Serokonversion eingesetzt hat und keineswegs gerad-

Übersicht über die charakteristischen Laborbefunde bei drohendem oder bereits eingetretenem Wasting-Syndrom bei „HIV-Positiven", AIDS-Patienten, Krebskranken und anderen systemisch Erkrankten

linig mit tödlicher Zwangsläufigkeit fortschreitet. Wie alle zellbiologischen Regelungen sind auch die Zelldyssymbiosen nicht-linear gesteuert (Waliszewski 1998). Entscheidend ist abgesehen von der Summe der realen Lebenszeitbelastung und der individuellen Disposition der Betroffenen vor allem auch die virusfixierte oder nicht virusfixierte ärztliche Intervention. So genannte HIV-Positive können zum frühesten Zeitpunkt der so genannten HIV-Serokonversion einen systemischen Glutathion-Mangel aufweisen, ohne klinische Symptome zu entwickeln (Buhl 1989).

Ob dieser Befund bei Menschen mit gleichem Risikoprofil ebenfalls gegeben ist, wenn diese nicht positiv im so genannten HIV-Test reagiert haben, ist nicht bekannt, da keine entsprechenden Studien durchgeführt wurden. Der Cystein-Spiegel im Plasma kann zum Zeitpunkt der so genannten positiven HIV-Reaktion erniedrigt sein, kann aber auch noch leicht erhöht sein (Eck 1989, Dröge 1997 a). Der Befund ist abhängig vom mehr oder weniger zufälligen Testzeitpunkt. Es lässt sich also kein schlüssiger Beweis ableiten für den kausalen Zusammenhang „HIV-positiv" gleich Thiol-Mangel (Cystein, reduziertes Glutathion). Es spricht umgekehrt alles dafür, dass die so genannten HIV-Charakteristika ein Folgeprodukt der Gegenregulation im Zustand der Pseudohypoxie der Mitochondrien sind.

Umgekehrt lässt sich aber aus einem gegebenen Thiol-Mangel in T-Helferzellen des strömenden Blutes oder im Blutplasma eine Krankheitsgefährdung unbestimmten Grades ableiten. Es gibt inzwischen auf der Basis der offiziellen Statistiken der HIV/AIDS-Medizin weitaus mehr Menschen, die als so genannte HIV-Positive getestet wurden und keine klinischen Symptome von AIDS-Indikatorkrankheiten entwickelt haben, wenn man die Zahl der in den vergangenen 15 Jahren offiziell gemeldeten so genannten HIV-Positiven der Zahl der offiziell gemeldeten AIDS-Patienten gegenüberstellt. Da die Inzidenz der jährlich neu gemeldeten so genannten HIV-Infizierten auf niedrigem Niveau im vergangenen Jahrzehnt trotz aller horrenden Prognosen relativ konstant geblieben ist, die jährliche Inzidenz der AIDS-Erkrankten aber zurückgegangen ist (Robert-Koch-Institut 1999), ist von entscheidenderem Interesse als die mentale Fixierung auf die so genannte HIV-Infektion die Langzeitmessung der antioxidativen Thiole und der jeweiligen Parameter, die bei ausgeprägter Abweichung die Entwicklung eines Wasting-Syndroms und die Disposition zu AIDS-Indikatorkrankheiten anzeigen. Solche von so genannten HIV-Parametern unabhängige Längsschnittstudien, die methodisch einen ursächlichen Zusammenhang zwischen realen Belastungsfaktoren einschließlich der pharmakotoxischen Belastungen und den zellbiologisch programmierten Gegenregulationen erfassen, gibt es praktisch nicht. Aus den vorhandenen wenigen Forschungsdaten im Vergleich zu der riesigen Anzahl von pharmakotoxischen Studien auf der Basis der HIV/AIDS-Theorie, lässt sich jedoch ableiten, dass bei tatsächlich erkrankten so genannten HIV-Positiven eine völlige Übereinstimmung mit den immunologischen, metabolischen und Cytokin-Daten, wie sie bei anderen Probanden und Patienten mit Wasting-Syndrom nachgewiesen wurden, gegeben war (siehe Schaubild: Charakteristische Laborbefunde bei zunehmendem Wasting-Syndrom: Indikatoren für TypII-Gegenregulation der Zelldyssymbiosen bei systemischen Erkrankungen (Siehe Tafel XVII).

(Boli 1985, Fontana 1986, Dröge 1988, Eck 1989, Staal 1990, Klebic 1991, Reoderer 1991 a, 1991 b, Hommes 1991, Hortin 1994, Ullum 1995, Kinscherf 1996, Fearon 1996, Lucey 1996, Dröge 1997 a, 1997 b, Hack 1997, Herzenberg 1997, Lincoln 1997, Nuttall 1998).

Die Tatsache, dass das Wasting-Syndrom in Verbindung mit charakteristischer zellulärer Immunschwäche bei nicht-infektiösen Erkrankungen bereits seit einem halben Jahrhundert bekannt war, hätte zu bedenken geben müssen, dass Immunzellschwund nicht zwangsläufig durch einen infektiösen Immunzelldefekt und Immunzellzerstörung bedingt sein musste. Vielmehr hätte man in Erwägung ziehen müssen, dass es sich beim erworbenen Immunschwäche-Syndrom (Pre-AIDS und AIDS) ebenso wie bei Krebserkrankungen um eine bioenergetische Systemstörung handelt. Man hatte nicht zur Kenntnis genommen, dass lokale nitrosative und oxidative Stresszustände in Immunzellen und Nicht-Immunzellen zur Erschöpfung der zellulären Protonenreserve des Thiol-Pools führen können (Sies 1978, Siliprandi 1978, Le Qoc 1982, Meister 1983, 1995, Marchetti 1997) und zelltyp- und organübergreifend systemische Gegenregulationen sowie pathologische Rückkopplungsprozesse auslösen können (Long 1976, Brennan 1977, Lundsgaard 1996, Dröge 1997 a).

Anfang der achtziger Jahre haben die Kliniker und Praktiker offensichtlich kein grundlegendes Verständnis der Über- oder Untersteuerung des fluiden Regelkreissystems des Mikro-Gaia-Milieus der Zellsymbionten gehabt und ignorierten die Bedeutung der Modulation der Protonen- und Elektronenflüsse durch die Thiole. Ihnen war anscheinend nicht klar, dass lokale

Den HIV/AIDS-Medizinern fehlt das grundlegende Verständnis für die Tatsache, dass das Wasting-Syndrom (Kachexie) in Verbindung mit charakteristischer Immunschwäche ohne primäre infektöse Ursache bereits seit Entdeckung des Warburg-Phänomens klinisch definiert war

Störungen der Redox-Zustände, die in Immunzellen und/oder Nicht-Immunzellen ihren Startpunkt haben können, sich systemisch aufschaukeln können durch evolutionsbiologisch programmierte Gegenre-gulationen mit redox-abhängigen Veränderungen der Cytokin-Muster, Prostaglandin-Spiegel und Hormonregulationen. Diese können auf der zellulären und zellübergreifenden Ebene eine Vielzahl von Signalkaskaden, Stoffwechselwegen und Biosynthesen auslösen, die wiederum zurückwirken auf das Immunzellnetzwerk und/oder die hoch komplex vernetzten Nicht-Immunzellsysteme.

Aus der Schlüsselrolle der Nicht-Eiweiß-Thiole ergibt sich das Basisprinzip präventiver und therapeutischer Interventionen

Das Muster der Laborparameter bei allen Wasting-Zuständen als Folge systemischer TypII-Zelldyssymbiosen demonstriert die Schlüsselrolle des Cystein-Thiols als Protonenspender an entscheidenden Schaltstellen in den selbst-organisierten zellulären und suprazellulären Netzwerken des menschlichen Organismus. Aus dieser Schlüsselrolle ergibt sich das Basisprinzip präventiver und therapeutischer Interventionen. Eine akute chronische mangelnde Versorgung und/oder Verfügbarkeit von Cystein führt zum Verlust der Fluidität der Zellsymbiosen, zum überwiegend glykolytischen Energiestoffwechsel, zum Wasting-Syndrom und zur zellulären Immunschwäche durch redox-abhängigen Typ1-Typ2-Cytokin-switch. Jede Art von Chemotherapie und Antibiotikatherapie, die auf Elimination von Mikrobenzellen oder Tumorzellen abzielt, greift auf vielfältige direkte und indirekte Art in den Systemstoffwechsel ein. Jeder solche Eingriff kann die primären Ursachen des Cystein-Mangels und der negativen Cystein-Mobilisierung verstärken und neben der erwünschten Hemmung oder Elimination von Mikroben- und Tumorzellen das Überleben von solchen Zellsystemen durch TypII-Gegenregulation fördern („Resistenz" von Mikroben- und Tumorzellen, Bildung metastatischer Zellen). Gleichzeitig können bestehende Immunzelldefizienzen verschärft werden, noch kompensierte Zelldyssymbiosen in anderen Zellsystemen können dekompensieren und die systemischen Folgen des Wasting-Syndroms bis zum letalen Organversagen forciert werden. Die Nicht-Berücksichtigung der primären und sekundären Ursachen und Folgen des akuten und chronischen System-Defizits ist ein schwer wiegender ärztlicher Kunstfehler. In der HIV/AIDS-Medizin haben einige Forschungsgruppen die signifikante Wechselwirkung zwischen dem Nicht-Protein-Thiol-Defizit im Plasma und in peripheren Blutzellen sowie der Leistungsfähigkeit der zellulären Immunität seit Ende der achtziger Jahre demonstriert (Dröge 1988, 1989, 1992, 1993, 1997 a, 1997 b, Buhl 1989, Eck 1989, Halliwell 1990, 1991, Staal 1990, Klebic 1991, Roederer 1991 a, 1991 b, Jarstrand 1990, Baker 1992, Kinscherf 1994, Witschi 1995, Olivier 1995, Akerlund 1996, Hack 1996, 1997, Herzenberg 1997, Peterson 1998).

Bemerkenswert sind die experimentellen und klinischen Daten von Forschungsgruppen des Deutschen Krebsforschungszentrums (DKFZ) und der US-amerikanischen Stanford-Universität, hinsichtlich der präventiven und therapeutischen Verbesserung der zellulären Immunität nach oraler Medikation mit N-Acetyl-Cystein (NAC). Das DKFZ-Forschungsteam stellt nach 10-jähriger Forschungsphase fest:

Die nahe liegendste Vorgehensweise der Ausgleichstherapie mit Cystein-Deviraten ist nur von wenigen klinischen Forschungsgruppen erforscht worden

„Die nahe liegendste Vorgehensweise, die niedrigen Cystein- und Glutaminwerte zu korrigieren, ist die Behandlung mit Cystein-Derivaten wie NAC.

Diese Strategie wird unterstützt durch Studien der Cystein-Effekte auf die Harnstoff-Spiegel und die Verhältniswerte von Harnstoff zu Glutamin in der Leber bei tumortragenden Mäusen (Hack 1996), durch Studien der NAC-Effekte auf die Körpermasse und das Körperfett bei gesunden Versuchspersonen (Kinscherf 1996) und Langzeit-beobachtungen bei NAC-behandelten HIV-infizierten Patienten (Dröge 1997 a) ... Viele Langzeitbeobachtungen bei einer kleinen Zahl von HIV-Inifizierten über eine Gesamtperiode von mehr als 10 Jahren haben bereits gezeigt, dass die Behandlung mit NAC die Plasma-Spiegel für Cystin (die oxidierte Form des Cystein), aber ebenso für Glutamin, erhöhen kann auf Werte, die höher lagen als beim Durchschnitt gesunder Kontrollpersonen. Die CD4-TH-Zellzahlen erhöhten sich nicht während der NAC-Behandlung, aber blieben im Wesentlichen stabil" (Dröge 1997 b).

Das Interesse einiger Forschungsgruppen hat sich auf die Tatsache konzentriert, dass Cystein auch als Baustein für das schwefelhaltige Glutathion, das wichtigste Antioxidans innerhalb von menschlichen Zellen, vorrangig in den mitochondrialen Zellsymbionten, fungiert. Die Biosynthese von Glutathion in den Immunzellen ist wesentlich abhängig von der extrazellulären Zulieferung von Cystein (Dröge 1994). Die Abwehrstärke der T-Helferimmunzellen, Natürlichen Killer-(NK-)Zellen, neutrophilen weißen Blutzellen und anderer ist bei niedrigen Cystein-Spiegeln und reaktiv erhöhten Glutamat-Spiegeln im Blutplasma stark vermindert (Eck 1989, Roederer 1991, Herzenberg 1997). Die nahe liegende präventive und therapeutische Konsequenz, die zelluläre Immunfunktion durch Cystein-stimulierte Erhöhung der intrazellulären Glutathion-Synthese zu verbessern, ist nur von wenigen klinischen Forschungsgruppen der HIV/AIDS-Medizin untersucht worden (Olivier 1995, Akerlund 1996, Hack 1997, Herzenberg 1997, De Rosa 2000).

Eine stark erhöhte Glutamat-Konzentration im Blutplasma, wie sie charakteristisch ist bei allen physiologischen und pathophysiologischen Wasting-Formen, wie beispielsweise nach anaeroben Bewegungsprogrammen sowie bei AIDS und Krebs, ist verbunden mit gehemmter Aktivität der T-Lymphimmunzellen nach Anregung mit stark oxidierenden Stimulationsstoffen (Mitogene wie Pokeweed-Mitogen, Concanavallin A oder Phytohämagglutinin) (Dröge 1988). Diese Befunde erklären die scheinbar rätselhafte Reaktionsträgheit der T-Lymphimmunzellen der ersten homosexuellen AIDS-Patienten im Reagenzglas (Gottlieb 1981, Masur 1981).

Die AIDS-Kliniker hatten jedoch weder die Cystein-, Glutamin-, Arginin-, Glutamat-Spiegel im Blutplasma noch die intrazellulären Glutathion-Spiegel gemessen. Auf diesem eklatanten Versäumnis beruhte die falsche Spekulation, ein „neuer viraler Erreger" müsse die T-Helferlymphzellen im Blutplasma zerstört haben. Von

Da die AIDS-Kliniker die entscheidenden Diagnose-Parameter nicht gemessen haben, konnten sie die zellulären Immunanomalien der ersten AIDS-Patienten nicht verstehen

Ohne massiven Cystein-, Glutathion-, Glutamin- und Arginin-Ausgleich kann die Medikation mit Bactrim, Pentamidin etc. früher oder später einen tödlichen Teufelskreis mit Organversagen auslösen, der bis heute durch das Laborkonstrukt eines fiktiven Immunschwächevirus erklärt wird

den ersten 14 homosexuellen AIDS-Patienten, bei denen eine Pneumozysten-Lungenentzündung diagnostiziert wurde, wurden 13 Patienten im akuten PCP-Stadium mit TMP/SMX (Cotrimoxazole, Septrin, Bactrim etc.) behandelt (Zakowski 1984).

Die doppelte Folsäurehemmung hatte offenbar nicht nur die Pneumozysten gehemmt, sondern auch die Neusynthese von Cystein aus Methionin in der Leber (Newberne 1977). Da die Ursache der erworbenen Immunschwäche (AIDS) auf den Folgen der durch starken und / oder chronischen nitrosativen und oxidativen Stress verursachten primären Cystein- und Glutathion-Erschöpfung und sekundären Glutamin- und Arginin-Verarmung bei gleichzeitiger Glutamat-Erhöhung im Plasma beruhte, war die Cotrimoxazole-Medikation der hoch akut immungeschwächten Patienten mit ausgeprägtem Wasting-Syndrom (Gottlieb 1981) ohne massiven Cystein-, Glutamin- und Arginin-Ausgleich ein therapeutisches Vabanque-Spiel, das zwangsläufig einen tödlichen Teufelskreis mit Organversagen auslösen konnte. Da die AIDS-Kliniker die primäre Ursache der erworbenen Immunschwäche mit der sekundären Folge der opportunistischen Infektionen (Pneumozysten-, Candida- und anderer Pilzinfektionen, Parasiteninfektionen, Mykobakteriosen, Cyto-megalievirus-infektionen etc.) sowie in einigen Fällen bei den homosexuellen Nitritkonsumenten die primäre Ursache der Entwicklung des Kaposi-Sarkoms nach chronischer Nitrosation von Cystein und Glutathion in den Endothelzellen der dem Blutstrom zugewandten Kapillargefäße nicht verstanden hatten, wurden die Todesfälle, überdauernden Wasting-Syndrome und Kaposi-Sarkome (CDC 1981 a, 1981 b, Gottlieb 1981, Masur 1981, De Wys 1982, Haverkos 1982, Friedman-Kien 1984 a) pseudorational durch das Konstrukt eines fiktiven, angeblich sexuell und auf dem Blutweg auf jedermann übertragbaren, Immunschwächevirus erklärt. Der äußerst medienwirksame Erfolg der unendlich variablen Story von der tödlichen Sex- und Blutseuche gab den gescheiterten Retrovirus-Krebsforschern die opportunistische Chance, ihr Laborprodukt eines Krebs-Retrovirus, das ungehemmtes Zellwachstum auslösen sollte, umzuprogrammieren auf ein Laborprodukt eines AIDS-Retrovirus, das rechtzeitig zum Zeitpunkt der durch neue Diagnoseverfahren gesicherten Pneumozysten-Lungenentzündungen bei schwulen Männern aus dem Nichts aufgetaucht sein soll. Aufgrund der bekannten diagnostischen Schwierigkeiten vor Ende der siebziger Jahre wurden die Pneumozysten-Erreger selten mikrobiologisch differenziert dargestellt, sodass in den siebziger Jahren atypische nicht-bakterielle Lungenentzündungen pauschal mit Cotrimoxazole behandelt wurden (Hughes 1975). So hat sich der therapeutische Teufelskreis geschlossen: Die US-Überwachungsbehörde CDC hatte aus der geringen Frequenz der Anforderung von Pentamidin zur Behandlung einer Pneumozysten-Lungenentzündung (PCP) gefolgert, dass die PCP vor 1981 eine seltene Erkrankung gewesen sei. Pentamidin ist eine hoch toxische antiparasitäre Substanz, die bereits seit 1939 gegen Trypanosomen, die Erreger der Schlafkrankheit, und seit 1958 gegen die PCP eingesetzt worden war (Lourie 1939, Ivady 1958, 1967, Western 1970). Pentamidin gehört zu den so genannten orphan drugs, den Medikamenten, deren Herstellung in den USA gesetzlich subventioniert werden, da sie sonst wegen der seltenen Verschreibung nicht hergestellt würden. Aus diesem Grund musste Pentamidin bei der CDC angefordert werden. Da ab 1981 plötzlich aus den Schwulen-Zentren in New York, Los Angeles und San Francisco relativ häufiger Pentamidin zur Behandlung einer PCP bei homosexuellen Männern geordert wurde, schlossen die CDC-Beamten messerscharf, dass AIDS vor 1981 nicht existiert habe.

„Diese Schlussfolgerung ist unglücklicherweise hoch suspekt. Pentamidin-behandelte Krankheitsfälle repräsentierten eine kleine Minderheit der PCP-Fälle. Ärzte bevorzugten (und viele bevorzugen noch) die Verschreibung von Trimethoprim (TMP), kombiniert mit dem Sulfonamid Sulfamethoxazole (SMX) (Rao 1977, Furio 1985, Masur 1992, CDC 1993, Kovacs 1993) ... Es wurden jedoch keine Berichte gesammelt über die Verschreibung von TMP/SMX (Cotrimoxazole). Deshalb ist die Beweisführung anhand des CDC-Reports zur Anforderung von Pentamidin nicht nur irreführend für die Periode vor 1980, sie ist auch äußerst ungenau für die frühere AIDS-Periode. Für jeden Pentamidin-behandelten AIDS-gleichen Behandlungsfall können es zwischen 10 bis 20 TMP/SMX-Fälle gewesen sein. Mit Sicherheit existierte ein signifikanter Anteil von AIDS-gleichen PCP-Fällen in der Vor-AIDS-Ära, wie ich in Kapitel I demonstriert habe. Die Kaposi-Sarkom(KS)-Story ist beinahe identisch mit der PCP-Story" (Root-Bernstein 1993).

In Wirklichkeit wurden also AIDS-Patienten, die aufgrund eines zu hohen toxisch und pharmakotoxisch bedingten Thiol-Mangels (Cystein- und Glutathion-Defizit) an einer ausgeprägten Immunzellschwäche und an einem lebensgefährlichen Wasting-Syndrom litten, mit einer Pharmasubstanz behandelt, die nachweislich die Neusynthese von Cystein und Glutathion durch Folsäurehemmung blockiert (Greenspan 1993). Erst als Septrin, Bactrim etc. nicht mehr vertragen wurden oder die Pneumozysten sich als „resistent" erwiesen, forderten Kliniker bei der CDC Pentamidin an. Pentamidin war in den siebziger Jahren wegen seiner toxischen Folgewirkung durch Septrin, Bactrim etc. ersetzt worden (Hughes 1975). Als auch Pentamidin versagte, wurde das therapeutische Repertoire zur Behandlung der PCP um die nicht weniger toxischen Pharmasubstanzen Clindamycine-Primaqine, Dapsone-Pyrimetha-mine, Atovaqone und die immunsuppressiven Corticosteroide erweitert (Kovacs 1993). Die so genannte Resistenzbildung gegen Cotrimoxazole, das nach der antimikrobiellen Theorie durch die Präparation als Doppel-Substanz zur Folsäurehemmung mikrobielle Resistenzen ausschließen sollte, war bereits 1977 demonstriert worden (Grey 1977). Die Wunderwaffe Bactrim etc., „eine der erfolgreichsten Substanzen, die jemals entwickelt wurde" (Then 1993), hatte bei der Behandlung von opportunistischen Infektionen (AIDS) versagt. Stattdessen war der dringende Verdacht gegeben, dass diese Substanz selbst, welche schon bei ihrer Markteinführung als immunotoxisch erkannt worden war (Ghilchick 1970, Lehrer 1971 a, 1971 b), zur primären Ursache von AIDS und für die Entwicklung von Wasting-Syndromen nicht unerheblich beigetragen hatte.

Eine spannende Frage war, ob die therapeutische Zufuhr von oralen Cystein-Gaben die Leistungsfähigkeit der zellulären Immunität zur Abwehr opportunistischer intra-zellulärer Infektionen verbessern kann. Es wurden nur wenige Studien der klinischen HIV/AIDS-Forschung über die präventiven und therapeutischen Effekte von N-Acetyl-Cystein publiziert, allerdings mit „ermutigenden Resultaten" (Dröge 1997 b; Olivier 1995, Akerlund 1996, Herzenberg 1997). Klinische HIV/AIDS-Forscher der Stanford-Universität verabreichten einer größeren Zahl von so genannten HIV-Positiven ohne klinisch manifeste opportunistische Infektionen und Tumoren in einer kurzen Doppelblind-Phase von acht Wochen und einer zusätzlichen offenen Phase von sechs Monaten 3,2 bis 8 Gramm orales NAC pro Tag. Gemessen wurde das totale reduzierte Glutathion (GSH) im Vollblut (HPLC-Verfahren) und in peripheren Blutzellen (als Glutathion-S-Bismane (GSB) im FACS-Messverfahren) vor und regelmäßig während der Behandlungsphase. Bei 204 Patienten konnte das Überleben 2 bis 3 Jahre nach der Behandlung überprüft werden. Im Ergebnis stellt das Stanford-Team auf der Grundlage der Krankheitstheorie „HIV verursacht AIDS" fest:

„Wir haben gezeigt, dass GSH-Spiegel niedriger sind bei Patienten mit T4-Helferzellzahlen unter 200/Mikroliter (T4 < 200 / Mikroliter) als bei Patienten in früheren Stadien der HIV-Krankheit; dass niedrigere GSB-Spiegel (eine FACS-Messung von GSH in T4-Helferzellen) eine verminderte Lebenschance voraussagen; und dass die Wahrscheinlichkeit, zwei bis drei Jahre zu überleben, dramatisch zunimmt, wenn die GSB-Spiegel normale Werte erreichen. Darüber hinaus haben wir den vorläufigen Beweis präsentiert, der zeigt, dass die orale Einnahme von N-Acetyl-Cystein (NAC) das erforderliche Cystein liefert, um das reduzierte Glutathion aufzufüllen, und die Einnahme von NAC assoziiert werden kann mit einer verbesserten Überlebenschance für Patienten mit sehr niedrigen Werten des reduzierten Glutathion. Die entscheidende Verbindung zwischen Mangel an reduziertem Glutathion (GSH) und dem Überleben der HIV-Krankheit,

Die erste klinische Langzeitstudie mit N-Acetyl-Cystein bei „HIV-Positiven" mit stark erniedrigten T4-Helferzellenzahlen im Blutserum und stark erniedrigten intrazellulären Werten des reduzierten Glutathion (GSH) demonstriert eine „dramatisch verbesserte Überlebenswahrscheinlichkeit" trotz gleichzeitiger sinnloser und kontraproduktiver Verordnung der Mitochondrien-toxischen, Glutathion-verbrauchenden „Combitherapie"

die in dieser klinischen Studie aufgedeckt wurde, war überschattet durch einige Studien, die demonstrierten, dass HIV-infizierte Patienten, besonders solche mit niedrigen T4-Helferzellzahlen, oft niedrige GSH-Spiegel in Lymphimmunzellen und in anderen Zellsystemen aufweisen. Die Demonstration jedoch in unserer Studie, dass niedrige Ausgangswerte von GSB (GSH-Messung in T4-Helferlymphzellen im FACS-Verfahren) assoziiert sind mit verminderter Überlebenszeit innerhalb zwei bis drei Jahren, liefert den ersten eindeutigen Hinweis, dass GSH-Mangel eine zentrale Rolle spielt für die Bestimmung, wie schnell die Endstadien der HIV-Stadien fortschreiten" (Herzenberg 1997).

Einsprüche und Widersprüche zwischen den führenden Cystein-Forschungsteams

Der Schlussfolgerung des Stanford-Teams, dass die orale Einnahme von N-Acetyl-Cystein (NAC) die GSH-Spiegel in den T-Helferimmunzellen erhöht, widerspricht das Forschungsteam vom Deutschen Krebsforschungszentrum:

„Ungeachtet der Empfindlichkeit verschiedener Immunfunktionen aufgrund von Glutathion-Mangel, gibt es jedoch geringe Beweise die Hypothese zu stützen, dass die annähernde Abnahme um 30 % der intrazellulären Glutathion-Spiegel in Lymphzellen von HIV-infizierten Patienten (Eck 1989, Roederer 1991, Herzenberg 1997) pathologisch relevant ist. Auch unter Bedingungen, unter welchen die NAC-Behandlung den Befund ergab, das Überleben von HIV-infizierten Patienten zu verbessern, wurde kein Beweis erbracht, dass diese Behandlung die intrazellulären Glutathion-Spiegel in den Lymphzellen der Patienten verbesserte (Herzenberg 1997). Die Beweislage stimmt überein mit Befunden von anderen Forschungsgruppen, dass NAC-Behandlung mit täglichen Dosen bis zu vier Gramm keine nachweisbare Erhöhung der intrazellulären Glutathion-Spiegel in den Lymphzellen von HIV-infizierten Patienten (Witschi 1995), gesunden Versuchspersonen (Kinscherf 1994) und Krebspatienten (Hack, Dröge, nicht-publizierte Beobachtungen) bewirkte. Die Studie mit gesunden Versuchspersonen zeigte, dass

Probanden mit relativ niedrigen intrazellulären Glutathion-Spiegeln niedrige T4-Helferzellzahlen hatten. Versuchspersonen, die während einer vierwöchigen Beobachtungsperiode ihren Glutathion-Spiegel von mehr als 20 Nanomol pro Milligramm Protein zu weniger als 20 Nanomol pro Milligramm Protein veränderten, erlitten im Durchschnitt einen Verlust ihrer T-Helferimmunzellen von 30 %. Dieser T-Helferimmunzellschwund wurde präventiv verhindert durch NAC-Behandlung (Kinscherf 1994). Es ist jedoch bedeutsam, dass NAC diese relative Zunahme der T-Helferimmunzellzahlen trotz der abnehmenden intrazellulären Glutathion-Spiegel verursachte, das heißt nicht durch Erhöhung der Glutathion-Spiegel! Dieser Befund zeigt, dass der Effekt von NAC auf das Immunsystem nicht verbunden war mit seiner Funktion als Baustein für Glutathion (Kinscherf 1994)" (Dröge 1997 b).

Die Kontroverse zwischen den Forschungsteams des Deutschen Krebsforschungszentrums und der Stanford-Universität, ob die übereinstimmend nachgewiesene Verbesserung der Immunzellfunktion und der Hemmung eines Wasting-Syndroms bei so genannten HIV-Positiven durch hoch dosierte Cystein-Ausgleichstherapie auf einer „Auffüllung" (Herzenberg 1997) des intrazellulären Glutathion-Spiegels beruht oder ob die Abnahme des intrazellulären Glutathion-Spiegels um 30 % „pathologisch irrelevant" (Dröge 1997 b) ist, demonstriert das fundamentale Kernproblem der HIV/AIDS-Medizin. Beide Forschungsteams sehen offenbar den Wald vor Bäumen nicht. Weder ist der intrazelluläre Glutathion-Mangel bei Patienten mit erworbener Eliminationsschwäche für intrazelluläre Erreger und forcierter Glykolyse mit der Folge einer negativen Stickstoff- und Energiebilanz pathologisch irrelevant, noch wird der intrazelluläre Glutathion-Spiegel durch Cystein-Zufuhr direkt wieder aufgefüllt.

Die forschungsideologische Einäugigkeit der Cystein-Therapieforscher führt zu fatalen präventiven und therapeutischen Konsequenzen

Die Lösung dieser widersprüchlichen Forschungsdaten ist der Schlüssel zum Verständnis einer lebensrettenden Therapie. Das Forschungsteam des Deutschen Krebsforschungszentrums stellt zwar fest:

„Da der Glutathion-Spiegel einen starken Einfluss hat auf die Funktionen der Mitochondrien (Meister 1995, Marchetti 1997), ist es angemessen, die Hypothese zu vertreten, dass die abnorm hohe glykolytische Aktivität (überwiegend sauerstoffunabhängige Energieproduktion außerhalb der Mitochondrien) in Krankheiten mit kachektischen Prozessen (Wasting-Syndrom) die direkte Konsequenz sein kann eines unzureichenden Niveaus des oxidativen Energiestoffwechsels innerhalb der Mitochondrien als Resultat des herabgesetzten Glutathion-Spiegels" (Dröge 1997 b).

Obwohl die Forscher ausdrücklich betonen, dass die Einbuße der zellulären Immunabwehr ein häufiges Phänomen bei praktisch allen Krankheiten und Zuständen mit Wasting-Syndrom ist und keine Beteiligung irgendwelcher Viren erfordert, erörtern sie nicht die virusunabhängigen Ursachen der glykolytischen Energieproduktion als Folge der Erschöpfung des Thiol-Pools in den Mitochondrien durch vorausgegangenen exzessiven nitrosativen und/oder oxidativen Stress. Vielmehr postulieren sie ohne jede differenzierte Begründung:

„Die Entwicklung dieser Dysfunktion erfordert nicht das Virus, aber kann resultieren von Virus-induzierten biochemischen Veränderungen" (Dröge 1997 b). Diese für die gesamte HIV/AIDS-Medizin charakteristische forschungsideologische Einäugigkeit führt zu den für die betroffenen Patienten fatalen präventiven und therapeutischen Konsequenzen:

„Da die antivirale Behandlung gewöhnlich nicht ausreichend war, die Plasmaspiegel des Cystein und Glutamin auf normale Werte zu erhöhen ohne Behandlung mit N-Acetyl-Cystein, ist vorgeschlagen worden, dass NAC-Behandlung und antiretrovirale Behandlung als ergänzende Mittel eingesetzt werden sollten. NAC ist nicht für sich genommen ein wirksames antiretrovirales Medikament. Diese Befunde sollten in Betracht gezogen werden, wenn klinische Versuche geplant werden" (Dröge 1997 b).

Mit anderen Worten, die Forscher des Deutschen Krebsforschungzentrums stellen ausdrücklich fest, dass
- die negative Stickstoff- und Energiebilanz (Wasting-Syndrom) die Haupttodesursache der Patienten ist, die an systemischen Krankheiten wie Krebs, AIDS, schweren Traumata, Sepsis, Organtransplantation mit überstarker immunsuppressiver Therapie, Colitis ulcerosa u. a. leiden
- dieses Wasting-Syndrom häufig verbunden ist mit einem Verlust der Elimination der intrazellulären Erreger (AIDS infolge Immunzellschwund)
- die Ursache der zellulären Immunschwäche und des Wasting-Syndroms in der virusunabhängigen forcierten Energieproduktion durch Glykolyse außerhalb der Mitochondrien zu sehen ist
- die forcierte Glykolyse zu erhöhtem Proteinabbau in der Skelettmuskulatur und anderen peripheren Organen sowie zur Dysregulation des Aminosäuren-Spiegels

führt, infolge Umbau der Aminosäuren aus dem Proteinabbau zu Glukose für den gesteigerten Glukose-Verbrauch der Glykolyse
- der erniedrigte Plasmaspiegel der Aminosäure Cystein in der Leber eine verminderte Glutamin-Synthese und stattdessen erhöhte Glutamat-Plasmaspiegel und exzessiv gesteigerte Harnstoffproduktion auslöst
- die forcierte Glykolyse bei Patienten mit Immunzellschwäche und Wasting-Syndrom eine direkte Konsequenz der Störung der oxidativen Energieproduktion in der Atmungskette der Mitochondrien ist
- die Störung der oxidativen ATP-Produktion und Umschaltung auf aerobe Glykolyse (Warburg-Phänomen) ein Resultat des Glutathion-Mangels in den Mitochondrien ist.

In klarer Erkenntnis der Ursache-Wirkungsverhältnisse wird mit einem therapeutischen Salto mortale jedoch der Einsatz von antiretroviralen Substanzen wie AZT etc. empfohlen, die nachweislich die oxidative Energieproduktion in den Mitochondrien hemmen durch Blockade des Enzyms Cytochromoxidase in der Atmungskette (Benbrik 1997) sowie durch sekundäre mitochondriale DNA-Defekte (Lewis 1995). Diese Mitochondrienschäden durch AZT und verwandte Substanzen lösen die gesteigerte Produktion von reaktiven Sauerstoffspezies aus, was zu erhöhtem Glutathion-Verbrauch führt. Nach Erschöpfung des Glutathions und mitochondrialem ATP-Mangel durch Einwirkung von AZT etc. schalten Immunzellen und Nicht-Immunzellen, falls nicht der programmierte Zelltod oder Nekrose eingetreten ist, auf aerobe Glykolyse um und setzen durch verschärfte TypII-Gegenregulation der Zelldyssymbiosen die gesamte Reaktionskette in den bereits gegenregulierten oder noch nicht gegenregulierten Immunzellen und Nicht-Immunzellen in Gang, die ursächlich dem fiktiven so genannten HI-Virus zugeschrieben wird. Die Empfehlung, N-Acetyl-Cystein zur Prävention und Therapie von zellulären Immunfehlfunktionen und Wasting-Symptomen lediglich komplementär einzusetzen zusammen mit so genannten antiretroviralen Substanzen wie AZT etc. („Cock-

> Da die sogenannte HIV-Krankheit in Wirklichkeit eine Mitochondrienkrankheit ist, ist es rational nicht nachvollziehbar, Mitochondrienkrankheiten mit Cystein-Ausgleich und gleichzeitig mit nitrosativen Substanzen zu behandeln, die nachweislich Mitochondrienkrankheiten auslösen

tail-Therapie"), die nachweislich keine antiretroviralen Effekte bewirken können (Papadopulos-Eleopulos 1999), aber nachweislich AIDS erzeugen (Rosenthal 1994, Lewis 1995, Glaxo Wellcome 1998, Giraldo 1999), entbehrt jeder medizinischen Logik. Angesichts der begründeten Tatsache, dass die so genannte HIV-Krankheit in Wirklichkeit eine Mitochondrienkrankheit ist, ist es rational nicht nachvollziehbar, Mitochondrienkrankheiten mit nitrosativen Substanzen zu behandeln, die nachweislich Mitochondrienkrankheiten auslösen.

Die experimentell und klinisch bewiesenen günstigen Effekte der Cystein-Zufuhr zu konterkarieren durch gleichzeitige medikamentöse Kombination mit Mitochondrien-Inaktivatoren wie AZT usw. sowie Folsäurehemmern wie Cotrimoxazole etc. ist präventiv und therapeutisch kontraproduktiv. Es gibt bisher keine Vergleichsstudien zwischen toxisch behandelten und nicht toxisch behandelten so genannten HIV-positiven Patienten. Es wird seitens der dogmatischen HIV/AIDS-Medizin solche Vergleichsstudien auch ebenso wenig geben wie in der orthodoxen Krebsmedizin, solange die Gesetze der Zellsymbiose nicht hinreichend verstanden werden. Die aggressiven kontraproduktiven Versuche, so genannte HI-Viren und Krebszellen mit pharmakotoxischen Mitteln zu eliminieren statt die elementaren Basisbedürfnisse der symbiotischen Zellsysteme sinnvoll auszugleichen, spiegeln dieses bisher mangelnde Verständnis wider.

Auch die klinische Studie des Forschungsteams der Stanford-Universität demonstriert dieses Dilemma der HIV/AIDS-Medizin auf der Grundlage der dogmatischen Krankheitstheorie „HIV ist die Ursache von AIDS". Die vitale Dynamik des Zusammenspiels zwischen den fluiden Stickstoffgasen (NO und seinen Derivaten) und den schwefelhaltigen Thiolen (Cystein und das Glutathion-System) für die intakten Zellsymbiosen wird ebenso wenig wie vom Forschungsteam des Deutschen Krebsforschungszentrums diskutiert. Die fundamentale Tatsache der Verbindung von NO und seinen Derivaten mit Nicht-Eiweiß-Thiolen (Nitrosation) für funktionsregulierende Interaktionen in zellulären Kontrollmechanismen (Stamler 1995, Hausladen 1996) wird nicht zur Kenntnis genommen. Die Existenz von NO wird nur beiläufig im Zusammenhang mit der Glutathion-Funktion erwähnt. Es wird auch kein Referenzhinweis auf NO und seine Funktionen gegeben.

„Glutathion (GSH), wie Stickstoffmonoxid (NO), ist ein kleines, ubiquitäres Molekül, das eine Schlüsselrolle spielt in Funktionen des Stoffwechsels und des Zell-Zyklus. Dieses Cystein-haltige Tripeptid (-Glutamylcystein-Glycin), welches in Millimolar-Konzentrationen in allen animalischen Zellen gefunden wird, besorgt auch die hauptsächliche intrazelluläre Abwehr gegen oxidativen Stress und ist beteiligt an der Entgiftung vieler Moleküle. GSH-Erschöpfung, beispielsweise verursacht durch Acet-aminophen-Überdosierung, hat Leber- und Nierenversagen und schließlich den Tod zum Ergebnis. HIV-infizierte Patienten tendieren zu subnormalen GSH-Werten im Plasma, in der Schleimhautflüssigkeit des Lungenepi-thels, in peripheren mono-nuklearen Blutzellen und, bestimmt durch Messung als intrazelluläre Glutathion-S-Bismane-Fluoreszenz (GSB) mit dem Fluoreszenz-aktivierten Zellsortierer (FACS), in individuellen T4-Helferlymphzellen und anderen Blutzellen. Experimentelle Zellstudien zeigen, dass die Erniedrigung der intrazellulären Glutathion-Spiegel das Überleben der Zellen herabsetzt, die Funktionen der T-Lymphzellen verändert und die HIV-Replikation, die Aktivierung des Transkriptionsfaktors NF-?B (Eiweißmolekül, das redox-abhängig die Expression von Genen zur Biosynthese von Eiweißen anregt) sowie die Empfindlichkeit für die Induktion des Zelltodes durch Tumornekrosisfaktor (ein Typ1-Cytokin, das die Bildung von Superoxidanion und Calcium2+-Ionen in den Mitochondrien steigert, TypI-Überregulation) stimuliert" (Herzenberg 1997).

Diese einleitende Darstellung des Stanford-Teams zur Glutathion-Funktion in menschlichen Zellsystemen in der Publikation „Glutathion-Mangel ist assoziiert mit beeinträchtigter Überlebenschance bei HIV-Krankheit" demonstriert exemplarisch für die gesamte klinische HIV/AIDS-Medizin, dass einseitig nur die Übersteuerung der mitochondrialen Zellsymbiose mit beschleunigtem Zelltod durch Glutathion-Erschöpfung infolge oxidativem Stress, mangelnder Entgiftung oxidierender Moleküle und Induktion durch Tumornekrosefaktor (Apoptose/Nekrose durch TypI-Überregulation der Zelldyssymbiosen) erkannt wird.

Im Gegensatz dazu wird die Alternative der <u>Unter</u>steuerung der mitochondrialen Zellsymbiose nach Erschöpfung des Thiol-Pools durch nitrosativen und/oder oxidativen Stress und des infolge dessen ausgelösten pseudohypoxischen Zustandes (scheinbarer Sauerstoffmangel durch gestörte Sauerstoffverwertung), der nach Unterschreiten der kritischen Reservekapazität der oxidativen Energieproduktion in den Mitochondrien die genetische Umschaltung auf das archaische Notfallprogramm der sauerstoffunabhängigen Energiebereitstellung hervorruft (TypII-Gegenregulation der Zelldyssymbiosen), nicht erkannt.

Das schwarze Loch der fehlenden Erkenntnisdimension der evolutionsbiologischen Gesetzmäßigkeiten des selbstorganisierten fluiden Mikro-Gaia-Milieus der Zellsymbiosen wird ausgefüllt durch das Dogma einer hypothetischen Infektion mit einem so genannten HI-Virus. Dieses fehlinterpretierte Laborkonstrukt der AIDS-Forschung zeitigt fatale präventive und therapeutische Konsequenzen. Die richtige Erkenntnis, dass die Zufuhr von N-Acetyl-Cystein als Wasserstoffionenspendende natürliche Aminosäure im Ergebnis die mangelnde Sauerstoffverwertung in den Mitochondrien verbessern kann und die glykolytische Energiebereitstellung mit der systemischen Folge der Immunzellschwäche sowie der negativen Energie- und Stickstoffbilanz vermindern kann, wird kombiniert mit der fatalen Erkenntnis, dass zur angenommenen Blockade von so genannten HI-Viren die gleichzeitige Verordnung einer „Cocktail-Therapie" aus Thiol-verbrauchenden

Pharmasubstanzen (AZT und verwandte Nukleosidanaloga sowie Protease-Hemmer) erforderlich sei. Die pharmakotoxischen Zutaten der „Cocktail-Therapie" für so genannte HIV-Positive und AIDS-Kranke sind sämtlich Mitochondrien-Inaktivatoren (Dalakas 1990, Hayakama 1991, Arnaudo 1991, Tyler 1992, Hobbs 1995, Lewis 1995, Benbrik 1997, Carr 1998, Brinkman 1998, 1999).

Die Effekte der Mitochondrien-inaktivierenden „Cocktail-Therapie" laufen über zwei Angriffspunkte, zum einen durch die direkte Hemmung der Enzyme der Atmungskette (Cytochromoxidase u. a.) und zum anderen durch Hemmung des Enzyms für die Replikation der Mitochondrien-DNA (-Polymerase). Letztere führt zu DNA-Schäden und mangelnder Synthese von Eiweißen für die Atmungskette der Mitochondrien. Die Folge ist beschleunigter Zelltod oder Dysfunktion der Mitochondrien, die zu erhöhter Produktion von reaktiven Sauerstoffspezies und gesteigertem Glutathion-Verbrauch führt. Dieser löst die pseudohypoxische genetische Umschaltung des Programms der TypII-Gegenregulation aus. Die Genschäden der Mitochondrien können nicht repariert werden und werden bei jeder Zellteilung weitergegeben. Die Konsequenz ist, dass N-Acetyl-Cystein (NAC) zwar DNA-Schädigungen durch die „Cocktail-Therapie", abhängig von Dauer und Dosis sowie Vorschädigung der Mitochondrien, befristet kompensieren, aber auf Dauer nicht verhindern kann, wenn die Mitochondrienleistung weiterhin durch „Cocktail-Therapie" fortgesetzt geschädigt wird. Die wirksame NAC-Ausgleichstherapie, die den die so genannte HIV-Krankheit auslösenden Glutathion-Mangel kompensieren kann, wird also absurderweise durch die Glutathion-verbrauchenden Pharmagifte der therapeutisch sinnlosen und extrem schädlichen „Cocktail-Therapie" konterkariert. Die Folgen dieses schwer wiegenden ärztlichen Kunstfehlers werden auf die fiktive so genannte HIV-Infektion projiziert.

„Patienten mit T4-Helferzellen weniger als 200 pro Mikroliter, die in unserer Studie NAC für 8 bis 32 Wochen einnahmen, überlebten überraschenderweise signifikant länger als eine vergleichbare Gruppe (beide Gruppen mit T4-Helferzellen weniger als 200 pro Mikroliter), der kein NAC angeboten wurde oder die keine NAC-Einnahme wollten ... Patienten, die NAC einnahmen, hatten ungefähr eine 2-fache Wahrscheinlichkeit zu überleben für 2 Jahre als die Patienten, die kein NAC einnahmen ... Das Überleben war nicht beeinflusst ... durch den Konsum von Reverse-Transkriptase-Hemmern (AZT etc., ‚Cocktail-Therapie'). Die Assoziation der oralen NAC-Behandlung (folglich Glutathion-Auffüllung) mit der höheren Überlebensrate stimmt überein mit dem dramatisch besseren Überleben von Patienten mit höheren intrazellulären Glutathion-Spiegeln" (Herzenberg 1997).

Aus diesen Mitteilungen kann man also entnehmen, dass alle so genannten HIV-infizierten Patienten der Stanford-Studie mit einer T4-Helferzellzahl weniger als 200 pro Mikroliter der „Cocktail-Therapie" teilhaftig wurden, da diese T4-Helferzellzahl in der HIV/AIDS-Medizin als absolute Indikation für die „Cocktail-Therapie" gilt. Der Mix aus AZT etc. konnte also die Sterberate dieser Thiol-verarmten Patienten nicht senken, „überraschenderweise" aber bremste die hoch dosierte Einnahme der einfachen schwefelhaltigen Aminosäure Cystein die Sterberate der immunzellgeschwächten Patienten um fast das Doppelte. Die Forscher der Stanford-Universität, fixiert auf die HIV/AIDS-Theorie, kamen jedoch nicht auf den einfachen logischen Gedanken, da die „Cocktail-Therapie" die Sterberate offensichtlich nicht beeinflussen konnte, dass dies auch nicht der Fall sein könnte, wenn sie die NAC-Therapie mit dem mitochondrientoxischen „Cocktail" mixten. Da die Stanford-Forscher die „dramatisch" um das Doppelte verminderte Sterberate allein mit der durch NAC-Zufuhr erreichten Glutathion-Erholung assoziierten, wäre zwingend die präventive und therapeutische Logik gewesen, zu empfehlen, die Glutathion-Bilanz unter kontrollierten Bedingungen allein durch hoch dosierte NAC-Ausgleichstherapie zu verbessern, ohne den Glutathion-Anstieg durch Beimischung der Mitochondrien-inaktivierenden, Glutathion-verbrauchenden Pharma-Cocktails aus AZT usw. wieder auf subnormale Werte zu drücken und irreparable Dauerschäden der Mitochondrien-DNA zu setzen. Hätten die Stanford-Forscher diese rational begründbare Empfehlung praktiziert, statt wie ihre Kollegen vom Deutschen Krebsforschungszentrum zu empfehlen, die NAC-Behandlung lediglich „komplementär" (Dröge 1997 b) zur „Cocktail-Therapie" einzusetzen, hätten sie „überraschenderweise" feststellen können, dass die Sterberate gegen Null tendiert hätte. Genau diese präventive und therapeutische Behandlungsstrategie haben einzelne kluge Therapeuten bei so genannten HIV-positiven Patienten mit „überraschendem" Erfolg neben anderen nicht toxischen Maßnahmen seit Jahren angewandt und damit die totalitäre Krankheitstheorie der so genannten unvermeidbar tödlichen HIV-Infektion ad absurdum geführt.

Das therapeutisch günstige Wirkprinzip der Cystein-Effekte besteht darin, den Zellsystemen des Organismus austauschbare, frei konvertierbare Wasserstoffionen (Protonen) zuzuführen. Diese Aufgabe erfüllen die

Die vitale Bedeutung des Cystein-Ausgleichs liegt darin, ausreichend frei konvertierbare Protonen bereitzustellen, um die Untersteuerung des Wechselrythmus der Zellsymbiosen und die daraus resultierende negative Stickstoff- und Energiebilanz wieder umzukehren

Schwefel-Wasserstoff-Gruppen (Sulfhydryl-Gruppen, SH-Gruppen) des N-Acetyl-Cystein (NAC). Durch die den systemischen Krankheiten vorausgegangene Phase des übermäßigen nitrosativen und oxidativen Stress (TypI-Überregulation) sind zu viele Protonen gebunden worden. Der Protonenzufluss zum Antrieb der Wasserstoffpumpen des OXPHOS-Systems zur ATP-Energiebereitstellung in den Mitochondrien ist ins Stocken gekommen. Die daraus resultierende Unterschreitung der kritischen Reservekapazität der mitochondrialen Atmungskette (Pseudohypoxie) erzwingt, wenn sie zeitverzögert abläuft, die genetische Umschaltung zur sauerstoffunabhängigen Energieproduktion und damit die Umverteilung der Wasserstoffionen-Transfers statt in die Zellsymbionten in die aerobe Glykolyse (Warburg-Phänomen) und als Investition in den gesteigerten Zellteilungszyklus. Die Mitochondrien werden im Gegenteil zu Protonenlieferanten durch Wasserstoffionen-Diffusion ins Zellplasma durch eine Leckage in der energetisch stabilisierten Mitochondrienmembran. Das Milieu der gegenregulierten „Wirtszellen" ist stark hydrogenisiert (lateinisch: hydrogenium = Wasserstoff) und reduktiv (von Reduktion = Bindung von Protonen und Aufnahme von Elektronen, im Gegensatz zur Oxidation = Abgabe von Protonen und Elektronen). Verschärft wird die Situation durch die systemischen Folgeprozesse der glykolytischen Energiegewinnung, den zu hohen Protonenverbrauch bei der Wiederaufbereitung des Glykolyse-Produkts Lactat bei gleichzeitig zu hohem Energieverbrauch in der Leber. Das therapeutische Kernproblem bei allen systemischen Erkrankungen mit der Leitsymptomatik der Immunzellschwäche und eines Wasting-Syndroms sowie dem charakteristischen Nicht-Eiweiß-Thiol-Mangel (Cystein, reduziertes Glutathion) ist es also, den Protonen-Hunger der Zellsysteme zu stillen und einen Überschuss an konvertierbaren Wasserstoffionen für das lebenswichtige Protonen-Floating bereitzustellen. Das Verständnis für dieses grundlegende bioenergetische Problem ist bisher behindert gewesen durch die Unkenntnis des Hybridcharakters (griechisch: hybridos = Doppelwesen) des menschlichen Genoms. Da gemäß den neueren Erkenntnissen der Mitochondrien-Forschung das menschliche Genom (wie das Genom aller Mehrzeller) aus der Fusion eines hydrogenisierten Archaebakteriums und eines Hydrogen-liefernden Proteobakteriums hervorgegangen ist (Gray 1999), kann man davon sprechen, dass in den gegenregulierten Zellen (TypII der Gegenregulation der Zelldyssymbiose) der archaebakterielle Genomanteil infolge pseudohypoxischer Aktivierung das Kommando übernommen hat und die Kooperation mit den proteobakteriellen Genomanteilen im Zellkern und in den Mitochondrien sich in eine Überlebenskonkurrenz zwischen den archaebakteriellen und proteobakteriellen Zellsymbionten zurückentwickelt hat (Regression) (Kremer 1999).

Die oxidative Übersteuerung der archaischen Zellsymbiose ist unter dem Begriff „oxidativer Stress" relativ gut erforscht worden (Sies 1985, Papadopulos-Eleopulos 1988, 1992, Halliwell 1991, 1992, Buttke 1994, Kroemer 1997, Wallace 1997, 1999). Die evolutionsbiologisch programmierte Untersteuerung der Zellsymbiose als

Antwort auf übermäßigen oder langdauernden nitrosativen und/oder oxidativen Stress konnte jedoch erst im Laufe des vergangenen Jahrzehnts aufgrund der fundamentalen Erkenntnisse der Mitochondrien-Forschung, NO-Forschung und Cytokin-Forschung erkannt werden (Kremer 1999). Für die bisher praktizierte Prävention und Therapie systemischer Erkrankungen wie AIDS, Krebs, Sepsis, Traumata, Colitis u. a. ist dieses aus zahllosen Einzelerkenntnissen integrierte evolutionsmedizinische Verständniskonzept von höchst vitaler Bedeutung. Die bisherige Präventions- und Therapiepraxis in der Krebs- und AIDS-Medizin, nämlich durch toxische Chemotherapie Tumorzellen bzw. so genannte HI-Viren eliminieren zu wollen, musste scheitern, solange Forscher und Kliniker die Hybridzellsymbiosen einseitig verstanden oder schlichtweg ignoriert hatten. Welch ein gewaltiges Umdenken erforderlich ist, zeigt sich an der Tatsache, dass gemäß langjähriger Auswertung epidemiologischer Verlaufsdaten des Deutschen Krebsforschungszentrums chemotherapeutisch behandelte Krebskranke im Durchschnitt eine Überlebensdauer von 3,5 Jahren im Vergleich zur Überlebensdauer von nicht chemotherapeutisch behandelten Krebspatienten von 12 Jahren aufgewiesen haben (Abel 1990) bzw. so genannte HIV-positive Patienten in einem Zwei- bis Drei-Jahres-Zeitraum nach toxischer „Cocktail-Therapie" doppelt höhere Sterberaten hatten als Patienten mit gleich ungünstiger Ausgangslage, die „komplementär" zur toxischen „Cocktail-Therapie" mit hoch dosierten Cystein-Gaben für die Dauer von acht Monaten behandelt wurden (Herzenberg 1997).

Die kontroverse Interpretation der klinischen Forschungsteams hinsichtlich der Effekte der Cystein-Ausgleichstherapie und der Normalisierung des intrazellulären Glutathion-Gehaltes beruht auf einer nicht erkannten Denkverkürzung, da wie in der gesamten HIV/AIDS-Medizin die entscheidenden Erkenntnisse der NO-Forschung, Cytokin-Forschung und Mitochondrien-Forschung nicht berücksichtigt worden sind. Die orale Zufuhr von N-Acetyl-Cystein für Patienten mit intrazellulärem Glutathion-Mangel

Die „Wiederauffüllung des intrazellulären Glutathion" durch Cystein-Zufuhr kann sich erst einstellen nach einer komplexen Gesamtumschaltung infolge erhöhter frei konvertierbarer Protonen-Verfügbarkeit

dient nicht unmittelbar dem „Wiederauffüllen des Glutathions" (Herzenberg 1997), vielmehr füllt das aufgenommene Cystein den verarmten Pool an konvertierbaren Protonen zunächst auf. In bereits pathophysiologisch gegenregulierten Zellen reicht das um 30 % verminderte Glutathion für die antioxidative Funktion aus, da die Anzahl und Aktivität der Mitochondrien massiv herabgesetzt ist (Übersicht bei Pedersen 1997). Die nitrosative und oxidative Belastung ist im Gegenteil gerade durch die überdauernde Gegenregulation vom TypII der Zelldyssymbiose stark gedämpft, da die Zellen sowohl die Synthese von NO und seinen Derivaten als auch die Bildung von reaktiven Sauerstoffspezies (ROS) stark vemindert haben. Diese Situation entspricht dem befristet gegenregulierten physiologischen Zustand der Zellsymbiosen der fötalen Zellen, der Zellen im späten Zellteilungszyklus und während der frühen Wundheilungsphase. Durch die glykolytische Stoffwechsellage wird außerdem erhöht Pyruvat als wirksames Antioxidans gebildet. Ein Mehrbedarf an intrazellulärem Glutathion entsteht erst dann, wenn nach Ausgleich des Protonen-Pools das Redox-Milieu in der Weise stabilisiert worden ist, dass das gesamte genetische und supragenetische Netzwerk wieder umgeschaltet werden kann. Das heißt konkret, dass der konvertierbare Protonen-Gehalt des Redox-Milieus sich entsprechend verbessert haben muss, um die redox-abhängigen „Halbleiter-Schwellen" für die Elektronenflüsse der Makromoleküle (Transkriptionseiweiße und RNA-, DNA-Moleküle) zur genetischen Expression der Biosynthesen der notwendigen Enzymmuster überwinden zu können. Diese Umsteuerung der Enzyme und Coenzyme des Mikro-Gaia-Regelkreissystems für die erneute oxidative Energiebereitstellung ist Voraussetzung für den intrazellulären Glutathion-Anstieg, der vom Stanford-Team mit dem „dramatisch besseren Überleben" durch die NAC-Behandlung assoziiert wurde (Herzenberg 1997). Es muss also die durch überdauernden nitrosativen und oxidativen Schock hervorgerufene Erschöpfung des Thiol-Pools und die regressive Überlebenskonkurrenz der archaebakteriellen und proteobakteriellen Genomanteile wieder zu einer harmonierenden Kooperation im Grenzbereich zwischen makromolekularer und fluider Phase zurückgeführt werden.

Die Verbesserung der Redox-Potentiale durch Protonen-spendende Cystein-Zufuhr reaktiviert u. a.
- die Enzyme des Glukoseabbauweges für das Einschleusen des Glukoseabbauproduktes Pyruvat als Brennstoff in den Citratzyklus der Mitochondrien und für die Zulieferung von Elektronen für die Atmungskette der Mitochondrien
- die Verschiebung des Verhältnisses des oxidierten Coenzyms NAD+ zum reduzierten NADH zugunsten des NAD+ und der Übertragung der abgegebenen Wasserstoffionen auf die Protonen-Transportmoleküle zum Transfer in die Mitochondrien und Rückübertragung auf die Coenzyme NAD, FAD, FMN, die wiederum die Wasserstoffionen-Pumpen des OXPHOS-Systems der Mitochondrien beliefern für die oxidative ATP-Energieproduktion

- die Erhöhung des nicht membrangebundenen Calcium2+ durch die gesteigerte Hydrolyse des NAD+ und die gesteigerte Synthese des Calcium-abhängigen Enzyms NO-Synthase zur Bildung von NO-Gas mithilfe des NADPH, weiterer Coenzyme und Cofaktoren
- die Bildung von Peroxinitrit aus dem erhöhten Angebot des NO-Gases und der wieder gesteigerten Superoxid-Anionen aus der reaktivierten Atmungskette der Mitochondrien, um mithilfe des Peroxinitrit die Mitochondrien-Schleusen in der Membran der Zellsymbionten zum Austausch von Calcium2+ und den in der Zellkern-DNA kodierten Eiweißen für die Komplexe der Atmungskette zu öffnen
- das Enzym für die Neusynthese des Glutathion, die γ-Glutamylcystein-Synthase, das durch Bindung des wieder angereicherten NO und seiner Derivate an Schwefel-Wasserstoff-Gruppen des Enzyms reguliert wird
- die Hemmung der Synthese der Kommunikationseiweiße vom Typ2-Cytokin-Muster zugunsten der Typ1-Typ2-Cytokin-Balance.

Die „Wiederauffüllung des intrazellulären Glutathion" (Herzenberg 1997) durch Cystein-Zufuhr ist also Ergebnis einer komplexen Gesamtumschaltung infolge erhöhter konvertierbarer Protonen-Verfügbarkeit. Die Glutathion-Neusynthese kann erst dann durch das Glutathion-Syntheseenzym (Han 1995, Stamler 1995) in Gang kommen, wenn das fluide Gasgemisch für das OXPHOS-System der Mitochondrien (NO, Superoxid-Anion, Peroxinitrit) wieder optimiert ist.

In Ergänzung zu den eindeutigen Befunden, dass bei so genannten HIV-Positiven bereits im frühesten Stadium der so genannten HIV-Serokonversion (positiver so genannter HIV-Test) die intrazellulären Glutathion-Spiegel in Immunzellen vermindert sind (Eck 1989, Buhl 1989, Roederer 1991 a, 1991 b, Übersicht bei Herzenberg 1997, Dröge 1997 b) sowie Typ2-Cytokin-Muster in den TH2-Immunzellen vorherrschen (Barcellini 1994, Meyaard 1994, Navikas 1994, Übersicht bei Mosmann 1996, Abbas 1996, Lucey 1996), de-

> Bereits subtile Verminderungen des reduzierenden Glutathions in Antigen-präsentierenden Zellen durch toxische Substanzen können eine Umprogrammierung der T4-Helferimmunzellen auf den Immunzellstatus (TH2-Zellen, Typ 2-Cytokin-Muster) der so genannten „HIV-Serokonversion" auslösen

monstrierte das Stanford-Team gemeinsam mit einem Forschungsteam der Universität Chicago in einer neueren Studie, dass der Glutathion-Gehalt der Antigen-präsentierenden Zellen entscheidend den Cytokin-Status der T4-Helferimmunzellen mitbestimmt:

„Die hier präsentierten Studien demonstrieren, dass die Glutathion-Spiegel in Antigen-präsentierenden Zellen eine zentrale Rolle spielen bei der Festlegung, ob TH1- oder TH2-Cytokin-Muster vorherrschen bei der Immunantwort. Wir zeigen durch Einsatz von zwei immunologischen Modellen und drei Methoden zur Verminderung von Glutathion (GSH), dass in allen Fällen die GSH-Verminderung das typische TH1-Cytokin-Profil verschiebt in Richtung TH2-Cytokin-Antwortmuster ... Unsere Daten demonstrieren, dass subtile Veränderungen der GSH-Spiegel tief greifende Wirkungen auf die Immunantwort ausüben können. ... Eine große Bandbreite menschlicher Erkrankungen ist assoziiert mit veränderten GSH-Spiegeln (Uhlig S, Wendel A (1992), Life Ssi 51, 1083-1094) einschließlich Krebs (Richie JP, Jr (1992) Exp Gerontol 27, 615-626) und AIDS (Staal FJ, Roederer M, Israelski DM et al. (1992) Res Hum Retroviruses 8, 305-311). Tatsächlich haben wir vor Kurzem gezeigt, dass Glutathion-Mangel von HIV-infizierten Patienten korreliert ist mit verkürzter Überlebenschance während einer Überwachungszeit von zwei bis drei Jahren. Die verminderte Überlebensfähigkeit könnte beruhen auf irgendeiner oder allen der vielfachen Stoffwechselaktivitäten und regulierenden Funktionen des reduzierten Glutathion. ... Weiterhin haben wir gezeigt, dass die Behandlung mit N-Acetyl-Cystein (NAC), einem Glutathion-Baustein, in Versuchsmäusen die immunmodulierenden Effekte von niedrig-dosiertem Cyclophosamid (= eine der zur Glutathion-Verminderung eingesetzten Substanzen; ein Cytostatikum, das in der Krebstherapie eingesetzt wird! Anm. d. Autors) umkehrt; und andere (Jeannin P, Delnaste Y, Lecoanet-Henchoz S et al. (1995) J Exp Med 182, 1785-1792) haben gezeigt, dass die Zugabe von N-Acetyl-Cystein in Zellkulturen die Produktion des Typ2-Cytokins Interleukin-4 vermindert. Zusammengefasst, diese Befunde sind überzeugende Argumente für eine Schlüsselrolle des reduzierten Glutathion für die Bestimmung, ob Antigen-Stimulationen eine TH1- oder TH2-Antwort induzieren" (Peterson 1998).

Die primären Ursachen für den Start der Kettenreaktion Thiol-Erschöpfung → Cytokin-switch → NO-Hemmung → TypII-Zelldyssymbiose → „HIV"/AIDS, Krebs, Wasting-Syndrom, Myopathie, Enzephalopathie und Polyneuropathie, Enteropathie u. a. sind in den AIDS-Risikogruppen durch das definierte Risikoprofil gegeben: „Vielfache Mechanismen können zum systemischen Glutathion(GSH)-Mangel der HIV-Krankheit beitragen, einschließlich exzessiver Produktion von inflammatorischen Cytokinen (= Typ1-Cytokine, die gesteigerte cytotoxische NO-Gasproduktion auslösen) und exzessiver Konsum GSH-vermindernder Drogen (= toxische und pharmakotoxische Substanzen)" (Herzenberg 1997).

Der amerikanische Nobelpreisträger für Chemie von 1993, Mullis, antwortete kürzlich in einem Interview auf die Frage, warum ein Mann wie Gallo so erfolgreich sei, wenn dieser nach Auffassung von Mullis die vorherrschende AIDS-These nie wissenschaftlich nachgewiesen habe:
„Erfolg hat Gallo nur als Geschäftsmann, nicht als Wissenschaftler".

Der Nobelpreisträger Mullis fordert die Beweise ein für die Krankheitstheorie „HIV ist die Ursache von AIDS" nach den „strengen Gesetzen der wissenschaftlichen Logik"

Auf die Anschlussfrage:
„Aber wie soll der Laie wissen, welchem Wissenschaftler er glauben kann?"

entgegnete Mullis:
„Man sollte niemandem glauben, auch mir nicht. Trauen darf man nur den eigenen Nachforschungen. Wer sich gemütlich auf den Rücken legt und sich alles sagen lässt, bekommt auf alle Fragen irgendwelche Antworten. Meist die falschen."

Und Mullis definierte als wichtigste Regel der Wissenschaft:
„Wer jemanden von seiner Wahrheit überzeugen will, muss ihm zeigen können, was ihn selbst überzeugt hat – im wissenschaftlichen Rahmen, nach den strengen Gesetzen der Logik. Wer mir beweisen will, dass das HI-Virus tatsächlich AIDS verursacht, muss mir seine Experimente zeigen können" (Mullis 2000).

Mullis spielte unter anderem darauf an, dass Gallo in seinen Publikationen über den angeblichen Nachweis des so genannten HI-Virus in T4-Helferimmunzellen von AIDS-Patienten mit Erfolg als „Geschäftsmann, nicht als Wissenschaftler" den Einsatz des immunsuppressiven Hydrocortison verschwiegen hatte, also den Substanzeffekt als Effekt eines angeblichen neuen Retrovirus HIV ausgegeben hatte (Kremer 1998).

Nach den „strengen Gesetzen der Logik" (Mullis) ist die Kombination der lebensrettenden hochdosierten Cystein-Ausgleichstherapie mit so genannten antiviralen Substanzen (Dröge 1997 b, Herzenberg 1997) in der

Es entspricht nicht den strengen Gesetzen der wissenschaftlichen Logik, die „HIV-Positiven" vor Alkohol und Acetaminophan als Glutathionvermindernden Drogen zu warnen, die wirkgleichen Effekte der gleichzeitig verordneten Chemotherapeutika und Chemo-Antibiotika aber zu verschweigen

"HIV"-fixierten AIDS-Therapie nicht begründbar. Das Stanford-Team demonstriert den blinden Fleck der „HIV"/AIDS-Therapie durch die fürsorgliche Warnung, den Glutathion-Mangel von so genannten HIV-infizierten Patienten zu minimieren durch bestimmte Vorsichtsmaßnahmen, ohne die in der so genannten antiretroviralen „Cocktail-Therapie" enthaltenen Substanzen wie AZT etc. als „exzessiv GSH-vermindernde Drogen" (Herzenberg 1997) mit einem einzigen Wort zu diskutieren:
„Es kann klug sein für diese Patienten, exzessive Sonnenbestrahlung und die unnötige Einnahme von Drogen, die das GSH vermindern können, zu vermeiden – zum Beispiel Alkohol und Medikamente auf Rezept oder rezeptfrei, die Acetaminophen enthalten" (Herzenberg 1997).

Die medikamentösen Substanzen Acetaminophen und Aminopyrin sind ebenso wie die immunsuppressiven Substanzen Azathioprin, Trimethoprim, Cotrimoxazole, zahlreiche Chemotherapeutika, Cytostatika, Antibiotika, Antiparasitika, Fungistatika (pilzhemmende Mittel), Virustatika (virenhemmende Mittel), die „Cocktail-Therapie" der so genannten nukleosidanalogen und nicht-nukleosidanalogen Reverse-Transkriptase-Hemmer wie Azidothymidin (AZT) und verwandte Substanzen sowie Protease-Hemmer, das übermäßig aktivierte NO und seine Derivate, Nitrit (poppers), Peroxinitrit, Nitrosamine, Nitroso-Thiole etc., „exzessiv GSH-vermindernde Drogen". AZT beispielsweise erzeugt den charakteristischen Glutamat-Anstieg bei Glutathion-Mangel (Greenspan 1993) und muss ebenso wie Acetaminophen durch enzymatische Bindung an Glukuronsäure in der Leber entgiftet werden (Nelson 1963, Mrochek 1974, Good 1986, Richman 1987).

„GSH-Erschöpfung, zum Beispiel durch Acetaminophen-Überdosierung verursacht, resultiert in Leber- und Nierenversagen und schließlich im Tod (Thomas SH (1993) Pharmacol Ther 60, 91-120) ... Der schwere Leber- und Nierenschaden verursacht durch Exposition mit hohen Mengen von GSH-vermindernden Drogen wie Alkohol und Acetaminophen (Thomas (1993) Pharmacol Ther 60, 91-120; Bondy SC (1992) Toxicol Lett 63, 231-241) unterstreicht ebenfalls die Gefahren des systemischen GSH-Mangels. Solche Schädigung ist kürzlich gezeigt worden als Ereignis auch nach relativ niedrigen Dosierungen solcher Drogen, wenn die systemischen GSH-Spiegel vorgeschädigt waren (Zimmerman HJ, Maddrey WC (1995) Hepatology 22, 767-773) ... Orale Einnahme von N-Acetyl-Cystein, ein Cystein-Baustein, der genutzt wird, um GSH nach Acetaminophen-Überdosierung wieder aufzufüllen (Thomas SH (1993) Pharmacol Ther 60, 91-120), erhöht die GSH-Spiegel in HIV-infizierten Patienten und diese GSH-Wiederauffüllung kann assoziiert werden mit Lebensverlängerung" (Herzenberg 1997).

Diese eindeutigen Feststellungen der Stanford-Forscher demonstrieren die einäugige medizinische Doppelmoral auch der zurzeit progressivsten HIV-fixierten AIDS-Prävention und -Therapie. AZT und die sonstigen „exzessiv GSH-vermindernden Drogen" (Herzenberg 1997) der so genannten antiretroviralen und antimikrobiellen „Cocktail"-Langzeitprophylaxe und -Therapie verursachen aufgrund des objektiven biochemischen Wirkmechanismus die analogen klinischen Symptome wie Acetaminophen, insbesondere trifft für so genannte HIV-positive Patienten die Feststellung zu, dass sich „solche Schädigungen ereignen auch nach relativ niedrigen Dosierungen solcher Drogen, wenn die systemischen GSH-Spiegel vorgeschädigt sind" (Herzenberg 1997). Die systemische Erniedrigung der Glutathion-Spiegel der so genannten HIV-Positiven zum frühesten Zeitpunkt der so genannten HIV-Infektion ist allen HIV/AIDS-Medizinern seit länger als einem Jahrzehnt als Leitsymptom der so genannten HIV-Serokonversion bekannt, das AZT-analoge toxische Risiko und der metabolische Entgiftungsvorgang von Acetaminophen seit 40 Jahren (Nelson 1963, Good 1986, Richman 1987, Buhl 1989). Kein seriöser Arzt würde auf den Gedanken kommen, chronisch mit Acetaminophen vergiftete Patienten mit einer NAC-Ausgleichstherapie zu behandeln und gleichzeitig Acetaminophen weiter zu verordnen, es sei denn, dieser Arzt wollte grob fahrlässig seine Patienten schädigen „mit dem Resultat des Leber- und Nierenversagens und schließlich des Todes" (Herzenberg 1997).

In mehreren Fällen hatten Patientinnen ohne erkennbares Risiko ein positives Ergebnis im so genannten HIV-Test, sie hatten verzweifelt jahrelang mit ihren Angehörigen und Ärzten nach dem Infektionsweg der so genannten HIV-Infektion gesucht und aus Todesangst gehorsam die „Cocktail-Therapie" mit entsprechenden klinischen Folgen auf sich genommen. Eine genaue ärztliche Anamnese ergab einen langjährigen Abusus mit Acetaminophen-haltigen Mitteln. Keine der vielen HIV/AIDS-Mediziner, die konsultiert worden waren, hatte sich für den Zusammenhang von Acetaminophen-Abusus und so genannter HIV-Positivität infolge

Es entspricht nicht den strengen Gesetzen der wissenschaftlichen Logik festzustellen, dass nitrosative und oxidative Substanzen bereits nach relativ niedrigen Dosierungen lebensbedrohliche Schäden verursachen, wenn die systemischen Glutathion-Spiegel vorgeschädigt sind, und gleichzeitig „HIV-Positive" mit dem Leitsymptom des frühen Glutathion-Mangels mit nitrosativen und oxidativen Glutathion-vermindernden Medikamenten „prophylaktisch" zu behandeln

Es entspricht nicht den strengen Gesetzen wissenschaftlicher Logik, nach chronischem Acetaminophen-Missbrauch den infolge TH1-TH2-Switch „HIV-positiv" getesteten Patienten nitrosative Glutathion-vermindernde Chemotherapie zu verordnen, obwohl die nitrosativen immuntoxischen Wirkungen des Acetaminophen bereits seit 40 Jahren bekannt sind

Glutathion-Defizit interessiert. Die Patienten konnten von ihrer krankmachenden Todesangst befreit werden und der Thiol-Pool durch hochdosierte NAC-Ausgleichstherapie und Leberschutzmaßnahmen ausbalanciert werden (Kremer, nicht publizierte Beobachtungen).

> Es entspricht nicht den strengen Gesetzen der wissenschaftlichen Logik einerseits zu behaupten, durch „Glutathion-Auffüllung" die Vermehrung der TH1-Helferimmunzellen zu stimulieren, in denen sich angeblich täglich millionenfach die TH1-Helferzellen zerstörenden „HI-Viren" gleichzeitig vermehren sollen, und andererseits festzustellen, dass „HIV-Positive" durch „Glutathion-Auffüllung" mittels Cystein-Ausgleich „dramatisch bessere Überlebensraten" zeigten als „HIV-Positive", die nur mit der angeblich „HIV-hemmenden Cocktailtherapie" behandelt wurden

Bereits chronisch vergiftete so genannte HIV-positive Patienten, mit dem Status der Glutathion-Verarmung, einer Typ2-Cytokin-(TH2-)Dominanz) und einer Hemmung des cytotoxischen NO-Abwehrgases, einer immunotoxischen und zelltoxischen Dauerbehandlung mit AZT etc. zur Prophylaxe von AIDS zu unterwerfen, ist eine unentschuldbare medizinische Verirrung, da man den betroffenen HIV-stigmatisierten Patienten nicht die Chance gibt, die durch „exzessive inflammatorische Cytokine und exzessiven Konsum GSH-vermindernder Drogen" verursachten Mitochondrien-Krankheiten mit nicht-toxischen Mitteln auszubalancieren. Das gilt auch für die „komplementäre" NAC-Zufuhr bei gleichzeitiger antimikrobieller und so genannter antiretroviraler „Cocktail-Therapie". Es entspricht nicht den „strengen Gesetzen der Logik" (Mullis 2000), den Teufel „HIV" mit dem Beelzebub AZT etc. austreiben zu wollen und gleichzeitig mit NAC zu behandeln. Gemäß der herrschenden Theorie der täglich milliardenfachen Vermehrung der so genannten HI-Viren (Ho 1995 a, Wei 1995 b) müsste die Wiederauffüllung des Glutathion-Gehalts der Antigen-präsentierenden Zellen die Synthese von Typ1-Cytokinen erhöhen (Peterson 1998) und damit das Wachstum und die Vermehrung von TH1-Immunzellen stimulieren. Das würde bedeuten, gemäß der vorherrschenden HIV-Theorie, dass sich die von der Teilung der TH1-Wirtszellen abhängigen so genannten HI-Viren ebenfalls rascher vermehren würden und die postulierte Zerstörung der T4-Helferzellen durch die so genannten HI-Viren forciert würde. Es müsste also gemäß der geltenden HIV-Theorie die Dosierung der „Cocktail-Therapie" gesteigert werden, um den induzierten Virus-Boom wiederum in Schach zu halten. Ein wahrhafter Teufelskreis der theoriefixierten Virusjäger! Glücklicherweise entspricht die biologische Wirklichkeit nicht der dogmatischen Theorie, denn „die Assoziation der oralen NAC-Behandlung (folglich die Wiederauffüllung des GSH) mit höherer Überlebensrate ist konsistent mit den dramatisch besseren Überlebensraten der Patienten mit höheren GSB-Spiegeln" (Herzenberg 1997).

Wenn dies so ist, dann muss die zurzeit herrschende Krankheitstheorie „HIV verursacht AIDS" falsch sein und die so genannte antiretrovirale immunotoxische „Cocktail-Therapie" ist nicht nur eine grausame Sinnlosigkeit, vielmehr als Glutathion-vermindernde, Mitochondrien-inaktivierende Behandlung mit und ohne so genannte HI-Viren, mit und ohne NAC-Komplementierung äußerst schädlich und mit dem Leben der Patienten auf Dauer nicht zu vereinbaren. Die zentrale Frage der AIDS-Prophylaxe und AIDS-Therapie muss also lauten: Was stärkt die Vitalität und Leistungsfähigkeit der Mitochondrien und was schwächt die Vitalität und Leistungsfähigkeit der Mitochondrien?

Im April 1994 wurde die klinische Concorde-Studie über die Ergebnisse der chemotherapeutischen Behandlung von 1749 symptomfreien so genannten HIV-positiven Patienten publiziert. Es handelte sich um Patienten aus 40 Behandlungszentren in England und Irland sowie 34 Behandlungszentren in Frankreich. Die Teilnehmer waren zu mehr als 60 % homosexuelle Patienten, 13 % intravenös Drogenabhängige und die übrigen Patienten stammten aus anderen Risikogruppen. Die Patienten wurden nach Zufall in zwei Gruppen eingeteilt, die Teilnehmer der ersten Gruppe erhielten sofort 1000 Milligramm AZT täglich, die anderen Teilnehmer erhielten ein Placebo und 1000 Milligramm AZT täglich erst dann, wenn die Patienten so genannte ARC-Symptome (englisch = AIDS related complex, nach dem Klassifikationsschema für HIV/AIDS der US-Behörde CDC als Pre-AIDS definiert) entwickelten oder die im Blutstrom gemessene Zellzahl der T4-Helferzellen unter mindestens 500 pro Mikroliter abgesunken war. 613 Teilnehmer (32 % aus der ersten Gruppe und 38 % aus der zweiten Gruppe) erhielten zusätzlich

Es entspricht nicht den strengen Gesetzen der wissenschaftlichen Logik einerseits festzustellen, dass das Wasting-Syndrom (Kachexie) die Haupttodesursache der „HIV-Positiven" AIDS-Patienten ist (analog zur Haupttodesursache der Krebskranken und anderer systemisch Erkrankter) und „die direkte Konsequenz sein kann eines unzureichenden Niveaus des oxidativen Energiestoffwechsels innerhalb der Mitochondrien als Resultat des herabgesetzten Glutathion-Spiegels", und andererseits die unbefristete Glutathion-vermindernde, Mitochondrien-inaktivierende Therapie mit AZT etc. + Bactrim etc. zu verordnen und bestenfalls das tödliche Drama mit befristeten Cysteingaben nur hinauszuzögern

Die Daten der umfassendsten klinischen AZT- und Bactrim-Therapiestudie in Europa mit „HIV-Positiven" Patienten (Concorde-Studie) beweisen, dass weder ein früher noch ein späterer AZT- und Bactrim-Einsatz die AIDS- und Todesraten vermindern konnte

Cotrimoxazole zur Prophylaxe gegen PCP, die meisten vor dem Auftreten klinischer Symptome. Die klinische Beobachtungsdauer von drei Jahren war die längste in allen AZT-/Cotrimoxazole-Studien, die bis dahin weltweit durchgeführt worden waren. Die klinische Forschungshypothese beruhte auf der Theorie, dass AZT die Vermehrung von so genannten HI-Viren durch Blockade der Provirus-DNA der so genannten HI-Viren hemmt und dadurch die Zerstörung von T-Helferimmunzellen verhindert. Es wurde erwartet, dass die Rate von opportunistischen Infektionen, Wasting-Syndromen, Enzephalopathien und Myopathien u. a. (AIDS) in der früh behandelten Gruppe gegenüber der später behandelten Gruppe um ca. 30 % im Beobachtungszeitraum von 3 Jahren abnehmen würde. Die Erwartung gründete also auf der Logik der HIV/AIDS-Theorie, dass je früher AZT zur Hemmung der so genannten HI-Viren und je früher Cotrimoxazole etc. zur Hemmung der Pneumozysten-Pilze, der Erreger der häufigsten AIDS-Indikator-Krankheit, der Pneumocystis carinii-Lungenentzündung, eingesetzt würde, umso weniger ARC, AIDS und AIDS-Todesfälle würden im Beobachtungszeitraum von 3 Jahren in der früh behandelten Gruppe gegenüber der spät behandelten Gruppe auftreten. Das Ergebnis war:
„Die Drei-Jahres-Progressionsraten zu AIDS oder zum Tode waren 18 % in beiden Gruppen, bzw. zu ARC, AIDS oder zum Tode 29 % und 32 % ... Die Ergebnisse ermutigen nicht den frühen Einsatz von AZT in symptomfreien HIV-infizierten Erwachsenen" (Concorde Coordinating Committee 1994).

Die logische Anschlussfrage, ob die Ergebnisse den späten Einsatz von AZT bei symptomfreien HIV-infizierten Patienten, deren T4-Helferzellen unter mindestens 500 pro Mikroliter abgesunken sind, oder bei so genannten HIV-Positiven, welche AIDS-Symptome entwickelt haben, ermutigen, wird in der Concorde-Studie nicht gestellt. Die internationale Forschungsgruppe, die unabhängig vom AZT-Hersteller die klinischen Studien durchgeführt hatte, stellt aber zusätzlich fest:
„Die Ergebnisse stellen ebenso in Frage die unkritische Handhabung der T4-Zellzahlen als Ersatz-Parameter für die Beurteilung der günstigen Effekte einer antiviralen Langzeittherapie" (Concorde Coordinating Committee 1994).

Mit anderen Worten, AZT konnte im Sinne der HIV/AIDS-Theorie weder bei frühem noch bei späterem Einsatz die postulierten so genannten HI-Viren hemmen und das Auftreten von ARC, AIDS und Tod verhindern. Es gibt aber in der Concorde-Studie einen auffallenden Zusammenhang zwischen der Zahl der früh und spät gleichzeitig mit AZT + Cotrimoxazole behandelten Patienten:
32 % der früh behandelten AZT-Gruppe wurden nach Absinken der T4-Helferzellen gleichzeitig mit AZT + Cotrimoxazole behandelt, die Zahl der ARC-, AIDS- und Todesfälle in dieser Gruppe im Beobachtungszeitraum von drei Jahren betrug 29 %. 38 % der spät behandelten AZT-Gruppe wurden nach Absinken der T4-Helferzellen, überwiegend vor Auftreten von Symptomen, mit Cotrimoxazole und AZT behandelt,

die Zahl der ARC-, AIDS- und Todesfälle addierte sich auf 32 %. (Concorde Coordinating Committee 1994).

Geht man aber von den begründeten Tatsachen aus, dass
- HIV-positive Patienten zum frühesten Zeitpunkt des positiven Ergebnisses des so genannten HIV-Tests einen systemischen Glutathion-Mangel aufweisen
- der Glutathion-Mangel sowohl vom gesteigerten Umsatz durch vorausgegangenen nitrosativen und oxidativen Stress als auch von der verminderten Neusynthese abhängig ist
- AZT eine nitrosative Substanz ist, die ebenso wie Acetaminophen und erhöhte Mengen NO und seiner Derivate, infolge gesteigerter Nitrosation an Glutathion und Cystein bindet und dadurch den Thiol-Pool vermindert
- das Abbauprodukt von Cotrimoxazole, das Hydroxylamin ebenfalls den Thiol-Pool erschöpfen kann und Cotrimoxazole die Neusynthese von Cystein aus Methionin und die Neusynthese von Glutathion aus Cystein verhindert
- Glutathion-Mangel in den Antigen-präsentierenden Zellen (dendritische Zellen, Makrophagen, B-Lymphzellen) die Synthese von Typ2-Cytokinen in den T4-Helferzellen aktiviert
- Typ2-Cytokine die Synthese von cytotoxischem NO in den T4-Helferzellen hemmen und diese ohne die Synthese von NO intrazelluläre opportunistische Erreger nicht eliminieren können
- Glutathion-Mangel, Typ2-Cytokin-Dominanz und NO-Hemmung durch Inaktivierung der Mitochondrien und Umschaltung auf glykolytische Energieproduktion mit zellulärer Immunschwäche (AIDS), Zelltransformation zu Krebs, Enzephalopathie, Polyneuropathie, Enteropathie, Myopathie sowie Wasting-Syndrom verbunden sein kann
- HIV-Positive und AIDS-Patienten in den T4-Helferzellen Typ2-Cytokin-Dominanz aufweisen
- HIV-Positive und AIDS-Patienten neben dem systemischen Glutathion-Mangel die für das Wasting-Syndrom charakteristische Dysregulation der Aminosäuren Cystein, Glutamin und Arginin sowie die Erhöhung des Glutamat und der Harnstoffproduktion aufweisen

Aus den Daten der Concorde-Studie ergibt sich die zwingende logische Konsequenz, dass ein primär erworbener schwerwiegender Thiol-Mangel der „HIV-Positiven" Patienten sekundär durch AZT- und Bactrim-Behandlung und andere Glutathion-vermindernde Mitochondrien-toxische Substanzen bis zum tödlichen Organversagen dekompensiert ist

- HIV-Positive und AIDS-Patienten in der Krankheitsvorgeschichte „exzessive Produktion inflammatorischer Cytokine" durch Multiinfektiösität und Alloantigenaufnahme aufweisen, die zu gesteigerter Synthese von Interferon-γ, das cytotoxisches NO aktiviert, und zu gesteigerter Synthese des Tumornekrosefaktors, der die Bildung von reaktiven Sauerstoffspezies fördert, führt, und diese Prozesse reduziertes Glutathion verbrauchen, was abhängig von der Dauer, der Dosis und der Intensität den Zelltod oder das Warburg-Phänomen der TypII-Gegenregulation der Zelldyssymbiose auslöst
- HIV-Positive und AIDS-Patienten in der Krankheitsvorgeschichte „exzessiven Gebrauch von (toxischen und pharmatoxischen) GSH-verbrauchenden Drogen" aufweisen infolge Konsum von toxischen Dopingmitteln, Medikamentenabusus und vielfältigen medizinischen Interventionen, die ebenfalls zu kompensierten und dekompensierten Zelldyssymbiosen führen
- „niedrige GSH-Spiegel in T4-Helferzellen verminderte Überlebenschancen voraussagen und die Wahrscheinlichkeit des Überlebens innerhalb von zwei bis drei Jahren dramatisch zunimmt, wenn die Glutathion-Spiegel in den T4-Helferzellen nach hoch dosierter acht-monatiger Behandlung mit N-Acetyl-Cystein sich erholen"

Die Ergebnisse der Concorde-Studie und zahlreicher anderer Therapiestudien beweisen, dass die Kombination Glutathionverbrauchender, Mitochondrien-toxischer Pharmasubstanzen in der HIV-/AIDS-Behandlung, ebenso wie in der Krebs-Chemotherapie, die Umschaltprozesse der Typ II-Gegenregulation der Zelldyssymbionten exponentiell beschleunigt

dann ergibt sich die zwingende logische Konsequenz, dass die Patienten, die an der Concorde-Studie teilgenommen haben und ARC / AIDS entwickelt haben, gestorben sind nicht infolge ihrer Immunzellschwäche durch nicht existierende so genannte HI-Viren, sondern infolge des Verlustes der Vitalität und Leistungsfähigkeit ihrer mitochondrialen Zellsymbionten aufgrund eines primär erworbenen schwer wiegenden Thiol-Mangels, der sekundär durch die gleichzeitige Glutathion-verbrauchende Behandlung mit Azidothymidin (AZT), Co-trimoxazole (Bactrim etc.) und andere mitochondrientoxische Substanzen bis zum tödlichen Organversagen dekompensiert ist.

Es muss aufgrund der Ergebnisse der Concorde-Studie und anderer Studien davon ausgegangen werden, dass durch die Kombination Glutathion-verbrauchender Pharmasubstanzen in der HIV/AIDS-Behandlung, ebenso wie in der Krebs-Chemotherapie, durch die pharmakodynamischen Wechselwirkungen dieser Substanzen, die praktisch noch kaum erforscht sind (Richman 1987, Descotes 1988, Van Meerten 1995, Brinkman 1999), ab einem kritischen niedrigen Grenzwert der Nicht-Eiweiß-Thiole (Cystein, reduziertes Glutathion) die Umschaltprozesse der TypII-Gegenregulationen sich exponentiell beschleunigen, wenn die Reservekapazität der Mitochondrienleistung unterhalb der kritischen Auslöseschwelle abgesunken ist.

In der Conorde-Studie, wie in den allermeisten klinischen Publikationen und Handbüchern zu HIV / AIDS werden keine Angaben gemacht zum intrazellulären oder systemischen Glutathion-Spiegel, zum Plasma-Spiegel der Cystein-, Glutamin-, Arginin- oder Glutamatwerte, geschweige denn zu einer Cystein-Ausgleichstherapie.

Die Ergebnisse der Concorde-Studie sowie zahlreicher anderer „Cocktail-Therapie-Studien" (Übersicht Concorde Coordinating Committee 1994) demonstrieren ganz eindeutig, dass ab einem kritischen Grenzwert der Erschöpfung des Thiol-Pools „auch niedrige Dosierungen von Glutathion-vermindernden Drogen" (Herzenberg 1997) potenzierende Effekte der „Cocktail-Therapie" auf die TypII-Gegenregulation der Zelldyssymbiose ausüben. Da Glutathion 90 % der intrazellulären und extrazellulären Thiole ausmacht, die nicht an Eiweiße gebunden sind, ist der Glutathion-Mangel der entscheidende Sensor für das Maß der Verfügbarkeit frei konvertierbarer Protonen. Befindet sich also der Patient im noch kompensierten, kritischen Grenzbereich des Protonen-Mangels, so werden bereits niedrige Dosierungen der Glutathion-vermindernden „Cocktail-Therapie" ohne Ausgleichstherapie die Vitalität und Leistungsfähigkeit der mitochondrialen Zellsymbionten zur Dekompensation zwingen (Zustand des pseudohypoxischen Redox-Status). Geht man von der begründeten Annahme aus, dass das archaebakterielle Subgenom im Zellkern als das evolutionsbiolo-

> Das archaebakterielle Subgenom im Zellkern fungiert als das evolutionsbiologische Gedächtnis für Mangelzustände frei konvertierbarer Protonen in den Zellsymbiosen der menschlichen Zellsysteme

gische Gedächtnis für Protonen-Mangelzustände in den Zellsymbiosen der menschlichen Zellsysteme fungiert, dann ist die genetische Umschaltung zwischen der Wirtszelle und den mitochondrialen Zellsymbionten logisch nachvollziehbar. Das Warburg-Phänomen der aeroben Glykolyse, das pathologisch infolge kritischem Thiol-Mangel bei allen mit zellulärer Immunschwäche und Wasting-Syndrom verbundenen Erkrankungen (AIDS, Krebs etc.) auftritt, ist das Ergebnis der Herabsetzung der Auslöseschwelle für die „pseudohypoxischen" archaebakteriellen Genomanteile. Die Folge ist die Hemmung der Protonen-Transfers und der Zufuhr elektronenreicher Brennstoffe in die Mitochondrien. Es ergibt sich ein hoch reduktives Zellmilieu mit Verlust an Fluidität. Die Behandlung von Glutathion-verarmten so genannten HIV-Positiven und AIDS-Patienten mit Glutathion-vermindernden Pharma-Substanzen ist also eindeutig kontraindiziert.

Der Vergleich der unterschiedlichen Denk- und Handlungskulturen der pharmatoxischen Medizin und der nicht-toxischen Medizin spricht aufgrund der Überlebensraten der chemotherapeutisch behandelten so genannten HIV-Positiven sowie auch der Krebskranken gegen die pharmakotoxische Medizin

In der medizinischen Wirklichkeit geht es um unterschiedliche Denk- und Handlungskulturen, die in der konkreten Präventions- und Therapiepraxis systemischer Erkrankungen zu unterschiedlich erfolgreichen Behandlungsstrategien führen. Die pharmakotoxische Medizin geht von genetischen und metabolischen Defekten aus und versucht überwiegend so genannte HI-Viren sowie Krebszellen chemotherapeutisch zu eliminieren und auszurotten. Die nicht-toxische Medizin geht von einer bioenergetischen Gesamtanalyse aus und versucht, das fluide Redox-Milieu auszugleichen und die Zellsymbiosen auszubalancieren. Die langfristigen Ergebnisse der Überlebenszeiten der meisten chemotherapeutisch behandelten Krebskranken (Abel 1990) und die Überlebensraten der ausschließlich chemotherapeutisch behandelten so genannten HIV-Positiven (Concorde Coordinating Committee 1994, Herzenberg 1997) sprechen gegen die pharmakotoxische Medizin.

Spätestens nach Versagen der Chemo-Cocktails zur frühen oder späteren Behandlung von „HIV-Positiven" und AIDS-Patienten hätte die Jagd nach dem „Virus" zwingend beendet werden müssen

Das Versagen der antimikrobiellen und so genannten antiretroviralen „Cocktail-Therapie" zur frühen oder späten Behandlung von so genannten HIV-Positiven und AIDS-Patienten hätte zum Umdenken zwingen müssen und die „Jagd nach dem Virus" (Gallo 1991) beendet werden müssen. Die Fragestellung der Retrovirus-Krebsforscher auf dem Historischen Kongress in New York vom März 1983 (Thomas 1984) war präventiv und therapeutisch durch die evolutionsbiologisch programmierte Notfallreaktion der Zellsymbiosen der symptomfreien so genannten HIV-positiven Patienten, die mit Mitochondrien-toxischen Pharmacocktails behandelt worden waren, im Laufe eines Jahrzehnts auf eindeutigste Art und Weise beantwortet worden: Es entwickelte sich AIDS. Die Ursache des „faszinierenden Rätsels des Kaposi-Sarkoms" war längst epidemiologisch, klinisch und pathophysiologisch geklärt. Das so genannte HIV-assoziierte Kaposi-Sarkom entwickelte sich in den westlichen Ländern praktisch nur bei chronisch Nitrit-Süchtigen analrezeptiven Homosexuellen (Papadopulos-Eleopulos 1992 b, Kremer 1998 a, 1998 c). Die jährliche Inzidenz des Kaposi-Sarkoms war rückläufig entgegen den Voraussagen der HIV/AIDS-Theorie, nach Rückgang der Nitrit-Inhalation als Sex-Dopingmittel (Haverkos 1990). Kaposi-Sarkome traten auf bei so genannten HIV-negativen und HIV-positiven homosexuellen Patienten (Friedman-Kien 1990). Das Kaposi-Sarkom wurde als so genannte HIV-Krankheit auch von orthodoxen HIV-/AIDS-Klinikern in Frage gestellt (Beral 1990). Nach Entdeckung des Stoffwechsels von Nitriten in NO und seine Derivate in den Endothelzellen der Blutgefäßwände durch den Nobelpreisträger Ignarro (Ignarro 1992), gibt es keinen Zweifel mehr, dass sich das so genannte HIV-assoziierte Kaposi-Sarkom als Reaktion der Endothelzellen auf exzessive Thiol-verbrauchende Nitrit-Inhalation (TypII der Gegenregulation der Zelldyssymbiose) entwickelt (Kremer 1998 a, 1998 c, 1999).

Unbeeindruckt von dieser objektiven Datenlage und aufgrund der langjährigen Erfahrung, dass sie die veröffentlichte Meinung und die Kapitalflüsse der Forschungsgelder so lange manipulieren könnten, wie sie dem phantomhaften „Todesvirus HIV" immer neue heimtückische Eigenschaften zuschreiben würden, wechselten die HIV/AIDS-Forscher abrupt die Virustheorie. Ein Jahrzehnt lang war von Montagnier, Gallo

Die Hintergründe der abrupten Änderung der „HIV"-Theorie nach dem Desaster der tödlichen AZT/Bactrim-Massenvergiftung Mitte der 90iger Jahre

und ihren Kolleginnen und Kollegen das so genannte Retrovirus HIV als schlafendes Virus (Lenti-Virus von lateinisch: lentis = langsam) verkauft worden, das jahrelang inaktiv in den T-Helferzellen schlummern sollte, bis es sein Zerstörungswerk der Immunzellen aufnehmen würde (Übersicht bei Papadopulos-Eleopulos 1993 a, 1993 b, 1998 a). Das marktschreierisch verkündete so genannte heterosexuelle HIV/AIDS außerhalb der Risikogruppen hatte sich in den westlichen Ländern längst als Propagandamythos von Medizinern und Medien herausgestellt (Rappoport 1988, Fumento 1989, Adams 1989, Fry 1989, Nussbaum 1990, Lauritsen 1990, 1993, Kremer 1990, 1994, Willner 1994, Duesberg 1996, Hodgkinson 1996, Shenton 1998). Die jährliche offiziell registrierte HIV/AIDS-Inzidenz beispielsweise in Deutschland hat sich, trotz mehrfacher Änderung der AIDS-Definition und der Ausweitung des AIDS-Indikatorkatalogs auf 29 verschiedene Krankheitsdiagnosen, auf durchschnittlich 0,002 % der Gesamtbevölkerung mit abnehmender Tendenz eingespielt. Auch die jährliche offiziell registrierte so genannte HIV-Inzidenz stagniert in der Gesamtbevölkerung bei durchschnittlich 0,003 %. Trotz aller veröffentlichten statistischen Trickspielereien bleibt der Anteil der Homosexuellen und intravenös Drogenabhängigen unter den HIV-Stigmatisierten dominant, bei niedrigem Anteil an der Gesamtpopulation dieser Risikogruppen. Der erfolgreiche „Geschäftsmann Gallo" (Nobelpreisträger Mullis über Gallo, Mullis 2000) und die mit ihm verbündeten Profiteure des todsicheren Geschäftes mit der Angst mussten um den lukrativen HIV/AIDS-Umsatz bangen. Aufgrund der niederschmetternden Ergebnisse der „frühen" AZT-Behandlung so genannter HIV-Positiver in der Concorde-Studie hatte die Pharmabranche starke Umsatzeinbußen zu befürchten zu einem Zeitpunkt, da die Zulassung eines runden Dutzend so genannter antiretroviraler HIV-Medikamente, im Schnellverfahren ohne ausreichende klinische Prüfung auf Wirksamkeit, durchgesetzt worden war (Papadopulos-Eleopulos 1999). Da die Inzidenz der tatsächlichen AIDS-Erkrankungen bezogen auf die Gesamtzahl der so genannten HIV-Infizierten jährlich in den USA etwa 5 % (in Deutschland etwa 2 %) und die Überlebensdauer der pharmakotoxisch behandelten AIDS-Patienten durchschnittlich 2 - 3 Jahre betrug, war das große Pharmageschäft nur über den Angstfaktor mit den längerfristigen „frühen" Behandlungen der so genannten HIV-Positiven mit so genannten antiretroviralen HIV-Medikamenten zu machen. Zu diesem Zweck mussten den so genannten HI-Viren aber im Gegensatz zur bis zu diesem Zeitpunkt geltenden HIV-Theorie eine extrem rasche Vermehrung zugeschrieben werden. Um Ärzte und HIV-stigmatisierte Patienten trotz der Ergebnisse der Concorde-Studie und anderer klinischer Therapie-Studien zu einer möglichst frühen so genannten antiretroviralen Medikation zu motivieren, musste suggeriert werden, dass man die Vermehrung der so genannten HI-Viren im Blutserum als „Virus-Last" (englisch: virus load) messen könne und die Elimination der so genannten HI-Viren nach Dauermedikation mit so genannten antiretroviralen Medikamenten quantitativ kontrollieren könne. Ein solches Verfahren versprach Ärzten und Patienten, die „Viruslast" mit scheinbar mathematischer Exaktheit durch ständige Laborkontrollen beobachten zu können und je nach Zu- und Abnahme den so genannten antiretroviralen Medikamenten-Mix maßgeschneidert für den individuellen Patienten anpassen zu können.

1995 publizierten US-Laborforscher die neue HIV-Theorie. Sie behaupteten nunmehr, das „Retrovirus HIV" sei gar kein Lenti-Virus, sondern würde sich täglich millionenfach vermehren. Es würde nicht die T-Helferzellen zerstören, sondern die T-Helferzellen würden ebenfalls millionenfach täglich nachreifen und sich opfern, um die so genannten HI-Viren zu eliminieren. Diese stille Schlacht im Organismus des so genannten HIV-Infizierten würde so lange hin und her wogen, bis die Viren die Oberhand gewännen und die T-Helferzellen erschöpft seien. Die so genannte HI-Virenvermehrung würde zwar durch die so genannten antiretroviralen Substanzen gehemmt werden, aber nach wenigen Tagen würden die Viren „resistent" werden. Aus diesem Grund müssten mindestens drei unterschiedliche so genannte antiretrovirale Substanzen kombiniert werden, um die „Resistenzbildung" der so genannten HI-Viren zu verhindern. Zur Messung der „Viruslast" setzten die HIV-Forscher die von dem Nobelpreisträger Mullis erfundene Methode ein, mit der Einzelstücke von DNA-Sequenzen beliebig vermehrt werden können (Polymerase-Ketten-Reaktion, englisch: Polymerase Chain Reaction = PCR-Methode). Die Laborforscher beschrieben eine mathematische Formel, mit der sie angeblich die Dynamik der so genannten HIV-Vermehrung gemessen hatten. Um das neue Modell der rasend schnellen Virusvermehrung und -vernichtung anschaulich zu machen, wurde das simple Modell eines Waschbeckens gebraucht, in dem bei herausgezogenem Stöpsel ebenso viel Wasser abläuft wie zufließt, bis weniger zufließt als abläuft (Wei 1995 b, Ho 1995 a). Mit dem Schlachtruf „Zeit, HIV zu schlagen, früh und hart" (Ho 1995 b) rettete Ho, der in den USA vom Nachrichtenmagazin „Time" 1996 zum Mann des Jahres gewählt wurde, der HIV/AIDS-Medizin nach dem Desaster mit der AZT/Cotrimoxazole-Massenvergiftung die scheinbar rationale Begründung einer möglichst frühen, jetzt Hochaktive Antiretrovira-

Das „Waschbecken-Modell" des Dr. Ho als Begründung, um nach angebblicher quantitativer Messung der „Viruslast" mit mindestens drei so genannten antiretroviralen Substanzen „HIV früh und hart schlagen" zu können
(Hochaktive Antiretrovirale Therapie = HAART oder Combitherapie)

le Therapie (HAART) oder „Combitherapie" getauften chemotherapeutischen Behandlung.

Das „Waschbecken-Modell" entbehrt jeglicher logisch nachvollziehbaren Begründung

Diese völlig unkritisch von den HIV/AIDS-Medizinern dankbar übernommene Theorie des Dr. Ho hat sich bis heute für die betroffenen Patienten äußerst unheilvoll ausgewirkt. Das „Waschbecken-Modell" entbehrt jeglicher logisch nachvollziehbaren Begründung. Die Grundannahme, es würden in einer unbestimmt dauernden ersten Phase nach der postulierten so genannten HIV-Infektion zwischen den so genannten HI-Viren und den T4-Helferimmunzellen Waffengleichheit herrschen, ist objektiv falsch. Das Charakteristikum der so genannten HIV-Infizierten zum frühesten Zeitpunkt der so genannten HIV-Serokonversion ist die markante Verarmung der T4-Helferzellen an Glutathion (Eck 1989, Buhl 1989, Roederer 1991 a) und die Umprogrammierung der Cytokin-Muster vom Typ1 (TH1-Zellen) auf Typ2 (TH2-Zellen) (Übersicht bei Lucey 1996). Intrazelluläre Viren jeglicher Art in T4-Helferzellen könnten nur eliminiert werden durch Synthese von NO-Gas, produziert von TH1-Zellen (Übersicht bei Lincoln 1997). In Glutathion-verarmten TH1-Zellen siedelnde so genannte HI-Viren würden durch NO-Gasangriff aus anderen TH1-Zellen infolge Apoptose oder Nekrose der attackierten TH1-Zellen zu Grunde gehen. Es könnten sich objektiv keine „in wenigen Tagen resistente HI-Viren" (Ho 1995 a) bilden, da weder die Glutathion-verarmten TH1-Zellen, die eine normale Lebensdauer von ein bis zwei Tagen haben, noch die in diesen angeblich befindlichen Viren einen NO-Gasangriff überstehen würden. Die „tägliche milliardenfache Vermehrung" von TH1-Zellen und so genannten HI-Viren gemäß der Waschbecken-Theorie von Dr. Ho ist also pure Science fiction (von Kritikern deshalb als Ho-Intelligenzschwäche-Virustheorie bezeichnet), da die so genannten HIV-Infizierten zum frühesten Zeitpunkt eine TH2-Immunzell-Dominanz aufweisen. TH2-Zellen können aber keine so genannten HI-Viren „täglich milliardenfach" eliminieren, da sie kein NO-Gas produzieren, sondern die Antikörper-Produktion in den B-Zellen stimulieren. Ob aber T4-Helferimmunzellen auf Typ1-Cytokin-Muster und NO-

Gasproduktion bzw. auf Typ2-Cytokin-Muster und NO-Gasproduktionshemmung programmiert werden, bestimmen nicht irgendwelche so genannten HI-Viren, sondern der Glutathion-Gehalt der Antigen-präsentierenden dendritischen Zellen, Makrophagen und B-Lymphzellen (Peterson 1998). Die aggressive HAART-Behandlung auf der Grundlage der frei fantasierten Waschbecken-Theorie von Dr. Ho fördert aber nachweislich die fortschreitende Glutathion-Verarmung und den Verlust der Vitalität und Leistungsfähigkeit der Mitochondrien (Hässig 1998, Brinkman 1999).

So unintelligent und frei von jeglicher Sachkunde der selbstorganisierten Zellsymbiosen menschlicher Zellsysteme die Aggressionstherapie von Dr. Ho („Zeit, HIV früh und hart zu schlagen") auch scheinen mag, im kaufmännischen Sinne ist die HAART-Behandlung bis heute eine äußerst erfolgreiche Behandlungsmethode. Durch den teuren HAART-Combi-Mix und die teuren PCR-Laborkontrollen haben sich unter voller Einbeziehung der symptomfreien so genannten HIV-Positiven die Therapiekosten für HIV/AIDS-Patienten seit 1996 durch den „Mann des Jahres 1996" (Time Magazine) um das Mehrfache steigern lassen. Die Fachmedien und Massenmedien feierten die Wirkung der todsicheren Vergiftung der bereits Vergifteten als „Lazarus-Effekt der Todgeweihten", nachdem dem Combi-Cocktail eine neue Substanzgruppe, die Protease-Hemmer, zugemixt wurde. Proteasen sind Enzymeiweiße in allen menschlichen Zellen, die als Enzymscheren längere Eiweißketten in passende Einzelstücke trennen. Den neuen Protease-Hemmern wurde zugeschrieben, exklusiv Proteasen zu hemmen, die das so genannte HI-Virus benötigen sollte, um sich nach der Replikation in der Wirtszelle eine neue Eiweißhülle zu schneidern. Niemand hatte tatsächlich ein solches natürliches Schneidewerkzeug des so genannten HI-Virus dargestellt, also konstruierte man gentechnisch Eiweißmoleküle als Proteasen-Hemmer, die sich der imaginierten so genannten HIV-Enzymschere zum Schneiden anbieten sollten und diese sozusagen stumpf machen sollten. Die Einwände von Protease-Spezialisten, dass solche molekularen Klemmen für die

> Der HAART-Combi-Mix wurde mit einem Proteasen-Hemmer, einer Substanz, welche die imaginäre Enzymschere des so genannten HIV abstumpfen sollte, angereichert und den Betrofffenen die „HIV-Heilung" in drei bis vier Jahren als „Lazarus-Effekt" versprochen

postulierte HIV-Enzymschere hoch spezifisch sein müssten, weil sonst unkalkulierbar die natürlichen Protease-Scheren in allen möglichen Zellen klemmen könnten, wurde schlichtweg ignoriert (Rasnick 1996, Hässig 1998 a). Unter großem Propagandaaufwand wurde die auch aus der Sicht der HIV/AIDS-Theorie willkürliche Behauptung verbreitet, bei Anwendung der Dauermedikation mit dem neuen Combi-Mix könnten die so genannten tödlichen HI-Viren in 3 bis 4 Jahren auch aus versteckten Zellnestern vertrieben und völlig aufgerieben werden (Perelson 1997, Saag 1999). Die Zeitperiode von drei bis vier Jahren entspricht in etwa der durchschnittlichen Überlebenszeit von chemotherapeutisch behandelten AIDS-Patienten.

Das „frühe und harte" toxische Bombardement mit der Combitherapie schädigt irreparabel die Atmungskette und DNA der Mitochondrien mit der Gefahr, dass tödliches Organversagen noch Jahre nach Absetzen der HAART-Behandlung auftreten kann, da sich die mitochondrialen DNA-Schäden im Laufe der Zeit summieren können (Chemo-Spätfolgen-Syndrom)

Gelenkt von der „unsichtbaren Hand des Marktes" wurden die von führenden Pharmakonzernen angebotenen Protease-hemmenden Enzymblocker, wie bereits bei der Zulassung der Enzymblocker AZT etc. für die Hemmung des angeblichen HIV-Umschreibungsenzyms Reverse Transkriptase (RT), von der US-Zulassungsbehörde FDA im Eilverfahren 1996 zugelassen. Man machte die Auflage, die RT-Enzymblocker mit den Protease-Enzymblockern zu kombinieren, um die so genannten HI-Viren „früh und hart zu schlagen" (Ho 1995 b) mit der Doppelstrategie der HAART-Combitherapie. Nach der Devise „doppelt genäht hält besser" wurde von der obersten Gesundheitsbehörde der USA (HHS) ein Pharma-Mix von jeweils zwei RT-Enzymblockern (nukleosidanaloge Reverse Transkriptase-Inhibitoren, NRTI) und einem oder mehreren Protease-Enzymblockern (Protease-Inhibitoren, PI) empfohlen. Federführend für die Richtlinien der HHS zur HAART-Combitherapie für symptomfreie so genannte HIV-Positive und AIDS-Patienten war, wie 1989 bei der Zulassung von AZT zur so genannten antiretroviralen Therapie von symptomfreien so genannten HIV-Positiven, der bereits zitierte Chef des Nationalen Instituts für Allergien und Infektionskrankheiten, Dr. Fauci, der sich 1998 kritischen Fachfragen zu den klinischen Folgen der AZT-Behandlung durch Weglaufen entzogen hat (siehe oben). Von einer Ausgleichstherapie durch Cystein und andere Ausgleichsmaßnahmen ist in den HHS-Richtlinien mit keinem Wort die Rede (Bartlett 1997). Offensichtlich hatten Fauci, Ho und ihre Kolleginnen und Kollegen aus den toxischen Effekten des erhöhten Glutathion-Verbrauchs und der Mitochondrien-Inaktivierung durch die „Cocktail-Therapie" (AZT etc. + Cotrimoxazole etc.) bei so genannten HIV-Positiven mit primärem Glutathion-Mangel und NO-Gashemmung durch Cytokin-switch nichts anderes gelernt, als dass man, analog zur kombinierten Chemotherapie in der Krebsbehandlung, so lange mit Tunnelblick auf Mikroben und Tumorzellen „in geplanten Experimenten am Menschen" (Thomas 1984) toxische Wirkstoffkombinationen durchprobieren müsse, bis die Mikroben- und Tumorzellen ausgerottet oder die Patienten durch „Nebenwirkungen" ad exitum gekommen sind. Die „geplanten Experimente am Menschen" der HIV-Jäger steigern das Aggressionsprinzip der Mikroben- und Krebs-Chemotherapie dadurch ins Exzessive, dass sie bereits vor dem Auftreten, in symptomfreien Patienten, von Mikroben und Tumorzellen, anhand des obskuren so genannten HIV-Antikörpertests, die primären Ursachen der im so genannten AIDS-Test gemessenen Erhöhung der polyspezifischen Antikörper-Mengen (Wang 1999) verschärfen. Unter dem Einfluss einer Typ2-Cytokin-Dominanz werden polyspezifische selbstreaktive Antikörper der Immunglobulinklasse G gebildet, die normalerweise im Blutserum und in extrazellulären Flüssigkeiten nicht vorhanden sind. Die polyspezifischen selbstreaktiven Antikörper hemmen rückgekoppelt die Typ1-Cytokin-stimulierte zelluläre Immunität (Peterson 1998, Wang 1999). Die aggressive HAART-Combitherapie muss also im Gegensatz zur offiziellen Propaganda der HIV/AIDS-Mediziner durch erhöhten Glutathion-Verbrauch, Störung der Enzyme der Atmungskette und Schädigung der DNA in den Mitochondrien die primären Ursachen der so genannten HIV-Charakteristika kontraproduktiv zwangsläufig forcieren. Die durch das „frühe und harte Zuschlagen" (Ho 1995 b) mittels HAART (2 NRTI + 1 bis 2 PI + TMP / SMX etc.) provozierten opportunistischen Infektionen erfordern zusätzlich den Einsatz einer immer größeren kombinierten Vielfalt von Chemotherapeutika und Chemoantibiotika, der kaum noch zu überschauen ist. Ein großes Heer von HIV/AIDS-Medizinern ist damit beschäftigt, die eigenen präventiven und therapeutischen Kunstfehler in meist von der Pharmaindustrie gesponsorten klinischen Studien auf die scheinbar ständig chamäleonhaft mutierenden so genannten HI-Viren zu projizieren (Marco 1998, Cox 1998), statt das Übel an der bioenergetischen Wurzel zu packen, nämlich den offensichtlichen Protonenmangel auszugleichen und das Mikro-Gaia-Milieu der Zellsymbiosen auszubalancieren. Je mehr toxische Bombardements die HAART-Patienten aber erlitten haben, umso größer wird die Gefahr, dass die Mitochondrien-DNA und damit die Biosynthesen für die Komplexe der Atmungskette irreparabel geschädigt sind und die Wiederherstellung der fluiden Balance der Zellsymbiosen erschwert ist oder gar unmöglich wird. Mitochondriale DNA-Schäden summieren sich wegen der unzureichenden Reparaturmechanismen und treten mehrfach häufiger auf als in der Zellkern-DNA (Johns 1996, Yakes 1997, Wallace 1999).

Die kurz- und langfristigen Zell-, Organ- und Stoffwechselstörungen durch die Combitherapie plus Protease-Hemmer sind ausserordentlich vielfältig

Die HIV/AIDS-Kliniker beobachteten unter der HAART-Behandlung eine Störung des Fettstoffwechsels (Lipodystrophie), die seit Anfang der neunziger Jahre bei nicht HIV-stigmatisierten Patienten mit einer Funktionsstörung des Enzyms Cytochrom-Oxidase im Komplex IV der Atmungskette und Schäden der DNA der Mitochondrien assoziiert wurde und als multiple symmetrische Lipomatose (MSL) bezeichnet wird (Berkovic 1991, Klopstock 1994, Campos 1996, Becker-Wegerich 1998, Brinkman 1998). Es handelt sich bei den HAART-Patienten klinisch meist um ein Fett-Wasting (Fettabbau) in den unteren Extremitäten und im Gesicht sowie eine Fettanreicherung im Nacken-Schulter-Bereich („Büffel-Nacken") und in der Brust- und Bauchhöhle. Dieses Syndrom ist verbunden mit Insulin-Resistenz, diabetischen Stoffwechselstörungen, erhöhten Plasma-Spiegeln der Fettbausteine (Hypertriglyceridämie), Lactaterhöhung im Plasma, Neuropathie, Cytomegalie-Retinitis der Netzhaut des Auges, hämolytische Anämie, Leberschäden, Nierensteine u. a. (Hengel 1997, Carr 1998 a, 1998 b, 1999, Miller 1998, Lo 1998, Roth 1998, Hässig 1998 a, Gervasoni 1999, Mallal 1999, Viard 1999, Galli 1999, Saint-Marc 1999 a, 1999 b, Brinkman 1998, 1999).

Nahezu alle nachgewiesenen toxischen Effekte durch HAART und Protease-Hemmer bewirken eine Dysfunktion der Mitochondrien und gleichen stark dem Spektrum der angeborenen Mitochondrien-Krankheiten

„Da HAART beinahe immer zumindest zwei NRTI's (nukleosidanaloge Reverse Transkriptase-Inhibitoren wie AZT etc.) einschließt und da die HAART-abhängige Lipodystrophie bei HIV-positiven Patienten beschrieben wurde, die keine Protease-Hemmer eingenommen haben, sondern nur NRTI's, stellen wir die Hypothese auf, dass NRTI's eine Schlüsselrolle in der Krankheitsursache dieses Syndroms haben. Wir schlagen vor, dass die toxische Wirkung dieser Medikamente auf die Mitochondrien der verantwortliche Mechanismus ist, der zu ähnlichen Stoffwechselstörungen führt wie diejenigen bei MSL Typ1. Protease-Hemmer können sehr wohl diesen Stoffwechselprozess verschlimmern durch zusätzliche Mechanismen, wie von anderen gezeigt (Carr 1998). Der Einsatz von NRTI'S könnte sich ebenfalls herausstellen als der wesentliche Startfaktor, da die HAART-abhängige Lipodystrophie nur beobachtet wurde bei Patienten nach Behandlung mit Protease-Inhibitoren, wenn sie NRTI's zur selben Zeit bekommen hatten. Die Ursache der HAART-abhängigen Lipodystrophie würde beruhen auf einem multifaktoriellen, kaskadenartigen Prozess, in welchem sowohl NRTI's und Protease-Inhibitoren eine schädliche Rolle spielen ... Das einzige Enzym, das verantwortlich ist für die Replikation der Mitochondrien, das Enzym DNA-Polymerase γ, wird gehemmt in einem variierenden Ausmaß durch die NRTI's, eingesetzt in der HAART-Behandlung" (Lewis 1995, Brinkman 1998).

Durch diesen Mechanismus können die NRTI's leicht einen Verlust der Mitochondrien-DNA induzieren, der ebenfalls im Verlust der Enzyme resultieren kann, die in der Mitochondrien-DNA kodiert werden. Dies führt schließlich zur Dysfunktion der Mitochondrien. In der Tat, nahezu alle Effekte, die dem Einsatz der NRTI's zugeschrieben werden, wie Polyneuropathie, Myopathie, Kardiomyopathie, Pancreatitis, Reifungshemmung von Knochenmarkszellen und Lactat-Azidose, gleichen stark dem Spektrum der angeborenen Mitochondrien-Krankheiten (Brinkman 1998). Einige wenige Studien haben mittels Muskelbiopsien das Auftreten von mitochondrialer Dysfunktion während einer AZT-Monotherapie bei ausgewählten Patienten mit medikamentös induzierter Myopathie gezeigt (Dalakas 1990, Arnaudo 1991). Für die übrigen NRTI's ist die toxische Wirkung auf die Mitochondrien nur in der Zellkultur gezeigt worden, wenn sie als Einzelsubstanzen getestet wurden (Brinkman 1998). So weit gibt es keine Studien, die dieses Problem in der klinischen Praxis untersucht haben, aber es ist wahrscheinlich, dass eine Kombination von NRTI's synergistisch Anlass geben wird für jede Form der mitochondrialen Dysfunktion ... Kürzlich haben Saint-Marc und Kollegen eine spezielle Rolle für Stavudin (eine AZT-verwandte nukleosidanaloge Substanz) über andere NRTI's hinaus in der Entwicklung der Lipodystrophie postuliert (Saint-Marc 1999 a). Während des 1. Internationalen Workshops über schädigende Medikamentenreaktionen und Lipodystrophie bei HIV (26. - 28. Juni 1999, San Diego, USA) wurde die Rückbildung des peripheren Fett-Wasting nach alleiniger Unterbrechung der Stavudin-Therapie beschrieben (Saint-Marc 1999 b)" (Brinkman 1999).

Die Feststellung, dass die Effekte von AZT etc. „stark dem Spektrum der angeborenen Mitochondrien-

Die quasi-statistischen Annahmen des „Waschbecken-Modells" als Grundlage für die angebliche quantiative Viruslast-Messung mittels der PCR-Methode zur individuellen Bestimmung der Chemo-Cocktails sind durch mathematische Analysen als objektiv fehlerhaft widerlegt worden

Krankheiten gleichen" (Brinkman 1998), lässt an Deutlichkeit nichts zu wünschen übrig. Diese eindeutigen Befunde werden jedoch von der HIV/AIDS-Medizin nach wie vor ignoriert. Die Begründung der „frühen und harten" HAART-Behandlung von so genannten HIV-Positiven mittels Kombination von AZT und verwandten Substanzen + Proteasen-hemmenden Substanzen wurde in den Publikationen der Forschungsgruppe von Ho (Ho 1995 a) und Shaw (Wei 1995 b) mit quasi-mathematischen und quasi-statistischen Verfahren vorgetragen. Der Kern ihrer Aussage war, die Hemmung der täglichen angeblich millionenfach reproduzierten so genannten HI-Viren könne unter HAART-Medikation labortechnisch kontrolliert werden durch Einsatz der modifizierten gentechnischen DNA-Vervielfältigungsmethode der Polymerase-Chain-Reaction (PCR). Auf diesem spekulativen Theoriewechsel der HIV-Doktrin und der labortechnischen Messung des so genannten virus load (Virus-Last) im Blutplasma der so genannten HIV-Positiven und AIDS-Patienten, als Laborbefund ausgedrückt in logarithmischen Zahlenwerten (log-Stufen), beruht bis heute die Anwendung und jeweilige Anpassung der Dosierungsschemata der Kombinationstherapie mit so genannten antiretroviralen und Proteasen-hemmenden Chemotherapeutika. Die in Rechenoperationen darstellbaren Annahmen, Voraussagen, Formeln, Projektionen und Befunddaten in den Publikationen der Forschungsteams von Ho und Shaw sind von Mathematikern analysiert worden (Craddock 1995, 1996 a, 1996 b, 1997, Lang 1998). Nach Abhandlung der mathematischen Spezialprobleme, in einer abstrakten Formelsprache, stellt der australische Mathematiker Craddock fest:

„Wenn so viel HIV präsent ist, und sich HIV so schnell vermehrt, warum braucht die ‚HIV-Krankheit' zehn Jahre, um zu AIDS fortzuschreiten? In der Publikation von Ho et al. benutzen sie die Analogie mit einem Wasserbecken mit offenem Abfluss. Das Wasser läuft aus dem Hahn etwas langsamer als es abfließt. So bekommt man einen langsamen, aber stetigen Abfall der T4-Zellen. Ho et al. haben ein paar Gleichungen, die die Änderungen in den Virusmengen und T4-Helferzellen im Zeitverlauf beschreiben sollen . Was sagen die Gleichungen tatsächlich voraus im Gegensatz zu dem, was Ho et al. als Voraussage behaupten? Um mit diesen Gleichungen arbeiten zu können, muss man sie korrekt formulieren, was Ho et al. nicht tun. Wenn korrekt formuliert, ist es überraschend was zum Vorschein kommt. Die Beobachtungen von Ho et al., in Kombination mit ihrem simplen Modell für die Beziehung zwischen T4-Helferzellen und HIV, sagt voraus, dass die T4-Zellzahl rasch einen Gleichgewichtszustand erreichen sollte. Was bedeutet, exponentiell schnell. Es ist tatsächlich schwierig zu verstehen, was die Gleichung auf Seite 126 bei Ho et al. bedeuten soll, aber sie sagt eindeutig voraus, dass das Gleichgewicht exponentiell erreicht wird. Wenn man der Gleichung die Parameter hinzufügt, um die Effekte des Virus zu beschreiben (unerklärlicherweise beziehen sie nicht die Effekte des Virus auf die T4-Zellpopulation in ihrem Modell ein. Ich dachte, HIV sollte diese Zellen irgendwie abtöten?), dann den Ausdruck für die Virusmenge einbezieht, den sie auf Seite 124 darstellen, bekommt man ein Bild der ‚HIV-Krankheit', das keine Beziehung zu dem zeigt, was sich tatsächlich in den Patienten abspielt. AIDS würde sich in Tagen und Wochen entwickeln. Es gibt keine Verlaufsmöglichkeit, dafür zehn Jahre zu brauchen. Das ergibt sich aus dem eigenen Modell von Ho et al. Sie scheinen in seliger Unwissenheit zu sein über die Voraussage, die ihre eigenen Resultate ergeben. Sie haben wahrscheinlich kein Interesse, sich so langweilige Fragestellungen anzusehen wie: Stimmen unsere Ergebnisse überein mit dem, was wir an den Patienten beobachten? ... In der Tat, wenn wir die Möglichkeit anerkennen, dass die Anzahl der aktiv sich vermehrenden Viren zunimmt, wenn die Krankheit fortschreitet, was wahrscheinlich ist, dann sollte das Absterben von T4-Zellen sich beschleunigen, wenn die Krankheit fortschreitet. Eine rigorose Analyse würde mit Sicherheit voraussagen, dass es einfach unmöglich ist für ein Virus – sich aktiv vermehrend und in großer Anzahl vorhanden – Jahre zu brauchen, um eine Krankheit zu verursachen. Solch ein Virus sollte eine Krankheit schnell oder gar nicht verursachen. So müssen wir die Behauptung hinterfragen, dass HIV in großen Mengen vorhanden ist, in allen Stadien der Krankheit, aktiv ist und doch zehn bis zwölf Jahre (oder noch mehr) braucht, um AIDS in einer HIV-positiven Person zu produzieren. Im Jahre 1993 behaupteten Piatak et al. (Piatak 1993), eine Technik ausgearbeitet zu haben, genannt Quantitative Competitive Polymerase Chain Reaction (QC-PCR), um sehr große Mengen von HIV-RNA im Blutplasma von HIV-positiven Patienten nachzuweisen. Die Basis dieser Technik beruht darauf, die HIV-Menge in einer Probe zu quantifizieren (das ‚Wildtyp'-HIV). Es wird eine Kontrollprobe, die von dem Wildtyp sich nur durch eine kleine interne Veränderung unterscheidet, konkurrierend (englisch = competitive) mit dem Wildtyp angereichert durch PCR. Nach einer Anzahl von PCR-Anreicherungszyklen kann das Verhältnis (Ratio) des Wildtyps zur Kontrollprobe berechnet werden. Das Wissen um die anfänglich vorhandene Kontrollmenge erlaubt die Schätzung des Gesamtbetrages an Wildtyp in der Originalprobe. Die Methode beruht auf der Annahme, dass die Ratio von Wildtyp zur Kontrolle konstant bleibt durch den Anreicherungszyklus hindurch. Rechtfertigung dafür ist, dass der Wildtyp und die Kontrolle sich lediglich durch eine kleine interne Änderung unterscheiden und die Effizienz der Anreicherung für beide die gleiche sein sollte. Deshalb würde die Ratio gleich bleiben. Die Replikation für jede Probe im PCR-Verfahren ist im Wesentlichen ein Zufallsereignis (Brock 1994). Ein DNA-Strang kann entweder sich vermehren oder nicht. So haben wir einen Prozess, der gesteuert wird durch die binomiale Wahrscheinlichkeitsverteilung. In der Publikation von Piatak et al. fehlt bemerkenswerterweise eine statistische Fehleranalyse. Es ist nicht meine Absicht, hier eine durchzuführen, aber stattdessen eine Methode zu zeigen, durch welche das Fehlerproblem angegangen werden kann. Diese Methode zeigt, dass die QC-PCR-Technik hoch suspekt ist. Die mit ihr erhaltenen Ergebnisse sollten mit äußerster Vorsicht behandelt werden" (Craddock 1996 b; 1996 a, 1997).

Praktizierende Ärzte und betroffene „HIV"-Patienten lassen sich beeindrucken von pseudomathematischen Zahlenwerten (log-Stufen) der angeblichen PCR-Viruslast-Messung auf dem Laborbefundzettel, die keinerlei rationale Handlungsanweisung für eine individuelle Chemotherapie begründen können

Zahlreiche klinische und experimentelle Studien hatten bereits vor Einführung der aggressiven HAART-Chemotherapie demonstriert, dass die PCR-Technik keine Aussage über die Hemmung so genannter HI-Viren als Erfolg der kombinierten Chemotherapie erlaubte. Niemand konnte einen Beweis erbringen, dass die RNA-Fragmente im Blutplasma, die von dem modifizierten PCR-Kopierverfahren (QC-PCR, bDNA) als DNA-Anreicherung, in logarithmischen Zahlenwerten (log-Stufen) dargestellt, angezeigt werden, tatsächlich von so genannter HIV-RNA abstammen. Die HIV/AIDS-Forscher konnten bis heute nicht die logische Frage schlüssig beantworten, wie sie anhand eines Teilstücks (RNA-Fragment) das Original (das komplette so genannte HIV-Genom) bestimmen können, ohne das originäre so genannte HIV-Genom tatsächlich isoliert zu haben. Nur anhand eines solchen Goldstandards, der tatsächlichen Isolation von so genannten HI-Viren, könnte bewiesen werden, dass die spezielle PCR-Technik nur HIV-RNA-DNA anreichert und nicht irgendeine andere RNA-Sequenz. Nur mit dieser Methode des Goldstandards könnte man gewährleisten, dass ein so genannter positiver HIV-PCR-Befund ausschließlich jemals gefunden würde in Gegenwart einer tatsächlichen so genannten HIV-Infektion, das heißt die so genannten HIV-PCR-Tests hochspezifisch sind für eine so genannte HIV-Infektion. Den Goldstandard der tatsächlichen Isolation (Blattner 1989, Übersicht bei Papadopulos-Eleopulos 1993 a, 1998 a, Philpott 1997) eines so genannten HI-Virus als unabhängigen Messmaßstab für alle indirekten Nachweisverfahren hat niemand demonstrieren können. Die exklusive Spezifizität der RNA-DNA-Anreicherung mittels PCR als so genannte HIV-RNA konnte ebenfalls von niemandem bewiesen werden. Positive so genannte HIV-PCR-Befunde wurden in so genannten HIV-positiven als auch in so genannten HIV-negativen Gesunden und Kranken nachgewiesen. Die Startsequenzen, die man für die Prozesssteuerung der PCR-DNA-Anreicherung (als Nachweis einer so genannten HIV-RNA) benötigt, sind ebenfalls nicht spezifisch für eine bestimmte RNA-DNA, sie können ganz unterschiedliche DNA-Stücke exponentiell verdoppeln. Es sind noch viele andere labortechnische Ungereimtheiten der HIV-PCR-Nachweismethode, vor allem auch von orthodoxen HIV-Forschern, festgestellt und publiziert worden (Übersicht bei Johnson 1996, Hässig 1998 a).

Die „frühe und harte" HAART-Behandlung (Ho 1995 b) wird also bestimmt aufgrund eines nicht als spezifisch bestätigten Nachweisverfahrens des so genannten HI-Virus load (HI-Viruslast) und einer pseudomathematischen HIV-Theorie. Das Schicksal der so genannten HIV-infizierten Patienten wird also medizinischen Praktiken unterworfen, die nicht viel besser sind als Kaffeesatzlesen. Liegt der log-Wert der PCR-Messung oberhalb der Nachweisgrenze, wird den so genannten HIV-positiven Patienten eine „HAART-Combi-Behandlung" verordnet. Ist bei Kontrollmessungen der log-Wert niedriger, wird eine Hemmung der so genannten HI-Viren behauptet und die Behandlung unbefristet fortgesetzt. Ist der log-Kontrollwert gleich hoch oder höher, wird eine „Resistenz" gegen die HAART-Kombination postuliert und der toxische Pharma-Mix neu komponiert für den individuellen Patienten. In Wirklichkeit ist die eine und die andere Aussage falsch, auch ohne HAART wurden im Blutplasma von so genannten HIV-Positiven und so genannten HIV-Negativen in Proben der selben Patienten in verschiedenen Labors mit dem PCR-Verfahren unterschiedliche log-Werte gemessen und im selben Labor zu unterschiedlichen Messzeitpunkten bei so genannten HIV-Positiven und so genannten HIV-Negativen in Proben der selben Patienten unterschiedliche log-Werte ebenfalls gemessen. Also sind bereits HAART-unabhängig völlig widersprüchliche so genannte HIV-PCR-log-Werte zu erwarten, die keine rationale Handlungsanweisung für eine chemotherapeutische Behandlung von HIV-Positiven begründen können. Praktizierende Ärzte und betroffene Patienten lassen sich jedoch beeindrucken von pseudomathematischen Zahlenwerten (log-Stufen) auf dem Laborbefundzettel. Der behandelnde Arzt vertraut auf die Labormediziner, diese wiederum auf die Grundlagenforscher wie Ho, Shaw (Ho 1995 a, 1995 b, Wei 1995 b) und andere. In Wirklichkeit handelt es sich um eine pseudowissenschaftliche Beweiskette:
„bDNA benutzt QC-PCR als Goldstandard, QC-PCR benutzt reguläre PCR als Goldstandard, reguläre PCR benutzt Antikörper-Tests als Goldstandard und Antikörper-Tests benutzen jede andere Nachweismethode als Goldstandard ... Kary Mullis, der Erfinder der PCR-Technik, erhielt 1993 den Nobelpreis für Chemie für seine Milliarden-Dollar-Erfindung, die in jedem Gen-Labor unverzichtbar geworden ist. Bedenkt man, dass Mullis selbst seine Erfindung nicht dazu für geeignet hält, ist es nicht ohne Ironie, dass eine der ersten Anwendungen der PCR dazu diente, HIV nachzuweisen. Mullis stellt fest: Das Problem ist, die PCR-Technik ist zu effektiv – sie reichert jede in der Probe vorhandene DNA an, unabhängig davon, ob die DNA zu HIV gehört oder zu einer gleichzeitig vorhandenen anderen DNA. Wie will man entscheiden, welcher Teil des angereicherten Materials die gesuchte HIV-DNA sein könnte und welcher Teil die gleichzeitig vorhandenen DNA-Sequenzen sein könnten, wenn man HIV in der Probe nicht ohne Einsatz der PCR-Technik nachweisen konnte?" (Johnson 1996).

Abgesehen von den methodischen Meßfehlern der PCR-Technik ist eine RNA-Verminderung im Blutplasma nicht auf eine Hemmung von „HI-Viren" durch die Combitherapie, sondern umgekehrt auf erhöhte DNA-Reparatur infolge DNA-Defekten durch die Combitherapie, und eine RNA-Erhöhung im Blutplasma nicht auf eine Resistenz von „HI-Viren", sondern auf eine gestörte Reparatur von DNA-Defekten nach Combitherapie zurückzuführen

Eine andere entscheidende Tatsache hinsichtlich der Wechselwirkung zwischen
- dem Glutathion(GSH)-Spiegel als Sensor für das Redox-Milieu,
- der Anzahl der T-Helferimmunzellen (TH1- oder TH2-Immunzellen) als Effektoren der Balance des Redox-Milieus
- und der RNA-Menge im Blutplasma als Indikator für die Reparatur der DNA-Software
- sowie der HAART-Behandlung als Stressor für die Gegenregulation durch den GSH-Sensor, die Immunzell-Effektoren und die RNA-DNA-Software,

die alle beobachteten Phänomene widerspruchsfrei ohne jede Annahme einer so genannten HI-Virusinfektion erklären kann, ist jedoch von den HIV-Forschern nicht bedacht worden.

So genannte HIV-Positive weisen von Anfang an einen systemischen Glutathion-Mangel in Immunzellen und Nicht-Immunzellen sowie Schleimhäuten auf. Glutathion(GSH)-Mangel in den Antigen-präsentierenden Zellen löst eindeutig einen Cytokin-switch in den T4-Helferzellen aus und verursacht eine TH2-Immunzell-Dominanz mit Typ2-Cytokin-Mustern. Letztere induzieren jedoch u. a. die gesteigerte Produktion von Prostaglandin (PGE2) und Transforming-Growth-Factor (TGF). Diese stimulieren die erhöhte Ornithin-Produktion aus Arginin und in einem weiteren Schritt die Polyamin-Bildung. Die Polyamine regen Reparaturvorgänge und DNA-Neusynthese an.

Geht man von der begründeten Annahme aus, dass so genannte antiretrovirale Substanzen (HAART) aufgrund ihrer biochemischen Eigenschaften keine so genannten HI-Viren hemmen können, wohl aber als pro-oxidative Substanzen den bereits bestehenden GSH-Mangel verstärken, kann die HAART-Behandlung den bei HIV-Positiven charakteristischen Typ1-Typ2-Cytokin-switch verstärken. Die durch Typ2-Cytokin-Muster stimulierten Reparaturvorgänge und DNA-Synthesen nutzen RNA auch aus dem Blutplasma als Synthesebausteine. Geht man von der Annahme aus, dass die modifizierte PCR-Technik (bDNA, QC-PCR), ohne Berücksichtigung aller methodischen Fehlerquellen, den RNA-Spiegel im Blutplasma messen kann, so wären folglich die verminderten RNA-Werte unter HAART-Behandlung nicht als Hemmung so genannter HI-Viren, sondern als intrazelluläre Nutzung von RNA zu erklären. Infolge der HAART-Behandlung wird der Glutathion-Mangel verstärkt, die Typ2-Cytokin-Synthese erhöht und der RNA-Verbrauch in Immunzellen und Nicht-Immunzellen erheblich gesteigert.

Gestützt wird diese Sichtweise durch experimentelle Befunde, dass die Zugabe von RNA eine induzierte Immunzellsuppression wieder rückgängig machen konnte (Kulkarni 1984, 1986, 1987, Van Buren 1990).

„T4-Helferimmunzellen und Makrophagen scheinen einen Nutzen zu ziehen aus der Nahrungsergänzung mit RNA" (Van Buren 1990, Bower 1990).

RNA und DNA unterscheiden sich in einer der zwei Pyrimidin-Basen, die zusammen mit zwei Purin-Basen die Bausteine für RNA und DNA bilden. RNA enthält die Pyrimidin-Base Uracil, DNA stattdessen Thymin. Durch Beifügung einer Methylgruppe (CH_3) wird aus dem RNA-Baustein Uracil der DNA-Baustein Thymin. Uracil scheint der entscheidende Baustein zu sein, um die Reifungshemmung von T4-Helferzellen und die Produktionshemmung des T-Zellwachstumsfaktors Interleukin-2 (Typ1-Cytokin-Muster zugeordnet) zu verhindern (Kulkarni 1984). Die Methylierung von Uracil zu Thymin kann durch Blockade des biologisch aktiven Tetrahydrofolats (THF) gehemmt werden. Diesen Störmechanismus bewirkt die Langzeit-Medikation mit den Folsäure-Hemmern Cotrimoxazole (Bactrim, Septrin, Eusaprim etc.), Pyrimethamin, Dapsone, Pentamidin etc. als Standard-Dauerprophylaxe gegen die opportunistische Pilzinfektion, Pneumocystis Carinii-Lungenentzündung (PCP), die häufigste AIDS-Indikatorkrankheit. Besonders kritisch sind die wenig erforschten Potenzierungseffekte der kombinierten HAART-Behandlung plus Dauerprophylaxe mit Cotrimoxazole einzuschätzen (Kremer 1996). Die genaue Analyse der Ergebnisse der Concorde-Studie demonstriert, dass die frühe als auch die späte AZT-Behandlung zur Angleichung der klinischen ARC/AIDS-Manifestationen und Todesfällen führte, als wegen der immunotoxischen und sonstigen zelltoxischen Effekte beider Einzelsubstanzen in der frühen AZT-Behandlungsgruppe AZT mit Cotrimoxazole etc. beziehungsweise umgekehrt in der späten AZT-Behandlungsgruppe Cotrimoxazole mit AZT kombiniert wurde (Concorde Coordinating Committee 1994). Beide Substanzgruppen verschärfen die primäre Mitochondrien-Krankheit infolge Glutathion-Verarmung, die fälschlich als so genannte HIV-Infektion angesehen wird, durch zusätzlichen Thiol-Verbrauch und mitochondriale RNA/DNA-Defekte. Die antiretrovirale HAART-Behandlung kann jedoch für eine gewisse Zeit die relative Erholung der zellulären Immunität vortäuschen, da der infolge des substanzinduzierten Glutathion-Mangels verstärkte Typ2-Cytokin-switch durch Rückkopplungseffekte eine erhöhte glykolytische Biosynthese-Aktivität auslöst.

Diese verbraucht RNA, sodass die durch PCR-Kontrolle angenommene RNA-Verminderung im Blutplasma keineswegs auf die Hemmung so genannter HI-Viren zurückgeführt werden muss. Der bleibende oder erhöhte RNA-Spiegel unter HAART-Behandlung muss, abgesehen von den methodischen Messfehlern der PCR-Technik, nicht durch Resistenz der so genannten HI-Viren gedeutet werden, sondern kann viel plausibler durch zunehmende substanzinduzierte Störung der Nukleinsäure-Synthese und sekundäre RNA/DNA-Defekte erklärt werden, die zur mangelnden Umsetzung von RNA führen und einen Rückstau im Blutplasma bewirken. Die HAART-Behandlung verursacht ohne Cystein-Ausgleich einen rapiden Glutathion-Mangel, der sekundär zu mitochondrialen RNA/DNA-Defekten führt (Lewis 1995, Herzenberg 1997, Peterson 1998). Die Prophylaxe mit Cotrimoxazole etc. provoziert durch Hydroxylamin-Bildung ebenfalls einen erheblichen Glutathion-Verbrauch (Cribb 1992) und DNA-Defekte (Sörensen 1981).

Die erhöhten Niacin-Werte im Serum bei AIDS-Progression infolge systemischen Glutathion-Mangel, die von der HIV/AIDS-Forschung nicht erklärt werden können, sind charakteristisch auch nach Chemotherapie bei Krebskranken und beweisen, dass es sich beim Auf- und Ab der RNA-Werte im Blutplasma bei Combitherapie um DNA-toxische Effekte handelt

Die Auffassung, dass es sich bei der relativen Abnahme des RNA-Gehaltes im Blutserum nach HAART-Behandlung um erhöhten RNA-Verbrauch zur Reparatur der durch HAART erzeugten DNA-Defekte handelt und nicht um den Nachweis einer so genannten HIV-Provirus-DNA-Blockade, wird gestützt durch den Befund der erhöhten Niacin-Werte im Serum bei so genannten HIV-Positiven und AIDS-Patienten. Diesen Befund kann die HIV/AIDS-Medizin bis heute nicht erklären:

„Niacin-Werte waren erhöht bei HIV-infizierten Patienten, sowohl im Durchschnitt als auch in der Proportion mit übernormalen Serumspiegeln.

Darüberhinaus waren höhere Niacin-Wert hoch korreliert mit niedrigeren Zahlen der T4-Helferimmunzellen. Die Bedeutung dieser umgekehrten Beziehung ist nicht klar" (Skurnick 1996).

Das Vitamin Niacin wird jedoch charakteristischerweise nach Behandlung von Krebspatienten mit DNA-toxischen Chemotherapeutika erhöht freigesetzt.

Niacin ist Bestandteil des Coenzyms NAD, das für die DNA-Reparatur enzymatisch gespalten wird (Übersicht bei Mazurek 1997). Bei HIV-Positiven und AIDS-Patienten ist der steigende Niacin-Spiegel mit dem Fortschreiten der klinischen Symptome und der Abnahme der RNA-Werte im Serum assoziiert (Murray 1999). Dieser Befund spricht ebenfalls eindeutig gegen die HIV/AIDS-Krankheitstheorie und für die Tatsache der Zelldyssymbiose vom TypII infolge toxischem und pharmakotoxischem prooxidativem Glutathion-Mangel mit primärer Hemmung der mitochondrialen Atmungskette und sekundären DNA-Defekten.

Andererseits weisen so genannte HIV-Positive zum frühestmöglichen Zeitpunkt bereits einen systemischen Glutathion-Mangel auf sowie eine eindeutige Typ2-Cytokin-Dominanz. Deshalb muss auch die beobachtete zeitweilige und relative Zunahme der T4-Helferzellen im Blutserum unter HAART-Therapie nicht als Verbesserung der zellulären Immunabwehr infolge Hemmung so genannter HI-Viren gewertet werden. Vielmehr besteht die begründete Annahme, dass es sich um eine Zunahme, infolge des Glutathion-Mangels in den Antigen-präsentierenden Zellen, der Typ2-Cytokin-gesteuerten TH2-Zellen handelt (Peterson 1998), die kein cytotoxisches NO-Gas produzieren, also die intrazelluläre Erregerabwehr nicht verbessern können. In der klinischen Routine-Laborpraxis werden jedoch TH1-Zellen, die Typ1-Cytokin-Muster aufweisen und cytotoxisches NO-Abwehrgas bilden, nicht unterschieden von den TH2-Zellen. Die Angabe einer relativ gesteigerten Zunahme der T4-Helferimmunzellen unter HAART-Behandlung hat ohne diese Differenzierung keinen diagnostischen und prognostischen Aussagewert, wird aber benutzt, um die angebliche Wirksamkeit der aggressiven Chemotherapie gegen die so genannten HI-Viren zu behaupten. Studien, die unter HAART-Behandlung das Verhältnis von TH1-Zellen zu TH2-Zellen untersucht hätten, sind nicht publiziert worden. Der schriftliche Nachweis der relativen Zunahme der T4-Zellen auf dem Laborbefundzettel nach

Auch die relative Zunahme der T4-Zellen im Blutserum nach Combitherapie täuscht Arzt und Patient: Infolge Reifungshemmung der B-Zellen als Interaktionspartner strömen TH2-Zellen zurück in die Blutbahn, die notwendige TH1-TH2-Immunbalance hat sich nicht verbessert, TH1- und TH2-Zellen werden aber im Routinelabor nicht differenziert

HAART-Behandlung täuscht also Arzt und Patient über die Tatsache, dass die entscheidende Verbesserung der Balance der TH1-TH2-Immunzellen nicht erreicht wurde.

Der „HIV-positiv" stigmatisierte Patient oder die Eltern „HIV-positiv" stigmatisierter Neugeborener oder Kinder haben nur zwei Alternativen:
Entweder blind zu vertrauen, dass der behandelnde Arzt rational gründlich geprüft hat, warum er die HAART-Behandlung „früh und hart" verordnet.

Um den Gifttod durch Combitherapie zu verhindern, müssen Betroffene und ihre Ärzte verstehen lernen, wie Mitochondrienkrankheiten ursächlich sich tatsächlich entwickeln und durch nicht-toxische Ausgleichstherapie behandelt werden können

Dieses Vertrauen wird der so genannte „HIV-positive" Patient mit den klinischen Krankheitsfolgen wie bei „angeborenen Mitochondrien-Krankheiten" (Brinkman 1998, 1999) bezahlen. Der behandelnde Arzt wird jedoch alle Folgesymptome der „Cocktail-Combi-Chemotherapie" mit dem bedauerlichen Fortschreiten der so genannten tödlichen HIV-Infektion erklären.

Oder die Betroffenen vertrauen nicht blind und widerstehen „früh und hart" den HIV/AIDS-Medizinern und ihren Praktiken trotz Inszenierung von Todesangst und massivem psychologischen Druck. Um diese Überlebenschance wahrnehmen zu können, müssen Therapeuten und Betroffene im Prinzip verstanden haben, wie Mitochondrien-Krankheiten sich ursächlich entwickeln und diese nicht-toxisch behandelt werden können.

Die elegante Widerlegung durch orthodoxe HIV/AIDS-Forscher des „Waschbecken-Modells", als Grundlage für die aggressive Mitochondrien-toxische Combitherapie, hat den Beweis erbracht, dass die gesamte Konstruktion der offiziellen Krankheitstheorie „HIV verursacht Krebs" objektiv falsch ist

Gestützt wird die Ablehnung der HAART-Combi- oder Cocktail-Behandlung durch Forschungsbefunde führender Immunologen und HIV-Forscher. Das aufgrund der zahlreichen Widersprüche der bis dahin geltenden Krankheitstheorie „HIV verursacht AIDS" abrupt geänderte theoretische Konzept (Ho 1995 a, Wei 1995 b) wurde erschüttert durch ein elegantes Untersuchungsverfahren. Das Ho/Shaw-Konzept postuliert die tägliche millionenfache Vermehrung der so genannten HI-Viren, die tägliche millionenfache Infektion von T4-Helferimmunzellen durch die so genannten HI-Viren, die tägliche millionenfache Vernichtung von so genannten HIV-infizierten T4-Helferimmunzellen durch nicht infizierte Immunzellen (der offene Abfluss des „Waschbecken-Modells") und die tägliche millionenfache Neureifung von T4-Helferimmunzellen (der laufende Wasserhahn des „Waschbecken-Modells"). Im Laufe der Zeit sollen gemäß der Ho/Shaw-Theorie die Neureifung und Vermehrung der T4-Helferimmunzellen sich erschöpfen und die vernichteten so genannten HIV-infizierten T4-Helferzellen nicht mehr ausreichend ersetzt werden. Die Zahl der T4-Helferzellen würde gegen Null sinken und der Zustand der erworbenen Immunzellschwäche mit klinischen Manifestationen (AIDS) würde erreicht sein. Die „frühe und harte" HAART-Behandlung würde die Vermehrung der so genannten HI-Viren stoppen und dann die T4-Helferzellen vor der Vernichtung retten. Der Erfolg der HAART-Behandlung könne mittels der PCR-Technik anhand des verminderten so genannten HIV-RNA-Spiegels im Blutplasma gemessen werden. Werde der so genannte HIV-RNA-Spiegel im Blut nicht abgesenkt unter der HAART-Behandlung, zeige dieser Befund die „Resistenz" der so genannten HI-Viren an.

Welche Untergruppe der T4-Helferimmunzellen, TH1-Zellen (Typ1-Cytokin-Muster) oder TH2-Zellen (Typ2-Cytokin-Muster) täglich millionenfach infiziert, vernichtet oder nachgereift sein sollten, wurde bemerkenswerterweise von den HIV-Laborforschern nicht untersucht. Diese unterlassene Differenzierung des Verhaltens von TH1-Helferimmunzellen und TH2-Helferimmunzellen ist ein entscheidendes Versäumnis gewesen. Mehrere HIV-Forschungsgruppen haben die Stichhaltigkeit der immunologischen Kernaussage der Ho/Shaw-Theorie, nämlich des rasanten täglichen Zellumsatzes der T4-Helferimmunzellen infolge der täglichen massenhaften Vernichtung der so genannten HIV-infizierten T4-Helferimmunzellen und ihre massenhafte tägliche Neureifung und Vermehrung, überprüft. Zu diesem Zweck haben sie die Abnutzung der Telomeren (griechisch: telos = Ende, meros = Teil), der Endstücke der Chromosomen (griechisch: chroma = Farbe, soma = Körper) untersucht. Diese so genannten Erbkörperchen (Chromosomen) sind die sichtbaren Träger der genetischen Information. Auf den Chromosomen sind linear die Gene angeordnet. Diese Genpakete liegen in doppelter Ausführung vor. Vor der Zellteilung müssen die Chromosomen jedoch verdoppelt werden, damit die Tochterzellen je einen doppelten Chromosomensatz erhalten. Dieser Verdoppelungsvorgang wird durch spezielle Enzyme geleistet, welche die aufgerollte Doppelspirale der DNA-Kette trennen. Die Einzelstränge der DNA-Kette werden dann durch ein anderes Enzym verdoppelt. Dabei stehen sich immer zwei bestimmte der vier DNA-Basen gegenüber, die Basenpaare (bp). Dieses Enzym braucht eine Startbahn, die keine genetische Information enthält. Bei jeder Teilung (insgesamt sind rund 50 Teilungszyklen möglich) geht ein Stück der Startbahn der Telomeren verloren, bis keine Teilung mehr möglich ist. Die Telomeren werden aufgebaut durch ein Enzym, die Telomerase. Dieses Enzym steuert die Umschreibung einer RNA-Vorlage in eine DNA-Sequenz (Reverse Transkription)(Temin 1970, 1972, 1974, 1985, Baltimore 1985, Greider 1996, Boeke 1996, Teng 1996, 1997, Hässig 1998 a). Die Telomerase ist also eine Reverse Transkriptase, das Enzym, dessen postuliertes Vorhandensein in T4-Helferimmunzellen aus dem Blutserum von homosexuellen AIDS-Patienten Montagnier, Gallo und ihre Kolleginnen und Kollegen als exclusiven Beweis für die Existenz der so genannten HI-Viren fehlinterpretiert haben (Barré-Sinoussi 1983, Popovic 1984, Papadopulos-Eleopulos 1993 a).

Forscher des Bluttransfusionsdienstes des Niederländischen Roten Kreuzes und des Akademischen Medizinischen Zentrums der Universität Amsterdam haben die Abnutzung der Endstücke (Telomeren) der Chromosomen in T4-Helferimmunzellen von so genannten HIV-positiven Patienten gemessen:

„Wenn T4-Helferimmunzellen einen rasanten Umsatz haben und deshalb eine hohe Vermehrungsrate während der HIV-Infektion, müsste sich dies widerspiegeln in der beschleunigten Verkürzung der Länge der Telomeren-Begrenzungsfragmente (TRF) der T4-Helferimmunzellen. Telomere sind die äußersten Enden der Chromosomen und bestehen aus TTAGGG-Wiederholungen (der linearen Reihenfolge der Pyrimidin-Base Thymidin (T) und der Purin-Basen Adenin (A) und Guanosin (G)), die annähernd eine Länge von 10000 Basen beim Menschen umfassen. Einige Befunde haben zu der Vorstellung geführt, dass die Telomer-Länge als Maß für die Teilungsgeschichte von Zellen genutzt werden kann und die beschleunigte Alterung oder gesteigerte Zellteilungsraten zeigen kann. Erstens: Die Telomeren von Körperzellen verkürzen sich mit zunehmender Lebensdauer (ungefähr 30 - 50 Basenpaare Verlust pro Lebensjahr) und nach Kultivierung im Reagenzglas. Zweitens: Die Telomer-Länge sagt in kultivierten Lymphzellen und Fibroblasten die Teilungskapazität voraus. Drittens: Ebenso wie in Tumorzellen und Keimzellen, wird im Reagenzglas in Zellen, die sich kontinuierlich teilen und unsterblich geworden sind, die Telomer-Länge aufrechterhalten durch das Enzym Telomerase. Diese Zellen zeigen eine hohe Telomerase-Aktivität, während Körperzellen geringe oder keine Telomerase-Aktivität zeigen ... Die Analyse von in zeitlichem Abstand gewonnenen Proben von Lymphzellen zeigten keinen beschleunigten Verlust der TRF-Länge in T4-Helferimmunzellen während der Phase der (angenommenen) HIV-Infektion vor der klinischen AIDS-Diagnose. Andere Forschungsgruppen haben ebenfalls keine Verkürzung der TRF-Länge der T4-Helferimmunzellen von HIV-infizierten Patienten beobachtet ... Folglich, die Telomer-Länge ist nicht vermindert bei HIV-Infektion ... Es gibt keinen Beweis für einen gesteigerten Umsatz der T4-Helferimmunzellen. Deshalb kann die Abnahme der Zahl der T4-Helferimmunzellen (im strömenden Blut) nicht erklärt werden durch die Erschöpfung der Neureifung infolge der (fortgesetzten) HIV-induzierten Zellzerstörung ... Neue Forschungsdaten weisen in der Summe auf eine andere Ursache der Verminderung der T4-Helferimmunzellen bei HIV-Infektion hin. Die Erschöpfung der Neureifung, angetrieben durch einen rasanten Umsatz der T4-Helferimmunzellen, erscheint nicht länger als plausible Ursache für die Verringerung der T4-Helferimmunzellen" (Wolters 1998; Rosenberg 1998). Mit anderen Worten: Es gibt keine tägliche millionenfache Zerstörung von T4-Helferimmunzellen durch so genannte HI-Viren. Die gesamte Konstruktion der offiziellen Krankheitstheorie „HIV verursacht AIDS" ist objektiv falsch. Diese Tatsache bedeutet in der Konsequenz, dass auch die „frühe und harte" chemotherapeutische HAART-Behandlung kontraproduktiv und schädlich ist und die angebliche Hemmung der HIV-RNA, gemessen mit der PCR-Technik, eine fundamentale Fehlinterpretation ist.

Auch die niederländischen Forschungsteams machen keinerlei Aussage, ob es sich bei den von ihnen untersuchten T4-Helferimmunzellen um TH1- oder TH2-Helferimmunzellen gehandelt hat. Es ist aber die logische Annahme begründet, dass überwiegend TH2-Helferimmunzellen untersucht wurden, da so genannte HIV-Positive zum frühesten Zeitpunkt der so genannten HIV-Infektion eine Dominanz der TH2-Helferimmunzellen aufweisen (Übersicht bei Lucey 1996). Diese Tatsache erklärt, warum AIDS-Patienten seit 20 Jahren und so genannte HIV-Positive seit 17 Jahren falsch beraten und falsch behandelt werden. Dieses eklatante Versagen der modernen Medizin zeigt, welch gewaltiges Umdenken nötig ist, um die elementarsten zellbiologischen Gesetzmäßigkeiten als Grundlage einer rational begründeten Prävention und Therapie verstehen zu lernen.

Die aggressive Behandlungsmaxime der Virusjäger „hit HIV early and hard, schlag HIV früh und hart" (Ho 1995 b) hat noch eine andere fatale Zeitzünderwirkung für die RNA-DNA-Umschreibung. Die Therapie von so genannten symptomfreien HIV-Positiven, also Patienten mit noch kompensierter Einschränkung der Entgiftungskapazität, mit den prooxidativen Zellgiften des HAART-Cocktails hat zunächst eine aktivierende Wirkung auf den RNA-DNA-Umsatz der DNA-Reparatur, um die Störungen des Redox-Milieus durch Abbremsen des Protonen- und Elektronen-Transfers in die Mitochondrien auszugleichen.

Der mainstream der HIV/AIDS-Mediziner verweigerte jedoch, die elementarsten zellbiologischen Gesetzmäßigkeiten als Grundlage einer rational begründeten Prävention und Therapie verstehen zu lernen und schlußfolgerte stattdessen, dass die infolge primärer und sekundärer Mitochondrien-Inaktivierung verstorbenen Patienten nicht wegen zu hoher pharmakotoxischer Belastung verstorben seien, sondern wegen zu geringer Verordnung von toxischen Pharmasubstanzen

Nach Anreicherung der Pharmagifte bei Dauermedikation kommt es jedoch, ebenso wie durch DNA-toxische Chemotherapeutika in der Krebsbehandlung, zu Störungen des Zusammenspiels im natürlichen Basenpool. Die Folge sind Veränderungen im Codierungsmuster der DNA in der Mitochondrien-DNA und im Zellkern-Genom, die zu vielfältigen Störungen der Biosynthesen der Eiweiße und Enzymeiweiße führen (Lewis 1995). Betroffen ist auch die Aktivität des Telomerase-Enzyms (Strahl 1996, Yegorov 1996, Hässig 1998 a). Werden in dieser Phase wegen Absinkens der lediglich im Blutstrom pauschal als Anzahl der „T4-Zellen" gemessenen T-Helferimmunzellen und wegen klinischer Frühsymptome Folsäurehemmer zur PCP-Prophylaxe (Bactrim, Pentamidin, Pyrimethamin etc.) zusätzlich eingesetzt, potenzieren sich die Effekte im Redox-Milieu wegen des beschleunigten Thiol-Mangels. Die Hemmung der biologisch aktiven Form der Folsäure stört die Umwandlung der RNA-Base Uracil in die DNA-Base Thymin. Die DNA-Reparatur ist beeinträchtigt, RNA-Sequenzen werden vermindert umgesetzt. Die HIV/AIDS- Mediziner interpretieren diese Vorgänge fälschlicherweise als Zunahme der „RNA HI-Viruslast" und zunehmende „HIV-Resistenz". In Wirklichkeit sind durch die Folsäure-Hemmer zusätzliche DNA-Defekte gesetzt worden und die RNA-DNA- Umschreibung (Reverse Transkription) blockiert worden (Sörensen 1981, Lambie 1985, Lacey 1985, Steen 1985, Comittee on the Safety of Medicines 1985, 1995, Zimmermann 1987, Jick 1995, Gysling 1995, Kremer 1996 a, 1996 b).

Die unkalkulierbaren Wechselwirkungen zwischen AZT etc. und Bactrim etc. waren den Akteuren der ersten Klinischen AZT-Studie sehr wohl bewusst, wurden in den „geplanten menschlichen Experimenten" (Thomas 1984) aber billigend in Kauf genommen:
„Die Sicherheit solcher Medikamente und ihre Interaktionen mit AZT sind weithin unbekannt ... Die Studie dokumentierte das Potential für ernsthafte toxische Effekte auf die Blut bildenden Zellen, aber nur weitere Erfahrung wird die Beurteilung der Langzeit-Toxizität von AZT erlauben. Nur gut kontrollierte Studien werden Daten liefern, um die relativen Vorteile und Risiken in Verbindung mit AZT in anderen Patientenpopulationen beurteilen zu können ... AZT sollte mit Vorsicht verordnet werden wegen seiner Toxizität und der bis heute begrenzten Erfahrung mit AZT" (Richman 1987).

Nachdem zahlreiche „gut kontrollierte Studien" die massiven Mitochondrien- toxischen Effekte von AZT (Übersicht bei Rosenthal 1994, Lewis 1995) und die offensichtlichen Mitochondrien-toxischen Potenzierungseffekte der Interaktion von AZT mit Cotrimoxazole (Übersicht bei Concorde Coordinating Committee 1994) eindeutig unter Beweis gestellt hatten, kamen die blindwütigen HIV/AIDS-Mediziner jedoch keineswegs zu der unabweisbaren Schlussfolgerung, dass Mitochondrien-toxische Pharmasubstanzen für bereits Mitochondrien-geschädigte, Glutathion-verarmte Patienten nicht das präventive und therapeutische Mittel der Wahl sein könnten. Vielmehr ignorierte man alle experimentellen und klinischen Forschungsdaten, die eindeutig dafür sprachen, dass es sich bei der so genannten HIV-Infektion und den AIDS-Indikatorkrankheiten zweifelsfrei um eine primäre und sekundäre Mitochondrien-Schädigung handelte (Kremer 1996 a). Man postulierte stattdessen auf der Grundlage der objektiv falschen Krankheitstheorie (Wolters 1996, 1998), man müsse mit einer Kombination der als Mitochondrien-toxisch erwiesenen Pharmasubstanzen noch früher und härter die so genannten Hl-Viren angreifen und gleichzeitig die Zellmembran der so genannten HI-Viren mit Protease-Hemmern attakkieren (Carpenter 1996, 1997, British HIV Association 1997, Harry J. Kaiser Family Foundation 1997, CDC 1998, Cox 1998, Cooper 1999).

„Die Langzeitbeobachtung von Patienten in der Concorde-Studie hat ein signifikant erhöhtes Todesrisiko bei den früh behandelten Patienten gezeigt.

Die Versuchsstudie umfasste hauptsächlich die Monotherapie mit AZT. Die Vorstellung ist, dass die Situation bei Kombinationstherapie unterschiedlich ist." (Phillips 1997).

Mit anderen Worten, die HIV/AIDS-Mediziner zogen aus den eindeutigen Ergebnissen der zahllosen klinischen Forschungsdaten die Schlussfolgerung, dass die so genannten HIV-Positiven und AIDS-Patienten mit primärer und sekundärer toxisch bedingter Einschränkung der Entgiftungsleistung der Zellsymbiosen (Typ II der Gegenregulation der Zellsymbiosen) nicht wegen zu hoher Zufuhr von Pharmagiften verstorben seien, sondern wegen zu geringer Verordnung von toxischen Pharma-substanzen!

Ab 1996 wurde mit Einführung der hochaktiven antiretroviralen Therapie (HAART), der nach Versuch und Irrtum gewählten Kombination von
- 1 - 2 so genannten nukleosidanalogen Reverse-Transkriptase-Hemmern (AZT = Zidovudin, Didanosin, Lamivudin, Stavudin, Zalcitabine, Adefovir, Abacavir) (NRTI)

Die Hintergründe des vorgetäuschten Heilsversprechens, in drei bis vier Jahren „HIV" durch Dauer-Combitherapie ausrotten zu können

- 1 so genannten nicht-nukleosidanalogen Reverse-Transkriptase-Hemmer (Delavirdin, Nevirapin, Efavirenz) (non-NRTI)
- 1 - 2 so genannten HIV-Protease-Hemmern (Indinavir, Nelfinavir, Ritonavir, Saquinavir, Amprenavir) (PI)

von den HIV/AIDS-Medizinern zum ersten Mal ernsthaft die Möglichkeit einer „HIV-Heilung" diskutiert. Es wurde propagiert, dass durch Dauermedikation mit HAART innerhalb von drei bis vier Jahren die völlige Elimination der so genannten HI-Viren möglich sein würde (Perelson 1997, Saag 1999). Die Behauptung der „HIV-Heilung" war selbst aus Sicht der meisten orthodoxen HIV-Laborforscher hoch spekulativ, da eine solche Aussage erst tatsächlich aufgrund klinischer Verlaufsstudien nach drei bis vier Jahren hätte beurteilt werden kann. Die meinungsführenden HIV/AIDS-Mediziner verkauften wider besseres Wissen scheinbar gesicherte wissenschaftliche Erkenntnisse über Untersuchungen, die niemand tatsächlich durchgeführt hatte, beispielsweise über die Effekte der neuen Substanzklasse der synthetischen Protease-Hemmer (PI) auf die natürlichen Proteasen der menschlichen Zellen, die Potenzierungseffekte der PI mit den Pharmagiften der „Cocktail-Therapie", die Eingriffe der PI in die Mitochondrienaktivität, die möglichen carcinogenen Eigenschaften der PI u. a. Mit dem Schlagwort „Lazarus-Effekt", der „Wiederauferstehung der Todgeweihten" feierten die Massenmedien den angeblichen Durchbruch in der HIV/AIDS-Therapie (Ostrom 1996, Philpott 1996, Rasnick 1996, Lauritsen 1997, Christie 1997).

Viele HIV-Positive waren gegen die hochtoxische „Cocktail-Therapie" kritisch geworden. Nicht wenige so genannte HIV-Positive und AIDS-Patienten, aufgrund ihrer Erfahrung am eigenen Leibe und aufgrund des grausamen Sterbens vieler Leidensgenossen im Kindes- und Erwachsenenalter, deren Sterbeursachen als „ähnlich mit den Symptomen der HIV-Krankheit mit AZT assoziiert" wurden (Glaxo Wellcome 1998), verweigerten die Einnahme der „Cocktail-Therapie" oder schluckten die verordneten „antiretroviralen" Substanzen einfach nicht mehr, natürlich ohne Wissen ihrer Ärzte. Viele Patienten wurden jedoch verstärkt unter Druck gesetzt, zu ihrem eigenen Vorteil und zum Schutz der Mitmenschen an neuen klinischen Studien zur Dauermedikation mit der vielfach kombinierten HAART-Chemotherapie teilzunehmen. Das öffentliche Heilsversprechen, die so genannten tödlichen HI-Viren in drei bis vier Jahren durch die kombinierte Chemotherapie mit AZT etc. plus Protease-Hemmer völlig ausrotten zu können (Saag 1999), war für das HIV/AIDS-Establishment risikolos. Drei der weltgrößten Pharmakonzerne, Abbott, Merck und Hoffmann-LaRoche setzten im Eilverfahren die Zulassung der neuen synthetischen Protease-Hemmer als so genannte Anti-HIV-Medikamente durch, bevor die ersten Ergebnisse der klinischen Studie, gesponsort von dem Nationalen Institut für Allergien und Infektionskrankheiten der USA (NIAID), unter Leitung von Dr. Fauci, publiziert worden war. Die Pharmakonzerne hofften laut „The Economist" vom 12. Oktober 1996 mit den neuen

Chemotherapeutika „Milliarden Dollar absaugen" zu können (Christie 1997). Das Börsenblatt „Wallstreet Journal" warnte am 10. Oktober 1996 die Aktionäre:

„Die neuen AIDS-Medikamente haben so schnell die Zulassung der (US-Arzneimittelbehörde) Food and Drug Administration (FDA) gewonnen, dass die Forscher noch keine klare Vorstellung haben (über die Wirkung der Medikamente) ... Protease-Patienten sind, in der Tat, die Meerschweinchen in einem der größten und teuersten medizinischen Experimente unserer Zeit" (Christie 1997). Die Ergebnisse der offiziellen NIAID-Studie wurden nach nur 9- bis 12-monatiger Behandlungsdauer im Februar 1997 per Presseerklärung nachgeliefert. Es wurde der Eindruck erweckt, es sei der „Beweis (erbracht worden), dass die Kombinationsverfahren mit Protease-Hemmern das Todesrisiko vermindern können" (Knox 1997).

Es waren 1156 Patienten mit einer AIDS-Diagnose entweder mit AZT plus einer von zwei weiteren nukleosidanalogen Substanzen behandelt worden, oder mit AZT plus einer von zwei weiteren nicht-nukleosidanalogen Substanzen plus einem Protease-Hemmer. Die angebliche Hemmung der so genannten HIV-RNA war mittels der PCR-Technik gemessen worden, obwohl die US-Seuchenbehörde CDC mitgeteilt hatte, dass die „PCR nicht empfohlen wird und nicht zugelassen ist für Zwecke der Routinediagnostik ... Weder ist die Spezifizität (die PCR-Messung der so genannten HIV-RNA muss in so genannten HIV-Test-negativen Blutproben ebenfalls negativ sein) noch die Sensitivität (die PCR-Messung muss in so genannten HIV-Test-positiven Blutproben so genannte HIV-RNA messen) bekannt" (CDC 1993, Johnson 1996). In der offiziellen medizinischen Publikation wurde festgestellt, dass es nicht möglich sei zu sagen, dass der Unterschied der Todesfälle in den beiden Behandlungsgruppen statistisch signifikant sei (Knox 1997, Christie 1997). Zehn Jahre zuvor war bei der manipulierten Eilzulassung von AZT durch die FDA mit einer ähnlichen Doppelstrategie der öffentlichen Presseerklärung und der differenzierteren Aussage in der medizinischen Publikation operiert worden (Richman 1987, Lauritsen 1990, 1993).

Das gesetzmäßige Auftreten massivster Mitochondrien-Schäden und Stoffwechselstörungen infolge der verschärften „geplanten menschlichen Giftexperimente" wird von den HIV/AIDS-Medizinern mit dem absurden neuen Heilsversprechen beantwortet, die „HIV-Charakteristika in latent infizierten Zellen" mittels chemotherapeutischer Dauervergiftung innerhalb von 10 bis 60 Jahren (!) eliminieren zu können

Das vorgetäuschte Heilsversprechen der HIV/AIDS-Mediziner, in drei bis vier Jahren (der durchschnittlichen Überlebenszeit von Patienten mit kritischem Thiol-Mangel-Syndrom, wenn statt Ausgleich des lebensbedrohlichen Cystein- und Glutathion(GSH)-Defizits mit Glutathion-vermindernder Chemotherapie behandelt wird) durch chemotherapeutische Dauermedikation mittels der hochtoxischen Kombinationsbehandlung mit AZT, ein bis zwei weiteren nukleosidanalogen Substanzen und Protease-Hemmern die so genannten HIV-Positiven von ihrer „virus load" (Viruslast) völlig befreien zu können, wurde schon sehr bald revidiert. Der projizierte Zeitraum von drei bis vier Jahren erinnert sehr stark auch an die durchschnittliche Überlebenszeit von drei bis vier Jahren nach kombinierter Chemotherapie bei Krebskranken (Abel 1990). Auch in der Krebsmedizin haben die Erfolgserwartungen hinsichtlich der Dutzenden von Chemotherapie-Schemata kurze Verfallszeiten.

Der vorgetäuschte Anspruch der HIV/AIDS-Mediziner, durch aggressive HAART-Dauerbehandlung die so genannten HI-Viren völlig eliminieren zu können, hat sich sehr rasch als illusionär herausgestellt. Mehrere Forschungsgruppen demonstrierten ab 1997, dass die mit dem so genannten antiretroviralen Chemiecocktail langfristig behandelten Patienten unterschiedlich schwankende, mit der PCR-Technik gemessene so genannte HIV-RNA-Werte aufwiesen. Diese Befunde führten zur revidierten Aussage, dass zehn bis sechzig Jahre HAART-Dauerbehandlung noch notwendig sein würden, um die so genannten HI-Viren zu eliminieren. Man erklärte die nicht zur Theorie passenden Befunde mit so genannter HIV-Aktivität in latent infizierten Zellen (Übersicht bei Saag 1999). Andere klinische Forschungsteams behandelten so genannte HIV-Positive mit dem Typ1-Cytokin Interleukin-2 (IL-2) in der Vorstellung, so genannte HI-Viren aus latent infizierten Zellen „aufscheuchen" zu können und sie gleichzeitig mit einer potenten antiretroviralen Chemotherapie ausschalten zu können (Übersicht bei Cooper 1999). Diese Vorgehensweise zeigt in besonders krasser Form das grobe Strickmuster der Vorstellungswelt der HIV/AIDS-Mediziner. IL-2 ist ein starker Wachstumsfaktor für T4-Helferimmunzellen und stimuliert über die Aktivierung von Interferon-γ die Synthese von cytotoxischem NO sowie über die Bildung von Tumornekrosefaktor die Produktion von reaktiven Sauerstoffspezies (ROS). Gesteigerte Mengen dieses prooxidativen Cocktails aus IL-2 + NO + ROS + AZT etc. + Bactrim etc. sollen bereits aktivierte kurzlebige Effektor-T4-Helferzellen und langlebige ruhende und Gedächtnis-T4-Helferzellen zu vermehrter Teilung antreiben.

Gemäß der HIV-Theorie vermehren sich mit den so forcierten Effektor- und bis dahin ruhenden T4-Helferzellen, die mit so genannten HI-Viren infiziert sein sollen, auch die hypothetischen HI-Viren verstärkt, die sich sowieso schon täglich millionenfach teilen sollen. Diese sollen nun in entscheidenden Schritten ihres Vermehrungszyklus durch die HAART-Substanzen blockiert werden. In Wirklichkeit handelt es sich bei den so genannten aktiv und latent HIV-infizierten T4-Helferzellen um Glutathion-verarmte Zellen, die ganz überwiegend auf Typ2-Cytokin-Muster (TH2-Zellen) geschaltet sind (Übersicht bei Lucey 1996, Dröge 1997 a, Herzenberg 1997, Peterson 1998). Da sich Interleukin-2 (Typ1-Cytokin) und Interleukin-4 (Typ2-Cytokin) gegenseitig unterdrücken, wird ein Teil der T4-Helferzellen infolge der prooxidativen Überstimulation wegen Antioxidantien-Mangel rasch übersteuern und durch Apoptose/Nekrose zugrunde gehen und ein anderer Teil untersteuern durch Gegenregulation (TH2-Helferzellen). Da laut HIV-Theorie die so genannten HI-Viren nicht in kurzer Zeit eliminiert werden können, sondern eine Dauertherapie mit HAART von drei bis vier Jahren (Ho 1995 a) bzw. zehn bis sechzig Jahren benötigen (Saag 1999), wird die prooxidative HAART-Behandlung plus Interleukin-2 in den bereits GSH-verarmten, durch Gegenregulation überlebenden TH2-Helferzellen den Glutathion-Mangel noch mehr verschärfen. Das bedeutet, es werden, unabhängig, ob so genannte HI-Viren vorhanden sind, in kurzer Zeit durch HAART TH2-Helferimmunzellen, die kein cytotoxisches NO-Gas gegen intrazelluläre Pilze, Parasiten, Mykobakterien, Zytomegalieviren etc. produzieren können (Übersicht bei Lincoln 1997), hoch selektiert. Mit anderen Worten, durch die HAART- und Interleukin-2-Behandlung würden zwar gemäß der HIV-Theorie so genannte HI-Viren an der Vermehrung gehindert, aber der Organismus abwehrunfähig gemacht werden gegen intrazelluläre opportunistische Erreger (AIDS). Die Zugabe von Protease-Hemmern zum HAART-Cocktail verschärft das Problem. Da HAART+Protease-Hemmer erwiesenermaßen schwerste Mitochondrien-Schäden und Stoffwechselstörungen verursachen (Übersicht bei Brinkman 1999), ist die Behauptung, Protease-Hemmer würden exklusiv die eiweißspaltende Protease der so genannten HI-Viren hemmen, selbst wenn diese existieren würden, objektiv falsch. Ganz offensichtlich sind die synthetischen Protease-Hemmer nicht spezifisch für das niemals isolierte so genannte HIV-Proteaseenzym, das gentechnisch nach theoretischen Vorgaben rekonstruiert wurde. Dieses Enzym gleicht auffallend einem menschlichen Verdauungsenzym aus der Klasse der sauren Aspartat-Proteasen (Hässig 1998 a). Natürliche Proteasen sind entscheidend beteiligt an der biochemischen Reaktionskaskade, die von den Mitochondrien beim programmierten Zelltod ausgelöst wird (Kroemer 1997, Zamzami 1997). Die massive und langfristige Behandlung von so genannten HIV-Positiven mit Interleukin-2 und/oder HAART und/oder PCP-Dauerprophylaxe plus Protease-Hemmer kann also den durch den prooxidativen Zielangriff auf die Glutathion-verarmten, auf Typ2-Cytokin programmierten T4-Helferzellen initiierten programmierten Zelltod abbremsen und die Selektion gegenregulierter T4-Helferimmunzellen forcieren, da die Zellen nur durch Typ II-Gegenregulation der Zelldyssymbiose überleben können.

Der RNA-Bedarf der gegenregulierten Zellen wird in unterschiedlichen Stadien der Langzeit-Intoxikation der so genannten HIV-Positiven schwanken und die im Blutplasma eines jeden Menschen vorhandenen Quantitäten von RNA-Sequenzen werden ab- oder zunehmen. Nimmt die theoretisch mit der PCR-Technik gemessene Menge an unspezifischer RNA unter Dauerbehandlung mit HAART etc. ab, werten die HIV/ AIDS-Mediziner dies als Zeichen der medikamentösen Hemmung so genannter HI-Viren, nimmt diese RNA-Menge zu, wird dies als „HIV-Resistenz" gewertet. Die quantitative PCR-Technik ist jedoch wegen der hohen Fehleranfälligkeit und mangelnden Spezifizität diagnostisch und prognostisch ungeeignet, so genannte HIV-RNA (Viruslast) nachzuweisen, selbst dann, wenn die so genannten HI-Viren existieren würden (CDC 1993, Hagen-Mann 1994, Übersicht bei Johnson 1996, Hässig 1998 a).

Die Ergebnisse zahlreicher klinischer Studien in allen westlichen Ländern beweisen, dass aufgrund der objektiv schuldhaften Nichtbehandlung der primären Krankheitsursache die sogenannten HIV-Positiven patienten die absolut sinnlose aggressive Chemotherapie mit ihrem Leben bezahlt haben

„Mehrfache falsch-positive Resultate im viral load sind ein sehr wohl wahrgenommenes Phänomen" wird selbst von HIV-orthodoxen Medizinern zugegeben (Weber 1997).

Die Ergebnisse der Concorde-Studie, der Stanford-Studie und zahlreicher weiterer klinischer Studien in allen westlichen Ländern bestätigen diese hier vertretene Auffassung, dass infolge einer objektiv falschen Krankheitstheorie, eines objektiv irreführenden HIV-Tests und der objektiv schuldhaften Nicht-Behandlung der primären Krankheitsursache die so genannten HIV-positiven Patienten die absolut sinnlose aggressive chemotherapeutische Behandlung mit ihrem Leben bezahlt haben. Die in der Concorde-Studie „früh und hart" mit AZT und gleichzeitig früher oder später mit Bactrim etc. behandelten Patienten hatten eine höhere Todesrate als die später mit AZT und gleichzeitig früher oder später mit Bactrim etc. behandelten Patienten (Concorde Coordinating Committee 1994, Phillips 1997). Von einer Hemmung so genannter HI-Viren konnte in beiden Patientengruppen nicht die Rede sein. In beiden Patientengruppen wurde die objektiv erforderliche Ausgleichstherapie des primären Thiol-Mangel-Syndroms unterlassen. In der Stanford-Studie war die Todesrate in der mit AZT etc. ohne Ausgleichstherapie behandelten Patientengruppe „dramatisch" höher, in der mit AZT etc. und gleichzeitiger Ausgleichstherapie behandelten Patientengruppe trotz niedriger T4-Helferzellzahl unter 200 pro Mikroliter, „dramatisch" günstiger. In beiden Patientengruppen war ein kritisch erniedrigter intrazellulärer Glutathion-Spiegel (GSH-Wert) ein verlässlicher Voraussagefaktor für AIDS-Erkrankungen und Sterblichkeit (Herzenberg 1997). In der Stanford-Studie wurde zwar ausdrücklich festgestellt, dass „die exzessive Produktion von inflammatorischen Cytokinen und exzessiver Gebrauch von GSH (reduziertes Glutathion)-vermindernden Medikamenten zum systemischen GSH-Mangel der HIV-Krankheit beitragen kann" (Herzenberg 1997). Die nahe liegende Schlussfolgerung wird jedoch nicht gezogen, dass die von Gallo, Montagnier und anderen in Zellkulturen von Glutathion-verarmten T4-Helferzellen von AIDS-Patienten im Reagenzglas beobachteten „HIV-Charakteristika" ebenfalls auf den Glutathion-Mangel dieser offensichtlichen TH2-Zellen zurückgeführt werden müssen. Es ist bis heute rational nicht nachzuvollziehen, warum in den T4-Helferzellen von so genannten HIV-Positiven und AIDS-Patienten bei primär gegebenem systemischen Glutathion-Mangel (Buhl 1989) die zellbiologischen Naturgesetze der Gegenregulation nach Provokation durch prooxidativen Stress außer Kraft gesetzt sein sollen.

Die US-Seuchenüberwachungsbehörde CDC hat auf dem Welt-AIDS-Kongress 2000 in Südafrika über die klinischen Ergebnisse der chemotherapeutischen

Der unfreiwillige klinische Offenbarungseid der US-Chemotherapeuten auf dem Welt-AIDS-Kongreß 2000 in Südafrika

Standard-Behandlung eines größeren Patientenkollektivs von so genannten HIV-Positiven berichtet (CDC 2000). Es wurden die Daten von 1600 sogenannten HIV-Infizierten ausgewertet. Alle Patienten wurden mit der HAART-Standard-Chemotherapie behandelt (AZT und ein zweiter NRTI plus ein Protease-Hemmer). Das Behandlungsziel war, in drei bis vier Jahren die völlige Ausrottung der so genannten HI-Viren. Als Kontrolle des Therapieerfolges wurden die so genannten HIV-RNA-Werte im Blutplasma mit der unspezifischen PCR-Methode gemessen. Bereits nach einem Jahr chemotherapeutischer Behandlungszeit erwies sich das Behandlungsziel als illusionär, 64 % der chemotherapeutisch Behandelten zeigten nicht die erwünschte Verminderung der PCR-Werte als angenommener Indikator für die Aktivität der Reversen Transkription (RNA-DNA-Umschreibung). Es ergab sich eine eindeutige Korrelation zwischen der Gesamtdosis der verordneten Chemotherapeutika vor und während der klinischen Studie.

– War HAART das erste Chemotherapie-Schema, verminderten sich während der zwölf Monate Behandlungszeit die PCR-Werte unter ein Zehntel des Ausgangswertes bei 49 % der Behandelten, - war HAART das zweite Chemotherapie-Schema, vermindeten sich entsprechend die PCR-Werte noch bei 30 % der Behandelten,
– war HAART bereits das dritte oder vierte Chemotherapie-Schema, verminderten sich die PCR-Werte nur noch bei 15 % der Behandelten (CDC 2000).

Da es weder einen theoretischen noch experimentellen Beweis gibt, dass die chemotherapeutischen Substanzen der HAART-Kombination, wie die HIV/AIDS-Forscher behaupten, in eine so genannte HIV-Provirus-DNA-Kette eingebaut werden können bzw. die Protease-Hemmer das Design beim Aufbau der so genannten HIV-Eiweißhülle stören können (Übersicht bei Papadopulos-Eleopulos 1999), demonstriert die CDC-Studie die entgegengesetzte Beweislage der progressiven Mitochondrien-Inaktivierung durch die prooxidativen Substanzen der HAART-Behandlung. Lässt man die Fehleranfälligkeit der angewandten PCR-Messmethode außer Betracht, können die Daten der CDC-Studie nur so interpretiert werden, dass bei zunehmender Einwirkung der HAART-Substanzen fortschreitend die Mitochondrien-Vitalität inaktiviert wird durch Hemmung der mitochondrialen Atmungskette und sekundäre RNA- und DNA-Defekte. Der primäre Glutathion-Mangel wird sekundär verstärkt und der Typ2-Cytokin-switch forciert. Die NO-Produktion als notwendiges Antriebsgas für die Zellatmung und die intrazelluläre Mikrobenabwehr wird gehemmt. Die Reverse Transkription als Ausdruck der natürlichen Antwort der Reparaturvorgänge und DNA-Neusynthese unter prooxidativem Zellstress (und nicht als Ausdruck der Aktivität so genannter HI-Viren) wird zunehmend blockiert, der RNA-Umsatz, insbesondere der Umsatz der RNA-spezifischen Pyrimidin-Base Uracil, wird vermindert, die mit der PCR-Technik gemessenen RNA-Werte im Blutplasma steigen an. Die HAART-Behandlung der HIV/AIDS-Medizin bekämpft mit aggressiver Chemotherapie die natürlichen

Heilungsvorgänge der durch Glutathion-Mangel aus der Balance geratenen Immunzellen und Nicht-Immunzellen, die erforderliche Ausgleichstherapie des Mangels an frei konvertierbaren Protonen wird unterlassen. Anhand der Progression der Daten der 1-Jahresstudie der CDC lässt sich leicht ausrechnen, wie hoch der Prozentsatz der Opfer der lebensfeindlichen HAART-Behandlung bei Fortsetzung der aggressiven Chemotherapie sein wird. Statt der seit 1996 den betroffenen Patienten und der Weltöffentlichkeit verheißenen „völligen HIV-Heilung in drei bis vier Jahren" bestätigt die CDC-Studie die zu Beginn der Studie publizierte Feststellung von HIV/ AIDS-Forschern der Universität Alabama in den USA:
„Mit den Publikationen von zwei Artikeln der unabhängigen Forschungsgruppen an der Johns Hopkins Universität und des Aaron Diamond AIDS Research Center wurde in den vergangenen Monaten eine offensichtlicher Nagel in den HIV-Sarg getrieben..." (Saag 1999).

Die HIV-orthodoxen Forschungsteams hatten Daten vorgelegt, die bereits im Juni 1999 zu der Aussage veranlassten:
„Zwei klinische Studien zeigen das Versagen der konventionellen HAART-Therapie, die völlige HIV-Ausrottung zu erreichen. Zehn bis sechzig Jahre werden für notwendig angesehen, HIV zu eliminieren" (Saag 1999).

Über diese Ergebnisse erfuhren die betroffenen Patienten und die Weltöffentlichkeit nichts aus den internationalen Medien während des Welt-AIDS-Kongresses in Südafrika. Man hätte den Entwicklungsländern AZT etc. nicht mehr verkaufen können. In Wirklichkeit sagt die 1-Jahresstudie der CDC aus, dass eine HAART-Dauerbehandlung von drei bis vier Jahren kaum ein AIDS-Patient überleben wird, da die toxischen Wirkungen der sinnlosen Mitochondrien-toxischen, Glutathion-vermindernden HAART-Substanzen kumulieren werden (Herzenberg 1997, Brinkman 1998, 1999).

Für das Heer von 10.000 „HIV"-Spezialisten ist es ein verbotener Gedanke, dass der systemische Glutathion-Spiegel durch die Gabe von täglich drei bis acht Gramm der natürlichen Aminosäure Cystein für sechs bis acht Monate ausgeglichen werden kann und die AIDS- und Sterberaten „dramatisch gesenkt" werden

Jeder Arzt weiß seit Paracelsus, dass die Dosis das Gift macht. Da bei systemischem Glutathion-Mangel bereits relativ niedrige Dosen einer nitrosativen Substanz wie Acetaminophen die Entgiftungsleistung der Mitochondrien überfordern (Herzenberg 1997), ist die Logik der HIV/AIDS-Medizin, nachweislich an systemischem Glutathion-Mangel leidende Patienten mit einer immer höheren Kombination von nitrosativen Substanzen wie AZT und anderen HAART-Medikamenten „heilen" zu wollen, rational absolut nicht nachzuvollziehen. Der Berichterstatter der CDC-Studie auf dem Welt-AIDS-Kongress ignorierte jedoch den naturgesetzlichen Kausalzusammenhang zwischen den bioenergetischen Eigenschaften der HAART-Substanzen plus parallel verordneten Folsäure-Hemmstoffen etc. und der mit der Gesamtdosis schwindenden Entgiftungskapazität der Zellsymbiosen. Die Schlussfolgerung des CDC-Forschers nach 20 Jahren AIDS-Forschung, unbeanstandet von 12000 Kongressteilnehmern, verrät die Schlichtheit des Mediziner-Gemüts:

„Gründe für ein nicht optimales Ansprechen auf HAART sind Unverträglichkeit, mangelnde Compliance (Nicht-Einhalten der ärztlichen Verordnung durch die Patienten) und mangelnde Wirksamkeit infolge von Resistenzen" (CDC 2000).

Die Gründe für die „Resistenzen" liegen nicht in der Natur der phantomhaften so genannten HI-Viren, sondern in der kollektiven Resistenz der HIV/AIDS-Mediziner gegen neue Forschungseinsichten. Der amerikanische Nobelpreisträger für Chemie, Mullis, der wiederholt auf die Fragwürdigkeit der Messung so genannter HIV-RNA im Blutplasma mittels der von ihm erfundenen PCR-Methode hingewiesen hat (Null 1997), hat die kollektive Mentalität der HIV/AIDS-Forscher auf den Punkt gebracht: „Wo ist die Forschung, die belegt, HIV ist die Ursache von AIDS? Wir wissen jetzt alles in der Welt über HIV. Es gibt jetzt 10.000 Forscher in der Welt, die sich auf HIV spezialisieren. Keiner hat irgendein Interesse an der Möglichkeit, dass HIV nicht AIDS verursacht, da ihr Spezialwissen zu nichts nutze ist, wenn HIV nicht die Ursache ist" (Mullis 1993).

Für dieses Heer von „HIV"-Spezialisten ist es ein verbotener Gedanke, sich vorzustellen, dass der systemische Glutathion-Mangel der so genannten HIV-Positiven wie ein gravierender Vitaminmangel durch „drei bis acht Gramm der natürlichen Aminosäure Cystein für sechs bis acht Monate" ausgeglichen werden kann und die AIDS- und Todesraten „dramatisch gesenkt" werden können (Herzenberg 1997). Selbst die Stanford-Forscher wagen diese Schlussfolgerung nicht auszusprechen. Sie stellten vorsichtig fest:
„Der vorläufige Beweis des verbesserten Überlebens, assoziiert mit der oralen Verordnung von N-Acetyl-Cystein, über den wir hier berichten, stimmt überein sowohl mit dem Mangel an reduziertem Glutathion (GSH), der ein bedeutender Bestimmungsfaktor für das Überleben bei AIDS ist, als auch mit der Erholung des reduzierten Glutathion-Spiegels (GSH), die potentiell günstige Effekte hat" (Herzenberg 1997).

Ein Jahr nach dem klinischen Erfolgsbericht über die „dramatische" Senkung der Erkrankungs- und Sterberaten von Glutathion-verarmten HIV-Positiven durch Cystein-Ausgleichstherapie hatten die Forscher des Stanford-Teams gemeinsam mit Forschern von der Northwestern Universität Chicago die Ursache für den Schwund von TH1-Immunzellen und die mangelnde Produktion von cytotoxischem NO-Abwehrgas demonstriert:

„Durch Einsatz von drei verschiedenen Methoden, das Glutathion von Mäusen mit transgenen T4-Helferzell-Rezeptoren und das Glutathion in konventionellen Mäusen zu vermindern, und durch Studium der Cytokin-Antwort gegen drei verschiedene Antigene in lebenden Mäusen und in Zellkulturen, zeigen wir, dass die Glutathion-Spiegel (GSH) in Antigen-präsentierenden Zellen bestimmen, ob TH1-Immun-antworten (Typ1-Cytokine) oder TH2-Antworten (Typ2-Cytokine) vorherrschen. Diese Befunde präsentieren neue Einsichten in die Veränderungen der Immunantworten bei HIV-Positivität und anderen Krankheiten" (Peterson 1998).

Mit anderen Worten, der toxisch, pharmakotoxisch, infektiös, alloantigen oder nutritiv verursachte systemische Glutathion-Mangel (GSH) der so genannten HIV-Positiven bewirkt die Redox-abhängige Umprogrammierung der T4-Helferimmunzellen auf Typ2-Cytokine, das Charakteristikum zum frühesten Zeitpunkt der so genannten HIV-Infektion (Übersicht bei Lucey 1996). Da Typ2-Cytokine die Produktion von cytotoxischem NO-Gas unterdrücken, können die T4-Helferimmunzellen intrazelluläre Erreger nicht mehr ausreichend eliminieren (Übersicht bei Mosmann 1996). Die Patienten sind folglich disponiert für opportunistische Infektionen (AIDS).

Die Hysterisierung des AIDS-Problems (ebenso wie die Dämonisierung des Krebsproblems) spiegelt eine unheilvolle Entwicklung in der modernen Medizin wider. Zwischen Medizinern, Medien, Politik, Pharmaindustrie sowie den betroffenen Patienten und dem allgemeinen Publikum besteht ein immenser Kapitalkreislauf, der letzten Endes nur so lange in Gang bleibt und von der Allgemeinheit finanziert wird, wie die Inszenierung der

Die Hysterisierung des AIDS-Problems (ebenso wie die Dämonisierung des Krebsproblems) spiegelt eine unheilvolle Entwicklung in der modernen Medizin wider, der Umsatz an teuren toxischen Chemotherapeutika bestimmt den Fluß der Forschungsgelder in die Labors, Klinikstationen und Spezialpraxen

Angst vor der vorgetäuschten tödlichen Sex- und Blutseuche aufrecht erhalten werden kann. Der Umsatz an teuren toxischen Chemotherapeutika bestimmt die Aktienbewertung der Pharmakonzerne und damit den Fluß der Forschungsgelder in die Labors, Klinikstationen und Spezialpraxen der 10.000 HIV-Spezialisten (Rappoport 1988, Adams 1989, Lauritsen 1990, 1993, Miller 1992, Berridge 1993, Willner 1994, Epstein 1996, Duesberg 1996, Hodgkinson 1996, Lang 1998, Shenton 1998).

Die HIV-Forscher erfinden ständig neue spitzfindige Eigenschaften des „heimtückischen HIV-Erregers" (Cooper 1999) und verkünden gleichzeitig ständig neue Verheißungen zur „HIV-Heilung" (Saag 1999) mit immer mehr Pharmagiften im chemotherapeutischen „Cocktail" nicht nur deshalb, weil ihr Spezialwissen zu nichts nutze wäre (Mullis 1993), sondern weil nach der Logik der Marktgesetze sofort der Geldhahn zugedreht würde und die „Jagd nach dem Virus" (Gallo 1991) beendet wäre, wenn die objektiven Forschungsdaten der Weltöffentlichkeit bekannt würden.

Die Hauptverantwortlichen der chemotherapeutischen Vergiftungsexzesse sind sich sehr wohl bewußt der Natur der „HIV-Charakteristika" als Folgeprodukte der Typ 2-Cytokin-Umschaltung der T4-Helferimmunzellen infolge der Glutathion-Verarmung

Einer der Hauptverantwortlichen für die Chemotherapieforschung und -praxis sowie die Begutachtung für die Marktzulassung und die Therapierichtlinien für so genannte hochaktive antiretrovirale Chemotherapeutika (HAART), der Chef des Nationalen Instituts für Allergien und Infektionskrankheiten der USA, Dr. Fauci, erklärte auf dem Welt-AIDS-Kongress im Juli 2000 in Südafrika, dass eine Elimination von so genannten HI-Viren durch HAART-Chemotherapie nicht erreicht werden könne (Fauci 2000). Dieses Eingeständnis im Kontrast zu den seit 1996 auch von Fauci massiv öffentlich propagierten Heilsversprechen der „HIV-Heilung" (Saag 1999) ist als indirekte Bestätigung zu werten, dass Fauci und seine Kollegen sich sehr wohl bewusst sind der Natur der „HIV-Charakteristika" als Folgeprodukte der Typ2-Cytokin-Umschaltung der Effektoren der T4-Helferimmunzellen infolge der zellulären Glutathion-Verarmung als Sensor für die genetische Software der Biosynthese der Cytokineiweiße. Der Immunologe Fauci und seine Kollegen hatten ab 1974 demonstriert, dass bestimmte T4-Immunlymphzellen unter Einfluss von Hydrocortison im Blutstrom abnehmen und diese Subgruppe von T-Zellen sich im Knochenmark ansammelt, um die B-Lymphzellen bei der Produktion polyklonaler Antikörper zu unterstützen (Fauci 1974, 1975, 1976 a, 1976 b, 1977, Haynes 1977). Bei schwer wiegenden akuten Stresszuständen, wie Verletzungen und Verbrennungen, ist der Abfall von T4-Helferimmunzellen im Blutstrom ebenfalls abhängig vom Cortisol-Spiegel bestätigt worden (Calvano 1986). Nach Auftreten der ersten AIDS-Fälle bei homosexuellen Patienten, deren Immunstatus gekennzeichnet war vom Absinken der Anzahl und der prooxidativen Stimulierbarkeit der T4-Helferlymphzellen im Blutstrom (CDC 1981 a, Gottlieb 1981, Masur 1981), zählten plötzlich die Erkenntnisse aus den siebziger Jahren nicht mehr. Im Zusammenspiel zwischen Retrovirus-Krebsforschern, Immunologen und Klinikern wurden die erniedrigten T4-Helferzell-Werte ursächlich auf das hypothetische Retrovirus HIV zurückgeführt, obwohl die charakteristischerweise gleichzeitig erhöhte Antikörperproduktion für die Richtigkeit der Erkenntnisse von Fauci und Kollegen aus den siebziger Jahren sprachen. Es ist entlarvend, dass Fauci, der es hätte besser wissen müssen, zu der Tatsache geschwiegen hat, dass Gallo die „HIV-Charakteristika" (Montagnier; Tahi 1997) bei Zugabe von Hydrocortison zu den T4-Helferzellkulturen von AIDS-Patienten besonders effektiv nachweisen konnte (Sarngadharan 1987) und dieses Faktum vorsätzlich nicht publiziert hat (Kremer 1998 a, 1998 c). Gallo hatte durch den Trick, im Reagenzglas in T4-Zellen von AIDS-Patienten durch Zugabe von Hydrocortison zunächst die Reverse Transkription zu forcieren und anschließend die Hydrocortison-Sperre der Cytokin-Synthese mit Interleukin-2 zu überwinden und folglich Interferon-γ zu aktivieren (Luedke 1990), das wiederum cytotoxisches NO stimuliert hat, zwei entscheidende „HIV-Charakteristika" produziert: RT und die scheinbare Zerstörung der T4-Zellen durch das „Retrovirus HIV" (Popovic 1984, Gallo 1984).

„Es ist uns völlig unverständlich, weshalb Fauci nach seinem Übertritt in die AIDS-Forschung seine eigenen Arbeiten nie mehr erwähnt hat" (Hässig 1998 a).

Die Behauptung der angeblichen Senkung der Sterberaten der „HIV-Infizierten" durch die mit dem Überleben nicht zu vereinbarende „Chemotherapie" beruht auf medizinischen Trickaussagen unter Verletzung der Regeln der Sokratischen Logik

Fauci demonstrierte seinen Kolleginnen und Kollegen auf dem Welt-AIDS-Kongress im Juli 2000 in Südafrika die brachenüblichen Praktiken, wie man das Versagen der „frühen und harten" Chemotherapie vor den Vertretern der internationalen Medien in therapeutische Scheinerfolge ummünzen kann:

„Wir haben mit der bislang entwickelten antiviralen Therapie die Sterblichkeitsrate von HIV-Infizierten deutlich senken können. Das ist ein Fortschritt" (Fauci 2000). Diese Aussage ist irreführend: In einem großen Patientenkollektiv von so genannten HIV-Positiven würde man graduell eine unterschiedliche Glutathion-Verarmung messen können (Herzenberg 1997). Werden diese Patienten ohne Cystein-Ausgleichstherapie chemotherapeutisch behandelt, werden die Patienten mit dem niedrigsten Glutathion-Wert nach Unterschreiten der kritischen Grenze zuerst AIDS-Symptome entwickeln und ein bestimmter hoher Prozentsatz versterben. Die Patienten mit den relativ günstigsten Glutathion-Ausgangswerten werden wesentlich länger die HAART-Dauertherapie tolerieren können. Vom Startzeitpunkt der HAART-Chemotherapie im Jahre 1996 bis zum Berichtsjahr 2000 wird sich also eine zeitlich verzögerte, abgeflachte Kurve der jährlichen Sterberate ergeben haben. Nach dem Sterbegipfel der anfälligsten, am stärksten Glutathion-verarmten so genannten HIV-positiven Patienten nach aggressiver Chemotherapie wird sich die Erkrankungs- und Sterbedauer der relativ weniger Glutathion-verarmten Patienten zeitlich strecken und der Eindruck entstehen, die chemotherapeutische Dauerbehandlung habe das Leben der Patienten verlängert bzw. die jährliche Sterberate gesenkt. Diese Selbst- und Fremdtäuschung beruht auf der falschen Prämisse der so genannten HIV-Infektion. Schon der griechische Philosoph Sokrates hat auf dem Marktplatz im antiken Athen die Menschen darüber aufgeklärt, dass man eine Beweisführung nicht aus der ungeprüften Prämisse ableiten darf. Sein Paradigma lautete:

„Alle Kreter sind Lügner, er ist ein Kreter, also lügt er".

Ebenso regelwidrig verstößt das Paradigma der HIV/ AIDS-Medizin gegen die Regeln der Logik:
„Jeder HIV-Positive muss sterben, der Patient ist HIV-positiv, also wird er sterben". Die Prämisse darf nicht die Beweisführung vorweg nehmen. Der Beweis der Prämisse ist vielmehr von intervenierenden Bedingungen abhängig, im Falle der HIV-Positiven die Prämisse der Sterberate (Fauci 2000) von den Ursachenfaktoren des primären Glutathion-Mangels und der Nicht-Behandlung des Glutathion-Mangels bzw. der Verschärfung des Glutathion-Mangels durch chemotherapeutische Dauerbehandlung abhängig von Dosis und Dauer sowie Disposition der Patienten. Niemand hat bewiesen, dass die Prämisse „HIV-positiv" eine unabhängige Variable ist, da diese zeitgleich mit der Variablen Glutathion-Mangel (Buhl 1989, Roederer 1991) und der Variablen Typ2-Cytokine (Clerici 1994, Lucey 1996) auftritt, während die Variable Typ2-Cytokine als abhängig von der Variablen Glutathion-Mangel und diese als abhängig von der Variablen prooxidativer Stress bewiesen ist (Peterson 1998).

Der erste Beweissatz der HIV/AIDS-Theorie: Die HIV-Infektion verursacht als unabhängige Variable die abhängige Variable prooxidative Überstimulation, diese verursacht die abhängige Variable Glutathion-Mangel, diese verursacht die abhängige Variable Typ2-Cytokin-Muster, diese verursacht die abhängige Variable cytotoxische NO-Hemmung, diese verursacht als abhängige Variable die mangelnde Elimination von intrazellulären Erregern (AIDS), diese verursachen als abhängige Variablen den unabwendbaren Tod der HIV-Infizierten; dieser Beweissatz der HIV/AIDS-Theorie ist objektiv widerlegt:
Die indirekten molekularen Marker der „HIV-Charakteristika" (Montagnier; Tahi 1997) konnten ausschließlich nur nach Stimulation von T4-Helferimmunzellen und Leukämiezellen mit Interleukin-2 und oxidierenden Substanzen (Mitogene) wie Phytohämagglutinin, Concanavallin A etc. nachgewiesen werden, niemals jedoch ohne Stimulation mit Interleukin-2 und ohne oxidierende Mitogene etc. (Übersicht Papadopulos-Eleopulos 1993 a, 1998 a).

Mit anderen Worten, die prooxidative Stimulation als unabhängige Variable verursacht sekundär die abhängige Variable „HIV-Charakteristika" in Zelltypen wie TH2-Zellen von AIDS-Patienten und Leukämiezellen, die bereits vor der prooxidativen Stimulation in der Zellkultur umprogrammiert sind (aufgrund der unabhängigen Variablen der primären prooxidativen Überstimulation infolge toxischer, pharmakotoxischer, chronisch inflammatorischer und/oder infektiöser, nutritiver, alloantigener, radiativer und anderer Ursachen) durch die abhängige Variablenkette Glutathion-Mangel → Typ2-Cytokin-Muster → cytotoxische NO-Hemmung → TH2-Immunzellen bzw. opportunistische Tumorzellen (Übersicht bei Lucey 1996, Lincoln 1997, Peterson 1998, Hässig 1998 b, Kremer 1999).

Aus dieser Beweislage ergibt sich aus der sokratischen Logik, dass so genannte HI-Viren nicht die Ursache von AIDS sind und die Sterberate der so genannten HIV-Positiven durch prooxidative Chemotherapeutika wie AZT etc./Cotrimoxazole etc. als sekundäre Ursache begünstigt wird, wenn das erste Glied in der abhängigen Variablenkette, der Glutathion-Mangel nicht ausgeglichen wird (Herzenberg 1997, De Rosa 2000).

Der primäre Sterbegipfel der so genannten HIV-Positiven ist also abhängig von dem vertrauensvollen Konsum des Cocktails aus prooxidativen Pharmagiften durch die am stärksten Glutathion-verarmten HIV-Positiven. Die zeitverzögerte, nach jährlicher Inzidenz abgeflachte Sterberate der HIV-Positiven ist Spiegelbild der Effekte der pro-oxidativen Chemotherapeutika bei den HIV-Positiven mit den relativ höheren Glutathion-Ausgangswerten. Die Abflachung der Sterbekurve der so genannten HIV-Positiven wurde begünstigt dadurch, dass zunehmend mehr so genannte HIV-Positive die aggressive Chemotherapie offen oder verdeckt verweigert haben. Diese Überlebensstrategie gilt insbesondere für die bei weitem größte Patientengruppe, die homosexuellen Männer in den westlichen Metropolen, die aufgrund der Kommunikationskanäle in der Gay-Szene trotz der angstpsychologischen Pressionen der HIV/AIDS-Mediziner sowie der anhaltenden Desinformation und Aufklärungsblockade der Medien relativ gut informiert sind über „Risiken und Nebenwirkungen" der wechselnden chemotherapeutischen Strategien der HIV/AIDS-Mediziner nach 15 Jahren „geplanter Experimente am Menschen" (Thomas 1984). Das HIV/AIDS-Establishment propagiert jedoch die relativ verbesserte Überlebensrate durch die (offene oder verdeckte) Verweigerung der Chemotherapie als angeblichen Therapieerfolg durch HAART. Den Umsatzrückgang der Chemotherapeutika versucht man durch verschärften Absatzdruck in den Entwicklungsländern wettzumachen.

Der von Dr. Fauci als Fortschritt apostrophierte medizinstatistische Effekt der zeitlich verzögerten Sterberaten beweist also nicht die Wirksamkeit gegen so genannte HI-Viren, sondern beweist lediglich die vom Stanford-Team

Die nachgewiesene Korrelation zwischen dem Glutathion-Spiegel und Krankheitsmanifestationen bei Alterspatienten beweist, dass „HIV-Positive" als zellbiologisch vorgealterte Patienten angesehen werden können aufgrund der vorangegangenen langfristigen prooxidativen (nitrosativen und oxidativen) Überbelastung der Zellsymbiosen

demonstrierte Korrelation zwischen dem Grad der abhängigen Variablen des erniedrigten Glutathion-Spiegels und der Überlebensrate (Herzenberg 1997).

Die Korrelation zwischen dem Glutathion-Spiegel und der Erkrankungsrate wurde bei Alterspatienten in einer Studie der Universität Birmingham in England nachgewiesen. Es wurden die Glutathion-Werte bei gleich großen Gruppen von gesunden jüngeren Personen, gesunden Altersprobanden, chronisch kranken ambulanten Alterspatienten sowie akut behandlungsdürftigen Alterspatienten im Krankenhaus (alle Alterspatienten im Alter über 70 Jahre) gemessen. Gegenüber den gesunden Jüngeren waren die Glutathion-Werte der über 70-jährigen um mehr als 50 % vermindert, die Glutathion-Spiegel der Krankenhauspatienten waren am niedrigsten, die Glutathion-Spiegel der ambulanten Alterspatienten waren niedriger als bei den gesunden Altersprobanden. Ebenfalls waren die Lipidhydroperoxid-Werte (LHP) als Ausdruck der prooxidativen Zellschädigung bei akuten Alterspatienten im Krankenhaus am höchsten und bei gesunden Jüngeren am niedrigsten (Nuttall 1998).

In dieser Hinsicht kann man die so genannten HIV-Positiven als vorgealterte Patienten ansehen aufgrund der vorausgegangenen langfristigen prooxidativen Überbelastung der Zellsymbiosen. Ein therapeutischer Fortschritt im Sinne von Dr. Fauci wäre aber nur dann zu konzedieren, wenn in kontrollierten Studien so genannte HIV-Positive vergleichsweise
– in einer Behandlungsgruppe von Thiol-verarmten Patienten mit einer Ausgleichstherapie ohne jegliche antiretrovirale Chemotherapie und ohne chemotherapeutische PCP-Dauerprophylaxe etc. behandelt würden,
– eine zweite Behandlungsgruppe mit Thiol-Mangel mit einer Ausgleichstherapie mit gleichzeitiger HAART-Chemotherapie etc. plus Cotrimoxazol-Dauerprophylaxe behandelt würde (Herzenberg 1997)
- und eine dritte Behandlungsgruppe allein mit HAART-Dauerbehandlung etc. und Cotrimoxazole-Dauerprophylaxe etc. behandelt würde.

Solche kontrollierten Vergleichsstudien gibt es jedoch im Gegensatz zu den zahllosen klinischen Chemotherapiestudien nicht, da klinische Therapiestudien mit so genannten HIV-Positiven, die ausschließlich mit biologischen Ausgleichsmaßnahmen behandelt worden sind, wegen der Fixierung auf die HIV/AIDS-Theorie nicht als Vergleichsstudien durchgeführt und finanziert worden sind. Die abnehmende Progression der „Ansprechbarkeit" auf HAART bereits nach neun bis zwölf Monaten in Korrelation zur Gesamtdosis der chemotherapeutischen Substanzmengen vor und während der klinischen CDC-Studie (CDC 2000) beweist jedoch mittelbar den Kausalzusammenhang zwischen der abnehmenden Glutathion-abhängigen Entgiftungskapazität der Patienten und der Tolerierbarkeit der Glutathion-vermindernden Chemotherapie. Dieser zwingende naturgesetzliche Zusammenhang

Als letzte irrationale Ausflucht vor der Verantwortung für die tödlichen Folgen der objektiv falschen Krankheitstheorie forderten die Virusjäger auf dem Welt-AIDS-Kongreß 2000 den Einsatz von noch mehr Chemotherapeutika, absurderweise in Kombination mit Impfstoffen gegen die menschlichen nichtinfektösen Streßeiweiße, die Folgeprodukte und nicht die Ursache der systemischen Störung der Zellsymbiosen sind

müsste eigentlich aufgrund der Ergebnisdaten der Krebsmedizin jedem Arzt bewusst sein: Dreieinhalb Jahre durchschnittliche Überlebenszeit nach Chemotherapie und zwölf Jahre durchschnittliche Überlebenszeit ohne Chemotherapie (Abel 1990).

Die HIV/AIDS-Medizin ist aber ebenso wie die Krebsmedizin weit davon entfernt, aus diesen Erkenntnissen die zwingenden Konsequenzen zu ziehen:

„Mit diesen Worten hat Fauci bei der 13. Internationalen AIDS-Konferenz in Durban an seine Kollegen appelliert, intensiv die Forschung gegen HIV voranzutreiben: Die jetzigen Behandlungsmöglichkeiten können nicht unsere Antwort auf den AIDS-Erreger bleiben. Wir brauchen neue Substanzen ... Ein Konzept für die Zukunft könnte zum Beispiel sein, medikamentöse Behandlung mit Vakzinierungen zu kombinieren" (Fauci 2000).

Dr. Fauci fordert also Impfstoffe gegen die gleichen menschlichen Stresseiweiße, die auch in prooxidativ aktivierten T4-Zellkulturen von AIDS-Patienten plus menschlichen Leukämiezellen freigesetzt werden und den phantomhaften so genannten HI-Viren zugeschrieben werden, und diese Impfstoffe mit noch mehr prooxidativen Chemotherapeutika zu kombinieren. Die pervertierte wissenschaftliche Neugier ist offensichtlich immer noch nicht befriedigt, nämlich in einer „geplanten Serie menschlicher Experimente" (Thomas 1984) herauszufinden, „was passieren würde, wenn man den vermutlichen Abwehrmechanismus der zellulären Immunität des Menschen aufhebt?" (Thomas 1984). Nach zwanzig Jahren AIDS-Therapie sind die HIV/AIDS-Mediziner trotz der eindeutig immunotoxischen und zelltoxischen Effekte jeder Art infolge chemotherapeutischer und chemo-antibiotischer Dauerbehandlung bei so genannten HIV-Positiven und AIDS-Patienten aufgrund der objektiv falschen Krankheitstheorie und des Versagens der HAART-Dauerbehandlung etc. angeblich immer noch „sehr verwirrt über die Mechanismen der Verminderung der T4-Helferimmunzellen; aber zumindest jetzt verwirrt auf einem höheren Verständnisniveau" (Balter 1997) und behaupten immer noch:

Die Tatsache, dass die so genannten HIV-Positiven Langzeitüberlebenden ausnahmslos nicht mit AZT etc., Bactrim etc., behandelt worden sind, beweist, dass die „HIV"-stigmatisierten Patienten als Opfer der elementaren Kunstfehler der Retrovirus-AIDS-Krebs-Medizin sterben

„Das Rätsel des Schwundes der T4-Helferimmunzellen bleibt ungelöst" (Balter 1997).

Die in der medizinischen Spezialliteratur verfügbaren Publikationen über so genannte Langzeitüberlebende in westlichen Ländern (definiert im Sinne der objektiv falschen Krankheitstheorie von der früher oder später angeblich unabwendbar tödlichen so genannten HIV-Infektion) zeigen, dass es sich bei der so genannten HIV-induzierten erworbenen Immunzellschwäche (AIDS) um primär Glutathion-verarmte Patienten handelt, deren nicht behandelter Glutathion-Mangel sekundär zum chemotherapeutisch induzierten Pharma-AIDS fortschreitet:

„Bei der Durchsicht der acht Arbeiten über HIV-positive ‚long term non progressors', die über zehn Jahre klinisch symptomfrei verblieben sind, fiel uns auf, dass sie ausnahmslos nicht mit nukleosidanalogen Substanzen (AZT etc.) behandelt worden sind (Buchbinder 1994, Hoover 1995, Hogervorst 1995, Cho 1995, Pantaleo 1995, Harrer 1996, Montefiori 1996, Garbuglia 1996). Wir betrachten diese Beobachtung als Bestätigung der in dieser Arbeit beschriebenen Warnung vor dem prophylaktischen und therapeutischen Einsatz dieser zur Krebsbehandlung entwickelten Zellgifte" (Hässig 1998 a).

XI. Das lebensrettende Wissen vom Heilen

Zur Praxis der Diagnostik, Vorbeugung und Behandlung von AIDS und anderen systemischen Erkrankungen - Ausbalancieren statt eliminieren

Die vorherrschende AIDS- und Krebsmedizin ist bisher durch Unkenntnis oder Nicht-Kenntnisnahme der evolutionsbiologisch konservierten bioenergetischen, genetischen und metabolischen Grundbedingungen der intakten oder gestörten Wechselschaltung der Zellsymbiosen ganz überwiegend erfolglos geblieben. Die einseitige medizinische Intervention durch Eliminationsversuche von so genannten HI-Viren sowie die Eradikation von Krebszellen und Metastasen durch prooxidative Chemotherapie hat naturgemäß mehr Schaden als Nutzen gestiftet.

Die Krankheitstheorie "HIV verursacht AIDS" als Folgekonstrukt der Retrovirus-Krebsforschung hat überdeutlich den Irrweg der modernen High-Tech-Labormedizin demonstriert. Experimentelle und klinische Forschungsdaten seit der historischen Aussage von Warburg, dass die Ursache keiner Krankheit besser bekannt sei als die Ursache von Krebs, zeigen jedoch den Ausweg aus dieser diagnostischen, präventiven und therapeutischen Sackgasse.

Die Diagnose eines Laborbefundes "HIV-positiv", also die Feststellung eines positiven Testergebnisses im so genannten Anti-HIV-Antikörpertest kann nicht handlungsleitend sein, da es keinen so genannten HIV-Test gibt, weder im ELISA-Testverfahren noch im Westernblot-Verfahren, welcher Eiweiße eines "Retrovirus HIV" als Testantigen enthält (Übersicht bei Papadopulos-Eleopulos 1993 a). Der Test enthält Eiweiße aus menschlichen Zellkulturen und ist so geeicht, dass er das Vorhandensein von überdurchschnittlich hohen Antikörpermengen anzeigt. Solche Antikörper sind nicht spezifisch und können bei TH2-Zelldominanz

Der so genannte Anti-HIV-Antikörpertest als unspezifischer Indikator (Nicht-Anti-HIV-Antikörpertest)

gegen alle möglichen körpereigenen oder mikrobiellen Antigen-Eiweiße gebildet worden sein (Hässig 1996 c, 1998 a, 1998 b, 1998 c, Papadopulos-Eleopulos 1997 c, Wang 1999). Der so genannte HIV-Test sagt auch nichts aus über den Zeitpunkt der erhöhten Antikörperbildung. Da Antikörper langfristig im Blutserum überdauern, kann der Anstieg des Antikörper-Spiegels zeitlich zurückliegen oder es können die Ursachen für diesen Antikörperanstieg zum Testzeitpunkt noch gegeben sein.

Der DHT-Hautreaktionstest und der Immunzellstatus als Indikator für eine TH2-Immunzell-Dominanz

Zur Orientierung über die T-Zellreaktivität ist der leicht durchzuführende Delayed Type Hypersensitivity-Hauttest (DTH-Hauttest) mit Recall-Antigenen geeignet (Christou 1986, 1995). Schwache oder anerge Reaktion erlaubt die Annahme, dass eine TH2-Immunzelldominanz gegeben ist.

Die Messung der T-Helferimmunzellen (T4-Zellen oder CD4+-Zellen) im strömenden Blut gibt keine Auskunft über die Balance der TH1-Zellen im Verhältnis zu den TH2-Zellen, da noch kein verlässlicher Oberflächenmarker nachgewiesen wurde, um routinemäßig den Anteil der Untergruppen der TH1- und TH2-Zellen differenzieren zu können. Dies ist nur möglich durch spezielle Messung der Typ1-Cytokin- und Typ2-Cytokin-Muster der T-Helferimmunzellen. Ist die T-Helferzellzahl und die Ratio T4/T8-Zellzahl deutlich erniedrigt bei gleichzeitiger Abnahme der Natürlichen Killer(NK)-Zellen, Neutropenie (Verminderung der neutrophilen Granulozyten unter die Norm) und gleichzeitiger Eosinophilie (Zunahme der eosinophilen Granulozyten) und erhöhten Antikörper-Spiegeln (insbesondere Immunglobulin G und E) ist mit hinreichender Sicherheit eine TH2-Immunzell-Dominanz anzunehmen.

Die intrazellulären und Plasmawerte des reduzierten Glutathion in Verbindung mit den Cystein-, Glutamin-, Arginin- und Glutamat-Werten im Plasma sowie dem Immunzellstatus als Indikator für die präventive und therapeutische Intervention

Entscheidend für die präventive und therapeutische Intervention bei so genannten HIV-Positiven ist die Messung der reduzierten Glutathion(GSH)-Werte im Plasma und der intrazellulären GSH-Werte in T4-Zellen als Indikator für den Zustand der Redox-Balance und damit die Leistungsfähigkeit des gesamten Immunzellnetzwerks. So genannte HIV-Positive mit normalen

GSH-Werten im Plasma und intrazellulär in T4-Zellen und anderen peripheren Blutzellen, normalen Cystein-, Glutamin-, Arginin- und Glutatmat-Werten im Plasma sowie ausgeglichenen Messwerten der T4-Zellen, NK-Zellen, Neutrophilen und Eosinophilen im normalen Schwankungsbereich sind nicht gefährdet für opportunistische Infektionen und bedürfen einer eingehenden Aufklärung über die klinische Bedeutungslosigkeit eines isolierten so genannten HIV-positiven Testbefundes. Auch die orthodoxe HIV/AIDS-Medizin räumt ein, dass 5 % der so genannten HIV-positiven Testbefunde "falsch positiv" sind, also 5 % der so genannten HIV-Positiven auch im Sinne der HIV/AIDS-Theorie völlig unbegründet mit einem ärztlichen Todesurteil konfrontiert werden, ohne dass die "falsch Positiven" individuell von den "echt Positiven" unterschieden werden können. Auch dieser Aspekt zeigt, wie irrational die Vorgehensweise der HIV/AIDS-Mediziner ist, die mögliche Krankheitsgefährdung von symptomfreien Patienten aufgrund eines mehr als obskuren Antikörpertests, der Messung des T4-Zellstatus und der nicht standardisierten unspezifischen Messung so genannter HIV-RNA als virus load (Viruslast) mittels der fehleranfälligen PCR-Methode zu diagnostizieren und vorauszusagen.

Löst man sich mental und tatsächlich von der Obsession der so genannten HIV-Infektion als Ursache von AIDS und geht von der gesicherten Tatsache aus, dass ein normgerechter Glutathion(GSH)-Spiegel in allen Immunzellen und Nicht-Immunzellen von zentraler Bedeutung für die Vitalität und Leistungsfähigkeit der intakten Zellsymbiosen sowie eine ausgeglichene Redox-Balance ist, so muss ein nachgewiesener Glutathion-Mangel obligatorisch behandelt werden. Dieser ärztliche Grundsatz gilt völlig unabhängig von irgendwelchen "HIV-Charakteristika" für symptomfreie und symptomatische Patienten mit bekanntem oder nicht bekanntem prooxidativem Stressrisiko (Ohlenschläger 1991, 1992, 1994, Scandalios 1992, Meister 1995).

Bei Risikopatienten mit erkennbarer exzessiver prooxidativer Belastung ist die Kausalkette der TypII-Geg-

Ein nachgewiesenes Defizit des reduzierten Glutathion (GSH) ist obligatorisch behandlungsbedürftig

Die unabhängige Variable starker und/oder langdauernder prooxidativer Stress und die abhängige Variable Glutathion-Verarmung lösen die Kausalkette der Typ II-Gegenregulation der Zelldyssymbiose aus

enregulation der Zelldyssymbiose in Immunzellen bzw. Nicht-Immunzellen eindeutig bewiesen:
- starker oder langdauernder prooxidativer Stress → Glutathion-Verarmung → Verlust der Redox-Balance → Typ1-Typ2-Cytokin-switch (TH1-TH2-switch) → Synthesehemmung cytotoxisches NO → opportunistische Infektionen → Organversagen (AIDS)
- starker oder langdauernder prooxidativer Stress → Glutathion-Verarmung → Verlust der Redox-Balance → Typ1-Typ2-Cytokin-switch → Mitochondrien-Inaktivierung → aerobe Glykolyse → Re-Fötalisierung → Wasting-Syndrom → Organversagen (AIDS, Krebs, Nerven- und Muskelzelldegeneration u. a. Systemerkrankungen).

Das Basiskonzept zum Ausgleich der Redox-Balance

Ist labordiagnostisch die Annahme einer Glutathion-Verarmung und eines Cystein-Defizits (Thiol-Mangel-Syndrom) sowie immunologisch einer TH1-TH2-Dysbalance bestätigt, sind prinzipiell nicht-toxische Ausgleichsmaßnahmen notwendig und wirksam, um die Redox-Leistung auszubalancieren:
- Minimierung prooxidativer Belastungen
- Ausgleich des Thiol-Mangels
- Ausgleich der Aminosäuren-Dysregulation
- Leberschutz zur Entlastung des systemischen Thiol-Mangels
- Modulation der Typ II-Gegenregulation
- Ausgleich der Mikronährstoffe
- Stärkung der extrazellulären Matrix
- Mitochondrien-Aktivierung
- Dämpfung der hormonellen Stresslage
- Angstabbau und psychagogische Hilfen

Das Glutathion-System der Zellsymbiosen muss eine Unmenge an Giftstoffen und potentiell krebserzeugenden Substanzen abfangen und über Cystein-Kopplung in nierengängige Merkaptursäure umwandeln

Die martialischen Schlachtgemälde der HIV/AIDS-Medizin vom „täglichen Titanenkampf zwischen den HI-Viren und dem Immunsystem" (Ho 1995 a, 1995 b) haben den Blick dafür verstellt, was die zeitverzögerte prooxidative Belastung im Allgemeinen und im speziellen Sinne für die Glutathion-geschützten Zellsymbiosen in Immunzellen und Nicht-Immunzellen tatsächlich bedeutet. Der menschliche Organismus ist im täglichen zivilisatorischen Umfeld der Einwirkung von annähernd 60.000 chemischen Verbindungen ausgesetzt, von denen 4000 bis 6000 krebserzeugende Eigenschaften aufweisen. Allein die Hautmakrophagen und die T-Immunzellen der Oberhaut müssen im Verbund mit dem gesamten Immunzellnetzwerk enorme Glutathion-verbrauchende Entgiftungsarbeit für die Redox-Stabilisierung leisten. Zahlreiche Konservierungsmittel (Lindan, Pentachlorphenol, halogenierte Fungizide), 8000 Färbemittel, davon circa 2000 nitrosative Azofarbstoffe und 6000 Textilhilfsmittel (halogenierte Kohlenwasserstoffe, Phosphorsäureester, Formaldehyd, Ammoniak u. a.) dringen zum großen Teil durch die Haut ein und müssen fortlaufend in den Immunzellen und Nicht-Immunzellen durch reduziertes Glutathion (GSH) direkt oder enzymatisch mit Unterstützung der Enzyme der mischfunktionellen Oxygenasen des Cytochromsystems gehindert werden, unkontrollierte Kettenreaktionen auszulösen, welche die Reservekapazität der Zellsymbiosen überfordern würden.

Hinzu kommt die zunehmende Inhalation von Aerosolen über die Lunge (Stickoxide, Nitrosamine, Ozon, aromatische Kohlenwasserstoffe wie Benzpyren, Benzanthrazen u. a., Metallstäube, organische Lösungsmittel, Plutonium, Radon u. a.). Diese nitrosativen und oxidativen Stressoren müssen ebenfalls durch GSH neutralisiert werden, um die Schädigung der Bronchial- und Lungenepithelzellen sowie der Lungenmakrophagen und T-Helferzellen und des besonders verletzlichen Oberflächenschutzfaktors (Surfactantfactor) zu verhindern. Der GSH-Verbrauch wird gleichzeitig strapaziert durch eine Vielzahl von mehr als 1000 Giftstoffen in den Produkten der konventionellen Landwirtschaft und Lebensmittelindustrie (Schwermetalle, Insektizide, Pestizide, Nitrate, Nitrosamine, aliphatische und aromatische Kohlenwasserstoffe, Monomere und Oligomere sowie Weichmacher von Kunststoffen, Farbstoffe, Konservierungsmittel, Aldehyde u. a.). Diese Nahrungsgifte kontaminieren nicht nur Darm-, Leber- und Bauchspeicheldrüsenzellen, sondern belasten auch unmittelbar die T-Helferimmunzellen in der Darmwand und in der Milz, die den größten Anteil des T-Zellreservoirs im Organismus bilden (Übersicht bei Ohlenschläger 1992).

Die Summe der elektrophilen (elektronenempfangenden) Giftstoffe muss auf mehreren Stufen durch das nukleophile (elektronenspendende) GSH durch Konjugation mithilfe spezieller Enzyme (Glutathion-S-Transferasen) entsorgt werden. Nach der Konjugation der Fremdstoffe mit dem GSH werden von dem Glutathion-Tripeptid die Aminosäuren Glutamin und Glycin durch Enzyme abgespalten, es entsteht ein Cystein-Konjugat, das acetyliert wird und Wasser abgibt. Es entsteht das stabile Endprodukt Mercaptursäure, die gut wasserlöslich ist und über Niere und Leber ausgeschieden werden kann (Übersicht bei Ohlenschläger 1992).

Durch die ständige erzwungene Kopplung an toxische Fremdmoleküle durch das Glutathion-System wird den Zellsymbiosen ständig eine enorme Menge Cystein entzogen mit der Gefahr des systemischen Glutathion-Mangel-Syndroms

Diese Skizzierung der Grundvorgänge der Entgiftung von prooxidativen Fremdstoffen durch das einzigartige und wichtigste nukleophile Molekül in allen Zellsystemen und Zellsymbionten des menschlichen Organismus ist für das Therapieverständnis von entscheidender Bedeutung. Sie demonstriert, dass neben der fortgesetzten Aufgabe des Glutathions, zahllose Redox-Oszillationen mit nitrogenen Oxiden und reaktiven Sauerstoffspezies auszugleichen, radikalische Kettenreaktionen zu begrenzen und die radikalischen Zwischenstufen der Ascorbinsäure (Vitamin C) sowie des ß-Carotin, Vitamin E u. a. zu renaturieren, ständig durch die erzwungene Konjugation von toxischen Fremdmolekülen an GSH dem Organismus Cystein entzogen wird. Die Folge ist, dass der erhöhte Bedarf der ausgleichenden Neusynthese von Glutathion nicht mehr gedeckt werden kann, wenn exzessive prooxidative Zusatzbelastungen die Kapazität der Biosynthese des GSH überfordern. Die Redox-Balance droht also zu kippen, wenn die kritische Reservekapazität des OXPHOS-Systems der Mitochondrien erschöpft wird und mangels Glutathion-Schutz als multifunktioneller Basis aller vitalen Zelleistungen die Fluidität des Mikro-Gaia-Milieus des optimalen Antriebsgasgemisches der Zellsymbiose aus NO/O_2- /Peroxinitrit nicht mehr aufrecht erhalten werden kann. Je nachdem, wie schnell und wie steil der exponentielle Anstieg der Gaskomponenten sich vollzieht, werden inflammatorische Cytokin-Muster synthetisiert, die Apoptose und Nekrose auslösen, oder immunzellschwächende Cytokin-Muster synthetisiert, die zu Pre-AIDS und AIDS, Krebs und Nerven- und Muskelzelldegeneration führen können.

Trotz des Nachweises der wirksamen Verminderung der „HIV-Charakteristika" durch N-Acetyl-Cystein wurden die „HIV-Positiven" und AIDS-Patienten nicht obligatorisch mit den reduzierenden Substanzen Cystein und Glutathion, die „billig, ohne weiteres verfügbar und praktisch frei von irgendwelchen ernsthaften Nebenwirkungen sind", behandelt

Es lässt sich rational nicht nachvollziehen, warum seit Nachweis der systemischen und intrazellulären Glutathion-Verarmung in Immunzellen und Nicht-Immunzellen von so genannten HIV-Positiven zum frühestmöglichen Zeitpunkt der so genannten HIV-Serokonversion (Buhl 1989, Eck 1989, Roederer 1991) die HIV/AIDS-Mediziner trotz des sehr detaillierten und differenzierten Wissens um die lebensentscheidende Bedeutung des Glutathion-Systems für die Vitalität aller Zellsysteme (Ohlenschläger 1991) den Glutathion-Mangel der so genannten HIV-Infizierten nicht obligatorisch behandelt haben. Bereits 1985 hatte das Forschungsteam vom Royal Hospital im australischen Perth die nahe liegende Hypothese diskutiert, dass der oxidative Stress durch die Risikofaktoren die primäre AIDS-Ursache sei und ausgeglichen werden könne durch Glutathion und N-Acetyl-Cystein (Papadopulos-Eleopulos 1988). Die Kliniker der Perth-Gruppe stellten die beschwörende Frage:

„Reduzierende Substanzen und AIDS - warum warten wir? ... Es gibt jetzt überreichliche Beweise, dass HIV-positive Patienten als auch AIDS-Patienten einen veränderten Redox-Status haben und dies ein bedeutender Faktor in ihrem Krankheitsprozess sein kann. Zum Beispiel zeigten Eck und seine Kollegen im Februar 1989, dass die Plasma-Spiegel von säurelöslichen Thiolen (Cystein) und die Glutathion-Spiegel in den einkernigen Zellen im strömenden Blut und in Monozyten (den Vorläuferzellen der Makrophagen) signifikant in den verschiedenen AIDS-Gruppen vermindert sind (Eck 1989). Ihre Studien in Zellkulturen zeigten ebenfalls eine starke Abhängigkeit der intrazellulären Glutathion-Konzentration von extrazellulärem Cystein mit einer gleichzeitig starken Korrelation zwischen der Glutathion-Konzentration und der Lebenstüchtigkeit und funktionellen Aktivität der T-Immunzellen. Im Dezember 1989 beschrieben Buhl et al. systemischen Glutathion-Mangel und Glutathion-Mangel in der Flüssigkeit der Lungenschleimhaut bei symptomfreien HIV-positiven Personen (Buhl 1989). Die berichteten Werte betrugen 30 % bzw. 60 % der Werte bei gesunden Kontrollpersonen. Die Autoren wiesen darauf hin, obwohl ohne Erklärung, der Glutathion-Mangel könnte ein direkter Ursachenfaktor für die verminderte Immunfunktion sein, wie bei den Patienten mit HIV-Infektion beobachtet wurde. Glutathion ist das Haupttransportsystem im Plasma für die Schwefel-Wasserstoff-Gruppen enthaltende Aminosäure Cystein, die selbst ein wichtiges Antioxidans ist. Oxidierende Substanzen verursachen DNA-Strangbrüche der T-Lymphzellen und schädigen viele ihrer natürlichen Funktionen. Verbindungen mit Schwefel-Wasserstoff-Gruppen steigern ebenfalls eine Anzahl von Funktionen der T-Lymphzellen in der Zellkultur, einschließlich der Reifung der T-Lymphzellen nach Stimulation durch mitogene Substanzen (Phytohämagglutinin, Concanavallin A) und der Differenzierung von T- und B-Lymphzellen. Die Tatsache, dass Glutathion-Mangel eindeutig demonstriert wurde in den Lungen von HIV-positiven Patienten, kann von großer Bedeutung sein zum Verständnis des Entstehens der opportunistischen Lungeninfektion, die AIDS charakterisiert (Lungenentzündung durch die Pneumocystis Carinii-Pilzerreger = PCP, die bis heute häufigste AIDS-Indikatorkrankheit) ... Es gibt zumindest zwei reduzierende Substanzen, die billig sind, ohne weiteres verfügbar und praktisch frei von allen ernsthaften Nebenwirkungen. Diese sind Glutathion und N-Acetyl-Cystein. Die letztere ist Ärzten vertraut als ein Medikament ursprünglich angewendet für die Behandlung der chronischen Bronchitis und wahrscheinlich erst in jüngerer Zeit als Gegenmittel bei Paracetamol-Vergiftung. Herzenberg von der Stanford-Universität hat vor kurzem den Ausgleich

Statt der wirksamen nicht-toxischen Ausgleichstherapie hat das medizinisch-industrielle Kartell mit ungesetzlichen Manipulationen den Einsatz der teuren, hochtoxischen und krebserzeugenden AZT-Chemotherapie für symptomatische und symptomfreie „HIV-Positive" im Eilverfahren erzwungen

von niedrigen systemischen Glutathion-Werten demonstriert bei HIV-positiven Patienten durch Verordnung von N-Acetyl-Cystein (Roederer 1990). Experimente mit Zellkulturen zeigen, dass N-Acetyl-Cystein hoch erwünschte Effekte erzeugen kann gegen die HIV-Vermehrung einschließlich der Verminderung des Erscheinens des p24-Eiweißantigens (Clayton 1990). Eine italienische Firma, Zambon, wird ein Patent für dieses Medikament zum Zweck der Behandlung von AIDS erhalten, wenn die US-Behörde für die Zulassung von Medikamenten, FDA, die ersten klinischen Versuche genehmigt. Oxidativer Stress ist ein wichtiger Mechanismus für AIDS und sein möglicher Ausgleich durch reduzierende Substanzen wurde zur Diskussion gestellt durch australische Forscher seit 1985 (Papadopulos-Eleopolos 1988, 1989). Mit Sicherheit ist es an der Zeit, dass man Therapieversuche durchführt mit reduzierenden Substanzen" (Turner 1990).

Die Forschungsdaten waren eindeutig. Die Anwesenheit des Eiweißmoleküls p24 hatten Montagnier und Gallo als zweiten „molekularen Marker" für so genannte HI-Viren neben der Anwesenheit des Reparaturenzyms Reverse Transkriptase (RT) fehlinterpretiert. Der Nachweis der Hemmung dieser zellulären prooxidativen Stressprodukte p24 und RT in Glutathion-verarmten Immunzellkulturen durch Zugabe von reduzierenden Substanzen, die „billig, ohne weiteres verfügbar und praktisch frei von irgendwelchen ernsthaften Nebenwirkungen sind, nämlich Glutathion und N-Acetyl-Cystein" (Turner 1990), gefährdete jedoch die Interessen der Pharmaindustrie und der von dieser abhängigen Laborforscher und Kliniker, deren Forschungsetat überwiegend aus dem Umsatzerlös von teuren Chemotherapeutika finanziert und refinanziert wird, da die reduzierenden Substanzen Cystein und Glutathion nicht patentierbar sind. Auf dem Hintergrund der seit Ende der achtziger Jahre gesicherten Erkenntnisse der evolutionsbiologisch programmierten Gesetzmäßigkeiten der Wechselwirkung zwischen der durch das zentrale Cystein/Glutathion-System gewährleisteten lebensentscheidenden Redox-Balance sowie der Mitochondrien-Vitalität, der NO/ROS-

Produktion und der Balance der Cytokin-Muster zeichnete sich das Fiasko für die aggressiven Therapiestrategien der AIDS- und Krebsmedizin ab. Das Eingeständnis der fatalen Wissenschaftsirrtümer und der eindeutigen Rolle von toxischen und pharmakotoxischen Industrieprodukten für die Entstehung von AIDS, Krebs und anderen systemischen Erkrankungen sowie des tödlichen Versagens der AIDS- und Krebstherapie durch toxische Chemotherapeutika hätte unabsehbare politische, soziale, ökonomische, wissenschaftliche und medizinische Konsequenzen ausgelöst (Epstein 1998).

Die Antwort des von Retrovirus-Krebsforschern dominierten AIDS-Establishments war eindeutig: Die umwälzenden Erkenntnisse der neueren Zellsymbiose-Forschung wurden ignoriert und die Weltöffentlichkeit und die Medien bis heute mit variantenreichen Behauptungen über die angebliche Wirksamkeit der so genannten antiretroviralen AIDS-Therapie vorsätzlich getäuscht. Die eindeutige Fragestellung des australischen Forschungsteams:
„Da AIDS eine einhundertprozentige Sterblichkeitsrate aufweist und 60 % der HIV-positiven Patienten innerhalb von fünf Jahren AIDS entwickeln sollen, wäre es nicht rational begründet, dringende Überlegungen anzustellen für Therapieversuche und Prävention mit reduzierenden Substanzen (Cystein, Glutathion)?" (Turner 1990) wurde von der US-Arzneimittelüberwachungsbehörde FDA mit der Zulassung des Glutathionverbrauchenden AZT für symptomfreie HIV-Positive im Eilverfahren beantwortet (Friedland 1990).

Die nachgewiesene nicht-toxische Ausgleichstherapie mit Cystein/Glutathion wurde nicht gefördert.

Der Cystein-Bedarf bei systemischen Störungen der Redox-Balance wird meist erheblich unterschätzt, beispielsweise ist der erhöhte Protonenverbrauch bei sauerstoffunabhängigem Zuckerabbau zur ATP-Energiegewinnung zur Wiederaufbereitung der anfallenden Laktatmengen kalkuliert worden auf eine entsprechende Protonenspende von 23 Gramm Cystein pro

Die ausreichende Dosierung und die verbesserte Bioverfügbarkeit von Cystein (NAC) und Glutathion (GSH) in Kombination mit Coenzym 1 (NAD) und pflanzlichen Polyphenolen

Tag bei Patienten mit Morbus Crohn oder Colitis ulcerosa (Erikson 1983, Dröge 1997 a). Diese Patienten weisen eine analoge Dysregulation der Nichteiweiß-Thiole und Aminosäuren, zelluläre Immunschwäche und Wasting-Syndrom auf wie so genannte HIV-Positive, AIDS-Patienten, Krebskranke, Sepsis- und Traumapatienten, übertrainierte Athleten und Alterskranke (Dröge 1997 a). Beispielsweise demonstrierte die Birmingham-Studie von 1998, dass die verminderten Glutathion-Spiegel exakt mit den Krankheitsstadien der Alterspatienten korrelierten, aber die entsprechende Ausgleichstherapie keineswegs klinischer Standard ist (Nuttall 1998).

Die Cystein-Ausgleichstherapie bedarf jedoch der ärztlichen Laborkontrolle, um Unterdosierungen und eventuelle Überdosierungen zu vermeiden. Minidosen NAC werden rasch verbraucht, ohne in die tieferen Zellkompartimente der Mitochondrien zur Glutathion-Neusynthese vorzudringen, Überdosierungen bei langfristiger Einnahme können Störungen im Magen-Darm-Bereich verursachen. Der Cystein-Spiegel kann, auch nahrungsabhängig und in Korrelation zur intermittierenden Aufnahme von Fremdstoffen variieren.

Erstaunlicherweise diskutieren die Autoren der NAC-Substitutionsstudien nicht die direkte Verordnung der vom Perth-Forschungsteam 1990 gleichfalls in die Diskussion gebrachten Glutathion-Behandlung. Da Cystein-Bedarf für zahlreiche Molekülverbindungen erfordert wird, ist nicht ohne weiteres gewährleistet, dass die Cystein-Ausgleichstherapie vorrangig in die Glutathion-Neusynthese umgesetzt wird. Insbesondere für die Metallothioneine, die in allen Zellsystemen eine wichtige Rolle spielen, besteht ein hoher Cystein-Bedarf. Glutathion-Werte können bereits erniedrigt sein, wenn die Cystein-Spiegel noch aus der Muskeleiweißreserve gespeist werden. In diesen Fällen ist die orale Glutathion-Therapie mit 2 bis 5 Gramm pro Tag oder höher angezeigt, entsprechend den im Plasma und intrazellulär in T4-Zellen oder anderen peripheren Blutzellen gemessenen Werten. Die Dosierung wird auch durch die Darreichungsform bestimmt, bei Einnahme von magensaftresistenten Kapseln kann Glutathion unter Umständen eingespart werden. Die Glutathion-Verordnung sollte in 14-Tagesintervallen labormedizinisch gegenkontrolliert werden, um entsprechende Dosisanpassungen vorzunehmen. Glutathion kann mit Cystein, Selen und antioxidativen Vitaminen kombiniert werden. Neuerdings wird eine Kombination mit dem Coenzym NADH diskutiert, das in zahllosen Biosynthesen als Wasserstoffionen-Träger eine entscheidende Rolle spielt. NADH und NADPH bzw. die oxidierte Form NAD+ wird im Glukosestoffwechsel über den Pentose-Phosphat-Stoffwechselweg synthetisiert. Da NADH nicht direkt in die Mitochondrien eingeschleust werden kann, müssen die Wasserstoffionen über Molekülfähren in die Zellsymbionten transportiert werden, um von NAD, FAD und FMN übernommen zu werden. Dieser Transportweg ist bei aerober Glykolyse durch Umschaltung auf glykolytische Isoenzyme und Einfluss der Bcl-2-Eiweißfamilie auf die Ratio NAD+ / NADH gestört. Ein relativer NADH-Überschuss durch orale Aufnahme von NADH oder Coenzym 1 (beispielsweise N.A.D.Hefe 5 Milligramm 1 bis 2 Tabletten pro Tag) scheint bei Erkrankungen, die mit Mitochondrien-Inaktivierung assoziiert werden, wie Parkinsonismus, Alzheimer-Krankheit, Depressionen u. a., eine vitalisierende Wirkung zu haben. Die bisherigen klinischen Studien sind jedoch widersprüchlich (Birkmayer 1993, Swerdlow 1998). Die Mobilisierung NADH-abhängiger Enzyme ist anscheinend abhängig von der Stabilisierung der Redox-Balance durch das Glutathion-System. Dies ist im Zusammenhang mit dem Glutathion-Ausgleich von Bedeutung, da für die "ordnungs- und informationserhaltende Grundregulation lebender Systeme" (Ohlenschläger 1991) das Verhältnis von reduziertem zu oxidiertem Glutathion (GSH zu GSSG etwa 400 : 1) für die Redox-Leistungen entscheidend ist. Die fortlaufende Rückführung vom GSSG zum antioxidativen GSH geschieht mithilfe des Enzyms Glutathion-Reductase, das NADH als Coenzym benötigt. Gleichzeitig ist der NADH-Gehalt der Mitochondrien notwendig für die Revitalisierung der Atmungskette. Außer der GSH/NADH-Kombination wird wegen seiner besonderen galenischen Zubereitungsform, die das Einschleusen in die Mitochondrien gewährleisten soll, ein Kombinationspräparat, das aus reduziertem Glutathion (GSH), L-Cystein und Anthocyanen besteht (Handelsname Recancostat), als "optimaler und allen anderen natürlichen oxidativen Schutzfunktionen überlegener und übergeordneter Antioxidations- und Radikalenschutz" angesehen (Ohlenschläger 1992). Da Recancostat als Spezialität noch verhältnismäßig teuer ist, werden reduziertes Glutathion/Cystein (zum Beispiel Curantox 1) und Anthocyane (zum Beispiel Curantox 2) auch als Einzelsubstanzen eingenommen. Anthocyane, Pflanzenfarbstoffe, gehören zu den mehr als 5000 in Pflanzen (Früchten, Gemüsen, Samen, Schalen, Knollen und Blüten) vorkommenden phenolischen Flavonoiden (Strack 1997). Diese sind potente Antioxidantien und Metall-Chelatoren und üben antiinflammatorische, antiallergische, antivirale und anticancerogene Effekte aus (Übersicht Ono 1990, Herzog 1992, Stoner 1995, Rice-Evans 1996, Cotelle 1996). Zwischen GSH und Anthocyanen (ebenso Vitamin C und E) bestehen günstige synergistische Wechselwirkungen durch redoxcyclisches Austauschverhalten. Es ist gegen die Kombination von GSH/Anthocyane eingewendet worden, dass einige phenolische Flavonoide DNA-Basen-oxidation und Hemmung der Zellteilung in hohen mikromolaren Konzentrationen auslösen können. Solche Konzentrationen werden jedoch in den zirkulierenden Flavonoid-Spiegeln im menschlichen Organismus nicht erreicht, sodass diese Annahme angesichts der hohen Aufnahme von pflanzlichen Flavonoiden mit der Nahrung unrealistisch ist (Übersicht bei Duthie 1997). Als wirksam ist neuerdings auch die Kombination von Glutathion mit dem Polyphenol Ginkgo Biloba als S-Acetyl-Glutathion (SAG) verfügbar. Die Alternative der SAG-Therapie ist von praktischer Bedeutung, wenn Zweifel an der ausreichenden Galenik anderer Glutathion-Präparate bestehen (Bezugsquelle für SAG: Marienapotheke, Kirchenstr. 49a, 66793 Reisbach, Tel.:06838/82900).

> Angesichts der „äußerst wenigen anitoxidativen Therapieversuche" kritisieren auch „HIV"-gläubige Therapeuten, dass „stattdessen das System der Therapiestudien ein Übermaß an Geld, Ressourcen und Zeit für hoch toxische, unwesentlich nutzbringende und wertlose Medikamente (AZT etc.) einsetzt"

Die HIV/AIDS-Mediziner müssen sich jedoch fragen lassen, wie sie ohne Cystein/Glutathion-Ausgleich die seit 15 Jahren mit ungeheurem Propagandaaufwand und der größten Kapitalinvestition der Medizingeschichte vorgetragenen Heilsversprechen zur angeblichen "HIV-Heilung" (Ho 1995 b, Saag 1999, Cooper 1999, Fauci 2000) einlösen wollen durch Behandlung mit kombinierten Glutathion-verbrauchenden, Mitochondrien-toxischen, Typ2-Cytokin-stimulierenden Chemotherapeutika, die weder theoretisch noch experimentell so genannte HI-Viren hemmen können – selbst wenn man die, objektiv existierende, so genannte HIV-Infektion als AIDS-Ursache annimmt. Selbst unter den HIV-gläubigen besonneneren Therapeuten ist diese Frage vor Jahren bereits selbstkritisch, unter der eingschränkten Perspektive des oxidativen Stress, im Prinzip aufgeworfen worden: „Oxidativer Stress kann verbessert werden durch ausgewogene Kombination von Antioxidantien. Natürlich, manche Antioxidantien sind nicht patentierbar. Deshalb gibt es keinen Profit damit. Äußerst wenige Therapieversuche mit solchen Verbindungen sind unternommen worden trotz der Beweisfülle oder des weit verbreiteten Gebrauchs in der Bevölkerung ... Idealerweise sollte die Regierung ein begründetes Interesse an solchen Antioxidantien haben. Wenn man bedenkt, dass viele Patienten, die mit AIDS leben, unteren Einkommensgruppen angehören, bedeutet das, dass viele auf staatliche Gesundheitsfürsorge angewiesen sind. Darum sollten relativ kostengünstige Behandlungsformen auf der Prioritätenliste der Regierung stehen, die opportunistische Infektionen verhindern, das Fortschreiten verzögern und Aufenthaltszeiten im Krankenhaus verkürzen. Stattdessen setzt das System der klinischen Therapiestudien ein Übermaß an Geld, Ressourcen und Zeit ein für hoch toxische, unwesentlich nutzbringende und wertlose Medikamente für die Behandlung von HIV: Die nukleosid-analogen Substanzen (AZT etc.) und bald die hoch dubiosen Impfstoffe gegen die HIV-Hülle.

(Nach der letzten Zählung wurden 98 AZT-Therapiestudien vom Nationalen Institut für Allergien und Infektionskrankheiten, über 30 von der Arzneizulassungsbehörde FDA und ein Dutzend vom Nationalen Krebsinstitut durchgeführt)" (Act Up New York 1993).

Der nicht zu Ende gedachten Behandlungsstrategie „Cystein-Mono-Therapie als Zugabe" für so genannte HIV-Positive, Krebskranke und andere Systemerkrankte durch die Forschungsteams des Deutschen Krebsforschungszentrums (Dröge 1997 a), der Stanford-Universität (Herzenberg 1997) und andere Kliniker sollen hier gegenübergestellt werden Auszüge aus dem sehr anschaulichen und eindringlichen Vortrag des deutschen Arztes und Biochemikers Ohlenschläger zur Behandlung mit reduziertem Glutathion in der besonderen Galenik mit L-Cystein und Anthocyanen:

„Auch in den Kompartimenten lebender Systeme ist alles im Fluss, bestehen Fließgleichgewichtssysteme; Protonen-, Elektronen-, Ionen-, Materie-, Energie- und Informationsflüsse. Alle diese Flüsse sowie viele molekulare Ordnungszustände, wie zum Beispiel die dreidimensionale Raumfaltung von Protein- und Enzymmolekülen, unterliegen dem ebenfalls im Fluss befindlichen Glutathion-System als Nicht-Gleichgewichtssystem. Das Glutathionmolekül besteht aus drei Aminosäuren: Aus Glutamin, aus Cystein mit einer freien SH(Schwefel-Wasserstoff)-Gruppe und aus Glycin. Das ist die reduzierte Form des Glutathions. Und dieses Glutathion kann mit einem zweiten Molekül Glutathion unter Abgabe von Wasserstoff, also oxidativ, in eine Doppelform, in ein Doppelmolekül übergehen, und jetzt müssen Sie sich Folgendes vorstellen: Form und Funktion, Gestalt und Funktion sind nirgendwo in der Biologie so eng verbunden, wie über diese Situation der freien SH-Gruppe und der Disulfid(GSSG)-Brücke: Überall in der Zelle.

Proteine liegen entweder in der einen Form mit einer freien SH-Gruppe oder in der anderen Form – durch Disulfidbrücken verbunden oder in Schleifen geformt – vor. Dass diese Ordnung eingehalten wird, dafür sorgt das Redoxpotential des Glutathions. Und die Natur hat – und jetzt sind wir wieder beim Nicht-Gleichgewicht – dieses Glutathionsystem in allen Zellen, in allen Reaktionsräumen, in allen Mitochondrien in ein Ungleichgewicht gesetzt. Wir haben in allen Zellräumen etwa in einem Verhältnis 400 zu 1 das reduzierte Glutathion stärker vertreten als die oxidierte Form ... Es gibt keinen chemischen Schritt in der Zelle, der nicht enzymatisch katalysiert

Das quantenphysikalisch einzigartige Glutathion-System hat jedoch nicht nur antioxidative Funktionen, sondern über das notwendige stark negative Redox-Potential steuert das Fließ-Ungleichgewicht des Glutathions die „Schwachen Wechselwirkungen" sämtlicher bioenergetischen und biochemischen Prozesse in den Zellsymbiosen

würde, und diese Enzyme brauchen eine bestimmte dreidimensionale Form, und diese bekommen sie nur durch ein entsprechendes negatives Redoxpotential, durch eine hohe aktuelle Konzentration von reduziertem Glutathion. Normalisierung der Zellteilungsregelung, dass eine Zelle sich teilt, wenn sie sich teilen darf, dieses ganze regulierte, geordnete, genetische Programm, was zu jedem von uns führt – ein Leben lang! –, auch Schutz vor Überoxidation und Unterhaltung wichtiger Entgiftungsfunktionen hängen vom Glutathionsystem ab. Auch die Ausbildung der für die Adaption, Regulation und Kinetik aller biochemischen Reaktionen eines lebenden Systems wichtigen ‚Schwachen Wechselwirkungen' hängen vom Glutathionungleichgewicht ab ... Antigen-Antikörper sind gebunden durch Schwache Wechselwirkungen; ein Rezeptor an der Membranoberfläche einer Zelle und das Signalmolekül sind über Schwache Wechselwirkungen gebunden, oder ein Carrier (ein Transportmolekül), der eine Substanz durch die Zellmembran bringen will, und das zu transportierende Molekül sind über Schwache Wechselwirkungen für eine kurze Zeit gebunden, oder ein Molekül, das ein anderes Molekül, sein Substrat, umsetzen soll, ist über Schwache Wechselwirkungen für eine kurze Zeit als Enzymsubstrat-Komplex gebunden. Moleküle nähern sich, kommen in den quantenphysikalischen ‚Bannkreis' ihrer sich dann teilweise überlappenden Außenorbitale (äußere Elektronenumlaufbahnen). Moleküle kommen zusammen, vereinigen sich und gehen auch wieder auseinander. Also die Reversibilität (Umkehrbarkeit) und damit die ganze Dynamik des Zellstoffwechsels, Phänomene ständiger Veränderungen, sind an diese Schwachen Wechselwirkungen gebunden, und diese Schwachen Wechselwirkungen stehen und fallen physiologischerweise mit einem Redoxpotential in der Zelle, das stark negativ ist und auch sein muss; stehen und fallen mit einem thermodynamischen Ungleichgewicht des Glutathionsystems" (Ohlenschläger 1994).

Deshalb müssen an die HIV/AIDS-Mediziner die Fragen gestellt werden, denen sie sich bisher entzogen haben, wie sie sich die propagierte „HIV-Heilung" vorstellen ohne Cystein/Glutathion-Ausgleich. Denn auch die

Die entscheidenden Fragen an die HIV/AIDS-Mediziner (und ebenso Krebsmediziner), warum sie die seit mehr als 20 Jahren vorliegenden Erkenntnisse zum lebensnotwendigen Cystein/Glutathion-Ausgleich bei systemischen Erkrankungen aktiv ignorieren und stattdessen mit kontraproduktiven prooxidativen Chemo-Cocktails behandeln

entscheidende Typ1-Cytokin/Typ2-Cytokin-Balance für die intakte zelluläre Immunität durch angemessene cytotoxische NO-Produktion hängt ab von der Feinregelung des Redoxpotentials durch das Glutathionsystem der Antigen-präsentierenden Zellen und ihrer Doppelsignale an die T4-Helferimmunzellen nach Stimulation durch intrazelluläre Mikroben oder Toxine.

Zweitens sind die klinischen Forscher zu fragen, die Cystein-Substitution mit Glutathion-verbrauchenden Chemotherapeutika wie AZT etc. bzw. mit Cystein-Neusynthese-hemmenden Folsäure-Antagonisten wie Cotrimoxazole etc. kombinieren, welchen Sinn es machen soll, mit der einen Hand zu geben und mit der anderen Hand zu nehmen, paradoxerweise mit Substanzen, die objektiv das nicht leisten können, was sie leisten sollen, nämlich so genannte HI-Viren hemmen. Und drittens, warum die HIV/AIDS-Mediziner immer noch glauben, eine systemische Erkrankung, verbunden mit opportunistischen Infektionen und Wasting-Syndrom, die bereits vor 20 Jahren als prooxidativ verursachter Mangel an frei konvertierbaren Protonen hätte erkannt werden können und müssen, mit kontraproduktiven prooxidativen Chemotherapeutika behandeln zu müssen, obwohl die Ursache der zellulären Immunschwäche als auch des Wasting-Syndroms durch den Nachweis des Glutathion- und Cystein-Mangels, der Mitochondrien-Inaktivierung, des Typ2-Cytokin-switch, der cytotoxischen NO-Hemmung, der glykolytischen Stoffwechsellage, der Aminosäurendysregulation, des erhöhten Harnstoffexports usw. längst geklärt ist.

Wie schwer auch die progressivsten HIV/AIDS-Mediziner sich tun, die einfachsten Erkenntnisse über die „Schwachen Wechselwirkungen" in der Zellbiologie in rationales klinisches Handeln umzusetzen, demonstriert die erste publizierte randomisierte (nach Zufallsprinzip selektierte Patienten in Behandlungs- und Kontrollgruppe) Doppelblindstudie mit einer kleinen Gruppe von so genannten HIV-positiven Patienten mit Wasting-Syndrom, die mit Cystein und anderen Antioxidantien plus Glutamin behandelt wurden. Die 21 Patienten, welche die klinische Studie beendeten, wur-

> Erst 20 Jahre nach den ersten AIDS-Diagnosen wird die erste erfolgreiche klinische Therapiestudie zur Behandlung des Wasting-Syndroms mit hochdosiertem Glutamin/Cystein-Ausgleich publiziert

den bis auf 3 Patienten chemotherapeutisch nach dem HAART-Schema behandelt.

Gleichzeitig erhielten diese Patienten für 12 Wochen pro Tag 2,4 Gramm N-Acetyl-Cystein, 0,8 Gramm Ascorbin-Säure (Vitamin C), 500 Internationale Einheiten (IU) α-Tocopherol (Vitamin E), 27000 IU ß-Carotine, 280 Mikrogramm Selen und 40 Gramm Glutamin. Die „Zusatztherapie" (supplementation) genannte Behandlung zusätzlich zur „richtigen" Medikation mit so genannten antiretroviralen Chemotherapeutika wurde täglich in vier Dosierungen durchgeführt und den Patienten wurde eine Packung für jeweils 14 Tage mitgegeben. Das Körpergewicht (Body Weight = BW) der Patienten erhöhte sich innerhalb drei Monaten um durchschnittlich mehr als zwei Kilogramm und die Körperzellmasse (Body Cell Mass = BCM = metabolisch aktives Körpergewebe) um 1,8 Kilogramm. Nebenwirkungen der „Ergänzungsmittel" wurden nicht berichtet oder beobachtet. In der Kontrollgruppe betrug nach drei Monaten die Zunahme des BW durchschnittlich 0,3 Kilogramm und die Zunahme der BCM 0,4 Kilogramm. Die Kliniker schlussfolgerten: „Dieser randomisierte, doppelt blinde, Placebo-kontrollierte Therapieversuch demonstriert zum ersten Mal (20 Jahre nach der ersten Diagnose einer AIDS-Indikatorkrankheit bei homosexuellen Patienten!), dass Zusatztherapie mit Glutamin und Versorgung mit angemessenen Antioxidantien und Ernährungsberatung die BCM wieder aufbauen kann. Diese kostengünstige und risikolose Zusatztherapie kann die bevorzugte Methode sein als Beginn unterstützender Ernährungsmaßnahmen für Patienten mit einem Gewichtsverlust von mehr als 5 %. Größere Therapieversuche sind notwendig, um den klinischen Einfluss dieser Vorgehensweise für die Verminderung opportunistischer Infektionen und möglicherweise für die Langzeit-Sterblichkeit zu beurteilen" (Shabert 1999).

Die experimentellen und klinischen Beweise für die systemischen Wechselwirkungen zwischen Cystein, Glutathion, Glutamin, Glutamat und Arginin sowie der Harnstoff- und NO-Synthese beim Wasting-Syndrom (Typ II-Gegenregulation der Zelldyssymbiose)

Die 1-Million-Dollar-Preisfrage ist, um wie viel mehr hätte sich das BW und die BCM der Patienten ohne chemotherapeutische HAART-Behandlung etc. verbessert? Die Kliniker der Harvard Medical School in Boston verkennen entscheidende Zusammenhänge: In gesunden Versuchspersonen nach anaeroben Bewegungsprogrammen mit der Folge erhöhter aerober Glykolyse zeigte sich innerhalb 5 bis acht Wochen ein Verlust der Körperzellmasse (BCM), der mit erniedrigten Cystin-(oxidiertes Cystein-) und Glutamin-Werten im Plasma korrelierte. Eine Placebo-kontrollierte Doppelblind-Studie demonstrierte ferner, dass die Abnahme der BCM verhindert wurde durch Behandlung mit N-Acetyl-Cystein. Veränderungen des Glutamin-Spiegels im Plasma korrelierten während der Beobachtungszeit streng mit Veränderungen im Plasma Cystin(oxidiertes Cystein)-Spiegel (Kinscherf 1996). Analog zu diesen Untersuchungen an gesunden Personen resultierte die Behandlung von so genannten HIV-infizierten Personen mit N-Acetyl-Cystein in einem steilen Anstieg nicht nur der Cystin(oxidiertes Cystein)-Werte im Plasma, sondern auch der Glutamin-Werte und der Arginin-Werte (Dröge 1997 b).

Die Studien beweisen Folgendes: Da bereits kurzfristige Sauerstoffnot (Hypoxie oder Pseudohypoxie) bei anaeroben Bewegungsprogrammen gesunder Versuchspersonen zur Inaktivierung der Atmungskette der Mitochondrien führt (ATP kann nicht gespeichert werden, also muss auf aerobe Glykolyse, sauerstoffunabhängige enzymatische ATP-Produktion im Zellplasma umgeschaltet werden), wird das archaebakterielle genetische Notfallprogramm ausgelöst mit der Folge der Mobilisierung der Proteinreserven in der Skelettmuskulatur zum Umbau der Aminosäuren in Pyruvat / Glukose für den stark erhöhten Zuckerbedarf der Glykolyse. Das Resultat ist der beobachtete Verlust an Körperzellmasse (BCM) und der blockierte Austausch von Cystein und Glutamin aus der Skelettmuskulatur gegen Glutamat aus dem Plasma. Gleichzeitig wird die Spaltung von Cystein in Sulfat und Protonen in der Leber wegen des erniedrigten Cystein-Spiegels vermindert. Die Protonen fehlen, um den ersten Schritt der Harnstoffbildung aus Arginin in der Leber zu hemmen. Dadurch steigt der Harnstoffexport und der Arginin-Spiegel sinkt. Es wird aber auch die Glutamin-Bildung in der Leber ohne Hilfe der Protonen aus der Cystein-Spaltung stark verringert, der Glutamin-Spiegel im Plasma nimmt ab. Verminderte Cystein-, Glutamin- und Arginin-Werte im Plasma sowie erhöhte Glutamat- und Harnstoff-Werte sind die charakteristischen Laborbefunde des Wasting-Syndroms (Dröge 1997 b).

Gleichzeitig vermindert sich der Glutathion-Spiegel durch erhöhten Verbrauch infolge prooxidativem Stress durch zunächst gesteigerte NO- und ROS-Bildung bei Hypoxie und Pseudohypoxie, durch verminderte Neusynthese infolge Cystein- und Glutamin-Mangel und durch Störung des Enzyms Glutathion-Reductase durch Verschiebung der Ratio NAD+ /NADH. Die Folge ist der Typ1-Cytokin-/Typ2-Cytokin-switch, Hemmung der cytotoxischen NO-Produktion sowie die gesamte (noch reversible) Typ2-Gegenregulation der Zelldyssymbiose. Symptomatisch zeigt sich diese Dysregulation der Redoxpotentiale durch Überlastung des Glutathionsystems nach überdauernder Hypoxie bzw. Pseudohypoxie bei übertrainierten Athleten mit Disposition zu opportunistischen Infektionen und Wasting-Syndrom (Pedersen 1994).

Analog laufen die Gegenregulationen ab nach starkem und langdauerndem prooxidativem Stress bei so genannten HIV-Positiven durch Hemmung der Atmungskette in den Mitochondrien und Pseudohypoxie (infolge scheinbarem Sauerstoffmangel durch Blockade der Verwertung von O2). Auch hier ist die Verminderung des Cystein/Glutathion-Spiegels streng korreliert mit der Folge des Absinkens des Glutamin- und Arginin-Spiegels. Zu geringe Arginin-Spiegel bedeuten gleichzeitig verminderte cytotoxische NO-Synthese in den T4-Helferzellen, da NO aus Arginin gebildet wird (Übersicht bei Lincoln 1997). Zu geringe Glutamin-Spiegel bedeuten einerseits zu starker Glutamin-Abbau in der Eiweißreserve der Skelettmuskulatur und Umbau in Zucker (Dröge 1997 b), andererseits fehlt Glutamin als Oxidationssubstrat in den Mitochondrien der Darmzellen (Van der Hulst 1993, Wilmore 1994), der Immunzellen und der Leberzellen (Häussinger 1989) sowie als Substrat für den Säuren-Basen-Ausgleich in der Niere (Brosman 1987, Welbourne 1994). Glutamin liefert aber auch das notwendige Glutamat für die Glutathion-Neusynthese (Hong 1992), sodass Glutamin-Mangel die glykolytische Stoffwechsellage und den Typ2-Cytokin-switch verschärft (Hammarqist 1989, Hack 1996). Glutamin ist jedoch auch Baustein für die Nukleinsäuresynthese aus RNA/DNA-Basen für die DNA-Neusynthese und Reparaturvorgänge.

Alle diese Prozesse der quantendynamischen Regression von der fluiden oxidativen Phase zur kontrafluiden reduktiven Phase, ausgelöst durch die fehlende Feinregulierung des Redox-Ungleichgewichts infolge Verlust von frei konvertierbaren Protonen durch prooxidative Schwächung des Cystein-Glutathion-Systems erklären das Wasting-Syndrom der so genannten HIV-Positiven (Grünfeld 1992), Krebskranken, Sepsis- und Trauma-Patienten, Colitis-Patienten, übertrainierter Athleten und anderer systemisch Erkrankter (Übersicht bei Dröge 1997 b).

Ausreichend dosierte Behandlung mit N-Acetyl-Cystein erhöht durch die „Schwachen Wechselwirkungen" (Ohlenschläger 1994) gleichzeitig sowohl die Glutamin-Spiegel und Arginin-Spiegel (Dröge 1997 b) und verbessert damit rückgekoppelt sowohl den Glutathion-Spiegel als auch die Cytokin-Balance (Peterson 1998) und die NO-Synthese (Übersicht bei Richter 1996, Lincoln 1997). Sekundärer Glutathion-Mangel infolge des primären Mangels an frei konvertierbaren Protonen durch prooxidativen Verbrauch des Cystein/Glutathion-Angebots hat massiven Einfluss auf die Reifung und Funktionsfähigkeit der abwehrbereiten Immunzellen. Glutamin dient als Oxidationssubstrat für den Energiestoffwechsel von Immunzellen und als Substrat für die Biosynthese der Nukleoside als Bausteine für den RNA/DNA-Aufbau von Immunzellen. Glutamin-Mangel hemmt die Produktion des Wachstumsfaktors Interleukin-2 der T4-Helferzellen und vermindert die Anzahl der T4-Helferzellen im Plasma (immunologischer Indikator für die erworbene Immunschwäche der so genannten HIV-Positiven und AIDS-Patienten) (Newsholme 1990, 1996, Calder 1994, Rohde 1995, 1996, Hack 1997).

Die Wechselwirkung zwischen dem normalen oder erniedrigten Cystein-Spiegel einerseits, sowie dem normalen oder erniedrigten Glutamin-Wert und synchron dem Arginin-Wert im Plasma andererseits leitet sich ab von dem Ornithin-Harnstoff-Zyklus in der Leber und der Regulation bzw. Dysregulation des Eiweißauf- und -abbaus in der Muskulatur. Dieses Wechselspiel ist von großer Bedeutung für das Verständnis des Wasting-Syndroms und der erworbenen Immunschwäche sowie für die Therapie dieser Syndrome. Normalerweise werden überschüssige Aminosäuren, die nicht für die Eiweißsynthese benötigt werden, in Zucker, Glykogen oder Fettsäuren umgesetzt oder für die ATP-Erzeugung oxidiert. Der dabei frei werdende Stickstoff in Form des sehr toxischen Ammonium (NH4) wird auf a-Ketoglutarat übertragen und als Glutamat dem Ornithin-Harnstoff-Zyklus zugeführt.

In diesen Stoffwechselkreislauf wird das Glutamat auf zwei Wegen zugeleitet: Einmal direkt in die Zellsymbionten, wo das Ammonium des Glutamat auf ein Substrat übertragen wird als erster Schritt zur zyklischen Bildung des Harnstoffs, der über mehrere Stationen im Zyklus aus der Aminosäure Arginin nierengängig im Zellplasma synthetisiert wird. Über den zweiten Weg überträgt Glutamat eine Aminogruppe auf ein Zwischenprodukt, das mit Substraten im Ornithin-Harnstoff-Zyklus reagiert. Es wird schließlich wiederum in nierengängigen Harnstoff und Ornithin gespalten. Ornithin steht dann für einen neuen Durchlauf des Zyklus in den Mitochondrien zur Verfügung. In diesen Zyklusschritt greift das Cystein ein, indem es durch Spaltung Protonen zur Verfügung stellt, um das Ammonium mithilfe eines speziellen Enzyms in Glutamin zu inkorporieren. Fehlt das Protonenspendende Cystein, wird weniger Glutamin und mehr Harnstoff produziert und gleichzeitig mehr Arginin verbraucht. Dies ist der Grund, warum ein niedriger Cystein-Spiegel gleichzeitig erniedrigte Glutamin- und Arginin-Werte verursacht und erklärt, warum die N-Acetyl-Cystein-Substitution zur Behandlung des Wasting-Syndroms bei so genannten HIV-Positiven und Krebskranken gleichzeitig den Glutamin- und Arginin-Spiegel erhöht (Dröge 1997 b).

Die entscheidenden Konsequenzen für Prävention und Therapie der zellulären Immunschwäche und des Wasting-Syndroms ergeben sich also aus den vielfach vernetzten Wechselwirkungen, deren Ausgangspunkt die tief greifende Störung des Redox-Milieus ist (nutritional AIDS, Pharma-AIDS, Intoxikations-AIDS, Inflammations-AIDS, Alloantigen-AIDS, Strahlen-AIDS, Athleten-AIDS u. a.).

Die Rolle des Arginin für die zelluläre Immunität ist im Tierversuch und beim Menschen seit mehr als 20 Jahren bekannt (Seifter 1978, Barbul 1980, 1981), in der HIV/AIDS-Medizin aber zu wenig beachtet worden (Kinscherf 1996, Dröge 1997 b). Die Arginin-Substitution hat in gesunden Tieren und beim Menschen günstige Effekte für die Stimulierbarkeit und Reifung von T-Lymphzellen gezeigt. Auffallend war die starke Zunahme von Natürlichen Killerzellen (NK-Zellen) nach

Die Erklärung für die günstigen therapeutischen Effekte der hochdosierten Arginin-Zufuhr bei zellulärer Immunschwäche und Krebs und die abgestimmte Kombination mit dem Cystein/Glutathion/Glutamin-Ausgleich

täglicher Zufuhr von 30 Gramm Arginin bei freiwilligen Versuchspersonen (Barbul 1980, 1981, 1986, Daly 1988, Park 1991). Die Aktivität und Anzahl der NK-Zellen ist bei HIV-Positiven, Krebs und allen anderen systemischen Erkrankungen charakteristisch erniedrigt (Dröge 1997 b). Tierexperimentell konnte bei Typ2-Cytokin-Dominanz nach Verbrennungen der Ausgleich der Typ1-Typ2-Cytokin-Balance aufgrund der verbesserten Reaktivität im DTH-Hauttest und durch Hemmung von bakteriellen Infektionen nachgewiesen werden, wenn die Gesamtkalorienzufuhr mit 2 % Arginin angereichert wurde (Saito 1987). Ebenso verbesserte sich die Wundheilung, der Kollagen-Aufbau und die T4-Zellfunktion nach tierexperimentellen Verletzungen (Seifter 1978, Barbul 1980, 1985). Die gleichen günstigen Effekte zeigten sich bei Patienten nach Krebsoperationen im Magen-Darm-Bereich, die täglich mit 25 Gramm Arginin substituiert wurden, und bei Sepsis-Patienten durch Erholung der Typ1-Typ2-Balance nach dem siebten postoperativen Tag (Daly 1988, 1990, Barbul 1990). Tierexperimentell konnten Anti-Tumoreffekte demonstriert werden durch Arginin-Zufuhr. Das Auftreten von Tumoren nach Kontakt mit krebserzeugenden Substanzen konnte vermindert, das Wachstum von Krebszellen und die Ausbreitung von Metastasen verzögert, die Zeitspanne bis zur Tumorrückbildung verkürzt und die Überlebensrate erhöht werden (Barbul 1990, Lowell 1990). Bei immunogenen Tumoren konnte durch Arginin-Gaben sowohl die unspezifische zelluläre Immunität der Makrophagen als auch die spezifische T4-Helferzellimmunantwort gesteigert werden (Tachibana 1985, Reynolds 1987, 1988). Die günstigen Effekte durch hoch dosierte Arginin-Zufuhr mit der Nahrung für die Modulation der Immunzellfunktion sowie die Hemmung der Induktion und Entwicklung von malignen Tumoren durch Verbesserung des Typ1-Typ2-Cytokin-Gleichgewichts, sind rational nachvollziehbar durch die Tatsache, dass Arginin nicht nur als halbessentieller Baustein für zahllose Proteine und Enzymeiweiße fungiert und in der Leber überschüssiger Stickstoff durch Argininspaltung in Harnstoff und Ornithin entsorgt wird, sondern auch dadurch, dass Arginin als entscheidendes Substrat für die calciumabhängigen und nicht-calciumabhängigen NO-Syntheseenzyme dient zur Produktion des Stickstoffmonoxidgases NO (Palmer 1988, Wu 1998). Der Nachweis der Aktivierung des cytotoxischen NO in zahlreichen Immunzellen und Nicht-Immunzellen durch Typ1-Cytokin-Muster (Nussler 1993, Murphy 1993, Kröncke 1995, Übersicht bei Lincoln 1997) demonstriert eindeutig den unmittelbaren Kausalzusammenhang zwischen den verminderten Arginin-Spiegeln durch gesteigerten Harnstoffexport und der gehemmten Immunzellaktivität mangels Synthese von cytotoxischem NO nach Typ2-Cytokin-switch (AIDS) infolge exzessivem prooxidativem Verlust der Ausgleichsfunktion für das fluide Mikro-Gaia-Milieu nach Ausfall des Cystein-Glutathion-Systems.

Auch die Hemmung von glykolytischen, refötalisierten Tumorzellen und metastatischen, nach Absiedlung überlebensfähigen Krebszellen durch Arginin-Zufuhr ist erklärbar (Brüne 1998). Durch Arginin-Mangel wird die charakteristische NO-Synthese-Hemmung der Tumorzellen als Folge der Typ2-Gegenregulation verstärkt. Schnell wachsende Krebszellen weisen niedrige NO-Werte auf, langsam wachsende Tumoren einen relativ höheren NO-Spiegel (Chinje 1997). Von etwa 10000 absiedelnden Tumorzellen überlebt jedoch nur etwa eine als metastatische Zelle, da die exogene Stimulation durch Cytokine von Nicht-Tumorzellen (Interleukin-12 aus Makrophagen, Interleukin-2, Interferon-γ und Tumornekrosefaktor aus T-Helferzellen und anderen Immunzellen sowie Nicht-Immunzellen) die krebszelleigene NO-Synthese und ROS-Produktion aktivieren kann und durch Apoptose/Nekrose die Rückbildung und der Zelltod von Tumorzellen ausgelöst werden kann. Die Auslöseschwelle für die exogen stimulierte Produktion des krebszelleigenen cytotoxischen NO-Gases, das in Krebszellen wegen des verminderten Thiol-Pools nicht ohne weiteres neutralisiert werden kann, liegt in metastatischen Zellen, vor allem durch prooxidative Chemotherapeutika selektiert, höher als in den allermeisten Tumorzellen.

Durch Arginin-Zufuhr konnte jedoch die Inzidenz und die Wachstumsrate von induzierten Tumoren vermindert werden sowie die Rückbildung dieser Tumoren erhöht werden und durch mehrfache Cytokin-Stimulation auch die Apoptose/Nekrose-Rate von metastatischen Zellen zumindest tierexperimentell gesteigert werden (Barbul 1990, Xie 1996). Die klinischen Ergebnisse mit dem Typ1-Cytokin Interleukin-2 zeigten bei Krebskranken eine Erhöhung des NO-Spiegels im Serum (Hibbs 1992, Ochoa 1992), andererseits jedoch wurde die erhöhte Durchlässigkeit von Blutkapillaren beobachtet (Orucevic 1998). Dieses Phänomen von nicht stillbaren, tödlichen Blutungen wurde auch bereits bei Azathioprin-behandelten organtransplantierten Patienten mit Kaposi-Sarkom der Eingeweide diagnostiziert nach Absetzen des immunsuppressiven Azathioprin (Penn 1979). Offenbar ist der plötzliche Wechsel vom Typ2-Cytokin-Status zum Typ1-Cytokin-Status ohne vorherige ausreichende Ausgleichstherapie durch Cystein bzw. Glutathion (GSH) riskant. Dieses Risiko spricht jedoch nicht gegen die richtig dosierte Arginin-Substitution der so genannten HIV-Positiven bei erworbener zellulärer Immunschwäche, Wasting-Syndrom und vor allem beim Kaposi-Sarkom, wenn der Glutathion-, Cystein-, Glutamin- und Arginin-Ausgleich richtig kombiniert und dosiert wird, da niedrige NO-Konzentrationen das Tumorwachstum und die Neubildung von Blutkapillaren in Tumorzellhaufen forcieren und hohe NO-Konzentrationen entsprechend hemmend wirken. Die unerwünschten Effekte der Interleukin-2-Therapie in der Krebsbehandlung, nämlich Kapillardurchlässigkeit (Orucevic 1998) und Blutdruckabfall (Shahidi 1998), haben einige klinische Forschungsteams zu umgehen versucht, durch selektive Hemmung des NO durch NO-Hemmstoffe und alleinige Stimulation der ROS-Produktion durch Interleukin-2-induzierte Anregung des Tumornekrosefaktors. Ziel ist die Apoptose/Nekrose der Tumorzellen durch oxidativen Stress und Hemmung des nitrosativen Stress (Chinje 1997, Orucevic 1998). Dieses einseitige Verfahren ist jedoch ebenso kritisch zu sehen wie der Einsatz von Interleukin-2 in der HIV/AIDS-Medizin zum „Aufscheuchen" von so genannten HI-Viren in ruhenden T4-Zellen (Cooper 1999), da in unkalkulierbarer Weise, ebenso wie durch prooxidative Chemotherapeutika, kompensierte Mitochondrien in Nicht-Tumorzellen zur dekompensierten Typ2-Gegenregulation gezwungen werden können (Sekundär-AIDS und Sekundär-Krebs) bzw. aktive Tumorzellen zu metastatischen Zellen selektiert werden können.

Die „Verwirrung auf höherem Niveau" der HIV/AIDS- und Krebsmedizin: „Gegenwärtig enthalten die intravenösen Nährlösungen und die meisten Präparate zur Ernährung über die Dünndarmresorption kein Glutamin, deshalb ist die Wiederauffüllung nicht möglich"

Es ist rational schwierig nachzuvollziehen, wie wenige kontrollierte Studien die HIV/AIDS-Medizin in den vergangenen zwanzig Jahren zustande gebracht hat zum Ausgleich des Glutathion-Systems und der Aminosäuren-Dysregulation der so genannten HIV-Positiven, der AIDS-Patienten und Kaposi-Sarkom-Erkrankten angesichts der immensen Erkenntnisfortschritte außerhalb der HIV/AIDS-Medizin. Solche Behandlungsmaßnahmen sind zwingend auch dann geboten, wenn man von der (objektiv falschen) Krankheitstheorie „HIV verursacht AIDS" ausgeht, denn Viren verbrauchen für die Replikation ebenfalls Schwefel-Wasserstoff-Gruppen (SH-Gruppen) (Papadopulos-

Eleopulos 1988). Die Fixierung auf die so genannte HIV-Infektion und die Behandlung der als „HIV-positiv" stigmatisierten Patienten mit einer kaum noch zu überblickenden kontraproduktiven Kombinationsvielfalt von aggressiven Chemotherapeutika hat zu unzureichenden und unbefriedigenden Therapieversuchen der Folgen der Zelldyssymbiosen dieser Patienten in Immun- und Nicht-Immunzellen geführt. Das Ergebnis der „Verwirrung auf höherem Niveau" (Balter 1997) spiegelt das derzeitige Resümee der klinischen Forscher der Harvard Medical School wider:

„Signifikanter Gewichtsverlust kommt häufig vor bei Patienten mit einer Infektion des menschlichen Immunschwächevirus (HIV) (Kotler 1989). Das Ausmaß des Verlustes an Körperzellmasse (BCM), der die metabolisch aktiven Körpergewebe betrifft, korreliert mit der Überlebensdauer. Versuche, diese Erosion von eiweißreichem Gewebe umzukehren mit Appetit-Stimulantien, oralen Nahrungsergänzungsmitteln sowie über den Dünndarm und intravenös zugeführten Nährlösungen, hat resultiert in der Ablagerung im Fettgewebe, mit variabler oder keiner Erholung der BCM (Kotler 1990, 1991, Chlebowski 1993, Von Roenn 1994). Die Verabreichung von rekombinantem menschlichem Wachstumshormon hatte eine Zunahme von fettfreiem Gewebe zum Ergebnis, aber die Effekte waren nicht von Dauer, wenn erst einmal die Behandlung beendet war (Krentz 1993) ... Gegenwärtig enthalten die intravenösen Nährlösungen und die meisten Präparate zur Ernährung über die Dünndarmresorption kein Glutamin; deshalb ist die Wiederauffüllung nicht möglich ... Diese Studie demonstriert zum ersten Mal, dass die Versorgung mit einer spezifischen Ergänzung mit Nährstoffen, wenn sie gekoppelt wird mit Ernährungsberatung, das Körpergewicht verbessern kann und die Körperzellmasse wiederherstellen kann ... Die Dosierung von 40 Gramm Glutamin pro Tag wurde gewählt, weil offene Studien, bei denen 30 und 40 Gramm Glutamin pro Tag gegeben wurde, eine deutliche Gewichtszunahme und die Verbesserung der BCM demonstriert hatten (Prang 1997) und eine blind durchgeführte Pilotstudie, in der 20 Gramm Glutamin pro Tag gegeben wurden, keine beständigen Ergebnisse demonstrieren konnte (Young 1992) ... Größere Multicenter-Studien (im Forschungsverbund mehrerer Kliniken) sind notwendig, um zu bestimmen, ob Glutamin-Antioxidantien-Substitution den Wiederaufbau der BCM unterstützen wird und die Inzidenz der Infektion auf lange Sicht verhindern wird, wie dies in anderen Patientengruppen beobachtet wurde, bei Patienten nach Knochenmarkstransplantation (Ziegler 1992), Neugeborenen mit sehr niedrigem Geburtsgewicht (Neu 1997) und Sepsis-gefährdeten chirurgischen Patienten mit multiplen Verletzungen (Houdijk 1998)" (Shabert 1999).

Der Hinweis auf die „anderen Patientengruppen" demonstriert, dass die klinischen Forscher der Harvard Medical School die synergistischen Wechselwirkungen des Wasting-Syndroms bei systemischen Erkrankungen wie AIDS, Krebs und anderer 20 Jahre nach Beginn der so genannten AIDS-Ära immer noch nicht ganz überschauen. Dazu bedarf es jedoch keiner aufwendigen Multicenter-Studien, sondern einer

Die vergleichende Analyse der experimentellen und klinischen Forschungsdaten zur Prophylaxe und Behandlung des mit zellulärer Immunschwäche gekoppelten Wasting(Kachexie)-Syndroms mittels prooxidativer Chemotherapie und antioxidativer Zusatztherapie

einfachen Bilanzrechnung. Einig sind sich die Elite-Mediziner des Deutschen Krebsforschungszentrums, der Stanford-Universität und der Harvard Medical School, dass die Überlebenschancen von AIDS-, Krebs- und anderen systemisch Erkrankten abhängig sind vom Grad der Ausprägung des Wasting-Syndroms und dieses die Haupttodesursache ist. Einigkeit besteht weiterhin gleichzeitig darüber, dass alle systemischen Krankheiten mit einer massiven Störung der zellulären Immunität (AIDS) einhergehen und das Wasting-Syndrom und die zelluläre Immunstörung die gleiche Grundursache haben. Übereinstimmung ist auch gegeben in der Auffassung, dass im Gegensatz zu allen anderen systemischen Erkrankungen bei HIV/AIDS die alleinige primäre Ursache infektiöser Natur sein soll (so genannte retrovirale HIV-Infektion). Konsens besteht deshalb auch unter den klinischen Forschungsteams, dass die so genannten HIV-positiven Patienten unbefristet mit prooxidativer so genannter antiretroviraler Chemotherapie und gleichzeitig einer antioxidativen „Zusatztherapie" behandelt werden müssen (Hack 1997, Dröge 1997 b, Herzenberg 1997, Shabert 1999). Der Dissens liegt in der Kombination und Dosierung der antioxidativen „Zusatztherapie" bei so genannten HIV-Positiven.

Konsens, Inkonsequenz, Defizite und Ausblenden von individuellen Dispositionsfaktoren in der präventiven und therapeutischen Erforschung des Wasting (Kachexie)-Syndroms

Die synoptische Analyse dieser immerhin differenziertesten klinischen Publikationen zur präventiven und therapeutischen Cystein- und Glutamin-Ausgleichstherapie von Patienten mit zellulärer Immunschwäche und Wasting-Syndrom demonstriert:
- Die klinischen Forschungsteams verordnen immungeschwächten Patienten mit Typ II-Zelldyssymbiose prooxidative Chemotherapie ohne experimentellen oder klinischen Nachweis, dass diese Substanzen zelluläre Immunschwäche, opportunistische Infektionen, Wasting-Syndrom, Kaposi-Sarkom, Lymphome, Muskel- und Nervenzelldegeneration, inflammatorisches Bowel-Syndrom u. a. schwer wiegende infektiöse und nicht-infektiöse Symptome hemmen können.
- Die zahlreichen Publikationen über den gesicherten Nachweis, dass diese prooxidativen Substanzen Mitochondrien-toxisch, gentoxisch und Thiol-verbrau-

chend wirksam sind und AIDS, Krebs und Muskel- und Nervenzelldegeneration etc. verursachen, werden von keinem der Forschungsteams referiert.
- Keines der Forschungsteams publiziert einen Überblick über die wichtigen immunologischen Parameter und den Cytokinstatus der Patienten vor, während und nach den kontrollierten Behandlungsphasen.
- Keines der Forschungsteams berichtet über den kombinierten Einsatz der immunmodulierenden und Redox-stabilisierenden Nichteiweiß-Thiole Cystein und Glutathion sowie der synergistischen Aminosäuren Glutamin und Arginin.
- Keines der Forschungsteams diskutiert den individualisierten Einsatz der synergistischen Ausgleichstherapie unter Bezug auf die disponierte Entgiftungsleistung und Eliminationsfähigkeit der individuellen Patienten.

Für das grundlegende Verständnis der Diagnostik sowie der präventiven und therapeutischen Notwendigkeit bei Pre-AIDS und AIDS und anderen systemischen Erkrankungen spielt gerade die Kenntnis individueller krankheitsdisponierender Faktoren eine entscheidende Rolle. Die „HIV-Charakteristika" sind reale bioenergetische, biochemische und immunologische Phänomene, die aufgrund der neueren Erkenntnisse der Zellsymbiose-, Glutathion-, Cytokin-, NO- und Immunforschung exakt und umfassend erklärt werden ohne die Einwirkung irgendwelcher so genannter HI-Viren. Diese Erkenntnisse ermöglichen auch die Antwort auf die entscheidende Frage, warum in westlichen Ländern gerade Antikörper im Blutserum von Patienten aus so genannten Risikogruppen mit den Eiweißen im so genannten HIV-Test reagieren.

Das angebliche „HIV-Infektionsrisiko" in den so genannten Risikogruppen wurde propagandistisch maßlos falsch eingeschätzt, da für das Auftreten von „HIV-Charakteristika" außer der Risikoexposition individuelle krankheitsdisponierende Faktoren ausschlaggebend sind (analog bei Krebs und vielen anderen systemischen Erkrankungen)

Risikogruppen bedeutet, dass es sich um Menschen handelt, die ungewöhnlichen Belastungsrisiken ausgesetzt sind oder zu einem früheren Zeitpunkt vor dem so genannten Anti-HIV-Antikörpertest ausgesetzt waren. Bei näherer Analyse zeigt sich jedoch, dass die Risikoexposition nicht allein ausschlaggebend ist, ob die Antikörpermenge im Blutserum genügend hoch ansteigt, um die hoch gestellte Empfindlichkeitsschwelle im so genannten HIV-Test für eine positive Testreaktion zu überschreiten.

Die Risikogruppe der so genannten HIV-positiven homosexuellen Männer ist zwar, unter allen so genannten HIV-Positiven in westlichen Ländern, zahlenmäßig die größte Risikogruppe, aber bezogen auf die homosexuelle Gesamtpopulation relativ klein geblieben. Ende 1985 wurde die so genannte HIV-Infektionsbelastung der homosexuellen Männer mit etwa 50 % angegeben. Diese Annahme hat sich als völlig falsch herausgestellt. Innerhalb von zwanzig Jahren beträgt die Anzahl der so genannten HIV-Infizierten innerhalb der angenommenen Gesamtpopulation der homosexuellen Männer insgesamt etwa 3 bis 5 % bei konservativer Schätzung des Anteils der homosexuellen Männer an der Gesamtbevölkerung von 3 % (je niedriger die Größe der Gesamtpopulation der Homosexuellen angenommen wird, umso höher ist der Prozentsatz der offiziell registrierten so genannten HIV-Positiven unter den Homosexuellen).

In der zweitgrößten Gruppe der so genannten HIV-Infizierten, den intravenös Drogenabhängigen, wurde der Anteil der so genannten HIV-Positiven mit etwa 75 % angegeben. Auch diese Annahme war grundfalsch. Bei Autopsien von verstorbenen Heroinfixern und in Entzugsstationen wurde ebenfalls konstant ein Anteil von 3 bis 5 % so genannter HIV-Positiver gemessen.

In der zahlenmäßig kleineren Gruppe der erblich mit Blutgerinnungsstörungen belasteten, fast ausschließlich männlichen Bluterkranken dagegen wurde in Deutschland ein Anteil von etwa 50 % HIV-Positiven, in den USA von etwa 75 % HIV-Positiven diagnostiziert, obwohl in Deutschland etwa zehnmal mehr Gerinnungseiweißmengen substituiert wurden und mehr als 80 % der Gerinnungseiweißpräparate aus den USA importiert wurden. In Deutschland ist jedoch der Anteil der AIDS-Patienten unter den so genannten HIV-Positiven Bluterkranken in den sechs Städten mit der höchsten so genannten HIV-Belastung (Berlin, Hamburg, Düsseldorf, Köln, Frankfurt, München) doppelt so hoch wie in anderen Städten, obwohl die prozentuale AIDS-Inzidenz der so genannten HIV-infizierten Bluterkranken nicht vom Wohnort abhängig sein dürfte.

Alle diese tatsächlichen Zahlen beweisen, dass die Annahme einer so genannten HIV-Infektion völlig falsch ist und deshalb die Zahlenangaben der HIV/ AIDS-Medizin in westlichen Ländern ebenso wie in Entwicklungsländern an der biologischen Realität völlig vorbeigehen (CDC 1999, WHO 1998, Robert-Koch-Institut 1999, Fiala 1998, 2000, Duesberg 2000).

Der Expositionsfaktor ist primär gegeben infolge der spezifischen Risiken durch exzessiven prooxidativen Stress und sekundär durch Chemotherapie gegen die angebliche HIV-Infektion (wie das Beispiel der doppelten Anzahl der AIDS-Fälle der Bluterkranken zeigt, die in den genannten sechs Städten verstärkt in klinische Studien mit Chemotherapie-Schemata einbezogen wurden (Kremer 1998 a, 1998 c)).

Es kommt aber offensichtlich ein genetischer Dispositionsfaktor hinzu. Seit langem ist die Korrelation zwischen der Blutgruppe und bestimmten Erkrankungsformen wie Krebs, Asthma, rheumatoider Arthritis und vielen anderen bekannt. Blutgruppenmerkmale auf roten Blutkörperchen sind Kohlenhydrate, die sich zwischen den Individuen, aber auch zwischen den Rassen, unterscheiden lassen und aufgrund einer gewissen genetischen Variabilität (Vielgestaltigkeit der Genotypen, Polymorphismus) determiniert sind. Dieser Polymorphismus bezieht sich aber gleichzeitig auf den erblichen Polymorphismus von Serumproteingruppen, von intrazellulären Enzymgruppen und von den auf den Zellen fast aller Gewebe mit quantitativen Unterschieden vorkommenden Zuckereiweißen (HLA-System, englisch: human leucocyte antigen, locus A). Der auf dem Chromosom 6 lokalisierte HLA-Genkomplex (Hauptgewebsverträglichkeitskomplex, englisch: major histocompatibility complex, MHC), der etwa ein Tausendstel des menschlichen Genoms umfasst, bedingt eine außerordentliche Anzahl von HLA-Ausprägungen (Phänotypen) und wird in vier Hauptregionen unterteilt. Zwischen den verschiedenen HLA-Typen und bestimmten Erkrankungen bestehen Wechselwirkungen. HLA-Antigene der D-Region kommen nur auf bestimmten Zellen, vor allem aktivierten T-Lymphzellen, B-Lymphzellen, Makrophagen und ihren Vorläuferzellen, den Monocyten, vor. Sie spielen eine wichtige Rolle bei der Interaktion zwischen den Antigen-präsentierenden Zellen und den ausführenden Zellen der Immunantwort.

Bereits in den siebziger Jahren war in den USA und in Kanada erkannt worden, dass nierentransplantierte Patienten, die unter immunsuppressiver Behandlung mit Azathioprin opportunistische Infektionen und Kaposi-Sarkom (AIDS) entwickelten, überproportional jüdischer, italienischer oder afrikanischer Abstam-

> Die Variabilität der Blutgruppenmerkmale, Serumproteine, Enzymgruppen, gewebstypisierenden Zelleiweiße u.a. verursacht individuelle Dispositionsfaktoren (genotypische und phänotypische Vielgestaltigkeit = Polymorphismus, griech. poly = viel, morphe = Gestalt)

mung waren und bei diesen Patienten der HLA-DR5-Locus vorherrschend war. Es wird vermutet, dass infolge der genetischen Abweichung des HLA-DR5-Locus bereits eine relativ geringere Immunsuppression Kaposi-Sarkom auslösen konnte:

„Darüber hinaus ist es unserer Aufmerksamkeit nicht entgangen, dass X-linkage (eine abweichende Konstellation des männlichen X-Chromosoms) häufig ist bei angeborenen zellulären Immunschwäche-Krankheiten, und dass das Verhältnis Männer - Frauen (85 % Männer) sehr hoch ist bei Nierentransplantierten und bei AIDS-Patienten einschließlich der nicht homosexuellen Patienten. Diese Beobachtungen zeigen sowohl DR5 und X-linkage als bedeutende Faktoren des Ursachenzusammenhangs für AIDS" (Levine 1984; O'Hara 1982, Harwood 1984).

Die vielfältigen Beweise für das exemplarische Zusammenwirken von Expositions- und Dispositionsfaktoren bei den „HIV-Positiven" Bluterkranken und die Widerlegung der „HIV-Infektion" in zellfreien Blutgerinnungseiweißen

Die einzige Gruppe von Risikopatienten für so genanntes HIV / AIDS, die unzweifelhaft homogene erbbiologische Dispositionsfaktoren aufweisen, sind die männlichen Bluterkranken (Hämophilie). Diese Patienten müssen den wegen eines Erbdefektes fehlenden Faktor VIII (seltener Faktor IX) der Blutgerinnungskaskade abhängig vom Schweregrad mehr oder weniger regelmäßig in individueller Dosierung injizieren, um unstillbaren Blutungen vorzubeugen. Bei diesen Patienten ist das Zusammenspiel von Exposition und Disposition offensichtlich:

„Wie Levine gezeigt hat: ‚Um das Auftreten von AIDS bei Hämophilie zu verstehen, ist es wichtig zu erkennen, dass jede Ampulle Faktor VIII-Konzentrat abhängig vom Herstellungsverfahren und der Menge ein Destillat von Gerinnungsfaktoren, alloantigene Eiweiße und Infektionserreger enthält, gewonnen von 2500 bis 25000 Blut- oder Plasma-Spendern' (Levine 1985). Bis vor kurzem, zählte von all dem Eiweiß, das als ‚Faktor VIII-Präparationen' injiziert wurde, nur ungefähr 0,03 bis 0,05 % des Gesamteiweißes als Faktor VIII. Der Rest umfasste Albumin-Eiweiß, Fibrin(ogen)-Eiweiß, Immunoglobuline und Immunkomplexe (Eyster 1978, Mannucci 1992). Auch die neueren ‚hoch-gereinigten'-Faktor VIII-Präparationen enthalten ‚potentiell schädliche Eiweiße' wie Isoagglutinine, Fibrin(ogen), Spaltprodukte, Immunglobuline und, wenn monoklonale Antikörper benutzt werden für die Faktor VIII-Präparation, Mäuse-Eiweiß zusätzlich zum Albumin" (Papadopulos-Eleopulos 1995 b).

Das Rätselhafte ist aber bis heute, dass niemand in den Gerinnungseiweiß-Konzentraten irgendeine molekulare Spur von so genannten HI-Viren entdecken konnte und trotzdem den so genannten HIV-Positiven Bluterkranken suggeriert wurde, sie seien mit den angeblichen tödlichen HI-Viren über die Gerinnungseiweiß-Injektion infiziert worden. Logischerweise kann man „HIV-Charakteristika" ausschließlich nur in Zellkulturen durch prooxidativen Stress und Cytokin-Stimulation infolge TypII-Gegenregulation provozieren. In den zellfreien (!) Gerinnungseiweiß-Konzentraten funktioniert dieser Labortrick also nicht. Der Nicht-Nachweis der „HIV-Charakteristika" in den Faktor VIII-Konzentraten widerlegt also schlüssig die angebliche „HIV-Übertragung" und ebenso den Testbefund „HIV-positiv" bei den Bluterkranken als angeblichen Beweis, dass die positive Testreaktion durch eine „HIV-Infektion" mittels der Injektion der Gerinnungseiweiß-Konzentrate verursacht sein müsse. Nach der Logik der HIV/AIDS-Theorie hätten sich auch die Ehefrauen und Partnerinnen der Bluterkranken vor Einführung des so genannten HIV-Tests Ende 1984 mit so genannten HI-Viren durch ungeschützten Geschlechtsverkehr infizieren müssen, dafür gibt es jedoch keinen Beweis. Es wird allerdings in mehreren Untersuchungen nachgewiesen, dass die so genannte HIV-Positivität der Bluterkranken von der Gesamtmenge des aufgenommenen Fremdeiweißes im Laufe des Lebens abhängig ist. Nach Einführung gentechnisch hergestellter Faktor VIII-Präparate ging aber die so genannte HIV-Neuinfektion unter den bis dahin HIV-negativen Bluterkranken schlagartig zurück (Übersicht bei Papadopulos-Eleopulos 1995 b, Duesberg 1995).

Diese Befunde beantworten die Frage, warum gerade diese Patienten eine so genannte HIV-Serokonversion aufweisen, das heißt den Umschlag des so genannten HIV-Testergebnisses von „HIV-negativ" zu „HIV-positiv" als Reaktion auf die menschlichen Zelleiweiße der Testantigene des so genannten HIV-Tests. Da so genannte HIV-Positive zum Zeitpunkt der so genannten HIV-Serokonversion einen systemischen Glutathion-Mangel (Eck 1989, Buhl 1989, Roederer 1990) und eine Umprogrammierung der Cytokin-Muster von Typ1-Cytokin- auf Typ2-Cytokin-Muster (Clerici 1994, Übersicht bei Lucey 1996) aufweisen, sowie dauerhafte Typ2-Cytokin-Muster eine dauerhafte Hemmung der cytotoxischen NO-Produktion bewirken (Übersicht bei Lincoln 1997), ergibt sich der logische Zusammenhang zwischen Disposition und Exposition völlig ohne Einwirkung so genannter HI-Viren. Es ist anzunehmen, dass die Bluterkranken aufgrund ihrer genetischen Disposition zu den redoxsensiblen Menschen gehören, die bereits bei einer relativ geringeren Verminderung des Thiol-Pools (reduziertes Glutathion, Cystein) mit einer Verschiebung der Typ1-Typ2-Cytokin-Balance reagieren. Die ständige Irritation der Antigen-präsentierenden Zellen und des T4-

Helferzellsystems durch die Injektion von einer Vielfalt von Fremdeiweißen (Alloantigene) und die prooxidative Wirkung der erhöhten Mengen an prophylaktischem Faktor VIII selbst verursachen einen fortgesetzten gesteigerten Thiol-Verbrauch. Ab einem kritischen Schwellenwert des Glutathion-Spiegels in den Antigen-präsentierenden Zellen wird redox-abhängig die Umschaltung auf die dominante Biosynthese von Typ2-Cytokin-Mustern in den T4-Helferzellen provoziert (Peterson 1998). Die Folge ist die Hemmung der cytotoxischen NO-Gasproduktion und die gesteigerte Produktion von polyspezifischen und Autoantikörpern (Hässig 1996 c, Wang 1999). Ab einer bestimmten Antikörpermenge wird die Empfindlichkeitsschwelle des so genannten HIV-Tests überschritten und die quantitative Intensität der Reaktion der Antikörper im Blutserum der Bluterkranken mit den menschlichen Zelleiweißen des so genannten HIV-Tests zeigt das Ergebnis „HIV-positiv" an.

Politisches Schweigegeld für die „schuldlosen" Bluterkranken und Schauprozesse gegen Transfusionsmediziner festigten den suggestiven Glauben an die „tödliche HIV-Massenseuche" (als zum Zeitpunkt 1993/94 die Chemotherapie-Katastrophe, infolge der Unterlassung des therapeutischen redox-Ausgleichs und der Standardbehandlung mit AZT etc. und Bactrim etc., als Hauptkrankheits- und Todesursache für AIDS und Wasting-Syndrom wissenschaftlich-medizinisch nicht mehr zu leugnen war)

Als die ersten so genannten HIV-positiven Bluterkranken im Glauben an die angebliche tödliche HIV-Infektion wegen Verletzung der gesetzlichen Vorschriften des Arzneimittelgesetzes zur Überwachung der Faktor VIII-Herstellung gegen die Deutsche Bundesregierung Klage einreichten, wurde ein spektakulärer Untersuchungsausschuss des Deutschen Bundestages veranstaltet. Aufgrund des Berichts beschloss der Bundestag, an jeden so genannten HIV-Positiven Bluterkranken monatlich 2000 DM und an jeden AIDS-Kranken Bluterpatienten monatlich 3000 DM zu zahlen aus Steuermitteln. Die Pharmakonzerne, die Produzenten der Faktor VIII-Konzentrate, wurden von Zahlungen freigestellt. Die angehörten internationalen Experten hatten in vollem Wissen und vorsätzlich die medizinischen Tatsachen, die strikt gegen eine so genannte HIV-Infektion der Bluterkranken sprachen, verschwiegen (Deutscher Bundestag 1994). Die Bluterkranken akzeptierten die materielle Kompensation und ließen sich weiterhin „prophylaktisch" mit der aggressiven Chemotherapie behandeln, die vielen der Bluterkranken das Leben gekostet hat. Gleichzeitig wurden in mehreren Ländern Schauprozesse gegen Mediziner inszeniert, die verspätet oder unzureichend Blut und Blutprodukte gegen die von niemand tatsächlich isolierten und in Faktor VIII-Präparaten auch als „HIV-Charakteristika" nicht nachgewiesenen so genannten HI-Viren sterilisiert haben sollten. Mit dieser Strategie wurde bei den Betroffenen und im öffentlichen Bewusstsein mithilfe der Medien, die ebenso wie Mediziner, Politiker und Pharmakonzerne den Verlust an Glaubwürdigkeit und Schadensersatzprozesse fürchteten, wenn die krassen Forschungsfehler und Behandlungsfolgen bekannt würden, der Glaube an die tödliche HIV-Massenseuche gefestigt. Die schweigende Mehrheit der ethisch bewussten, aber sachunkundigen Ärzte verhielt sich passiv, die Dimension des organisierten Wissenschaftsschwindels überstieg offensichtlich ihr Vorstellungsvermögen.

Das evolutionsbiologisch programmierte Wechselspiel zwischen Disposition und Exposition erklärt auch viele der Rätselhaftigkeiten in den so genannten Risikogruppen der Homosexuellen und der intravenös Drogenabhängigen, beispielsweise warum bei gleicher exzessiver prooxidativer Exposition lediglich ein kleinerer Prozentsatz der Betroffenen, entgegen den spekulativen Behauptungen der HIV/AIDS-Mediziner, eine so genannte HIV-Serokonversion entwickelt hat. Im Prinzip kann jeder Mensch polyspezifische Antikörper und Autoantikörper im Blutserum aufweisen, die mit den menschlichen zellulären Eiweißen der Testantigene des so genannten HIV-Tests reagieren können.

Zusätzlich müssen die Patienten genetisch so disponiert sein, dass die durchschnittliche Glutathion-Verminderung um 30 %, wie sie bei den so genannten HIV-Positiven auftritt, ausreicht, um eine dauerhafte Typ2-Cytokin-Dominanz auszulösen, die wiederum dauerhaft ungewöhnlich hohe Antikörpermengen stimuliert. Neben der prooxidativen Exposition muss also eine genetische Disposition gegeben sein, die vergleichsweise rascher und nachhaltiger die redox-abhängige genetische Expression zur Biosynthese von Typ2-Cytokin-Eiweißen aktiviert als bei Menschen mit

Die individuelle Disposition einer schnelleren und nachhaltigeren Glutathion-Verarmung erklärt, warum in den Risikopopulationen der Homosexuellen und Drogenfixer bei gleicher oder höherer Risikoexposition lediglich ein konstant niedriger Prozentsatz der exponierten Individuen eine starke und/oder überdauernde Typ 2-Cytokin-Umschaltung (TH1-TH2-switch) und die Produktion höherer Mengen polyspezifischer Antikörper („HIV-Positiver" Testbefund) aktiviert

gleicher prooxidativer Glutathion-Verminderung. Da die Disposition zur frühen Typ2-Cytokin-Stimulation gleichzeitig zur Hemmung der cytotoxischen NO-Gasproduktion führt, werden diese Menschen intrazelluläre Pilze und Mykobakterien und andere opportunistische Erreger nicht ausreichend entsorgen können, also wird der Antikörperspiegel noch weiter ansteigen durch Antikörperbildung gegen diese normalerweise durch NO-Gas leicht abzuwehrenden „opportunistischen Erreger". Die genetisch sensibler disponierten Menschen werden also bereits bei einer prozentual relativ geringeren Glutathion-Verminderung auf Typ2-Cytokin-Dominanz umschalten, die NO-Gasproduktion drosseln und hohe Mengen polyspezifischer und Autoantikörper bilden („HIV-positiv"), während weniger sensibel disponierte Menschen gar nicht oder nur vorübergehend die Cytokin-Balance verschieben. Exakt diese Reaktionsbereitschaft wurde bei organtransplantierten und chirurgischen Patienten beobachtet. Die Mehrzahl der Transplantationspatienten zeigte eine variable Cytokin-Balance ohne Kaposi-Sarkom (KS) und opportunistische Infektionen (OI) zu entwickeln, während etwa 6 % einen ausgeprägten Immunstatus entsprechend einer überdauernden Typ2-Cytokin-Dominanz zeigten und an KS und OI erkrankten. Ebenso bei den chirurgischen Patienten, von denen mehr als 50 % vor der Operation eine schwache oder reaktionslose DTH-Hautreaktion zeigten als Ausdruck einer mangelnden TH1-Reaktivität und Spiegelbild einer Typ1-Cytokin-Typ2-Cytokin-Balanceverschiebung, die sich aber in den meisten Fällen ab dem siebten Tag nach der Operation wieder normalisierte. Diejenigen Patienten aber, die dominant eine Typ2-Cytokin-Reaktion beibehielten (circa 5 % der präoperativ anergen Patienten), entwickelten hoch signifikant Sepsis (mikrobielle Aussaat) mit einer hohen Sterberate.

Die auffallende Übereinstimmung des Prozentsatzes der Patienten mit primärer überdauernder zellulärer Immunschwäche von Typ2-Cytokin-Dominanz bei Organtransplantation und Sepsis mit dem Prozentsatz der Patienten in den Subpopulationen der Homosexuellen und Drogenfixer (in den USA werden etwa jährlich 5 % aller so genannten HIV-Positiven als AIDS-Fälle registriert einschließlich derjenigen symptomfreien so genannten HIV-Positiven mit einer Anzahl von T4-Helferzellen im strömenden Blut unter 200 pro Mikroliter) (CDC 1999) spricht dafür, dass Dispositionsfaktoren wesentlich mitentscheidend sind, ob ein durch primären prooxidativen Stress verursachter Thiol-Mangel eine so nachhaltige Typ2-Gegenregulation der Zelldyssymbiosen auslöst, dass rückgekoppelt die Glutathion-Erschöpfung, bei überdauernder prooxidativer Risikoexposition und/oder sekundärer prooxidativer Chemotherapie ohne Ausgleichstherapie, fortschreitet und klinisch das prozesshafte Geschehen vom symptomfreien so genannten HIV-positiven Durchgangsstadium des Pre-AIDS in das Stadium des T4-Helferzellstatus unter 200 pro Mikroliter oder das manifeste Stadium der opportunistischen Infektionen, des Wasting-Syndroms, der Muskel- und Nervenzelldegeneration und/oder der Tumorbildung übergeht.

Die Erkenntnisse aus den siebziger Jahren, dass organtransplantierte Patienten mit OI und/oder KS (AIDS) vorherrschend eine bestimmte Abweichung im HLA-System (MHC-Klasse II) zeigten (O'Hara 1982), hat die Virusjäger, seit Ausrufung der Krankheitstheorie „HIV ist die Ursache von AIDS" als weltweite Staatsdoktrin, nicht mehr interessiert. Die Tatsache, dass die einzige Gemeinsamkeit der so genannten Risikogruppen, die dem später auftretenden klinischen AIDS vorausgeht, der frühzeitige systemische Glutathion-Mangel, der Typ2-Cytokin-switch, die Hemmung der cytotoxischen NO-Gasproduktion, die Mitochondrien-Inaktivierung und die glykolytische Energiegewinnung mit exponentiell zunehmendem Wasting ist, wurde weitgehend von der HIV/AIDS-Medizin ignoriert. Ebenso die Tatsache, dass die einzige genetisch homogen disponierte Risikogruppe, die Bluterkranken, abhängig von der Lebenszeit-Exposition mit höchst kontaminierten Gerinnungsfaktor-Präparaten, als Subpopulation die bei weitem höchste so genannte HIV-Inzidenz aufweisen (10- bis 15-mal höher als die genetisch inhomogenen Subpopulationen der Homosexuellen und der Drogenfixer), obwohl auch im Sinne der HIV/AIDS-Theorie in den einzig als Übertragungsmedium in Frage kommenden zellfreien Gerinnungseiweiß-Präparaten keine so genannten „HIV-Charakteristika" nachgewiesen werden konnten (Übersicht bei Papadopulos-Eleopulos 1995 b).

Dagegen wurde bei den Risikogruppen der Homosexuellen und Drogenfixer der anale Geschlechtskanal als idealer Übertragungsweg durch Samenflüssigkeit bzw. die Blutbahn als idealer Übertragungsweg durch kontaminiertes Spritzbesteck von der HIV/AIDS-Medizin angesehen. Die Propagandisten der HIV-Übertragung können jedoch nicht erklären, warum in scharfem Gegensatz zu ihren bis heute nicht revidierten Voraussagen, bei gleichem potentiellen Übertragungsrisiko in den Risikogruppen der Homosexuellen und der Drogenfixer lediglich ein relativ kleiner, in den vergangenen 15 Jahren im Vergleich zur Gesamtpopulation dieser Risikogruppen konstant bleibender Prozentsatz der Homosexuellen und der Drogenfixer eine so genannte HIV-Serokonversion gezeigt hat.

Die tatsächliche so genannte HIV-Inzidenz ist in den vergangenen 15 Jahren bei den Homosexuellen und bei den Drogenfixern um das 10- bis 15-fache hinter den dogmatisch vorgetragenen Prognosen zurückgeblieben (CDC 1999, WHO 1998, Robert-Koch-Institut 1999, Duesberg 1998, 2000, Fiala 2000).

Beispielsweise sind in Deutschland ständig etwa 20.000 intravenöse Drogenfixer in Haft. Die Justizbehörden haben wiederholt öffentlich erklärt, dass sie das Injizieren von Heroin und anderen Substanzen, vor allem die Injektion mit mehrfach gebrauchten Spritzen, in den Haftanstalten nicht unterbinden können. Nimmt man an, dass nur jeder zweite inhaftierte Drogenfixer pro Tag eine gebrauchte Fixerspritze benutzt, so wären das in den vergangenen 15 Jahren etwa 55 Millionen theoretische Gelegenheiten gewesen, die so genannten HI-Viren zu

Die Tatsache, dass an Tatorten mit der höchsten Expositionsdichte für Drogenfixer in 15 Jahren keine einzige „HIV"-Serokonversion (im Gegensatz zu nachgewiesenen Hepatitis B-serokonversionen) gesichert werden konnte, beweist die Fiktion der „HIV-Übertragung" und die individuelle Abhängigkeit von Dispositionsfaktoren für die Entwicklung einer überdauernden TH2-Immunzell-Dominanz („HIV-positiver" Testbefund)

übertragen. Fachleute und Politiker aller Couleur haben deshalb die Haftanstalten als die gefährlichsten Orte zur Verbreitung der „tödlichen Massenseuche HIV" angeprangert. Bei Aufnahme in der Haft wird jeder Drogenfixer routinemäßig auf Syphilis, Hepatitis B und so genannte HIV-Positivität getestet. Die Zahl der Verweigerer ist klein. Die Quote der so genannten HIV-positiven Drogenfixer ist seit 15 Jahren konstant niedrig. Jahrelang hat man bei Entlassung ebenfalls getestet, ob so genannte HIV-Serokonversionen von „HIV-negativ" zu „HIV-positiv" bei Drogenfixern vor Ende der Haft nachweisbar waren. Die Strafvollzugsgesetze schreiben vor, dass „für die Gesundheit der Gefangenen zu sorgen ist" und „von der Öffentlichkeit Gefahren abzuwenden sind".

Die Ergebnisse waren immer gleich: Nicht eine einzige so genannte HIV-Serokonversion ließ sich während der Haft bei einem Drogenfixer oder einer Drogenfixerin nachweisen, wohl aber Hepatitis B-Serokonversionen. Diese der HIV/AIDS-Theorie strikt widersprechenden Befunde scheinen verblüffend, lassen sich aber einfach erklären. Der Autor hat exakt diese Verlaufsergebnisse der so genannten HIV-Übertragung 1988 vorausgesagt und vorgeschlagen, 10 Jahre später die Befunde, unter den Bedingungen des größten geschlossenen öffentlichen Raumes für die Gelegenheit zum Drogenfixen und der gleichzeitigen angeblichen Infektion mit so genannten HI-Viren, unter staatlicher Obhut und Kontrolle erhoben, als unfreiwilliges Massenexperiment auszuwerten (Hässig 1998 a). 1998 waren die Spitzenvertreter der HIV/AIDS-Medizin im öffentlichen Gesundheitswesen nicht bereit, die Ergebnisse auch nur zu diskutieren. Man verleugnete einfach die unbezweifelbaren Fakten und verkaufte der ahnungslosen Öffentlichkeit weiterhin die Übertragung der angeblich tödlichen Massenseuche in den Haftanstalten. Den betroffenen so genannten HIV-positiven Drogenfixern verordnete man weiterhin kombinierte Chemotherapie. Da ein Großteil der Drogenfixer zwischen Drogenszene, ambulanter und stationärer Therapie sowie Haftanstalten in den vergangenen 15 Jahren gependelt ist, müsste im Falle der Übertragung so genannter HI-Viren gemäß den offiziellen Voraussagen der HIV/AIDS-Medizin die Zahl der so genannten HIV-positiven Drogenfixer prozentual zugenommen haben. Das ist keineswegs der Fall, die Inzidenz der so genannten HIV-Infektion bei Testuntersuchungen in der ambulanten und stationären Drogenberatung und Drogentherapie, in Haftanstalten und bei Autopsien von Drogentoten blieb konstant niedrig. Diese Daten und Fakten sprechen eindeutig gegen eine so genannte HIV-Übertragung durch Austausch gebrauchter Fixerspritzen.

Dagegen sprechen auch Verlaufsstudien mit so genannten HIV-positiven Drogenfixern, die ihren intravenösen Drogenkonsum eingestellt hatten oder in orale Methadon-Ersatzprogramme aufgenommen wurden. Bei diesen Drogenfixern verbesserte sich der Immunzellstatus innerhalb kurzer Zeit im Vergleich zu Drogenfixern, die ihren intravenösen Drogenkonsum fortgesetzt hatten, trotz der so genannten HIV-Infektion (Des Jarlais 1987, Weber 1990, Übersicht bei Duesberg 1996, 1998). In diesen Fällen bleibt der so genannte HIV-Test positiv wegen der im Blutserum überdauernden polyspezifischen Antikörpermengen.

Nimmt man jedoch an, dass es genetische und nicht-genetische Dispositionsfaktoren gibt, welche bei einem relativ kleinen Prozentsatz von 3 bis 5 % der Drogenfixer die Entwicklung eines progredienten Thiol-Mangels als Folge des Drogenfixens begünstigen, bei der Mehrheit jedoch nicht begünstigen, sind die Fakten erklärbar. Bei exzessiver intravenöser Drogenexposition können die Dispositionsfaktoren für erhöhte Redox-Sensitivität im Falle relativ geringer Erniedrigung des reduzierten Glutathion-Spiegels eine überdauernde Balanceverschiebung zu Typ2-Cytokin-Mustern sowie eine verminderte zelluläre Immunantwort zugunsten einer stark erhöhten humoralen Antikörperantwort auslösen. Die dadurch bedingte Nicht-Elimination intrazellulärer Erreger steigert zusätzlich die Antikörperaktivität. Dieser Prozess wird bei den disponierten Drogenfixern ebenso wie bei den disponierten Homosexuellen zu einem frühen Zeitpunkt der exzessiven Glutathion-verbrauchenden Exposition ausgelöst. Die immens erhöhte Antikörpermenge kann quantitativ und qualitativ ausreichend sein, um mit den menschlichen zellulären Testeiweißen des so genannten HIV-Tests zu interagieren und einen positiven Testbefund zu induzieren. Da Drogenfixer in der Regel eine längere Fixerkarriere absolviert haben, bevor sie in stationäre Haft gelangen, sind die disponierten Drogenfixer bereits „HIV-positiv" bei Haftaufnahme. Die konstante Mehrheit der nicht disponierten Drogenfixer mit gleicher oder höherer Exposition ist bei Haftaufnahme „HIV-negativ" und bleibt es auch trotz fortgesetzter Exposition mit kontaminierten Fixerspritzen. Bei den inhaftierten so genannten HIV-positiven und so genannten HIV-negativen Drogenfixern handelt es sich um die umfassendste Expositions- und Dispositionsstudie, die in den vergangenen 15 Jahren in den westlichen Ländern realisiert werden konnte, allein in Deutschland konnten täglich 20.000 Drogenfixer unter staatlicher Kontrolle beobachtet werden, in allen anderen westlichen Ländern wurden völlig analoge

Ergebnisse erhoben. Die 1988 gestellte Prognose wurde exakt bestätigt, die Prognosen der HIV/AIDS-Medizin konnten exakt widerlegt werden. Die Ergebnisse demonstrieren eindeutig, dass toxische Expositionen und individuelle Dispositionen die tatsächlichen Ursachen für Pre-AIDS und Voll-AIDS bedingen.

Die Dispositionsabhängigkeit des Auftretens einer Typ I-Überregulation bzw. einer Typ II-Gegenregulation zeigt sich in der Gesamtbevölkerung und in Risikogruppen als glockenförmige Verteilungskurve mit überwiegend variabler Immun-Balance und flexiblen Cytokin-Mustern in der großen Mehrzahl der exponierten Individuen, bei chemotherapeutischer Exposition kann sich jedoch eine generalisierte intra- und extrazelluläre Immunschwäche entwickeln

Die epidemiologisch begründete Annahme von Dispositionsfaktoren erklärt, warum auch bei exzessiven Expositionen in kollektiven Populationen und differenten Risikogruppen sich pathogenetische Verteilungsmuster im Sinne einer Gauß'schen glockenförmigen Kurve manifestieren werden. Jeweils ein geringerer Prozentsatz wird eine ausgeprägte TypI-Überregulation bzw. eine ausgeprägte TypII-Gegenregulation entwickeln, während die große Mehrzahl der exponierten Individuen eine variable Redox-Balance mit flexiblen Cytokin-Mustern aufrecht erhalten wird. Die Annahme einer tödlichen, auf jedermann übertragbaren Masseninfektion mit unabwendbarem Schicksal war also a priori eine medizinische Konstruktion außerhalb der evolutionsbiologischen Wirklichkeit. Im Falle der so genannten HIV-induzierten AIDS-Krankheiten schien es gerade besonders rätselhaft, dass die humorale (Antikörper-gestützte) Immunität effektiv funktionierte (Mildvan 1982), während die zelluläre Immunität der T4-Helferzellen gegen intrazelluläre Erreger versagte und sich folglich opportunistische Infektionen entwickeln konnten. Erst als die Patienten mit AZT-Chemotherapie behandelt wurden, traten infolge Reifungshemmung der Knochenmarkszellen (Rosenthal 1994) massive bakterielle Infektionen auf (Marco 1998, Cox 1998). Da das evolutionsbiologisch programmierte Zusammenwirken von Expositions- und Dispositionsfaktoren nicht hinreichend verstanden worden ist, wurde in der HIV/AIDS-Medizin aufgrund der objektiv falschen Krankheitstheorie „HIV verursacht AIDS" in fataler Weise durch Chemotherapie das Auftreten der kombinierten zellulären und humoralen erworbenen Immunschwäche (englisch: severe combined immunodeficiency, SCID) provoziert. Die klinischen und epidemiologischen Ergebnisse demonstrieren überdeutlich die Defizite der modernen Medizin, die aus der Unterbewertung der toxischen und pharmakotoxischen Stressoren und der einseitigen Fixierung auf überholte Infektionstheorien des 19. Jahrhunderts mit ausgeklügelten Methoden der Biotechnologie des 20. Jahrhunderts resultieren.

Dass selbst bei zweifellos erhöhter kollektiver Belastung mit Immunstressoren (endemische Multiinfektiösität, kontaminiertes Trinkwasser, Mangel- und Fehlernährung, ungünstige allgemeine Lebensbedingungen u. a.) spezielle Dispositionsfaktoren hinzukommen müssen, um erworbene Immunschwächen auszulösen, zeigt die massive Projektion einer angeblichen Pandemie in Afrika (Ausbreitung einer tödlichen Infektion in der Gesamtbevölkerung) durch das HIV-AIDS-Establishment.

Einer der engagiertesten Kritiker der Krankheitstheorie „HIV verursacht AIDS", der Retrovirus-Krebsforscher und Molekularbiologe Duesberg von der kalifornischen Universität Berkeley, der als Retrovirologe das so genannte HI-Virus allerdings für ein inaktives „Passagier-Virus" hält und die AIDS-Ursachen in den westlichen Ländern überwiegend als toxisch bedingt ansieht infolge exzessivem Konsum illegaler Drogen, Nitratinhalation als sexuellem Dopingmittel, ärztlicher Chemotherapie sowie als Folge hoch kontaminierter Gerinnungseiweiß-Konzentrate, stellte dazu im Rahmen der Spezialistenkonferenz in Pretoria im Juli 2000 fest:

„Im Lichte dieser Hypothese würde die neue Epidemie der HIV-Antikörper schlichtweg eine neue Epidemie des HIV-Antikörper-Testverfahrens widerspiegeln, eingeführt und inspiriert durch die neue Amerikanische Biotechnologie. Diese Technologie wurde entwickelt während der letzten zwanzig Jahre für die Grundlagenforschung, um die Äquivalente von biologischen Stecknadeln in einem Heuhaufen nachzuweisen, nicht um die massiven Invasionen von Viren ‚nachzuweisen', die notwendig sind, um ALLE konventionellen Virus-Krankheiten zu verursachen (Duesberg 1992 a, 1992 b, 1996, 1998, Mullis 1996, 1998). Aber diese Technologie ist nun originalgetreu, aber unpassend eingesetzt wor-

Auch in Afrika verweisen die tatsächlich berichteten AIDS-Daten, die „überraschend" niedrig sind im scharfen Kontrast zu den Propaganda-Zahlen der internationalen Organisationen und Medien, angesichts der für vielfache Immunstressoren erhöhten Exposition der Allgemeinbevölkerung auf bisher nicht näher erforschte Dispositionsfaktoren, die in keinem Zusmmenhang stehen mit der afrikanischen „HIV"-Testpraxis

den von Tausenden von AIDS-Virusforschern und Aktivisten, um latentes, das heißt biochemisch und biologisch inaktives HIV nachzuweisen oder eben auch Antikörper gegen dieses (Duesberg 1996 a)! Dieselbe Technologie sorgt auch für die Sicherheit von Arbeitsplätzen von anderen Virologen und Medizinern, die nach latenten, und deshalb biologisch inaktiven, Viren suchen als die von diesen favorisierten Ursachen für Kaposi-Sarkom, Gebärmutterhalskrebs, Leukämie, Leberkrebs und seltene neurologische Erkrankungen – ohne jemals irgendeinen positiven Nutzen für das öffentliche Gesundheitswesen zu produzieren (Duesberg 1992 b) ... Uns allen, die wir mit der Amerikanischen AIDS-Rhetorik und in der Tat mit der Rhetorik anlässlich unserer ersten Zusammenkunft im Mai dieses Jahres in Pretoria konfrontiert worden sind über die ‚katastrophalen Dimensionen' des Afrikanischen AIDS (Washington Post vom 30. April 2000), kommen die gesunden Wachstumsraten der Afrikanischen Bevölkerung (2,4 bis 2,8 % jährlich im Vergleich zu 1 % in den USA und 0,5 % in Europa, USAIDS Februar / Mai 1999) sehr überraschend vor. Nehmen Sie als Beispiel dieser Rhetorik Präsident Clintons kürzliche Einstufung von AIDS (als Antwort auf das Schreiben von Präsident Mbeki an die politischen Führer der Welt zu AIDS in Afrika, Mbeki 2000) als eine ‚Bedrohung der nationalen Sicherheit der USA' ... angespornt durch Berichte von US-Behörden, welche die weitgehendsten Konsequenzen der Pandemie in Betracht ziehen ... besonders in Afrika ... und die Wahrscheinlichkeit projizierten, dass ein Viertel der südafrikanischen Bevölkerung an AIDS sterben wird (Washington Post vom 30. April 2000) ... Ebenso überraschend ist angesichts der verfügbaren Informationen der alarmierende Lagebericht der Unterorganisation der Vereinten Nationen (UNAIDS) in Verbindung mit der Weltgesundheitsorganisation (WHO), der verkündet, dass in Afrika seit den ‚frühen achtziger Jahren' die Zahl der Menschen, die ‚mit HIV / AIDS leben', da sie ‚geschätzte' Träger von Antikörpern gegen HIV sind, auf 23 Millionen zugenommen hat (United Nations Programme on HIV / AIDS (UNAIDS), ‚AIDS epidemic update: December 1999'; WHO, Weekly Epidemiological Records 73, 373-380, 1998). Weder die WHO noch die Vereinten Nationen weisen darauf hin, dass in Afrika die Bevölkerung während desselben Zeitraumes um 147 Millionen zugenommen hat, in welchen der Kontinent von einer neuen AIDS-Epidemie heimgesucht worden sein soll.

Gleichermaßen hatte Südafrika einen Bevölkerungszuwachs von 17 Millionen auf 37 Millionen bis 1990 (United Nations Environment Programme, June 5, 2000) und auf 44 Millionen im Jahr 2000 (‚HIV / AIDS in the Developing World', U.S. Agency for International Development and U.S. Causus Bureau, May 1999). Im letzten Jahrzehnt wird in Südafrika der Zuwachs an HIV-Positiven mit 4 Millionen angegeben (Kinghorn A und Steinberg M, Südafrikanisches Gesundheitsministerium, undatiertes Dokument wahrscheinlich von 1998, vorgelegt bei der Spezialistenkonferenz in Pretoria). Folglich haben in Südafrika die HIV-Positiven um vier Millionen zugenommen während desselben Jahrzehnts, in welchem die Bevölkerung um sieben Millionen gewachsen ist. Darüber hinaus, obwohl die 23

Millionen ‚geschätzten' HIV-Antikörper-Positiven laut WHO ‚mit HIV / AIDS leben sollen', liefert die Organisation nicht einen Beweis, dass die Erkrankungshäufigkeit und Sterblichkeitsrate die niedrigen Zahlen überschreiten, das heißt 75000 Fälle jährlich (das heißt 0,012 % der Afrikanischen Bevölkerung), die von der WHO gemeldet wurden (WHO, Weekly Epidemiological Records 73, 373-380, 1998). Die Schätzungen der HIV-Positiven seitens der WHO sind in der Tat eben ‚Schätzungen', da gemäß der Bangui-Definition des Afrikanischen AIDS von 1985 als auch der aktuellen ‚Anonymous AIDS Notification' – Formulare des Südafrikanischen Gesundheitsministeriums keine HIV-Tests erforderlich sind für die AIDS-Diagnose (Widy-Wirski et al. 1988, Fiala 1998). Zusätzlich fördert die WHO den Eindruck einer mikrobiellen AIDS-Epidemie dadurch, dass die WHO die Afrikanischen AIDS-Fälle kumulativ meldet (durch kontinuierliches Zusammenzählen aller AIDS-Fälle von Anfang an) statt (wie sonst in internationalen Medizinstatistiken üblich) die Raten der jährlichen Neuerkrankungen zu berichten (WHO, Weekly Epidemiological Records, seit Beginn der ‚Epidemie'). Diese Praxis erzeugt den trügerischen Eindruck einer ständig wachsenden, beinahe exponentiellen Epidemie, auch wenn das jährliche Auftreten von AIDS abnimmt (Fiala 1998). Daraus würde folgen, dass die geschätzte Zunahme an Afrikanischen HIV-Antikörper(!)-Positiven nicht korreliert mit irgendeinem Bevölkerungsrückgang in Afrika. Ganz im Gegenteil, die geschätzte Zunahme an Afrikanischen HIV-Antikörper(!)-Positiven korreliert mit einer beispiellosen Bevölkerungsexplosion in den afrikanischen Ländern (Zunahme auf 617 Millionen Einwohner in den afrikanischen Ländern südlich der Sahara), der wohl kaum die ‚Katastrophe', die (nach der Erklärung von Präsident Clinton) von der Washington Post ausgemalt wird und von der WHO und dem amerikanischen AIDS-Establishment propagiert wird. Aber diese trügerische AIDS-Propaganda verzerrt vorurteilhaft eine wissenschaftliche Analyse bei all denen, die nicht über die Fakten informiert sind" (Duesberg 2000).

Mit anderen Worten, die tatsächlich in den epidemiologischen Berichten der Weltgesundheitsorganisation erfassten Daten zur Gesamterkrankungshäufigkeit und Gesamtsterblichkeit in den afrikanischen Staaten liegen kaum höher als in den westlichen Ländern, nämlich 0,012 % der afrikanischen Gesamtbevölkerung erkranken und sterben jährlich an AIDS (WHO Weekly Epidemiological Records seit 1991) im Vergleich zu 0,001 bis 0,002 % der Gesamtbevölkerung in den westlichen Ländern (CDC 1999, Robert-Koch-Institut 1999). Die absurden propagandistischen Behauptungen über die „Pandemie in Afrika", die von der WHO an die internationalen Medien verbreitet werden, beruhen auf willkürlichen Hochrechnungen von Ergebnissen kleiner Stichproben mit dem so genannten Anti-HIV-Antikörper-Test, die durch Missbrauch der „Amerikanischen Biotechnologie" (Duesberg 2000) gewonnen werden. Aufgrund der wenig verlässlichen Erfassung von Daten zu Erkrankungsursachen und wegen des geringen Fundus an medizinischen Forschungsdaten in Entwicklungsländern lassen sich jedoch im Vergleich zu westlichen Ländern nur bedingt Schlussfolgerungen ziehen zur Wechselwir-

Die im Laufe der Evolution vorteilhafte individuelle Disposition zur besonders redoxsensiblen TH2-Immunantwort gegen die dominierenden extrazellulären Erreger kann unter zivilisatorischen Bedingungen zum Nachteil werden, da jetzt bei disponierten Individuen toxische und pharmakotoxische Immunstressoren die gleiche redoxsensible Immunantwort hervorrufen und nach Erschöpfung des Redox-Regelsystems überdauernde Typ II-Zelldyssymbiosen provozieren können (AIDS, Krebs und andere systemische Erkrankungen)

kung von Exposition und Disposition für Morbilität und Mortalität im Kausalzusammenhang mit systemischen Erkrankungen vom TypII der Zelldyssymbiosen. Die Daten zur Bevölkerungsexplosion in den afrikanischen Ländern demonstrieren jedoch, dass sich in den Entwicklungsländern ein vergleichbarer Prozess vollzieht, wie in den westlichen Ländern in den vergangenen 150 Jahren. Mit der allmählichen Verbesserung der allgemeinen Lebensbedingungen und der medizinischen und sozialen Standards werden die Infektionskrankheiten rückläufig sein und die toxischen Belastungen werden zunehmen. Die erhöhte geschlechtsunabhängige kollektive Belastung mit vielfältigen Immunstressoren im Vergleich zu den westlichen Ländern bei gleichzeitiger „überraschend" (Duesberg 2000) niedriger AIDS-Inzidenz (WHO Weekly Epidemiological Records seit 1991) und die parallele Bevölkerungsexplosion in Afrika lassen vermuten, dass Dispositionsfaktoren im Spiele sein müssen. Die Konsequenzen in den Entwicklungsländern sind die gleichen wie in den westlichen Ländern: Schutz vor dem Missbrauch der „Amerikanischen Biotechnologie" (Duesberg 2000) und den „Segnungen" westlicher Chemotherapie und Chemo-Antibiotika und Förderung des Wissens über den evolutionsbiologisch programmierten Redox-Schutz.

Dispositionsfaktoren wirken über das Regelsystem der Peroxidation (Bildung von Wasserstoffperoxiden, H_2O_2 und Lipidperoxiden) und Nitrosylation (Bindung von NO und seinen Derivaten an Schwefel-Wasserstoff-Gruppen von cysteinhaltigen Proteinen, RSNO) von Transkriptionseiweißen. Dieses Regelsystem erhöht zunächst als Sensor bei zu hohem prooxidativem Glutathion-Verbrauch die Aktivität der antioxidativen Gene und die Metabolisierung von H2O2, Lipidperoxidation und RSNO (Hausladen 1996). Nach Erschöpfung der Neusynthese von Glutathion und anderen antioxidativen Enzymen (Katalase, Superoxiddismutase, selenabhängige Glutathion-Peroxidase, Glutathion-Transferasen, NADH-abhängige Glutathion-Reduktase) wird das hypoxische/pseudohypoxische genetische Notfallprogramm angeschaltet. Unter evolutionsbiologischen Aspekten war die disponierte frühzeitige und nachhaltige Umschaltung der Cytokin-Balance auf die humorale, antikörpergestützte Immunantwort von Vorteil, da die im Laufe der Evolution vorherrschende bakterielle Bedrohung effektiv abgewehrt werden konnte. Bakterien proliferieren rascher als opportunistische Erreger, sie können durch die Abwehrmechanismen der nicht zellgebundenen humoralen Immunität, Komplementbindung, Opsonisation (Ummantelung der Bakterienmembranen durch spezielle Zielmoleküle für Antikörper) und von den Antikörpern selbst, die von den im Knochenmark gereiften B-Lymphzellen produziert werden, effektiv gehemmt und zerstört werden. Die größeren, mit Mitochondrien ausgestatteten Pilz- und Parasitenerreger sowie die mit besonderer Zellwand ausgestatteten Mykobakterien werden jedoch durch das Zusammenwirken des Netzwerkes der unspezifischen und spezifischen Immunzellen am effektivsten gestoppt. Manche Parasiten können die Synthese des NO-Gases außer Kraft setzen durch besondere Oberflächenmoleküle (Glykosinositol-Phospholipide), wenn sie nicht rechtzeitig durch den Gasangriff gehemmt werden. Multizelluläre (extrazelluläre) Parasiten wiederum können besondere gewebsangreifende Enzyme (Proteinasen) absondern, die eine Typ2-Cytokin-Antwort (TH2-Immunantwort) als geeignete Reaktionsform auslösen, da die Bekämpfung beispielsweise von Würmern zu große NO-Gasmengen erfordern würde und damit die eigenen Gewebszellen schädigen würde. Diese biochemische Bereitstellung von Proteinasen zur Gewebsdurchdringung nutzen aber andererseits auch metastatische Krebszellen und schalten dabei die Produktion des NO-Gases in Nachbarzellen aus. Krebszellen sind charakterisiert durch erniedrigte NO-Gassynthese (Ignarro 2000) und äußerst störbar durch hohe NO-Gasspiegel (Xie 1996, Chinje 1997). Eine einseitige TH2(Cytokin2)-Immunantwort ist im Nettoergebnis für die Hemmung von intrazellulären Erregern (Pilze, Parasiten, Mykobakterien, einige Virusarten) sowie für die Hemmung von metastatischen Krebszellen eine nachteilige Disposition (Zvibel 1993, Liew 1994, 1995 a, 1995 b, Mosmann 1996, Abbas 1996, Lucey 1996, Xie 1996). Es kommt also entscheidend auf die jeweils geeignete flexible Kombination der Abwehr- und Regulationsstrategien an.

Durch die zivilisatorischen Fortschritte und die Entwicklung der modernen Medizin, insbesondere auch die Einführung von Impfprogrammen und Antibiotika seit 50 Jahren, hat sich im Nettoeffekt die Bedeutung des Evolutionsvorteils der redoxsensiblen nachhaltigen Typ2-Cytokin-Immunantwort verändert und haben die zivilisationsbedingten toxischen und pharmakotoxischen Effekte für die Gefährdung der Zellsymbiosen an Bedeutung gewonnen.

Die besonders redoxsensibel disponierten Menschen sind jetzt im Nachteil, da sie auch auf toxische Einflüsse rascher und überdauernder mit Typ2-Gegenregulation in der Weise antworten, wie dies zur Hemmung von extrazellulären Bakterien oder multizellulären Parasiten von Vorteil wäre.

Das Immunsystem wählt also die evolutionsbiologisch programmierte, aber „falsche" Strategie, getäuscht durch toxische Stressoren, wie sie in der natürlichen Evolution nicht vorhanden waren. Diese Entwicklung spiegelt sich wider in der stetigen Zunahme von Krebserkrankungen und anderen systemischen Erkrankungen in den letzten 100 Jahren in den industriell entwickelten Ländern. Als wesentliche Quelle toxischer Exposition, welche die Entwicklung von Krebs und anderen systemischen Erkrankungen begünstigen, gelten heute in den industrialisierten Ländern Giftrückstände in der Nahrung, in der Umwelt und am Arbeitsplatz sowie der Tabakkonsum (Loeppky 1994, Walker 1998, Waite 1998, North 1998), außerdem pharmakotoxische Medikamente und toxische Abbauprodukte von Pharmaka (Kalow 1993). Für die tatsächliche Inzidenz von Typ2-Zelldyssymbiosen durch toxische und pharmakotoxische Nitrosation und Peroxidation ist die individuell disponierte Leistungsfähigkeit der redox-abhängigen Entgiftungskapazität entscheidender Krankheitsfaktor.

Da die manifeste Systemerkennung die individuelle Disposition der Redoxleistung und der Entgiftungskapazität der Zellsymbiosen widerspiegelt, sind diese Patienten am dringendsten auf den Ausgleich des Cystein/Glutathion-Systems angewiesen

Seit der historischen Aussage von Warburg auf der Nobelpreisträger-Konferenz in Lindau am Bodensee, dass die Ursache keiner Krankheit besser bekannt sei als die Ursache von Krebs (Warburg 1967), hat sich ein expandierendes Forschungsgebiet etabliert, das sich mit der individuellen Disposition für die Stoffwechselvorgänge bei der Entgiftung von Medikamenten im menschlichen Organismus beschäftigt. Dieses Forschungsfeld ist schon sehr bald ausgeweitet worden auf die mittelbaren und unmittelbaren Effekte von toxischen Substanzen auf die Krebsgenese (Übersicht bei Kalow 1993, Daly 1994). Entsprechend der molekulargenetischen Hauptströmung der Krebsforschung konzentrieren sich diese Untersuchungen auf die Variabilität der genetischen Expression zur Biosynthese von Entgiftungsenzymeiweißen (genetischer Enzym-Polymorphismus):

„Das Paradigma für die Wirkmechanismen von krebserzeugenden Chemikalien ist gut etabliert worden im Zellkultur-Modell und in Tiersystemen. Studien beim Menschen scheinen die Möglichkeit zu stützen, dass die meisten Krebsformen gestartet werden durch Kontakte mit Chemikalien und Nahrungsmitteln und fortschreiten durch verschiedene Vorläuferstadien der tumorbildenden Gewebsschädigungen, die aus teilweise transformierten Zellen bis zu voll entwickelten metastatischen Krebszellen bestehen (Vogelstein 1993). In Ratten-Modellen kann das Progressionsstadium erhöht werden durch Behandlung mit Tumor-Promotern, die selbst nicht notwendigerweise die Eigenschaften von carcinogenen (krebserzeugenden) Substanzen zeigen (Hennings 1993). Man stellt sich diese Chemikalien als Mittler für die Zellproliferation vor, welche die Mutation im Genom fixieren. Eine andere Klasse von Chemikalien, nicht-gentoxische Carcinogene genannt, ist in Rattenmodellsystemen beschrieben worden (Jackson 1993, Barret 1995, Costa 1995). Diese Substanzen sind im Stoffwechsel nicht zu gentoxischen Abkömmlingen aktiviert, sondern verändern vermutlich die Kontrolle des Zellteilungszyklus. Viele nicht-gentoxische Carcinogene sind ebenfalls Tumor-Promoter. Jedoch sind ihre Wirkmechanismen gegenwärtig nicht bekannt.

Es besteht weithin die Auffassung, dass Menschen sich in ihrer Anfälligkeit für Krebs unterscheiden. Bestimmte Individuen können anfälliger sein, während andere resistenter gegen Krebs sind. Dies mag sein wegen einer Anzahl von Fakten einschließlich Gesundheits- und Ernährungszustand und Geschlecht. Nach dem, was bekannt ist über die Wirkmechanismen der Carcinogene, nimmt man an, dass der genetische Hintergrund eine signifikante Rolle spielen könnte. Die offensichtlichen Kandidaten dafür sind Gene, welche die Kodierung für die Enzyme verschlüsseln, die Fremdstoffe verstoffwechseln, die Carcinoge aktivieren oder inaktivieren (Gonzalez 1995, Nebert 1996). Variable Mengen der Expression dieser Enzyme könnten resultieren aus der erhöhten oder herabgesetzten Aktivierung von Carcinogenen. In der Tat ist es gut etabliert, dass genetische Differenzen auftreten bei der Expression der Entgiftungsenzyme" (Hirvonen 1999).

Mit anderen Worten, Gene sind im komplexen selbstorganisierten Netzwerk Effektoren, die unter Einwirkung von redox-abhängigen Sensoren die Biosynthese von Enzymen steigern oder drosseln. Sind individuell die Enzymsysteme stärker disponiert für die Aktivierung von Carcinogenen als umgekehrt für die Inaktivierung von Carcinogenen, wird die antioxidative Kapazität stärker in Anspruch genommen. Der Thiol-Pool und andere Aktivitäten können sich rascher erschöpfen beim Schutz der Atmungskette, der Makromoleküle und Lipide. Die Folge wird sein, dass das Redox-Milieu sich überdauernd verändert und die vorherrschenden Cytokin-Muster früher und nachhaltiger umschalten auf Typ2-Cytokine. Die Produktion der nitrogenen und oxigenen Oxide wird gedrosselt, das hochfluide Mikro-Gaia-Milieu kann sich dauerhaft transformieren zum niedrigfluiden Milieu.

Zeitabhängig können sich re-fötalisierte Tumorzellen bilden (TypII-Gegenregulation der Zelldyssymbiose).

Wird in dieser Situation mit prooxidativen Chemotherapeutika gearbeitet, kann selektiv die erwünschte Apoptose/Nekrose forciert werden (Typ1-Überregulation der Zelldyssymbiose) in einem Teil der Zellen, ebenso aber auch die vollentwickelte Transformation zu metastatischen Krebszellen in anderen Zellen beschleunigt werden. Im Prinzip können alle Stadien der noch kompensierten Zelldyssymbiose im primären Tumorgewebe, aber auch sekundär in differenten Geweben in dekompensierte Stadien der Zelldyssymbiosen in unkalkulierbarer Weise umschalten. Es ist ein Charakteristikum des chemotherapeutischen Behandlungsprinzips, dass besonders redoxsensibel disponierte Patienten, die wegen dieser genetisch und supragenetisch disponierten Redoxsensibilität erkrankt sind, gerade nicht nur Zelldyssymbiosen im manifesten Tumorgewebe aufweisen werden, sondern auch in anderen Gewebstypen, und die Tumorzellen im manifest dekompensierten Gewebe in unterschiedlichen Stadien auf den chemotherapeutischen Zielangriff unterschiedlich reagieren werden. Insofern kann es nur bedingt eine homogene Ansprechbarkeit von Tumorzellen auf Chemotherapeutika geben und die Ergebnisse der Therapie-Schemata können individuell nicht hinreichend kalkuliert werden. Die Konsequenz ist also, dass der ausgeprägte genetische Polymorphismus Carcinogen-aktivierender Entgiftungsenzyme bei systemerkrankten Patienten sich explizit im Krankheitsgeschehen manifestiert. Die redoxsensible Variabilität der Entgiftungsenzyme betrifft vor allem die Cytochrom P450-abhängigen und Flavin-haltigen Monooxigenasen, Epoxid-Hydrolasen, Glutathion-Transferasen, N-Acetyl-Transferasen, NAD(P)H:Ubiquinon-Oxidoreductasen, Myeloperoxidasen und andere mehr (Übersicht bei Wilkinson 1997, Hirvonen 1999). Diese Patienten sind am dringendsten auf den Ausgleich des Thiol-Pools und des Redox-Status angewiesen. Die chemotherapeutische Behandlung und der folgende prooxidative Extremstress muss sich bei den systemerkrankten Patienten zwangsläufig kontraproduktiv auswirken, da diese Therapie in der Regel ohne Ausgleich der Verarmung des Thiol-Pools, der Aminosäuren-Dysregulation, der Cytokin-Balance sowie ohne die Dämpfung der TypII-Gegenregulationen etc. erfolgt. Es werden durch die Chemotherapie sowohl erwünschte zelldestruktive Effekte als auch individuell nicht kalkulierbare zelldyssymbiotische Gegenregulationen u. a. mit der Folge des systemischen Wasting-Syndroms ausgelöst.

Zur Bestimmung der individuell disponierten Variabilität von Isoformen der Entgiftungsenzyme sind Gen-Tests von fragwürdigem Aussagewert entwickelt worden beispielsweise werden in den USA bereits anhand der Ergebnisse solcher Gen-Tests prophylaktische Amputationen der weiblichen Brust zur Vermeidung von Krebserkrankungen durchgeführt. Solche deterministischen Prognosen anhand von Gen-Tests sind aus verschiedenen Gründen äußerst kritisch zu beurteilen so weit sie überhaupt aussagekräftig sind, könnten sie höchstens Anlass geben, gezielt auf das Zusammenspiel von Exposition und Disposition durch Ernährungsmaßnahmen sowie individuelle Ausgleichs- und Regulationstherapie Einfluss zu nehmen.

„Es ist abzusehen, dass rasche Fortschritte gemacht sein werden zur Methodologie, um mögliche Risiko-Genotypen für Stoffwechselvorgänge zu bestimmen. Diese Fortschritte umfassen weniger eingreifende Methoden zur Gewinnung von Testproben (beispielsweise Zellen aus der Mundschleimhaut oder Zellproben aus dem Urin), automatisierte DNA-Extraktion in Kombination mit der Bearbeitung der Proben durch Roboter sowie Gen-Testmethoden, die auf speziellen Untersuchungsverfahren von Oligonukleotiden beruhen. Gegenwärtig führen viele Forschungslabors Assoziationsstudien durch und es tauchen widersprüchliche Berichte in der Fachliteratur auf. Es existieren verschiedene Quellen der Fehlinterpretation, die teilweise die gegensätzlichen Befunde erklären, gewöhnlich sind es anfänglich kleine Studien, die eine positive Assoziation zeigen. Daraus ergibt sich das bedeutsame Problem, die Aussagekraft für die Planung von Folgestudien zu berechnen. Öffentliche Berichte über Studienergebnisse mit einem hohen Assoziationsprofil (zwischen Genabweichungen und Krebsinzidenz), die sich schließlich als falsch herausstellen, sind in diesem Zusammenhang ebenso problematisch. Außerdem hat es kürzlich Debatten gegeben über tendenziöse Berichterstattung – die selektive Veröffentlichung von nur positiven Assoziationen. Wenn die erwähnten potentiellen Fehlinterpretationen sorgfältig kontrolliert werden, können genetische Sichtungsstudien in naher Zukunft hilfreich sein, empfängliche Personen und Untergruppen der Bevölkerung, die Umweltgiften exponiert sind, zu identifizieren. Gentechnische Firmen bieten Einzelpersonen und Unternehmen Gen-Tests an. Solange diese Verfahren wissenschaftlich und ethisch nicht über jeden Zweifel erhaben sind, können sie nur den Herstellerfirmen Nutzen bringen beim Verkauf dieser Tests. Es besteht die Notwendigkeit, einige bedeutende ethische Fragen anzusprechen hinsichtlich der sozialen Konsequenzen für das öffentliche Gesundheitswesen" (Hirvonen 1999).

Diese gentechnische Entwicklung von Tests demonstriert die vorherrschende Tendenz, strukturelle Genabweichungen überzubetonen, anstatt die bioenerge-

Die deterministische Voraussage der individuellen Disposition zur Synthese der Entgiftungsenzyme anhand von Gen-Tests ist aus vielen Gründen kritisch zu beurteilen, da jede tatsächliche Gen-Expression redoxabhängig ist und vorrangig vom jeweiligen bioenergetischen Redox-Zustand bestimmt wird

tischen Bedingungen für die genetischen Expressionen für die Biosynthesen von Enzymeiweißen zu beachten, Expositionsrisiken zu erforschen und individuelle Dispositionen durch nicht aggressive Prävention auszugleichen.

Die handlungsleitenden Kriterien der Diagnostik bei „HIV-positivem" Testbefund

Aus der Gesamtheit der verfügbaren experimentellen, klinischen und epidemiologischen Daten ergeben sich die handlungsleitenden Prinzipien der Diagnostik, Prävention und Therapie systemischer Erkrankungen in der ärztlichen Praxis. Pre-AIDS und AIDS sind wegen der relativ guten Überschaubarkeit der Ursache-Wirkungsverhältnisse zwischen exponierenden und disponierenden Faktoren ein gutes Modell für die Überregulation bzw. Gegenregulation der Zellsymbiosen in Immun- und Nicht-Immunzellen und der systemischen Folgeprozesse.

Ist ein Patient bereits durch das Ergebnis des so genannten HIV-Tests als „HIV-positiv" stigmatisiert, besteht kein Grund zur Panik.

Todesprognosen sind eher Ausdruck der mangelnden ärztlichen Sachkunde und nicht durch die biologische Wirklichkeit legitimiert. Die Karenzzeit zwischen der so genannten HIV-Serokonversion und manifesten Symptomen beträgt mittlerweile durchschnittlich 12 bis 15 Jahre. In den USA, wo besonders aggressiv und frühzeitig mit prooxidativen Chemotherapeutika und Chemo-Antibiotika etc. behandelt wird, erkranken jährlich etwa 5 % der HIV-Stigmatisierten. Es würde also unter diesen Bedingungen 20 Jahre dauern, bis alle so genannten HIV-Positiven tatsächlich manifest erkrankt wären. Die tatsächliche Inzidenz ist jedoch abhängig vom Fortbestehen der primären Expositionsrisiken, dem sekundären Expositionsrisiko durch aggressive Therapie-Schemata und vom Unterlassen der gezielten Ausgleichs- und Regulationstherapie, falls diese von vornherein überhaupt erforderlich ist.

Notwendig ist eine sorgfältige Anamnese, es genügt nicht die pauschale Feststellung, dass der Patient einer Risikogruppe angehört. Neigung zu Allergien, atopischen Hauterkrankungen, Asthma etc. können wichtige Hinweise geben, dass der Patient zu Typ2-Cytokin-Reaktionen und erhöhter Antikörperproduktion neigt. Das Fehlen typischer bakterieller Kinderkrankheiten kann in Zusammenhang mit anderen Indikatoren eher für eine TypII-Disposition sprechen. Da mehr als 70 Symptomzustände bekannt sind, bei denen der so genannte HIV-Test eine positive Reaktion zeigen kann, und auch von der HIV/AIDS-Medizin von vornherein 5 % der bestätigten positiven so genannten HIV-Testergebnisse als bedeutungslose Befunde eingestuft werden, kann und darf sich das ärztliche Handeln, abgesehen von der nicht gegebenen Isolation eines tatsächlichen Immunschwächevirus „HIV", nicht von einem positiven Ergebnis des so genannten HIV-Tests leiten lassen.

Obligatorisch ist die Bestimmung des Immunzellstatus und des Antikörperstatus. Aber auch die Messung der differenzierten Zellen des Immunzellnetzwerks und der Immunglobulin-Klassen ist für sich genommen noch kein verlässlicher Indikator für das Bestehen einer aktuellen Immunzellschwäche bei symptomlosen Patienten, da etwa 5 % der gesunden Bevölkerung T4-Zellwerte unterhalb von 500 pro Mikroliter im strömenden Blut aufweisen. Diese T4-Zellzahl gilt in der HIV/AIDS-Medizin bei so genannter HIV-Positivität bereits als chemotherapeutischer und chemo-antibiotischer Interventionsgrund. Die T4-Zellwerte können bei Gesunden sogar unterhalb von 200 pro Mikroliter liegen, ohne dass ein gravierender Funktionsverlust der zellulären Immunität gegeben sein muss. Die Zahl der T-Helferimmunzellen im Blutstrom ist von vielen Einflüssen abhängig, ohne dass diese ihre Funktionsfähigkeit eingebüßt haben müssen. Orientierung gibt der DTH-Recall-Antigentest (Antigen-Reaktionstest der Haut vom verzögerten Typ). Eine starke DTH-Testreaktion ist ein verlässlicher Indikator für die Funktionsfähigkeit der Typ1-Cytokine, die wiederum cytotoxisches NO-Abwehrgas gegen intrazelluläre Erreger nach Antigen-Stimulation aktivieren (Christou 1986, 1995, Mosmann 1989, Hässig 1998 b).

Die akute Gefahr intrazellulärer opportunistischer Infektionen ist also nicht allein deshalb gegeben, weil der so genannte HIV-Test ein positives Ergebnis anzeigt. Eine schwache oder anerge (wirkungslose) Reaktion im DTH-Hauttest indiziert die Wahrscheinlichkeit einer vorherrschenden Verschiebung zum Typ2-Cytokin-Status und der Gefährdung für opportunistische Infektionen.

Obligatorisch ist jedoch die Messung der Werte des reduzierten Glutathion im Plasma, in der Lungenschleimhaut und intrazellulär in den T4-Lymphzellen des strömenden Blutes (zum Laborverfahren Buhl 1989, Herzenberg 1997, Nuttall 1998). Gleichzeitig muss der Cyst(e)in-Spiegel im Plasma bestimmt werden. Deutliche Abweichungen von der Norm der Nichteiweiß-Thiole sind auch bei symptomlosen Patienten behandlungspflichtig.

Verhüten und behandeln von systemischen Erkrankungen durch Cystein / Glutathion-Ausgleich

Der Thiol-Bedarf des Organismus wird in der Regel unterschätzt oder vernachlässigt. Bereits in der präbiotischen Welt, vor Bildung von zellulären Organismen, war die Eigenschaft des Schwefels, Protonen der Schwefel-Wasserstoff-Gruppen durch die „Schwachen Wechselwirkungen" binden und austauschen zu können, nach den vorherrschenden Szenarien in der „Thioester-Eisen-Welt" eine der entscheidenden Bedingungen für den Ursprung des Lebens (De Duve 1991). Im Meereswasser ist ein hoher Schwefelgehalt gegeben, für Landlebewesen besteht jedoch die beständige Gefahr eines latenten Defizits an Nichteiweiß-Thiolen und Sulfaten, die für die Regelung des Redox-Milieus, die Funktion der Zellsymbiosen in Immun- und Nicht-Immunzellen und zahllose Biosynthesen und biochemische Reaktionsabläufe unverzichtbar sind (Wrong 1993, Hässig 1999).

Cystein- und Glutathion-Mangel ist das Leitsymptom der zellulären Immunschwäche (AIDS) und anderer systemischer Erkrankungen (Herzenberg 1997, Dröge 1997 b, Peterson 1998, Hässig 1998 d, Kremer 1999). Der Thiol-Mangel muss konsequent und individuell richtig dosiert bei symptomlosen und symptomatischen Patienten ausgeglichen werden. Es müssen die „Halbleiter-Schwellen" der redoxsensiblen Genexpression nachhaltig und überdauernd durch das vom Glutathion-System abhängige negative Redox-Potential moduliert werden, um die Umstimmung der für die intakten Zellsymbiosen notwendigen Enzymaktivitäten zu erreichen.

Da die Anregung der Neusynthese von Glutathion infolge der redox-abhängigen Enzymsynthesen nicht ohne weiteres gewährleistet ist, müssen zu Beginn der Ausgleichstherapie mindestens fünf Gramm Glutathion oral pro Tag für zwei bis vier Wochen und parallel hochdosiert 10 bis 30 Gramm N-Acetyl-Cystein oral pro Tag verordnet werden. Der Glutathion-Gehalt insbesondere der Schleimhäute zum Schutz gegen opportunistische Erreger ist wesentlich höher als im Plasma-Spiegel (in der Lungenschleimhautflüssigkeit beispielsweise 150 – 250 Mikromol im Vergleich zum Blutplasma-Spiegel von weniger als fünf Mikromol). Der Glutathion-Mangel in der

Sekretschicht der Lungenschleimhaut ist ein wichtiger Bedingungsfaktor für die zelluläre Immunschwäche gegen die Pneumocystis Carinii-Pilze, die Erreger der häufigsten AIDS-Indikatorkrankheit, der PCP in der Lunge.

Bei ausgeprägter Resorptionsstörung durch entzündliche und nicht-entzündliche Veränderungen der Darmschleimhaut kann entsprechend reduziertes Glutathion und N-Acetyl-Cystein intravenös zugeführt werden. Die Cystein-Behandlung sollte nach Ausgleich des intrazellulären und Plasma-Spiegels des Thiol-Pools sowie des Glutathion-Gehalts in den Schleimhautflüssigkeiten der Lunge und des Darmkanals für die Dauer von sechs Monaten mit einer Dosierung von fünf bis zehn Gramm N-Acetyl-Cystein / pro Tag fortgesetzt werden. Über die Ernährung kann Cystein und Methionin, das in der Leber in Cystein umgebaut wird, über Magerquark und native Molkepräparate aus biologischer Herstellung zusätzlich zugeführt werden (Bounous 1993).

Da der Thiol-Mangel infolge Defizit an frei konvertierbaren Protonen gleichzeitig zur Glutamin-Verminderung mit forciertem Proteinabbau in der Skelettmuskulatur führt (Verlust an Körpergewicht und Körperzellmasse, Wasting-Syndrom), kann der Synergieeffekt zwischen Cystein- und Glutamin-Spiegeln für die T-Helferzellreifung durch hochdosierte orale Glutamin-Gaben von bis zu 40 Gramm / pro Tag genutzt werden (Shabert 1999).

Zusätzlicher Glutamin- und Arginin-Ausgleich, um ein Wasting-Syndrom (Kachexie) zu verhüten oder zu behandeln

Dieser Effekt verbessert gleichzeitig die Regeneration der Darm- und Lungenschleimhäute, den Energiestoffwechsel der Zellsymbiosen und den Säure-Basen-Ausgleich. Glutamin entlastet zusätzlich die Entgiftungsleistung in der Leber durch das Glutathion-System, bremst die Harnstoffbildung, indem die Arginin-Spaltung in Harnstoff und Ornithin vermindert wird. Bei deutlichem Arginin-Defizit und der damit verbundenen mangelnden NO-Gasproduktion, kann die zelluläre Immunleistung (T4-Helferzellen, Natürliche Killerzellen, neutrophile Granulozyten) signifikant gesteigert werden, wenn der Thiol- und Glutamin-Ausgleich bei Pre-AIDS und AIDS durch Gaben von bis zu 30 Gramm Arginin/pro Tag bzw. bis zu 2 % der Kalorienaufnahme ergänzt wird

(Barbul 1990, Bower 1990). Der synergistische Ausgleich der Dysregulation der Aminosäuren Cystein, Glutamin und Arginin bei massiver Immunzellschwäche, forcierter aerober Glykolyse, maligner Zelltransformation und Zelldegeneration sowie ausgeprägtem Wasting-Syndrom kann bei inflammatorischem Bowel-Syndrom und Resorptionsstörung mittels Dünndarmsonden oder gegebenenfalls parenteraler Infusionslösungen erreicht werden. In kritischen Krankheitsfällen kann Glutathion intravenös gegeben werden.

Der hochdosierte Ausgleich des Thiol-Mangels und der Aminosäuren-Dysregulation muss als Basistherapie des Redox-Milieus und der Entgiftungsleistung angesehen werden, welche dem Organismus die nötigen und naturgemäßen Überlebensmittel zur Selbstregulation zuführt. Der Therapieerfolg muss durch fortlaufende Laborkontrollen zur Anpassung der individuellen Erfordernisse überprüft werden, da die Zufuhr von N-Acetyl-Cystein gleichzeitig auch die Glutamin- und Arginin-Spiegel im Plasma erhöht (Dröge 1997 a).

Die konsequente Ausgleichstherapie bei Pre-AIDS und AIDS während einer gut kontrollierten Behandlungsphase ist im Ergebnis effektiver und kostengünstiger als die kontraproduktive Verordnung von Chemotherapeutika (AZT etc., Cocktail-Therapie, HAART) und Dauerprophylaxe mit Chemo-Antibiotika (Bactrim etc.), die zu vorübergehenden Kurzzeiteffekten führt und nachweislich symptomverschärfend wirkt. Werden wegen akuter opportunistischer Infektionen kurzfristig Chemo-Antibiotika wie Bactrim etc. verordnet, ist gerade dann obligatorisch gleichzeitig ein konsequent dosierter Ausgleich des Thiol-Mangels durchzuführen.

Zusätzlicher Leberschutz, insbesondere bei akuter/chronischer Hepatitis B oder Autoimmunhepatitis (Olipraz, nutritive Isothiocyanate; Polyphenole; Glukuronsäure)

Die obligatorische Ausgleichstherapie kann wirksam im symptomfreien Stadium der erworbenen Immunzellschwäche und im Stadium systemischer Folgeerkrankungen durch eine Vielzahl gezielter Regulationsmaßnahmen unterstützt werden.

Die bei den Pre-AIDS- und AIDS-Risikogruppen der promiskuitiven Homosexuellen, intravenösen Drogengebraucher und Empfänger von hoch kontaminierten Blutprodukten häufige Hepatitis-Belastung (Hässig 1996 b, 1998 e) erfordert einen zusätzlichen Leberschutz zur Entlastung des Glutathion-Systems und der Entgiftungsenzyme der Phase II (Wilkinson 1997). Die Phase II-Enzyme hemmen im Gegensatz zu den Phase I-Enzymen, welche reaktive Elektrophile (elektronenbindende Substanzen) bilden und Carcinogene aktivieren, die elektrophilen Verbindungen und wandeln sie in wasserlösliche ausscheidungsfähige Substrate um. Als besonders wirksam erwiesen hat sich das synthetische Mittel Olipraz, das ursprünglich entwickelt wurde zur Behandlung von Wurminfektionen durch Schistosomen. Diese lösen eine Typ2-Cytokin-Dominanz aus (Lucey 1996) analog zu den frühen Stadien der erworbenen zellulären Immunschwäche. Olipraz, ein schwefelhaltiges Dithiolthion, aktiviert vor allem die Enzymfamilie der Glutathion-S-Transferasen. Das Mittel übt eine Schutzfunktion aus in der Leber und in vielfachen anderen Zellsystemen, insbesondere auch in der Darmschleimhaut. Nachgewiesen sind neben den protektiven Wirkungen gegen opportunistische Erreger und Wurmparasiten auch antivirale und anticarcinogene Effekte (Übersicht bei Wilkinson 1997). Diese Befunde sind bedeutsam vor allem nach vorausgegangener prooxidativer Schädigung der mitochondrialen Zellsymbiosen durch AZT etc. und Dauerprophylaxe mit Bactrim etc. Olipraz ist auch wirksam für die Aktivierung der Entgiftungsenzyme in den T-Helferimmunzellen (Gupta 1995). Da Olipraz eine nachhaltige und nebenwirkungsarme Aktivierung der Phase II-Entgiftungsenzyme bewirkt, ist eine Verordnung von 2 Mal wöchentlich 125 - 250 Milligramm / m^2 für 12 Wochen hinreichend.

Unter den natürlich vorkommenden Substanzen entfalten die schwefelhaltigen Isothiocyanate eine gute Schutzwirkung durch Aktivierung der vielfältigen Phase II-Entgiftungsenzyme (Übersicht bei Hecht 1995). Diese Thiocyanate sind angereichert in Gemüsen wie Knoblauch, Zwiebeln, Brokkoli und anderen Kohlarten. Die andere bedeutsame Familie natürlicher Leberschutzstoffe sind die Polyphenole. Der tierische und menschliche Organismus vermag nicht aus aliphatischen Vorstufen aromatische Verbindungen mit Benzolringen zu synthetisieren, er muss die Polyphenole über die Nahrung mit Algen oder Pflanzen aufnehmen, die Polyphenole haben also Vitamin-Charakter (Hässig 1997 c). Entscheidend für die Ausbalancierung des Redox-Milieus und die Entgiftungsleistung durch die Polyphenole ist das Redoxcycling zwischen dem Glutathion-System und den polyphenolischen Substanzen sowie die Aktivierung der Phase II-Entgiftungsenzyme bzw. die Hemmung von Phase I-Enzymen. Polyphenole unterstützen vor allem die mit dem reduzierten und oxidierten Glutathion kooperierenden Enzyme Glutathion-Peroxidase, Glutathion-Reductase, Glutathion-S-Transferasen, Katalase, NAD(P)H:Qinon-Oxidase und hemmen Enzyme der Cytochrom P450-Familie (Übersicht bei Wilkinson 1997).

Der antioxidative Schutz der Zellsymbiosen der Leberzellen und anderer Zellsysteme einschließlich der Immunzellen durch Polyphenole ist von besonderer

Bedeutung im hochakuten AIDS-Stadium, wenn wegen des Ausfalls der cytotoxischen NO-Gasabwehr der TH1-Helferzellen sich intrazelluläre Opportunisten ungehemmt vermehren können. In dieser prekären Situation wird einerseits die Typ2-Cytokin-Produktion verstärkt, andererseits aber die unspezifische Immunreaktion der Fresszellen (Makrophagen) und der Mikroglia-Zellen im Gehirn durch Modulation von proinflammatorischen Cytokinen (Interleukin-12, Interleukin-1, Tumornekrosefaktor-α u. a., Entzündungsmediatoren sowie nitrogene und oxidative Radikale) überaktiviert.

Indirekter Marker für die Überaktivierung der proinflammatorischen Cytokin-Aktivität der unspezifischen Immunzellen bei gleichzeitiger Suppression der cytotoxischen NO-Gasproduktion der spezifischen Immunzellen (Vollbild-AIDS) sind das erhöhte Folsäure-Stoffwechselprodukt Neopterin und das Eiweiß ß-2-Mikroglobulin im zirkulierenden Blut (Mauri 1990, Odeh 1990, Fuchs 1990, Harrison 1990, Matsuyama 1991, Krown 1991, Hässig 1993, Valdez 1997).

Es kommt zu nicht mehr ausbalancierten zellschützenden Gegenregulationen und gleichzeitig zelltoxischen Überregulationen (Übergewicht von Interleukin-12 gegenüber dem Typ2-Cytokin Interleukin-10). Die Rückkopplungsmechanismen greifen nicht mehr. Bei gegebenem Thiol-Mangel und zu hohem Verbrauch anderer Antioxidantien versagt im konkurrierenden Cytokin-Chaos der Redox-Ausgleich (Cossarizza 1995).

Die klinischen Polyphenol-Studien haben sich in den letzten Jahren vor allem konzentriert auf Ellaginsäure, die Polyphenole des Grünen Tees, Curcumin, Silymarin u. a. (Übersicht bei Stoner 1995, Conney 1997, Wilkinson 1997, Zhao 1999, Plummer 1999).

Eine andere Möglichkeit ist die galenische Kombination von Glutathion mit polyphenolischen Anthocyanen (Recancostat, Ohlenschläger 1994) bzw. mit dem Polyphenol Ginkgo biloba (S-Acetyl-Glutathion, SAG). Bewährt hat sich der Leberschutz bei chronischer Hepatitis B durch das polyphenolische Komplex-Phytotherapeutikum Padma 28, das in der Schweiz (PADMA AG, Schwerzenbach bei Zürich) nach überlieferten Rezepturen der tibetischen Medizin mit 20 pflanzlichen Flavonoiden und Tanninen als Inhaltsstoffen hergestellt wird (Brzosko 1992, Liang 1992, Hässig 1997 c).

Die Leberzellsymbiosen können zusätzlich entlastet werden durch Stärkung des Angebots an Glukuronsäure, die ebenfalls in der Phase II als Regulator von prooxidativen und Carcinogen-aktivierenden Fremdstoffen in der Leber eine wichtige Rolle spielt und Giftstoffe ausscheidungsfähig macht. Ein natürlicher Glukuronsäure-Spender ist Kombucha, ein Naturprodukt ursprünglich aus dem alten China, eine Symbiose aus Pilzen und spezifischen Bakterien, das neben einem hohen Glukuronsäure-Anteil Vitamin B-Komponenten und antibiotische Substanzen enthält. Kombucha kann auch in Eigenproduktion hergestellt werden (Frank 1992).

Die unter Einfluss der Typ2-Cytokin-Dominanz bei Pre-AIDS und AIDS charakteristische Steigerung der Prostaglandin-Synthese, insbesondere PGE 2, als Teil der Typ2-Gegenregulation, kann ebenfalls präventiv und therapeutisch gegenmoduliert werden. Erhöhte PGE2-Mengen hemmen ebenso wie Typ2-Cytokine die Synthese des cytotoxischen NO-Gases und fördern damit opportunistische Infektionen. Die Prostaglandine sind Produkte der essentiellen Fettsäure Arachidonsäure. Diese wird enzymatisch in Prostaglandine im Zellplasma verstoffwechselt durch das Enzym Cyclooxygenase (COX). Bei AIDS, Krebs und anderen systemischen Erkrankungen ist die Isoform COX-2 erhöht. COX-2 steigert die Produktion von PGE 2 und des Typ2-Cytokins Interleukin-6, das wiederum das Wasting-Syndrom auslösen kann (Hack 1996). Dieses für alle systemischen Erkrankungen, beispielsweise AIDS und Krebs, symptomatische Auszehrungssyndrom kann durch selektive Hemmung des COX-2 beeinflusst werden (O'Hara 1998). Da das durch COX-2 enzymatisch gebildete PGE 2 gleichsinnig mit dem Wachstumsfaktor TGF-ß die Bildung von Polyaminen aus dem Arginin-Produkt Ornithin aktiviert, kann durch die medikamentöse Blockade von COX-2 auch das Wachstum von Tumoren gehemmt, das Wasting-Syndrom vermindert und die TH1-TH2-Balance der zellulären Immunität verbessert werden (Subbaramaiah 1997, Huang 1998, Jones 1999, Lipsky 1999 a, 1999 b, Sawaoka 1999, Golden 1999, Masferrer 2000, Kune 2000, Prescott 2000, Reddy 2000, Higashi 2000, Stolina 2000).

Prostaglandin (PG E2)-Modulation (essentielle Fettsäuren: Omega 3 / Omega 6; COX-2-Hemmer)

Bei symptomfreien Patienten mit schwacher oder anerger Reaktivität der TH1-Immunzellpopulation ist jedoch die Prostaglandin-Modulation mit essentiellen Fettsäuren vorzuziehen. Tierexperimentell war die Stimulierbarkeit der TH1-Helferzellpopulation im DTH-Hautreaktionstest gehemmt, wenn 15 % der Kalorienaufnahme aus Linolsäure bestand, nicht jedoch bei gleichem Anteil Fischöl mit hohem Omega-3-Fettsäure-Anteil (Alexander 1990). Da die Kaltwasserseefische ihren Bedarf an essentiellen Fettsäuren aus Meeres-Mikroalgen decken, kann die nutritive Aufnahme von essentiellen Fettsäuren zur

Prostaglandin-Modulation und zur Anregung der zellulären Immunität durch kontaminationsfreie Mikroalgen in Pulverform oder Tablettenform geschehen (beispielsweise Chlorella vulgaris, Hersteller: Ökologische Produkte Altmark GmbH in Köthen). Allerdings ist die Aufnahme von einigen Gramm pro Tag über mehrere Wochen erforderlich, um die Immunzellreaktivität zu stimulieren und Tumorbildung zu hemmen. Der Effekt des Schutzes der mitochondrialen Zellsymbiosen verbessert sich bei gleichzeitiger Substitution von Cystein, Glutamin, Arginin und RNA (Bower 1990, Cossarizza 1995, Chuntrasakul 1998, Gianotti 1999).

Die niedrige oder hohe Fluidität des Mikro-Gaia-Milieus der Zellsymbiosen sowie die Fluidität der Zellmembranen spiegelt die Art und Komposition der vielfach ungesättigten Fettsäuren wider (Bower 1990, Fernandes 1998, Simopoulos 1999, Zeleniuch-Jaqotte 2000). Die Interaktion zwischen der Synthese von NO und seinen Derivaten und dem aus der essentiellen Arachidon-Fettsäure synthetisierten Prostaglandin PGE 2 ist in geringen Mengen gleichsinnig und in hohen Mengen antagonistisch (Übersicht bei Lincoln 1997, Minghetti 1998). Dieses Zusammenspiel ist von entscheidender Bedeutung für die Prävention und Therapie von TypII-Gegenregulationen der Zelldyssymbiosen (systemische Erkrankungen) einschließlich des Typ1-Cytokin-Typ2-Cytokin-switch (zelluläre TH1-Immunschwäche, Pre-AIDS) kombiniert mit proinflammatorischer Makrophagen-Überaktivierung (opportunistische Infektionen, Vollbild-AIDS). Auch massive Regressionen der Zellsymbiosen können durch vielfach ungesättigte Fettsäuren vom Typ Omega-3 und seinen Abkömmlingen effektiv gegenmoduliert werden (Veierod 1997, Imoberdorf 1997, Gogos 1998, Albert 1998, Ogilvie 1998, De Lorgeril 1998, Tashiro 1998, Rose 1999, Bougnoux 1999, Burns 1999, Bartsch 1999, Biasco 1999).

Der individuell differenzierte Ausgleich von Mikronährstoffen (Vitamine; Mineralien; Spurenelemente)

Der Einsatz von Mikronährstoffen (Vitamine, Mineralien und Spurenelemente) muss im Kontext der Ausgleichs- und Regulationstherapie zur Prävention und Therapie von Pre-AIDS und AIDS sowie anderen Systemerkrankungen differenziert betrachtet werden.

„Als antioxidative Standardbehandlung gilt zurzeit weltweit die Zufuhr von Vitamin E in Kombination mit Vitamin C und ß-Carotin. Unter dem Titel ‚the antioxidant supplement myth' hat Herbert dieses Vorgehen kritisch betrachtet (Herbert 1994). Er zeigte schlüssig, dass dieses Vorgehen mit schweren Nachteilen behaftet ist, indem pharmakologische Dosen eines einzelnen Polyphenols, zum Beispiel Vitamin E in Kombination mit Vitamin C und ß-Carotin in Abhängigkeit vom Eisenstatus des Empfängers teils nützliche, häufig aber schädliche Auswirkungen hat. Als Redoxverbindungen zeigen sich bei ihrer Zufuhr prooxidative und antioxidative Wirkungen, sodass er einen derartigen Behandlungseffekt mit dem Satz ‚Ergänzungen (von Mikronährstoffen) können einigen Konsumenten helfen, andere schädigen und haben keine Wirkung bei den meisten' zusammengefasst hat. So wurde gezeigt, dass Vitamin C (Ascorbinsäure) in der Präsenz von redoxaktiven Übergangsmetallionen wie Eisen (Fe^{3+}) oder Kupfer (Cu^{2+}) als Prooxidans fungieren kann und so indirekt, über die so genannte Fentonreaktion, einen Beitrag zur Entstehung von hochreaktiven Hydroxylradikalen (HO) leistet (Fenton 1894, Halliwell 1993, Cottier 1995). Die Entstehung von Wasserstoffperoxid (H2O2) erfolgt in einer langsamen, pH-abhängigen Dismutation aus Superoxidradikalen: $2O_2^{-}\bullet + 2H^{+} \rightarrow O_2 + H_2O_2$. Nebenbei sei bemerkt, dass hier Tannine als Chelatoren von freien Metallen wertvolle Dienste leisten können. Die kritische Stellungnahme von Herbert erfuhr eine umfassende Bestätigung durch die Studie von Kim et al., die bei 14.407 Amerikanern keine Lebensverlängerung durch den Gebrauch von isolierten, unbalancierten Vitamin- und Mineralsupplementen beobachteten. Sie bezeichnen die jährlichen Kosten von rund 3,3 Milliarden Dollar für die Supplementierung als praktisch nutzlose Steigerung der Kosten im Gesundheitswesen (Kim 1993). Abschließend möchten wir festhalten, dass für eine zuverlässige nebenwirkungsfreie antioxidative Wirkung die ausreichende nutritive Zufuhr eines natürlichen Gemisches von Flavonoiden und Tanninen unerlässlich ist" (Hässig 1997 c).

Vitamin E und Vitamin C bilden radikalische Kettenreaktionen als Zwischenstufen, die durch das Glutathion-System ausgeglichen werden müssen (Ohlenschläger 1994), sodass ein gegebener Thiol-Mangel bei Zufuhr hoher Dosen dieser Vitamine noch verschärft werden kann. Der Bedarf an Mikronährstoffen sollte bei Pre-AIDS und AIDS im Kontext der Feinregulierung einer konsequenten Ausgleichs- und Regulationstherapie beurteilt werden, da Defizite einzelner Mikronährstoffe abhängig sind vom Redox-Status, der mitochondrialen Aktivität, der Cytokin-Balance, dem Bestehen eines Wasting-Syndroms, gegebenen Resorptionsstörungen, schweren Diarrhoen, toxischen und infektiösen Stressoren, Überlastung mit Alloantigenen, Medikation mit Chemotherapeutika, Chemo-Antibiotika, Antiparasitika, Fungistatika, Virustatika etc., exzessivem Alkohol-, Drogen- und Zigarettenkonsum und vielen anderen Einflussfaktoren. Eine unkontrollierte Selbstmedikation ist wenig sinnvoll, kann im Einzelfall sogar gefährlich sein.

In einer Übersichtsstudie mit ambulanten Pre-AIDS- und AIDS-Patienten in relativ gutem Gesundheitszustand ohne klinisch erkennbares Wasting-Syndrom und schwer wiegenden Diarrhoen wurden bestimmt:
- Vitamin A und Gesamt-Carotine, Vitamine C, E, B6, B12, Folat, Thiamin, Niacin, Biotin, Riboflavin, Pantothensäure, freies und Gesamt-Cholin, Carnitin, Biopterin, Inositol, Kupfer, Zink, Selen, Magnesium und Glutathion.

Die Ergebnisse der Studie bestätigten die verminderten zirkulierenden Konzentrationen des Glutathion sowie relativ häufig verminderte Serumwerte für Magnesium, Gesamt-Carotin und Gesamt-Cholin sowie erhöhte Niacin-Werte. Die übrigen Werte waren im Normbereich bzw. bei einer Minderheit der untersuchten Patienten vermindert, teilweise auch bei Selbstmedikation mit Vitamin-Mineral-Präparaten (Skurnick 1996).

Die Übersicht des klinischen Forschungsstandes der HIV/AIDS-Medizin über Mikronährstoffe als Einflussfaktoren für erworbene zelluläre Immunschwächezustände (Pre-AIDS und AIDS) zeigt ebenfalls die individuelle Abhängigkeit von Defiziten im ganzheitlichen Kontext der Dysfunktion der Zellsymbiosen:
„Mangelzustände einzelner Mikronährstoffe sind bekannt für den ungünstigen Einfluss auf das Immunsystem durch Herabsetzung der zellulären und humoralen Immunität und die Schädigung der Phagocytose (Beisel 1982, Klurfeld 1993). HIV-Infizierte können besonders empfindlich reagieren bei nahrungsbedingten Mangelzuständen, welche die bereits beeinträchtigte Immunfunktion schädigen. In einer früheren Studie mit HIV-infizierten Patienten fanden wir, dass Carotin und Ascorbat (Vitamin C) bei 27 % der Patienten und Vitamin E und A bei 12 % erniedrigt waren (Bogden 1990).

Die Serumspiegel der Mikronährstoffe bei HIV-positiven Patienten sind assoziiert worden mit Markern der Immunfunktion und Krankheitsstadien (Fordyce-Baum 1990, Baum 1991, 1992, Semba 1993). Studien haben gezeigt, dass ein abnormaler Ernährungszustand das Fortschreiten der HIV-Krankheit sowohl begleitet als auch voraussagt (Semba 1993, Coodley 1993, Tang 1993, Abrams 1993). Diese Untersuchungen haben die Nahrungsaufnahme oder die Serum-Konzentrationen von einem oder wenigen Mikronährstoffen in selektierten Patienten-Kohorten bewertet" (Skurnick 1996).

Der primäre Einfluss der Mikronährstoffe ist auch für die Prävention und Therapie von Krebsleiden im Vergleich zur Bedeutung des Redox-Status, der NO-Synthese und Prostaglandin-Synthese, Cytokin-Balance und Aktivität der Zellsymbiosen stark relativiert worden (World Cancer Research Fund 1997).

Wesentlich ist zusätzlich die Messung des Serum-Ferritin-Spiegels, der bei Pre-AIDS- und AIDS-Patienten wie bei allen proinflammatorischen Zuständen der

Makrophagen-Überaktivierung deutlich erhöht ist (Gupta 1986) und für die Eisenbindung bei allen TypII-Gegenregulationen eine wichtige Rolle spielt (Gherardi 1991, Weinberg 1992, Herbert 1992, Gelman 1992, Lacroix 1992, Kiefer 1993). Hinsichtlich der Regulierung des Eisenhaushalts kommt neben der Ausgleichstherapie des Redox-Status (Pippard 1989, Hässig 1993) der Stärkung des Grundgewebes eine wichtige Funktion zu.

Das extrazelluläre Grundgewebe, in das alle Gewebe und Organe eingebettet sind, ist der Filter für den gesamten bioenergetischen, stofflichen, hormonellen und sensorischen Input und Output der Zellsymbiosen. Das Grundgewebe ist unter anderem aufgebaut aus einem komplexen Netzwerk von sulfatreichen Eiweißmolekülen (Glykosaminoglykanen, Proteoglykanen), die für das notwendige negative Redox-Potential sorgen. Für viele Carcinome ist die Re-Fötalisierung der extrazellulären Matrix des Grundgewebes in sulfatfreie Hyaluronsäure, wie sie im frühen Embryonalgewebe gegeben ist, charakteristisch (Heine 1997).

Die Stärkung der extrazellulären Matrix (Polyanionen)

Präventiv und therapeutisch kann die extrazelluläre Matrix durch regelmäßige Zufuhr von Polianionen, Chondroitinsulfat in Form von Knorpelpräparaten oder Haifischknorpel sowie von Agar aus Makroalgen oder durch den Verzehr von Makroalgen gestärkt werden (Hässig 1992). Der Ausgleich des Redox-Potentials des Grundgewebes unterstützt synergistisch das Glutathion-System und entlastet die Zellsymbiosen bei prooxidativen und systemischen Stresszuständen (Hässig 1992, 1997 a, 1998 b).

Die direkte Aktivierung der mitochondrialen Zellsymbiosen kann angeregt werden durch Coenzym Q10 (Folkers 1986) und L-Carnitin (Bremer 1990).

Die gezielte Aktivierung der Atmungskette der Mitochondrien (Coenzym Q10; L-Carnitin; evt. Liponsäure + Thiamin)

Das Coenzym Q10 spielt eine wichtige Rolle beim Elektronentransfer in der Atmungskette der Mitochondrien. Bei symptomlosen so genannten HIV-Positiven ist bereits ein Q10-Defizit nachweisbar, das fortschreitet bei zunehmendem Pre-AIDS und AIDS. Entscheidenden Einfluss haben toxische Stressoren und prooxidative Medikation (AZT etc., Bactrim etc.), die zur Störung der Atmungskette und sekundären Defekten der mitochondrialen DNA führen. Q10 verbessert die Leistung der Zellsymbiosen in Immunzellen und Nicht-Immunzellen und kann in einer Dosierung von täglich 200 Milligramm für einige Monate ohne nachweisbare Nebenwirkungen verordnet werden (Übersicht bei Folkers 1988).

L-Carnitin ist beteiligt an der Einschleusung von langkettigen Fettsäuren (Triglyceride) für die Oxidation in den Mitochondrien. Ein L-Carnitin-Defizit erhöht den Glukose-Stoffwechsel und fördert die Umstellung auf aerobe Glykolyse (Warburg-Phänomen). Die Störung des Triglycerid-Transports führt zur Lipid-Anreicherung, wie sie auch bei der Behandlung mit HAART und Protease-Hemmern beobachtet wird (Brinkman 1999). Bei Pre-AIDS und AIDS sind systemische Störungen des Fettstoffwechsels und der Lipid-Komposition der T-Lymphzellen im Zusammenhang mit L-Carnitin-Defizit nachgewiesen worden (De Simone 1991). Hochdosierte L-Carnitin-Verordnung von täglich 6 Gramm für 14 Tage verbesserte bei HIV-Positiven und AIDS-Patienten die Proliferation der T-Helferzellen, verminderte die Triglycerid-Serumspiegel und dämpfte die zirkulierenden Serumwerte des ß-2-Mikroglobulin und des Tumornekrosefaktor-α als Indikatoren für die Überaktivierung der Makrophagen. L-Carnitin scheint auch die Cytokin-Balance durch Verbesserung der Mitochondrien-Leistung zu stabilisieren (Übersicht bei De Simone 1993).

Die verminderte Mitochondrienleistung als Chemo-Spätfolge verursacht durch Mitochondrien-DNA-Schädigung nach Medikation mit AZT etc. und Bactrim etc. kann zusätzlich kompensiert werden durch täglich 600mg Liponsäure (Alpha-lipoic acid) + 300mg Thiamin (Vitamin B1) für einen Monat oder länger.

Die gezielte Mitochondrien-Aktivierung ist speziell bedeutsam für „HIV-Positive", aber auch für Krebspatienten, welche nach forcierter Chemotherapie noch Jahre später infolge sich potenzierender Mitochondrien-DNA-Defekte vom multiplen Organversagen (Herzinfarkt, Sepsis, Hirn- und Leberkoma, Myopathien usw.) bedroht sein können.

Die Cytokin-Balance und davon abhängig das Gleichgewicht zwischen zellvermittelter und antikörpergestützter Immunität steht wie alle Organsysteme in enger Wechselwirkung mit dem sensorisch und hormonell gesteuerten Stresssystem. Die rückgekoppelte hormonelle Stressachse zwischen Hypothalamus, Hypophyse und Nebennierenrinde moduliert die Cytokin-Profile über den Gleichgewichtszustand zwischen den in der Nebennierenrinde produzierten Hormonen Cortisol und DHEA (Dehydroepiandrosteron). Die Endsynthese von Cortisol erfolgt in den mitochondrialen Zellsymbionten der Zellen der Nebennierenrinde (Tyler 1992), sodass die Störung und Schädigung dieser Zellsymbiosen schwer wiegende psychosomatische Stresskrankheiten und systemische Erkrankungen wie AIDS, Krebs und mannigfaltige andere Symptome begünstigen kann. Bei Stresszuständen wird die Synthese und Freisetzung von Cortisol im Verhältnis zum DHEA erhöht. Die Folge ist die Hemmung der Cytokin-Synthese über Interaktion von Cortisol mit Transkriptionsfaktoren (Brattsand 1996). Anhaltende Cortisol-Erhöhung fördert die antikörpergestützte Immunantwort und schwächt die zelluläre Immunantwort. Bei Hemmung der Typ1-Cytokin-Muster kann jedoch bei starker Stressstimulation der Makrophagen durch Antigene und Toxine die Freisetzung von nitrogenen und oxygenen Radikalen sowie der Entzündungsmediatoren Interleukin-1 und Tumornekrosefaktor-α in den Makrophagen gesteigert sein. Als direkte Messgröße für das Ausmaß der entzündlichen Makrophagenaktivierung kann wiederum die Bestimmung des Neopterin und Ferritin sowie als indirekte Messgröße die Bestimmung solcher Marker dienen, die das Ausmaß an Akut-Phasen-Reaktionen anzeigen, wie beispielsweise das C-reaktive Protein (Hennebold 1994, Hässig 1997 d, 1998 b).

Die Verschiebung der Typ1-(TH1)-Cytokin-Muster zur Typ2-(TH2)-Cytokin-Dominanz durch die erhöhte Cortisol-DHEA-Ratio bedeutet umgekehrt, dass eine Dämpfung des stressbedingten Hypercortisolismus die Wirkung des DHEA auf die Synthese der Typ1-Cytokine verstärkt. Das heißt eine Verbesserung der Ratio Cortisol / DHEA zugunsten des letzteren kann die zelluläre Immunität durch Aktivierung des Typ1-Cytokins Interleukin-2 verbessern.

Tatsächlich besteht eine direkte Korrelation zwischen den T4-Helferimmunzellen und dem Cortisol-Spiegel bzw. dem Spiegel des sulfatierten DHEA-S, der überwiegend synthetisierten Form. Die Ausprägung des erworbenen zellulären Immunschwächesyndroms geht einher mit einem zunehmenden DHEA-S-Defizit (Biglieri 1988, Hilton 1988, Raffi 1991, Mulder 1992, Christeff 1996, Ferrando 1999). Der 24-Stunden-Spiegel des Cortisol dagegen scheint bei AIDS-Patienten erhöht zu sein (Vilette 1990).

Die Dämpfung eines Hypercortisolismus (DHEA-S; Glucosaminoglycane: Heparin, Heparinoide; Komplex-Phytotherapeutika: Flavonoide + Tannine)

Diese Befunde haben zu der Hypothese geführt, dass die Substitution von DHEA-S als Anti-Cortisolhormon bei ausgeprägtem Pre-AIDS und AIDS die zelluläre Immunität zur Prävention und Therapie von opportunistischen Infektionen verbessern kann (Frissen 1990, Wisniewski 1993). Der DHEA-S-Spiegel als Gegenbalance zum ACTH-Cortisol-System hat nicht nur für die cytokingesteuerten Funktionen der Zellsymbiosen der Immunzellen, sondern auch für andere Zellsysteme grundlegende Bedeutung (Parker 1985, Ebeling 1994, Lavallee 1996). DHEA ist das Vorläufermolekül für die Sexualhormone und die DHEA-S-Dysregulation spielt bei Tumoren der hormon-abhängigen Organe wie der Brustdrüse und Prostata sowie bei Tumoren in anderen Organen eine mitentscheidende Rolle (Vermeulen 1986, Heinonen 1987, Barrett-Connor 1990, Stahl 1992, Le Bail 1998, Lissoni 1998, Svec 1998, Eaton 1999).

Die Dämpfung eines Hypercortisolismus und die mittelbare Anregung der Typ1-Cytokine durch DHEA-S kann jedoch wirksam in vielen Fällen unterstützt werden durch nutritive Maßnahmen. Hierzu gehört die Erhöhung des extrazellulären Gehalts an Glykosaminoglykanen (Heparin, Heparinoide). Diese vermindern den Einstrom von Calcium-Ionen in das Zellinnere und hemmen die Bindung von Cortisol an die intrazellulären Rezeptoren. Dies kann erreicht werden durch Zufuhr von Knorpelextrakten (Chondroitinsulfat) oder Agar aus Meeresalgen (Hässig 1993, 1998 b). Gleichzeitig kann die proinflammatorische Überaktivierung der Makrophagen bei cortisolbedingter Typ1-Typ2-Cytokin-Verschiebung zurückgedrängt werden durch Bindung von exzessivem NO- und O_2-Radikalenüberschuss durch Abfangen von exzessivem freiem Eisen und der erhöht gebildeten katabolen Proteasen mittels Komplex-Phytotherapeutika wie Padma 28, das von der tibetischen Medizin rezeptierte Kombinationspräparat aus polyphenolischen Flavonoiden und Tanninen (Liang 1992, Hässig 1993, Gebbers 1995).

Die Cortisol-Dämpfung und Reaktivierung von DHEA-S in Interaktion mit der Hemmung der proinflammatorischen Makrophagenstimulation ist wichtig auch

Die Regulation des Cytokin-Chaos beim hochakuten Vollbild AIDS – erfordert den hochdosierten Cystein / Glutathion-Ausgleich + DHEAS + Gammaglobuline zur Dämpfung des Antagonismus zwischen gleichzeitiger Makrophagen-Überaktivierung und Typ 1-Cytokin-Hemmmung in den T-Helferimmunzellen

deshalb, weil Makrophagen wegen ihrer Phagocytoseleistung bevorzugtes Reservoir für intrazelluläre opportunistische Erreger sind (Rubin 1988, Meltzer 1992). Die Gegenregulation starker und langdauernder nitrosativer, prooxidativer und systemischer Stresseinwirkung mit der Folge einer erhöhten Cortisol/DHEA-S-Ratio, Schwächung der zellulären Immunität und der cytotoxischen NO-Gasabwehr durch Typ2-Cytokin-switch sowie proinflammatorischer Mobilisierung der in den Makrophagen beherbergten Opportunisten (Pilze wie Pneumocystis, Candida, Histoplasmen, Kryptokokken, Parasiten wie Toxoplasmen, Bakterien wie Mykobakterien, Listerien, Legionellen und Chlamydien sowie zahlreiche im Gegensatz zu so genannten HI-Viren real existierende Viren), diese Gegenregulation muss also früher oder später zum klinischen Vollbild-AIDS führen, wenn die primären Stressoren nicht minimiert werden, die Mangelzustände des Protonenhungers nicht ausgeglichen werden und stattdessen sekundär durch chemotaktische Waffen die Dysregulation der Zellsymbiosen verschärft wird. Dabei ergibt sich beim Vollbild-AIDS ein entscheidender Antagonismus im Verhalten der unspezifischen Immunantwort der Makrophagen und der spezifischen Immunantwort der T4-Helferimmunzellen: Unter starker und/oder langdauernder Stressstimulation wird in den Makrophagen die Cortisol-Bremse für die Biosynthese des Tumornekrosefaktors durch Aktivierung von Interferon-γ überspielt (Luedke 1990) und die Ratio Cortisol/DHEAS zugunsten des letzteren durch inflammatorische Cytokine reguliert (Hennebold 1994). Die T4-Helferzellen dagegen bleiben unter Cortisol-Einfluss gehemmt und synthetisieren nach Signalgebung der Glutathionverarmten Antigen-präsentierenden dendritischen Zellen überwiegend Typ2-Cytokine (Peterson 1998). Diese hemmen die cytotoxische NO-Gassynthese im Gegensatz zu den Makrophagen (Verlust der TH1-Zellfunktionen) und stimulieren stattdessen die Antikörperproduktion (Übersicht bei Mosmann 1996, Lucey 1996, Abbas 1996, Hässig 1996 d, Lincoln 1997). Im Ergebnis erhöht sich in den T4-Helferimmunzellen die Ratio Cortisol/DHEAS auf Kosten der letzteren (Wisniewski 1993, Christeff 1996, Ferrando 1999).

Aus diesem Antagonismus von unspezifischem inflammatorischem Entzündungsgeschehen mit Mobilisierung opportunistischer Erreger einerseits und Verlust der spezifischen TH1-Gasproduktion gegen intrazelluläre Opportunisten andererseits, resultiert das widersprüchliche klinische Symptombild des manifesten AIDS. Die prooxidative Glutathion-verbrauchende, Mitochondrien-toxische Chemotherapie mit AZT etc. und Dauerprophylaxe mit Bactrim etc. kann also das konkurrierende Cytokin-Chaos zwischen unspezifischer Immunüberaktivierung der Makrophagen (Typ1-Überregulation: u. a. Interleukin-12 antagonistisch gegenüber Typ2-Cytokin Interleukin-10; Tumornekrosefaktor-α erhöht, Typ1-Cytokin Interferon-γ erhöht; NO- und Sauerstoff-Radikalenbildung einschließlich toxischer Hydroxyl-Gruppen gesteigert) und Inaktivierung der spezifischen TH1-Immunantwort nicht unter Kontrolle bringen (Typ2-Gegenregulation: u. a. Typ2-Cytokin Interleukin-10 antagonistisch gegenüber Interleukin-12; bei Wasting-Syndrom Typ2-Cytokin Interleukin-6 erhöht;

bei Tumorzellen TGF-ß erhöht; NO- und O_2^--Produktion gehemmt). Die effektivste Möglichkeit ist der Ausgleich des Thiol-Mangels, wobei Cystein die zelltoxischen Effekte des Tumornekrosefaktors der überaktivierten Makrophagen bremst und die Glutathion-Neusynthese verbessert (Cossarizza 1995).

Das präventive und therapeutische Ziel muss es sein, das Redox-Milieu auszubalancieren, die Fluidität des Mikro-Gaia-Milieus zu verbessern, die Cytokin-Balance wiederherzustellen und die Konkurrenz zwischen der TypI-Überregulation der unspezifischen Immunität und der TypII-Gegenregulation der spezifischen Immunität gleichzeitig zu dämpfen. Dieses Ziel kann nur erreicht werden durch eine synergistische Ausgleichs- und Regulationstherapie.

Die Überwindung des Angstterrors und der tiefgreifende Wandel des Wissens vom Heilen von der Chemo-Antibiose zur nicht-toxischen Zellsymbiose-Therapie

„Last but not least gilt es, mit Entschiedenheit der immer noch weit verbreiteten und öffentlich vertretenen Lehrmeinung entgegenzutreten, jeder HIV-Positive erkranke früher oder später an AIDS und dies führe unweigerlich zum Tode (Hässig 1992 b). Es gilt vielmehr, den HIV-Positiven die Hoffnung zu vermitteln, sie könnten bei Anpassung ihrer Lebensführung an die von der Natur gegebenen Möglichkeiten und Grenzen langfristig, vielleicht sogar bleibend, von der Erkrankung an AIDS verschont bleiben. Hierzu erscheint uns ihre Auseinandersetzung mit Ernährungsproblemen als sehr geeignet. In unserer vor einem Jahr veröffentlichten Übersichtsarbeit „Umdenken bei AIDS" haben wir die Frage gestellt, ob dies zu einem generellen Paradigmenwechsel in der Medizin führen könnte (Hässig 1992 b). Heute sind wir geneigt anzunehmen, dass ein solcher Wechsel stattfinden wird. Die bisher von den verantwortlichen Behörden empfohlene Verwendung von AZT und analogen viruziden Medikamenten beruht auf dem Antibioseparadigma, das heißt der toxikologischen Ausmerzung von mikrobiellen Entzündungserregern. Der Mensch lebt aber in ständiger Symbiose mit zahlreichen Mikroorganismen, sodass die Frage berechtigt ist, ob es nicht sinnvoll wäre, probiotische physiologische Selbstheilungsmechanismen des Organismus zu unterstützen" (Hässig 1993).

Die Vielfalt der wirksamen nicht-toxischen Interventionsmöglichkeiten demonstriert den möglichen Wandel der ärztlichen Praxis „von der Antibiose zur Symbiose". Es ist deshalb die vorrangige ärztliche Aufgabe, die lähmende und destruktive Todesangst der von systemischen Zelldyssymbiosen Betroffenen abzubauen und den natürlichen Überlebenswillen durch Aufklärung über den tatsächlichen Wissensstand zu stärken. Der wirksamste Schutz gegen den Missbrauch der „Gewaltigen Medizin" (Albonico 1997) als modernes Terrorinstrument der Angst ist das rationale Wissen, dass jede Art von Risiko für und jeder Zielangriff auf die Zellsymbiosen von Immunzellen und Nicht-Immunzellen evolutionsbiologisch gesetzmäßig beantwortet wird.

Ein imaginiertes „Retrovirus HIV", wenn es denn existieren würde, würde deshalb keine Ausnahme machen. Die bei Pre-AIDS und AIDS klinisch tatsächlich beobachteten Krankheitssymptome würden, wenn ein biologisch aktiver „HIV-Erreger" die tatsächliche Krankheitsursache sein würde, ebenso durch die Störung der Redox-Balance, durch die Schädigung der Zellsymbiosen und durch die Umschaltung des Mikro-Gaia-Milieus bedingt sein. Die präventiven und therapeutischen Konsequenzen zur Inaktivierung eines solchen (in der biologischen Wirklichkeit nicht nachgewiesenen) „Retrovirus HIV" wären jedoch prinzipiell die gleichen wie bei allen anderen prooxidativen Belastungsfaktoren. Diese Basiskonsequenzen gelten gleichermaßen, unabhängig davon, ob diese Expositionen toxischer, pharmakotoxischer, traumatischer, inflammatorischer, infektiöser, nutritiver, radiativer, alloantigener, psychischer oder sonstiger Natur sind. Menschen mit besonders redoxsensibler Disposition müssen in jedem Falle in gleicher Weise beraten werden, Expositionsrisiken zu meiden und ihre Ernährung beispielsweise an ihrer Blutgruppe als Chiffre für den genetisch disponierten Polymorphismus der Enzymsysteme zu orientieren (D'Amato 2000).

Aus der Logik der Naturgesetze der Co-Evolution zwischen Mikroben und Mensch, der Verarbeitung von Giftstoffen und anderen bioaktiven Stresseinwirkungen, sowie der Folgen einer Mangel- und Fehlernährung leitet sich die lebenserhaltende Synergie einer gewissenhaften Ausgleichs- und Regulationstherapie ab.

Der tief greifende Wandel des Natur-wissenschaftlichen Wissens vom Heilen führt von der Antibiose (griechisch: anti = gegen, bios = Leben) zur Symbiose (griechisch: syn = mit, zusammen). Das absehbare Ende der tödlichen Virusjagd und einseitig aggressiven Krebsausmerzung bedeutet gleichzeitig für Betroffene und Behandler sowie die allgemeine Bevölkerung einen selbstkritischen Befreiungsakt von der Inszenierung des kollektiven und ausbeuterischen Angstterrors.

XII. Der Widerstand gegen die Massenvergiftung in Afrika

Die internationale Initiative von Staatspräsident Mbeki – Die Antworten zum offenen Diskurs der Regierung in Südafrika über die AIDS-Ursachen in den westlichen und in den Entwicklungsländern, über die nichttoxische AIDS-Prävention und AIDS-Therapie, über den tatsächlichen Wirkmechanismus von AZT und den globalisierten Seuchenterror von Medizinern und Medien – Die Diskursverweigerung und die Desinformationskampagne des internationalen HIV-Kartells

Am 3. April 2000 hat der südafrikanische Staatspräsident Mbeki drei Monate vor Beginn des Welt-AIDS-Kongresses in einem offenen Brief an den UNO-Generalsekretär Kofi Annan, US-Präsident Clinton und andere westliche Regierungschefs die Einberufung einer Spezialistenkonferenz zum offenen Diskurs über die toxischen Effekte von AZT und therapeutischer Alternativen zur Behandlung von AIDS angekündigt. Zuvor hatte die südafrikanische Gesundheitsministerin an so genannte AIDS-Dissidenten die präzise schriftliche Frage gerichtet:
„Wird AZT in die DNA inkorporiert? Kann es die Replikation der so genannten HI-Viren stoppen?" (Tsambalala-Msimang 2000).

Hintergrund war das in Kooperation mit der Weltgesundheitsorganisation, geleitet von der norwegischen Ärztin und ehemaligen Ministerpräsidentin Brundlandt, von fünf Pharmakonzernen in Aussicht gestellte scheinbar humanitäre Angebot, die Preise für AZT und andere nukleosidanaloge Substanzen zu senken, um in afrikanischen und anderen Ländern schwangere Frauen und Neugeborene mit AZT und anderen nukleosidanalogen Substanzen zur Prophylaxe und Behandlung der „HIV-Infektion" und AIDS-Indikatorkrankheiten zu versorgen. Die von den so genannten AIDS-Dissidenten vorgelegten Forschungsdaten der orthodoxen medizinischen Forschung lösten einen tief greifenden Schock bei den südafrikanischen Verantwortlichen aus und die Initiative des Staatspräsidenten. Mbeki schrieb an Kofi Annan und die politischen Verantwortlichen der westlichen Länder u. a. unter Bezug auf das einhellige Echo in der internationalen Presse zu seiner Initiative, über die offenen Fragen zu HIV, AIDS und AZT einen öffentlichen wissenschaftlichen Diskurs durchführen zu lassen. Mbeki war in den internationalen Medien wahlweise als „kriminell" oder „verrückt" bezeichnet worden:
„Einige Elemente dieser abgestimmten Verdammungskampagne stimmen mich sehr traurig. Man hat zum Beispiel vorgebracht, dass es einige Wissenschaftler gibt, die ‚gefährlich und verrufen' sind, mit denen niemand, einschließlich wir selbst, kommunizieren oder interagieren sollten.

In einer früheren Periode der menschlichen Geschichte wären diese Leute Irrgläubige gewesen, die man auf dem Scheiterhaufen verbrannt hätte! Nicht lange zuvor, in unserem eigenen Land, wurden Menschen getötet, gefoltert, eingesperrt und gehindert, sich privat und öffentlich zu äußern, da das Machtestablishment der Auffassung war, dass deren Ansichten gefährlich und verrufen seien. Wir werden nun aufgefordert, präzise das selbe zu tun, wie das rassistische Apartheid-Regime, das wir bekämpft haben, es getan hat, da, wie man sagt, eine wissenschaftliche Sichtweise existiert, die unterstützt wird von der Mehrheit, gegen die eine abweichende Auffassung untersagt ist. Unter den Wissenschaftlern, die wir unter wissenschaftliche Quarantäne stellen sollen, befinden sich Nobelpreisträger, Mitglieder von Akademien der Wissenschaft und emeritierte Professoren von verschiedenen Disziplinen der Medizin.

Wissenschaftler, im Namen der Wissenschaft, fordern, dass wir mit ihnen kooperieren, um den wissenschaftlichen Diskurs über HIV/AIDS auf dem spezifischen Stand einzufrieren, den dieser Diskurs im Westen 1984 erreicht hatte. Leute, die andererseits sehr hart kämpfen würden, um das Recht von entscheidender Bedeutung auf Gedanken- und Redefreiheit zu verteidigen, besetzen hinsichtlich des HIV/AIDS-Problems die Frontlinie in der Kampagne zur intellektuellen Einschüchterung und des Terrorismus, mit dem Argument, dass die einzige Freiheit, die wir haben, in Übereinstimmung mit dem ist, was sie als die etablierten Wahrheiten verordnen. Einige agitieren mit diesen außerordentlichen Vorschlägen mit einem religiösen Eifer, geboren aus einem Maß an Fanatismus, das wirklich erschreckend ist. Der Tag mag nicht weit entfernt sein, an dem wir, wieder einmal, Bücher brennen sehen und ihre Autoren dem Feuer geopfert werden von denen, die glauben, dass sie eine Pflicht haben, einen heiligen Kreuzzug gegen die Ungläubigen zu führen. Es ist sehr befremdlich, dass jeder von uns bereit zu sein scheint, der Sache der Fanatiker zu dienen, indem wir uns entscheiden, still zu halten und abzuwarten" (Mbeki 2000).

Die internationale Spezialistenkonferenz, die am 06./07. Mai 2000 in Pretoria stattfand, wurde unter Druck der US-Regierung zu zwei Dritteln mit Wissenschaftlern und Medizinern besetzt, die keinerlei Zweifel an der Krankheitstheorie „HIV verursacht AIDS" äußerten und die Auffassung vertraten, die toxischen Wirkungen von AZT und anderen Substanzen müssten in Kauf genommen werden, um die Menschheit vor der „tödlichen HIV-Infektion" zu schützen. Als Antwort auf die Mbeki-Initiative erklärte US-Präsident Clinton die Bekämpfung von HIV/AIDS zum nationalen Sicherheitsprojekt. Die Sponsoren im laufenden US-Präsidentschaftswahlkampf verlangten „business as usual". Aber vielen Menschen im globalen Mediendorf, aufmerksam geworden durch die Mbeki-Initiative, nahmen mit zunehmender Verwirrung via Internet zur Kenntnis, dass zur Bekämpfung von AIDS und Krebs weltweit „Medikamente" eingesetzt werden, die nachweislich AIDS und Krebs verursachen.

Im Rahmen der Spezialisten-Konferenz wurden von Wissenschaftlern und Ärzten zusammenfassend experimentelle, klinische und epidemiologische Daten, Fakten und Beweise gegen die vorherrschende Krankheitstheorie „HIV ist die Ursache von AIDS", gegen die Testpraxis mit dem so genannten HIV-Test und gegen die hoch toxische, mit dem Leben nicht zu vereinbarende Behandlung von so genannten HIV-positiven Patienten mit so genannten antiretroviralen Chemotherapeutika vorgelegt (Fiala 2000, Papadopulos-Eleopulos 2000 c, Duesberg 2000). Diese Expertise hat der Autor in Antwortschreiben an den südafrikanischen Präsidenten und die südafrikanische Gesundheitsministerin in einigen entscheidenden Fragestellungen ergänzt und präzisiert:

Antwort auf die Fragen des Südafrikanischen Staatspräsidenten Thabo Mbeki und der Gesundheitsministerin Dr. Manto Tshambalala-Msimang zum Wirkmechanismus von AZT vom 23. Februar 2000 und zu HIV/AIDS vom 06./07. Mai 2000.

Frage: Wird AZT in die DNA inkorporiert?

Antwort: Azidothymidin (AZT) ist ein Nukleosid, dem im Gegensatz zum natürlichen Nukleosid Thymidin eine Azido Gruppe ($\equiv$N3) eingebaut wurde. Wie alle natürlichen und synthetischen Nukleoside kann AZT nur als Nukleotid, nach Verbindung mit drei anorganischen Phosphoratomen, in eine DNA oder eine Provirus-DNA aufgenommen werden. Zahlreiche experimentelle Untersuchungen haben demonstriert, dass das Nukleosid AZT zu 99 % nicht in das Nukleotid Azidothymidin-Triphosphat (AZT-TP) verstoffwechselt wird. Theoretisch könnte also 1 % des von menschlichen Zellen aufgenommenen AZT in die Zellkern-DNA oder irgendeine Provirus-DNA inkorporiert werden. In lebenden menschlichen Zellen hat jedoch niemand bis heute die tatsächliche Inkorporation von AZT-TP in die Zellkern-DNA oder in irgendeine Provirus-DNA nachgewiesen. Anders lautende Behauptungen sind frei erfunden.

Frage: Kann AZT die Replikation der so genannten HI-Viren stoppen?

Antwort: Die theoretische Möglichkeit der DNA-Inkorporation von 1 % des resorbierten AZT als AZT-TP bedeutet, dass 5 mg der verordneten Minimaldosis von 500 mg oder 15 mg der verordneten Maximaldosis von 1500 mg AZT in die Zellkern DNA oder in irgendeine Provirus-DNA eingebaut werden könnte. Da nach den Angaben des AZT-Herstellers Glaxo-Wellcome die nukleosidanaloge Substanz AZT nach der Resorption im Magen-Darm-Kanal in zahlreiche Immunzellen und Nichtimmunzellen aufgenommen wird, wäre von den 5-15 mg AZT nur ein Bruchteil dieser geringen Substanzmenge für die Inkorporation in die angeblich von so genannten HI-Viren infizierten TH 1-Lymphozyten (identisch mit den T4 oder CD-4 Zellen vom Typ 1) verfügbar. Da gemäß der seit 1995 geltenden HIV-

AIDS-Theorie sich die HI-Viren täglich millionenfach vermehren sollen, wäre die auf alle HIV-infizierten TH1-Lymphzellen entfallende Teilmenge von AZT-Triphosphat im Vergleich zu der auf alle nicht-infizierten TH 1-Lymphzellen entfallenden Teilmenge von AZT-TP theoretisch und tatsächlich zu gering, um die Replikation von so genannten HI-Viren stoppen zu können. Die Festlegung der Wirkdosis von AZT zur Hemmung der so genannten HI-Viren geht jedoch von der objektiv widerlegten Behauptung aus, dass AZT als AZT-TP mit hoher Affinität exklusiv von der Provirus-DNA so genannter HI-Viren inkorporiert wird.

Der Wirkungsmechanismus von AZT ist jedoch ein anderer. Die 99-fach höhere Menge an nicht in DNA inkorporierbarem AZT, die sich nicht mit drei anorganischen Phosphoratomen verbindet, reagiert tatsächlich in wesentlich kürzerer Zeit mit Nicht-DNA-Molekülen in angeblich HIV-infizierten TH1-Lymphzellen und in Nicht-HIV infizierten TH1-Lymphzellen sowie in anderen Immunzellen und Nichtimmunzellen. Die reaktionsfreudige Azido-Molekülgruppe wird in der experimentellen Mitochondrien-Forschung eingesetzt, um das Enzym Cytochromoxidase in der Atmungskette der Mitochondrien zu blockieren. Die intakten Mitochondrien, ehemalige bakterielle Zellsymbionten, die in allen menschlichen Zellen außer in den roten Blutkörperchen vorkommen, produzieren mit Hilfe des molekularen Sauerstoffs (O_2) 90 % des für die menschlichen Zellen lebensnotwendigen Energieträgermoleküls Adenosintriphosphat (ATP). Die Blockade des Atmungsenzyms Cytochromoxidase durch Azidothymidin verhindert die Übertragung von Elektronen auf O_2. Die unmittelbare Folge ist eine herabgesetzte ATP-Produktion und eine erhöhte Synthese von toxischen Sauerstoffradikalen.

Die Zelle leidet an Energieverlust. Diese Reaktion des nicht in die DNA inkorporationsfähigen AZT spielt sich innerhalb von wenigen Minuten und maximal innerhalb von 3 Stunden ab, während die Replikation der Zellkern-DNA oder irgendeiner Provirus-DNA, welche immer von der Zellkern-DNA-Replikation der Wirtszelle abhängig ist, nach dem theoretischen Einbau von AZT-TP 40 - 72 Stunden benötigen würde. Konkret bedeutet die Blockade der Sauerstoffatmung und der Energieproduktion in den T-Helferlymphzellen (T4-Zellen oder CD-4 Zellen) infolge AZT-Medikation das vorzeitige Absterben der Immunzellen oder unter bestimmten Bedingungen, die gesetzmäßige Umschaltung von nachreifenden T-Helferimmunzellen auf den Typus 2 der T-Helferimmunzellen (TH1-TH2-switch) als Teil einer TypII-Gegenregulation. Beide Reaktionsformen haben Immunschwäche zur Folge. Das vorzeitige Absterben betrifft vor allem TH1-Zellen, deren Schwund das immunologische Charakteristikum der so genannten HIV-Positiven und AIDS-Patienten ist. Die Funktion der TH1-Zellen ist es, intrazelluläre Erreger wie Parasiten, Pilze, Mykobakterien und Viren zu eliminieren. Seit der Entdeckung der Produktion von Stickstoffmonoxidgas (nitric oxide, NO) in menschlichen Zellen (Furchgott und Ignarro 1986, Nobelpreis 1998) ist ohne jeden vernünftigen Zweifel bewiesen worden, dass die NO-Gasproduktion in den TH1-Zellen unverzichtbar ist für die Elimination von intrazellulären Erregern. Fehlen die NO-Gas produzierenden TH1-Zellen, können sich opportunistische Erreger entwickeln (AIDS). Die Funktion der TH2-Zellen ist es, die Antikörperbildung anzuregen. TH2-Zellen produzieren kein NO-Gas zur Elimination von intrazellulären Erregern.

Zahlreiche Untersuchungen haben bewiesen, dass so genannte HIV-Positive zum frühestmöglichen Zeitpunkt der so genannten HIV-Serokonversion einen Verlust der TH1-Zellen und eine Dominanz der TH2-Zellen aufweisen. Es ist biologisch unvorstellbar, dass alle T-Zellen zum Zeitpunkt der angenommenen so genannten HIV-Infektion von so genannten HI-Viren besiedelt sein sollen, da die vorherrschenden TH2-Zellen intakt sind und die Antikörperproduktion sogar gesteigert ist. Der TH1-TH2-switch, der zur zellulären Immunschwäche führt, muss also nach den Gesetzen der Logik andere Ursachen haben. Der Wirkmechanismus von NO und AZT (=N3) ist identisch: Die Hemmung der Cytochromoxidase im Komplex IV der Atmungskette der Mitochondrien ist der wesentliche physiologische und pathophysiologische Wirkfaktor in menschlichen Zellen durch NO und ebenso durch AZT. Abhängig von der Dauer und Dosis der erhöhten NO-Produktion tritt gesteigerter Zellzerfall (Apoptose, Nekrose) und / oder TH2-Zell-Dominanz (opportunistische Infektionen = AIDS), Tumorbildung (beispielsweise Kaposi-Sarkom, Lymphome, Carzinome) oder Degeneration der Skelett- und Herzmuskelzellen sowie von Nervenzellen auf. Die Ursachen von AIDS in westlichen Ländern sind epidemiologisch und pathophysiologisch ohne jeden vernünftigen Zweifel in tausenden von experimentellen und klinischen Studien eindeutig geklärt worden. In allen so genannten Risikogruppen sind ohne jeden Zweifel ungewöhnliche, kumulierende Belastungsfaktoren für exogene und/oder endogen induzierte NO-Überstimulation nachgewiesen worden. Es gibt keinen rational nachvollziehbaren, biologischen Grund anzunehmen, dass die Kombination dieser Immunstressoren in der westlichen Zivilisation völlig wirkungslos und ohne erkennbare Krankheitsfolgen geblieben sein soll. Starke oder andauernde NO-Überstimulation führt als Gegenreaktion zum gesteigerten Zellzerfall und/oder im Falle der T-Helferimmunzellen zum TH1-TH2-switch mit Hemmung der zelleigenen NO-Produktion und Störung der Sauerstoffatmung der Mitochondrien.

Die klinischen Folgen (u. a. AIDS) sind keineswegs rätselhaft, sondern evolutionsbiologisch gesetzmäßig programmiert. Die bis heute von niemandem nach den Standardregeln der Retrovirologie tatsächlich isolierten so genannten HI-Viren, deren Existenz lediglich aus unspezifischen molekularen Markern geschlussfolgert wurde, hilfsweise als ursächlichen Krankheitsfaktor von AIDS zu postulieren, ist weder hinreichend noch notwendig. Dieses Postulat verschleiert die wirklichen Ursachen von AIDS. Zum Zeitpunkt, als die Krankheitstheorie „HIV verursacht AIDS" entwickelt wurde, waren weder die NO-Produktion in menschlichen Zellen und die Existenz von zwei Formen der T-Helferimmunzellen mit und ohne NO-

Gasproduktion noch die Abhängigkeit der Funktion der Elimination von intrazellulären Erregern von den TH1-Zellen und deren NO-Gasproduktion, oder die Schwächung der Sauerstoffatmung in den Mitochondrien durch NO und seine Derivate bekannt. Die Nichtberücksichtigung dieser Forschungsdaten durch die AIDS-Forschung beruht auf Nichtwissen oder Nichtwissenwollen.

Gestützt wird die hier vorgetragene Erklärung der AIDS-Ursachen und des Wirkmechanismus von AZT durch die Tatsache, dass nach Einführung der klinischen Medikation bei malignen Formen von Lymphzell-Krebs mit nukleosidalogen Substanzen (die den gleichen Wirkmechanismus wie AZT aufweisen), bei allen Behandelten gleichförmig ein massiver Verlust von TH 1-Zellen, eine Umkehr der Ratio der T4/T8-Lymphzellen und opportunistische Infektionen auftraten. Exakt diese immunologischen Daten und klinischen Symptome definieren das AIDS-Syndrom. Seit Vorliegen der beweiskräftigen Daten der NO-Forschung, Cytokin-Forschung, der Mitochondrien-Forschung und anderer experimenteller und klinischer Forschungsgebiete ab Mitte der neunziger Jahre, gibt es keinen rational begründbaren Zweifel mehr über die tatsächlichen Ursachen von AIDS in den westlichen Ländern.

In den afrikanischen Ländern sind die klinischen Standards zur Diagnose „AIDS" und die Standards der Testprozeduren zum Nachweis von Antikörpern gegen so genannte HI-Viren in keiner Weise mit denen westlicher Länder kongruent. Identisch sind jedoch bei allen Menschen unabhängig von der Rasse und den länderspezifischen Diagnosepraktiken die evolutionsbiologisch programmierten Antworten der Immunzellen und Nichtimmunzellen des Menschen auf nitrosative und prooxidative Stresszustände. In Afrika sind es vor allem chronische inflammatorische und infektiöse Prozesse, Protein-Mangel und Fehlernährung (nutritional AIDS), Trinkwasserkontamination mit nitrifizierenden Bakterien und die Nitrosaminbelastung von Nahrungsmitteln, welche zur klinischen Symptomatik von opportunistischen Infektionen (AIDS) nach induziertem TH1-TH2-switch führen können.

Chronische Infektionen durch Mykobakterien, wie die chronische Tuberkulose oder die lepromatöse Form der Lepra, durch Spirochäten-Bakterien wie die tertiäre Form der Syphilis, durch Malaria-Erreger, Trypanosomen, Toxoplasmen und andere Parasiten, durch Pilzerreger wie Pneucysten, Candida-Formen, Histoplasmen, Cryptokokken und viele andere sind immer Ergebnis einer zu schwachen TH1-Immunantwort und einer Verschiebung der TH1-TH2-Immunzellbalance zum TH2-Immunstatus mit einer erhöhten Antikörperproduktion. Infektionen mit Wurmparasiten lösen von vornherein eine TH2-Immunantwort aus, die chronifizieren kann. Treten klinisch chronifizierte Symptome unspezifischer Art und Dauer auf, werden diese in Afrika seit 1985 auf der Grundlage der Bangui-Definition als

AIDS diagnostiziert und zwar auch ohne Testnachweis von so genannten Anti-HIV-Antikörpern.

Diese pragmatische Prozedur führte zum scheinbaren Beweis des plötzlich sprunghaften Anstiegs von so genannten HIV-bedingten AIDS-Indikatorkrankheiten in Afrika.

Das willkürliche Hochrechnen von kleinen Stichproben so genannter HIV-positiver Serumtests und pauschaler klinischer AIDS-Diagnosen in Afrika dient bis heute der Weltgesundheitsorganisation, UNAIDS, den westlichen Ländern und den internationalen Medien als Beweisgrundlage für die HIV-Pandemie in Afrika und einer daraus abgeleiteten Bedrohung für die gesamte Menschheit. Da naturgemäß unter den allgemeinen Lebensbedingungen in Entwicklungsländern Kinder, Frauen und Männer an chronisch inflammatorischen und infektiösen Prozessen leiden können, werden diese pauschalisierten, medizinstatistisch beliebig manipulierbaren AIDS-Fälle als Beweise für die heterosexuelle Übertragung und die Mutter-Kind-Übertragung der so genannten HI-Viren in Afrika angeführt.

Da diese unbezweifelbaren Tatsachen angesichts des hohen wissenschaftlichen Standards der westlichen Medizin logisch und mit geringem intellektuellem Aufwand zu durchschauen sind, gibt es keinen rationalen Grund zur Annahme, dass es sich bei der intendierten Massenvergiftung mit dem nachweislichen Mitochondrien-Inaktivator Azidothymidin (AZT) um einen tragischen Wissenschaftsirrtum handelt. Kein HIV/AIDS-Forscher und kein Mediziner hat bis heute die unausweichliche medizinethische Frage beantworten können, warum die medikamentöse Anwendung von AZT und anderer Substanzen, die nachweislich den Verlust von TH1-Immunzellen und die Umkehr der Ratio der T4/T8-Lymphzellen und die Entwicklung von opportunistischen Infektionen auslösen, indiziert sein könnte um Menschen präventiv und therapeutisch zu behandeln, die gefährdet sind, den Verlust von TH1-Lymphzellen, die Umkehr der T4/T8-Ratio der T-Helferimmunzellen und opportunistische Infektionen zu entwickeln oder die diese immunologischen oder klinischen Symptome bereits entwickelt haben.

Dass AZT als Mitochondrien-Inaktivator wirksam ist, lässt sich bereits aus der biologischen Tatsache ableiten, dass Azidothymidin 1961 aus den Samenzellen von Heringen isoliert wurde. Die Samenzellen von Wirbeltieren dürfen ihre Zellsymbionten nicht auf die weibliche Eizelle übertragen und müssen diese vor dem Eindringen in die Eizelle inaktivieren. Bei Wirbeltieren werden nur die mütterlichen Mitochondrien weitervererbt. 1964 wurde Azidothymidin synthetisch hergestellt und nach Versuchen an leukämiekranken Mäusen und Ratten, die Lymphzell-Krebs entwickelten, nicht zur Erprobung am Menschen zugelassen. Ab 1986 wurde Azidothymidin klinisch bei AIDS-Patienten eingesetzt, ohne Nachweis seiner tatsächlichen Inkorporation in irgendeine Provirus-DNA und ohne Prüfung einer möglichen Mitochondrien-Schädigung. Die Frage, ob AZT die Replikation so genannter HI-Viren stoppen kann, ist untrennbar mit der Frage des Nachweises der so genannten HI-Viren verbunden.

Der so genannte Anti-HIV-Antikörpertest ist mit stimulierten menschlichen Stresseiweißen als Antigenen aus Lymphzellkulturen von manifest AIDS-Kranken und aus kokultivierten lymphatischen Leukämiezellen bestückt worden. Die Testsubstrate sind so geeicht worden, dass lediglich ab einer bestimmten Menge von unspezifischen Antikörpern im Blutserum von Testprobanden, wie sie charakteristisch sind bei einer überdauernden TH2-Immunzell-Antwort und einer gesteigerten Antikörperreaktion, ein positives Testergebnis angezeigt wird. Die Testreaktionsschwelle und die Anzahl der Testantigene der so genannten Anti-HIV-Antikörpertests sind willkürlich festgelegt worden. Es gibt keine verbindlichen international gültigen Standards. Beispielsweise wird in Afrika üblicherweise bei so genannten HIV-Tests eine Reaktion mit weniger Testantigenen als positives Testergebnis gewertet als in westlichen Ländern. Da es keine Bildung von Antikörpern im menschlichen Immunsystem gibt, die ausschließlich nur mit solchen Antigenen reagieren, gegen die sie ursprünglich gebildet wurden, ist die Aussage, so genannte Anti-HIV-Antikörpertests reagierten exklusiv gegen Antikörper, welche im menschlichen Organismus gegen Antigene von so genannten HI-Viren gebildet worden seien, schon aus diesem biologischen Grund objektiv falsch.

Beispielsweise reagieren so genannte HIV-Testantigene nachweislich mit Antikörpern gegen Tuberkulose-, Malaria- und Pneumocystis-Erreger sowie mit vielen anderen Antikörpern gegen mikrobielle und nicht-mikrobielle Antigene. Auch die in westlichen Ländern angewandte Bestimmung der so genannten Viruslast (viral load) mit Hilfe der PCR-Labortechnik ist nach der Aussage des Erfinders dieser DNA-Nachweismethode, des Nobelpreisträger Kary B. Mullis, völlig ungeeignet zum Nachweis von RNA so genannter HI-Viren. Niemand hat bis heute tatsächlich eine natürliche RNA-Sequenz oder eine Provirus-DNA-Sequenz so genannter HI-Viren isoliert. Alle Publikationen über die so genannte Isolation von so genannten HI-Viren zeigen nichts anders als Befunde von unspezifischen molekularen Markern, die als „Fingerabdrücke" von so genannten HI-Viren willkürlich interpretiert werden. Andere wissenschaftliche Befunddaten sind nicht zu erwarten, angesichts der erdrückenden epidemiologischen, immunologischen, zellbiologischen, biochemischen und klinischen Beweislage, dass TypII-Gegenregulationen von menschlichen Immunzellen und Nicht-Immunzellen sowie die Entwicklung von AIDS-Indikatorkrankheiten unter bestimmten Bedingungen evolutionsbiologisch programmiert sind und zum physiologischen und pathophysiologischen Verständnis dieser immunologischen und klinischen Phänomene die Annahme einer Infektion mit so genannten HI-Viren weder hinreichend noch notwendig, sondern objektiv überflüssig ist. Auf der Konferenz der führenden HIV/AIDS-Forscher wurde 1997 festgestellt, dass kein Krankheitsmechanismus der so genannten HI-Viren nachgewiesen werden konnte (M. Balter, 1997, Science 278: 11399-1400).

Oft wird die Frage gestellt, ob AIDS auf andere Art und Weise, sexuell, auf dem Blutweg, über die Atmungsorgane oder über andere Infektionswege übertragen werden kann, wenn man annimmt, dass die so genannten HI-Viren nicht die Ursache von AIDS sind. Viele Menschen haben mentale Schwierigkeiten, gedanklich bestimmte Tatsachen des Immunsystems auseinander zu halten, da ihnen suggeriert wurde, dass die Immunzellen von so genannten HIV-Positiven und AIDS-Patienten primär auf infektiöse Erreger reagiert hätten, die vorwiegend sexuell oder von einer so genannten HIV-positiven Mutter auf ihr Kind übertragen worden seien. Die biologische Wahrheit ist jedoch, dass menschliche Immunzellen außer durch mikrobielle Immunstressoren (Antigene und Toxine) durch eine Vielzahl von nicht-mikrobiellen Immunstressoren beeinflusst werden. AIDS-Indikatorkrankheiten müssen also nicht primär durch Infektionen welcher Art auch immer ausgelöst werden, wie dies die Beispiele von nutritional AIDS, von Transplantations-AIDS unter immunsuppressiver Therapie oder von AIDS nach AZT-Medikation demonstrieren. Ein homosexueller Afrikaner kann beispielsweise an nutritional AIDS erkranken, auch wenn er niemals die Risiken eines anal-rezeptiven Homosexuellen aus dem Westen eingegangen ist. Er würde allerdings in Afrika als heterosexueller HIV/AIDS-Patient registiert werden. Auch die scheinbare Mutter-Kind-Übertragung von AIDS muss keineswegs primär infektiös bedingt sein. Da die Immunzellen und Nichtimmunzellen des Fötus während der Schwangerschaft eine TH2-Dominanz bzw. Typ2-Cytokin-Dominanz aufweisen, hängt die Disposition für opportunistische Infektionen nach der Geburt (AIDS) zunächst davon ab, ob die Mutter dem Kind genügend intakte mütterliche Antikörper mitgegeben hat und sich beim Kind während der ersten Lebensmonate eine stabile TH1-TH2-Immunzell-Balance einstellen kann. Bei Mangel- oder Fehlernährung und toxischer Schädigung der Mutter vor und während der Schwangerschaft kann die Reifung der T-Helferimmunzellen des Kindes erheblich beeinträchtigt sein. Bereits in den vierziger Jahren wurden in Europa bei Frühgeborenen und Waisenkindern opportunistische Infektionen (PCP) diagnostiziert. Ebenso treten opportunistische Infektionen bei Kindern mit angeborener Thymusaplasie auf. Dass Kinder von nutritiv, infektiös und toxisch vorgeschädigten Müttern in Afrika plötzlich von so genannten HI-Viren infiziert sein sollen, wenn sie opportunistische Infektionen entwickeln, kann rational nicht nachvollzogen werden, auch dann nicht, wenn der so genannte Anti-HIV-Antikörpertest aus den oben genannten Gründen ein positives Ergebnis aufweist. Solche Kinder mit AZT oder anderen Nuklesoidanaloga präventiv oder therapeutisch zu behandeln, wäre selbst dann eine grausame Behandlung im Sinne der Menschenrechtscharta der Vereinten Nationen, wenn man von der Annahme ausginge, dass die postulierten so genannten HI-Viren existierten und von der Mutter auf das Kind übertragen würden. Die befristete oder unbefristete Behandlung eines Neugeborenen mit noch nicht ausgereiften Immunzellen mittels Substanzen, die nachweislich überwiegend die Reifung von Immunzellen schädigen, erfüllt den Tatbestand der vorsätzlichen Körperverletzung mit Todesfolge und muss als besonders grausame Behandlung international geächtet werden.

Die Fragen von Präsident Mbeki an die Expertenkonferenz vom 06./07. Mai 2000 in Pretoria verdeutlichen das grundsätzliche Missverständnis, AIDS als exklusive Folge einer sexuellen Infektion anzusehen und alle anderen Immun-Stressoren, sexuell assoziierte und nicht sexuell-assoziierte, infektiöse und nicht-infektöse, a priori auszublenden. Beispielsweise weisen in westlichen Länder mehr als 90 % der über Sechsjährigen Antikörper auf, die auch gegen Pneumocystis reagieren. Aber nur wenige Menschen erkranken an Pneumocystis Carini Pneumonie (PCP), der häufigsten AIDS-Indikatorkrankheit in den westlichen Ländern. Der Erreger ist ein Pilz, der auf dem Luftweg von Mensch zu Mensch übertragen wird. Ob ein Mensch an einer opportunistischen PCP erkranken wird oder nicht, ist einzig und alleine davon abhängig, ob bei ihm genügend TH1-Immunzellen verfügbar sind, die toxisches NO-Abwehrgas produzieren können, um nach Antigen- oder Toxin-Stimulation den PCP-Erreger eliminieren zu können. Im Erkrankungsfall profitieren die PCP-Erreger von der Tatsache der zellulären Immunschwäche, gleichgültig ob die vorangegangene TH2-Dominanz infolge infektiöser oder nicht-infektiöser, sexuell übertragbarer oder nicht-übertragbarer Stressoren ausgelöst wurde. Der sexuelle Übertragungsweg und das Geschlecht kann eine Rolle spielen, aber ebenso gut gar nicht beteiligt sein. Ebenso können andere Erreger, die beim Menschen opportunistische Infektionen auslösen, infolge vorangegangener chronischer Infektionen begünstigt werden, die selber keine opportunistischen Infektionen erzeugen.

Solche Wechselwirkungen kennt man in den westlichen Ländern beispielsweise bei den Chirurgie-Patienten nach Operationen und Traumata sowie bei Patienten auf Intensivstationen. Solche Wechselwirkungen von chronischen und opportunistischen Erregern sind in Entwicklungsländern unter den dortigen allgemeinen Lebensbedingungen häufig und haben nichts zu tun mit so genannten HI-Viren, selbst dann nicht, wenn der so genannte HIV-Test positiv ist und die T4-Zellzahl niedrig ist. Im Gegenteil, solche Laborbefunde können bei jeder ausgeprägten TH2-Immunzell-Dominanz und bestehenden chronischen Infektionen gegeben sein ohne die Präsenz irgendwelcher so genannter HI-Viren. Eine AZT-Medikation wäre jedoch selbst dann kontraindiziert, wenn die Existenz der so genannten HI-Viren bewiesen wäre, da solche so genannten HI-Viren nur mit den Immunzellen absterben würden und mehr Immunzellen absterben würden, die nicht mit so genannten HI-Viren infiziert wären. Diese biologischen Gegebenheiten bedeuten aber nicht, dass AIDS „übertragen" wird, da AIDS das klinische Folgesyndrom ist und nicht die Ursache der erworbenen TH1-Immunzellschwäche sowie der mangelnden Produktion von toxischem Abwehrgas ist. Übertragen werden Erreger, die primär an der Entwicklung einer TH1-Immunschwäche beteiligt sein können oder sekundär bei einer bestehenden TH1Schwäche profitieren können. Diese Übertragungen erfolgen aber auch bei Homosexuellen keineswegs allein über den sexuellen Kanal, sondern über alle möglichen Zugangskanäle.

Die vordergründige Differenzierung in heterosexuell und homosexuell assozierte Übertragungen von so genannten HI-Viren unter Ausblendung von infektiösen Immunstressoren und der Einwirkung von nicht-infektiösen Immunstressoren (die Millionen von Jahren ohne so genannte HI-Viren sehr wirksame Krankheitsauslöser gewesen sind) dient der westlichen HIV/AIDS-Propaganda als manipulative Suggestion einer sexuell auf jedermann übertragbaren, tödlichen so genannten HIV-Infektion. Die überwiegend homosexuell übertragenen so genannten HIV-Infektionen in den westlichen Ländern und die heterosexuell übertragenen so genannten HIV-Infektionen in den afrikanischen Ländern werden jedoch nicht erklärt durch die nachweisbaren, speziellen infektiösen und nicht infektiösen Risiken von homosexuellen Patienten und die allgemeinen Lebensbedingungen in afrikanischen Ländern, sondern durch die besondere Triebhaftigkeit von Homosexuellen und von afrikanischen Männern und Frauen. Die internationalen Massenmedien haben in den vergangen 15 Jahren kein noch so abartiges Klischee über das phantasierte Sexualleben von afrikanischen Menschen ausgespart. Um die angebliche Pandemie für die gesamte Menschheit abwenden zu können, so wird scheinbar fürsorglich gefordert, sollen in Afrika Schwangere und Neugeborene mit AZT versorgt werden. Als Einstiegshilfe werden in Kooperation mit der WHO und den westlichen Ländern von den Pharmakonzernen aus scheinbar humanitären Gründen Dumpingpreise für AZT und andere Nukleosidanaloga angeboten. Die entscheidende Frage in diesem Wirtschaftskrimi ist nicht mehr, ob AZT so genannte HI-Viren stoppen kann, sondern ob Südafrika als Einfallstor für AZT in Entwicklungsländern dienen kann. Verschärfend ist für die westlichen Länder wie für die Entwicklungsländer ein Problem, das erst durch den Erkenntniswandel der medizinischen Forschung der vergangenen Jahrzehnte ins Bewusstsein der Öffentlichkeit getreten ist: Der zunehmende Missbrauch von Chemo-Antibiotika und die Massenimpfungen seit Ende des 2. Weltkrieges. Beide Faktoren disponieren die Langzeit-Prävalenz für TH2-Erkrankungen wie Allergien, ektopische Hauterkrankungen, chronische Arthritis, bestimmte Autoimmunerkrankungen, AIDS, Krebs. u. a. Der Grund dafür ist das mangelnde Training der TH1-Immunzellen und die Verschiebung der Balance der TH1-TH2-Immunantwort. Diese zweischneidige Änderung des infektiösen Belastungsprofils zeigt sich in westlichen Ländern daran, dass bei gleicher Exposition praktisch nur Patienten aus den Altersgruppen der nach dem 2. Weltkrieg geborenen als AIDS-Kranke diagnostiziert wurden. (Das Gleiche gilt für organtransplantierte Patienten (ohne genetische Disposition), die Transplantations-AIDS entwickelt haben.) Diese erworbene Disposition wirkt sich unter den allgemeinen Lebensbedingungen in Entwicklungsländern noch gravierender aus als in westlichen Ländern, wo der

Krankheitswandel zu chronischen Leiden bereits deutlich erkennbar geworden ist.

Im neuen Jahrzehnt werden die evolutionsbiologischen Gesetze der Co-Evolution im Lichte der fundamentalen Erkenntnisse der medizinischen Forschung der neunziger Jahre neu diskutiert werden müssen. In diesem Kontext wird sich eine zukunftsfähige und rational begründbare Gesundheits- und Gesellschaftspolitik orientieren müssen und nicht im Kontext irrationaler Theorien, welche eine Verschwendung von enormen wissenschaftlichen und ökonomischen Resourcen zur Folge haben
(Kremer 2000 b).

Eine kurze Antwort auf die von Präsident Thabo Mbeki der Spezialisten-Konferenz vom 06/07. Mai 2000 in Pretoria gestellten Fragen zum Problemkreis HIV /AIDS.

Fragen:

1. Welche Belege gibt es für die Annahme, dass HIV die Ursache von AIDS ist und welche Konsequenzen würden sich für die Entstehung der Symptome und deren Diagnose ergeben?

In dieser Fragestellung ist enthalten:
a) Was ist die Ursache der Immunschwäche, welche zu AIDS und schließlich zum Tod führt?
b) Welches sind die effizientesten Möglichkeiten, um auf diese Ursachen zu reagieren?
c) Warum wird HIV/AIDS in Schwarzafrika (südlich der Sahara) heterosexuell übertragen, während es in den Industrieländern angeblich homosexuell übertragen werden soll?

2. Welche Rolle kann eine Behandlung in Entwicklungsländern spielen?

Dabei sollen die folgenden Fragen berücksichtigt werden:
Welche Behandlungsmöglichkeiten sind für Entwicklungsländer angepasst:
- für AIDS-Kranke
- für HIV-Positive
- für die Prävention der Mutter-Kind-Übertragung
- in der Prävention von HIV-Infektionen bei berufsbedingten Verletzungen
- in der Prävention von HIV-Infektionen nach Vergewaltigung

3. Therapeutische Prävention von HIV / AIDS

Die Diskussion sollte immer den sozialen und wirtschaftlichen Kontext, insbesondere Armut und andere, häufig auftretende Krankheiten, sowie die begrenzte Infrastruktur in Entwicklungsländern berücksichtigen. (Köhnlein, C./Fiala C.: Bericht über das 1. Treffen auf Einladung des südafrikanischen Präsidenten Mbeki; Fiala C.: AIDS in Africa, the way forward (Koehnlein-Kiel@t-online.de/christianfiala@aon.at)

Antworten:

1986 wurde von Furchgott und Ignarro (Nobelpreis 1998) erstmalig der Beweis gesichert, dass Zellsysteme des menschlichen Organismus durch Stickstoffmonoxid Gas (nitric oxide, NO) geregelt werden. In den folgenden Jahren wurde demonstriert, dass Immunzellen mikrobielle Krankheitserreger innerhalb von Zellen durch Produktion von NO-Gas eliminieren. Es wurde erkannt, dass es zwei Arten von Immunzellen gibt: solche, die NO-Gas und seine Derivate produzieren und solche, die kein NO-Gas produzieren und stattdessen die Bildung von Antikörpern zur Hemmung von mikrobiellen Kranheitserregern außerhalb von Körperzellen anregen.

Diese revolutionierenden Erkenntnisse haben die Revision vieler bis dahin für richtig gehaltener Krankheitstheorien zur Folge gehabt. Auch immunologische Krankheitsphänomene, die bisher auf der Grundlage der geltenden Immuntheorien als ursächliche Folgen von so genannten HI-Viren interpretiert wurden, können durch die bahnbrechenden neuen Forschungsdaten widerspruchsfrei ohne die Annahme einer so genannten HIV-Infektion erklärt werden. Diese neuen Erkenntnisse rechtfertigen völlig die kritischen Fragen von Präsident Mbeki zu HIV /AIDS und haben weitreichende medizinische, soziale, politische, ökonomische und gesellschaftliche Konsequenzen.

Zwischen den NO-Gas produzierenden Immunzellen und den Nicht-NO-Gas produzierenden Immunzellen muss eine ausgeglichene Balance gegeben sein. Dieses Gleichgewicht der zellulären und so genannten humoralen Antikörper- Immunität kann durch nicht-infektiöse und/oder durch infektiöse Faktoren gestört werden, die zu einer erworbenen zellulären Immunschwäche (AIDS) führen können. Die zu starke oder lang andauernde Überstimulation der NO-Gasproduktion der Immunzellen führt zur Hemmung der NO-Gasproduktion der Immunzellen und stattdessen zur gesteigerten Aktivierung von Antikörper-produzierenden Zellen. Die Folge ist, dass sich intrazelluläre Mikroben, wie Pilze, Parasiten, Mykobakterien und Viren (opportunistische Krankheitserreger) innerhalb von Körperzellen ungehemmt vermehren können, die normalerweise durch NO-Abwehrgas symptomlos eliminiert werden. Dieser klinische Krankheitsbefund wird als AIDS definiert. Durch Überstimulation der NO-Gasproduktion kann gleichzeitig durch bestimmte zellbiologische Gegenregulationen die Sauerstoffatmung bestimmter Zellsysteme blockiert werden. Diese Zellen können auf eine sauerstoffunabhängige Energieproduktion umschalten, was zur Tumorbildung führen kann. Dieser Vorgang wurde bereits 1924 erkannt (Warburg-Phänomen). Er kann aber erst durch die Erkenntnisse der NO-Forschung erklärt werden. Durch Störung der Sauerstoffatmung aus der gleichen Ursache können zusätzlich Nerven- und Muskelzellen degenerativ geschädigt werden. AIDS im definierten Sinne ist in den westlichen Ländern eine seltene Krankheitsform, die jährliche Inzidenz beträgt 0,001 - 0,002 % der Gesamtbevölkerung.

Die zahlenmäßig größte Gruppe der AIDS-Patienten betrifft eine Minderheit analrezeptiver Homosexueller. Die Ursachen der NO-Überstimulation in dieser Risikogruppe sind: Inhalation von organischen Stickstoffgasen (Poppers) als sexuelles Dopingmittel, der Missbrauch von Chemo-Antibiotika, die zu NO und Nitrosamin verstoffwechselt werden; Aufnahme von Fremdeiweißen in Folge ungeschützten Analverkehrs, die zur NO-Überstimulation analog zur NO-Überstimulation durch mikrobielle Antigen-Eiweiße und -Toxine bei Multiinfektiosität führen kann, wenn die Zellentgiftung gestört ist.

Die zweitgrösste Risikogruppe sind intravenös Drogenabhängige, deren zelluläre Immunbalance gestört wird durch die Drogenintoxikation selbst, durch häufige mikrobielle Infektionen infolge der Kontamination von gebrauchten Spritzen, toxischen Beimengungen zu den Drogensubstanzen, Mangel- und Fehlernährung, verbunden mit körperlicher Auszehrung infolge des drogenabhängigen Lebensstils. Potentiell betroffen sind in dieser Risikogruppe circa 5 % der Gesamtpopulation der intravenösen Drogenkonsumenten. In relativ seltenen Fällen sind die Kinder drogenabhängiger Mütter betroffen – infolge der chronischen Intoxikation der Mütter und der damit verbundenen Störung der Zellatmung in Immunzellen und NichtImmunzellen kommt es bei diesen Neugeborenen zu Reifungsschäden der zellulären Immunität.

Eine weitere Risikogruppe sind die Bluterkranken, die langjährig kommerziell gewonnenene, hochkontaminierte Gerinnungseiweiße injiziert haben, die eine überdauernde NO-Überstimulation zur Folge hatten (wie Tierexperimente gezeigt haben). Eine weitere, zahlenmäßig kleine Risikogruppe sind Multitransfusionsempfänger mit einer schwer wiegenden Grundkrankheit, die durchschnittlich 35 Blutkonserven mit Fremdblut empfangen haben. In einer mehrere tausend Patienten umfassenden, klinischen 10-Jahres-Studie in Kanada ist bereits 1986 publiziert worden, dass mehr als 30 % von chirurgischen Patienten Immunanomalien aufwiesen, die heute als Störung der NO-Gas produzierenden Immunzellen und als ein Überwiegen der nicht-NO-Gas-produzierenden Immunzellen angesehen werden. Bereits in den sechziger Jahren ist erkannt worden, dass organtransplantierte Patienten nach Behandlung mit immunotoxischen Pharmaka völlig identische Krankheiten entwickelten, wie sie ab Ende der siebziger Jahre bei Homosexuellen auftraten und ab 1982 als AIDS klassifiziert wurden. Dieselben AIDS-Indikatorkrankheiten, Hemmung der NO-Gasproduktion in Immunzellen und überwiegende Reifung von nicht-NO-Gas-produzierenden Immunzellen, sowie opportunistische Infektionen (AIDS), entwickelten sich gleichförmig bei Patienten mit Blutzellen-Krebs, die mit Pharmasubstanzen behandelt wurden aus der Substanzklasse, zu der auch das AIDS-Medikament AZT und verwandte Substanzen gehören. Immunzellen antworten gleichförmig mit NO-Gasproduktion und im Falle der Überstimulation mit Hemmung der NO-Gasproduktion auf völlig verschiedenartige Auslöser. Diese können toxische und pharmatoxische Substanzen, Mangel- und Fehlernährung, Fremdeiweißzufuhr, Infektionen und Entzündungen, Hormonfehlregulation, emotionaler Stress und viele andere sein.

In den Entwicklungsländern spielen chronische infektiöse und inflammatorische Prozesse, Mangel- und Fehlernährung sowie kontaminiertes Trinkwasser die wichtigste Rolle. Die Gründe dafür liegen in den allgemeinen Lebensbedingungen, an denen die westlichen Länder eine historische Mitschuld tragen. Unter den gegebenen Bedingungen besteht in den Entwicklungsländern eine weitaus höhere Exposition für mikrobielle Krankheitserreger für Ungeborene im Mutterleib, Neugeborene, Kinder, Frauen und Männer als in entwickelten Industrieländern. Mikroben werden außerhalb der Körperzellen durch Antikörper und andere körpereigene Mechanismen sowie eine Vielzahl von Zellen des Immunzellnetzwerks gehemmt oder eliminiert. Gelangen sie in das Innere von Körperzellen, können sie effektiv nach neueren Erkenntissen nur durch eine funktionierende NO-Gasabwehr gehemmt oder eliminiert werden. Dies gilt insbesondere für Pilze, Parasiten, Mykobakterien und eine Anzahl von Viren. Reicht die NO-Gasabwehr nicht oder nicht mehr aus, entwickeln sich chronische Infektionen. Diese bedeuten eine ständige Irritation der NO-Gas-Stimulation. Die Zellen müssen geschützt werden vor der möglichen Schädigung und dem beschleunigten Absterben durch die eigene Gasproduktion. Diese Aufgabe erfüllen schwefelhaltige Nicht-Eiweißmoleküle, Vitamine und Enzyme (Antioxidantien). Diese müssen aus Nahrungskomponenten aufgenommen oder synthetisiert werden. Die Antioxidantien heissen so, weil sie Stickoxide (NO und seine Derivate) und Sauerstoffoxide (reaktive Sauerstoff-Spezies, ROS) ständig neutralisieren müssen. Erschöpfen sich die Antioxidantien, weil die Nahrungszufuhr von fertigen Antioxidantien und/oder von Bausteinen für die Synthese von Antioxidantien mangelhaft oder zu einseitig ist und /oder chronische Infektionen und inflammatorische Prozesse einen zu hohen Verbrauch an Antioxidanten bedingen, kann die NO-Gasproduktion und Bildung von reaktiven Sauerstoffmolekülen nicht mehr ausreichend neutralisiert werden. Es kommt zum erhöhten Zellzerfall und/oder zu zellbiologischen Gegenreaktionen in Immunzellen und Nichtimmunzellen, die zur sekundären Hemmung der NO-

Gas-Produktion führen. Es können sich jetzt opportunistische Folgeinfektionen entwickeln. Dieser Teufelskreis einer hohen Exposition für sich chronifizierende Infektionen und Inflammationen, antioxidative Mangel- und Fehlernährung sowie einer erworbenen Disposition für opportunistische Infektionen ist in den Entwicklungsländern als nutritional AIDS wohl bekannt (Beisel W.R. (1992) J Nutr. 122: 591-96, Beisel W.R. (1996), J Nutr. 126: 2611S-2615S). Die primären Ursachen dieser AIDS-Form in den Entwicklungsländern betreffen unabhängig von Geschlecht Ungeborene im Mutterleib, Neugeborene, Kinder, Frauen und Männer. Diese primären Ursachen unterscheiden sich in der Regel grundlegend von den primären Ursachen der meisten AIDS-Indikatorkrankheiten in den Risikogruppen der westlichen Länder.

AIDS in Afrika ist ebenso wenig wie in den westlichen Ländern Folge der sexuellen Übertragung eines so genannten AIDS-Erregers. Einen solchen AIDS-Erreger gibt es nicht, er wäre auch weder hinreichend noch notwendig zum Verständnis der Krankheitsprozesse. Die Annahme eines solchen AIDS-Erregers stammt aus einer nicht allzufernen Zeit, als man die fundamentalen Vorgänge in Immunzellen und Nichtimmunzellen noch nicht verstanden hatte. Selbst in AIDS-Fällen, wo primäre infektiöse Prozesse eine mitentscheidende Ursache für das Versagen der NO-Gasabwehr der Immunzellen sind, spielen sexuell übertragbare Infektionen keine exklusive Rolle. Der sexuelle Kanal ist nur einer unter den möglichen Zugangswegen für Infektionen. Die meisten chronifizierenden Infektionen werden nicht sexuell übertragen, wie beispielsweise Lungentuberkulose, Miliar-Tuberkulose, Malaria, Wurminfektionen und zahlreiche weitere Tropeninfektionen. Ebenso gilt dies für die sekundären opportunistischen Erreger, meist Pilze, Parasiten, Mykobakterien und Cytomegaloviren sowie andere Herpesviren, wie es das Beispiel der häufigsten AIDS-Indikatorkrankheit, der PC-Lungenentzündung, die durch einen Pilzerreger ausgelöst wird, der auf dem Luftweg übertragen wird, demonstriert.

Die wissentliche Verkürzung des Denkens auf die homosexuelle oder heterosexuelle Übertragung eines so genannten AIDS-Erregers hat die tatsächlichen Ursachen der Entwicklung von opportunistischen Infektionen, die sämtlich durch die Hemmung der NO-Gasproduktion in Immunzellen und Nichtimmunzellen sowie durch die Blockade der Sauerstoffatmung bestimmter Zellen bedingt sind, verschleiert. Die HIV/AIDS-Medizin hat bis heute die Tatsache nicht erklären können, warum sich die identischen Krankheiten des pharmakotoxischen AIDS und des nutritional AIDS völlig unabhängig von irgendeinem so genannten HIV-Erreger entwickeln, während bei anderen Menschen trotz analoger exzessiver toxischer, pharmatoxischer, infektiöser und nutritiver Immunstressoren oder massiver Administration von immunotoxischen Fremdeiweißen sich die identischen AIDS-Indikatorkrankheiten nur dann entwickeln sollen, wenn zuvor ein so genannter AIDS-Erreger sexuell oder auf dem Blutwege übertragen worden sein soll. In zahlreichen experimentellen und klinischen Studien wurde nachgewiesen, dass bei so genannten HIV-Positiven bereits zum frühesten Zeitpunkt der so genannten HIV-Serokonversion, wenn der so genannte HIV-Test erstmalig ein positives Ergebnis anzeigte, die antioxidativen, schwefelhaltigen Entgiftungsmoleküle in den Immunzellen stark vermindert sind und die Immunzellen überwiegen, die kein NO-Gas mehr produzieren, wobei aber die Antikörperproduktion gesteigert ist. Diese Tatsache beweist, dass die Immunzellen bei diesen Patienten nicht durch einen so genannten AIDS-Erreger gestört sein können, wie die HIV/AIDS-Theorie behauptet, sondern dass die Immunzellen infolge der Erschöpfung und/oder des Mangels an antioxidativen Entgiftungsmolekülen die NO-Gasproduktion gehemmt haben und sich vorwiegend außerhalb der Blutbahn dort aufhalten, wo sie die Aufgabe zur Antikörperstimulation wahrnehmen können.

Die verminderte Anzahl der Immunzellen als angeblicher Beweis für die Zerstörung durch so genannte HI-Viren wird jedoch nur im strömenden Blut gemessen. In den USA gilt sogar diese AIDS-Definition auch dann, wenn keinerlei klinische Symptome vorliegen, sondern nur die Anzahl der T4-Immunzellen im Blutstrom unter einen bestimmten Messwert abgesunken ist und der so genannte HIV-Test eine positive Reaktion anzeigt. Dieses obskure Diagnoseverfahren, AIDS ohne klinisches Syndrom (AID ohne S), hat die offiziell registrierte Zahl der „AIDS-Fälle" in den USA seit dem 01.01.1993 um mehr als 100 % erhöht. In Europa ist diese AIDS-Definition nicht übernommen worden und die AIDS-Fallzahlen sind dementsprechend rückläufig. Ebenso fragwürdig wie diese Definitionen ist die Diagnose von AIDS-Erkrankungen in Afrika. Die Bangui-AIDS-Definition von 1985, die bis heute mit Variationen im Gebrauch ist, ermöglicht die AIDS-Diagnose aufgrund unspezifischer Symptome wie Husten, Fieber, Durchfall etc., wenn sie länger als einen Monat andauern, nach Augenschein. Solche Symptome sind in Entwicklungsländern bei chronischen inflammatorischen und infektiösen Prozessen häufig. Diese ohne Diagnose-Standards erfassten AIDS-Fälle werden der Weltgesundheitsorganisation in Genf gemeldet, die aufgrund der summarischen Schätzung der angenommenen „Ausbreitungsdynamik von HIV in Afrika" die HIV/AIDS-Fälle hochrechnet und die so gewonnen Daten der Weltpresse als aktuellen Stand der „HIV/AIDS-Pandemie" in Afrika anbietet. Die internationalen Massenmedien malen anhand dieser völlig obskuren HIV/AIDS-Daten das Bild vom „sterbenden Kontinent Afrika" ohne einen Hinweis auf die Unseriösität der Datenerfassung. Diese Praktiken haben zu der manipulierten Weltmeinung geführt, in Afrika ereigneten sich 90 % aller HIV/AIDS-Infektionen.

Es gibt also in den USA, in Europa und in Afrika unterschiedliche Tatbestände, die in der veröffentlichten Meinung als HIV/AIDS gehandelt werden. Insofern macht es nur dann Sinn, die Fragen nach Ursachen, Therapie und Prävention von AIDS zu stellen, gerade unter dem Gesichtspunkt der „begrenzten Infrastruktur in Entwicklungsländern", wenn der reale biologisch-medizinische Kern des

Problems sauber getrennt wird von den propagandistischen Manipulationen der HIV/AIDS-Medizin und ihrer Profiteure.

Für die Frage nach den „Konsequenzen für die Entstehung der Symptome und deren Diagnose" bedeutet die Kenntnis der realen Hintergrundtatsachen in Afrika, dass die tatsächlichen Krankheitsursachen der Patienten gar nicht oder falsch diagnostiziert werden und dass die Patienten und ihre Angehörigen in Todesangst versetzt, ausgegrenzt und der Hoffnungslosigkeit preisgegeben werden. Für die Krankheitstheorie „HIV verursacht AIDS" gibt es keinen Beweis, aber es gibt eine erdrückende Fülle von Gegenbeweisen. Niemand hat tatsächlich so genannte HI-Viren isoliert, die Existenz solcher so genannten HI-Viren wurde aus unspezifischen molekularen Markern geschlussfolgert nach Manipulation von Immunzellen aus dem Blut von AIDS-kranken Homosexuellen. Diese Immunzellen wurden mit stark oxidierenden Substanzen stimuliert, die, wie man heute weiß, eine reaktive NO-Gas-Produktion auslösen. Da die Zellen stark an schwefelhaltigen Entgiftungsmolekülen verarmt waren, ging ein Teil der Zellen zugrunde. Dieses Phänomen wurde dann als Zerstörung durch die hypothetischen HI-Viren interpretiert. Ein anderer Teil der Zellen reagierte mit zellbiologischen Gegenregulationen. Dazu gehört die Bildung von Reparatureiweißen und der Export von oxidierten Stress-Eiweißen aus der Zelle. Beide molekulare Marker wurden als exklusiver Beweis für die Anwesenheit von so genannten HI-Viren angesehen, obwohl die gleichen molekularen Marker unter gleichen Laborbedingungen in zahlreichen anderen Zellen provoziert werden können.

Alle Zellexperimente, welche angeblich die Isolation von so genannten HI-Viren nachgewiesen haben, beruhen auf dem Nachweis solcher unspezifischer Marker nach Stimulation mit solchen stark oxidierenden Substanzen in Zellkulturen. Niemand hat im Blutserum von so genannten HIV-Positiven oder AIDS-Patienten ohne solche biochemischen Manipulationen zellfreie so genannte HI-Viren demonstrieren können, obwohl sie sich nach der seit 1995 geltenden HIV/AIDS-Theorie täglich milliardenfach vermehren sollen. Nach den Erkenntnissen der NO-Forschung haben die HIV-Forscher Ursache und Wirkung verwechselt. Diese Erkenntnis wird gestützt durch die Tatsache, dass Dr. Gallo, der Erfinder des patentierten so genannten HIV-Tests, 1984 die Zellkulturen von AIDS-Patienten mit Hydrocortison manipuliert hat. Das Hormon Hydrocortison blockiert die Zellteilung einschliesslich der Vermehrung von eventuell vorhandenen Viren, die sich nur synchron mit der Wirtszelle vermehren können. Hydrocortison hemmt ebenfalls die NO-Gasproduktion, fördert aber die Bildung von Reparatureiweißen. 1987 publizierten zwei externe Mitarbeiter, die an den Zellexperimenten von Gallo mitgearbeitet hatten, dass die gesuchten so genannten HI-Viren aus den Immunzellen von AIDS-Patienten anhand der molekularen Marker (Reparatureiweiß, Export von Stress-Eiweißen aus der Zelle in Form so genannter Virus-ähnlicher Zellpartikel) besonders gut nachweisbar gewesen seien nach Zugabe von Hydrocortison zur Zellkultur. Diese Angaben bezogen sich auf die Experimente im Labor von Dr. Gallo im Jahre 1984 zur Konstruktion des so genannten HIV-Tests. Dr. Gallo, der diesen Hydrocortison-Effekt in seinen Publikationen wohlweislich verschwiegen hatte, aber die gegebene Tatsache auf Vorhalt in der Pressekonferenz des internationalen Welt-AIDS-Kongresses 1998 in Genf einräumen musste, hat bis heute nicht erklären können, warum die Teilung der Wirtszellen nach Zugabe von Hydrocortison blockiert ist, wie jeder Arzt aus der klinischen Anwendung von Hydrocortison weiß, aber die so genannten HI-Viren sich besonders gut unter Hydrocortison vermehrt haben sollen. Diese Erklärung gibt die NO-Forschung: Die unspezifischen molekularen Marker, angeblich Beweis für die Existenz so genannter HI-Viren, sind nichts anderes als Reparatureiweiße und Zellmüll, der aus den oxidativ unter Stress gesetzten Zellen in so genannten Virus-ähnlichen Zellpartikeln als Folgeprodukt der zellbiologischen Gegenregulation exportiert wird. Diese Marker haben also nichts mit so genannten HI-Viren zu tun.

Die nach oxidierender Stimulation aus den Immunzellen von AIDS-Patienten, die mit menschlichen Leukämiezellen kokultiviert wurden, freigesetzten Eiweiße hat Dr. Gallo als so genannte HIV-Viruseiweiße fehlinterpretiert. Mit diesen menschlichen Zelleiweißen hat Dr. Gallo das Testsubstrat für seinen patentierten so genannten Anti-HIV-Antikörper-Test bestückt. Dieses Testsubstrat, das in seiner Empfindlichkeit auf besonders hohe Antikörpermengen eingestellt worden ist, reagiert mit Antikörpern im Blutserum von Menschen, deren Immunzellen besonders viele Antikörper bilden.

Dies ist vor allem bei Menschen der Fall, deren Immunzellen kein NO-Abwehrgas mehr produzieren, sondern stattdessen vermehrt die Synthese von Antikörpern stimulieren. Ein so genanntes HIV-positives Testergebnis bedeutet nichts anderes, als dass die Testperson besonders hohe Antikörpermengen im Blut hat und diese entsprechend mit den fremden menschlichen Testeiweißen reagieren. Da es keine Antikörper im menschlichen Blut gibt, die ausschließlich mit denjenigen Eiweiß-Antigenen reagieren, gegen die sie ursprünglich gebildet wurden, reagiert der so genannte HIV-Test nachweislich mit vielen verschiedenen Antikörpern. In Afrika reagieren im so genannten HIV-Test Antikörper im Blutserum von Testprobanden positiv, die ursprünglich gegen Antigen-Eiweiße von Tuberkulose-, Malaria-, PCP-Pilzerregern und vielen anderen Erregern gebildet wurden.

Es gibt also keine so genannte HIV-Infektion, weder durch sexuelle Übertragung noch auf dem Blutwege. So genannte Mutter-Kind-Übertragungen sind Übertragungen von mütterlichen Antikörpern auf das Kind und/oder toxische Schädigungen der unreifen Immunzellbildung des Kindes im Mutterleib und/oder Immunzellanomalien nach der Geburt durch toxische medikamentöse Behandlung. Sie können auch Folge einer chronischen Infektion der Mutter sein, die auf das Kind übertragen wurde. So genannte berufsbedingte HIV-Übertragungen oder

Übertragungen durch Vergewaltigung sind anekdotische Berichte, für die es in der gesamten HIV/AIDS-Literatur keinen gesicherten Beweisfall gibt. Diese Horrorgeschichten beruhen auf der Scheinlogik der HIV/AIDS-Theorie und dienen der angeblichen Bestätigung der so genannten HIV-Infektion beim allgemeinen Publikum. Es gibt folglich auch keine Behandlung und keine Prävention gegen vermeintlich real existierende so genannte HI-Viren als angebliche Ursache von AIDS.

Es gibt aber effektive Präventions- und Behandlungsmöglichkeiten für Pre-AIDS und AIDS. Die Patienten benötigen, neben dem Ausgleich von Mangel- und Fehlernährung sowie der gezielten Behandlung von infektiösen und nicht-infektösen Krankheitsursachen und der Vermeidung von spezifischen Risiken, eine angemessen dosierte antioxidative Ausgleichstherapie durch schwefelhaltige Peptide und Aminosäuren sowie andere Aminosäuren (Glutathion, Cystein, Homocystein, Arginin u. a.), Vitamine, Mineralien, Spurenelemente, pflanzliche Polyphenole, natürliche Proteasehemmer wie Polianionen aus Meeresalgen und Knorpelpräparaten, Prostaglandin-Modulatoren aus Fischölen (Omega-3-Fettsäuren) oder in schwierigen Fällen selektive Cyclooxygenase-2-Hemmer, gegebenenfalls Difluoromethylornithin als Polyamin-Hemmer und Gamma-Globuline (Hässig et al. (1998) Medical Hypothesis 51: 59-63) bei opportunistischen Infektionen. Die nichttoxische Heilkunde kennt viele Möglichkeiten, eine Störung der zellulären Immunbalance auszugleichen, ohne die Zellatmung durch AZT und verwandte Substanzen zu blockieren. Auch die orthodoxe HIV/AIDS-Medizin hat im vergangenen Jahrzehnt begonnen, die Möglichkeiten eines konsequenten Antioxidantien-Schutzes und Leberschutzes für Patienten mit erworbenen zellulären Immunschwächen wieder zu entdecken. Entwicklungsländer haben in diesem Bereich potentiell reichhaltige Möglichkeiten durch Nutzung von Meeresprodukten als Nahrungsergänzungsmittel, Aufbau einer Lizenz-freien Plantagenwirtschaft für Phytotherapeutika und Rückbesinnung auf den ethnomedizinischen Erfahrungsschatz.

Es hat in den westlichen Ländern seit 1984 auf der Grundlage der objektiv falschen Krankheitstheorie „HIV verursacht AIDS" im Rahmen der größten Kapitalinvestition der Medizingeschichte eine ungemeine Ressourcenvernichtung gegeben. Armutsländer dürften sich kaum den Luxus leisten können, durch irrationale Sex- und Todesphantasien den Überlebenswillen ihrer Bewohner zu lähmen, statt ihre knappen Ressourcen in die Verbesserung der allgemeinen Lebensbedingungen zu investieren. Dazu gehört auch die umfassende Fortbildung des medizinischen Personals auf dem Erkenntnisstand des Jahres 2000 statt auf dem Stand des Jahres 1984. Die Geschichte der westlichen Medizin hat bewiesen, dass die Prävalenz chronischer inflammatorischer und infektiöser Prozesse drastisch und kontinuierlich gesenkt werden konnte bis zur Mitte des vorigen Jahrhunderts, vor dem Zeitpunkt der Einführung von Chemotherapeutika und Antibiotika und

Massenimpfungen (L.A. Sagan: The Health of Nations. True Causes of Sickness and Well-being. Basic Books New York 1987). Die fundamentalen Erkenntnisse der NO-Forschung, Zellsymbiose-Forschung und anderer Forschungsgebiete der westlichen Medizin haben inzwischen außerhalb der offiziellen HIV/AIDS-Medizin in anderen wichtigen Bereichen der präventiven und therapeutischen Medizin grosse Bedeutung gewonnen. Früher oder später werden sich diese Erkenntnisse auch durchsetzen in der Prävention und Therapie von AIDS im weitesten Sinne. Die Wissenschaftler, Mediziner und andere Beteiligte vor allem aus den Medien, die 16 Jahre von den riesigen Kapitalflüssen zur Erforschung und Bekämpfung von so genanntem HIV/AIDS profitiert haben und sich über die kritischen Fragen der südafrikanischen Regierung zur Ursache, Behandlung und Prävention von AIDS empören, tun dies aus Nichtwissen oder Nichtwissenwollen.

Ärtze und Wissenschaftler jedoch als AIDS-Dissidenten zu diskriminieren, die nichts anderes tun als pflichtgemäß nach bestem Wissen und Gewissen rationale Schlussfolgerungen aus gesicherten Forschungsbefunden der Medizin zu ziehen, ist eine inakzeptable Verletzung allgemeiner Menschenrechte, insbesondere für die betroffenen Patienten. Würde die südafrikanische Regierung die wissenschaftlich inzwischen obsolete Krankheitstheorie „HIV verursacht AIDS" aufrechterhalten und die empfohlene Massenvergiftung mit AZT und verwandten toxischen Pharmaka billigen, würde tatsächlich die Katastrophe ausgelöst, die den Afrikanern von einschlägig interessierten Medizinern und Massenmedien, Politikern und Pharmakonzernen sowie dem großen Heer von Profiteuren so lange suggeriert werden wird, als die Kapitalflüsse zur Ausbeutung der selbst inszenierten archaischen Seuchenängste fliessen werden. Es wird die historische Mission der südafrikanischen Regierung sein müssen, nach Überwindung des Rassenwahns der Apartheid dem HIV-Seuchenwahn zu widerstehen und einen eigenen afrikanischen Weg zur Verbesserung der allgemeinen Lebensbedingungen und Präventions- und Therapiestandards zu entwickeln.

In den westlichen Ländern haben nachweislich solche so genannten HIV-Postiven überlebt, die mental der kollektiven Angsthysterie widerstanden haben, die Erkrankungsrisiken erkannt und das breite Angebot an natürlichen Nahrungsergänzungsmitteln und antioxidativen Heilmitteln genutzt haben, während diejenigen so genannten HIV-Positiven, die auf die hoch toxischen so genannten antiviralen Pharmasubstanzen und Chemotherpeutika vertraut haben, der HIV/AIDS-Medizin zum Opfer gefallen sind. Gemäß der regierungsamtlichen publizierten Statistiken beispielsweise der deutschen Gesundheitsbehörde von 1985, müsste bis 1995 jeder Deutsche mit so genannten HI-Viren infiziert gewesen sein und bis zum Jahre 2000 jeder Deutsche an AIDS verstorben sein. Diese nach der statistischen Weibull-Methode halblogarithmisch hochgerechneten Zahlen sind niemals korrigiert worden. Vielmehr haben die führenden Medien des Landes diese und viele andere absurde Behauptungen als medizinische Tatsachen verkauft. Für das Jahr 1999 wurde von den selben Gesundheitsbehörden offiziell mitgeteilt, dass 0,0015 % der Bevölkerung neu als so genannte HIV/AIDS-Fälle registriert worden seien und es sich gleich bleibend um Personen aus den gleichen Risikogruppen handelt. Über dieses Ergebnis „der auf jedermann übertragbaren tödlichen Sex-Seuche" berichten die selben führenden Medien nicht, stattdessen berichten sie pünktlich zum Welt-AIDS-Kongress ab 9. Juli 2000 in Südafrika, dass dort „mit 20 Jahren fast die Hälfte aller jungen Frauen HIV-positiv sind und mit 25 Jahren 58 Prozent von ihnen. Bei den Männern erreichte die Durchseuchungsrate mit 32 Jahren ihren Höhepunkt, da hatten 45 Prozent das tödliche Virus im Blut" (DER SPIEGEL 3.7.2000). Dieselben Zahlenspiele, dieselben Horrorgeschichten über Seuche, Sex und Sensationen wie sie in den USA und Europa in den vergangenen beiden Jahrzehnten verbreitet wurden, werden zur Zeit auf Südafrika projiziert, das als Brückenkopf für die Strategien der Pharmakonzere in allen anderen Entwicklungsländern dienen soll.

Als einzige prüfbare Quelle der Behauptung über die angebliche Epidemiologie von HIV/AIDS in Südafrika wird der Direktor des Seucheninstituts von Johannesburg, Dr. Williams zitiert: „Die plötzliche Zunahme von Tuberkulosefällen bei Goldminenarbeitern machte den Epidemiologen Williams auf Castletonville aufmerksam. Binnen zehn Jahren hatte sich die Zahl der Schwindsüchtigen (Tuberkulosekranken) fast vervierfacht; die TB-Häufigkeit war hundertmal größer als in westlichen Industrienationen. Der Forscher wusste: Die Lungenerkrankung kommt oft im Gefolge einer HIV-Infektion.

Tests bestätigten seinen Verdacht, jeder 3. Minenarbeiter war bereits HIV-infiziert, dazu 37 Prozent aller erwachsenen Frauen" (DER SPIEGEL, Fluch der Jungen, 3.7.2000). Was Europas größtes Nachrichtenmagazin mit dem Werbeslogan „SPIEGEL-Leser wissen mehr", seinen Lesern vorsätzlich verschwieg, war die Tatsache, dass orthodoxe HIV/AIDS-Forscher der amerikanischen Harvard Universität 1994 in einer umfassenden Untersuchung festgestellt hatten: „Ergebnisse mit dem Anti-HIV-Antikörpertest ELISA und WB sollten mit Vorsicht interpretiert werden bei Reihenuntersuchungen mit Menschen, die mit Tuberkulose-Erregern oder anderen mykobakteriellen Spezies in Kontakt gekommen sind. ELISA und WB können nicht als ausreichend angesehen werden für eine HIV-Diagnose in AIDS-endemischen Gebieten in Afrika, wo die Prävalenz von mykobakteriellen Krankheiten sehr hoch ist. Es gibt eine sehr hohe Rate von falsch positiven ELISA und WB-Resultaten in HIV-Tests" (Kashala et al (1994) in J Infect. Dis. 169: 296 -304). Der SPIEGEL wie auch alle anderen führenden Medien sind in den vergangen Jahren mehrmals schriftlich unter Vorlage der wissenschaftlichen Publikation über die Unhaltbarkeit der Behauptungen zu HIV/AIDS in Afrika unterrichtet worden. Geändert hat sich an ihrer vorsätzlich falschen Berichterstattung nichts. Der ELISA-Test ist bereits 1985 von den westlichen Ländern wegen „der 90-prozentigen falsch positiven HIV-Ergebnisse" lediglich als so genannter HIV-Suchtest zugelassen worden. Nach westlichen Testregeln muss ein zweimaliges positives ELISA-Testergebnis durch ein positives Testergebnis im so genannten WB-Test bestätigt werden. In Afrika, wenn überhaupt, wird in der Regel aus Kostengründen lediglich der ELISA-Test durchgeführt und zwar unter Verwendung von zwei Test-Antigeneiweißen. Solche HIV-postiven Testergebnisse gelten in westlichen Ländern nicht als bestätigte positive Ergebnisse. Der WB-Bestätigungstest wiederum ist beispielsweise seit 1992 in Großbritannien nicht mehr als so genannter HIV-Bestätigungstest zugelassen, da dieser als zu unzuverlässig gilt. Verbindliche internationale Standards für die so genannten HIV-Tests gibt es nicht. Die biologisch- medizinische Wahrheit ist jedoch, dass jeder so genannte HIV-Test falsch positiv ist und keiner dieser Tests die Antikörperbindung gegen so genannte HI-Viren anzeigen kann, da niemand den Beweis erbracht hat, dass das Testsubstrat des so genannten HIV-Tests so genannte HI-Viruseiweiße enthält. Andererseits kennt jeder informierte Mensch die konkreten Ursachen für Tuberkulose und andere Infektionen bei Wanderarbeitern unter den Arbeitsbedingungen in afrikanischen Goldminen und den Lebensbedingungen in den Wohncamps dieser Arbeiter. Zum Verständnis dieser Erkrankungen bedarf es keiner so genannten HIV-Infektion und die so genannten HIV-positiven Testergebnisse bei Menschen in Afrika, die mit dem endemischen Tuberkulose-Erreger in Kontakt gekommen sind, hat die neuere Medizinforschung hinreichend geklärt.

Will die südafrikanische Regierung tatsächlich den obskuren Praktiken der internationalen Seuchenspekulanten und der „branchentypischen Brutalität der Pharmakonzerne" (DER SPIEGEL 26.6.2000) die südafrikanische Bevölkerung ausliefern? Die langjährige Erfahrung in westlichen Ländern hat gelehrt, dass ohne grundlegende Vermittlung des Erkenntniswandels der Medizinforschung des vergangenen Jahrzehnts präventive und therapeutische Empfehlungen nicht verstanden werden und nicht zielgruppengerecht umgesetzt werden können.

Medizin und Gesundheitspolitik sind immer auch Teil eines stillschweigenden Herrschaftswissens, das durch Transparenz gegenkontrolliert werden muss. Die Gegenkontrolle duch die institutionalisierte Medizin und meinungsführenden medizinischen Fachzeitschriften hat im Falle der HIV/AIDS-Medizin in den vergangenen zwei Jahrzehnten jedoch versagt, da die selbst ernannten „Retrovirus-HIV"- Forscher Urheber der Seuchenhysterie und gleichzeitig Obergutachter für die Vergabe der riesigen Forschungsgelder sowie der Publikationen über HIV/AIDS in den Fachmedien gewesen sind (Lang: Challenges, Springer New York, 1998 pp. 361-741). Die südafrikanische Regierung wird auf die lebensfeindliche Herausforderung des Welt-AIDS-Kongresses im eigenen Land, der bekanntlich von den internationalen Pharmakonzernen gesponsort wird, eine mehr als rhetorische Antwort finden müssen. Denn das Maß der skrupellosen Mischung von vorsätzlicher medizinischer Falschaussage, Verzerrung wissenschaftlich begründeter Gegenanalysen, hämischer persönlicher Diskriminierung und Diskreditierung von Mitgliedern einer souveränen Regierung dürfte im Dienste der „branchenüblichen Brutalität"ökonomischer Interessen kaum zu steigern sein.

„Kurz vor der 13. Welt-AIDS-Konferenz, die vom 9. bis 14. Juli in der Hafenstadt Durban stattfinden wird, stiftete Staatschef Thambo Mbeki auch noch Unmut und Verwirrung. Er suchte das Gespräch mit Wissenschaftlern, welche die längst entkräftete These verfechten, AIDS sei nicht die Folge einer HIV-Infektion, sondern die Konsequenz von Drogen- und Alkoholmissbrauch, Armut und Unterentwicklung. Als das Rassistenregime der Buren 1994 abdanken musste, hätte das Land noch eine Chance gehabt, die Epidemie einzudämmen. Doch ein nationaler AIDS-Plan scheiterte an Kompetenzgerangel, Misstrauen gegenüber weißen Experten und Mangel an politischem Führungswillen. In seiner fünfjährigen Amtszeit widmete Mandela, der weltweit respektierte erste schwarze Präsident des Landes, dem Thema AIDS weniger Zeit in der südafrikanischen Öffentlichkeit als PR-Treffen mit den Spice-Girls, Naomi Campell und Michael Jackson. Zwar hatten prominente Schwarzenführer schon 1990 gewarnt, AIDS könne ‚die Verwirklichung unserer Träume ruinieren'; zwar hatte ein noch im Exil verfasstes Gesundheitspapier des Afrikanischen Nationalkongresses (ANC) eingeräumt, dass beinahe 60.000 Freiheitskämpfer infiziert sein könnten, trotzdem wurde keiner der Rückkehrer getestet. Und nur einmal, Ende 1998, machte Mandela AIDS zum Gegenstand einer ausführlichen Rede auf einem Wirtschaftsforum in der Schweiz. Da war bereits jede fünfte Wöchnerin Südafrikas HIV-positiv.

Inzwischen sind landesweit 22,4 Prozent aller Gebärenden infiziert, bei den unter 30-jährigen Frauen liegt die Durchseuchungsrate gar fast bei 26 %. Dennoch wurde in keinem Jahr seit der Machtübernahme des ANC das staatliche AIDS-Budget auch nur ausgeschöpft. Gleichzeitig verweigerte die Gesundheitsministerin ‚aus Kostengründen' das Mittel AZT, das die Wahrscheinlichkeit einer HIV-Übertragung auf das Neugeborene um die Hälfte reduziert" (DER SPIEGEL, 3.7. 2000).

Die Redaktion des SPIEGEL, die sich rühmt, den seriösesten journalistischen Ruf zu besitzen, unterschlägt, obwohl bestens unterrichtet, in diesen Berichten folgende gravierende Tatsachen: Das hochtoxische AZT blockiert die Neureifung von Antikörper-produzierenden Immunzellen im Knochenmark (Rosenthal G.J. Kowolenko M. Immuntoxicological Mainfestations of AIDS Therapeutics Jn; Dean J.H. et al., Immuntoxicology and Immunpharmacology. Second Edition. New York, Raven Press, 1994, pp. 249-365).

Das Neugeborene wird in den ersten Lebensmonaten durch die von der Mutter übertragenen Antikörper gegen extrazelluläre Krankheitserreger geschützt. Die beim so genannten HIV-Test gemessenen Antikörper des Neugeborenen sind also Antikörper der Mutter.

In den westlichen Ländern reagierten circa 12 % der Neugeborenen von so genannten HIV-positiven Müttern im so genannten HIV-Test positiv. Dieser Befund bedeutet im Sinne der HIV/AIDS-Theorie, dass 88 % der Neugeborenen im Mutterleib über den gemeinsamen Kreislauf mit der Mutter keine Antikörper aufgenommen haben sollen, obwohl täglich millionenfach die so genannten HI-Viren der Mutter sich vermehren sollen und die Antikörper der Mütter gegen so genannte HI-Viren langjährig im Blutserum überdauern müssten. 12 % der Neugeborenen sollen dagegen so genannte HIV-Antikörper der Mutter aufgenommen haben und reagieren im so genannten HIV-Test-positiv. Diese Annahme bedeutet einen unauflösbaren Widerspruch im Sinne der HIV/AIDS-Theorie, da jedes Neugeborene von der Mutter Antikörper aufnimmt und logischerweise gemäß der HIV/AIDS-Theorie auch die angeblich milliardenfach im Blutserum der so genannten HIV-positiven Mutter vorhandenen so genannten HI-Viren aufnehmen müsste. In dieser logischen Not behandelt man alle so genannten HIV-positiven Schwangeren mit AZT, obwohl man weiß, dass in Afrika Schwangere auch im Sinne der HIV/AIDS-Theorie eine „sehr hohe Rate von falschpositiven Resultaten im ELISA- und WB-HIV-Test" (Kashala et al. 1994) aufweisen können. Ist das Neugeborene nach der Geburt im so genannten HIV-Test negativ, behauptet man, die so genannte HIV-Infektion sei durch AZT verhindert worden. Ist das Neugeborene dagegen im so genannten HIV-Test positiv, wird das Neugeboren weiterhin mit AZT behandelt.

In Wirklichkeit weiß niemand, mit welchen Antikörpern der Mütter und des Neugeborenen der Test positiv reagiert hat. Da die Empfindlichkeitssschwelle des so genannten HIV-Test auf eine bestimmte Antikörpermenge eingestellt ist, bedeutet der so genannte positive HIV-Test lediglich, dass die Mutter und das Neugeborene eine genügend hohe Antikörpermenge aufweisen, die mit den Testeiweißen des so genannten HIV-Tests positiv reagieren. Ein negativer HIV-Test eines Neugeborenen einer so genannten HIV-positiven Mutter sagt lediglich aus, dass das Neugeborene eine nicht genügend hohe Antikörpermenge von der Mutter aufgenommen hat oder bereits selbst gebildet hat, als es für ein so genanntes positives Ergebnis im so genannten HIV-Test notwendig wäre. Es könnten trotzdem so genannte HI-Viren von der Mutter auf das Neugeborene übertragen worden sein, wenn man annimmt, dass so genannte HI-Viren im Blutstrom der Mutter existieren, nachgewiesen durch den so genannten HIV-Test, der mit allen möglichen Antikörpern reagieren kann. Da AZT aufgrund seiner biochemischen Eigenschaften die Neureifung von Antikörper produzierenden Immunzellen bei den AZT-behandelten Schwangeren unterdrückt, nimmt die Wahrscheinlichkeit zu, dass das Neugeborene weniger Antikörper aufnimmt, als für ein positives Ergebnis im so genannten HIV-Test erforderlich wäre. Auf diesem Effekt beruht die Behauptung, dass „das Mittel AZT die Wahrscheinlichkeit einer HIV-Übertragung auf das Neugeborene um die Hälfte reduziert" (DER SPIEGEL 03.07.2000).

In Wirklichkeit würde nach AZT-Behandlung einer so genannten HIV-positiven Schwangeren weder ein so genanntes HIV-positives noch ein so genanntes HIV-negatives Testergebnis des Neugeborenen über die Übetragung von so genannten HI-Viren etwas aussagen, selbst wenn man annimmt, dass eine so genannte HIV-positive Schwangere tatsächlich von so genannten HI-Viren infiziert wäre. Auch in diesem (fiktiven) Falle würde das so genannte HIV-Testergebnis nur eine Auskunft darüber liefern, dass mehr oder weniger Antikörper der Mutter auf das Kind übertragen wurden, ohne bestimmen zu können, ob es sich um Antikörper gegen (fiktive) HI-Viren oder um Antikörper gegen andere Antigene handelt.

Die biologische Wahrheit ist aber, dass AZT aufgrund seiner biochemischen Eigenschaften so genannte HI-Viren nicht hemmen könnte, da die Substanz nicht in irgendeine DNA oder irgend eine Provirus-DNA eines so genannten HIV-Virus eingebaut wird, sondern die Zellatmung von Immunzellen und Nichtimmunzellen blockiert und sekundär DNA- Schäden dieser Zellen verursacht. Die logische Konsequenz wäre also, dass wenn bei allen Schwangeren in Südafrika mit so genanntem positivem HIV-Test (angeblich 22,4 % aller Schwangeren) AZT zur Prophylaxe gegen die Übertragung von so genannten HI-Viren auf das Neugeborene verordnet würde, die so genannten HI-Viren nicht gehemmt werden könnten, da AZT nicht das macht, was es angeblich bewirken soll, sondern nachweisbar das macht, was die Substanz angeblich verhindern soll, nämlich eine erworbene Immunschwäche. AZT hat bei Neugeborenen schwer wiegende Geburtsdefekte und andere Reifungsstörungen verursacht (Kumar J. et al (1994) Acquir. Immundef. Syndr. 7: S 1035-1039; Moye et al. (1996) Journal Pedriatics 128: 58-67). Die Administration von AZT ist für alle so genannten HIV-Positiven und AIDS-Patienten, Schwangere, Neugeborene, Kinder, Frauen und Männer strikt kontraindiziert, einschließlich der gemäß der Bangui-Definition als AIDS-Fälle diagnostizierten Patienten ohne einen so genannten positiven HIV-Testbefund. „Eine kritische Analyse der gegenwärtig verfügbaren Daten, die behaupten AZT habe Anti-HIV-Effekte, zeigt, dass es weder einen theoretischen noch einen experimentellen Beweis gibt, der bestätigt, dass AZT, allein oder in Kombination mit anderen Substanzen irgendeinen solchen Effekt hat" (Papadopulos-Eleopulos (1998) Curr, Med. Research and Opinion 15 (Suppl 1): S 1- 45).

Der tatsächliche Wirkmechanismus von AZT ist eindeutig bekannt, AZT hemmt bestimmte Enzyme der Zellatmung von Immunzellen und Nichtimmunzellen.

Die Folge ist die Entwicklung von opportunistischen Infektionen (AIDS), bestimmten Tumoren und der Degeneration von Muskel- und Nervenzellen. Sogar der Hersteller warnt: „Retrovir (Zidouvine=AZT) kann assoziiert sein mit schwer wiegender toxischer Schädigung von Blut bildenden Zellen, einschließlich weißer Blutzellen und schwer wiegender Anämie. Degeneration von Muskelzellen ist assoziiert worden mit der Langzeitmedikation von AZT" (Glaxo Wellcome: Retrovir

(Zidouvine) In: Physicians Desk Reference. Medical Economic Co, Monvale N.A. 1998 pp. 1167-1175).

Die Tatsache, dass AZT auch Enzyme in Mikroben hemmt, ist fehlinterpretiert worden als Hemmung der Replikation so genannter HI-Viren. Da sich opportunistische Erreger besser an die Hemmwirkung anpassen können als die Zellsysteme von bereits immungeschwächten Patienten, wird durch AZT-Medikation früher oder später die ungehemmte Entwicklung von opportunistischen Erregern (AIDS) begünstigt. AZT und Überstimulation von NO-Gas verursachen wegen ihrer Wirkgleichheit identische Effekte: Beschleunigter Zellzerfall und/oder zellbiologische Gegenregulationen. Die Fixierung auf die so genannte HIV-Infektion verschleiert jedoch diese Kausalzusammenhänge. Der AZT-Hersteller räumt ein, dass „ähnliche pathologische Veränderungen wie die durch die HIV-Krankheit produzierten assoziiert worden sind mit der Langzeit-Medikation von AZT" (Glaxo Welcome 1998). Die Symptome der so genannten HIV-Krankheit (Anomalien der zellulären Immunität, positiver so genannter HIV-Test und opportunistische Infektionen) lassen sich jedoch widerspruchsfrei durch die Erkenntnisse der NO-Forschung erklären ohne die Annahme der Existenz von so genannten HI-Viren. Die Testbefunde von Dr. Williams, der die Tatsache ignoriert hat, dass
– „die ELISA- und WB-Testresultate mit Vorsicht interpretiert werden sollten bei Reihenuntersuchungen von Personen, die mit Mycobakterium tuberculosis oder anderen mykobakteriellen Spezies in Kontakt gekommen sind"
– „der ELISA- und WB-HIV-Test nicht ausreichend sein können für die HIV-Diagnose in AIDS-endemischen Gebieten von Zentralafrika, wo die Prävalenz von mykobakteriellen Erkrankungen sehr hoch ist" (Kashala et al (1994) J. Infect. Dis. 169: 296-304)

demonstrieren diesen Kausalzusammenhang. Die mangelnde medizinische Sachkunde hat für Südafrika und andere Entwicklungsländer verhängnisvolle Folgen. Die Prognosen der Weltgesundheitsorganisation stützen sich u. a. auf die so genannten positiven HIV-Testbefunde des Direktors des Seucheninstituts in Johannesburg, Dr. Willliams, bei Tuberkulose-Infizierten im Carletonville und anderen Orten in Südafrika: „Jeder zweite südafrikanische Jugendliche werde an AIDS sterben", prognostizierte eine Studie der Weltgesundheitsorganisation. „Stündlich stecken sich 70 weitere Südafrikaner mit dem todbringenden Virus an." Und nirgendwo, glaubt der Seuchenforscher Brian Williams, 55, sei die Lage so schlimm wie in der Bergwerksstadt Carletonville. Denn der Goldabbau bietet die ideale Brutstätte für ein Virus, das beim Sexualakt übertragen wird. 70.000 einsame Männer leben in den Baracken der Minengesellschaften rund um die Kleinstadt und ihrer schwarzen Townships. Resultat einer zu Apartheidzeiten eingeführten Arbeitskräfte-Beschaffungspolitik. Das Gold liegt in Carletonville mehrere tausend Meter tief; kaum mehr als ein Gramm werden aus jeder Tonne Geröllmasse gewonnen. Damit sich der Abbau lohnte, mussten massenweise Wanderarbeiter an die Abbaustätten verfrachtet werden. Bis heute bekommen sie ihre Familien nur alle zwei bis drei Monate zu sehen. Den Rest des Jahres leben sie zusammengepfercht zu 14 Mann auf 45 Quadratmetern" (DER SPIEGEL 03.07.2000).

Jeder erfahrene Arbeitsmediziner weiß, dass die beschriebenen Arbeits- und Lebensbedingungen der ideale Nährboden für Tuberkulose- und andere Mikrobeninfektionen sind angesichts des niedrigen medizinischen Standards in den afrikanischen Ländern: „Die plötzliche Zunahme von Tuberkulosefällen bei Goldminenarbeitern machten den Epidemiologen Williams auf Carletonville aufmerksam. Binnen zehn Jahren hatte sich die Zahl der Schwindsüchtigen fast vervierfacht; die TB-Häufigkeit war hundertmal größer als in westlichen Industrienationen. Der Forscher wusste, die Lungenerkrankung kommt oft im Gefolge einer HIV-Infektion. Tests bestätigten seinen Verdacht, jeder dritte Minenarbeiter war bereits HIV-infiziert, dazu 37 Prozent aller erwachsenen Frauen. Völlig unvorbereitet traf den Forscher aber die Erkenntnis, in welchem Ausmass die Jugend Khutsongs von der Seuche befallen ist: Bei den Mädchen stieg die Rate der HIV-Infektionen im Alter von 15 sprunghaft an; mit 20 war fast die Hälfte aller jungen Frauen HIV-positiv, mit 25 hatten sich 58 Prozent angesteckt. Bei den Männern erreichte die Durchseuchungsrate mit 32 Jahren ihren Höhepunkt, da hatten 45 Prozent das tödliche Virus im Blut" (DER SPIEGEL 3.7.2000).

Diese Behauptungen über die angeblichen Durchseuchungsraten in Südafrika sind mit so genannten ELISA-HIV-Suchtests diagnostiziert worden, die selbst in der orthodoxen HIV/AIDS-Medizin von vornherein als zu 90 % falsch positiv gelten. Außerdem ist das Testergebnis abhängig von der Viskosität des Blutes, die bei Menschen in tropischen Ländern höher ist als in westlichen Ländern. Die Testpräparation und die Testtechnik in afrikanischen Ländern gilt in der westlichen HIV/AIDS-Medizin nicht als aussagefähig, sodass in Afrika so genannte HIV-positiv getestete Menschen bei Wiederholungstests in westlichen Länder regelmäßig so genannte HIV-negative Testresultate aufweisen. Trotzdem werden diese so genannten HIV-positiven Testergebnisse von der Weltgesundheitsorganisation, westlichen HIV/AIDS-Medizinern und den internationalen Medien als biologische Tatsache verkauft, um politischen und ökonomischen Druck auf die Entwicklungsländer auszuüben. Aus der Sicht einer wissenschaftlich fundierten Medizin mit einem Mindestanspruch an Seriösität ist jedoch für die Interpretation entscheidend, was diese Antikörper-Reaktionstests, wenn überhaupt, bei Reihenuntersuchungen in Afrika aussagen können:
- ob die so genannten HIV-Tests positiv reagieren mit Antikörpern im Blutstrom von Testprobanden, die nach sexueller Übertragung von so genannten HI-Viren auf immungesunde Menschen ausschließlich gegen so genannte HI-Viren gebildet worden sein sollen,
- oder ob die Testprobanden in so genannten HIV-Tests positiv reagieren mit Antikörpern im Blutserum der Tesprobanden, die nach primärer latenter oder manifester Infektion mit Mykobaktkerien (M. tuberculosis, M. Leprae, M. avium-

intracellulare), Pilzmikroben (Pneumocystis Carinii, Candida, Cryptococcus, Coccidioides, Histoplasma u. a.) oder anderen Mikroben, völlig ohne eine hypothetische Infektion mit so genannten HI-Viren, gebildet worden sind.

Die Antwort auf diese entscheidende diagnostische Frage kann demonstriert werden durch Vergleiche der Behauptungen der HIV/AIDS-Theorie und der Daten der NO-Forschung sowie der tatsächlichen wissenschaftlich gesicherten Befunde (siehe Übersicht S.480 ff.).

Die Forschungdaten zeigen eindeutig, dass so genannte HIV-Tests positiv reagieren mit Antikörpern, die gegen Mykobakterien und Pilzmikroben gebildet wurden. Die Behauptung der HIV/AIDS-Medizin, dass so genannte positive HIV-Testresultate in Afrika diagnostisch gleichzusetzen seien mit einer so genannten tödlichen HIV-Virusinfektion, ist wissenschaftlich nicht haltbar. Die Behauptung von Dr. Williams, die Entwicklung einer Tuberkulose bei Afrikanern sei die Folge einer so genannten HI-Virusinfektion, ist medizinisch unbegründet. Die biologische Wahrheit ist vielmehr, dass eine mykobaterielle Tuberkulose-Infektion zur Bildung von Antikörpern führt, die mit den Testeiweißen im so genannten HIV-Test positiv reagieren können. Die mykobakterielle Infektion geht einem positiven Testresultat im so genannten HIV-Test voraus und nicht umgekehrt. Ob ein positives Testresultat im so genannten HIV-Test tatsächlich eine noch aktive mykobakterielle oder Pilzinfektion oder eine andere Infektion anzeigt, kann anhand eines so genannten HIV-Tests nicht entschieden werden. Für eine solche Aussage müssen spezifische diagnostische Verfahren eingesetzt werden. Es könnte sich bei den im so genannten HIV-Test reagierenden Antikörpern um überdauernde Antikörper einer früher bewältigten Infektion handeln, ohne anzuzeigen, um welche Infektion es sich handelt. Insofern ist der Einsatz eines so genannten HIV-Tests sinnlos, irreführend und im höchsten Maße unethisch.

Die wissentlich und vorsätzlich falschen Behauptungen über so genannte tödliche HIV-Infektionen in Südafrika mittels der Scheinbeweise von so genannten positiven HIV-Tests werden benutzt, um perfide politische Schuldzuweisungen an die südafrikanische Regierung zu konstruieren und aus politischen und ökonomischen Interessen irrationale Todesängste zu verbreiten: „Die Hälfte der Jugend wird an der Seuche sterben, weil der Staat versäumt hat zu handeln ... Und das große Sterben hat gerade erst begonnen ... Eine Katastrophe unvorstellbaren Ausmaßes bahnt sich in Ländern wie Simbabwe, Sambia, Botswana und Südafrika an. Das Land am Kap wurde als letztes von der Pandemie erfasst. Zunächst schien die Krankheit vor allem weiße Homosexuelle heimzusuchen. Das war Ende der achtziger Jahre, als noch die Buren herrschten. Die betrachteten die Seuche als gottgewollte Strafe für sexuelle Perversion; gesundheitspolitische Maßnahmen ergriffen sie nicht. Dann kam die Zeit des Umbruchs: In Kwazulu-Natal, der bevölkerungsreichsten Provinz des Landes, tobte ein Bürgerkrieg; rechtsradikale Weiße drohten mit dem Umsturz, die Schwarzen feierten die Befreiung ihres Helden Nelson Mandela aus 27-jähriger Haft.

Das Virus wurde vergessen. Zehn Jahre später hat es mehr als ein Zehntel der Bevölkerung befallen. Und fast alle Opfer sind schwarz. Doch noch immer reagiert die politische Führung ratlos auf die Epidemie. Zwar hatte ein noch im Exil verfasstes Gesundheitspapier des Afrikanischen Nationalkongresses (ANC) eingeräumt, dass beinahe 60000 Freiheitskämpfer infiziert sein könnten. Trotzdem wurde keiner der Rückkehrer getestet" (DER SPIEGEL 3.7.2000).

Es wird also der Eindruck erweckt, als ob 60.000 potenziell mit dem tödlichen so genannten HI-Virus infizierte Freiheitskämpfer die so genannte HIV-Seuche nach Rückkehr in ihr Land eingeschleppt hätten und die ANC-Regierung tatenlos „dem Sterben der Hälfte der Jugend" zusieht. Dasselbe Nachrichtenmagazin hat allerdings bereits 1991 Afrika zum „sterbenden Kontinent" deklariert (DER SPIEGEL 17.6.1991). Seitdem hat die Bevölkerung in Afrika nach Angaben der Vereinten Nationen um 100 Millionen Einwohner zugenommen. Sollte die südafrikanische Regierung unter dem Druck der internationalen Seuchenspekulanten die medizinisch-wissenschaftlich unhaltbare HIV/AIDS-Theorie als Staatsdoktrin übernehmen und die Massenvergiftung mit AZT und anderen toxischen AIDS-Medikamenten billigen, wäre dies in der Tat ein „krimineller Verrat an der Verantwortung gegenüber dem eigenen Volk" (Mbeki: Letter to world leaders on AIDS in Africa, 3.4.2000).

Generalstabsmäßig fällt der Welt-AIDS-Kongress im Zwei-Jahres-Turnus wie ein Heuschreckenschwarm von Kontinent zu Kontinent jeweils in ein anderes Land ein. Die Horrorstory von der Homosexuellen-Szene als Brutstätte des so genannten sexuell auf jedermann übertragbaren Todesvirus hat beim westlichen Publikum ihre Wirkung verloren. Beispielsweise sind 1999 in Deutschland nach der offiziellen Medizinstatistik insgesamt rund 800 HIV-Stigmatisierte an AIDS verstorben, alle Opfer wurden pharmatoxisch behandelt. Angesichts des Ausbleibens der langjährig vorausgesagten Massenseuche und einer wirksamen Gegenaufklärung unabhängig von den Massenmedien in den westlichen Ländern, inszenierte im Milleniumsjahr der HIV/AIDS-Wanderzirkus, aufgeführt von 11.000 Statisten und Stars, die als Mediziner, Wissenschaftler, Gesundheitsbeamte, Medienvertreter und Seuchenaktivisten mit den Sponsorengeldern der Pharmakonzerne nach Südafrika gelockt worden waren, die schaurige Seuchen-Saga von den 60.000 ausgepowerten Buschkriegern, die nach Rückkehr in ihr Land ungetestet den Todeskeim für jeden zweiten Jugendlichen ausgesät haben sollen. Als Gegenleistung wollen die Shareholder den Umsatz der pharmatoxischen Produkte mit „branchenüblicher Brutalität" (DER SPIEGEL 26.6.2000) gesteigert sehen. Der Mengenumsatz in den Entwicklungsländern lohnt sich angesichts des stagnierenden Absatzes in den westlichen Ländern auch bei den von der Weltgesundheitsorganisation und den westlichen Pharmakonzernen angebotenen Dumpingpreisen. Millionen Gifttote im Seuchen-Grusical sollen den Preis zahlen. Einstiegsstrategie soll die Behandlung von so genannten HIV-positiven Schwangeren sein mit so genannten antiviralen AIDS-Medikamenten, welche nachweislich die Reifung von Antikörper produzierenden Knochenmarkzellen hemmen und auf diese Weise im so genannten HIV-Test bei Neugeboren die Hemmung von so genannten HI-Viren vortäuschen.

Südafrika, quo vadis? Werden die Freiheitskämpfer des ANC die Virusjagd stoppen? Oder wird die Seuchen-Apartheid die Rassen-Apartheid ersetzen?

„Vor nicht langer Zeit, in unserem eigenen Land wurden Menschen getötet, gefoltert, eingesperrt, und es wurde verboten, über sie privat oder öffentlich zu sprechen, da die etablierte Machtautorität glaubte, ihre Ansichten seien gefährlich und verrufen. Jetzt werden wir aufgefordert genau dasselbe zu tun wie die Apartheid-Tyrannei der Rassisten, gegen die wir gekämpft haben, denn es existiert, wie man uns sagt, eine wissenschaftliche Auffassung, die von der Mehrheit unterstützt wird, gegen die ein wissenschaftlicher Dissens untersagt ist" (Mbeki: Letter to world leaders on AIDS in Africa 3.4.2000).

Es geht heute aber nicht mehr um einen wissenschaftlichen Dissens, es geht um harte medizinische Tatsachen, die interessenabhängig unterdrückt werden. Konkret geht es um die „saubere Folter" von Millionen von wehrlosen Menschen, die in Todesangst versetzt werden und mit nachweislich toxischen Pharmasubstanzen behandelt werden sollen, auf der diagnostischen Grundlage von Antikörper-Reaktionstests, die nachweislich alles andere anzeigen als eine Infektion mit einem so genannten tödlichen HI-Virus. Und es geht konkret darum, die medizinischen und sozialen Standards in den Entwicklungsländern auf den Erkenntnisstand des Jahres 2000 zu verbessern, um die tatsächlichen Ursachen von AIDS (im engeren und weiteren Sinne) präventiv und therapeutisch effektiv zu verhindern. Diese Jahrhundertaufgabe wird auch ohne die Obsession der HIV/AIDS-Medizin, die in schrecklicher Weise die gegebenen Probleme vereinfacht und verschlimmert, alle Kräfte und Ressourcen in intelligenter Art erfordern.

Die Rede von Präsident Mbeki zur Eröffnung des 13. Welt-AIDS-Kongresses in Durban am 09.07.2000 war für alle unabhängigen Wissenschaftler das richtige Signal, wenn die zukünftige gesundheitspolitische Praxis nicht von organisierter Desinformation, sondern von nüchterner Faktenanalyse bestimmt werden soll.

„Nach in Durban vorgelegten Voraussagen von zwei amerikanischen Behörden, dem Statistikbüro und der Entwicklungshilfeagentur, kann die Lebenserwartung in Botswana auf 29 Jahre, in Südafrika, Swasiland und Namibia auf 30 Jahre zurückfallen – die bisher pessimistischste Voraussage zur Entwicklung der Katastrophe. Mbeki sagte dagegen zur Eröffnung des Kongresses, Armut sei die grösste

Todesursache der Welt und der wichtigste Grund für Krankheit und Leid. Zumindest mittelbar äußerte er Zweifel am Ausmaß der AIDS-Katastrophe in Südafrika. In Botswana ist jeder Dritte der sexuell aktiven Bevölkerung infiziert, der höchste Prozentsatz der Erde und in Südafrika tragen 4,2 Millionen Menschen, jeder fünfte Erwachsene das Virus, mehr als in jedem anderen Land der Erde. Vom Jahr 2003 an, so die neuen amerikanischen Untersuchungen, werde die Bevölkerung in Südafika und Botswana schrumpfen. 70 % der 34 Millionen an HIV-Kranken und fast alle der 11 Millionen AIDS-Waisen der Welt leben in Afrika südlich der Sahara. Mbeki hatte bei seiner Eröffnungsrede des Kongresses, zu dem sich mehr als 11.000 Ärzte, Wissenschaftler und AIDS-Aktivisten über sechs Tage hinweg treffen, auch aus seiner Umgebung gemachte Hoffnungen enttäuscht, er werde seine umstrittene Haltung zur Ursache und Bekämpfung von AIDS ändern. Er sagte, man könne nicht alle Schuld auf ein Virus laden, vermied aber Äußerungen zum Zusammenhang von HI-Virus und AIDS. Diesen Zusammenhang hält er entgegen der überwiegenden wissenschaftlichen Meinung offenbar nicht für zwingend. In einem Brief an den südafrikanischen Oppositionsführer Leon wiederholte Mbeki seine Zweifel an der Wirksamkeit von AIDS-Medikamenten, was Wissenschaftler wiederum beunruhigte. Auch die südafrikanische Gesundheitsministerin Dr. Manto Tshambalala-Msimang äußerte diese Zweifel, als sie am zweiten Tag des Kongresses sagte, vor dem Einsatz des Mittels Nevirapine müsse dessen Wirkung und mögliche Gefährdung gründlich in Südafrika untersucht werden.

Das deutsche Pharmaunternehmen Boehringer Ingelheim, der Hersteller von Nevirapine, das die Übertragung von AIDS von Müttern auf ihre ungeborenen Kinder oder nach der Geburt durch die Muttermilch stark verringern kann, hatte Südafrika und anderen Entwicklungsländern angeboten, das Mittel fünf Jahre lang kostenlos zu liefern" (Frankfurter Allgemeine Zeitung 11.7.2000).

Nevirapine ist eine so genannte nicht nuklesosidanaloge Substanz als so genannter HIV-Replikationshemmer. Die Substanz hemmt analog wie AZT die Reifung von Antikörper produzierenden Knochenmarkzellen und kann durch die Substanzeffekte ein so genanntes HIV-negatives Ergebnis im so genannten HIV-Test bei Neugeborenen bewirken. Die kritische Analyse der gegenwärtig verfügbaren Daten zeigt, dass Nevirapine ebenso wenig wie AZT so genannte Anti-HIV-Effekte ausüben kann. (Papadopulos-Eleopulas et al. (1999), Current Med. Research and Opinion 15 (Suppl. 1): S 1-45).

Wer rational die Pseudologik der HIV/AIDS-Theorie verstanden hat, muss nicht „die Wirkung und mögliche Gefährdung des Mittels Nevirapine gründlich untersuchen", denn für den Einsatz dieser immunotoxischen Substanz gibt es ebenso wenig wie für AZT irgendeine Indikation, sondern nur strikte Kontraindikationen. Wer die Pseudologik der HIV/AIDS-Theorie nicht verstanden hat, muss zur Kenntnis nehmen, dass AZT, Nevirapine und andere so genannte antivirale AIDS-

Medikamente auch dann nicht so genannte HI-Viren hemmen könnten, wenn irgendjemand die Existenz so genannter HI-Viren nachgewiesen hätte.

Auch in diesem Falle gibt es keine Indikation zur „gründlichen Untersuchung der Wirkung und möglichen Gefährdung von Nevirapine", es gibt aber klare Kontraindikationen.

Wer die Pseudologik der HIV/AIDS-Theorie für richtig hält, weil die große Mehrheit der Mediziner vorgibt, diese aus rationalen Gründen für richtig zu halten, wird gezwungen sein, nicht nur theoretisch und experimentell „gründlich die Wirkung und mögliche Gefährdung durch Nevirapine zu untersuchen". Man wird vielmehr gezwungen sein unter dem Druck der rational nicht nachvollziehbaren öffentlichen Behauptung, jeder zweite Jugendliche müsse an der tödlichen so genannten HIV-Infektion sterben, Nevirapine und andere so genannte antivirale AIDS-Medikamente durch experimentellen Einsatz in der Behandlung von Schwangeren, Neugeborenen, Kindern, Jugendlichen, Frauen und Männern gründlich zu untersuchen. Die Tragödie der HIV/AIDS-Medizin in den westlichen Ländern hat innerhalb der vergangenen 14 Jahre diese vorauszusehende Tatsache hinreichend bewiesen.

Das Ergebnis der „gründlichen Untersuchung" von Nevirapine, AZT etc. an so genannten HIV-positiven Schwangeren und ihren Neugeborenen in Südafrika und in anderen Entwicklungsländern wäre von vornherein programmiert. Die Effekte von Nevirapine etc. würden lediglich die toxische Manipulierbarkeit von unspezifischen Antikörpern beweisen, nach statistischer Zufallsverteilung der Pharmakokinetik und Pharmakodynamik der Substanz würde ein Teil der Neugeborenen von so genannten HIV-positiven Schwangeren im untauglichen, weil unspezifischen so genannten HIV-Test „HIV-positiv" reagieren, ein anderer Teil „HIV-negativ" sein. Dieser Scheinbeweis der Hemmung von so genannten HI-Viren auf Kosten schwer wiegender immunotoxischer Schädigungen, die nachweislich bereits nach kurzzeitiger Medikation mit so genannten antiviralen AIDS-Medikamenten biologisch gesetzmäßig auftreten, würde schließlich den regelmäßigen Einsatz von Nevirapine etc. bei Millionen von Schwangeren und Neugeborenen rechtfertigen. Die auftretenden immunotoxischen Schädigungen würden den so genannten HI-Viren angelastet werden. Niemand wäre mehr bereit, die nachweisliche Tatsache zu diskutieren, dass die HIV/AIDS-Medizin Ursache und Wirkung wider besseres Wissen verwechselt hat und die infolge andauerndem Immun-Stress auftretenden zellbiologischen Gegenregulationen zum Beweis so genannter tödlicher HI-Viren erklärt hat.

Das kostenlose Angebot zur „gründlichen Untersuchung" von Nevirapine beispielsweise, unterbreitet in Konkurrenz zu anderen Pharmakonzernen und deren toxischen Produkten, würde sich für den Hersteller nach fünf Jahren um das

Vielfache auszahlen. Die südafrikanische Regierung wäre durch dieses raffinierte Marketing dem Diktat der Pharmakonzerne und den Praktiken der HIV-Labormedizin hoffnungslos und auf Dauer ausgeliefert.

Allerdings würde die manipulierte Weltöffentlichkeit die immunotoxische Massenvergiftung der eigenen Bevölkerung der südafrikanischen Regierung honorieren und den Vorwurf des „Mangels an politischem Führungswillen" (DER SPIEGEL 3.7.2000) nicht mehr aufrechterhalten.

Wären die fundamentalen Erkenntnisse der NO-Gas-Forschung und anderer biologisch-medizinischer Forschungsgebiete Anfang der achtziger Jahre bereits bekannt gewesen, hätte niemand einen Erklärungsbedarf für die Entwicklung opportunistischer Infektionen (AIDS) durch so genannte HI-Viren für nötig gehalten, niemand hätte einen Handlungsbedarf für die Laborkonstruktion eines so genannten HIV-Test für erforderlich gehalten und niemand hätte die gründliche Untersuchung der Wirkung und möglichen Gefährdung von immunotoxischen Substanzen paradoxerweise zur Behandlung von Menschen mit erworbener Immunschwäche begründen können.

Man hätte den Antioxidantien-Status von Gefährdeten und Erkrankten festgestellt und nachgewiesen, dass die antioxidativen Defizite und die NO-Gas-Hemmung von Immunzellen lange Zeit vor dem manifesten Auftreten von opportunistischen Infektionen vorhanden sind. Man hätte die spezifischen Risiken von gefährdeten und erkrankten Immunschwäche-Patienten in den westlichen Ländern und den Entwicklungsländern erkannt und versucht, diese präventiv zu vermeiden, sowie durch eine gezielte Ausgleichstherapie des Antioxidantienmangels und durch Hemmung der zellbiologischen Gegenregulationen die Immunbalance wiederherzustellen versucht. Es ist nicht das erste Mal in der Medizingeschichte, dass beispielsweise schwer wiegende Vitaminmangel-Krankheiten mit Virusinfektionen verwechselt wurden.

Die HIV-Propagandazentrale der Vereinten Nationen, UNAIDS, hat als Antwort auf die Haltung von Staatspräsident Mbeki verlauten lassen: „Wenn das so weitergeht, werden alle Anstrengungen, die jemals in Entwicklungshilfe gesteckt wurden, umsonst gewesen sein, was natürlich auch Auswirkungen auf die Weltwirtschaft hat. Im Extremfall droht die Anarchie" (DER SPIEGEL: Zeitbombe vor der Haustür 10.7.2000). Deutlicher kann die unverhüllte politische Erpressung kaum zum Ausdruck gebracht werden.

Der Propagandalärm der Paranoiker im Dienst der Pharmakonzerne konnte allerdings nicht ganz verdecken, dass selbst die medizinischen Advokaten der organisierten Massenvergiftung die kritische Haltung der südafrikanischen Regierung stützen: „Problematisch für die meisten Betroffenen sind zurzeit allerdings noch die Nebenwirkungen der Therapie". Experten halten es sogar für möglich, „dass es in zehn Jahren deshalb unter den HIV-Infizierten massenhaft zu Herzinfarkten kommen wird. Und auch Krebserkrankungen könnten dann wegen des geschwächten Immunsystems (durch die ‚Nebenwirkungen der Therapie') zum Problem werden" (DER SPIEGEL, Zukunft der Todgeweihten, 10.7.2000). Absurder geht es kaum: Dieselben Giftmischer, die behaupten, immunotoxische so genannte antivirale AIDS-Medikamente würden eine Immunzellschwäche bei bereits immungeschwächten Patienten verhindern, sagen jetzt als Experten voraus, dass dieselben immunotoxisch behandelten Patienten massenhaft Herzinfarkte und auch Krebserkrankungen „wegen des durch die Nebenwirkungen der Therapie geschwächten Immunsystems" entwickeln könnten.

Die biologische Wahrheit ist, dass alle so genannten antiviralen AIDS-Medikamente objektiv wegen der Hemmung der Zellatmung Immunzellschwäche, Herzmuskelschwäche und Zelltransformation zur Krebszelle verursachen können, insbesondere bei bereits immungeschächten Menschen, aber objektiv keine so genannten HI-Viren hemmen können, selbst dann nicht, wenn deren tatsächliche Existenz von irgendjemand nachgewiesen wäre.

Der Diskussionsverlauf des 13. Welt-AIDS-Kongresses hat die Einschätzung des Wallstreet-Journals von 1996 bestätigt, dass die mit so genannten antiviralen AIDS-Medikamenten behandelten so genannten HIV-Positiven und AIDS-Patienten „praktisch die Guinea-Meerschweinchen (Haustiere der Phamaforschung) sind in einem der größten und teuersten medizinischen Experimente unserer Zeit". Die südafrikanische Regierung hat als erste Regierung der Welt dem hemmungslosen Amoklauf der so genannten HIV/AIDS-Medizin und ihrer Profiteure rationale und humanitäre Standards entgegengesetzt. Die Konsequenz muss sein, die fundamentalen Erkenntnisse über die uralten Gesetzmäßigkeiten der Co-Evolution zwischen Mensch und Mikroben in der gesundheitspolitischen und gesellschaftspolitischen Praxis wieder zur Geltung zu bringen. Das AIDS-Problem demonstriert die Verwundbarkeit der Zivilisation, wenn die potentiellen Manipulationsmöglichkeiten der modernen Medizin ohne wirksame rationale Gegenkontrolle zur weltweiten Ausbeutung der Menschen durch Inszenierung irrationaler Seuchenängste missbraucht werden. Die Täuschungsstrategien der Virusjäger und ihrer Propagandisten und Profiteure sind heimtückischer als der alte Kolonialismus, da unter dem Deckmantel humanitärer Hilfe das Menschenrecht auf Leben und körperliche Unversehrtheit außer Kraft gesetzt wird, statt dass die wissenschaftlich gesicherten wirklichen Ursachen von AIDS mit den gegebenen nicht-toxischen Mitteln behandelt werden. Die HIV/AIDS-Medizin hat monströse Probleme erzeugt, aber kein einziges Problem gelöst.

Die Verfallsdaten der Heilsversprechen werden immer kürzer, die Mittel zur Desinformation immer unglaubwürdiger, die ärztliche Ethik ist längst verloren gegangen. Seit 16 Jahren werden lmpfstoffe gegen so genannte HI-Viren in den jeweils nächsten 2 bis 10 Jahren in Aussicht gestellt, das erste Mal war dies der Fall bei der Verkündung der Staatsdoktrin „HIV ist die wahrscheinliche Ursache von AIDS" durch die amerikanische Regierung im April 1984. (Es ist bis heute ein Mysterium geblieben, wie man gegen eine „wahrscheinliche" Ursache einen Impfstoff entwickeln wollte.) Seitdem wird das Trickspiel mit der Verheißung eines so genannten Anti-HIV-Impfstoffes pünktlich vor und während eines jeden Welt-AIDS-Kongresses wiederholt. Es sind die simplen an der Börse angewandten Methoden, um die Kapitalflüsse für neue Forschungsgelder in Gang zu halten. Aber das Bedrohungsgefühl muss jedes Mal propagandistisch gesteigert werden, auf Kosten der Menschen in den Entwicklungsländern. Der Geburtsfehler der HIV/AIDS-Medizin war die Patentanmeldung der Erfinder der so genannten HIV-Tests vor jeder wissenschaftlichen Publikation. Die frühzeitige Kommerzialisierung hat die HIV/AIDS-Medizin von Anfang an korrumpiert.

Die Erkenntnisse der NO-Forschung, der Cytokin-Forschung und der Zellsymbiose-Forschung stehen jedermann patentfrei zur präventiven und therapeutischen Anwendung zur Verfügung.

Vergleich der Voraussagen der HIV/AIDS-Theorie und der NO-Forschung zur Ursache und Inzidenz von Tuberkulose und anderen opportunistischen Infektionen und der tatsächlichen wissenschaftlichen Befunde.

A Voraussagen der HIV/AIDS-Theorie

1. Exposition und Disposition:
- Übertragung von so genannten HI-Viren durch sexuelle Exposition
- Sexuelle Übertragung ohne spezielle Disposition auf jedermann möglich
- Übertragung von Mutter auf Kind, Frauen auf Männer, Männer auf Frauen, Männer auf Männer

2. Immunanomalien:
- Starke Abnahme der Anzahl der T-Helferimmunzellen im Blutserum (TH-Zellen) infolge Zerstörung der TH-Zellen durch so genannte HI-Viren
- so genannter positiver HIV-Test: Reaktion der Testeiweiße mit Antikörpern im Blutserum, die ausschliesslich gegen so genannte HI-Viruseiweiße gebildet sein sollen
- molekulare so genannte HIV-Marker: charakteristisch ausschließlich für so genannte HI-Viren

3. Opportunistische Infektionen (AIDS):
- Immunschwäche gegen Tuberkulose-, Pilz- und Parasiten-Erreger infolge Zerstörung von TH-Zellen durch so genannte HI-Viren

4. Prävention und Therapie:
- Replikationshemmung so genannte HI-Viren durch so genannte antivirale AIDS-Medikamente
- antimikrobielle Behandlung mit Chemo-Antibiotika

B Voraussagen der NO-Forschung

1. Exposition und Disposition:
- Erhöhte Exposition für M. Tuberkulosis und andere Mykobakterien, Pilz- und Pararasiten-Erreger infolge hoher Durchseuchungsrate in der Gesamtbevölkerung, mangelnder Vorsorgeuntersuchungen, geringer medizinischer Standards, Hygienemangel u. a. Faktoren
- Erhöhte Disposition infolge Mangel- und Fehlernährung, belastender Arbeits-, Wohn- und Lebensbedingungen, häufiger anderer chronischer Infektionsbelastung

2. Immunanomalien:
- Funktionswandel der TH-Zellen nach starker und/oder langdauernder NO-Überstimulation
- Reifungshemmung und beschleunigtes Absterben von NO-Gas- produzierenden TH1-Zellen infolge Erschöpfung und/oder mangelnder Aufnahme oder Synthese von Antioxidantien zur Entgiftung
- Dominanz und Abwandern von nicht-NO-Gas produzierenden TH2-Zellen aus dem Blutserum (TH1-TH2-switch)
- erhöhte Antikörperproduktion unter Einfluss von Typ2-Cytokinen der TH2-Zellen
- so genannter positiver HIV-Test: Unspezifische Reaktion der Testeiweiße mit Antikörpern, die gegen Antigene von Tuberkulose- und anderen mykobakteriellen Erregern sowie Pilz- und Parasiten-Erregern gebildet wurden
- molekulare so genannte HIV-Marker: Charakteristische Zellprodukte infolge zellbiologischer Gegenregulationen nach primärer NO-Überstimulation und sekundärer NO-Hemmung infolge nicht ausreichend eliminierter intrazellulärer Infektion mit Mykobakterien, Pilz- und Parasitenmikroben

3. Opportunistische Infektionen (AIDS):
- Mangelnde Elimination von intrazellulären Tuberkulose- und anderen mykobakteriellen Erregern, Pilz- und Parasiten-Erregern u. a. nach TH1-TH2- switch mit überdauernder TH2-Dominanz
- charakteristisch bei Hemmung der NO-Gas-Produktion von TH1-Zellen nach vorausgegangener starker und/oder langdauernder NO-Gas-Überstimulation
- Erschöpfung der antioxidativen Entgiftung und / oder Mangel an Antioxidantien (verminderte Synthese und/oder verminderte nutritive Zufuhr)

4. Prävention und Therapie:

- antioxidative Ausgleichstherapie und Hemmung der zellbiologischen Gegenregulation zur Wiederherstellung der Balance der Immunzellen und anderer Zellsysteme
- nichttoxische antimikrobielle Behandlung

C Tatsächliche wissenschaftliche und medizinische Befunde

1. Exposition und Disposition:
- Kontinuierliche Abnahme der Prävalenz und Inzidenz von Tuberkulose und anderen Infektionen in den westlichen Ländern im Zeitraum von 1840-1940 auf einem sehr niedrigen Stand durch Verbesserung der Arbeits-, Wohn- und Lebensbedingungen, Hygiene, Ernährung und medizinischer Standards vor Einführung der Chemotherapie, BCG- und anderer Impfungen (Sagan LA (1997) The Health of Nations, True Causes of Sickness and Well-Being, Basic Books, New York)

2. Immunanomalien:
- TH1-TH2-switch und überdauernde TH2-Dominanz sowie Hemmung der NO-Gasproduktion der TH1-Zellen bei allen chronischen Mykobakterien-, Pilz-, Parasiten- und Wurminfektionen u. a.
- erhöhte Antikörperproduktion unter Einfluss von dominanten Typ2-Cytokin-Mustern der TH2-Zellen bei allen chronischen Mykobakterien-, Pilz-, Parasiten- und Wurminfektionen u. a.
- so genannter positiver HIV-Test: sehr hohe Rate falsch positiver ELISA- und WB-HIV-Testresultate bei mykobakteriellen Infektionen (M. tuberculosis, M. Leprae, M. aviumintracelulläre) und Pilzinfektionen (Pneumocystis Carinii, Candida, Cryptococcus, Coccidioides, Histoplasma u.a.)
a.)
- molekulare so genannte HIV-Marker als Folge von starkem oder langdauerndem nitrosativem und prooxidativem Stress ubiquitär in menschlichen Zellsystemen als charakteristische Reparaturenzyme, Reparaturcytokine und Stresseiweiße (Lincoln et al. (1997) Nitric Oxide in Health and Disease, Cambridge University Press, Cambridge UK; Lucey et al. (1996) Clin. Micorbiol. Rev 9 (4): 532-562; Kashala et al. (1994) J Infect Dis 169: 296-304; Papadopulos-Eleopulos et al. (1997) Curr. Med. Res. and Opinion 13 (10): 627-634; Temin (1985) Mol. Biol. Evol. 2: 455-468; Teng et al. (1997) Nature 386: 31-32; Brattsand et al. (1996) Aliment Pharmacol Ther. 10 (Suppl. 2): 81-90; Del Prete (1998) Int. Rev. Immunol. 16 (3-4): 427-455)

3. Opportunistische Infektionen (AIDS):
- charakteristisch bei TH2-Dominanz (Lucey et al. (1996) Clin. Microbiol. Rev. 9 (4) : 532-562; Abbas et al. (1996) Nature 383: 787-793; Mosmann et al. (1996) Immunolog. Today 17 (3): 138-146)

- charakteristisch bei Hemmung der NO-Gasproduktion (Lincoln (1997) Nitric Oxide in Helth and Disease. Cambridge University Press, Cambridge UK)
- charakteristische systemische Erschöpfung der antioxidativen Entgiftung bei symptomlosen so genannten HIV-Positiven und AIDS-Patienten (Buhl et al. (1989) Lancet 2: 1294-1296; Greenspan (1993) Medical Hypothesis 40: 85-92)
- charakteristischer nutritiver Antioxidantienmangel (Beisel (1996) J Nutr. 126: 2611S-2615S); Bower (1990) Nutrition in Clin. Pract. 5: 189-195)

4. Prävention und Therapie:
- dramatische Erhöhung der TH1-Zellen und stabile Balance der TH1-TH2-Immunzellproduktion nach hochdosierter Ausgleichstherapie mit Antioxidantien (Herzenberg et al. (1997) Proc Natl. Acad. Sci USA 94: 1967-1972; Greenspan (1993) Medical Hypothesis 40: 85-92)
- erfolgreiche Behandlung von letalen Parasiten- und Pilzinfektionen sowie transformierter Tumorzellen durch Hemmung von zellbiologischen Gegenregulationen (Polyamin- und Prostaglandin-Hemmung) (Sjoerdsma et al. (1984) Trans Assoc. Am. Phys. 97: 70; Subbaramaiah et al. (1997) P.S.E.B.M. 216: 201-210; Stone et al. (1995) J Cell Biochem. Suppl. 22: 169-180)

(Kremer 2000 c).

Nach der ersten Sitzung der Spezialistenkonferenz, die Präsident Mbeki am 7./ 8. Mai 2000 in Pretoria einberufen hatte, um über die Widersprüche der HIV/AIDS-Theorie und über Alternativen zur Behandlung von so genannten HIV-Positiven und AIDS-Patienten mit AZT etc. einen offenen Diskurs zu führen (siehe oben), organisierte einer der Teilnehmer, Dr. Montagnier vom Pasteur-Institut in Paris, der angebliche Erstentdecker der so genannten HI-Viren, noch vor der zweiten Sitzung der Spezialistenkonferenz eine Unterschriftenaktion von ca. 5000 Medizinern und Wissenschaftlern zur Verteidigung der HIV/AIDS-Theorie, publiziert in der führenden Wissenschaftszeitschrift „Nature", nachdem er in der Spezialistenkonferenz von einer Hand voll unabhängiger Ärzte und Wissenschaftler mit den objektiven Ungereimtheiten der Krankheitstheorie „HIV ist die Ursache von AIDS" konfrontiert worden war. Offiziell verabredet worden war, in der zweiten Sitzung der Spezialistenkonferenz, wenige Tage vor dem Welt-AIDS-Kongress in Durban (Südafrika), die wissenschaftlichen Argumente für und wider die HIV/AIDS-Theorie konzentriert vorzutragen. Die Furcht, dass die Weltöffentlichkeit zum ersten Mal die wissenschaftliche Gegenargumentation unter Umgehung des bis dahin lautlos funktionierenden Medienmonopols erfahren könnte, war so groß, dass der Dogmatismus über den offenen Diskurs siegte.

Die südafrikanische Regierung hatte sich vorbehalten, die zweite Sitzung auf Videofilm aufzunehmen und den Diskussionsverlauf zu veröffentlichen.

Dr. Montagnier ist nicht nur Labormediziner, sondern auch Unternehmer in eigener Sache, ihm fließen ebenso wie dem amerikanischen Labormediziner Dr. Gallo, 1 % der Patentgebühren für jeden weltweit umgesetzten so genannten HIV-Test zu. Dr. Montagnier ist außerdem Präsident der Welt-AIDS-Stiftung, die den Rest der Patentgebühren für jeden HIV-Test erhält und sich ausdrücklich die Verbreitung und Pflege der HIV/AIDS-Theorie zur Aufgabe gesetzt hat. Es ist das Verdienst unabhängiger Ärzte, Wissenschaftler und Publizisten, dass sich jeder Interessierte über die medizinisch-wissenschaftliche Gegenargumentation im Internet informieren kann und sich durch Teilnahme am offenen Diskurs sein eigenes Urteil bilden kann. Sachkundige Meinungsbildung ist der erste Schritt, die Todesangst zu überwinden und in Selbsthilfe dem Schicksal des medizinisch programmierten Gifttodes entgegenzuarbeiten. Viele Betroffene haben in den letzten Jahren diese Überlebenschance genutzt. Das diktatorische Verhalten der Meinungsmacher der HIV/AIDS-Medizin zeigt: Die Akteure wissen, dass das Geschäft mit der Angst wie in jeder Diktatur nur aufrecht erhalten werden kann, solange Informations- und Meinungsfreiheit unterdrückt wird. Diese Unterdrückung wird erkauft durch die gezielte Lenkung der Kapitalströme für die Forschungsgelder, wie beispielsweise von der Welt-AIDS-Stiftung in die Forschungslabors und Kliniken.

Die Finanzquellen der so genannten HIV-Tests und Chemotherapeutika-Umsatzgewinne sprudeln aber nur so lange wie die inszenierte Todesangst die Bereitschaft in Gang hält, das Spezialistenheer aus Mitteln der Allgemeinheit zu finanzieren. Das Ende der Virusjagd hat längst begonnen, da einfache, plausible, am eigenen Leib spürbare Wahrheiten ihre eigene Dynamik entfalten, die stärker ist als die „unsichtbare Hand des Marktes".

(Information unter www.aids-info.net, www.virusmyth.com, E-Mail: felix.defries @bluewin.ch)

Die relativ kleine Gruppe der Regisseure des tödlichen Dramas und ihrer Statthalter in den einzelnen Ländern wissen inzwischen sehr genau, dass der evolutionsbiologische und medizinische Erkenntnisfortschritt und die nicht mehr zu leugnenden Folgen der geplanten Massenvergiftungen die Akteure der HIV/AIDS-Medizin in nicht mehr zu verdeckende Erklärungsnöte gebracht hat und die internationalen Massenmedien die bisherige Mitwisserschaft und Mittäterschaft in „brutalstmögliche Aufklärung" umkehren könnten. Als der südafrikanische Präsident im Vorfeld des Welt-AIDS-Kongresses die internationale Spezialistenkonferenz am 06./07. Mai 2000 in Pretoria einberufen hatte, um über die speziellen Probleme von AIDS in Afrika und die möglichen präventiven und therapeutischen Alternativen zum Einsatz von Pharmagiften einen öffentlichen Diskurs zu führen, ging von der zu zwei Dritteln orthodoxen Mehrheit der Teilnehmer, unter ihnen der Patentinhaber des so genannten HIV-tests, Dr. Montagnier, die Initiative aus, dass zur Klärung der strittigen „Widersprüche und offenen Fragen bezüglich HIV / AIDS , insbesondere betreffend Afrika, ... mittels Mehrheitsbeschluss die offizielle Empfehlung festgelegt werden sollte".

Angesichts der Tatsache, dass „dies seit dem Auftauchen von HIV / AIDS die erste offene und offizielle Diskussion von teilweise sehr weit auseinander liegenden Argumenten zu diesem Thema" war und „die Initiative bereits im Vorfeld von Versuchen politischer Einflußnahme aus den USA und Europa geprägt" war (Köhnlein 2000) bestätigt dieser Vorgang exemplarisch, auf welchem Diskussionsniveau medizinische Erkenntnisse als biologische Wahrheit diktiert werden und der Weltpresse verkündet werden. Am zweiten Tag der Spezialistenkonferenz bildeten eine Mehrheitsgruppe „diejenigen, welche im Wesentlichen mit den bisherigen Überzeugungen übereinstimmten". In der Minderheitsgruppe „fanden sich diejenigen zusammen, welche in wesentlichen Punkten Kritik an der Vorgehensweise der letzten 15 Jahre formulierten". Die Mehrheitsgruppe der „ersten offenen und offiziellen Diskussion seit dem Auftauchen von HIV/AIDS" war offenbar nicht bereit, überhaupt die Argumentation der Minderheitsgruppe zur Kenntnis zu nehmen, geschweige denn offen zu diskutieren.

Man trennte sich mit folgender Vereinbarung:
„In den nächsten acht Wochen sollen die Teilnehmer über Internet die offenen Fragen Punkt für Punkt möglichst sachlich diskutieren. In einem zweiten Treffen Anfang Juli 2000 sollen die Ergebnisse dann zusammengeführt werden" (Köhnlein 2000)

Diese Vereinbarung wurde von der Mehrheitsgruppe boykottiert.Dr. Montagnier organisierte in seiner Eigenschaft als Präsident der Welt-AIDS-Stiftung eine Unterschriftenaktion von etwa 5000 Wissenschaftlern und Medizinern zur Verteidigung der HIV/AIDS-Theorie und publizierte die seit 16 Jahren bekannten Behauptungen in der führenden Wissenschaftszeitschrift „Nature", ohne dass die Wissenschaftler und Ärzte der kritischen Minderheitsgruppe zu Worte kommen konnten (Papadopulos-Eleopulos 2000 c). Wenige Tage vor dem Welt-AIDS-Kongreß in Südafrika musste die Weltöffentlichkeit den Eindruck gewinnen, als ob es keine alternativen Erkenntnisse zur HIV/AIDS-Krankheitstheorie gäbe.

Dieser Ablauf der „ersten öffentlichen und offiziellen Diskussion seit dem Auftauchen von HIV/AIDS" demonstriert mit grellem Schlaglicht, zu welchem totalitären System die von der Kapitalseite ausgehaltene Medizinforschung auf Kosten Millionen betroffener Patienten verkommen ist. Präsident Mbeki hatte zuvor festgestellt:
„Wir wollen nicht selber unser eigenes Volk zum Tode verdammen, indem wir die Suche aufgeben nach spezifischen und gezielten Antworten auf das spezifische afrikanische Auftreten von HIV / AIDS. Ich gebe diese Kommentare, da unsere

Suche nach diesen spezifischen und gezielten Antworten in schrillem Tone verdammt wurde von einigen Leuten in unserem Land und dem Rest der Welt als Festlegung auf eine kriminelle Aufgabe des Kampfes gegen HIV / AIDS. Einige Elemente dieser konzertierten Kampagne der Verdammung betrüben mich sehr tief" (Mbeki 2000).

Mbeki spielt in seinem Brief an die politischen Führer der Welt auf das Schicksal von Galilei vor einigen Jahrhunderten an, der auf dem Scheiterhaufen geendet wäre, wenn er nicht in seiner These, dass sich die Erde um die Sonne dreht und nicht umgekehrt, listig abgeschworen hätte. Der Dichter Bertolt Brecht lässt in seinem Drama „Das Leben des Galilei" den berühmten Physiker sagen: „Ich sage Ihnen: wer die Wahrheit nicht weiß, der ist bloß ein Dummkopf. Aber wer sie weiß und sie eine Lüge nennt, der ist ein Verbrecher!" Von Dummheit kann bei den Protagonisten des Amoklaufs der HIV/AIDS-Medizin nicht die Rede sein. Es handelt sich vielmehr um kollektive wissenschaftliche Denkblockaden, jedoch mit dem rigorosen Willen, die eigenen medizinischen Kunstfehler um den Preis des Lebens der Betroffenen kommerziell auszubeuten.

Literaturangaben

A

Abbas AK, Murphy KM, Sher A (1996)
Functional diversity of helper T-lymphocytes
Nature 383: 787-793

Abel U (1990)
Die zytostatische Chemotherapie fortgeschrittener epithelialer Tumoren
Hippokrates Verlag, Stuttgart

Abrams B, Duncan D, Hertz-Picciotto I (1993)
A prospective study of dietary intake and acquired immune deficiency syndrome in HIV-seropositive homosexual men
J Acquir Imm Def Syndr Hum Retrovir 6: 949-958

Act Up New York (1993)
Conference on oxidative stress in HIV / AIDS
A potential for new therapies. Nov 8-10, 1993
Oxidative Stress 11: 8-10

Adams J (1989)
AIDS. The HIV myth
St. Martin's Press, New York

Ader R (1980)
Psychoneuroimmunology
Academic Press, New York

Akaike T, Suga M, Maeda H (1998)
Free radicals in viral pathogenesis: Molecular mechanisms involving superoxide and NO
Proc Soc Exp Biol Med 217 (1): 64-73

Akerlund B, Jarstrand C, Lindeke B et al. (1996)
Effect of N-Acetylcysteine (NAC) treatment on HIV-1 infection: A doubleblind placebo-controlled trial
Eur J Clin Pharmacol 50: 457-461

Albert CM, Hennekens CH, O'Donnell CJ (1998)
Fish consumption and risk of sudden cardiac death
JAMA 279 (1): 23-28

Albonico HU (1997)
Gewaltige Medizin
Verlag Paul Haupt, Bern-Stuttgart-Wien

Alexander JW, Peck MD (1990)
Future prospects for adjunctive therapy:
pharmacologic and nutritional approaches to immune system modulation
Crit Care Med 18: S1 59-64

Alexander J, Scharton-Kersten TM, Yap G, Roberts CW, Liew FY, Sher A (1997)
Mechanisms of innate resistance to Toxoplasmose gondii infection
Philos Trans R Soc Lond B Biol Sci 29: 352 (1359): 1355-1359

Alexander JW, Meakins JL (1972)
A physiological basis for the development of opportunistic infections in man
Ann Surg 176: 273-287

Altmann R (1894)
Die Elementarorganismen und ihre Beziehung zu den Zellen; Veit, Leipzig

Amin AR, Abramson SB (1998)
The role of nitric oxide in articular cartilage breakdown in osteoarthritis
Curr Opin Rheumatol 10 (3): 263-268

Ammich O (1938)
Über die nichtsyphilitische interstitielle Pneumonie des ersten Kindesalters
Virchows Arch Path Anat 302: 539-554

Anderson R, Grabow G, Oosthuizen R et al. (1980)
Effects of sulfamethoxazole and trimethoprim on human neutrophil and lymphocyte functions in vitro: In vivo effects of co-trimoxazole
Antimicrob Agents Chemother 17: 322-327

Angier N (1988)
Natural obsession: the search for oncogenes
In: Epstein S (1998)
    Winning the war against cancer? ... Are they even fighting it?
    The Ecologist 28 (2): 69-80

Aoki T, Muller WA, Cahill GF (1972)
Hormonal regulation of glutamine metabolism in fasting man
Adv Enzyme Regul 10: 145-151

Aoki T, Miyakoshi H, Usuda Y, Herberman RB (1993)
Low NK syndrome and its relationship to chronic fatigue syndrome
Clin Immunol Immunopathol 69: 253-265

Appelton L, Tomlinson A, Wikoughby DA (1996)
Induction of cyclo-oxygenase and nitric oxide-synthese in inflammation
Adv Pharmacol 35: 27-78

Ardawi MS, Newsholme EA (1982)
Maximum activities of some enzymes of glycolysis, the tricarboxylic acid cycle and ketonebody and glutamine utilization pathways in lymphocytes of the rat
Biochem J 208: 743-748

Argiles JM, Lopez-Soriano FJ (1990)
Why do cancer cells have such a high glycolytic rate?
Med Hypotheses 32: 151-155

Armengol CE (1995)
A historical review of Pneumocystis Carinii
JAMA 273 (9): 247-251

Arnaudo E, Dalakas MC, Shanshe et al. (1991)
Depletion on muscle mitochondrial DNA in AIDS-patients with zidovudine-induced myopathy
Lancet 337: 508-510

Arzuaga J, Moreno S, Miralles P et al. (1994)
Lower respiration tract-infections in HIV-infected patients
10th Intl Conf AIDS, Yokohama, Japan

Auerbach DM, Bennett JV, Brachmann PS et al. (1982)
Epidemiologic aspects of the current outbreak of Kaposi's sarcoma and opportunistic infections
N Engl J Med 306: 248-252

Azano Y, Hoder RJ (1983)
T-cell regulation of B-cell activation: Antigen-specific and antigen-nonspecific suppressor pathways are mediated by distinct T-cell subpopulations
J Immunol 130 (3): 1061-1065

B

Bacellar H, Munoz A, Miller EN et al. (1994)
Temporal trends in the incidence of HIV-1-related neurologic diseases: Multicenter AIDS Cohort Study (MACS) 1985-1992
Neurology 44: 1892-1900

Bach MC (1989)
Failure of zidovudine to maintain remission in patients with AIDS
N Engl J Med 320: 594-595

Bachrach U, Heimer YM (eds.) (1989)
The physiology of polyamines
CRC Press Inc, Florida. Vol.1

Bader JP (1975)
Reproduction of RNA tumor viruses
In: Fraenkel-Conrat H, Wagner RR (ed.)
Comprehensive Virology
Plenum Press, New York

Bagetto GL (1992)
Deviant energetic metabolism of glycolytic cancer cells
Biochimie 74: 959-974

Bagetto GL (1997)
Biochemical, genetic and metabolic adaptations of tumor cells that express the typical multidrug-resistance phenotype. Reversion by new therapies
J Bioenerget Biomembr 29 (4): 401-413

Baker DH, Wood RJ (1992)
Cellular antioxidant status and HIV replication
Nutrition Reviews 501: 15-18

Balter M (1997)
How does HIV overcome the body's T-cell body guards?
11th Colloquium of the Cent-Gardes
Marnes-la-Coquette, France, 27 to 29 October 1997
Science 287 : 1399-1400

Baltimore D (1985)
Retroviruses and retrotransposons: The role of reverse transcription in shaping the eucaryotic genome
Cell 40: 481-482

Bani D, Marini E, Bello MG et al. (1995)
Relaxin activates the L-arginine-nitric oxide pathway in human breast cancer cells
Cancer Research 55: 5272-5275

Bannasch P, Klimek F, Mayer D (1997)
Early bioenergetic changes in hepatocarcinogenesis: Preneoplastic phenotypes mimic responses to insulin and thyreoid hormone
J Bioenergetics Biomembr 29 (4): 303-312

Barbul A, Wasserkrug HL, Seifter E et al. (1980)
Immunostimulatory effects of arginine in normal and injured rats
J Surg Res 29: 228-235

Barbul A, Sisto DA, Wasserkrug HL et al. (1981)
Arginine stimulates lymphocyte immune response in healthy human beings
Surgery 90: 244-251

Barbul A, Fishel RS, Shimazu S et al. (1985)
Intravenous hyperalimentation with high arginine levels improves wound healing and immune function
J Surg Res 38: 328-334

Barbul A (1986)
Arginine: Biochemistry, physiology and therapeutic implications
J Parenteral Enteral Nutr 10: 227-238

Barbul A (1990)
Arginine and immune function
Nutrition 6: 53-62

Barcellini W, Rizzardi GP, Borghi MO (1994)
TH1 and TH2 cytokine production by peripheral blood mononuclear cells from HIV-infected persons
AIDS 8: 757-762

Barnalba V, Francs M, Paroli R (1994)
Selective expansion of cytotoxic T lymphocytes with a CD4+ CD56+ surface phenotype and a T helper type 1 profile of cytokine secretion in
the liver of patients chronically infected with hepatitis B virus
J Immunol 152: 3074-3087

Barnes JM, Magee PN (1954)
Some toxic properties of dimethyinitrosamine
Brit J and Mad 11: 167-174

Barnes PJ, Liew FY (1995)
Nitric oxide and asthmatic inflammation
Immunol Today 16: 128-130

Barré-Sinoussi F, Chermann JC, Rey F (1983)
Isolation of a T-lymphotropic retrovirus from a patient at risk for acquired immunodeficiency syndrome (AIDS)
Science 220: 868-871

Barré-Sinoussi F (1996)
HIV as the cause of AIDS
Lancet 348: 31-35

Barret JC (1995)
Mechanisms for species differences in receptor-mediated carcinogenesis
Mut Res 333: 189-202

Barrett-Connor E, Friedlander NJ, Khaw KT (1990)
Dehydroepiandrosterone sulfate and breast cancer risk
Cancer Res 50 (20): 6571-6574

Bartlett J, Fauci AS, Goosby E et al. (1997)
HHS Guidelines for the treatment of HIV infection in adults and adolescents
The Federal Register 1997

Barton LL (1983)
Energy coupling to nitrite respiration in the sulfat-reducing bacterium Desulfovibrio gigas
J Bacteriol 153: 867

Bartsch H, O'Neill JK, Schulte-Herrmann R (ed.) (1987)
Relevance of N-Nitroso compounds to human cancer-Exposures and mechanisms
IARG Scientific publications no. 84.
International Agency for Research on Cancer, Lyon

Bartsch H, Nair J, Owen RW (1999)
Dietary polyunsatured fatty acids and cancers of the breast and colorectum: Emerging evidence for their role as risk modifiers
Carcinogenesis 20 (12): 2209-2218

Bauer MKA, Lieb K, Schulze-Osthoff K et al. (1997)
Expression and regulation of cyclooxygenase-2 in rat microglia
Eur J Biochem 243: 726-731

Baum MK, Mantero-Atienza E, Shor-Posner et al. (1991)
Association of vitamin B6 status with parameters of immune function in early HIV-infection
J Acquir Imm Def Syndr Hum Retrovir 4: 1122-1132

Baum MK, Shor-Posner G, Bonvehi P et al. (1992)
Influence of HIV infection on vitamin status and requirements
Ann NY Acad Sci 669: 165-173

Bauss F, Dröge W, Mannel DN (1987)
Tumor necrosis factor mediates endotoxic effects in mice
Infect Immun 55: 1622-1625

Becker-Wegerich P, Steuber M. Olbrisch R et al. (1998)
Defects of mitochondrial respiratory chain in multiple symmetric lipomatosis
Arch Dermatol Res 290: 652-655

Beisel WR (1982)
Single nutrients and immunity
Am J Clin Nutr 35: 417-468

Beisel WR (1992)
History of nutritional immunology: Introduction and overview
J Nutr 122: 591-596

Beisel WR (1996)
Nutrition and immune function: Overview
J Nutr 126: 2611 S - 2615 S

Beizhuizen A, Werners I, Haanen C (1998)
Endogenous mediators in sepsis and septic shock
Adv Clin Chem 33: 55-131

Benbrik E, Chariot P, Bonavaud S et al. (1997)
Cellular and mitochondrial toxicity of zidovudine (AZT), didanosine (ddI), and zalcitabine (ddC) on cultured human muscle cells
J Neurol Sci 149: 19-25

Bendich A, Borenfreund E, Stemberg SS (1974 a)
Penetration of somatic mammalian cells by sperm
Science 183: 857

Bendich A, Borenfreund E, Beju D (1974 b)
Alteration of mammalian somatic cells following uptake of spermatozoa
Acta Cytol 18: 544

Benecke E (1938)
Eigenartige Bronchiolenerkrankung im ersten Lebensjahr
Verh Dtsch Ges Path 31: 402-406

Beral V, Peterman TA, Berkelman RL et al. (1990)
Kaposi's sarcoma persons with AIDS: A sexually transmitted infection?
Lancet 335: 123-127

Berdnikoff G (1959)
Fourteen cases of Pneumocystis carinii pneumonia
Canad Med J 80: 1-5

Bergsma D, Good RA (ed.) (1968)
Immunologic deficiency disease in man
The National Foundation, New York

Bergström J, Fürst P, Holmström BU et al. (1981)
Influence of injury and nutrition, water and electrolytes
Ann Surg 193: 810-816

Berkovic SF, Andermann F, Shoubridge EA et al. (1991)
Mitochondrial dysfunction in multiple symmetrical lipomatosis
Ann Neurol 29: 566-569

Berlin R (1987)
Historical aspects of nitrate therapy
Drugs 33 (Suppl 4): 1-4

Bernhard W, Leplus R (1964)
ln: Fine structure of the normal and malignant human lymph node
Pergamon Press, Oxford

Berridge V, Strong P (eds.) (1993)
AIDS and contemporary history
Cambridge University Press, Cambridge U.K.

Berzofsky JA, Berkower IJ, Epstein SL (1993)
Antigen-antibody interactions and monoclonal antibodies
In: Paul WE (ed.)
    Fundamental Immunology. 3rd ed.
    Raven, New York (pp. 421-465)

Bess JW, Gorelick RJ, Bosche WJ et al. (1997)
Microvesicles are a source of contaminating cellular proteins found in purified HIV-1 preparations
Virol 230: 134-144

Bessen LJ, Greene JB, Louie E et al. (1988)
Severe polymyositis-like syndrome associated with zidovudine therapy of AIDS and ARC
NEJM 318: 708

Betz M, Fox BS (1991)
Prostaglandin E2 inhibits lymphokines
J Immunol 146:108-113

Beutler E, Gelbart T (1985)
Plasma glutathione in health and in patients with malignant disease
J Lab Clin Med 105: 581-584

Biasco G, Paganelli GM (1999)
European trials on dietary supplementation for cancer prevention
Ann NY Acad Sci 889: 152-156

Bierer BE, Hollander G, Fruman D, Burakoff SJ (1993)
Cyclosporin A and FK506: Molecular mechanisms of immunosuppression and probes for transplantation biology
Curr Opin Immunol 5: 763-773

Biglieri EG (1988)
Adrenal function in the acquired immunodeficiency syndrome (AIDS)
West J Med 148: 70-73

Birkmayer JGD, Vrecko C, Volc D, Birkmayer W (1993)
Nicotinamide adenine dinucleotide (NADH) – a new therapeutic approach to parkinson's disease. Comparison of oral and parenteral application
Acta Neurol Scand 87: Suppl 146: 32-35

Birks EJ, Yacoub MH (1997)
The role of nitric oxide and cytokines in heart failure
Coron Artery Dis 8: 389-402

Blattner WA (1989)
Retroviruses
In: Evans A (ed.)
  Viral Infections in Humans
  Plenum Medical Book Company, New York. 3rd edn.

Blazar BA, Rodrick ML, O'Mahony JB et al. (1986)
Suppression of natural killer cell function in humans following thermal and traumatic injury
J Clin Immunol 6: 26-36

Bloom BR (1993)
The power of negative thinking
J Clin Invest: 1265-1266

Blumenfeld W, Wagar E, Handley WK (1984)
Use of the transbronchial biopsy for opportunistic pulmonary infections in the acquired immunodeficiency syndrome (AIDS)
Am J Clin Pathol 81: 1-5

Bodey GP (1966)
Fungal infections complicating acute leukemia
J Chron Dis 19: 667-673

Boeke JD (1996)
DNA repair.
A little help for my ends
Nature 383: 579-581

Bogden JD, Baker H, Frank O et al. (1990)
Micronutrient status and human immuno-deficiency virus (HIV) infection
Ann NY Acad Sci 587: 189-195

Bogovski P, Bogovski S (1981)
Animal species in which N-nitroso compounds induce cancer
Int J Cancer 27: 471-474

Boice J, Greene MH, Killen JV et al. (1983)
Leukemia and preleukernia after adjuvant treatment of gastrointestinal cancer with Gemustine (methyl CCNU)
New Engl J Med 309: 1079-1084

Bolanos JIP, Almeida A, Stewart V et al. (1997)
Nitric oxide – mediated mitrochondrial damage in the brain: mechanisms and implications for neurodegerterative diseases
J Neurochem 68: 2227-2240

Bonuous G, Baruchel S, Falutz J, Gold P (1993)
Whey proteins as a food supplement in HIV-seropositive individuals
Clin Invest Med 16: 204-209

Bougnoux P (1999)
n-3 polyunsatured fatty acids and cancer
Opin Clin Nutr Metabol Care 2 (2): 121-126

Bower RH (1990)
Nutrition and immune function
Nutrition in Clinical Practice 3: 189-193

Bowman A, Gillespie JS, Pollork D (1982)
Oxyhaemoglobin blocks non-adrenergic non-cholinergic inhibition in the bovine retractor penis muscle
Europ J Pharmacol 85: 221-224

Brambilla G (1985)
Genotoxic effects of drug-nitrite interaction products: Evidence for the need of risk assessment Pharmacol Res Commun 17 M: 307-321

Brand K, Leilbold W, Luppa P et al. (1986)
Metabolic alterations associated with proliferation of mitogenic-activated lymphocytes and of lymphoblastoid cell lines: Evaluation of glucose and glutamine metabolism
Immunobiology 173: 23-34

Brand K, Hermfisse U (1997 a)
Aerobic glycolysis by proliferating cells: A protective strategy against reactive oxygen species
FASEB J 11: 388-395

Brand K (1997 b)
Aerobic glycolysis by proliferating cells: Protection against oxidative stress at the expense of energy yield
J Bioenergefics Biomernbr 29 (4): 355-364

Brattsand R, Linden M (1996)
Cytokine modulation by glucocorticoids: mechanisms and actions in cellular studies discussion
Aliment Pharmacol Ther 10 Suppl 2: 81-90; discussion 91-92

Bredt IDS, Snyder SH (1990)
Isolation of a nitirc oxide synthetase, a calmodulin-requiring enzym
Proc Nate Acad Sci (USA) 87: 682-685

Bredt IDS, Snyder SH (1992)
Nitric oxide, a novel neuronal messenger
Neuron 8: 3-11

Bremer J (1990)
The role of carnitine in intracellular metabolism
J Clin Chem Clin Biochem 28: 297-301

Brennan MF (1977)
Uncomplicated starvation versus cancer-cachexia
Cancer Res 37: 2359-2364

Brinkman K, ter Hofstedter HJM, Burger DM (1998)
Adverse effects of reverse transcriptase inhibitors: Mitochondrial toxicity as common pathway
AIDS 12:1735-1744

Brinkman K, Smeitink JA, Romijn A, Reiss P (1999)
Mitochondrial toxicity induced by nucleoside-analogue reverse transcriptase inhibitors is a key factor in the pathogenesis of antiviral-therapy-related lipodystrophy
Lancet 354: 1112-1115

British HIV Association (1997)
Guidelines for antiretroviral treatment of HIV seropositive individuals
Lancet 349: 1086-1092

Brittenden J, Heys SD, Ross J, Eremin O (1996)
Natural killer cells and cancer
Cancer 77: 1226-1243

Broaddus C, Dake MID, Stulbarg MS et al. (1985)
Bronchoalveolar lavage of pulmonary infections in the acquired immunodeficiency syndrome
Ann Intern Med 102: 747-752

Brock TD, Madigan MT, Martinko JM, Parker J (1994)
Biology of microorganisms
Prentice Hall International Editions

Brosman JT (1987)
The role of the kidney in amino acid metabolism and nutrition
Can J Physiol Pharmacol 65: 2335-2343

Brouckaert P, Spriggs DR, Demetri G (1989)
Circulating interleukin-6 during a continuous infusion of tumor necrosis factor and interferon-γ
J Exp Med 169: 2257-2262

Brüne B, Dimmler S, Molina y Vedia L, Lapetina EG (1994)
Nitric oxide: A signal for ADP-ribosylation of proteins
Life Sciences 54: 61-70

Brüne B, Mohr S, Messmer UK (1996)
Protein thiol modification and apoptotic cell death as cGMP-independent nitric oxide (NO) signaling pathways
Rev in Physiol Biochem and Pharmacol 127: 1-30

Brüne B, Sandau K, von Knethen A (1998)
Apoptotic cell death and nitric oxide: Activating and antagonistic transducing pathways
Biochemistry 63 (7): 817-825

Brunton TL (1967)
On the use of nitrite of amyl in angina pectoris
Lancet 2: 97-98

Brun-Vezinet F, Rouzioux C, Barré-Sinoussi F et al. (1984)
Detection of IgG antibodies to lymphadenopathy-associated virus in patients with AIDS of lymphadenopathy syndrome
Lancet i: 1253-1256

Brzosko WJ, Jankowski A (1992)
PADMA 28 bei chronischer Hepatitis.
Klinische und immunologische Wirkungen
Schweiz Zschr Ganzheits Med 4 (Suppl 1): 13-14

Buchbinder SP, Katz MH, Hessol NA et al. (1994)
Long-term HIV-1 infection without immunologic progression
AIDS 8: 1123 -1128

Buhl R, Jaffe JA, Holroyd K, Mastrangeli A et al. (1989)
Systemic glutathione deficiency in symptom free HIV seropositive individuals
Lancet 2: 1294-1297

Buimovici-Klein E, Lange M, Ong KR et al. (1988)
Virus isolation and immune studies in a cohort of homosexual men
J Med Virol 25: 371-385

Burk D, Woods M, Hunter J (1967)
On the significance of glycolysis for cancer growth, with a special reference to Morris rat hepatoma
J Natl Cancer Instit 38: 839-863

Burns CP, Halabi S, Clamon GH et al. (1999)
Phase I clinical study of fish oil fatty acid capsules for patients with cancer cachexia: Cancer and leukemia group B study 9473
Clin Cancer Res 5 (12): 3942-3947

Burton HR, Bush LP (1994)
Accumulation of tobacco-specific nitrosamines during curing and aging of tobacco
In: Loeppky RN, Michejda CJ (ed.) a.a.O.

Busch HFM, Jennellens FGI, Scholte HR (eds.) (1981)
Mitochondria and Muscular Diseases
Mefar, b.v. Beesterzwaag, The Netherlands

Bushby SRM, Hitchings (1968)
Trimetoprim, a sulphonamide potentiator
Br J Pharmacol Chemother 33: 72-90

Buttke TM, Sandström PA (1994)
Oxidative stress as a mediator of apoptosis
Immunol Today 15: 7-10

C

Calabrese LH (1989)
The rheumatic mainfestations of infection with the human immunodefifiency virus

Calder PC (1994)
Glutamine and the immune system
Clin Nutr 13: 2-6

Callen M (1990)
Surviving AIDS
Harper Collins, New York

Calvano SE (1986)
Hormonal mediation of immune dysfunction following thermal and traumatic injury
In: Gallin JI, Fauci AS (ed.)
  Advances in Host Defence Mechanisms. Vol. 6
  Raven Press, New York

Campos Y, Martin MA, Navarro C et al. (1996)
Single large-scale mitochondrial DNA depletion in a patient with mitochondrial myopathy associated with multiple symmetric lipomatosis
Neurology 47: 1012-1014

Cantwell A (1984)
AIDS. The Mystery and the Solution.
Aries Rising Press, New York

Cao Y, Qin L, Zhang L et al. (1995)
Virologic and immunologic characterization of long-term survivors of human immuno-deficiency virus type 1 infection
N Engl J Med 332: 201-208

Capron M, Capron A (1994)
Immunoglobulin E and effector cells in schistosomiasis
Science 264: 1876-1877

Capuano F, Guerrieri F, Papa S (1997)
Oxydative phosphorylation enzymes in normal and neoplastic cell growth
J Bioenerget Biomembr 29 (4): 379-384

Carpenter CC, Fischl MA, Hammer SM et al. (1996)
Antiretroviral therapy for HIV-infection in 1996.
Recommendations of an international panel
International AIDS Society – USA
Jama 276: 146-154

Carpenter CC et al. (1997)
Antiretroviral therapy for HIV-infection in 1997: Updated recommendations of the international AIDS Society – USA panel
J Am Med Assoc 277: 1962-1969

Carr A, Samaras K, Burton S et al. (1998 a)
A syndrome of peripheral lipodystrophy, hyperlipidaemia and insulin resistance in patients receiving HIV protease inhibitors
AIDS 12: F51-58

Carr A, Samaras K, Chisholm DJ, Cooper DA (1998 b)
Pathogenesis of HIV-1 protease-inhibitor-associated peripheral lipodystrophy, hyperlipidaemia, and insulin resistance
Lancet 351: 1881-1883

Carr A, Samaras K, Thorisdottir A et al. (1999)
Diagnosis, prediction, and natural course of HIV-1 protease-inhibitorassociated lipodystrophy, hyperlipidaemia, and diabetes mellitus: A cohort study
Lancet 353: 2093-2099

Carter LL, Mang X, Dubey C et al. (1998)
Regulation of T cell subsets from naive to memory
J Immunother 21 (3): 181-187

CDC (1981 a)
Pneumocystis Pneumonia – Los Angeles
MMWR 30: 250-252

CDC (1981 b)
Kaposi's Sarcoma and Pneumocystis Pneumonia among homosexual men – New York City and California
MMWR 30: 3-5

CDC (1987)
Revision of the CDC surveillance case definition for acquired immunodeficiency syndrome
MMWR 36 (Suppl 1 S): 3S-15S

CDC (1993 a)
HIV / AIDS surveillance report
Atlanta, USA. February 1993: 16

CDC (1993 b)
Centers for Disease Control Faxback document # 320320, January 1993

CDC (1998)
Report of the NIH panel to define principles of therapy of HIV and guidelines for the use of antiretroviral agents in adults and adolescents
Morb Mort Weekly Report 47: 1-83

CDC (1999)
U.S. HIV and AIDS cases reported through June 1999
HIV/AIDS Surveillance Report 11 (1): 1-37

CDC (2000)
Nur bei jedem zweiten wird HIV-Vermehrung durch Kombitherapie unterdrückt. Therapie lässt noch zu wünschen übrig.
Bericht über HAART-Studie der CDC (Holmberg S), vorgetragen auf dem Welt-AIDS-Kongress in Durban / Südafrika 9.-14. Juli 2000
Ärztezeitung 13. Juli 2000

Ceppi ED, Smith FS, Titheradge MA (1997)
Nitric oxide, sepsis and liver metabolism
Biochem Soc Trans 25: 925-934

Cerami A (1992)
Inflammatory cytokines
Clin Immunol Immunopathol 62: 3-10

Chase MW (1945)
Cellular transfer of cutaneous hypersensitivity to tuberculin
Proc Soc Exp Biol Med 59: 134-137

Chassagne J, Verelle P, Fonck Y et al. (1986)
Detection of lymphadenopathy-associated virus p18 in cells of patients with lymphoid diseases using a monoclornal antibody
Ann Institut Pateur / Immunol 137 D: 403-408

Chehimi J, Frank I, Ma X, Trinchieri G (1995)
Differential regulation of IL-10 and role of T-helper cells
In: Abstr. 408. Second National Conference on Human Retroviruses
Infectious Diseases Society of America. Alexandria, Va

Cherfas J (1989)
AZT still on trial
Science 246: 882

Chernov HI (1986)
Review and evaluation of pharmacology and toxicologic data, NDA 19-655.
FDA document under the Freedom of Information Act.
In: Lauritsen J (1990)
Poison by Prescription. The AZT Story.
Asklepios, New York

Cheson BC (1997)
Toxicities associated with purine analog therapy
In: Cheson BC, Keating MJ, Plunkett W (ed.)
Nucleoside analogs in cancer therapy
Marcel Dekker, New York

Chinje EC, Stratford IJ (1997)
Role of nitric oxide in growth of solid tumours: A balancing act
Essays Biochem 32: 61-72

Chiu DT, Duesberg PH (1995)
The toxicity of azidothymidine (AZT) on human and animal cells in culture at concentrations used for antiviral therapy
Genetica 95 (1-3): 103-109

Chlebrowski RT, Beall G, Grosbenor M et al. (1993)
Long-term effects of early nutritional support with new enterotropic peptide basal formula vs. standard enteral formula in HIV-infected patients:
Randomized prospective trial
Nutrition 9: 507-514

Christeff N, Lortholary O, Casassus P et al. (1996)
Relationship between sex steroid hormone levels and CD4 lymphocytes in HIV infected men
Experim Clin Endocrinol Diabetes 104 (2): 130-136

Christie H (1997)
>From hype to hesitation
Continuum 4 (5): 11-12

Christou NV, Meakins JL, Gordon J et al. (1979)
Delayed hypersensitivity: a mechanism for anergy in surgical patients
Surgery 86: 78-82

Christou NV (1986)
Delayed hypersensitivity in the surgical patient
In: Gallin JI, Fauci AS (ed.)
Advances in host defence mechanisms. Vol. 6
Raven Press, New York

Christou NV, Meakins JL, Gordon J et al. (1995)
The delayed hypersensitivity response and host resistance in surgical patients. 20 years later
Ann Surg 222 (4): 534-546

Chuntrasakul C, Siltharm S, Sarasombath S et al. (1998)
Metabolic and immune effects of dietary arginine, glutamine and omega-3 fatty acids supplementation in immunocompromised patients
J Med Assoc Thail 81 (5): 334-343

Clark JA, Rockett KA (1996)
Nitric oxide and parasitic diseases
Adv Parasitol 37: 1-56

Clark JA, al Yaman FM, Jacobson LS (1997)
The biological basis of malarial disease
Int J Parasitol 27: 1237-1249

Claude A (1947-1948)
Studies on cells: Morphology, chemical constitution, and distribution of biochemical functions
The Harvey Lectures, Series XLIII, pp.121-164

Clayton J (1990)
Bronchitis drug may help AIDS sufferers
New Scientist 16 June 1990, p.13

Clerici M, Stocks NI, Zajak RA et al. (1989 a)
Interleukin-2 production used to detect antigenic peptide recognition by T-helper lymphocytes from asymptornatic HIV-seropositive individuals
Nature 339: 383-385

Clerici M, Stocks NI, Zajak RA et al. (1989 b)
Detection of three distinct patterns of T-helper cell dysfunction in asymptontatic human immunodeficiency virus-seropositive patients:
independence of CD4 cell number and clinical staging
J Clin Invest 84: 1892-1899

Clerici M, Shearer GM (1993 a)
A TH I-TH2 switch is a critical stepp in the etiology of HIV infection
Immunol Today 14: 107-111

Clerici M, Lucey DR, Pinto JA et al. (1993 b)
Restoration of HIV-specific cell mediated immune responses by interleukin-12 in vitro
Science 262: 1721-1724

Clerici M, Shearer GM (1994)
The TH 1 / TH2 hypothesis of HIV infection: new insights
lmmunol Today 15: 575-581

Clerici M, Shearer GM, Clerici E (1998)
Cytokine dysregulation in invasive cervical carcinoma and other human neoplasias: Time to consider the TH1/TH2 paradigm
J Natl Cancer Institute 90 (4): 261-263

Clipstone NE, Crabtree GR (1992)
Identification of calcineurin as a key signaling enzyme in T lymphocyte activation
Nature 357: 695

Cobbold S, Waldmann H (1998)
Infectious tolerance
Curr opin Immunol 10 (5): 518-524

Coffey RG, Hadden JW (1985)
Neurotransmitters, hormones, and cyclic nucleoticles in lymphocyte regulation
Fed Proc 44: 112-117

Coffman RL, Carty J (1986)
A T cell activity that enhances polyclonal Ig E production and its inhibition by interferon-γ
J Immunol 136: 949-954

Coffman RL, Mocei S, O'Garra A (1999)
The stability and reversibility of TH1 and TH2 population
Curr Top Microbiol Immunol 238: 1-12

Cohen J (1997)
The media's love affair with AIDS research: Hope vs. hype
Science 275: 298-299

Cohen RD, Iles RA, Barnett D et al. (1971)
The effect of changes in lactate uptake on the intracellular pH of perfused rat liver
Cli Sci (London) 41: 159-170

Cohen SS (1987)
Antiretroviral therapy for AIDS
NEJM 317: 629

Colosanti M, Persidini T, Menegazzi M (1995)
Induction of nitric oxide synthase in RNA expression
J Biel Chem 270: 26731-26733

Committee on the Safety of Medicines (1985)
Deaths associated with cotrimoxazole, ampicillin and trimethoprim
Curr Prob 15: 1

Committee on the Safety of Medicines (1995)
Revised indications for co-trimoxazole (Septrin, Bactrim, various generic preparations)
Curr Prob Pharmacovigil 21: 6

Concorde Coordinating Committee (1994)
Concorde: MRC/ANRS randomised double-blind controlled trial of immediate and deferred zidovudine in symptom-free HIV-infection
Lancet 343: 871-881

Conney AH, Lou Y-R, Xie J-G et al. (1997)
Some perspectives on dietary inhibition of carcinogenesis: Studies with curcumin and tea
P.S.E.M.B. 216: 234-244

Coodley CO, Coodley MK, Nelson HO, Loveless MO (1993)
Micronutrient concentrations in the HIV wasting syndrome
AIDS 7: 1595-1600

Cooper DA, Emery S (1999)
Latent reservoirs of HIV infection: Flushing with IL-2?
Nature Medicine 5: 611-612

Cooper SW, Kimbrough RD (1980)
Acute dimethylnitrosamine poisoning outbreak
J Forensic; Sci 25: 874-882

Cossarizza A, Franceschi C, Monti D et al. (1995)
Protective effect of N-Acetylcysteine in tumornecrosis factor-alpha-induced apoptosis in U 937 cells: The role of

mitochondria
Exp Cell Res 220(1): 232-240

Costa M (1995)
Model for the epigenetic mechanism of action of nongenotoxic carcinogens
Am J Clin Nutr 61: 666S-669S

Cotelle N, Bernier J-L, Catteau J-P et al. (1996)
Antioxidants properties of hydroxy-flavones
Free Rad Biol Med 20: 35-43

Cottier H, Hodler J, Kraft R (1995)
Oxidative stress: Pathogenetic mechanisms
Forsch Komplementärmed 2: 233-239

Cotton P (1990)
Controversy continues as experts ponder zidovudine's role in early HIV infection
JAMA 263: 1605

Cowdry EV (1918)
The mitochondrial constituents of protoplasm
Contrib Embryol 8: 39-160

Cox S, Cadman J, Dietz P et al. (1998)
The antiviral report.
A critical review of new antiretroviral drugs and treatment strategies
Treatment Action Group (TAG), New York

Crabtree HG (1929)
Observations on the carbohydrate metabolism of tumours
Biochem J 23: 536-545

Craddock M (1995)
My analysis of the Ho and Shaw papers
eMail: marck@solution.maths.unsw.edu.au

Craddock M (1996 a)
Some mathematical considerations on HIV and AIDS
In: Duesberg PH (ed.)
        ADS: Virus or drug-induced?
            Kluwer Academic Publishers, Dordrecht-Boston-London

Craddock M (1996 b)
HIV: Science by press conference
In: Duesberg PH (ed.)
        AIDS: Virus -or drug- induced?
            Kluwer Academic Publishers, Dordrecht-Boston-London

Craddock M (1997)
Supplementary Notes for HIV: Science by Press Conference
In: Lang S (1997)
        HIV and AIDS. Throwing Math and Statistics at People.
            Reader from Department of Mathematics, Yale University, New Haven, USA

Cribb AE, Spielberg SP (1990)
Hepatic microsomal metabolism of sulfamethoxazole to the hydroxylamine
Drug Metabol Dispos 18: 748-757

Cribb AE, Spielberg SP (1992)
Sulfamethoxazole is metabolized to the hydroxylamine in humans
Clin Pharmacol Ther 51: 522-526

Cuezva JM, Ostronoff LK, Ricar J et al. (1997)
Mitochondrial biogenesis in the liver during development and oncogenesis
J Bioenerget Biomembr 29 (4): 365-377

Cunningham AL, Dwyer DE, Mills J, Montagnier L (1996)
Structure and function of HIV
Med J Aust 164: 161-173

Cupps TR, Fauci AS (1982)
Corticosteroid-mediated immunregulation in man
Immunol Rev 65: 133-155

D

D'Adamo PJ, Whitney C (2000)
4 Blutgruppen.
Das Kochbuch für ein gesundes Leben.
Piper Verlag, München
Originalausgabe: D'Adamo PJ, Whitney C (1996)
            Eat right for your type
            G.P. Putnam's Sons, New York

D'Elios M, Del Prete G (1998)
Th1/Th2 balance in human disease
Transplant Proc 30 (5): 2373-2377

Dalakas MC, Illa I, Pezeshkpour GH et al. (1990)
Mitochondrial Myopathy caused by long-term zidovudine toxicity
N Eng J Med 322: 1098-1105

Daly AK, Cholerton S, Armstrong M et al. (1994)
Genotyping for polymorphisms in xenobiotic metabolism as predictor of disease susceptibility
Environ Health Perspect 102: S44-S61

Daly JM, Reynolds JV, Thom A et al. (1988)
Immune and metabolic effects of arginine in the surgical patient
Ann Surg 208: 512-523

Daly JM, Reynolds JV, Sigal BK (1990)
Effect of dietary protein and amino acids of immune function
Crit Care Med 18: 586-593

Dang CV, Lewis BC, Dolde C et al. (1997)
Oncogenes in tumor metabolism, tumorigenesis, and apoptosis
J Bioenerget Biomembr 29 (4): 345-353

Dangl J (1998)
Plants just say NO to pathogens
Nature 394: 525-527

Dannenberg AM (1991)
Delayed hypersensitivity and cell-mediated immunitiy in the pathogenesis of tuberculosis
Immunol Today 12: 228-232

Davis RE (1986)
Clinical chemistry of folic acid
Advances in Clinical Chemistry 25: 233-294

De Duve Chr (1991)
Blueprint for a cell: the nature and origin of life
Neil Patterson Publishers, Burlington, North Carolina

De Groote MA, Fang FC (1995)
NO inhibitions: Antimicrobial properties of nitric oxide

Clin Infect Dis 21 S 162- S 165

De Harven E (1998 a)
Pioneer deplores „HIV". Maintaining errors is evil
Continuum 5 (2): 24

De Harven E (1998 b)
Retroviruses: The recollections of an electron microscopist
Beitrag zum Welt-AIDS-Kongress 1998 in Genf
Tel. / Fax: (33) 493 60 28 39

De Harven E (1965)
Remarks on viruses, leukemia and electron microscopy
Methodological Approaches to the Study of Leukemias. pp 147-156
The Wister Institute Press, Philadelphia

De Harven E (1998 c)
Remarks on methods for retroviral isolation
Continuum 5 (3): 20-21

De Lorgeril M, Salen P, Martin JL et al. (1998)
Mediterranean dietary pattern in a randomized trial: Prolonged survival and possible reduced cancer rate
Arch Intern Med 158 (11): 1181-1187

De Rosa SC, Zaretsky MD, Dubs JG et al. (2000)
N-acetylcysteine replenishes glutathione in HIV infection
Eur J Clin Invest 30 (10) : 915-929

De Simone C, Tzantzoglou S, Famularo G et al. (1993)
High dose L-carnitine improves immunologic and metabolic parameters in AIDS patients
Immunopharmacol Immunotoxicol 15 (1): 1-12

De Simone C, Tzantzoglou S, Jirillo E et al. (1991)
L-Carnitine deficiency in AIDS patients
AIDS 6: 203-205

De Waal Malefyt R (1997)
The role of type 1 interferons in the differentiation and function of Th1 and Th2 cells
Semin Oncol 24 (3 suppl 9): S9-94-S9-98

De Wys WD, Begg C, Lavin PT et al. (1980)
Prognostic effect of weight loss prior to chemotherapy in cancer patients
Am J Med 69: 491-497

De Wys WD, Curran J, Henle W et al. (1982)
Workshop on Kaposi-Sarcoma: Meeting report
Cancer Treatment Reports 66 (6): 1387-1390

Deamer WC, Zollinger HU (1953)
Intersitial „plasma cell" pneumonia of premature and young infants
Pediatrics 12: 11-22

Dean JH, Luster MI, Mungon AE, Kimber T (eds.) (1994)
Immunotoxicology and immunopharmacology
Raven Press, New York. 2nd edn.

Decker D, Schöndorf M, Bidlingmaier F et al. (1996)
Surgical stress induces a shift in the type-1/type-2 T-helper cell balance, suggesting down-regulation of cell-mediated and up-regulation of
antibody mediated immunity commensurate to the trauma
Surgery 119: 316-325

Del Prete G (1998)
The concept of type-1 and type-2 helper T cells and their cytokines in humans
Int Rev Immunol 16 (3-4): 427-455

Delespesse G, Yang LP, Ohshima Y et al. (1998)
Maturation of human neonatal CD4+ and CD8+ T lymphocytes into Th1 / Th2 effectors
Vaccine 16 (14-15): 1415-1419

Delledonne M, Xia Y, Diton RA, Lamb C (1998)
Nitic oxide functions as a signal in plant disease resistance
Nature 394: 585-588

Des Jarlais DC, Friedman SR, Marmor M et al. (1987)
Development of AIDS, HIV seroconversion, and potential cofactors for T4 cell loss in a cohort of intravenous drug abusers
AIDS 1: 105-111

Des Prez RM, Heim CR (1990)
Mycobycterium tuberculosis
In: Mendell GL, Douglas RG, Bennett JE, 8thed.
    Principles and practices of infectious diseases
3rd ed. Churchill Livingstone, New York

Descotes J (1988)
Immunotoxicology of drugs and chemicals
Elsevier, Amsterdam-New York-Oxford, 2nd edn.

Detels R, English P, Vischer BR et al. (1989)
Seroconcersion, sexual activity and condom use among 2915 seronegative men followed for up to 2 years
J Acquir Immun Def Syndr 2: 77-83

Deutscher Bundestag (1994)
Zweite Beschlussempfehlung und Schlussbericht des 3. Untersuchungsausschusses nach Artikel 44 des Grundgesetzes
Drucksache 12/8591 vom 25.10.1994

Dewanjee MK (1997)
Molecular biology of nitric oxide synthases. Reduction of complications of cardiopulmonary bypass from platelets and neutrophils by nitric oxide generation from arginine and nitric oxide donors
ASAIO J 43: 151-159

Di George AM (1968)
Congenital absence of the thymus and its immunologic consequences: Concurrence with congenital hypoparathyreoidism
In: Bergsma D, Good RA (ed.)
    Immunologic Deficiency Disease in man
    The national foundation, New York

Diamond J, Blisard KS (1976)
Effects of stimulant and relaxant drugs on tension and cyclic nucleotide levels in canine femoral artery
Molecular Pharmacol 12: 688-692

Djordjevic MV, Fan J, Krzeminski J (1984)
Characterisation of N-nitrosamino acids in Tobacco
In: Loeppky RN, Michejcla CJ (ed.) a.a.0.

Dona G, Frasca D (1997)
Genes, immunity, and senescence: looking for a link
Immunol Rev 160:159-170

Dorward A, Sweet S, Moorehead R, Singh G (1997)
Mitochondrial contributions to cancer cell physiology: Redox balance, cell cycle and drug resistance
J Bionerget Biomembr 29 (4): 385-390

Dourmashkin RR, O'Toole CM, Bucher D, Oxford JS (1991)
The presence of budding virus-like particles in human lymphoid cells used for HIV cultivation
VIII. International Conference on AIDS. Florence 1991: 122

Doyle MP, Terpstra JW, Pickering RA et al. (1983)
Hydrolysis, nitrosyl exchange, and synthesis of alkyl nitrites
J Org Chem 48: 3379-3382

Drabick JJ, Magill AJ, Smith KJ et al. (1994)
Hypereosinophilia syndrom associated with HIV infection
South Med J 87: 525-529

Dröge W (1989)
Metabolische Störungen bei HIV-Infektion
In: Project News Nr.2, pp.4-5
   AIDS-Zentrum des Bundesgesundheitsamtes Berlin

Dröge W (1993)
Cysteine and glutathione deficiency in AIDS patients: A rationale for the treatment with N-acetylcysteine
Pharmacol 46: 61-65

Dröge W, Eck H-P, Mihm S (1992)
HIV-induced cysteine deficiency and T cell dysfunction: A rationale for treatment with N-acetylcysteine
Immunol Today 13: 211-214

Dröge W, Eck HP, Näher H et al. (1988)
Abnormal amino acid concentration in the blood of patients with acquired immune deficiency syndrome (AIDS) may contribute to the immunological defect
Biol Chem Hoppe-Seyler 369: 143-148

Dröge W, Gross A, Hack V et al. (1997 a)
Role of cysteine and glutathione in HIV infection and cancer cachexia. Therapeutic intervention with N-acethyl-cysteine (NAC)
Adv Pharmacol 38: 581-600

Dröge W, Holm E (1997 b)
Role of cysteine and glutathione in HIV infection and other diseases associated with muscle wasting and immunological dysfunction
FASEB J 11: 1077-1089

Dröge W, Mihm S, Bockstette M, Roth S (1994)
Effect of reactive oxygen internediates and antioxidants on proliferation and function of T-lymphocytes
Methods Enzymol 234: 135-151

Dröge W, Roth S, Altmann A, Mihm S (1987)
Regulation of T-cell functions by L-lactate
Cell Immunol 108: 405-416

DTB (1969)
Septrin and Bactrim: A combination of trimethoprim and sulfamethoxazole
Drugs and Therapeutics Bulletin 7: 13-15

DTB (1995)
Co-trimoxazole use restricted
Drugs and Therapeutics Bulletin 33: 92-93

Dubozy A, Husz S, Hunyadi J et al. (1973)
Immune deficiencies and Kaposi's sarcoma
Lancet 2: 265-269

Duesberg PH (1987)
Retroviruses as carcinogenes and pathogens: Expectation and reality
Cancer Res 47: 1199-1220

Duesberg PH (1992 a)
AIDS acquired by drug consumption and other noncontagious risk factors
Pharmacol Therap 55: 201-277

Duesberg PH (1995)
Foreign-protein-mediated immunodeficiency in hemophiliacs with and without HIV
Genetica 95 (1-3): 51-70

Duesberg PH (1996)
Inventing the AIDS virus
Regnery Publishing Inc., Washington DC

Duesberg PH (2000)
The african AIDS epidemic -new and contagious- or -old under a new name?
Presentation Presidential AIDS Advisory Panel Meeting on May/July 2000 in Pretoria
Net: www.virusmyth.com (front news)

Duesberg PH, Bialy H (1996 a)
Duesberg and the right of reply according to Maddox-Nature
In: Duesberg PH (ed.)
    AIDS: Virus -or drug- induced?
    Kluwer Academic Publishers, Dordrecht-Boston-London

Duesberg PH, Rasmick D (1998)
The AIDS dilemma: Drug diseases blamed on a passenger virus
Genetica 104: 85-132

Duesberg PH, Schwartz JR (1992 b)
Latent viruses and mutated oncogenes: No evidence for pathogenicity
Proc Nucleic Acid Res Mol Biol 43: 135-204

Durack DT (1981)
Opportunistic infections and Kaposi's sarcoma in homosexual men
N Engl J Med 305: 1465-1467

Duthie SJ, Johnson W, Dobson VL (1997)
The effect of dietary flavonoids on DNA damage (Strand breaks and oxidised pyrimidines) and growth in human cells
Mutation Res 390: 141-151

Dutz W (1970)
Pneumocystis Carinii Pneumonia
Pathol ann 3: 309-340

Dvorak HF, Mihm MC, Dvorak AM (1979)
Morphology of delayed-type patients
Ann Surg 190: 557-564

Dworikin BM, Rosenthal WS (1986)
Selenium deficiency in AIDS
J PEN 10: 405-407

E

Eaton NE, Reeves GK, Appleby PN, Key TJ (1999)
Endogenous sex hormones and prostate cancer: a quantitative review of prospective studies
Br J Cancer 80 (7): 930-934

Ebeling P, Koivisto VA (1994)
Physiological importance of dehydroepiandrosterone

Lancet 343 (8911): 1479-1481

Eck HP, GmOnder H, Hartmann M et al. (1989)
Low concentrations of acid globule thiol (cysteine) in the blood plasma of HIV-1 infected patients
Biol Chem Hoppe-Seyler 370: 101-108

Eigenbrodt E, Glossmann H (1980)
Glycolysis – one of the keys to cancer?
Trends Pharmacol Sci 1: 240-245

Ellekany S, Whiteside TL (1987)
Analysis of intestinal lymphocyte subpopulation in patients with AIDS and ARC
Am J Clin Pathol 87: 356-364

Ender F, Havre G, Helgebostad A et al. (1964)
Isolation and identification of a hepatotoxic factor in herring meal produced from sodium nitrite preseved herring
Naturwissenschaften 51: 637-638

Epstein S (1996)
Impure Science.
AIDS, activism, and the politics of knowledge
University of California Press, Berkeley-Los Angeles-London

Epstein S (1998)
Winning the war against cancer? Are they even fighting it?
The Ecologist 28 (2): 69-80

Ericson LS (1983)
Splanchnic exchange of glucose, amino acids and free fatty acids in patients with chronic inflammatory disease
Gut 24: 1161-1168

Ernster L, Schatz G (1981)
Mitochondria: A historical review
J Cell Biol 91: 227 S - 255 S

Esterly JE (1967)
Pneumocystis carinii in lungs of adults at autopsy
Am Rev Resp Dis 97: 935-939

Everett GM (1975)
Amyl nitrite („poppers") as an aphrodisiacum
In: Sandler M, Gessa GL (ed.)
Sexual Behavior: Pharmacology and Biochemistry
Raven Press, New York

Eyster ME, Nau ME (1978)
Particulate material in antihemophiliac factor (AHF) concentrates
Transfusion 9/10: 576-581

Ezekowitz RA, Williams DJ, Koziel H et al. (1991)
Uptake of Pneumocystis carinii mediated by the macrophage mannose receptor
Nature 351: 155-158

F

Farber C (1989)
Sins of omission: The AZT scandal
Spin Magazin Nov 1989 issue

Fauci AS (2000)
Neue Strategien sind bei der Bekämpfung der HIV-Infektion nötig

Bericht über HAART-Studie der NIAID (Fauci AS), vorgetragen auf dem Welt-AIDS-Kongress in Durban / Südafrika 9.-14.Juli 2000
Ärztezeitung 14. Juli 2000

Wird HIV trotz Therapie-Pausen gebändigt?
a.a.O.
Ärztezeitung 13.07.2000
Net: www.aids2000.com

Fauci AS, Dale DC (1974)
The effect of in vivo hydrocortisone on subpopulations of human lymphocytes
J Clin Invest 53: 240-246

Fauci AS, Dale DC (1975)
The effect of hydrocortisone on the kinetics of normal human lymphocytes
Blood 46: 235-243

Fauci AS, Lane HC (1994)
Human immunodificiency (HIV) disease, AIDS and related disorders
In: Isselbbacher KJ, Braunwald Em Wilson JD et al. (ed.)
Harrisons Principals of Internal Medicine. 13th ed.
Mc Graw-Hill Inc., New York (pp. 1566-1618)

Fauci AS, Pratt Kr (1976 b)
Activation of human B lymphocytes.
I. Direct plaque-forming cell assay for the measurement of polyclonal activation and antigenic stimulation of human B lymphocytes
J Exp Med 144: 674-684

Fauci AS, Pratt KR, Whalen G (1976 a)
Activation of human B lymphocytes.
II. Cellular interactions in the PFC response of human tonsillar and peripheral blood B lymphocytes to polyclonal activation by pokeweed mitogen
J Immunol 117: 2100-2104

Fauci AS, Haynes BF (1977)
Activation of human B lymphocytes.
III. Concanavalin A – induced generation of suppressor cells of the plague-forming cell response of normal human B lymphocytes
J Immunol 118: 2281-2287

Fauci AS, Pratt KR, Whalen G (1977)
Activation of human B lymphocytes.
IV. Regulatory effects of corticosteroids on the t riggering signal in the plaque-forming cell response of human peripheral blood B lymphocytes to polyclonal activation
J Immunol 119: 598-603

Fearon DT, Locksley RM (1996)
The instructive role of innate immunity in the acquired immune response
Science 272: 50-54

Fedyk ER, Brown DM, Phipps RP (1997)
PGE2 regulation of B lymphocytes and T helper 1 and T helper 2 cells: induction of inflammatory versus allergic responses
Adv Exp Mad Biol 407: 237-242

Fein R, Kelsen DP, Geller N (1985)
Adenocarcinomas of the oesophagus and gastroesophageal junction: Prognostic factors and results of therapy
Cancer 25: 12-18

Felig P, Owen OE, Wahren J, Cahill GF (1969)

Amino acid metabolism during prolonged starvation
J Clin Invest 48: 584-594

Fenton HJH (1884)
Oxidation of tartaric acid in presence of iron
J Chem Soc 65: 899-910

Fernandes G, Troyer DA, Jolly CA (1998)
The effects of dietary lipids on gene expression and apoptosis
Proceedings Nutr Soc 57 (4): 543-550

Fernandez de Allbornoz JL, Ostreicher R (1984)
Foreword. Vorträge auf dem Kongress „AIDS - the epidemic of Kaposi's Sarcoma and opportunistic infections"
March 1983, New York University Medical Center
In: Friedman-Kien AE, Laubenstein LJ (ed.) a.a.0.

Ferrando SJ, Rabkin JG, Poretsky L (1999)
Dehydroepiandrosterone sulfat (DHEAS) and testosterone: Relation to HIV illness stage and progression over one year
J Acquir Imm Def Syndr 22 (2): 146-154

Fiala C (1998)
AIDS in Africa: Dirty tricks
New African, pp. 36-38

Fiala C (2000)
Seit 20 Jahren leben wir mit HIV / AIDS.
Aufruf zu einer offenen Diskussion der widersprüchlichen Fakten.
Präsentation zur Spezialisten-Konferenz auf Initiative des Südafrikanischen Präsidenten Mbeki Mai/Juli 2000 in Pretoria
eMail: christianfiala@aon.at
Fax: +43-1-5973190

Fiala C (1997)
Lieben wir gefährlich? Ein Arzt auf der Suche nach den Fakten und Hintergründen von AIDS
Franz Deuticke Verlagsgesellschaft, Wien-München

Fischl MA, Richman DD, Hansen N et al. (1990)
The safety and efficacy of Zidovudine (AZT) in the treatment of subjects with mildly symptomatic human immunodeficiency virus type 1 (HIV) infection
Ann Intern Med 112: 727-737

Fletcher BS, Kujubu DA, Perrin DM, Herschman H (1992)
Structure of the nitrogen-inducible TIS 10 gene and demonstration that the TIS10-encoded protein is a functional prostaglandin G/H synthase
J Biol Chem 267: 4338-4344

Folkers K, Langsjoen P, Nara Y et al. (1988)
Biochemical deficiencies of Coenzyme Q 10 in HIV-infection and exploratory treatment
Biochem Biophysic Res Communic 153 (2): 888-896

Folkers K, Yamamura Y (eds.) (1986)
Biomedical and clinical aspects of coenzyme Q 10
Elsevier, New York

Fong LYY, Bevill RF, Thurson JC, Magee PN (1992)
DNA adduct dosimetry and DNA repair in rats and pigs given repeated doses of procarbazine under conditions of carcinogenicity and human cancer chemotherapy respectively
Carcinogenesis 13: 2153-2159

Fontana L, Sirianni MC, De Sanctis G et al. (1986)
Deficiency of natural killer activity, but not a natural killer binding, in patients with lymphadenopathy syndrome positive for antibodies to HTLV-III
Immunobiology 171: 425-435

Fordyce-Baum MK, Montero-Atienza E, Morgan R et al. (1990)
Toxic levels of dietary supplementation in HIV-1 infected patients
Arch AIDS Res 4: 149-157

Franchini A, Conte A, Ottaviani E (1995)
Nitric oxide: An ancestral immunocyte of effector molecule
Adv Neuroimmunol 5 (4): 463-478

Frank GW (1992)
Kombucha. Das Teepilz-Getränk.
Praxisgerechte Anleitung für die Zubereitung und Anwendung
Verlag W. Ennsthaler, A-4402 Steyer

Fraziano M, Montesano C, Lombardi VR et al. (1996)
Epitope specificity of anti-HIV antibodies in human and murine autoimmune diseases
AIDS Res Human Retroviruses 12: 491-496

Frenkel JK, Gwod JT, Schultz JA (1966)
Latent Pneumocystis infection of rats: relapse and chemotherapy
Lab invest 15: 1559

Freund HA (1937)
Clinical manifestations and studies in parenchymatous hepatitis
Ann Internal Med 10: 1144-1155

Friedland GH (1990)
Early treatment for HIV.
The time has come (editorial)
N Engl J Med 322: 1000-1002

Friedman PJ (1987)
Is wasting itself lethal? A case-control prospective study
Nutr Res 7: 707-717

Friedman-Kien AE, Laubenstein LJ (ed.) (1984)
AIDS: The epidemic of Kaposi's sarcoma and opportunistic infections
Masson Publlishing, New York

Friedman-Kien AE, Ostreicher R (1984 a)
Overview of classical and epidemic Kaposi's sarcoma
In: Friedman-Kien AE, Laubenstein LJ (ed.), a.a.O.

Friedman-Kien AE, Saltzman BR, Cao Y et al. (1990)
Kaposi's sarcoma in HIV negative homosexual men
Lancet 1: 168

Frissen PHJ, Mulder JW, Masterson JG, Lange JMA (1990)
DHEA administration in HIV infection
European AIDS Conference, Denmark March 1990

Fry TC (1989)
The great AIDS hoax
Life Science Institute, Austin,Texas

Fuchs D, Jäger H, Popescu M et al. (1990)
Immune activation markers to predict AIDS and survival in HIV-1 seropositives
Immunology Letters 26: 75

Fumento M (1989)
The myth of heterosexual AIDS
Regnery Gateway, Washington DC

Furchgott RF, Zawadzki JV (1980)
The obligatory role of endothelial cells in the relaxation of arterial smooth muscle by acetylcholine
Nature 288: 373-376

Furchgott RF, Vanhoutte PM (1989)
Endothelium-derived relaxing and contracting factors
FASEB J 3: 2007-2018

Furio MM, Wordell CJ (1985)
Treatment of infectious complications of acquired immunodeficiency syndrome
Clin Pharmacol 4: 539-554

Furman PA, Fyfe JA, St. Clair M, Weinhold K, Rideout JL, Freeman GA, Nusinoff-Lehrman S, Bolognesi DP, Broder S, Mitsuya H, Barry DW (1986)
Phosphorylation of 3'-azido-3'-deoxythymidine and selective interaction of the 5'-triphosphate with human immunodeficiency virus reverse transcriptase
Proc Natl Acad Sci USA 83: 8333-8337

Fye WB (1986)
Lauder Brunton and amylnitrit: A Victorian vasodilator
Circulation 74: 222-229

G

Gabrielsen AE, Good RA (1967)
Chemical suppression of adaptive immunity
Adv Immunol 6: 91-2229

Gajdusek D (1957)
Pneumocystis Carinii – etiologic agent of interstitial plasma cell pneumonia of premature and young infants
Pediatrics 19: 543-565

Galli M, Ridolfo AL, Gervasoni C et al. (1999)
Incidence of fat tissue abnormalities in protease inhibitor-naive patients treated with NRTI combination
Antiviral Ther 4 (Suppl 2): 29

Gallo RC (1986)
The first human retrovirus
Scientific American 235 (6): 88-98

Gallo RC (1991)
Virus Hunting
Basic Books, New York

Gallo RC (1999)
Danksagung zur Verleihung des Paul-Ehrlich- und Ludwig-Darmstaedter-Preises am 14.03.1999
Paul-Ehrlich-Gesellschaft, Frankfurt a. Main

Gallo RC, Mann D, Broder S et al. (1982)
Human T-cell leukemia-lymphoma virus (HTLV) is in T- but not B-lymphocyte from a patient with cutaneous T-cell lymphoma
Proc Natl Acad Sci USA 79: 5680-5683

Gallo RC, Salahuddin SZ, Popovic M et al. (1984)
Frequent detection and isolation of cytopathic retrovirus (HTLV-III) from patients from AIDS and risks for AIDS
Science 224: 500-503

Garbuglia AR, Salvi R, Di Caro A et al. (1996)
In vitro activation of HIV RNA expression in peripheral blood lymphocytes as a marker to predict the stability of non-progressive status in longterm survivors
AIDS 10: 17-21

Garthwaite J, Charles SL, Chess-Williams R (1988)
Endothelium-derived relaxing factor release on activation of NMDA receptor suggests role as intercellular messenger in the brain
Nature 336: 385-388

Garthwaite J, Garthwaite G, Ralmer RM, Moncada S (1989)
NMDA receptor activation induces nitric oxide synthesis from arginine in rat brain slices
Europ J Pharmacol 172: 413-416

Gatti RA, Good RA (1971)
Occurence of malignancy in immunodeficiency diseases
Cancer 28: 89-98

Gaylarde PM, Sarkany I (1972)
Suppression of thymidine of human leukocytes by cotrimoxazole
Brit Med J 3: 144-149

Gebbers JO (1995)
Antioxidantien in der Ernährung
Forsch Komplementärmed 2: 232-288

Gelmann EP, Popovic M, Lomonilo A et al. (1984)
Evidence for HTLV-infection in two patients with AIDS
In: Friedman-Kien AE, Laubenstein LJ (ed.), a.a.O.

Gelman BB, Rodriguez-Wolf MG, Wen J et al. (1992)
Siderotic cerebral macrophages in the acquired immunodeficiency syndrome
Arch Pathol Lab Med 116: 509

George AJT, Ritter MA (1996)
Thymic involution with aging: Obsolescence or good housekeeping?
Immunol Today 17: 267-272

Gervasoni C, Ridolfo AL, Trifirò G et al. (1999)
Redistribution of body fat in HIV-infected women undergoing combined antiretroviral therapy
AIDS 13: 465-471

Gherardi RK, Mhiri C, Baudrimont M et al. (1991)
Iron pigment deposits, small vessel vasculitis and erythrophagocytosis in the muscle of human immmunodeficiency virus-infected patients
Human Pathol 22: 1187

Ghilchick MW, Morris AS, Reeves DS (1970)
Immunosuppressive powers of the antibacterial agent trimethoprim
Nature 227: 393-394

Gianotti L, Braga M, Fortis C et al. (1999)
A prospective randomized trial on preoperative feeding with an arginine-, omega 3 fatty acid-, and RNA-enriched enteral diet: Effect on host
response and nutritional status
JPEN J Parenter Enter utrition 23 (6): 314-320

Gill PS, Parick M, Byrnes RK et al. (1987)
Azidothymidine associated with bone marrow failure in the acquired immunodeficiency syndrome (AIDS)
Ann Intern Med 107: 502-505

Gillespie JS, Liu XR, Martin W (1989)
The effects of L-arginine and N-monomethyl L-arginine on the response of the rat anococcygeus muscle to NANC nerve stimulation
Br J Pharmacol 98: 1080-1082

Gilli RM, Sari JC, Lopez CL et al. (1990)
Comparative thermodynamic study of the interaction of some antifolates with dihydrofolate reductase
Biochemica et Biophysica Acta 1040: 245-250

Gillin JS, Shike M, Alcock N et al. (1985)
Malabsorption and mucosal abnormalities of the small intestine in AIDS
Ann Intern Med 102: 619-622

Gillis S, Crabtree GR, Smith KA (1979 a)
Glucocorticoid-induced inhibition of T cell growth factor production.
I. The effect on mitogen-induced lymphocyte proliferation
J Immunol 123: 1624-1630

Gillis S, Crabtree GR, Smith KA (1979 b)
Glucocorticoid-induced inhibition of T cell growth factor production.
II. The effect on the in vitro generation of cytolytic T cells
J Immunol 123: 1632-1638

Giorgio JV, Fahey JL, Smith DC et al. (1987)
Early effects of HIV on CD4 lymphocytes in vivo
J Immunol 138: 3725-3730

Giraldo RA (1999 a)
Everybody reacts positive on the ELISA test for HIV
Continuum 5 (5): 8-10

Giraldo RA, Ellner M, Farber C et al. (1999 b)
Is it rational to treat or prevent AIDS with toxic antiretroviral drugs in pregnant women, infants, children and anybody else? The answer is negative
Continuum 5 (6): 39-52

Glaxo Wellcome (1998)
Retrovir (Zidovudine)
In: Physician'S Desk Reference. pp. 1167-1175
    Medical Economic Co., Monvale, NJ. 1998

Gluschankof P, Monclor I, Gelderblom HR et al. (1997)
Cell membrane vesicles are a major contaminant of gradient-enriched human immunodeficiency virus type-1 preparations
Virol 230: 125-133

Gmünder H, Dröge W (1991)
Differential effects of glutathione depletion on T-cell subsets
Cell Immunol 138: 229-237

Godfried JP, van Griensven G, Tielman R et al. (1987)
Risk factors and prevalence of HIV antibodies in homosexual men in the Netherlands
Am J Epidemiol 125: 1048

Goedert JJ, Neuland CY, Wallen WG et al. (1982)
Amyl nitrite may alter T Lymphcytes in homosexual men
Lancet 1: 412-416

Goedert JJ, Sarngadharen MG, Biggar RJ et al. (1984)
Determinants of retrovirus (HTLV-III) antibody and immunodeficiency conditions in homosexual men
Lancet 2: 711-716

Gölz J, Mayr C, Bauer G (1995)

HIV und AIDS.
Behandlung, Beratung, Betreuung.
Urban und Schwarzenberg, München-Wien-Baltimore. 2. Aufl.

Gogos CA, Ginopoulos P, Salsa B et al. (1998)
Dietary Omega-3 polyunsaturated fatty acids plus vitamin E restore immunodeficiency and prolong survival for severely ill patients with
generalized malignancy: A randomized control trial Cancer 82 (2): 395-402

Gold KN, Weyand CM, Gorozny JJ (1994)
Modulation of helper T cell function by prostaglandins
Arthritis Rheum 37: 925-933

Golden BD, Abranson SB (1999)
Selective Cyclooxygenase-2 inhibitors
Rheum Dis Clin North America 25: 359-378

Goldsmith Z (1998)
Cancer: A disease of industrialization
The Ecologist 28 (2): 93-105

Golshani-Hebroni SG, Bessman SP (1997)
Hexokinase binding to mitochondria: a basis for proliferative energy metabolism
J Bioenerget Biomembr 29 (4): 331-338

Gonzalez FJ (1995)
Genetic polymorphism and cancer susceptibility: Fourteenth Sapporo Cancer Seminar
Cancer Res 55: 710-715

Gonzalez-Quintial R, Baccala R, Alzari PM et al. (1990)
Poly (GIuGoAIa30Tyr10) (GAT)-induced IgG monoclonal antibodies cross-react with various self and non-self antigens through the complementary determining regions. Comparison with IgM monoclonal polyreactive natural antibodies
Euro J Immunol 20: 2383-2387

Good SS, Durack DT, Miranda P (1986)
Biotransformation in various species and in humans of 3-azido-3-deoxythymidine, a potential agent for the treatment of AIDS
Fed Proc 45: 444, abstract

Goppelt-Struebe M (1995)
Regulation of prostaglandin endoperoxide (cyclo-oxygenase) isoenzyme expression
Prostaglandins Leukot Essent Fattyacids 52: 213-222

Gorard DA, Guilodd RJ (1988)
Necrotizing myopathy and Zidovudine
Lancet i: 1050

Gottlieb MS, Schroff R, Howard M et al. (1981)
Pneumocystis carinii pneumonia and mucosal candidiasis in previously healthy homosexual men. Evidence of a new acquired cellular immunodeficiency
NEJM 305: 1425-1431

Gray MW, Burger G, Lang BF (1999)
Mitochondrial Evolution
Science 283: 1476-1481

Green LC, Ruiz de la Luzuriaga K, Wagner DA (1981)
Nitrate biosynthesis in man
Proc Natl Acad Science USA 78: 7764-7768

Green SJ, Scheller LF, Marletta MA et al. (1994)

Nitric oxide: Cytokine regulation of nitric oxide in host resistance to intracellular pathogens
Immunol Lett 43 (1-2): 87-94

Greenspan HC (1993)
The role of reactive oxigen species, antioxidants and phytopharmaceuticals in human immunodeficiency virus activity
Medical Hypotheses 40: 85-92

Gregory SH, Wing EJ, Hoffman RA, Simmons RL (1993)
Reactive nitrogen intermediates suppress the primary immunologic response to Listeria
J Immunol 150: 2901-2909

Greider CW, Blackburn EH (1996)
Telomeres, telomerase and cancer
Sci Am 274 (2): 80-85

Grey D, Hamilton-Miller JMT (1977)
Trimethoprim-resistant bacteria: Cross-resistance patterns
Microbios 19: 45-54

Grieko MH (1989)
Immunoglobulins and hypersensitivity in human immunodeficiency (HIV) infection
J Allergy Clin Immunol 84:1-4

Griffin DE, Ward BJ (1993)
Differential CD4 T cell activation in measles
J Infect Dis 168: 275-281

Grünfeld C, Feingold KR (1992)
Metabolic disturbances and wasting in the acquired immunodeficiency syndrome
N EngI J Med 327: 329-332

Gruetter CA, Barry BK, Mc Manara DB et al. (1979)
Relaxation of bovine coronary artery and activation of coronary guanylate cyclase by nitric oxide, nitroprusside and a carcinogenic nitrosamine
J Cycl Nucleotide Res 5: 211-224

Grupta S, Imam A, Licorish K (1986)
Serun ferritin in acquired immune deficiency syndrome
J Cin Lab Immunol 20: 11-13

Guilbert B, Fellous M, Avrameas S (1986)
HLA-DR-specific monoclonal antibodies crossreact with several self and non-self non-MHC molecules
Immunogenetics 24: 118-121

Guilbert B, Mahana W, Gilbert M et al. (1985)
Presence of natural autoantibodies in hyperimmunized mice
Immunol 56: 401-408

Guiliano F, Rampin 0, Benoit G, Jardin A (1997)
The peripheral pharmacology of erection
Progr Krol 7: 24-33

Gupta E, Olopade OI, Ratain MJ et al. (1995)
Pharmokinetics and pharmacodynamics of Olipraz as a chemopreventive agent
Clin Cancer Res 1: 1133-1138

Guslandi M (1998)
Nitric oxide and inflammatory bowel diseases (review)
Eur J Clin Invest 28: 904-907

Gysling E (1995)
Cotrimoxazol. Sulfamethoxazol / Trimethoprim
Pharma-Kritik 17 (21): 81-86

H

Haanen JBAG, de Waal Malefijt R, Res PCM et al. (1991)
Selection of a human T helper type-1 like T cell subset by mycobacteria
J Exp Med 174: 583-592

Habib FM, Springall DR, Davies GJ et al. (1996)
Tumor necrosis factor and inducible nitric oxide synthese in dilated cardiopathy
The Lancet 347: 1151-1155

Hachtel W (1998)
Pflanzen wehren sich mit Stickoxid
Spektrum der Wissenschaft 11 (Nov.): 39-42

Hack V, Gross A, Kinscherf R et al. (1996)
Abnormal glutathione and sulfate levels after interleukin-6 treatment and in tumor-induced cachexia
FASEB J 10: 1219-1226

Hack V, Schmid D, Breitkreuz R (1997)
Cystine levels, cystine flux, and protein catabolism in cancer cachexia, HIV/SIV infection, and senescence
FASEB J 11: 84-92

Hadden JW (1977)
Cyclic nucleotides in lymphocyte proliferation and differentiation
In: Hadden JW, Coffey RG, Spreafico F (ed.)
    Immunopharmacology
    Plenum Medical, New York und London

Hässig A, Hodler J, Liang W-X, Stampfli (1992 a)
Neuere nutritive und phytotherapeutische Behandlungsmöglichkeiten
Schweiz Zschr Ganzheits Med 4 (Suppl 1): 5

Hässig A (1992 b)
Umdenken bei AIDS
Schweiz Zschr Ganzheits Med 4: 171

Hässig A, Jolter P, Liang W-X, Stampfli K (1993)
Hinweise zur Prophylaxe von AIDS bei HI-Virusträgern. Auf der Grundlage eines plausiblen Pathogenesemodells dieser Erkrankung
Schweiz Zschr Ganzheitsmed 4: 188-192

Hässig A, Lang W-X, Stampfli K (1994 a)
Lässt sich die HIV-AIDS-Kontroverse lösen?
Ist AIDS die Folge von andauernden übermäßigen Stressbelastungen des Organismus?
Schweiz Zschr Ganzheitsmed 6: 304-308

Hässig A, Liang W-X, Stampfli K (1994 b)
Azidothymidin (AZT) und AIDS.
Offene Fragen beim Einsatz von AZT zur Prävention und Behandlung von AIDS
Schweiz Zschr Ganzheitsmed 5: 280-283

Hässig A, Kremer H, Liang W-X, Stampfli K (1996 a)
Offene Fragen zur Spezifität der Anti-HIV-Antikörper
Schweiz Zschr Ganzheitsmed 8 (6): 294-298

Hässig A, Kremer H, Liang W-X, Stampfli K (1996 b)
Parenteral übertragene Hepatitis-Viren und AIDS

Schweiz Zschr Ganzheitsmed 8 (7/8): 325-330

Hässig A, Liang W-X, Stampfli K, Kremer H (1996 c)
HIV – can you be more specific?
Continuum 4 (2): 10-12

Hässig A, Liang W-X, Stampfli K (1996 d)
Can we find a solution to the human immunodeficiency virus / aquired immune deficiency syndrome controversy? Is acquired immune deficiency syndrome the consequence of continuous excessive stressing of the body?
Medical Hypotheses 46: 388-392

Hässig A, Kremer H, Liang W-X, Stampfli K (1997 a)
Hyperkatabole Krankheiten
Schweiz Zschr Ganzheitsmed 9 (2): 79-85

Hässig A, Kremer H, Liang W-X, Stampfli K (1997 b)
AIDS und Autoimmunität
Schweiz Zschr Ganzheitsmed 9 (5): 219-221

Hässig A, Liang W-X, Schwabl H, Stampfli K (1997 c)
Flavonoide und Tannine: Pflanzliche Antioxidanzien mit Vitamincharakter
Schweiz Zschr Ganzheits Medizin 4/97

Hässig A, Liang W-X, Stampfli K (1997 d)
Neuroendokrine Steuerung der Immunreaktionen
Die Blaue Liste Schweiz 1997: 22-24

Hässig A, Kremer H, Lanka S, Liang W- X, Stampfli K (1998 a)
15 Jahre AIDS.
Eine kritische Stellungnahme zur Situation
Schweiz Zschr GanzheitsMed 10 (4), Mai 1998

Hässig A, Kremer H, Liang W-X, Stampfli K (1998 b)
The role of the Th-1 to Th-2 shift of the cytokine profiles of CD4 helper cells in pathogenesis of autoimmune and hypercatabolic diseases
Medical Hypotheses 51: 59-63

Hässig A, Kremer H, Lanka S, Liang W-X, Stampfli K (1998 c)
15 years of AIDS
Continuum 5 (3): 32-37

Hässig A, Kremer H, Liang W-X, Stampfli K (1998 d)
Errors in views on pathogenesis, prevention and treatment of AIDS.
A persistent glutathione deficiency is the key of the understanding of this disease
Continuum 5 (4): 28-29

Hässig A, Kremer H, Lanka S, Liang W-X, Stampfli K (1998 e)
AIDS und Hepatitis.
Beruht ein positiver Anti-HIV-Test auf stressinduzierten Aktivierungen von chronischen Hepatitiden?
Schweiz Zschr Ganzheits Med 10 (1), Febr 1998

Hässig A, Kremer H, Liang W-X et al. (1999)
Seriously seeking sulphur.
Sulphur fames oxygen and converts it from foe to friend. Its importance in the formation of proteoglycans and cysteine-containing antioxidants
Continuum 5 (5): 54-55

Häussinger D (1989)
Glutamine metabolism in the liver: Overview and current concepts
Metabolism 38: 14-20

Hagen-Mann K, Mann W (1994)
Quantitative PCR
In: Wink M, Werle H (1994)
    PCR im medizinischen und biologischen Labor.
    GIT, Darmstadt

Haguenau F (1959)
Le cancer du sein chez la femme.
Etude comparative au microscope optique
Bull Assoc Franc Etude du Cancer 46: 177-211

Haley TJ (1980)
Review of the physiological effects of amyl, butyl and isobutyl nitrites
Clin Toxicol 16: 317-329

Halliwell B, Chirico S (1993)
Lipid peroxidation: Its mechanism, measurement, and significance
Am J Clin Nutr 57 (Suppl): 715S-724S (discussion)

Halliwell B, Cross CE (1991)
Reactive oxygen species, antioxidants, and AIDS
Arch Intern Med 151: 29-31

Halliwell B, Gutteridge JMC (1990)
The antioxidants of human extracellular fluids
Arch Biochem Biophys 280: 1-8

Halliwell B, Gutteridge JMC (1992)
Free radicals in biology and medicine
Clarendon Press, Oxford. 3rd edn.

Hamlin WB (1968)
Pneumocystis carinii
JAMA 204: 173-177

Hammarqvist F, Wernerman J, Ali R et al. (1989)
Addition of glutamine to total parenteral nutrition after elective abdominal surgery spares free glutamin in muscle, counteracts the fall in muscle protein synthesis, and improves nitrogen balance
Ann Surg 209: 455-463

Hamouda O, Voß L, Siedler A, Iselborn M (1997)
AIDS / HIV 1997.
Bericht zur epidemiologischen Situation in der Bun-desrepublik Deutschland zum 31.12.1996
Robert-Koch-Institut, Berlin

Han J, Stamler JS, Li H-L, Griffith O (1995)
Inhibition of gamma-glutamylcysteine synthetase by S-nitrosylation
In: Biology of nitric oxide (IV)
    Stamler JS, Gross S, Moncada S, Higgs A (eds.)
    Portland Press, London

Harakeh S, Jariwalla RJ (1991)
Comparative study of the anti-HIV activities of ascorbate and thiol-containing agents in chronically HIV-infected cells
AM J Clin Nutr 54: 1231 S - 1235 S

Harrison A, Skidmore SJ (1990)
Neopterin and Beta-2 Microglobulin levels in asymptomatic HIV-infection.
The predictive value of combining markers
J Med Vir 32: 128

Harver T, Harrer E, Kalams SA et al. (1996)
Strong cytotoxic T cell and weak neutralizing antibody responses in a subset of persons with stable nonprogressing HIV type 1 infection

AIDS Res Human Retroviruses 12: 585-592

Harwood AR, Osoba D, Hofstader SL et al. (1979)
Kaposi's sarcoma in recipients of renal transplants
Am J Med 67: 759-765

Harwood AR, Osoba D, Hofstader SL et al. (1984)
Kaposi's sarcoma in renal transplantant patients
In: Friedman-Kien AE, Laubenstein LJ (ed.), a.a.O.

Hausladen A, Privalle CT, Keng T et al. (1996)
Nitrosative Stress: Activation of the transcription factor OxyR
Cell 86: 719-729

Haverkos HW, Curran JW (1982)
The current outbreak of Kaposi's sarcoma and opportunistic infections
CA Bulletin of Cancer Progress 32: 330-339

Haverkos HW, Dougherty JA (ed.) (1988)
Health Hazards of Nitrite Inhalants
National Institute on Drug Abuse, Rockville U.S.

Haverkos HW, Friedman-Kien AE, Drotman P et al. (1990)
The changing incidence of Kaposi's sarcoma among patients with AIDS
J Am Acad Dermatol 22: 1250 f.

Hayakawa M, Ogawa T, Sugiyama S et al. (1991)
Massive conversion of guanosine to 8-hydroxyguanosine in mouse liver mitochondrial DNA by administration of azidothymidine
Biochem Biophys Res Commun 176: 87-93

Haynes BF, Fauci AS (1977)
Activation of human B lymphocytes.
III. Concanavalin A – induced generation of suppressor cells of the plague-forming cell response of normal human B lymphocytes
J Immunol 118: 2281-2287

Haynes BF, Fauci AS (1978)
The differential effect of in vivo hydrocortisone on the kinetics of subpopulations of human peripheral blood thymus-derived lymphocytes
J Clin Invest 61: 703-707

Hecht SS (1995)
Chemoprevention by isothiocyanates
J Cell Biochem 22 (S): 195-209

Heine H (1997)
Lehrbuch der biologischen Medizin.
Grundregulation und extrazelluläre Matrix-Grundlagen und Systematik
Hippokrates Verlag, Stuttgart, 2.Aufl.

Heinonen PK, Kivula T, Pystynen P (1987)
Decreased serum level of dehydroepiandrosterone sulfate in postmenopause women with ovarian cancer
Gynecol Obstetric Invest 23 (4): 271-274

Helbert M, Fletcher T, Peddle B et al. (1988)
Zidovudine-associated myopathy
Lancet ii: 689-690

Hengel RL, Watts NB, Lennox JL (1997)
Benign symmetric lipomatosis associated with protease inhibitors
Lancet 350: 1596

Hennebold JD, Daynes RA (1994)
Regulation of macrophage dehydroepiandrosterone sulfat metabolism by inflammatory cytokins
Endocrinology 135: 67

Hennings H, Glick AB, Greenhalgh DA et al. (1993)
Critical aspects of initiation, promotion and progression in multistage epidermal carcinogenesis
Proc Soc Exp Biol Med 202: 1-8

Henry J. Kaiser Family Foundation and HIV/AIDS Treatment Information Service (1997) Recommendations for antiretroviral therapy
Net: www.cdcnac.org

Henry Y, Lepoivre M, Drapier JC (1993)
EPR characterisation of molecular targets for NO in mammalian cells and organelles
FASEB J 7:1124-1134

Herbert V (1992)
Everybody should be tested for iron disorders
J Am Diet Assoc 92: 1502-1510

Herbert V (1994)
The antioxidant supplement myth
Am J Clin Nutr 60: 157-158

Hernandez-Pando R, Rook GA (1994)
The role of TNF-alpha in T-cell mediated inflammation depends on the Th1/Th2 cytokine balance
Immunology 82: 591-595

Herron DC, Ahank RC (1980)
Methylated purines in human liver DNA after probable dimethylamine poisoning
Cancer Res 40: 3116-3117

Herschman HR (1996)
Prostaglandin synthase 2
Biochem Biophys Acta 1299: 125-140

Hersh EM, Reubin JM, Bogerd H et al. (1983)
Effect of the recreational agent isobutyl nitrite in human peripheral blood lymphocytes and in vitro interferon production
Cancer Res 43: 1365-1371

Hertog GL, Hollman PCH, Katan MB (1992)
Content of potentially anticancerogenic flavonoids of 28 vegetables and 9 fruits commonly consumed in the Netherlands
J Agric Food Chem 40: 2379-2383

Herzenberg LA, De Rosa SC, Dubos JG et al. (1997)
Glutathione deficiency is associated with impaired survival in HIV disease
Proc Natl Acad Sci USA 94: 1967-1972

Heurtier AH, Boitard C (1997)
T-cell regulation in murine and human autoimmune diabetes: The role of TH1 and TH2 cells
Diabetes Metabol 23 (5): 377-385

Heymsfield SB, Mc Manus CB (1985)
Tissue components of weight loss in cancer patients
Cancer 55: 238-249

Hibbs JBJ, Taintor RR, Vavrin Z (1987)
Macrophage cytotoxicity: Role for L-arginine deiminase and imino nitrogen oxidation to nitrite
Science 235: 473-476

Hibbs JB, Westenfelder C, Taintor R et al. (1992)
Evidence for cytokine-inducible nitric oxide synthesis from L-arginine in patients receiving interleukin-2 therapy
J Clin Invest 89: 867-877

Higashi Y, Hawcroft G, Hull MA (2000)
The effect of non-steroidal anti-inflammatory drugs on human colorectal cancer cells: Evidence of different mechanisms of action
Europ J Cancer 36 (5): 664-674

Hilkens CMU, Vermeulen H, van Neerven RJJ et al. (1995)
Differential modulation of T helper type 1 (Th1) and T helper type 2 (Th2) cytokine secretion by prostaglandin E2 critically depends on interleukin-2
Eur J Immunol 25: 59-63

Hill RB, Rowlands DT, Riflkind D (1964)
Infectious pulmonary disease in patients receiving immunosuppressive therapy for organ transplantation
New Engl J Med 271:1021-1025

Hilton CW, Harrington PT, Prasad C, Svec F (1988)
Adrenal insufficiency in the acquired immunodeficiency syndrome
South Med J 81: 1493-1495

Hirvonen A (1999)
Polymorphisms of xenobiotic-metabolizing enzymes and susceptibility to cancer
Environ Health Perspect 107: S37-S47

Hitchings GH (1989)
Nobel lecture in Physiology or Medicine - 1988
Selective inhibitors of dihydrofolate reductase
In Vitro Cellular Development Biol 25 (4): 303-310

Ho DD (1995 b)
Time to hit HIV, early and hard
NUM 333: 450-451

Ho DD (2000)
Neue Strategien sind bei der Bekämpfung der HIV-Infektion nötig
Bericht über HIV/AIDS-Forschungsergebnisse, vorgetragen auf dem Welt-AIDS-Kongress in Durban / Südafrika 09.-14.07.2000
Ärztezeitung 14.07.2000

Ho DD, Neumann AU, Perelson AS et al. (1995 a)
Rapid turnover of plasma virons and CD4 lymphocytes in HIV-1 infection
Nature 373: 123-126

Hobbs GA, Keilbaugh SA, Rief PM, Simpson MV (1995)
Cellular targets of 3-azido-3-deoxythimidine: An early (non-delayed) effect on oxidative phosphorylation
Biochem Pharmacol 50: 381-390

Hodgkinson N (1996)
AIDS. The failure of contemporary science.
How a virus that never was deceived the world
Fourth Estate, London

Hoel DG, Davis DL, Miller AB et al. (1992)
Trends in cancer mortality in 15 industrialized countries. 1969-1986
J Natl Cancer Inst 84: 313-320

Hogervorst E, Jurriaans S, Wolf F et al. (1995)
Predictors for non-and slow progression in human immunodeficiency virus (HIV) type 1 infection: Low viral RNA copy numbers in serum and maintenance of HIV-1 p24-specific but not V3-specific antibody levels
J Infect Dis 171: 811-821

Holland SM, Eisenstein EM, Kuhns DB et al. (1994)
Treatment of refractory non-tuberculous mycobacterial infection with interferon gamma
N Engl J Med 330: 1348-1355

Holt PG, Macaubas C, Cooper D et al. (1997)
Th-1 / Th-2 switch regulation in immune responses to inhaled antigens.
Role of dentritic cells in the aetiology of allergic respiratory disease
Adv Exp Med Biol 417: 301-306

Hong RW, Rounds JD, Helton WS et al. (1992)
Glutamine preserves liver glutathione after lethal hepatic injury
Ann Surg 215: 114-118

Hoofman RA, Langrehr JM, Billiar TR et al. (1990)
Alloantigen-induced activation of rat splenocytes is regulated by the oxidative metabolism of L-arginine
J Immunol 145: 2220-2226

Hoover DR, Rinaldo C, He Y et al. (1995)
Long-term survival without clinical AIDS after CD4+ cell counts fall below 200x106 /L
AIDS 9: 145-152

Horrobin DF (1990)
Essential fatty acids, lipid peroxidation, and cancer
In: Omega 6 essential fatty acids.
Pathophysiology and roles in clinical medicine. pp.351-377
Alan R. Liss Inc., New York

Hortin GL, Landt M, Pokiderly WG (1994)
Changes in plasma amino acid concentrations in response to HIV-infection
Clin Chem 40: 785-789

Horwitz JP, Chua J, Noel M (1964)
Nucleosides.
V. The monomesylates of 1- (2, -deoxy-beta-D-lyxofuranosyl) thymidine
J Org Chem 29: 2076

Hoshaw RA, Schwartz RA (1980)
Kaposi's sarcoma after immunosuppressive therapy with prednison
Arch Dermatol 116: 1280-1282

Houdyk APJ, Rijnsburger ER, Jansen J et al. (1998)
Randomized trial of glutamine-enriched enteral nutrition on infectious morbidity in patients with multiple trauma
Lancet 352: 772

Howarth PH (1998)
Is allergy increasing? - Early life influences
Clin Exp Allergy 28 Suppl 6: 2-7

Huang M, Stolina M, Sharma S et al. (1998)
Non-small cell lung cancer cyclooxygenase-2-dependent regulation of cytokine balance in lymphocytes and macrophages: Up-regulation of interleukin 10 and down-regulation of interleukin 12 production
Cancer Res 58 (6): 1208-1216

Hughes WT, Feldman S, Sanyal SK (1975)

Treatment of pneumocystis carinii pneumonitis with trimethoprim-sufamethoxazole
Can Med J 112 (Suppl): 47-50

Hurd ER (1977)
Drugs affecting the immune response
In: Hollborrow EG, Reeves WG (ed.)
Immunity in Medicine
Academic Press, London

Husstedt JW (Hrsg.) (1998)
HIV und AIDS.
Fachspezifische Diagnostik und Therapie
Springer Verlag, Berlin-Heidelberg-New York

Huzzell JGR (1982)
Monoclonal Hybridoma Antibodies: Techniques and Application
CRC Press, New York

I

Ignarro LJ (1992)
Pharmacological, biochemical and chemical evidence that EDRF is NO or a labile nitroso precursor
In: Endothelial regulation of vascular tone
Ryan US, Rubanyi GM (ed.) pp. 37-49
Marcel Dekker Inc.. New York

Ignarro LJ (2000)
El óxido nitrico permite inhibir el crecimiento de algunos tumores
Vortrag in der Universität Navarra am 10. Mai 2000
Net: www.diariomedico.com/oncologia/n100500.html

Ignarro LJ, Buga GM, Wood KS et al. (1987)
Endothelian-derived relaxing factor produced and released from artery and vein is nitric oxide
Proc Natl Acad Sci (USA) 84: 9265-9269

Ignarro LJ, Lippton H, Edwards JC et al. (1981)
Mechanism of vascular smooth muscle relaxation by organic nitrates, nitrites, nitroprusside and nitric oxide: Evidence for the involvement of S-nitrosothiols as active intermediates
J Pharmacol Experiment Therapeutics 218: 739-749

Imoberdorf R (1997)
Immuno-nutrition: Designer diets in cancer
Supportive Care in Cancer 5 (5): 381-386

Isreal-Biet D, Labrousse F, Tourani J-M et al. (1992)
Elevation of IgE in HIV-infected subjects, a marker of poor prognosis
J Allergy Clin Immunol 89: 68-75

Isrealstarn S, Lambert S, Oki G (1978)
Poppers, a new recreational drug craze
Can J Psychiatry 23: 493-495

Ivady G, Paldy L (1958)
Ein neues Behandlungsverfahren der interstitiellen plasmazelligen Pneumonie Frühgeborener mit fünfwertigen Stilbium und aromatischen Diamidinen
Mschr Kinderheilk 106: 10-14

Ivady G, Paldy L, Koltay M et al. (1967)
Pneumocystis carinii pneumonia
Lancet 1: 616-617

J

Jackson CD (1979)
Volatile nitrite
NTP working paper
Office of Scientific Intelligence, National Center for Toxicological Research, pp. 22, U.S.

Jackson MA, Stack HF, Waters MD (1993)
The genetic toxicology of putative nongenotoxic carcinogens
Mut Res 296: 241-277

Jaffe HW, Choi K, Thomas PA et al. (1983)
National case-control study of Kaposi's sarcoma and pneumocystis carinii pneumonia in homosexual men: Part 1. Epidemiologic results
Ann Intern Med 99: 145-151

James SL (1995)
Role of nitric oxide in parasitic infections
Microbiol Rev 59 (4): 533-547

Janssen GME, van Kranenburg G, Geurten P (1988)
Gender difference in decline of urea concentration during the first 2-3 days postmarathon
Can J Sport Sci 13: 18P

Jarstrand C, Akerlund B, Lindeke B (1990)
Glutathione and HIV infection
Lancet 1: 235

Javier JJ, Fodyce-Baum MK (1990)
Antioxidant micronutrients and immune function in HIV infection
FASEB Proc 4: A940

Jick H, Derby LE (1995)
A large population -based follow-up study of trimethoprim-sulfamethoxazole, trimethoprim and cephalexin for uncommon serious drug toxicity
Pharmacotherapy 15: 428-432

Jochum M, Gippner-steppert C, Machheidt W et al. (1994)
The role of phagozyte proteinases and proteinase inhibitors in multiple organ-failure
Am J Respir Grit Care Med 150 (Suppl): 123-130

Johansson KU, Carlberg M (1995)
NO-Synthase: What can research on vertebrates add to what is already known?
Adv Neuroimmunol 5 (4): 431-442

Johns DR (1996)
The other human genome: Mitochondrial DNA and disease. Mutations in mitochondrial genes are increasingly implicated in human disease
Nature medicine 2: 1065-1068

Johnson C (1996)
Viral load and the PCR -why they can't be used to prove HIV infection
Continuum 4 (4): 32-37

Johnston LD, Malley PM, Bachman JG et al. (1986)
Drug abuse among American High School students, College students and other young adults
National trend through 1985
National Institute on Drug Abuse, Rockville U.S.

Jones MK, Wang H, Peskar BM et al (1999)
Inhibition of angiogenesis by nonsteroidal anti-inflam-

matory drugs: insights into mechanisms and implications for cancer growth and ulcer healing
Nature Medicine 5 (12): 1418-1423

Jun C-D, Choi B-M, Kim H-M, Chung H-T (1995)
Involvement of protein kinase C during taxol-induced activation of murine peritoneal macrophages
J Immunol 154: 6541-6547

K

Kahan D (1984)
Cyclosporine A: Biological activity and clinical applications
Grune and Stratton Inc., New York

Kalow W (1993)
Pharmagenetics: Its biologic roots and the medical challenge
Clin Pharmacol Ther 54: 235-241

Kalyanaraman VS, Sarngadharan MG, Bunn DA et al. (1981 b)
Antibodies in human sera reactive against an internal structural protein (p24) of human T-cell lymphoma virus
Nature 294: 271-273

Kalyanaraman VS, Sarngadharan MG, Poiesz B et al. (1981 a)
Immunological properties of a type C retrovirus isolated from cultured human T-lymphoma cells and comparison to other mammalian retroviruses
J Virol 38: 906-915

Kayanaraman VS, Sarngadharan MG, Robert-Guroff et al. (1982)
A new subtype of human T-cell leukemia virus (HTLV-II) associated with a T-cell variant of hairy cell leukemia
Science 218: 571-573

Kaposi M (1872)
Idiopathisches multiples Pigmentsarkom der Haut
Arch Dermatol Syphil 4: 265-272

Karp CL, EI-Safi SH, Wym TA et al. (1993)
In vivo cytokine profiles in patients with kalaazar
J Clin Invest 91: 1644-1648

Karupiah G (1998)
Type 1 and type 2 cytokines in antiviral defense
Vet Immunol Immunopathol 63 (1-2): 105-109

Kasakura S (1998)
A role for T helper type 1 and type 2 cytokines in the pathogenesis of various human diseases
Rinsho Byori 46 (9): 915-921

Kashala O, Marlink R, Ilunga M et al. (1994)
Infection with human immunodeficiency virus type1 (HIV-1) and human T cell lymphotropic viruses among leprosy patients and contacts: Correlation between HIV-1 cross-reactivity and antibodies to lipoarabinomannan
J Infect Dis 169: 296-304

Katamura K, Shintaku N, Yamauchi Y et al. (1995)
Prostaglandin E2 at priming of naive CD4+ T cells inhibits acquisition of ability to produce IFN-gamma and IL-2, but not IL-4 and IL-5
J Immunol 155: 4604-4612

Keilin D (1933)
Cytochrome and intracellular respiratory enzymes
Ergebn Enzymforsch 2: 239-271

Kerwin JF, Lancaster JR, Feldman PL (1995)
Nitric oxide: A new paradigm for second messengers
J Med Chem 38: 4343-4362

Kestens L, Melbye M, Biggar RJ et al. (1985)
Endemic African Kaposi's Sarcoma is not associated with immunodeficiency
Int J Cancer 36: 49-54

Ketteler M, Cetto C, Kirdorf M et al. (1998)
Nitric oxide in sepsis-syndrome: Potential treatment of septic shock by nitric oxide synthase antagonists
Kidney Int Suppl 64: S 27-30

Keusch GT, Farthing MJG (1986)
Nutrition and infection
Ann Rev Nutrition 6: 131-154

Khatsenko O (1998)
Interactions between nitric oxide and cytochrom P-450 in the liver
Biochemistry (Moscaw) 63: 833-839

Kieffer F (1993)
Wie Eisen und andere Spurenelemente die menschliche Gesundheit beeinflussen
Mitt. Gebiete Lebensm Hyg: 84-148

Kim I, Williamson DF, Byers T, Koplan JP (1993)
Vitamin und mineral supplement use and mortality in a US cohort
Am J Public Health 83: 546-550

Kim Y-M, Bergonia H, Lancaster JR (1995)
Nitrogen oxide-induced autoprotection in isolated rat hepatocytes
FEBS Lett 374: 228-232

King CL, Hakimi MT, Shata MT, Medhat A (1995)
IL-12 regulation of parasite antigen-driven IgE production in human helminth infections
J Immunol 155: 454-461

King CL, Otteson EA, Nutman TB (1990)
Cytokine regulation of antigen-driven immunoglobulin production in filarial parasite infection in humans
J Clin Invest 85: 1810-1815

Kingsley LA, Kaslow R, Rinaldo CR et al. (1987)
Risk factors for seroconversion to human immunodeficiency virus among male homosexuals
Lancet i: 345-348

Kinlen IJ (1982)
Immunosuppressive therapy and cancer
Cancer Surv 1: 565

Kinscherf R, Fischbach T, Mihm S et al. (1994)
Effect of glutathione depletion and oral N-acetyl-cysteine treatment on CD4 and CD8 cells
FASEB J 8: 448-451

Kinscharf R, Hack V, Fischbach T et al. (1996)
Low plasma glutamine in combination with glutamate levels indicate risk for loss of body cell mass in healthy individuals: The effect of N-acetylcysteine
J Mol Med 74: 393-400

Kion TA, Hoffman GW (1991)
Anti-HIV- and anti-MHC antibodies in alloimmune and autoimmune mice
Science 253: 1138-1140

Kirk SJ, Regan MC, Barbul A (1990)
Cloned murine T-lymphocytes synthesize a molecule with the biological characteristics of nitric oxide
Biochem Biophys Res Commun 173: 660-665

Kirkeboen KA, Strand OA (1999)
The role of nitric oxide in sepsis – an overview
Acta Anaesthesol Scand 43 (3): 275-288

Klatzmann D, Barré-Sinoussi F, Nugeyre MT (1984)
Selective tropism of lymphadenopathy associated virus (LAV) for helper-inducer T-lymphocytes
Science 225: 59-63

Klatzmann D, Montagnier L (1986)
Approaches to AIDS-therapy
Nature 319: 10-11

Klebic T, Kinter A, Poli G et al. (1991)
Suppression of HIV expression in chronically infected monocytes by glutathione, glutathion-esters and N-acetylcysteine
Proc Natl Acad Sci USA 88: 986-990

Klingenstein RJ, Sawarese AM, Dienstag JL et al. (1981)
Immunoregulatory T cell subsets in acute and chronic hepatitis
Hepatology 1: 523-527

Klopstock T, Naumann M, Schalke B et al. (1994)
Multiple symmetric lipomatosis: Abnormalities in complex IV and multiple deletions in mitochondrial DNA
Neurology 44: 862-866

Klurfeld DM (1993)
Nutrition and immunology
Plenum Press, New York

Knowles RG, Moncada S (1994)
Nitric oxide synthases in mammals
Biochem J 298: 249-258

Knox A (1997)
AIDS trial terminated
The Boston Globe, 25th February 1997

Koch ER (1990)
Böses Blut.
Die Geschichte eines Medizinskandals
Hoffmann und Campe, Hamburg

Köhnlein C, Fiala C (2000)
AIDS in Afrika – the way forward
Expertentreffen auf Einladung des Südafrikanischen Präsidenten Mbeki
Bericht über das erste Treffen vom 06./07. Mai 2000 in Pretoria. 22. Mai 2000
Dr. Claus Köhnlein – eMail: kiel-koehnlein-kiel@t-online.de
Dr. Christian Fiala, Wien – eMail: christian.fiala@aon.at

Kohlstädt S (2000)
Immer mehr Krebsviren
Kongressbericht über „Viren als Ursache von Tumoren", Deutsches Krebsforschungszentrum Heidelberg
Frankfurter Allgemeine Zeitung 114: N1-N2

Kolb H, Kolb-Bachofen V (1998)
Nitric oxide in autoimmune disease: cytotoxic or regulatory mediator
Immunol Today 19: 556-561

Kosaka T, Miyata A, Ihara Y et al. (1994)
Charakterization of the human gene (PTGS2) encoding prostaglandin endoperoxide synthase 2
Eur J Biochem 221: 889-897

Kotler DP, Tierney AR, Wang J, Pierson RN (1989)
Magnitude of body cell mass depletion and the timing of death from wasting in AIDS
Am J Cin Nutr 50: 444-450

Kotler DP, Tierney AR, Culpepper-Morgan JA et al. (1990)
Effect of home total parenteral nutrition on body composition in patient with acquired immunodeficiency syndrome
JPEN 14: 454-460

Kotler DP, Tierney AR, Ferraro R et al. (1991)
Enteral alimentation and repletion of body cell mass in malnourished patients with aquired immunodeficiency syndrome
Am J Cin Nutr 53: 149-155

Kovacs JA (1993)
Diagnosis, treatment, and prevention of Pneumocystis carinii pneumonia in HIV-infected patients
AIDS Updates 6: 1-13

Krebs HA (1972)
The Pasteur effect and the reactions between respiration and fermentation
Essays Biochem 8: 1-34

Kremer H (1990)
Wie seriös ist die Seuchenmedizin? AIDS haben und AIDS machen
raum&zeit 47: 12-19

Kremer H (1994)
Weltmythos AIDS
emotion 11: 134-147

Kremer H (1996 a)
AIDS – Ein von Ärzten forciertes Todessyndrom?
raum&zeit 86: 23-32
(Sonderdruck Ehlers Verlag, Wolfratshausen)

Kremer H, Lanka S (1996 b)
Vorsicht AIDS-Medizin: Lebensgefahr!
raum&zeit 79: 81-90

Kremer H (1996 c)
Acquired Iatrogenic Death Syndrom (AIDS)
Continuum 4 (4): 8-13

Kremer H (1996 d)
Überlegungen für eine experimentelle Studie zur Wirkung von Folsäure-Inhibitoren auf die Ultrastruktur und Funktion von Mitochondrien in humanen Lymphozyten und in mikrobiellen Opportunisten des Menschen
Unveröffentlichtes Forschungskonzept

Kremer H (1997 a)
Has mankind get out on a path of micro-ecological self-destruction
Continuum 4 (6): 10-11

Kremer H (1997 b)
>From abiosis to symbiosis: The role of natural protecti-

ve substances in chronic diseases, with special emphasis on mitochondria
In: Chronic Disease Processes: Pathogenesis and Treatment.
The Perspective of Phytopharmacology of Multiherbal Compounds
International Interdisciplinary Symposium.
University of Roskilde, Denmark, September 28th and 29th, 1997

Kremer H (1998 a)
Has Dr. Gallo manipulated the AIDS-Test in order?
Continuum 5 (4): 10-14

Kremer H (1998 b)
A.E.D.S. not AIDS
Abstract on the XII. World AIDS Congress. Geneva 1998

Kremer H (1998 c)
Wird manipuliertes Eiweiß-Gemisch als „AIDS-Test" verkauft? Das Milliardengeschäft mit der Todesangst vor einem nicht vorhandenen Virus
raum&zeit 95: 41-51

Kremer H (1998 d)
Krebs – des Rätsels Lösung? Weshalb die bioenergetische Krebsforschung aussichtsreicher ist als die Gen-Forschung
raum&zeit 94 (Juli/August): 32-36

Kremer H (1999)
Darwins Irrtum und die Krebsmedizin.
Erkenntnisse der Evolutionsbiologie und Bioenergetik eröffnen neue Behandungschancen
raum&zeit 99: 5-17

Kremer H (2000 a)
Cancer, SIDA y la silenciosa revolucion de la investigación sobre la inmunidad
Curso de formacion en conocimiento de la vida
Dias 13 y 14 de mayo 2000, Plural-21-Associación para el cuidado de la vida en un planeta vivo
Tel.: +34/934501300, Fax: +34/934564825

Kremer H (2000 b)
Beantwortung der Fragen zum Wirkmechanismus von AZT vom 23.02.2000 und der Fragen zu HIV / AIDS vom 06./07.05.2000 der südafrikanischen Gesundheitsministerin Frau Dr. Tshabalala-Msimang bzw. von Staatspräsident Mbeki. 15. Juli 2000
Net: www.AIDS-info.net – www.virusmyth.com

Kremer (2000 c)
Antworten auf die von Präsident Mbeki der Spezialisten-Konferenz am 06./07. Mai 2000 in Pretoria zum Problemkomplex HIV / AIDS vorgelegten Fragen, speziell zur Ursache, Prävention und Therapie von AIDS in Entwicklungsländern. 15. Juli 2000
Net: www.AIDS-info.net – www.virusmyth.com

Krenger W, Ferrara JL (1996)
Graft-versus-host disease and the Th1 / Th2 paradigm
Immunol Res 15: 50-73

Krentz AJ, Koster FT, Crist DM et al. (1993)
Anthropometric, metabolic and immunological effects of recombinant human growth factor in AIDS and AIDS-related complex
J Acquir Immune Def Syndr 6: 245-253

Krikorian GG, Anderson JL, Bieber CP et al. (1978)
Malignant neoplasias following cardiac transplantation
JAMA 240: 639-643

Kroemer G, Zamzami N, Susin SA (1997)
Mitochondrial control of apoptosis
Immunol Today 18: 44-51

Kröncke K-D; Fehsel K, Kolb-Bachofen V (1995)
Inducible nitric oxide synthase and its product nitric oxide, a small molecule with complex biological activities
Biol Chemistry Hoppe-Seyler 376: 327-343

Krown SE, Niedziviecki D, Bhalla RB et al. (1991)
Relationship and prognostic value of endogenous interferon a, ß2-microglobulin, and neopterin serum levels in patients with Kaposi's sarcoma and AIDS
J Acquir Imm Defic Syndr 4: 871-880

Kucera I, Dadak V (1983)
The effect of uncoupler on the distribution of the electron flow between the oxygen and nitrite in the cells of paracoccus denitrificans
Biochem Biophys Res commun 117: 252

Kulkarni SS, Bhateley DC, Zander AR et al. (1984)
Functional impairment of T-lymphocytes in mouse radiation chimeras by a nucleotide-free diet
Exp Hematol 12: 694-699

Kulkarni AD, Fanslow WC, Drath DB et al. (1986)
Influence of dietary nucleotide restriction on bacterial sepsis and phagocytic cell function in mice
Arch Surg 121: 169-172

Kulkarni AD, Fanslow WC, Rudolph FB et al. (1987)
Modulation of delayed hypersensitivity in mice by dietary nucleotide restriction
Transplantation 44: 847-849

Kumar RM, Hughes PF, Khurranna A (1994)
Zidovudine use in pregnancy: A report of 104 cases and the occurrence of birth defects
J Acquired Immunodeficiency Syndromes 7: 1034-1039

Kune GA (2000)
Colorectal cancer chemoprevention: Aspirin, other NSAID and COX-2 inhibitors
Austral New Zealand J Surg 70 (6): 452-455

Kunz D, Walker G, Eberhardt W, Pfeilschifter J (1996)
Molecular mechanism of dexamethason inhibition of nitric oxide synthase expression in interleukin 1-stimulated mesangial cells: Evidence for the involvement of transcriptional and posttranscriptional regulation
Proceedings of the National Academy of Science USA 93: 255-259

Kwon OJ (1997)
The role of nitric oxide in the immune response of tuberculosis
J Kor Med Sci 12: 481-487

L

L'age-Stehr J, Helm EB (1994)
AIDS und die Vorstadien. Ein Leitfaden für Praxis und Klinik
Springer-Verlag, Berlin-Heidelberg-New York

Lacey RW, Hawkey PM, Devaraj SK et al. (1985)
Co-trimoxazole toxicity
Br Med J 291: 48.1

Lafaille JJ (1998)
The role of helper T cell subsets in autoimmune disease
Cytokine Growth Factor Rev 9 (2): 139-151

Lambie DG, Johnson RH (1985)
Drugs and folate metabolism
Drugs 30: 145-155

Lancaster JR (1992)
Nitric Oxide in cells
American Scientist 80: 248-259

Lander HM, Ogister JS, Pearce SF et al. (1995)
Nitric oxide-stimulated guanosine nucleotide exchange on p21ras
J Biol Chem 270: 7017-7020

Landsteiner K, Chase MW (1942)
Experiments on transfer of cutaneous sensitivity to simple chemical components
Proc Soc Exp Biol Med 49: 688-692

Lang S (1998)
Challenges.
The Gallo Case, pp. 361-600.
The Case of HIV and AIDS, pp. 601-714.
Springer Verlag, New York

Lange WR, Dax EM, Haertzen CA et al. (1988)
Nitrite Inhalants: Contemporary patterns of Abuse
In: Haverkos HW, Dougherty JA (ed.) (1988)
Health Hazards of Nitrite Inhalants
National Institute on Drug Abuse, Rockville U.S.

Langton C (1990)
Computation on the Edge of Chaos: Phase transition and emergent computation
Physics 42 D: 12-17

Lanka S (1994)
Fehldiagnose AIDS? Bisher konnte das AIDS-Virus nicht isoliert werden
Wechselwirkung 12 (Dez): 48-53

Lanka S (1995)
HIV – Realität oder Artefakt?
raum&zeit 77: 17-26
(Sonderdruck Ehlers Verlag, Wolfratshausen)

Lanka S (1997)
No viral identification – no cloning as proof of isolation
Continuum 4 (5): 31-33

Larhoven L (1990)
A review of the discussion about AZT: Medication or Genocide?
Dossier Alternative AIDS Research 1987-1990
Stichting voor Alternatief AIDS Onderzoek

Larhoven L (1993)
A review of the discussion about the cause of AIDS.
Dossier HIV 1.0 1987-1990
Stichting voor Alternatief AIDS Onderzoek
Net: www.virusmyth.com (front news) (aktuelle Information)
eMail: info@virusmyth.com
SVA A.O. P.O. Box 5241, 5603 BC Eindhoven, The Netherlands

Lascroix C, Said G (1992)
Muscle siderosis in AIDS: a marker for macrophages dysfunction?
J Neurol 239: 4

Laurent-Crawford AG, Krust B, Muller S et al. (1991)
The cytopathic effect of HIV is associated with apoptosis
Virol 185: 829-839

Lauritsen J, Wilson H (1986)
Death rush: poppers and AIDS
Pagan Press, New York

Lauritsen J (1987)
AZT on trial: Did the FDA rush to judgment – and thereby further endanger the lives of thousands of people?
New York Native 19 Oct 1987, 13-17

Lauritsen J (1988 a)
AZT: Iatrogenic genocide
New York Native 28 March 1988, 13-17

Lauritsen J (1988 b)
AZT disinformation
New York Native 6 June 1988, 17-18

Lauritsen J (1989 a)
The AZT front: Part one
New York Native 2 Jan 1989, 16-18

Lauritsen J (1989 b)
The AZT front: Part two
New York Native 16 Jan 1989, 16-19

Lauritsen J (1989 c)
AZT causes cancer: Burroughs Wellcome issues advisory
New York Native 18 Dec 1989, 14-15

Lauritsen J (1990 a)
Poison by prescription: The AZT story
Asklepios, New York

Lauritsen J (1990 b)
More science by press conference: FDA committee recommends AZT for healthy people
New York Native 12 Febr 1990, 10

Lauritsen J (1990 c)
A „state of the art" AZT conference, VA doctor finds no benefit from AZT treatment
New York Native 19 March 1990, 17-20

Lauritsen J (1990 d)
AZT watch: New research does not prove efficacy
New York Native 30 April 1990, 17-19

Lauritsen J (1993)
The AIDS War. Propaganda, Profiteering and Genocide from the Medical Industrial Complex
Asklepios, New York

Lauritsen J (1997)
Protease inhibitors in Provincetown
Continuum 4 (5): 8-10

Lavallee B, Provost PR, Roy R et al. (1996)
Dehydroepiandrosterone-fatty acid esters in human plasma formation, transport and delivery to steroid target tissues
J Endocrinol 150 Suppl: S119-124

Lawson DH, Richmond A, Nixon DW et al. (1982)
Metabolic approaches to cancer cachexia
Annu Rev Nutr 2: 277-301

Layne SP, Merges MJ, Dembo M et al. (1992)
Facts underlying sponanous inactivation and suscepti-

bility to neutralization of human immunodeficiency virus
Virol 189: 695-714

Le Bail JC, Allen K, Nicolas JC, Habrioux G (1998)
Dehydroepiandrosterone sulfate estrogenic action at its physiological plasma concentration in human breast cancer cell lines
Anticancer Res 18 (3A): 1683-1688

Le Quoc K, Le Quoc D (1982)
Control of mitochondrial inner membrane permeability by sulfhydryl group
Arch Biochem Biophys 216: 639-651

Lehrer RI (1970)
Defective candidacidal activity of leucocytes from patients with systemic candidiasis
Clin Res 18: 443-449

Lehrer RI, Cline MJ (1971 a)
Leucocyte candidacidal activity and resistance to systemic candidiasis in patients with cancer Cancer 27: 1211-1218

Lehrer RI (1971 b)
Inhibition by sulfonamides of the candidacidal activity of human neutrophils
J Clin Invest 50: 2498-2505

Leist M, Nicotera P (1998)
Apotosis, exitotoxicity and neuropathology
Exp Cell Res 115: 239: 183-201

Leite-de-Moraes MC, DyM (1997)
Natural killer T cells: A potent cytokine-producing cell population
Eur Cytokine Netw 8 (3): 229-237

Lenton TM (1998)
Gaia and natural selection
Nature 394: 439-447

Levine AS (1982)
The epidemic of acquired Immune Dysfunction in homosexual men and its sequelae-opportunistic infections, Karposi's sarcoma and other malignancies: An update and interpretation
Cancer treatment Reports 66: 1391

Levine AS (1984)
Viruses, immune dysregulation, and Oncogenesis: Inferences Regarding the Cause and Evolution of AIDS
In: Friedman-Kien AE, Laubenstein U (1984), a-a.0.

Levine PH (1985)
The acquired immunodeficiency syndrome in persons with hemophilia
Ann Intern Med 103: 723-726

Lewis W, Dalakas MC (1995)
Mitochondrial toxicity of antiviral drugs
Nature Medicine 1: 417-422

Liang W-X, Stampfli K, Hässig A (1992)
Therapeutische Wirkungsmechanismen Komplexer Phytopharmaka
Schweiz Zschr Ganzheits Med 4 (Suppl 1): 24

Liew FY (1994)
Regulation of nitric oxide synthesis in infections and autoimmune diseases
Immunol Letters 43: 95-98

Liew FY (1995 a)
Nitric oxide in infections and autoimmmune diseases
In: Chadwick D, Cardev G (ed.)
T cell subset in infections and autoimmune diseases
Ciba Foundation Symposium 195. Wiley, Chichester

Liew FY, Wei XQ, Proudfoot L (1995 b)
Interactions between cytokines and nitric oxide
Adv Neuroimmunol 5 (2): 201-209

Liew FY, Wei XQ, Proudfoot L (1997)
Cytokines and nitric oxide as effector molecules against parasitic infections
Philos Trans R Soc Lond B Biol Sci 352 (1359): 1311 -1315

Lijinsky W (1992)
Chemistry and Biology of N-Nitrosocompounds
University Press, Cambridge

Lijinsky W (1994)
Chemical Structure of Nitrosamines Related to Carcinogenesis
In: Loeppky RN, Micheida CJ (1994 a), a.a.O.

Lijinsky W, Taylor HW, Snyder C, Nettersheirn C (1973)
Malignant tumours of liver and lung in rats fed aminopyrin of heptamethyleneimine together with nitrite
Nature 244: 176-178

Lin H, Mosmann TR, Guilbert L et al. (1993)
Synthesis of T helper type-2 cytokines at the maternal-fetal interface
J Immunol 151: 4562-4573

Lincoln J, Hoyle CHV, Burnstock G (ed.) (1997)
Nitric oxide in health and disease
Cambridge University Press, Cambridge U.K.

Lindinger M (2000)
Planckscher Oszillator aus zwei Photonen. Lichtquanten im Resonator.
Frankfurter Allgemeine Zeitung 114: N1

Lipsky PE (1999 a)
The clinical potential of cyclooxygenase-2-specific inhibitors
Am J Med 106 (5B): 51S-57S

Lipsky PE (1999 b)
Role of cyclooxygenase-1 and -2 in health and disease
Am J Orthoped (Chatham, NJ) 28 (3 Suppl): 8-12

Lischner HW, Huff DS (1975)
T-cell deficiency in Di George syndrome
In: Bergsma D, Good RA, Finstad J, Paul NW (eds.)
Immunodeficiency in man and animals
Sinauer, Sunderland, Mass

Lissoni P, Rovelli F, Giani L et al. (1998)
Dehydroepiandrosterone sulfate (DHEAS) secretion in early and advanced solid neoplasms: Selective deficiency in metastatic disease
Internat J Biological Markers 13 (3): 154-157

Lo JC, Mulligan K, Tai VW et al. (1998)
„Buffalo hump" in men with HIV-1 infection
Lancet 351: 867-870

Loeppky RN (1994 b)
Nitrosamine and N-Nitroso compound. Chemistry and Biochemistry
In: Loeppky RN, Michejda CJ (1994 a)

Nitrosamines and related N-nitroso compounds
Chemistry and Biochemistry
American Chemical Society, Washington DC

Loeppky RN, Bao YT, Bae J, Yu L, Shevlin G (1994 c)
Blocking Nitrosamine Formation
In: Loeppky RN, Michejda CJ (1994 a), a.a.O.

Loeppky RN, Michejda C (ed.) (1994 a)
Nitrosamines and related N-Nitroso compounds: Chemistry and Biochemistry
American Chemical Society, Washington DC

Long CL, Crosby F, Geiger JW, Kinney JM (1976)
Parenteral nutrition in the septic patient: Nitrogen balance, limiting plasma amino acids, and calorie to nitrogen ratios
Am J Clin Nutr 29: 380-391

Los M, Schenk H, Hexel K et al. (1995)
IL-2 gene expression and NF-Kappa B activation through CD 28 requires reactive oxygen production by 5-lipoxygenase
EXBO J 14: 3731-3740

Lourie EM, Yorke W (1939)
Studies in chemotherapy, XXI: The trypanocidal action of certain aromatic diamidines
Ann Trop Med Parasitol 33: 289-304

Lovelock JE (1972)
Gaia as seen through the atmosphere
Atmospher Envir 6: 579-580

Lovelock JE, Margulis L (1974)
Atmosphere homeostasis by and for the biosphere: The Gaia hypothesis
Tellus 26: 2-10

Low SY, Rennie MJ, Taylor PM (1994)
Sodium-dependent glutamate transport in cultured rat myotubes increases after glutamate deprivation
FASEB J 8: 127-131

Lowell JA, Parnes HL, Blackburn CL (1990)
Dietary immunomodulation: Beneficial effects on oncogenesis and tumor growth
JPEN 18: S145-148

Lowry TP (1980)
Psychophysiological aspects of amyl-nitrite
J psychodelic drugs 12: 73-74

Lozano-Polo JL, Echevarria-Vierna S, Casafont-Morencos F et al. (1990)
Natural killer (NK) cells and Interleukin-2 (IL-2) in Crohn disease
Rev Esp Enferm Dig 78: 71-75 (Engl. abstr.)

Lubell I (1964)
Correspondence with Burroughs Wellcome Co., Medical Information Department; U.S. Food and Drug Administration 1967
In: Newell GR, Spitz MR, Wilson MB (1988)
    Nitrite Inhalants: Historical Perspective
In: Haverkos HW, Dougherty JA (ed.) (1988)
    Health Hazards of Nitrite Inhalants
National Institute on Drug Abuse, Rockville U.S.

Lucey DR, Clerici M. Shearer GM (1996)
Typ1 and Typ2 cytokine dysregulation in human infections, neoplastic and inflammatory diseases
Clin Microbial Rev 9 (4): 532-562

Lucey DR, Hendrix C, Andrzejewski C et al. (1992)
Comparison by race of total serum IgG, IgA, and IgM with CD4+ T-cell counts in North American persons infected with the human immunodeficiency virus Type 1
J Acquired Immun Defic Syndr 5: 325-332

Lucey DR, Zajac RA, Melcher GP et al. (1990)
Serum IgE levels in 622 persons with human immunodeficiency virus infection: IgE elevation with marked depletion of CD4+ T cells
AIDS Res Hum Retroviruses 6: 427-429

Luedke ChE, Cerani A (1990)
Interferon-γ overcomes glucocorticoid suppression of cachectin / tumour necrosis factor biosynthesis by murine macrophages
J Clin Invest 86: 1234-1240

Lundsgaard C, Hamberg O, Thomsen OO et al. (1996)
Increased hepatic urea synthesis in patients with active inflammatory bowel disease
J Hepatol 24: 587-593

M

Mac Daniel ML, Kwon G, Hill JR et al. (1996)
Cytokines and nitric oxide in islet inflammation and diabetes
Proc Soc Exp Biol Med 21: 24-32

Mac Micking JD, Nathan C, Horn G et al. (1995)
Altered responses to bacterial infection and endotoxin shock in mice lacking inducible nitric oxide synthase
Cell 81: 641-650

Mac Micking JD, Xie QW, Nathan C (1997)
Nitric oxides and macrophage functions
Annu Rev Immunol 15- 323-350

Magee PN (1996)
Nitrosamines and human cancer: Introduction and overview
Europe J Cancer Prevention 5 (Suppl 1): 7-10

Magee PN, Barnes JM (1956)
The production of malignant primary hepatic tumours in the rat by feeding dimethylnitrosamine
Br J Cancer 10: 114-122

Magee PN, Montegano R, Preussmann R (1976)
N-nitroso compounds and related carcinogens
In: Chemical carcinogens (ed. Feasle CE)
ACS Monograph feries no. 173. American Chemical Society, Washington DC. pp 491-625

Maggi E, Macchia D, Parrouchi P et al. (1994)
Ability of HIV to promote a TH1 to TH2 shift and to replicate preferentially in TH2 and TH0 cells
Science 265: 244-248

Mahanty S, King CL, Kumaraswami V et al. (1993)
IL-4 and IL-5 secreting lymphocyte population are preferentially stimulated by parasite-derived antigens in human tissue invasive nematode infections
J Immunol 151: 3704-3711

Makinodan T, Santos GW, Quinn RP (1970)
Immunosuppressive drugs
Pharmacol Rev 22: 189-247

Mallal S, John M, Moore C et al. (1999)
Protease inhibitors and nucleoside analogue reverse transcriptase inhibitors interact to cause subcutaneous fat wasting in patients with HIV-infection
Antiviral Ther 4 (Suppl. 2): 28-29

Mannucci PM, Gringersi A, de Biasi R et al. (1992)
Immune status of asymptomatic HIV-infected hemophiliacs: Randomized, prospective, two year comparison of treatment with a high-purity or an intermediate-purity factor VIII concentrate Thrombosis and Haemostasis 67: 310-313

Manzari V, Gallo RC, Franchini G et al. (1983)
Abundant transcription of a cellular gene in T-cells infected with human T-cell leukemia-lymphoma virus
Proc Natl Acad Sci USA 80: 12-19

Marchetti P, Decaudin D, Macho A et al. (1997)
Redox-regulation of apoptosis: impact of thiol oxidation status on mitochondrial function
Eur J Immunol 27: 289-296

Marco M, Kass S, D ietz P. et al. (1998)
The OI-Report. A critical review of the treatment and prophylaxis of HIV-related opportunistic infections
Treatment Action Group (TAG), New York

Margosiak SA, Applenan JR, Santi DV, Blakley RL (1993)
Dihydrofolate reductase from the pathogenic fungus Pneumocystis carinii: catalytic properties and interactions with antifolates
Archives of Biochemistry and Biophysics 305: 499-508

Margulis L (1970)
Origin of eukaryotic cells
Yale University Press, New Haven

Margulis L (1988)
Serial endosymbiotic theory (SET).
Undulipodia, mitosis and their microtubulic systems preceded mitochondria
Endocytobiosis and Cell Res 5: 133-162

Margulis L, Dolan MF (1997)
Swimming against the current
In: Margulis L, Sagan D (ed.)
Slanted truths. Essay on Gaia, Symbiosis and Evolution
Springer, New York

Marjanovic S Wielburgki A, Nelson BD (1988)
Effect of phorbol myristate acetate and concanavalin A on the glycolytic enzymes of human peripheral lymphocytes
Biochem Bephys Acta 970: 1-6

Marjanovic S, Wollberg ID, Skog S et al. (1993)
The effects of cAMP on the expression of glycolytic enzymes in activating peripheral human T lymphocytes
Arch Biochem Biophys 302: 398-401

Marletta MA (1993)
Nitric oxide synthase structure and mechanism
J Biological Chemistry 268: 12231-12234

Marletta MA, Yoon PS, Iyengar R et al. (1988)
Macrophage oxidation of L-arginine to nitrite and nitrate: nitric oxide is an intermediate
Biochemistry 27: 8706-8711

Marmor M, Friedman-Kien AE, Laubenstein LJ et al. (1982)
Risk factors for Kaposi's sarcoma in homosexual men: A seroepidemiologic case-control study
Ann Intern Med 100: 809-815

Marmor M, Friedman-Kien AE, Laubenstein LJ et al. (1982)
Risk factors for Kaposi's sarcoma in homosexual men
Lancet i: 1083-1087

Marmor M (1984)
Epidemic Kaposi's sarcoma and sexual practices among male homosexuals.
In: Friedman-Kien AE, Laubenstein IJ (eds.) AIDS: The epidemic of Kaposils sarcoma and opportunistic infections
Masson Publishing, Chicago 1984

Marquart KH (1986)
AIDS associated Kaposi's sarcoma in Africa
Br Med J 292i 484

Martin W, Smith JA, Lewis MJ, Henderson AH (1988)
Evidence that inhibitory factor extracted from bovine retractor penis is nitrite, whose acid-activated derivative is stabilized nitric oxide
Br Pharmacol 93: 579-585

Marx JL (1983)
Human T-cell virus linked to AIDS
Science 220: 806-809

Marx JL (1989)
Drug resistant strains of AIDS virus found
Science 243: 1551

Masferrer JL, Leahy KM, Koki AT et al. (2000)
Antiangiogenic and antitumor activities of cyclooxygenase-2 inhibitors
Cancer Res 60 (5): 1306-1311

Masur H, Michelis MA, Green JB et al. (1981)
An outbreak of community-acquired pneumocystis carinii pneumonia
N Engl J Med 305:1431-1438

Masur H (1992)
Prevention and treatment of Pneumocystis pneumonia
N Engl J Med 327: 1853-1860

Mathupala SP, Rempel A, Pedersen PL (1997)
Aberrant glycolytic metabolism of cancer cells: A remarkable coordination of genetic, transcriptional, post-translational, and mutational events that lead to a critical role for type II hexokinase
J Bioenerget Biomembr 29 (4): 339-343

Matsiota P, Chamaret S, Montagnier L (1987)
Detection of normal autoantibodies in the serum of anti-HIV positive individuals
Ann Institut Pasteur / Immunol 138: 223-233

Matsumori A (1997)
Molecular and Immune mechanisms in the pathogenesis of cardiomyopathy - role of viruses, cytokines, and nitric oxide
Jpn Circ J 61 (4) : 275-291

Matsuyama T, Kobayaski N, Yamamoto N (1991)
Cytokines and HIV infection: Is AIDS a tumor necrosis factor disease?
AIDS 5: 1405

Matthews DA, Bolin JT, Buridge JM (1985)
Dihydrofolate reductase.
The stereochemistry of inhibitor selectivity
J Biol Chemistry 260: 392-399

Matthews R, Smith D, Midgley J et al. (1988)
Candida and AIDS: Evidence for protective antibody
Lancet i: 263-266

Maturana H, Varela FJ (1987)
Der Baum der Erkenntnis
Scherz, München

Matzinger P (1994)
Tolerance, danger and the extended family
Ann Rev Immunol 12: 991-1045

Mauri UJ, Lähdevirta J (1990)
Correlation of serum cytokine levels with haematological abnormalities in human immunodeficiency virus infection
J Int Med 227: 253

Mayer KH (1983)
Medical consequences of the inhalation of volatile nitrites
In: Ostrow DG, Sandholzer TA, Felman YM (ed.)
Sexually transmitted diseases in homosexual men
Plenum Medical Book, New York

Mayers I, Johnston D (1998)
The nonspecific inflammatory response to injury
Can J Anaest 45: 871-879

Mazurek S, Boschek CB, Eigenbrodt E (1997)
The role of phosphometabolites in cell proliferation, energy metabolism and tumour therapy
J Bioenerget Biomembr 29 (4): 315-330

Mbeki, T (2000)
Letter to world leaders on AIDS in Africa. April 3, 2000
Net: www.virusmyth.com/aids/news/lettermbeki.htm

Mc Cann PP, Pegg AE, Sjoerdsma A (eds.) (1987)
Inhibition of polyamine metabolism: Biological significances and basis fo new therapies
Academic Press Inc., Orlando

Mc Cann SM, Kimura M, Karanth S et al. (1998 a)
Role of nitric oxide in the neuroendocrine response of cytokines
Ann NY Acad Sci 1: 174-184

Mc Cann SM, Kimura M, Walczewska A et aL (1998 b)
Hypothalamic control of FSH and LH by FSH-RF, LHRH, cytokines, leptin and nitric oxide
Neuroimmunomodulation 5 (3-4): 193-202

Mc Keehan WL(1982)
Glycolysis, glutaminolysis and cell proliferation, energy metabolism and tumour therapy
J Bioenerget Biomembr 29 (4): 315-330

Mc Leod GX, Hammer SM (1992)
Zidovudine: Five years later
Ann Intern Med 117: 487-501

Mc Quaid KE, Keenan AK (1997)
Endothelial barrier dysfunction and oxidative stress: Rules for nitric oxide?
Exper Physiol 82: 369-370

Meakins JL, Pietsch JB, Bubenick O (1977)
Delayed hypersensitivity: Indicator of acquired failure of host defenses in sepsis and trauma
Ann Surg 186: 241-250

Meister A, Anderson ME (1983)
Glutathione
Ann Rev Biochem 52: 711-760

Meister A (1995)
Mitochondrial changes associated with glutathione deficiency
Biochim Biophys Acta 1271: 35-42

Meltzer MS, Gendelman HE (1992)
Mononuclear phagocytes as targets, tissue reservoirs, and immunregulatory cells in human immunodeficiency virus disease
In: Russel SW, Gordon S (eds.)
   Macrophage Biology and Activations
   Springer-Verlag, Berlin

Meyaard L, Otto SA, Keet JPM et al. (1994)
Changes in Cytokin secretion of CD4+ T cell clones in human immunodeficiency virus infection
Blood 84: 4262-4268

Miedema F, Petit AJC, Terpstra FG et al. (1988)
Immunological abnormalities in human immunodeficiency virus (HIV)-infected asymptomatic homosexual men. HIV affects the immune system before CD4+ T-helper cell depletion occurs
J Clin Invest 82: 1908-1914

Mijasaka N, Hirata Y (1997)
Nitric oxide and inflammatory arthritides
Life Sci 61: 2073-2081

Milano S, Arcoleo F, Dieli M et al. (1995)
Prostaglandin E2 regulates inducible nitric oxide synthase in the murine macrophage cell line J 774
Prostaglandins 49: 105-115

Mildvan D, Mathur RW, Enlow PL et al. (1982)
Opportunistic infections and immune deficiency in homosexual men
Ann Intern Med 96: 700-704

Miles AM, Bohle DS, Glasbrenner PA et al. (1996)
Modulation of superoxid-dependent oxidation and hydroxylation reactions by nitric oxide
J Biol Chemistry 271: 40-47

Miller DJ, Hersen M (1992)
Research fraud in the behavioral and biomedical sciences
John Wiley and Sons, Inc., New York

Miller KD, Jones E, Yanovski JA et al. (1998)
Visceral abdominal-fat accumulation associated with use of indinavir
Lancet 351: 871-875

Minghetti L, Levi G (1998)
Microglia as effector cells in brain damage and repair: Focus on prostanoids and nitric oxide
Progress Neurobiol 54: 99-125

Mirvish SS, Ramen MD, Babcock DM (1988)
Indication from animals and chemical experiments of a carcinogenic role for isobutyl nitrite
In: Haverkos HW, Dougherty JA (ed.)
   Health Hazards of Nitrite Inhalants
   National Institute on Drug Abuse, Rockville U.S.

Mitchell HH, Shoule HA, Grindley HS (1916)
The origin of the nitrates in the urine
J biol Chem 24: 461-490

Mitsuya H, Weinhold G, Furman PA et al. (1985)
3-Azido-3 deoxythimidine (BW A509 U): An antiviral agent that inhibits the infectivity and cytopathic effect of human

T-lymphotropic virus type
III / lymphadenopathy-associated virus in vitro
Proc Natl Acad Sci USA 82: 7096-7100

Miyoshi I, Kubonishi K, Yoshimoto S et al. (1981 a)
Detection of type-C partikels in cord leucocytes and human leukemic T-cells
Nature 294: 770-771

Miyoshi I, Kubonishi K, Yoshimoto S, Shiraishi Y (1981 b)
A T-cell line derived from normal human cord leucocytes by co-culturing with human leukemia T-cells
Gann. 72: 978-981

Modlin RL, Bloom BR (1993)
immune regulation: Learning from Leprosy
Hosp Pract 28: 71-84

Modolell N, Corraliza IM, Link F et al. (1995)
Reciprocal regulation of the nitric oxide synthase / arginase balance in mouse bone marrow-derived macrophages by TH1 and TH2 cytokines
Eur J Immunol 25: 1101-1104

Moncada S, Palmer RMJ, Higgs EA (1991)
Nitric oxide: Physiology, pathophysiology, and pharmacology
Pharmacol Rev 43: 109-142

Moncada S, Bagetta G (eds.) (1996)
Nitric oxide and the cell: Proliferation, differentiantion and death
Portland, London

Montagnier L (1985)
Lymphadenopythy-associated virus.
>From molecular biology to pathogenicity
Ann Intern med 103: 689-693

Montefiori DC, Pantaleo G, Fink LM et al. (1996)
Neutralizing and infection -enhancing antibody responses to human immunodeficiency virus type 1 in long-term nonprogressors
J Infect Dis 173: 60-67

Morel PA, Oriss TB (1998)
Crossregulation Th1 and Th2 cells
Crit Rev Immunol 18 (4): 275-303

Morré DJ, Wu L-Y, Morré DM (1998)
Response of a cell-surface NADH oxidase to the antitumor sulfonylurea N-(4-methylphenyl-sulfonyl)-N'-(4-chlorophenylurea) (LY181984) modulated by redox
Biochimica et Biophysica Acta 1369: 185-192

Mosmann TR (1988)
Helper T cells and their lymphokines
In: Feldmann M, Lamb J, Owen M (ed.)
   T cells
   Wiley, New York

Mosmann TR, Cherwinski H, Bond MW et al. (1986)
Two types of murine helper T cell clone: 1. Definition according to profiles of lymphokine activities and secrete proteins
J Immunol 136: 2348-2357

Mosmann TR, Coffman RL (1989)
TH 1 and TH 2 cells: Different patterns of lymphokine secretion lead to different functional properties
Ann Rev Immunol 7: 145-173

Mosmann TR, Sad S (1996)
The expanding universe of T cell subsets: TH1, TH2 and more
Immunol Today 17 (3): 138-146

Moss AR, Osmond D, Bacchetti P et al. (1987)
Risk factors for AIDS and HIV seropositivity in homosexual men
Am J Epidemiol 125: 1035-1047

Mourad FH, Turnvill JL, Farthing MJG (1999)
Role of nitric oxide in intestinal water and electrolyte transport
Gut 44: 143-147

Moye J, Rich KC, Kalish LA et al. (1996)
Natural history of somatic growth in infants born to women infected by human immunodeficiency virus
J Pediatrics 128: 58-67

Mrochek JE, Katz S, Christie WH, Dinsmore SR (1974)
Acetaminophen metabolism in man, as determined by high-resolution liquid chromatography
Clin Chem 20: 1086-1096

Müller WEG, Bachmann M, Weiler BE et al. (1991)
Antibodies against defined carbohydrate structures of Candida albicans protect H9 cells against infection with human immunodeficiency virus-1 in vitro
J Acquir immun Defic Syndr 4: 694-703

Müller WEG, Schröder HC, Reuter P et al. (1990)
Polyclonal antibodies to mannan from yeast also recognize the carbohydrate structure of gp120 of AIDS virus: An approach to raise neutralizing antibodies to HIV-1 infection in vitro
AIDS 4 : 159-162

Muller JW, Jos Frissen PH, Krijnen P et al. (1992)
Dehydroepiandrosterone as predictor for progression to AIDS in asymptomatic human immunodeficiency virus-infected men
J Infect Dis 165: 413-418

Mullis K (1993)
Interview in: Carroll: The weird way to win a Nobel prize
San Francisco
Chronicle, 21 Oct 1993, E9

Mullis K (1996)
Foreword
In: Duesberg PH (1996)
   Inventing the AIDS Virus
   pp. XI-XIV
   Regnery Publishing Inc., Washington DC

Mullis K (1998)
Dancing naked in the minefield
Pantheon Books, New York

Mullis K (2000)
Interview in: Behr A, Reichardt L
Wenn 99 Prozent aller Wissenschaftler einer Meinung sind, ist sie mit großer Wahrscheinlichkeit falsch
Süddeutsche Zeitung Magazin, 7. August 2000, 22-24

Murad F, Mittal CK, Arnold WP et al. (1978)
Guanylate cyclase: Activation by azide, nitro compounds, nitric oxide, and hydroxyl radical and inhibition by hemoglobin and myoglobin
Advances in Cyclic Nucleotide Res 9: 145-158

Muraille E, Leo O (1998)
Revisiting the Th1/Th2 paradigm
Scand J Immunol 47 (1): 1-9

Murayama T, Nomura Y (1998)
The actions of NO in the central nervous system and in thymocytes
Jap J Pharmakol 76: 129-139

Murell W (1879)
Nitroglycerin as a remedy for angina pectoris
Lancet i: 80-1, 113-115, 151-152, 225-227

Murphy S, Simmons ML, Agullo L et al. (1993)
Synthesis of nitric oxide in CNS glial cells
Trends in Neuroscience 16: 323-328

Murphy JT, Mueller GE. Whitman ST (1997)
Redefining the growth of the heterosexual HIV/AIDS epidemic in Chicago
J AIDS Hum Retrovirol 16: 122-126

Murphy JW, Bistom F, Deepe GS et al. (1998)
Type 1 and type 2 cytokines: From basic science to fungal infections
Med Mycol 36 Suppl 1: 109-118

Murray MF (1999)
Niacin as a potential AIDS preventive factor
Medical Hypotheses 53 (5): 375-379

N

Nast-Kolb D, Waydhas Ch, Jochum M et al. (1992)
Biochemische Faktoren als objektive Parameter zur Prognoseabschätzung beim Polytrauma
Unfallchirurg 95: 59-66

Nathan C, Xie Q-W (1994)
Nitric oxide synthases: Roles, tolls, and controls
Cell 78: 915-918

Navikas V, Link J, Wahren B et al. (1994)
Increased levels of interferon-gamma (IFN-gamma), IL-4 and transforming growth factor (TGF-ß) in RNA expressing blood mononuclear cells in human HIV infection
Clin Exp Immunol 6: 59-63

Nebert DW, Mc Kinnon RA, Puga A (1996)
Human drug-metabolizing enzyme polymorphisms: Effects on risk of toxicity and cancer
DNA Cell Biol 15: 273-280

Nelson E, Morioka T (1963)
Kinetics of the metabolism of acetaminophen by humans
J Pharmacol Sci 52: 864-868

Neu J, Riog JC, Meetze WN et al. (1997)
Enteral glutamine supplementation for very low birth weight infants decreases morbidity
J Pediatr 131: 691

Newberne PM (1977)
Effect of folic acid B, choline and methionine on immunocompetence and cell-mediated immunity
In: Suskind RM (ed.) (1977)
    Malnutrition and the immune response
    Raven Press, New York

Newell GR, Adams SC, Mansell PWA, Hersh EM (1984)
Toxicity, immunosuppressive effects and carcinogenic potential of volatile nitrites – Possible relationships to Karposi's sarcoma
Pharmacotherapy 4: 284-291

Newell GR, Spitz MR, Wilson MB (1988)
Nitrite Inhalants: Historical Perspective
In: Haverkos HW, Dougherty JA (ed.) (1988)
Health Hazards of Nitrite Inhalants
National Institute on Drug Abuse, Rockville U.S.

Newman GW, Guarnaccia JR, Vance EA et al. (1994)
Interleukin-12 enhances antigen-specific proliferation of peripheral blood mononuclear cells from HIV-positive and negative donors in response to mycobacterium avium
AIDS 8: 1413-1419

Newsholme EA, Parry-Billings M (1990)
Properties of glutamine release from muscle and its importance for the immune system
JPEN 14 (Suppl): 563

Newsholme EA (1996)
The possible role of glutamine in some cells of the immune system and the possible consequence for the whole animal
Experientia 52: 455-459

Nickerson M, Parker JO, Lowry TP, Swenson EW (1979)
Isobutyl Nitrit and related compounds
Pharmex Ltd., San Francisco

Nickolson LB, Kuchroo VK (1996)
Manipulation of the Th1 / Th2 balance in autoimmune disease
Curr Opin Immunol 8 (6): 837-842

North R (1998)
Pesticide use on farm animals: can we regulate it?
The Ecologist 28 (2): 106-109

Null G (1997)
AIDS – a second opinion
In: Video-Film: Interviews with scientific and medical AIDS-Dissidents
    New York-London
Available at: Continuum, 172 Foundling Court, Brunswick Centre
London WC 1N 1QE, UK
Tel.: +44(0)1717137071
Fax: +44(0)1717137072

Nussbaum B (1990)
Good intentions: How big business, politics, and medicine are corrupting the fight against AIDS
Atlantic Monthly Press, New York

Nussler AK, Billiar TR
(1993)
Inflammation, immunoregulation and inducible nitric oxide synthase
J Leukocyte Biol 54: 171-178

Nuttal SL, Martin U, Sinclair AJ, Kendall MJ (1998)
Glutathion: in sickness and in health
Lancet 351: 645-646

O

O'Garra A, Steinman L, Gijbels K (1997)
CD4 + T-cells subsets in autoimmunity
Curr Opin Immunol 9 (6): 872-883

O'Garra A (1998)
Cytokines induce the developement of functionally hetero-

genous T helper cell
Immunity 8 (3): 275-283

O'Hara CJ, Groopmen JF, Federman M (1988)
The ultrastructural and immunohistochemical demonstration of viral particles in lymphnodes from human immunodeficiency virus-related lymphadenopathy syndromes
Human Pathol 19: 545-549

O'Harra N, Chang SW (1982)
Kaposi's sarcoma and the HLA-DR5 alloantigen
Ann Intern Med 97: 617-622

O'Riordan DM, Standing JE, Limper AH (1995)
Pneumocystis carinii glycoprotein A binds macrophage mannose receptors
Infect-Immun 63: 779-784

Ochoa JB, Curti B, Peitzman AB et al. (1992)
Increased circulating nitrogen oxides after human tumor immunotherapy: Correlation with toxic hemodynamic changes
J Natl Cancer Institute 84: 864-867

Odeh M (1990)
The role of tumor necrosis factor-alpha in acquired immunodeficiency syndrome
J Int Med 228: 549

Oefner C, D'Arcy A, Winkler FK (1988)
Crystal structure of human dihydrofolate reductase complexed with folate
Eur J Biochem 174: 377-385

Oettle AG (1962)
Geographical and racial differences in the frequency of Kaposi's sarcoma as evidence of environmental or genetic causes
In: Symposium on Kaposi's sarcoma
Unio Internationalis Contra Cancrum. Vol- 18.
Karger, Berlin

Ogilvie GK (1998)
Interventional nutrition for the cancer patient.
Clin Techniques in Small Animal Practice
13 (4): 211-216

Ohara M, Sawa T (1998)
Current topics in the regulation of prostanoids-2.
The interactions with cytokines
Masui 17 (12): 1471-1477

Ohlenschläger G (1991)
Das Glutathionsystem.
Ordnungs- und informationserhaltende Grundregulation lebender Systeme
Verlag für Medizin Dr. Ewald Fischer, Heidelberg

Ohlenschläger G (1992)
Die Rolle des Glutathion in der Antikanzerogenese.
Das Glutathionsystem wird zunehmend für die Detoxikation von Schadstoffen aufgebraucht
Natur- und Ganzheitsmedizin 5: 221-228

Ohlenschläger G (1994)
Betrachtungen zur Nichtglechgewichts-Thermodynamik des Glutathionssystems in lebenden Systemen
Praxis-Telegramm Sonderbeilage 1/94: 1-16

Olivier R (1995)
Flow cytometrie technique for assessing effects of N-acetylcysteine on apoptosis and cell viability of human immunodeficiency virus-infected lymphocytes
Methods Enzymol 251: 270-278

Olweny ChL (1984)
Epidemiology and clinical features of Kaposi's sarcoma in tropical Africa
In: Friedman-Kien AE, Laubenstein LJ (ed.), a.a.O.

Ono K, Nakane H (1990)
Mechanisms of inhibition of various cellular DNA and RNA polymerases by several flavonoids
J Biochem 108: 608-613

Oppenheim JJ, Cohen S (1983)
Interleukins, Lymphokines and Cytokines
Academic Press, London

Orusevic A, Lala PK (1998)
Role of nitric oxide in IL-2 therapy-induced capillary leak syndrome
Cancer Metastasis Rev 17(1): 127-142

Oshima H, Bartsch H (1994) Chronic infections and inflammatory processes as cancer risk factors: possible role of nitric oxide in carcinogenesis
Mutation Research 305: 253-264

Osmond DG (1993)
The turnover of B-cell populations
Immunol Today 14 (1): 34-37

Ostrom N (1989)
The poisoning continues.
Pregnant women with AIDS to be given AZT
New York Native 31 July 1989, 15

Ostrom N (1996)
Poison makes a comeback
New York Native, 15.07.1996

Ottaviani E, Franceschi C (1998)
A new theory of the common evolutionary origin of natural immunity, inflammation and stress response: The invertebrate phagocytic immunocyte as an eye-witness
Domest Anim Endocrinol 15 (5): 291-296

Owen M, Steward M (1996)
Antigen recognition
In: Roitt I, Brostoff J, Male D (ed.)
    Immunology. 4th ed. (7.1-7.12)
    Mosby, London

P

Paganelli R, Fanales-Belasio D, Scala E et al. (1991)
Serum eosinophil cationic protein (ECP) in human immunodeficiency virus (HIV) infection
J Allergy Clin Immunol 88: 416-418

Paganelli R, Scala E, Ansotegui IJ et al. (1995)
CD8+ T lymphocytes provide helper activity for IgE synthesis in human immunodeficiency virus-infected patients with hyper IgE
J Exp Med 181: 423-428

Palmer RMJ, Ferrige AG, Moncada S (1987)
Nitric oxide release accounts for the biological activity of endothelium-derived relaxing factor
Nature 327: 524-526

Palmer RMJ, Ashton DS, Moncada S (1988)
Vascular endothelial cells synthesize nitric oxide from L-arginine
Nature 333: 664-666

Pantaleo G, Menzo S, Vaccarezza M et al. (1995)
Studies in subjects with long-term nonprogressive human immunodeficiency virus inffection
N Engl J Med 332: 209-216

Papadopulos-Eleopulos E (1988)
Reappraisal of AIDS – is the oxidation induced by the risk factors the primary cause?
Medical Hypotheses 25: 151-162

Papadopulos-Eleopulos E, Hedland-Thomas B, Dufty AP (1989)
An alternative explanation for the radiosensitization of AIDS patients
Int J Radiat Oncol Biol Phys 17: 695-696

Papadopulos-Eleopulos E, Turner VF, Papadimitriou JM (1992 a)
Oxidative Stress, HIV and AIDS
Res. Immunol 143: 145-148

Papadopulos-Eleopulos E, Turner VF, Papadimitriou JM (1992 b)
Kaposi's Sarcoma and HIV
Medical Hypotheses 39: 22-29

Papadopulos-Eleopulos E, Turner VF, Papadimitriou JM (1993 a)
Is a positive Western Blot proof of HIV infection?
Bio/Technology 11: 696-702

Papadopulos-Eleopulos E, Turner VF, Papadimitriou JM (1993 b)
Has Gallo proven the role of HIV in AIDS?
Emergency Medicine 5: 71-147

Papadopulos-Eleopulos E, Turner VF, Papadimitriou JM et al. (1995 a)
A critical analysis of the HIV-T4-cell-AIDS hypothesis
Genetica 95 (1-3): 5-24

Papadopulos-Eleopulos E, Turner VF, Papadimitriou JM, Causer D (1995 b)
Factor VIII, HIV and AIDS in haemophiliacs: An analysis of their relationship
Genetica 95 (1-3): 25-50

Papadopulos-Eleopulos E, Turner VF, Papadimitriou JM, Bialy H (1995 c)
AIDS in Africa: Distiguishing fact and fiction
World J Microbiol Biotechnol 11: 135-143

Papadopulos-Eleopulos E, Turner VF, Papadimitriou JM, Causer D (1996)
The isolation of HIV: Has it really been achieved?
Continuum 4: 1s - 24s

Papadopulos-Eleopulos E (1997 a)
Why no whole virus?
Continuum 4 (5): 27-30

Papadopulos-Eleopulos E, Turner VF, Papadimitriou JM, Causer D (1997 b)
A critical analysis of the evidence for isolation of HIV
Net: www.virusmyth.com/aids/data/epapraisal.htm
1997

Papadopulos-Eleopulos E, Turner VF, Papadimitriou JM et al. (1997 c)
HIV antibodies: Further questions and a plea for clarification
Curr Med Res Opinion 13 (10): 627-633

Papadopulos-Eleopulos E et al. (1998 a)
Between the lines.
A critical analysis of Luc Montagnier's interview answers to Djamel Tahi
Continuum 5 (2): 35-45

Papadopulos-Eleopulos E, Turner VF, Papadimitriou JM (1998 b)
A brief history of retroviruses
Continuum 5 (2): 25-29

Papadopulos-Eleopulos E, Turner VF, Papadimitriou JM (1999)
A critical analysis of the pharmacology of AZT and its use in AIDS
Curr Med Res Opinion 15 S1 -S45

Papadopulos-Eleopulos E, Turner VF, Papadimitriou JM et al. (2000 a)
The last debate.
March 2000
Net: www.virusmyth.com/aids/data/epdebate.htm

Papadopulos-Eleopulos E, Turner VF, Papadimitriou JM et al. (2000 b)
Perth Group responds to Rasnick
Net: www.virusmyth.com/aids/data/epreprasnick.htm

Papadopulos-Eleopulos E, Turner VF (2000 c)
HIV testing and surveillance.
Presentation Presidential AIDS Advisory Panel Meeting on May/July 2000 in Pretoria
Net: www.virusmyth.com (front news)

Park KGM, Hayes PD, Garlick PJ et al. (1991)
Stimulation of lymphocyte natural cytotoxicity by L-arginine
Lancet 337: 645-646

Parker LN, Levin ER, Lifrak ET (1985)
Evidence for adrenocortical adaptation to severe illness
J Clin Endocrinol Metabol 60: 947-952

Parker WB, Cheng YC (1994)
Mitochondrial toxicity of antiviral nucleoside analogs
The J of NIH Research 6: 57-61

Parkin JM, Eales U, Galazka AR, Pinching AJ (1987)
Atopic manifestations in the acquired immune deficiency syndrom: Response to recombinant interferon gamma
Br Med J 294: 1185-1186

Parkinson JF, Mitrovic B, Marrill JE (1997)
The role of nitric oxide in multiple sclerosis
J Met Med 75:174-186

Paronchi P, Maggi E, Romagnani S (1999)
Redirecting Th2 responses in allergy
Curr Top Microbiol Immunol 238: 27-56

Parravicini CL, Klatzmann D, Jaffray P et al. (1988)
Monoclonal antibodies to the human immuno-deficiency virus p18 protein cross-react with normal human tissues
AIDS 2: 171-177

Parry-Billings M, Blomstrand E, Mc Andrew N, Newsholme

EA (1990)
A communicational link between skeletal muscle, brain and the cells of the immune system
Int J Sports Med 11, Suppl 2: S122-S128

Pasteur L (1876)
Etudes sur la biere
Gauthier-Villars, Paris

Paul-Ehrlich-Stiftung (1998)
Schreiben des Präsidenten der Paul-Ehrlich-Stiftung vom 02.12.1998

Pearlman JT, Adarns GL (1970)
Amylnitrit inhalation fad
JAMA 212:160

Pearson CJ, Mc Devitt HO (1999)
Redirecting Th1 and Th2 responses in autoimmune disease
Curr Top Microbiol Immurrol 238: 79-122

Pedersen BK, Kappel M, Klokker M et al. (1994)
The immune system during exposure to extreme physiologic conditions
Int J Sports Med 15: S116-S121

Pedersen PL (ed.) (1997)
Bioenergetics of cancer cells
J Bioenergetics Biomembranes 29 (4): 299-413

Penn I (1979)
Kaposi's sarcoma in organ transplantant recipients
Transplantation 27: 8-11

Penn I (1981)
Malignant lymphoma in organ transplant recipients
Transplantation 31: 738-738

Penn I (1991)
Principles of tumor immunity.
Immunocompetence and cancer
In: De Vita V, Heltmann V, Rosenberg S (eds.)
Lippinscott, Philadelphia

Perelson AS (1997)
Decay characteristics of HIV-1 infected compartments during combination therapy
Nature 387: 188-191

Perrier A, Rask-Madsen J (1999)
Review article: The potential role of nitric oxide in chronic inflammatory bowel disorders
Aliment Pharmacol Ther 13: 135-144

Peterhans E (1997)
Reactive oxygen radical and nitric oxide in viral diseases
Biol Trace Elem Res 56 (1): 107-116

Peterson JD, Herzenberg LA, Vasquez K, Waltenbaugh C (1998)
Glutathion levels in antigen-presenting cells modulate Th1 versus Th2 response patterns
Proc Natl Acad Sci USA 95: 3071-3076

Petros A, Lamb G, Leone A et al. (1994)
Effects of a nitric oxid synthase inhibitor in humans with septic shock
Cardiovascular Res 28: 34-39

Petrovsky N, Harrison LC (1998)
The chronobiology of human cytokine production
Int Rev Immunol 16 (5-6): 635-649

Phillips AN, Smith GD (1997)
Viral load and combination therapy for human immunpodeficiency virus
NEJM 336: 958-959; 960 discussion

Philpott P (1997)
The isolation question.
How an Australian biophysicist and her simple observations have taken center stage among AIDS reappraisers
Reappraising AIDS 5 (6): 1-12
(Group for the reappraisal of the HIV/AIDS-hypothesis, 7514 Girard Ave. 1-331
La Jolla, CA 92037
eMail: philpott@wwnet.com
Tel.:   (810) 772-9926 (Detroit)
Fax: (619) 272-1621 (San Diego)

Philpott P, Johnson C (1996)
Viral load of crap
Reappraising AIDS 4 (Okt. 1996)

Piatak M, Saag MS, Clark SJ et al. (1993)
High levels of HIV-1 in plasma during all stages of infection determined by competitive PCR
Science 259: 1749-1754

Pifer LL, Hughes WT, Stagno S et al. (1978)
Pneumocystis Carinii infection: Evidence for high prevalence in normal and immuno-suppressed children
Pediatrics 61: 35-41

Pifer LL, Wang YF et al. (1987)
Borderline immunodeficiency in male homosexuals: Is lifestyle contributory?
South Med J 80: 687-697

Pinto L, Sullivan J, Berzofsky et al. (1995)
ENV-specific cytotoxic T lymphocyte responses in HIV seronegative health care workers occupationally exposed to HIV-contaminated body fluids
J Clin Invest 96: 867-873

Pippard MJ (1989)
Clinical use of iron chelation
In: de Sousa M, Brock JH (eds.)
    Iron in immunity, cancer and inflammation
    J. Wiley and Sons Ltd., Chichester, USA

Pizzo, PA et al. (1988)
Effect of continuous intravenous infusion of zidovudine (AZT) in children with symptomatic HIV infection
N Engl J Med 319: 889-896

Platt JL, Grant BW, Eddy AA, Michael AF (1982)
Immune cell populations in cutaneous delayed-type hypersensitivity
J Exp Med 158: 1227-1242

Pluda JM, Yarchoan R, Jaffe ES et al. (1990)
Development of non-Hodgkin lymphoma in a cohort of patients with severe human immunodeficiency virus (HIV) infection on long-term antiretroviral therapy
Ann Intern Med 113: 276-282

Poiesz BJ, Ruscetti FW, Gazdar AF et al. (1980)
Detection and isolation of type C retrovirus particles from fresh and cultured lymphocytes of a patient with cutaneous T-cell lymphoma
Proc Natl Acad Sci 77: 7415-7419

Poli G, Introna M, Zanaboni F et al. (1985)
Natural Killer cells in intravenous drug abusers with lymphadenopathy syndrome

Clin Ex Immunol 62: 128-135

Pollock JS, Förstermann U, Mitchell JA et al. (1991)
Purification and characterisation of particulate and endothelium-derived relaxing factor synthase from cultured and native bovine aortic endothelial cells
Proc Nate Acad Sci (USA) 88: 10480-10484

Pontes de Carvalho LC (1986)
The faithfulness of the immunoglobulin molecule: Can monoclonal antibodies ever be monospecific
Immunol Today 7: 33

Popovic M, Reitz MS, Sarngadharan MG et al. (1982)
The virus of Japanese T-cell leukaemia is a member of the human T-cell leukaemia virus group
Nature 300: 63-66

Popovic M, Sarin PS, Robert-Guroff M (1983)
Isolation and transmission of human retrovirus (human T-cell leukemia virus)
Science 219: 856-859

Popovic M, Sarngadharan MG, Read E, Gallo RC (1984)
Detection, isolation, and continuous production of cytopathic retroviruses (HTLV-III from patients wirth AIDS and pre-AIDS
Science 224: 497-500

Poulter LW, Seymour GJ, Duke O (1982)
Immunohistological analysis of delayed-type hypersensitivity in man
Cell Immunol 74: 358-369

Prang E, Stoltz C, Shabert J (1997)
The effect of glutamine on body weight and body cell mass (abstract)
Presented at the International Conference on AIDS Wasting
Fort Lauderdale, Florida. November 16-19, 1997

Prescott SM, Fitzpatrick FA (2000)
Cyclooxygenase-2 and carcinogenesis
Biochimica et Biophysica Acta 1470 (2): M69-78

Preussmann R (1983)
Public health significance of environmental N-nitroso compounds
In: Egan H, ed.
Environmental Carcinogens: Selected methods of analysis.
VM. 6: N-nitroso compounds
ARC scientific publications no. 45. Lyon, France
Internal Agency for Research on Cancer, pp. 3-17

Preussmann R, Stewart BW (1986)
Carcinogenicity of nitrosureas in humans
In: Schmahl D, Kaldor JM (ed.)
Carcinogenicity of alkylating cytostatic drugs
IARC Scientific publications no. 78
International Agency for Research on Cancer, Lyon
Pryor GT, Howard, RA, Bingham CR et al. (1980)
Biomedical Studies on the effects of abused inhalant mixtures
Final Report
National Institute on Drug Abuse, Rockville U.S.

Pschyrembel W (1990)
Klinisches Wörterbuch.
256 Aufl.
De Gruyter, Berlin

Puente J, Miranda D, Gaggero A et al. (1991)
Immunological defects in septic shock.
Deficiency of natural killer cells and T-lymphocytes
Rev Med Chil 119: 142-146

Purtilo DT, Connor DH (1975)
Fatal infections in protein-calorie malnourished children with thymolymphatic atrophy
Arch Dis Childhood 50: 149-152

R

Rabinovitch A, Guarez-Pinzon WL (1998)
Cytokines and their roles in pancreatic islet beta-cell destruction and insulin-dependent mellitus
Biochem Pharmacol 15: 55: 1139-1149

Racker E (1976)
Why do tumour cells have a high aerobic glycolysis?
J Cell Physiol 89: 697-700

Racker E, Spector M (1981)
Warburg Effect revisited: Merger of biochemistry and molecular biology
Science 23: 303-307

Raffi F, Brisseau JM, Planchon B et al. (1991)
Endocrine functions in 98 HIV-infected patients: A prospective study
AIDS 5: 729-733

Raghupathy R (1997)
Th1-type immunity is incompatible with successful pregnancy
Immunol Today 18 (10): 478-482

Ralston SH (1997)
The Michael Mason Prize Essay 1997: Nitric oxide and bone: What a gas!
Br J Rheumatol 36: 831-838

Ramshaw IA, Ramsay AJ, Karupiah G et al. (1997)
Cytokines and immunity to viral infections
Immunol Rev 159: 119-135

Rao M, Steiner P, Victoria MS et al. (1977)
Pneumocystis carinii pneumonia.
Occurrence in a healthy American infant
JAMA 238: 2301-2302

Rappoport J (1988)
AIDS inc. Scandal of the Century
Human Energy Press, San Bruno CA, USA

Rasnick D (1996)
Inhibitors of HIV protease useless against AIDS
Reappraising AIDS 4 (8): 1-4

Razzaque-Ahmed A, Blose DA (1983)
Delayed-type hypersensitivity skin testing.
A review
Arch Dermatol 119: 934-945

Reddy BS, Hirose Y, Lubet R et al. (2000)
Chemoprevention of colon cancer by specific cyclooxygenase-2 inhibitor, celecoxib, administered during different stages of carcinogenesis
Cancer Res 60 (2): 293-297

Reinherz EL, Kung PC, Goldstein G et al. (1979)
Separation of functional subsets of human T cells by a

monoclonal antibody
Proc Natl Acad Sci 76: 4061-4065

Reinherz EL, Geha R, Wohl ME et al. (1981 a)
Immunodeficiency associated with loss of T4+ inducer T-cell function
N Engl J Med 304: 811-816

Reinherz EL, Rosen FS (1981 b)
New concepts of immunodeficiency
Am J Med 71: 511-513

Remick DG, Villarete L (1996)
Regulation of cytokine gene expression by reactive oxygen and reactive nitrogen intermediates
J Leukoc Biol 59 (4): 471-475

Rene E, Jaary A, Brousse N (1988)
Demonstration of HIV infection of the gut of AIDS patients
Gastroenterol 94: A373 (Abstract)

Rey MA, Spire b, Dormont D et al. (1984)
Charakterization of the RNA dependent DNA polymerase of a new human T-lymphtropic retrovirus (lymphadenopathy associated virus)
Biochem Biophys Res Comm 121: 126-133

Reynolds JV, Zhang SM, Thom AK et al. (1987)
Arginine as an immunomodulator
Surg Forum 38: 415-418

Reynolds JV, Thom AK, Zhang SM et al. (1988)
Arginine, protein malnutrition, and cancer
J Surg Res 45: 513-522

Richman DD, Fischl MA, Grieco MH et al. and the AZT Collaborative Working Group (1987)
The toxicity of Azidothymidine (AZT) in the treatment of patients with AIDS and AIDS-related complex
NEJM 317: 192-197

Richman DD (1990)
Zidovudine resistance of HIV (summary)
Rev Infect Dis 12 (Suppl 5): july-aug 1990

Richter C (1996)
Nitric oxide and its congeners in mitochondria: Implications for apoptosis
In: Moncada S, Bagetta G (eds.)
Nitric oxide and the cell: Proliferation, differentiation and death
Portland, London

Richter C (1997 a)
Antibiotika-induzierte Schäden an Mitochondrien
Forschungsprojekt. Unveröffentliches Manuskript
Laboratorium für Biochemie I, Eidgenössische Technische Hochschule, Zürich

Richter C (1997 b)
AZT (Azidothymidin, Zidovudin) – induzierte Schäden an Blutzellen
Forschungsprojekt. Unveröffentlichtes Manuskript
Laboratorium für Biochemie I, Eidgenössische Technische Hochschule, Zürich

Rice-Evans CA,Miller NJ, Paganga G (1996)
Structure-antioxidants activity relationships of flavonoids and phenolic acids
Free Rad Biol Med 20: 933-956

Rieder MJ, Uetrecht J, Shear NH et al. (1988)
Diagnosis of sulfonamide hypersensitivity reactions by in vitro „rechallenge" with hydroxylamine metabolites
Ann Intern Med 110: 286-289

Rieder MJ, Uetrecht J, Shear NH, Spielberg SP (1988)
Synthesis of in vitro toxicity of hydroxylamine metabolites of sulfonamides
J Pharmacol Exp Med 244: 724-728

Rieder MJ, Krause R, Bird JA, Debakan GA (1995)
Toxicity of sulfonamide-reactive metabolites in HIV-infected, HTLVinfected, and non-infected cells
J Acquir Immune Deficiency Syndr Human Retrovirol 8: 134-140

Rifkind D, Marchioro TL, Schneck SA, Hill RB (1967)
Systemic fungal infections complicating renal transplantation and immunosuppressive therapy: Clinical, microbiologic, neurologic and pathologic features
Amer J Med 43: 28-35

Rink L, Cakman I, Kircher H (1998)
Altered cytokine production in the elderly
Mech Ageing Dev 102 (2-3): 199-209

Rivier C (1998)
Role of nitric oxide and carbon monoxide in modulating the ACTH response to immune and nonimmune signals
Neuroimmunomodulation 5 (3-4): 203-213

Robbins JB (1967)
Pneumocystis carinii pneumonitis.
A review
Pediatr Res 1: 131-135

Robbins JB (1968)
Immunological and clinicopathological aspects of Pneumocystis carinii pneumonitis
In: Bergma D, Good RA (ed.)
Immunologic Deficiency Disease in men
National Foundation, March of Dimes

Robert-Koch-Institut (1999)
AIDS / HIV.
Bericht zur epidemiologischen Situation in der Bundesrepublik Deutschland zum 31.12.1998. Berlin

Rocken M, Biedermann T, Ogilvie A (1997)
The role of Th1 and Th2 dichotomy: Implication for autoimmunity
Rev Rheum Engl Ed 64 (10 Suppl): 131S-137S

Rode HN, Christou NV, Bubenik O (1982)
Lymphocyte function in anergic patients
Clin Exp Immunol 47: 155-161

Roederer M, Staal FJT, Raju PA, Ela WS, Herzenberg LA (1990)
Cytokine in HIV replication is inhibited by N-Acetyl-L-Cysteine
Proc Natl Acad Sci USA 87: 4884-4888

Roederer M, Staal FJ, Osada H, Herzenberg LA, Herzenberg LA (1991 a)
CD4 and CD8 cells with high intracellular glutathione levels are selectively lost as the HIV infection progresses
Int Immunol 3: 933-937

Roederer M, Raju PA, Staal FJ, Herzenberg LA, Herzenberg LA (1991 b)
N-acetylcysteine inhibits HIV expression in chronically infected cells
AIDS Res Human Retroviruses 7: 563-573

Rohde T, Ullum H, Rasmussen JP et al. (1995)
Effects of glutamine on the immune system: influence of muscular exercise and HIV infection
J Appl Physiol 79: 146-150

Rohde T, Maclean DA, Pedersen BK (1996)
Glutamine, lymphocyte proliferation and cytokine production
Scand J Immunol 44: 648-650

Roitt JM, Brostoff J, Male DK (1985)
Immunology
Gower Medical Publishing, London

Romagnani S (1991)
Human TH1 and TH2 subsets: Doubt no more
Immunol Today 12: 256-251

Romagnani S (1999)
The Th1 / Th2 paradigma and allergic disorders
Allergy 53 (46 Suppl): 12-15

Root-Bernstein RS (1993)
Rethinking AIDS.
The tragic cost of premature consensus
The Free Press, New York

Rose DP, Connolly JM (1999)
Omega-3 fatty acids as cancer chemopreventive agents
Pharmacol Therap 83 (3): 217-244

Rosenberg YJ, Anderson AO, Pabst R (1998)
HIV-induced decline in blood CD4/CD8 ratios: Viral killing or altered lymphocyte trafficking?
Immunology Today 19 (1): 10-17

Rosenthal GJ, Kowolenko M (1994)
Immunotoxicologic manifestations of AIDS therapeutics
In: Dean JH, Luster MI, Munson AE, Kimber J (eds.)
Immunotoxicology and Immunopharmacology. Second edition
Raven Press, New York (pp. 249-265)

Roth E, Mühlbacher F, Karner J et al. (1985)
Liver amino acids in sepsis
Surgery 97: 436-442

Roth VR, Kravcick S, Angel JB (1998)
Development of cervical fat pads following therapy with human immunodeficiency virus type 1 protease inhibitors
Clin Infect Dis 27: 65-67

Rothman S (1962)
Remarks on sex, age, and racial distribution of Kaposi's sarcoma and on possible pathogenic factors
Acta Union Int Contra Cancer 18: 326-329

Rous P (1911)
A sarcoma of the fowl: Transmissible by an agent separable from the tumor cells.
J Exp Med 13 : 397-411

Rubin RH, Young LS (eds.) (1988)
Clinical approach to infection in the compromised host
Plenum Medical Book Company, New York-London, 2nd ed.

S

Saag MS, Kilby JM (1999)
HIV-1 and HAART: A time to cure, a time to kill
Nature Medicine 5: 609-611

Sacks DL, Lal SL, Shrivastava SN et al. (1987)
An analysis of T cell responsiveness in Indian Kalaazar
J Immunol 138: 908-913

Sagan LA (1987)
The Health of Nations.
True Causes of Sickness and Well-being
Basic Books, New York
Deutsche Ausgabe: Die Gesundheit der Nationen.
Die eigentlichen Ursachen von Gesundheit und Krankheit im Weltvergleich
Rowohlt, Reinbek bei Hamburg, 1992

Saint-Marc T, Partizani M, Poizot-Martin I et al. (1999 a)
A syndrom of peripheral fat wasting (lipodystrophy) in patients receiving long-term nucleoside analogue therapy
AIDS 13: 1659-1667

Saint-Marc T, Touraine JL (1999 b)
Reversibility of peripheral-fat wasting (lipodystrophy) on stopping stavudin therapy
Antiviral Ther 4 (Suppl 2): 31

Saito H, Trocki O, Alexander JW et al. (1987)
The effect of route of nutrient administration on the nutritional state, catabolic hormone secretion, and gut mucosal integrity after burn injury
JPEN 11: 1-7

Salk J, Bretscher PL, Salk M et al. (1993)
A strategy for prophylactic vaccination against HIV
Science 260: 1270-1272

Sanders SP (1999)
Asthma: Viruses and nitric oxide
Proc Soc Exp Biol Med 220: 123-132

Santiago E, Perez-Mediavilla LA, Lopez-Moratalla N (1998)
The role of nitric oxide in the pathogenesis of multiple sclerosis
J Physiol Biochem 54: 229-237

Saraste M (1999)
Oxidative phosphorylation at the fin de siecle
Science 283: 1488-1497

Sarngadharan MG, Popovic M, Bruck L, Schüpbach J, Gallo RC (1984)
Antibodies reactive with a human T-lymphotropic retrovirus (HTLV-III) in the serum of patitents with AIDS
Science 224: 506-508

Sarngadharan MG, Markham PD (1987)
The role of human T-lymphotropic retroviruses in leukemia and AIDS
In: Wormser GP (ed.)
AIDS-acquired immunodeficiency syndrome – and other manifestations of HIV infection
Noyes, Park Ridge NJ (pp. 197-198)

Sasso SP, Gilli RM, Sari JC et al. (1994)
Thermodynamic study of dihydrofolate reductase inhibitor selectivity
Biochemica et Biophysica Acta 1207: 74-79

Satoh T, Hom SSM, Shonmugarn KT (1983)
Production of nitrous oxide in Klebsiella pneumoniae: Mutants altered in nitrogen metabolism
J Bacteriol 155: 454

Sawaoka H, Tsuji S, Tsuji M et al. (1999)

Cyclooxygenase inhibitors suppress angiogenesis and reduce tumor growth in vivo
Laboratory Invest 79 (12): 1469-1477

Scandalios JG (ed.) (1992)
Molecular Biology of Free Radical Scavenging Systems
Cold Spring Harbor Laboratory Press, Cold Spring Harbor NY, USA

Schäfer D, Hamm-Künzelmann B, Hermfisse U, Brand K (1996)
Differences in DNA-binding efficiency of Sp1 to aldolase and pyruvate kinase promoter correlates with altered redox states in resting and proliferating rat thymocytes
FEBS Lett 391: 35-38

Schatz G, Mason TL (1974)
The biosynthesis of mitochondrial proteins
Ann Rev Biochem 43: 51-87

Schmid KO (1964)
Studien zur Pneumocystis-Erkrankung des Menschen
1. Frankf Z Pathol 74: 121-125

Schmidt HHHW, Wilke P, Evers B, Böhme E (1989)
Enzymatic formation of Nitrogen oxides from L-arginine in bovine brain cytosol
Biochem Biophys Res Communic 165: 284-291

Schooley RT, Hirsch MIS, Colvin RD et al. (1983)
Association of herpesvirus infections with T-lymphocyte-subset alterations, glomerulopathy and opportunistic infections after renal transplantation
N Engl J Med 308: 307-313

Schreeder MIT, Thompson SE, Hadler SC et al. (1981)
Hepatitis B in homosexual men: Prevalence of infection and factors related to transmission
J Infect Dis 146: 7-15

Schreiber SL, Crabtree GR (1992)
The mechanism of action of cyclosporin A and FK 506
Immunology Today 13: 136

Schrödinger E (1967)
My view of the world
Cambridge University Press, Cambridge UK

Schüpbach J, Popovic M, Gilden RV, Gonda MA, Sarngadharan MG, Gallo RC (1984)
Serological analysis of an subgroup of human T-lymphotropic retroviruses (HTLV-III) associated with AIDS
Science 224: 503-505

Schüpbach J, Haller O, Vogt M et al. (1985)
Antibodies to HTLV III in Swiss patients with AIDS and Pre-AIDS and in groups at risk for AIDS
N Engl J Med 312: 265-270

Schwartz RH (1988)
Deliberate inhalation of isobutyl nitrit during adolescence: A descriptive Study
In: Haverkos HW, Dougherty JA (ed.) (1988)
    Health Hazards of Nitrite Inhalants
    National Institute on Drug Abuse, Rockville U.S.

Schweizer M, Richter C (1996)
Peroxinitrite stimulate the pyrimidine nucleotide-linked Ca^{2+} release from intact rat liver mitochondria
Biochemistry 35: 4524-4528

Scott P, Natovitz P, Coffman RL et al. (1988)
Immunoregulation of cutaneous leishmaniasis: T cells lines which transfer protective immunity or exacerbation belong to distinct parasite antigens
J Immunol 140: 10-14

Seifter E, Rettura G, Barbul A et al. (1978)
Arginine: An essential amino acid for injured rats
Surgery 84: 224-230

Sell S, Hsu P-L (1993)
Delayed hypersensitivity and T-cell subset selection in syphilis pathogenesis and vaccine design
Immunol Today 14: 576

Semba RD, Graham NMH, Ciaffa WT et al. (1993)
Increased mortality associated with vitamin A deficiency during human immunodeficiency virus type 1 infection
Arch Intern Med 153: 2149-2154

Senn CK, Racker L (1996)
Antioxidant and redox regulation of gene transcription
FASEB J 10: 709-720

Sessa WC (1994)
The nitric oxide synthase family of proteins
J Vascular Res 31: 331-343

Shabert JK, Winslow C, Lacey JM, Wilmore DW (1999)
Glutamine-antioxidant supplementation increases body cell mass in AIDS patients with weight loss: A randomized, double-blind controlled trial
Nutrition 15: 860-864

Shahidi H, Kilbourn RG (1998)
The role of nitric oxide in interleukin-2 therapy induced hypotension
Cancer metastasis Rev 17 (1): 119-26

Shanahan F, Leman B, Deem R et al. (1989)
Enhanced peripheral blood T-cell cytotoxicity in inflammatory bowel disease
J Clin Immunol 9: 55-64

Shaw JH, Wolfe RR (1987)
Glucose and urea kinetics in patients with early and advanced gastrointestinal cancer: The response to glucose infusion and TPN
Surgery 101: 181-186

Shear NH, Spielberg SP (1985)
In vitro evaluation of a toxic metabolite of sulfadiazine
Can J Physiol Pharmacol 63: 1370-1372

Shear NH, Spielberg SP, Grant DM, Tang BK (1986)
Differences in metabolism of sulfonamides predisposing to idiosyncratic toxicity
Ann Intern Med 105: 179-184

Shearer GM, Bernstein DC, Tung KS et al. (1986)
A model for the selective loss of major histo-compatibility complex restricted T-cell immune response during the development of acquired immune deficiency syndrome
J Immunol 137: 2514-2521

Shearer GM, Clerici M, Sarin A et al. (1995)
Cytokines in immune regulation / pathogenesis in HIV infection
In: Chadwick D, Cardev G (eds.)
    T-cell Subsets in Infectious and Autoimmune Diseases
    Ciba Foundation Symposium 195. Wiley, Chichester, 1995

Shearer GM, Clerici M (1996)
Protective immunity against HIV infection: Has nature done the experiment for us?
Immunol Today 17: 21-24

Shearer GM (1997)
Th1 / Th2 changes in aging
Mech Ageing Dev 94 (1-3): 1-5

Sheldon W (1959)
Experimental Pneumocystis Carinii infection in rabbits
J Exp Med 110: 110-147

Shenton J (1998)
Positively False.
Exposing the myth around HIV and AIDS
J.-B. Tauris, London-New York

Sher A, Gazzinelli RT, Oswald JP et al. (1992)
Role of T-cell derived cytokines in the down-regulation of immune responses in parasitic and retroviral infection
Immunol Rev 127: 183-204

Shigenaga MK, Hagen TM, Ames BN (1994)
Oxidative damage and mitochondrial decay in aging
Proc Natl Acad Sci USA 91: 1071-1078

Siegel JH, Cerra FB, Coleman B et al. (1979)
Physiological and metabolic correlations in human sepsis
Surgery 86: 163-193

Sies H, Wendel A (eds.) (1978)
Function of Glutathione in Liver and Kidney
Springer Verlag, Heidelberg-Berlin-New York

Sies H (ed.) (1995)
Oxidative Stress
Academic Press, Orlando Fla.

Sigell LT, Kapp FT, Fugaro GA et al. (1978)
Popping and snorting volatile nitrits: A current fad for getting high
AmJ Psychiatry 135: 1216-1218

Siliprandi N, Siliprandi D, Bindoli A et al. (1978)
Effect of oxidation of glutathione and membrane thiol groups on mitochondrial functions
In: Sies H, Wendel A (eds.)
    Function of Glutathion in Liver and Kidney
    Springer Verlag, Heidelberg-Berlin-New York

Simopoulos AP (1999)
Evolutionary aspects of omega-3 fatty acids in the food supply
Prostagl Leucotriens Essent Fatty Acids 60 (5-6): 421-429

Singh S, Evans TW (1997)
Nitric oxide, the biological mediator of the decade: Fact or fiction?
Eur Respir J 110 : 699-707

Sinoussi F, Mandiola, L, Shermann JC (1973)
Purification and partial differntiation of the particles of murine sarcoma virus (M. MSV) according to their sedimentation rates in sucrose
density gradients
Spectra 4: 237-243

Sjöholm A (1998)
Aspects of the involvement of interleukin-1 and nitric oxide in the pathogenesis of insulin-dependent diabetes mellitus
Cell Death Differ 5: 461-468

Sjoerdsma A, Golden JA, Schechter PJ (1984)
Successful treatment of lethal protozoal infections with the ornithine decarboxylase inhibitor, alpha difluoromethylornithine
Trans Assoc Am Phys 97: 70

Skurrick JH, Bogden JD, Baker H et al. (1996)
Mikronutrient profiles in HIV-infected heterosexual adults
J Acquir Imm Def Syndr Hum Retrovir 12: 75-80

Small CB, Kaufman A, Armenaka M, Rosenstreich DL (1993)
Sinusitis and atopy in human immunodeficiency virus infection
J Infect Dis 167: 283-290

Smith I, Howells DW (1987)
Folate deficiency and demyelination in AIDS
Lancet 2: 215

Smith KJ, Skelton HG, Drabick JJ et al. (1994)
Hypereosinophilia secondary to immunodysregulation in patients with HIV-1 disease
Arch Dermatol 130: 119-121

Smith RS, Pozefsky T, Chhetri MK (1974)
Nitrogen and amino acid metabolism in adults with protein-calorie malnutrition
Metabolism 23: 603-618

Smothers K (1991)
Pharmacology and toxicology of AIDS therapies
The AIDS Reader 1: 29-35

Snyder SH, Bredt DS (1992)
Biological roles of nitric oxide
Scientific American 266: 28-35

Sörensen PJ, Jensen MK (1981)
Cytogenetic studies in patients treated with trimethoprim-sulfamethoxazole
Mutat Res 89 (1): 91-94

Son K, Kim Y-M (1995)
In vivo cisplatin-exposed macrophages increase immunostimulant-induced nitric oxide synthesis for tumor cell killing
Cancer Res 55: 5524-5527

Sonnabend JA (1989)
AIDS: An explanation for its occurrence among homosexual men
In: Ma P, Armstrong D (eds.)
    AIDS and Infections of Homosexual Men
    Butterworths, Boston. 2nd edn.

Souliotis VL, Valvanis C, Boussiotis VA et al. (1994)
Comparative dosimetry of O6-methyl-guanine in humans and rodents treated with procarbazine
Carcinogenesis 15: 1675-1678

Spector BD, Perry GS, Kersey JH (1978)
Genetically immunodeficienry disease (GIDD) and malignancy
Report from the Immunodeficiency-Cancer Registry
Clin Immunol Immunopathol 11: 12-29

Spector NH, Fox BH, Kerza-Kwiatecki AP et al. (1985)
Neuroimmunomodulation
Proceedings of the First International Workshop on NIM;
JWGN, Bethesda 1985

Spector NH (1988)

Neuroimmunomodulation
Gordon and Breach, Montreux

Spielberg SP, Leeder SJ, Cribb AE, Dosch H-M (1989)
Is sulfamethoxazole hydroxylamine (SMX-HA) the proximal toxin for sulfamethoxazole (SMX) toxicity?
Eur J Clin Pharmacol A 173: 04.37

Staal FJT, Roederer M, Herzenberg L, Herzenberg L (1990)
Intracellular thiols regulate activation of NF-kB and transcription of HIV
Proc Natl Acad Sci USA 87: 9943-9947

Stadler J, Schmalik WA, Doehmer J (1996)
Inhibition of cytochrome P 450 enzymes by nitric oxide
Adv Exp Med Biol 387: 187-193

Stahl F, Schnorr D, Pilz C, Dosner G (1992)
Dehydroepiandrosterone (DHEA) levels in patients with prostatic cancer, heart diseases and under surgery stress
Exp Clin Endocrinol 99 (2): 68-70

Stamler JS, Singel DJ, Loscalzo J (1992)
Biochemistry of nitric oxide and its redox-activated forms
Science 258: 1898-1902

Stamler JS (1994)
Redox signaling: Nitrosylation and related target interactions of nitric oxide
Cell 78: 931-936

Stamler JS (1995)
S-nitrosothiols and bioregulatory actions of nitrogen oxides through reactions with thiol groups
Curr Topics Microbiol Immunol 196: 19-36

Steen R, Skold O (1985)
Plasmid borne or chromosomally mediated resistance by Tu 7 is the most common response to ubiquitous use of trimethoprim
Antimicrob Agents Chemother 27: 933-937

Stein-Werblowsky R (1977)
The induction of precancerous changes in the uterine epithelium of the rat: The role of spermatozoa
Gynecol Oncol 5: 251

Stein-Werblowsky R (1978 a)
On the aetiology of testicular tumours.
An experimental study
Eur Urol 4: 57

Stein-Werblowsky R (1978 b)
On the aetiology of cancer of the prostate
Eur Urol 4: 370

Stolina M, Sharma S, Lin Y et al. (2000)
Specific inhibition of cyclooxygenase restores antitumor reactivity by altering the balance of IL-10 and IL-12 synthesis
J Immunol 164 (1): 361-370

Stone RS, Morrison JF (1986)
Mechanism of inhibition dihydrofolate reductases from bacterial and vertebrate sources by various classes of folate analogues
Biochemica et Biophysica Acta 869: 275-285

Stoner GD, Mukhtar H (1995)
Polyphenols as cancer chemopreventive agents
J Cell Biochem Suppl 22: 169-80

Strack D (1997)
Phenolic metabolism
In: Dey PM, Harborne JB (eds.)
Plant Biochemistry
Academic Press, London

Strahl C, Blackburn EH (1996)
Effects of reverse transcriptase inhibitors on telomere length and telomerase activity in two immortalized human cell lines
Mol Cell Biol 16: 53-65

Strassmann G, Fong M, Kenney JS, Jacob CO (1992)
Evidence for the involment of interleukin-6 in experimental cancer cachexia
J Clin Invest 89: 1681-1684

Stringer JP (1993)
The identity of Pneumocystis carinii:
Not a single protozoon but a diverse group of exotic fungi
Infect Agents Dis 2: 109-117

Stuehr DJ, Marletta MA (1985)
Mammalian nitrate biosynthesis: mouse macrophages produce nitrite and nitrate in response to Escheria coli lipopolysaccharide
Proc Natl Acad Sci (USA) 82: 7738-7742

Subbaramaiah K, Zakim D, Weksler BB, Dannenberg AJ (1997)
Inhibition of cyclooxygenase: A novel approach to cancer prevention
P.S.E.B.M. - 216: 201-210

Suematsu M, Wakabayashi Y, Ishimura Y (1996)
Gaseous monoxides: a new class of microvascular regulator in the liver
Cardiovasc Res 32 (4): 679-686

Surcell H-M, Troye-Blomberg M, Raulie S et al. (1994)
TH1/TH2 profiles in tuberculosis, based on the proliferation and cytokine response of blood lymphocytes to mycobacterial antigens
Immunology 81: 171-176

Sutton WL (1963)
Aliphatic nitro compounds, nitrates, nitrites, alkyl nitrites
In: Fassett DW, Irishd (ed.)
Industrial Hygiene and Toxicology. Vol. II
Interscience, New York. pp. 414-438

Svec F, Porter JR (1998)
The actions of exogenous dehydroepiandrosterone in experimental animals and humans
Proc Soc Exp Biol Med (P.S.E.B.M.) 218 (3): 174-191

Swerdlow R H (1998)
Is NADH effective in the treatment of Parkinson's disease?
Drugs and Aging 13 (4): 263-268

Szabó C, Southan GJ, Thiemermann C, Vane JR (1994)
The mechanism of the inhibitory effect of polyamines on the induction of nitric oxide synthase: Role of aldehyde metabolites
Br J Pharmacol 113: 757-766

Szmuness W (1979)
Large scale efficacy trials of hepatitis B vaccines in the USA: Baseline data and protocols
J Med Vir 4: 327-340

T

Tachibana K, Mukai K, Hiraoka I et al. (1985)
Evaluation of the effect of arginine-enriched amino acid solution on tumour growth
JPEN 9: 428-434

Tahi D (1997)
Did Luc Montagnier discover HIV? Interview with Luc Montagnier
Continuum 5 (2): 31-34

Tamir S, Tannenbaum SR (1996)
The role of nitric oxide (NO) in the carcinogenic process
Biochem Biophys Acta 1288 (2): F 31-36

Tandler B, Hoppel CL (1972)
Mitochondria: A historical review
Academic Press, New York

Tang AM, Graham NMH, Kirby AJ et al. (1993)
Dietary micronutrient intake and risk of progression to acquired immunodeficiency syndrome (AIDS) in human immunodeficiency virus type 1 (HIV-1) infected homosexual men
Am J Epidemiol 138: 937-951

Tannenbaum SR, Fett D, Young VR et al. (1978)
Nitrite and nitrate are formed by endogenous synthesis in the human intestine
Science 200: 1487-1489

Tannenbaum SR, Tamir S, de Rojas-Walker T, Wishnok JS (1994)
DNA damage and cytotoxicity caused by nitric oxide
In: Loeppky RN, Michejda CJ (ed.)
Nitrosamines and Related N-Nitroso Compounds. Chemistry and Biochemistry
American Chemical Society, Washington, DC 1994

Tashiro T, Yamamori H, Takagi K et al. (1998)
n-3 versus n-6 polyunsatured fatty acids in critical illness
Nutrition 14 (6): 551-553

Tayek JA (1992)
A review of cancer cachexia and abnormal glucose metabolism in humans with cancer
J Am Col Nutr 11: 445-456

Taylor BS, Alarcon LH, Billiar TR (1998)
Inducible nitric oxide synthase in the liver: Regulation and function
Biochemistry (Mose) 63: 766-781

Taylor JF, Templeton AC, Vogel CL et al. (1971)
Kaposi's sarcoma in Uganda: A clinicopathological study
Int J Cancer 8: 122

Taylor-Robinson AW, Liew FY, Severn A et al. (1994)
Regulation of the immune response by nitric oxide differentially produced by T helper type1 and T helper type2 cells
Eur J Immunol 24: 980-984

Temin HM, Mizutani S (1970)
DNA polymerase in virions of Rous Sarcoma virus
Nature 226: 1211-1213

Temin HM, Baltimore D (1972)
RNA-directed DNA synthesis and RNA tumor viruses
Adv Virus Res 17: 129-186

Temin HM (1974)
On the origin of RNA tumour viruses
Harvey Lect 69: 173-197

Temin HM (1985)
Reverse transcription in the eucaryotic genome: Retroviruses, pararetroviruses, retrotransposons and retrotranscripts
Mol Biol Evol 2: 455-468

Tempelton AC (1976)
Kaposi's sarcoma
In: Andrade R, Gumpert SL, Popkin GL et al. (ed.)
Cancer of the skin: Biology, diagnosis and Management
Gaunders, Philadelphia

Teng SC, Gabriel A (1997)
DNA repair by recycling reverse transcripts
Nature 386: 31-32

Teng SC, Kim B, Gabriel A (1996)
Retrotransposon reverse-transcriptase-mediated repair of chromosomal breaks
Nature 383: 641-644

Termynck T, Avrameas S (1986)
Murine natural monoclonal antibodies: A study of their polyspecificies and their affinities
Immunol Rev 94: 99-112

Then RL (1993)
History and future of antimicrobial diaminopyrimidines
J Chemother 5 (6): 361-368

Then RL (1996)
Nebenwirkungen von Sulfonamid-Trimethoprim-Verbindungen
Antwortschreiben Hoffmann-La Roche Ltd., Basel, vom 09.07.1996
an die Studiengruppe für AIDS-Therapie c/o De Fries, F, in Zürich.

Thomas L (1984)
AIDS and the immune surveillance problem
In: Friedman-Kien AE, Laubenstein LJ (ed.), a.a.0

Thomsen LL, Miles DW, Happerfield L et al. (1995)
Nitric oxide synthase activity in human breast cancer
Br J Cancer 72: 41-44

Till M, Mac Donnell KB (1990)
Myopathy with human immunodeficiency virus type 1 (HIV-1) infection: HIV-Zidovudine
Ann Intern Med 113: 492-494

Tönz O, Lüthy J (1996)
Folsäure zur primären Verhütung von Neuralrohrdefekten
Schweiz Ärztezeitung 77 (14): 596-572

Tokuda H, Ito Y, Kanaoka T, Yoshida O (1987)
Tumour promoting activity of extracts of human semen in Sencar mice
Int J Cancer 40: 554

Tollefsbol TO, Cohen HJ (1985)
Culture kinetics of glycolytic enzyme induction, glucose utilization, and thymidine incorporation of extended-exposure of phytohaemagglutinin-stimulated human lymphocytes
J Cell Physiol 122: 98-104

Tomita R, Tanjok K (1998)
Role of nitric oxide in the colon of patients with ulcerati-

ve colitis
World J Surg 22: 88-92

Toplin I (1973)
Tumor virus purification using zonal rotors
Spectra 4: 225-235

Tracey G, Wei H, Manogue KR et al. (1988)
Cachektin / tumor necrosis factor induces cachexia, anaemia and inflammation
J Exp Med 167: 1211-1227

Tshambalala-Msimang M (2000)
Schreiben vom 23.02.2000 an De Fries F
Studiengruppe AIDS-Therapie, Eglistr. 7, Zürich
Tel./Fax: +41/14013424
eMail: FelixDEFRIES@Bluewin

Tumijama T, Lake D, Masuho Y, Hersh EM (1991)
Recognition of human immunodeficiency virus glycoproteins by natural anti-carbohydrate antibodies in human serum
Biochem Biophys Res Commun 177: 279-285

Turinsky J, Gonnerman WA (1982)
Temporal alteration of intracellular NA+, K+, Ca2+, Mg2+ and PO43- in muscle beneath the burn wound
J Surg Res 33: 337-344

Turksen K, Kupper T, Degenstein L et al. (1992)
Interleukin-6: Insights to its function in skin by overexpression in transgenic mice
Proc Natl Acad Sci USA 89: 5068-5072

Turner VF (1990)
Reducing agents and AIDS- why are we waiting?
The Medical Journal of Australia 153: 502

Turner VF (1998)
Where have we gone wrong?
Continuum 5 (3): 38-44

Tyler DD (1992)
The mitochondrion in health and disease
VCH Publishers, New York

U

Uetrecht JP (1985)
Reactivity and possible significance of hydroxylamine and nitroso metabolites of procainamide
J Pharmacol Exp Med 232: 420-425

Ullum H, Gotzsche PC, Victor J et al. (1995)
Defective natural immunity: An early manifestation of human immunodeficiency virus infection
J Exp Med 182: 789-799

Ulrich R, Zeitz M, Heise W et al. (1989)
Small intestinal structure and function in patients infected with HIV: Evidence for HIV induced enteropathy
Ann Intern Med 111: 15-21

V

Vadas MA, Miller JF, Mc Kenzie IF et al. (1976)
Ly and la antigen phenotypes of T cells involved in delayed-type hypersensitivity and in suppression
J Exp Med 144: 10-19

Valdez H, Lederman MM (1997)
Cytokines and cytokine therapies in HIV-infection
AIDS Clin Rev 98: 187-228

Van Buren CT, Rudolph F, Kulkarni AD et al. (1990)
Reversal of immunosuppression induced by a protein-free diet: comparison of nucleotides, fish oil and arginine
Crit Care Med 18: S114-117

Van der Hulst RR, Van Kreel BK, Von Meyenfeldt et al. (1993)
Glutamine and the preservation of gut integrity
Lancet 341: 1363

Van der Ven AJAM, Koopmans PP, Vree TB, Van der Meer JWM (1991)
Adverse reactions to co-trimoxazole in HIV infections
Lancet 338: 431-433

Van Dijk WC, Verburgh HA, Van Rijswijk REN (1982)
Neutrophil function, serum opsonic activity and delayed hypersensitivity in surgical patients
Surgery 92: 21-27

Van Loveren H, Kato K, Meade R et al. (1984)
Charakterization of two different Lyt-1+T cell populations that mediate delayed-type hypersensitivity
J lmmunol 133: 2401-2411

Van Meerten E, Verwey J, Schellens JH (1995)
Antineoplastic agents. Drug interactions of clinical significance
Drug Saf 12 (3): 168-182

Van Rooijen N, Ganders A (1997)
Elimination, blocking, and activation of macrophages: Three of a kind?
J Leukoc Biol 62 (6): 702-709

Vanec J, Jirovec O (1952)
Parasitäre Pneumonie.
Interstitielle Plasmazellen-Pneumonie der Frühgeborenen verursacht durch Pneumocystis Carinii
Zbl. Bakt 158: 120

Vanec J, Jirovec O, Lukes J (1953)
Interstitial plasma cell pneumonia in infants
Ann Pediatr 180: 1-21

Varmus H (1987)
Reverse transcription
Sci American 257: 48-54

Varmus H (1988)
Retrovisuses
Science 240: 1427-1435

Veierod MB, Laake P, Thelle DS (1997)
Dietary fat intake and risk of lung cancer: A prospective study of 51452 Norwegian men and women
Europ J Cancer Prevention 6 (6): 540-549

Vergani D, Mieli-Vergani G (1996)
Autoimmune hepatitis
Ann Ital Med Int 11 (2): 119-124

Vermeulen A, Deslypere JP, Paridaens R (1986)
Steroid dynamics in the normal and carcinomatous mammary gland

J Steroid Biochem 25 (5B): 799-802

Viard JP, Rakotoambinina B (1999)
Lipodystrophic syndromes in a cohort of HIV-1 infected patients receiving HAART with a protease inhibitor
Antiviral Ther 4 (Suppl 2): 32-33

Vigano A, Principi N, Vika ML et al. (1995 a)
Immunologic characterization of children vertically infected with human immunodeficiency virus, with slow or rapid disease progression
J Pediatr 126: 368-374

Vigano A, Principi N, Crupi L et al. (1995 b)
Elevation of IgE in HIV-infected children and its correlation with the progression of the disease
J Allergy Clin Immunol 95: 627-632

Vilette JM, Bourin P, Doinel C et al. (1990)
Circadian variations in plasma levels of hyphopyseal, adrenocortical and testicular hormones in men infected with human immunodeficiency virus
Clin Endocrinol Metabol 70: 572-577

Vilmar E, Rouzioux C, Vezinet-Brun F et al.(1990)
Isolation of new lymphotropic retrovirus from two siblings with haemophilia B, one with AIDS
Lancet i: 753-757

Vincent VA, Tilders FJ, van Dam AM (1998)
Production, regulation and role of nitric oxide in glial cells
Mediators Inflamm 7 (4): 239-255

Vingerhoets J, Vanhams G, Kestens L et al. (1994)
Deficient T cell responses in non responders to hepatitis B vaccination: Absence of TH1 cytokine production
Immunol Lett 39: 163-168

Viola JP, Rao A (1999)
Molecular regulation of cytokine gene expression during the immune response
J Clin Immunol 19 (2): 98-108

Vodovotz Y (1997)
Control of nitric oxide production by transforming growth factor-beta 1: Mechanistic insights and potential relevance to human disease
Nitric oxide 1 (1): 3-17

Vogelstein B, Kinzler KW (1992)
Carcinogens leave fingerprints
Nature 355: 209-210

Volberding PA et al. (1990)
Zidovudine in asymptomatic HIV infection: a controlled trial in persons with fewer than 500 CD4-positive cells per cubic millimeter (ACTG 019)
The New England Journal of Medicine 322: 941-949

Von Roenn JH, Armstrong D, Kotler DP et al. (1994)
Megestral acetate in patients with AIDS-related cachexia
Ann Intern Med 121: 393-399

W

Wagner DA, Young VR, Tannenbaum SR (1983)
Mammalian nitrate biosynthesis: Incorporation of 15NH3 into nitrate is enhanced by endotoxin treatment
Proc Natl Acad Sci USA 80: 4518-4521

Wakefield AE, Fritscher CC, Malin AS et al. (1994)
Genetic diversity in human-derived Pneumocystis carinii isolates from four geographical locations shown by analysis of mitochondrial V RNA gene sequences
J Chem Microbiol 32: 2959-2961

Waldholz M (1996)
Some AIDS cases defy new drug cocktails
Wall Street Journal, Oct 10 1996

Waldmann TA, Strober W, Blaese RM (1972)
Immunodeficiency disease and malignancy: Various immunologic deficiencies of man and the role of immune processes in the control of malignant disease
Ann Intern Med 77: 605-628

Waliszewski P, Molski M, Konarski J (1998)
On the holistic approach in cellular and cancer biology: Nonlinearity, complexity, and quasi-determinism of the dynamic cellular network
J Surg Oncol 68: 70-78

Wallace DC (1997)
Mitochondrien-DNA, Altern und Krankheit
Spektrum der Wissenschaft 10: 71-80

Wallace DC (1999)
Mitochondrial diseases in man and mouse
Science 283: 1482-1488

Wang T, Marquardt C, Foker J (1976)
Aerobic glycolysis during lymphocyte proliferation
Nature 261: 702-705

Wang Z, Horowitz HW, Orlikowsky T et al. (1999)
Polyspecific self-reactive antibodies in individuals infected with human immunodeficiency virus facilitate T cell deletion and inhibit costimulatory accessory cell function
J Infect Dis 180: 1072-1079

Wangensteen OH, Wangensteen SD (1979)
The rise of surgery
In: From empiric craft ro scientific discipline
University of Minnesota Press, Minneapolis U.S.

Warburg O, Poesener K, Negelein E (1924)
Über den Stoffwechsel der Carcinomzelle
Biochem Z 152: 309-344

Warburg O, Poesener K, Negelein E (1929)
Ist die aerobe Glycolyse spezifisch für die Tumoren?
Biochem Z 203: 482-483

Warburg O (1956)
On the origin of cancer cells
Science 123: 309-314

Warburg O (1967)
The prime cause and prevention of cancer
Triltsch, Würzburg

Warren S (1932)
The immediate causes of death in cancer
Am J Med Sci 184: 610-615

Waterhouse C, Jeanpretre N, Keilson J (1979)
Gluconeogenesis from alanine in patients with progressive malignant disease
Cancer Res 39: 1968-1972

Waydhas Ch, Nast-Kolb D, Jochum M et al. (1992)
Inflammatory mediators, infection, sepsis, and multiorgan

failure after severe trauma
Arch Surg 127: 460-467

Weber JN, Wadsworth J, Rogers LA et al. (1986)
Three-year prospective study of HTLV-III / LAV infection in homosexual men
Lancet i: 1179-1182

Weber J (1997)
Distinguishing between response to HIV vaccine and response to HIV
Lancet 350: 230-231

Weber R, Ledergerber W, Opravil M et al. (1990)
Progression of HIV infection in misusers of injected drugs who stop injecting or follow a programme of maintenance treatment with methadone
Br Med J 301: 1361-1365

Wegmann TG, Lin H, Guilbert L, Mosmann TR (1993)
Bidirectional cytokine interactions in the maternal-fetal relationship; is successful pregnancy a Th2 phenomenon?
Immunol Today 114: 353

Wei X, Charles JG, Smith A et al. (1995 a)
Altered immune response in mice lacking inducible nitric oxide synthase
Nature 375: 408-411

Wei X, Ghosh SK, Taylor ME et al. (1995 b)
Viral dynamics in human immuno-deficiency virus type 1 infection
Nature 273: 117-122

Weigle WO (1997)
Advances in basic concepts of autommune disease
Clin Lab Med 17 (3): 329-340

Weinberg ED (1992)
Iron depletion: A defense against intracellular infection and neoplasia
Life Sciences 50: 1289

Weinhouse S (1976)
The Warburg hypothesis fifty years later
Z Krebsforsch Klin Onkol 87: 115-126

Welbourne TC, Joshi S (1994)
Enteral glutamine spares endogenous glutamine in chronic acidosis
JPEN 18: 243-246

Weller R (1956)
Weitere Untersuchungen über experimetelle Rattenpneumocystose im Hinblick auf die interstitielle Pneumonia der Frühgeborenen
Zschr f Kinderheilkunde 78: 166-176

Werner P (1996)
Otto Warburg und das Problem der Sauerstoffaktivierung
Basilisken Presse, Marburg/Lahn

Western KA, Perera DR, Schultz MG (1970)
Pentamidine isethionate in the treatment of Pneumocystis carinii pneumonia
Ann Intern Med 73: 695-702

Wever RM, Lurcher TF, Cosentino F, Rabelink TJ (1998)
Atherosklerosis and the two faces of endothelial nitric oxide synthase
Circulation 97: 108-112

White A (1998)
Children, pesticides and cancer
The Ecologist 28 (2): 100-105

WHO (1998)
Weekly Epidemiological Record 73: 373-380

Widy-Wirski RS, Berkley S, Downing R et al. (1988)
Evaluation of the WHO clinical case definition for AIDS in Uganda
JAMA 260 (22): 3286-3289

Wilder E, Smart T (1998)
Other pathogenic bacterial infections
In: Marco M, Kass S, Harrington M (eds.)
    The OI-Report.
    A critical Review of the Treatment and Prophylaxis of HIV-related Opportunistic Infections
    Treatment Action Group (TAG), New York

Wilkinson J IV, Clapper ML (1997)
Detoxication enzymes and chemoprevention
P.S.E.B.M. 216: 192-200

Willner RE (1994)
Deadly deception.
The proof that sex und HIV absolutely do not cause AIDS
Peltec Publishing Co., Inc., USA

Wilmore DW, Aulic LH (1978)
Metabolic changes in burned patients
Surg Clin North Am 58: 1173-1187

Wilmore DW (1994)
Glutamine and the gut
Gastroenterology 107: 1885-1892

Wirthmüller U (1997)
Die Methode der PCR im Routinelabor
Haemo (Bern) Juni 1997: 2-4

Wisniewski TL, Hilton CW, Morse EV, Svec F (1993)
The relationship of serum DHEAS and cortisol levels to measures of immune function in human immunodeficiency virus-related illness
Am J Med Sci 305 (2): 79-83

Witschi A, Junker E, Schranz C et al. (1995)
Supplementation of N-acetylcysteine fails to increase glutathione in lymphocytes and plasma of patients with AIDS
AIDS Res Hum Retroviruses 11: 141-143

Wolthers KC, Wisman GBA, Otto SA et al. (1996)
T-cell telomere length in HIV-1 infection: No evidence for increased CD4+ T cell turnover
Science 274: 1543-1547

Wolthers KC, Schuitemaker H, Miedema F (1998)
Rapid CD4+ T-cell turnover in HIV-1 infection: A paradigma revisited
Immunology Today 19 (1): 44-48

Wood JJ, Rodrick ML, O'Mahony JB et al. (1984)
Inadequate interleukin-2 production: A fundamental deficiency in patients with major burns
Ann Surg 200: 311-320

World Cancer Research Fund / American Institute for Cancer Research (1997)
Food, nutrition and the prevention of cancer: A global perspective
American Institute for Cancer research, Washington DC, USA

Wright DN, Nelson RP, Ledford DF (1990)
Serum IgE and human immunodeficiency (HIV) infection
J Allergy Clin Immunol 85: 445-452

Wrong O (1993)
Water and monovalent electrolytes.
In: Garrow JS, James WPT (eds.)
    Human Nutrition and Dietetics
    Churchill Livingstone, Edinburgh. 9th ed.

Wu G, Morris SM (1995)
Arginine metabolism: Nitric oxide and beyond
Biochem J 336 (Pt1): 1-17

X

Xie K, Deng Z, Fidler IJ (1996)
Activation of nitric oxide synthase gene for inhibition of cancer metastasis
J Leucoc Biol 59: 797-803

Y

Yakes FM, Van Houten B (1997)
Mitochondrial DNA damage is more extensive and persists longer than nuclear DNA damage in human cells following oxidative stress
Proc Natl Acad Sci USA 94: 514-519

Yegorov YE, Chernov DN, Akimov SS (1996)
Reverse transcriptase inhibitors suppress telomerase function and induce senescence-like processes in cultured mouse fibroblasts
FEBS lett 389: 115-118

Yonetani T (1998)
Nitric oxide and haemoglobin
Nippon Yallurigahu Zasshi 112: 155-160

Young I (1995)
The stonewall experiment.
A gay psychohistory
Cassell, London

Young LS (1984)
Pneumocystis Carinii Pneumonia.
Pathogenesis. Diagnosis. Treatment
Marcel Dekker, New York

Z

Zagury D, Bernhard J, Leonhard R et al. (1986)
Long term cultures of HTLV-III-infected T-cells: A model of cytopathology of T-cell depletion in AIDS
Science 231: 850-853

Zakowski RC, Gottlieb MS, Groopman J (1984)
Acquired immunodeficiency syndrome (AIDS), Kaposi's sarkoma, and Pneumocystis carinii pneumonia
In: Young LS (ed.) (1984)
    Pneumocystis Carinii Pneumonia: Pathogenesis, Diagnosis, Treatment
    Marcel Dekker Inc., New York

Zamzami N, Hirsch T, Dallaporta B et al. (1997)
Mitochondrial implication in accidental and programmed cell death: Apoptosis and necrosis
Bioenerget Biomembran 29 (2): 185-193

Zaretsky MD (1995)
Toxicity and AIDS-prophylaxis: Is AZT beneficial for HIV+ asymptomatic persons with 500 or more T4 cells per cubic millimeter?
Genetica 95: 91-101

ZDN – Zentrum zur Dokumentation für Naturheilverfahren e.V. (1995)
Warum die HIV/AIDS-These nicht mehr länger haltbar ist
raum&zeit 78: 57-62

ZDN – Zentrum zur Dokumentation für Naturheilverfahren e.V. (1998)
HIV-Foto: Betrügt die Bayer-Forschung die Wissenschaft?
raum&zeit 93: 84-87

Zeleniuch-Jacquotte A, Chajes V, Van Kappel et al. (2000)
Reliability of fatty acid composition in human serum phospholipids
Europ J Clin Nutr 54 (5): 367-372

Zhang PC, Pang CP (1992)
Plasma amino acid patterns in cancer
Clin Chem 38: 1198-1199

Zidek Z, Marek K (1998)
Erratic behavior of nitric oxide within the immune system: Illustrative review of conflicting data and their immunological aspects
Int J Immunopharmacol 20: 319-343

Zieger TR, Young LS, Benfell K et al. (1992)
Clinical and metabolic efficacy of glutamine-supplemented parenteral nutrition after bone marrow transplantation: A randomized double-blind, controlled study
Ann Intern Med 116: 821-827

Zimmermann J, Selhub J, Rosenberg IH (1987)
Competitive inhibition of folate absorption by dihydrofolate reductase inhibitors, trimethoprim and pyrimethamine
Am Clin Nutr 46: 518-522

Zinsser H (1921)
Delayed hypersensitivity
J Exp Med 34: 495

Zisbrod A, Haimov M, Schanzer H et al. (1980)
Kaposi's sarcoma after kidney transplantation
Transplantation 30: 383

Zvibel J, Kraft A (1993)
Extracellular matrix und metastasis
In: Zen MA, Reid LM (ed.)
    Extracellular matrix: chemistry, biology and pathology with emphasis on the liver
    Marcel Dekker Inc., New York

Sachindex

A

AIDS-Diagnosen vor der "HIV"-Ära / ohne "Anti-HIV"-Antikörpertest
Kapitel III, IV, V, VI, IX, X, XI, XII

AIDS-Disposition
Kapitel IV, V, IX, X, XI, XII
Tafel: VI, VII, VIII, XVI

AIDS in Afrika
Kapitel IV, XI, XII

AIDS-Indikatorkrankheiten
Kapitel I, II, III, IV, V, VIII, IX, X, XI, XII

AIDS-Indikatorkrankheiten vor der AIDS-Ära
Kapitel IV, VIII, IX, X, XI, XII

AIDS infolge Chemotherapie / kontratherapeutische Mitochondrien-Inaktivierung infolge OXPHOS-Hemmung, Mitochondrien-DNA-Schädigung und pharmakotoxischem Thiol-Defizit / Chemo-Spätfolgen
Kapitel IV, VIII, IX, X, XI, XII

"AIDS-Krebs-Erreger" / Konstrukt der Retrovirus-Krebsforschung
Kapitel IV, VIII, IX, X, XI, XII
Tafel I, IX

AIDS-Risikogruppen
Kaiptel I, IV, V, VIII, IX, X, XI, XII

AIDS-Todesursachen
Kapitel IX, X, XI, XII

AIDS-Ursachen
Kapitel I, II, III, IV, V, VI, VIII, IX, X, XI, XII
Tafel VII, VIII

AIDS-Wasting-Syndrom (Kachexie)
Kapitel X, XI
Tafel VII

Angstabbau
Kapitel IX

Anti-AIDS-Chemo-Antibiotika
Kapitel III, IV, VIII, IX, X, XI, XII

Antigen-präsentierende Immunzellen
Kapitel III, V, VIII, X, XI

"Anti-HIV"-Antikörpertest / Konstrukt der Retrovirus-Krebsforschung
Kapitel IV, V, VII, IX, X, XI, XII

"Anti-HIV"-Chemotherapeutika / Kontratherapeutische Mitochondrien-Inaktivierung / Chemo-Spätfolgen
Kapitel VIII, IX, X, XI, XII

Antikörper-Immunität / abhängig von Stimulation durch T4-Helferimmunzellen vom Typ2 (TH2-Zellen) / Mitochondrien-Schädigung in den Antikörper-bildenden B-Zellen im Knochenmark / Chemo-Spätfolgen
Kapitel III, IV, V, VI, VII, IX, X, XI, XII
Tafel III, VII, VIII

Apoptose / Nekrose der Zellsymbiosen / redoxabhängig übersteuerte Mitochondrienschleusen
Kapitel VI, VII, VIII, IX, X, XI
Tafel V, VII, VIII, III, IIII, IIII, IV

Arginin / Arginin-Mangel
Kapitel II, VII, VIII, IX, X, XI

Arginin-Ausgleich
Kapitel X, XI

B

Biologische Ausgleichstherapie bei AID, Pre-AIDS, AIDS, Krebs u. a. systemischen Erkrankungen / Prävention und Heilung der Zelldyssymbiosen
Kapitel V, VIII, IX, X, XI, XII

C

Chelatoren (Tannine zur Bindung von Metallionen als Komplex-Phytotherapeutikum + Flavonoide)
Kapitel XI

Cortisol / Hydrocortison / erhöhtes Cortisol-DHEA-Verhältnis
Kapitel II, III, IV, VII, VIII, IX, X, XI

Cortisol-Dämpfung bei Vollbild AIDS
Kapitel IX, XI, XII

Cystein / Cystein-Mangel / Cystein aus Methionin
Kapitel II, VIII, IX, X, XI

Cystein-Ausgleich
Kapitel X, XI, XII

Cytokin-Muster / Typ1-Typ2-Cytokin-Switch / Glutathionabhängige Cytokin-Synthese zur Regelung der Immunbalance und der Wechselumschaltung der Zellsymbiosen
Kapitel II, III, V, VI, VII, VIII, IX, X, XI
Tafel V, VI, VII, VIII, XIV, XV

D

DNA / Gene
Kapitel IV, VI, VII, VIII, IX, X, XI
Tafel VI, VII, XIV

E

Energiebereitstellung, Sauerstoff-abhängig in den Atmungsorganellen der Mitochondrien (OXPHOS-System)
Kapitel VI, VIII, IX, X, XI
Tafel V, VII

Energiebereitstellung, sauerstoffunabhängig im Zellplasma / Pseudohypoxie / anaerobe Glykolyse (Warburg-Phänomen) / negative Energiebilanz infolge Laktat-Recycling in der Leber
Kapitel VI, VII, VIII, X, XI
Tafel V, VII, XII, XIII

Evolutionsbiologische Entwicklung der Zellsymbiosen und des Immunzellnetzwerks
Kapitel II, III, IV, V, VI, VII, VIII, IX, X, XI

F

Folsäure / Folsäuremangel / Folsäure-Hemmer (pharmakotoxisch)
Kapitel IV, VIII, IX, X, XI

G

Gamma-Globuline / therapeutisch bei systemischen Inflammationen
Kapitel IX, XII

Glutamin / Glutamin-Mangel / Glutamat
Kapitel VIII, X, XI

Glutamin-Ausgleich
Kapitel X, XI, XII

Glutathion (GSH) / Glutathion-Mangel/ Glutathion-toxische Medikation
Kapitel VIII, IX, X, XI

Glutathion-Ausgleich
Kapitel X, XI, XII

H

Halbleiterfunktion der Makromoleküle
Kapitel VIII, X, XI

Harnstoff-Ornithin-Zyklus / negative Stickstoffbilanz infolge erhöhtem Harnstoffexport
Kapitel X, XI

Hepatitis / Leberschutz
Kapitel IV, V, IX, X, XI

"HIV-Charakteristika" / Zellprodukte der Retrovirus-Forschung, nach prooxidativer und Typ1-Cytokin-Stimulation sowie Hydrocortison-Manipulation von Glutathion-verarmten T-Helferimmunzellen von Pre-AIDS- und AIDS-Patienten im Zustand der Typ II-Gegenregulation der Zelldyssymbiose provoziert / Co-Kultivierung mit Glutathion-verarmten Leukämiezellen im Zustand der Typ II Gegenregulation der Zelldyssymbiose zwecks Massenproduktion der freigesetzten Stress-Zelleiweiße als Substrat für den sogenannten Anti-HIV-Antikörpertest /

Fehlinterpretation als "Retrovirus-Isolation" der infolge NO-Überstimulation der manipulierten T-Helfer- und Leukämiezellen freigesetzten Zerfallseiweiße und des Reparaturenzyms Reverse Transkriptase (RT)
Kapitel IV, V, VII, IX, X, XI, XII
Tafel X, XI

Hybridgenom der Zellsymbiosen / subgenomisches Protonon-Mangel-Gedächtnis als Auslöser für Typ II-Gegenregulation der Zellsymbiosen bei chronischem Thiol-Mangel (AIDS- und Krebsursache)
Kapitel VI, VIII, X, XI
Tafel IV

I

Immuntheorie / Selbst-Fremd-Konzept
Kapitel V, IX

K

Krebs-Chemotherapie
Kapitel I, IV, VIII, IX, X, XI

Krebs-Disposition
Kapitel IV, V, IX, X, XI
Tafel VI, VII, VIII

Krebs-Kachexie
Kapitel VIII, X, XI
Tafel VII, VIII, XVII

Krebs infolge Chemotherapie / kontratherapeutische Mitochondrien-Inaktivierung
Kapitel I, IV, VII, VIII, IX, X, XI
Tafel I, II, III

Krebsursachen
Kapitel I, II, IV, V, VI, VIII, IX, X, XI
Tafel I, II, V, VI, VII, VIII, XII, XIV, XV

Krebstodesursachen
Kapitel VIII, IX, X, XI

L

Labordiagnostik zur Indikationsstellung und Verlaufskontrolle der biologischen Ausgleichstherapie bei AIDS, Krebs u. a. systemischen Erkrankungen
Kapitel II, III, IV, V, VI, VII, VIII, IX, X, XI
Tafel III, VII, VIII, XVII

M

Mikro-Gaia-Milieu / selbstorganisiertes bioenergetisches Gasaustauschsystem der Zellsymbiosen
Kapitel VI, VII, VIII, X, XI

Mikronährstoffe / individueller, selektiver Ausgleich von Mangelzuständen (Vitamine, Mineralien, Spurenelemente)
Kapitel VIII, IX, X, XI, XII

Mitochondrien / Zellsymbionten
Kapitel V, VI, VII, VIII, IX, X, XI
Tafel IV, V, VII, XII, XIII

Mitochondrien-Aktivierung (therapeutisch)
Kapitel XI

Mitochondrien-Inaktivierung / Mitochondrien-toxische Medikation
Kapitel VIII, IX, X, XI

Mitochondrien-Schleusen / redoxabhängig fluide Steuerung durch Biogas-Mix aus NO + O_{II} = Peroxinitrit / $Calcium^{II+}$-Cycling
Kapitel VI, VII, IX, X
Tafel V, VII, XII, XIII

N

NADH / NAD+ / FAD / FMN / Coenzyme für den Protonen-(Wasserstoffionen)-Transfer
Kapitel IV, V, VII, VIII, IX, X, XI

NADH-Ausgleich (therapeutisch)
Kapitel XII

Nitrite, Nitrate, Nitrosamine / immunotoxische und krebserzeugende Eigenschaften / Mitochondrien-Inaktivierung infolge OXPHOS-Hemmung, Mitochondrien-DNA-Schädigung und toxischer Nitrosothio-Bildung
Kapitel I, II, III, IV, V, VIII, IX, X, XI

NO (Stickstoffmonoxid) / NO-Derivate / archaisches, diffusionsfähiges, universelles Botengas / Modulationsgas der OXPHOS-Systems und der Mitochonrien-Schleusen / Cytotoxisches Abwehrgas zur Hemmung von intrazellulären Mikroben und Krebszellen / Cytokin-Modulator u. a. für TypI-Dytokine in T-Helferimmunzellen
Kapitel II, III, IV, V, VI, VII, VIII, IX, X, XI, XII
Tafel V, VI, VII, VIII, XIV

NO-Synthese / evolutionsbiologisch bei Säugetieren einzigartige Synthese-Enzyme / NO-Überaktivierung Krankheitsfaktor u. a. für inflammatorische Prozesse und Autoimmunreaktionen (TypI-Überregulation der Zelldyssymbiose) / Überdauernde NO-Synthesehemmung Krankheitsfaktor u. a. für AIDS und Krebs (Typ II-Gegenregulation der Zelldyssymbiose)
Kapitel II, IV, V, VI, VII, VIII, IX, X, XI
Tafel XIV, XV

O

Opportunistische Erreger / Opportunistische Infektionen (OI) / Ungehemmte intrazelluläre Vermehrung von Pilzen, Protozoen, Mykrobakterien sowie einigen real existierenden Viren nach überdauernder Hemmung der sytetoxischen NO-Gassynthese infolge Glutathion-Erschöpfung als Auslöser für den Typ1-Typ2-Cytokin-Switch der T-Helferimmunzellen (TH1-TH2-Switch) = klinisch Vollbild AIDS
Kapitel II, III, IV, V, VIII, IX, X, XI, XII

P

Poliamine / Typ 2-Cytokin-abhängige Moleküle, erhöht in Typ 2-gegenregulierten Zelldyssymbiosen, auch in Krebs- und Parasitenzellen

Kapitel VI, VII, VIII, X, XI

Poliamin-Hemmer (therapeutisch)
Kapitel VIII, XI

Polianionen / Moleküle der extrazellulären Matrix / Stärkung des Grundgewebes
Kapitel VIII, XI, XII

Polyphenole / Flavonoide / pflanzliche redoxcyclische Antioxidantien
Kapitel VIII, XI, XII

prooxidativer = nitrosativer und / oder oxidativer Stress / "antioxidativer" Stress
Kapitel II, III, V, VI, VII, VIII, IX, X, XI, XII
Tafel V, VI, VII, VIII, X, XI, XII, XIV, XV, XVI

Prostaglandine (PG EII-Erhöhung bei Typ II-Gegenregulation der Zelldyssymbiose als Hemmfaktor der cytotoxischen NO-Gassynthese und Stimulator der Poliamin-Bildung
Kapitel II, VI, VIII, X, XI, XII

Prostaglandin-Hemmer (therapeutisch)
Kapitel XI, XII

Q

Quantendynamische Tiefe / Biophysikalischer Ausdruck für die erheblich gesteigerte Komplexität der Photonenoszillationen und frei konvertierbaren Protonen- und Elektronenflüsse der intakten Zellsymbiose
Kapitel VI, VIII, XI

R

redoxabhängige Prozesse / Gewährleistung der stark negativen Redox-Potentials im variablen Grenzbereich zwischen fluider und makromolekularer Phase des sich selbstorganisierenden Mikro-Gaia-Milieus der intakten Zellsymbiose durch das quantenphysikalisch einzigartige Glutathion-System
Kapitel II, III, V, VI, VII, VIII, IX, X, XI
Tafel VI, VII, VIII

Retrovirus-Krebsforschung / Selbst- und Fremdtäuschungen des dominierenden Wissenschaftskartells in der orthodoxen Krebs-AIDS-Medizin
Kapitel I, IV, VII, VIII, IX, X

RNA / Reverse Transkription
Kapitel IV, VII, VIII, X, XI

RNA-Substitution / in Kombination mit Thiol-, Glutamin- und Arginin-Ausgleich sowie Omega-3 Fettsäuren-Substitution zur Prostaglandin (PG E2)-Modulation
Kapitel X, XI

T

Thiol-Pool (Glutathion, Cystein) / Antioxidantien-Pool / Zentrales Redox-Regelsystem der intakten Zellsymbiosen
Kapitel II, III, IV, V, VI, VII, VIII, IX, X, XI
Tafel VI, VII, VIII

Transformation / Degeneration der Zellsymbiosen / redoxabhängig untersteuerte Mitochondrienschleusen

Kapitel VI, VIII, IX, X, XI
Tafel VII, VIII, XII

Typ I-Überregulation der Zelldyssymbiose / Überdauernde rückgekoppelte Störgrößenaufschaltung im Hybrid-genomischen und supragenetischen Netzwerk der Zellsymbiose bei zu hohem negativem Redox-Potential (klinische Ursache für inflammatorische Prozesse, Autoimmunreaktionen, Makrophagen-Überaktivierung bei Vollbild AIDS u. a.)
Kapitel V, VI, VII, VIII, IX, X, XI
Tafel VI, VII, VIII, X, XI

Typ II-Gegenregulation der Zelldyssymbiose / Überdauernde rückgekoppelte Störgrößenaufschaltung im Hybrid-genomischen und supragenetischen Netzwerk der Zellsymbiose bei zu niedrigem negativem Redox-Potential (klinische Ursache für AIDS, Krebs, Nerven- und Muskelzelldegeneration)
Kapitel V, VI, VII, VIII, IX, X, XI
Tafel VI, VII, VIII, X, XI, XII

V

"Viruslast" ("virusload")-Messung mittels PCR-Technik zum angeblichen Nachweis von "HIV"-RNA im Serum / Konstrukt der Retrovirus-Krebsforschung
Kapitel X, XI

W

Wechselschaltung der Zellsymbiose zwischen OXPHOS und aerober Glykolyse / redoxabhängige Regelung hochfluider und niedrigfluider Biorhythmen durch Protonen-Floating / überdauernde Hemmung der Rückschaltung von der überwiegenden glykolytischen zur überwiegend oxidativen Energiebereitstellung (Re-Fötalisierung), überdauernde Hemmung der Apoptose / Nekrose und überdauernde Hemmung der NO-Gassynthese bei chronischem Gluthation-Defizit der Zellsymbiosen als Krebsursache (Regression)
Kapitel VI, VIII, IX, X, XI
Tafel V, VII, VIII, XII, XIII, XIV, XV

Z

Zellsymbiose / Evolutionsbiologisches Erbe des Zusammenlebens mit der mitochondrialen Zellkolonie in allen menschlichen Zellen / Redoxgesteuerte Kooperation zwischen der Energiebereitstellung in den Mitochondrien und im Zellplasma, zwischen Mitochondrien-Genom und Hybrid-Genom im Zellkern sowie den Stoffwechselkreisläufen in den Zellsymbionten und der Gesamtzelle
Kapitel V, VI, VIII, X, VI
Tafel IV, XII, XIII

Zelluläre Immunität / unspezifische und spezifische Netzwerkkooperation zwischen Immunzellen und Nichtimmunzellen zur Aufrechterhaltung der Redox-Systeme / Doppelrolle der Cytokin-spezifischen T4-Helferimmunzellen (TH1- und TH2-Zellen), Immunbalance zwischen cytotoxischer NO-Gasabwehr und Antikörper-Produktion durch Glutathion-abhängige Cytokin-Muster-Synthese in den T4-Vorläuferzellen
Kapitel III, IV, V, VI, VII, VIII, X, XI, XII
Tafel III, V, VI, VII, VIII

Zelluläre Immunschwäche / TH1-THI2-Switch / Überdauernde Hemmung der cytotoxischen NO-Gassynthese in den T4-Helferimmunzellen zugunsten einer verstärkten Antikörperproduktion / evolutionsbilogisch programmierte Typ II-Gegenregulation der Zelldyssymbiose (Protonenbindungsprogramm) bei chronischem Cystein und Glutathion-Mangelzustand / klinische Ursache für Krebs und AIDS (opportunistische Infektionen = 0I)
Kapitel III, IV, V, VI, VII, VIII, IX, X, XI, XII
Tafel II, III, V, VI, VII, VIII, X, XI, XVI, XVII

I

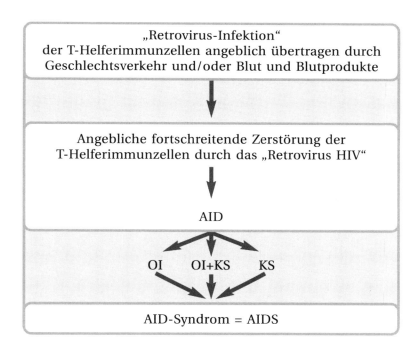

Krankheitsmodell der Retrovirus-AIDS-Theorie

Ursachenfaktoren x, y, z

Starker oder andauernder Immunzell-Stress und/oder Endothelzell-Stress

Anomalien der T-Helferimmunzellen

- AID → Kein AID-Syndrom
- AID + OI → AID-Syndrom

Anomalien der T-Helferimmunzellen und Endothelzellen

- AID + OI + KS → AID-Syndrom
- AID + KS → AID-Syndrom

Anomalien der Endothelzellen

- KS → Kein AID-Syndrom

Tatsächlich beobachtete klinische Manifestationen nach starkem oder andauerndem Immunzell- und/oder Endothelzell-Stress aufgrund differenter oder kombinierter Ursachen.

II

Doppelstrategie der Immunantwort

Störfaktoren x, y, z

abhängig von Dosis, Dauer, Disposition u.a.: Störung der Balance der TH1-TH2-Antwort

Typ1-Cytokin-Dominanz

TH1-Dominanz
- DTH-Hautreaktion ⇑⇑
- T-Helferzellen im Blutserum ⇑⇑
- T-Helferzellen-Stimulation in vitro ↓
- B-Lymphzellaktivität ↓
- Antikörper-Produktion ↓

Erfolgreiche Immunabwehr gegen alle intrazelluläre Erreger

mögliche Folgen:
bei überschießender Cytokin-Produktion Gewebs- und Zellschäden

Variable Übergangsformen: Cytokin-Mix

TH1-TH2-Mix
- DTH-Hautreaktion ⇑
- T-Helferzellen im Blutserum ⇑
- T-Helferzellen-Stimulation in vitro ⇑
- B-Lymphzellaktivität ⇑
- Antikörper-Produktion ⇑

Variable intrazelluläre und extrazelluläre Immunabwehr

mögliche Dysbalance:
bei fortgesetzten Störfaktoren vorübergehender o. andauernder TH1-TH2-Switch

Typ2-Cytokin-Dominanz

TH2-Dominanz
- DTH-Hautreaktion ⇓
- T-Helferzellen im Blutserum ⇓⇓
- T-Helferzellen-Stimulation in vitro ⇓⇓
- B-Lymphzellaktivität ⇑⇑
- Antikörper-Produktion ⇑⇑

Unzureichende intrazelluläre, aber effektive extrazelluläre (antibakterielle) Immunabwehr

mögliche Folgen:
- Akutinfektionen mit evt. Todesfolge (Sepsis, opportunistische Infektionen)
- Chronische Infektionen

III

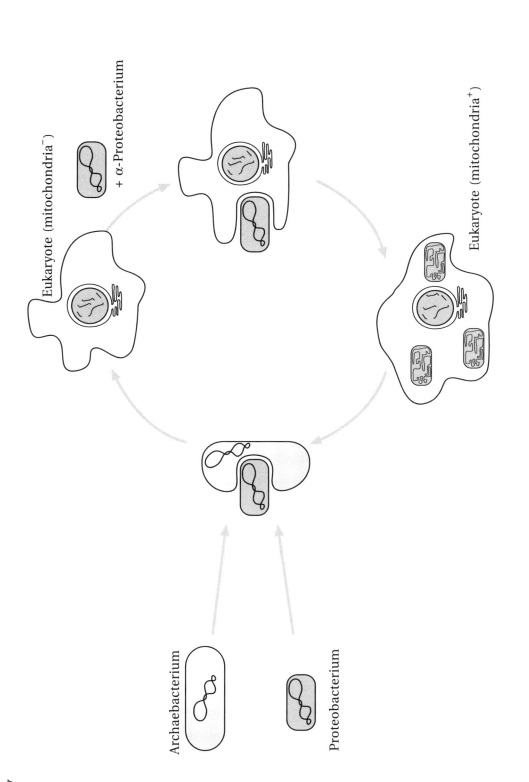

Modell der Fusion eines Archaebakteriums mit Proteobakterien zur Zellkernbildung und zur Entwicklung von Proto-Mitochondrien (eukaryote Zellsymbiose) vor 1,5 - 2 Milliarden Jahren (Gray 1999)

Zellmodell	Energiegewinnung	Funktionszustand	Wechselschaltung	Mitochondrien-Membran	Cytokin-Muster
Zelle im Teilungszyklus (S-Phase)	überwiegend aerobe Glykolyse im Zellplasma	Schutz vor oxidativem und nitrosativem Stress der Gesamtzelle und der Mitochondrien	intakt, nach Ende des Teilungszyklus und Proliferation neuer Mitochondrien Rückschaltung auf OXPHOS	ausgeglichenes Membranpotential der Mitochondrien	Typ1-Typ2-Cytokin-Balance, TH1-TH2-Zell-Balance
Tumorzelle im Teilungszyklus gefangen	ganz überwiegend aerobe Glykolyse im Zellplasma	übersteuerte Gegenregulation gegen oxidativen und nitrosativen Stress, Zell-Dyssymbiose	blockiert, Teilungszyklus bleibt aufrechterhalten trotz Transkript-Bildung für OXPHOS-Eiweiß	erhöhtes Membranpotential der Mitochondrien. H+-Leckage der inneren Mitochondrien-Membran	Typ2-Cytokin-Dysbalance, TH2-Prädominanz
fötale Zelle vor Einsetzen der Sauerstoffatmung	überwiegend aerobe Glykolyse im Zellplasma	Schutz vor oxidativem und nitrosativem Stress, physiologische Unreife der Mitochondrien	bis zum ersten Atemzug OXPHOS arretiert, Transkripte für die OXPHOS-Eiweiße in den Mitochondrien vorfabriziert	erhöhtes Membranpotenzial, H+-Leckage der inneren Mitochondrien-Membran	Typ2-Cytokin-Dominanz, TH2-Zell-Dominanz
erwachsene Zelle (Apoptose)	inaktivierte OXPHOS in den Mitochondrien	extremer oxidativer und nitrosativer Stress, Zell-Dyssymbiose durch Verlust des Membranpotenzials der Mitochondrien	nicht mehr möglich, wenn programmierter Zelltod in die Effektorphase eingetreten ist	stark erniedrigtes Membranpotenzial der Mitochondrien	Typ1-Cytokin-Dominanz, TH1-Zell-Dominanz

Wechselschaltung zwischen OXPHOS und aerober Glykolyse – physiologische und pathophysiologische Zellmodelle

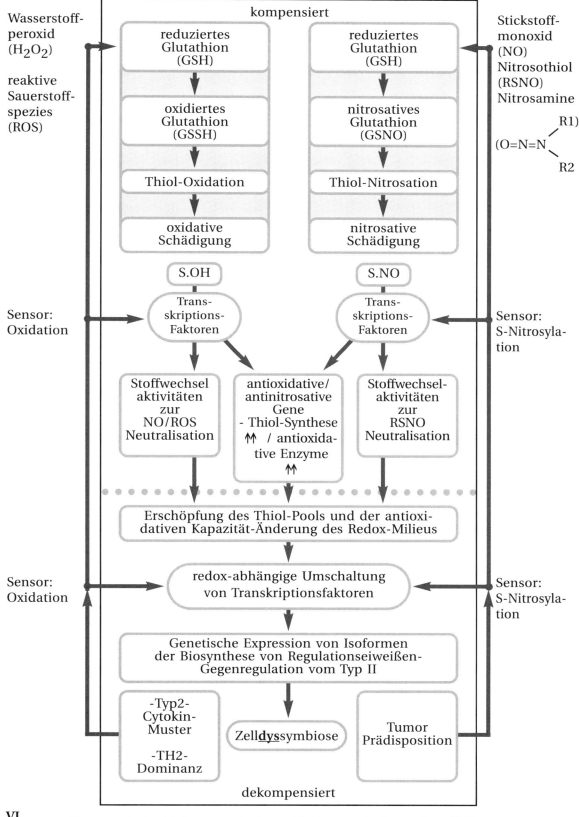

VI Kompensierter/dekompensierter oxidativer und nitrosativer Zellstress

VII

T-Helfer-Immunzellen	NO	ROS	Peroxinitrit	Zellsymbiose	Gegenregulation	Antioxidative Kapazität	Klinische Symptome
TH1-TH2-Balance Typ1-Typ2-Cytokin Balance	-Ca abhängiges NO ⇗ -Cytotoxisches NO⇗ nur nach Stimulation	-O₂⁻ ⇗ -andere ROS ⇗	-ONOO ⇗	-intakt: -geregelte Wechselschaltung -Ca2+ cycling- ⇗ Mitochondrien-Membranpotenzial ⇗	-physiologisch	intakt: -Verbrauch nach Bedarf	intakte zellvermittelte und humorale Immunität
TH1-Dominanz Typ1-Cytokin-Muster	-cytotoxisches NO ⇗ -RSNO ⇗ -nitrosativer Stress ⇗	-O₂⁻ ⇗ -andere ROS ⇗ -oxidativer Stress ⇗	-ONOO ⇗ -oxidativer/nitrosativer Stress	Zelldyssymbiose: -Ca2+ cycling ⇗ -mt-Membranpotenzial ⇘ -Apoptose/Nekrose	-zu schwach	in Mitochondrien: -Verbrauch ⇗ -Gefahr der Erschöpfung	-inflammatorische Prozesse -Autoimmunreaktionen
TH2-Dominanz Typ2-Cytokin-Muster	-cytotoxisches NO ⇘ -RSNO ⇗ -nitrosativer Stress ⇘	-O₂⁻ ⇘ -andere ROS ⇗ -oxidativer Stress ⇘	-ONOO ⇘ -Nitrosylation durch Thiol-Bindung	Zelldyssymbiose: -OXPHOS ⇘ -überwiegend aerobe Glycolyse	-stark -Hitzeschock-protein ⇗ -Hämoxygenase ⇗ -Ferritin ⇗ -Cox-2, PGE2 ⇗ -Bcl-2 ⇗	Plasma-Spiegel: -Glutathion ⇘ -Cystein ⇘ -Homocystein ⇘ -Glutamin ⇘ -Glutamat ⇗ -Harnstoff ⇗	-Antikörper ⇗ -Eosinophilie ⇗ -DTH ⇘ -AID, AIDS, Krebs, Muskel- u. Nervendegeneration -Proteinabbau in Muskeln (Wasting, Kachexie)
TH1-TH2-Reifungshemmung (NO > O₂⁻)	-Calcium-abhängiges NO ⇗ -cytotoxisches NO nach Stimulation ⇗	-O₂⁻ ⇗ -andere ROS ⇗ -oxidativer Stress ⇗	-ONOO ⇘ -nitrosativer Stress durch Thiol-Erschöpfung	Zelldyssymbiose: -DNA- und Proteinschäden im Zellkern und in den Mitochondrien -Ca2- cycling ⇗	-schwankend-abhängig von Energieverlust durch Störung des OXPHOS-Systems	-Thiol-Pool und Thiol-Proteine in Mitochondrien ⇘	-degenerative Symptome -Infektanfälligkeit -Tumor-Prädisposition -Alterskrankheiten
TH1-TH2-Reifungshemmung (O2⁻ < NO)	-Calcium-abhängiges NO ⇗ - cytotoxisches NO nach Stimulation ⇗	-O₂⁻ ⇗ -andere ROS ⇗ -oxidativer Stress ⇗	-ONOO ⇘ - oxidativer Stress durch Thiol-Erschöpfung	Zelldyssymbiose: -DNA- und Proteinschäden im Zellkern und in den Mitochondrien -Ca2+ cycling ⇗	-schwankend-abhängig von Energieverlust durch Störung des OXPHOS-Systems	-Thiol-Pool und Thiol-Proteine in Mitochondrien ⇘	-degenerative Symptome -Infektanfälligkeit -Tumor-Prädisposition -Alterskrankheiten

Zellsymbiose und Zelldyssymbiose in Abhängigkeit von der NO- und ROS-Produktion

VIII

```
┌─────────────────────────────────────────┐
│        Summe aller Stresseinflüsse      │
└─────────────────────────────────────────┘
                    ↓
┌─────────────────────────────────────────┐
│ toxisch, traumatisch, mikrobiell,       │
│ alloantigen, allergen, medikamentös,    │
│ radiativ, hormonell, psychisch u.v.a.   │
│ Faktoren                                │
└─────────────────────────────────────────┘
```

- Summe aller Stresseinflüsse
- toxisch, traumatisch, mikrobiell, alloantigen, allergen, medikamentös, radiativ, hormonell, psychisch u.v.a. Faktoren
- oxidativer / nitrosativer Stress: NO, RSNO, ROS, ONOO u.a.
- Immunzellen- und Nichtimmunzellen als Redox-Sensoren
- Zellsymbiose als Redox-Regler
- Erschöpfung des Thiol-Pools und der antioxidativen Enzyme/Vitamine
- Zell<u>dys</u>symbiose zur Gegenregulation des Redox-Milieus

-Typ1-Cytokin-Muster -TH1-Dominanz -Apoptose/Nekrose	TH1↔TH2-Balance -parallel -phasenweise -intermittierend	-Typ2-Cytokin-Muster -TH2-Dominanz -Transformation/ Degeneration
Typ1-Überregulation kompensiert/ dekompensiert	variable Cytokin-Muster, Wechselwirkungen TH1-TH2	Typ II-Gegenregulation kompensiert/ dekompensiert
klinische Beispiele: -Inflammmation -intrazelluläre Akutinfektionen -Autoimmunreaktionen -Multiple Sklerose -Cardiomyopathie (dilated) -Myopathien -Enzephalopathien (inflammatorisch) -Organtransplantation (Abstoßung) -Sepsis (NO-Überstimulation) -u.v.a.	klinischer Verlauf: abhängig von: -Zell-, Gewebs- und Organtyp -ärztlicher Intervention -Fortwirken der bisherigen und neuer Stressfaktoren -Krankheitsverlauf -Disposition des Patienten -Compliance und Lebensstil des Patienten -und andere Faktoren	klinische Beispiele: -AID („HIV+") -AID („HIV–") -AIDS („HIV+") -AIDS („HIV–") -Krebs („HIV+") -Krebs („HIV–") -chronische Infektionen und Inflammationen -Allergie, Atopie -Myopathie, Enzephalopathie (degenerativ) -Organtransplantationen (opportunistische Infektionen/Krebs) -Sepsis (NO-Hemmung) - u.v.a.

Klinische Beispiele für Zelldyssymbiosen infolge Typ1-Überregulation oder TypII-Gegenregulation

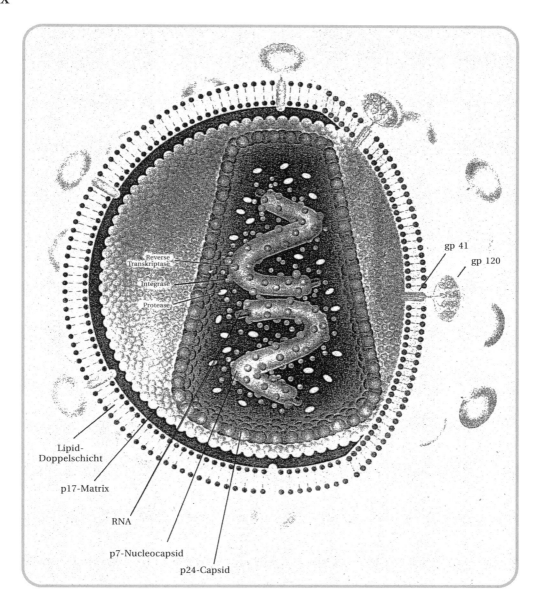

Das HIV-Phantom
virtuelle Computerdarstellung des sogenannten HI-Virus nach spekulativen Annahmen

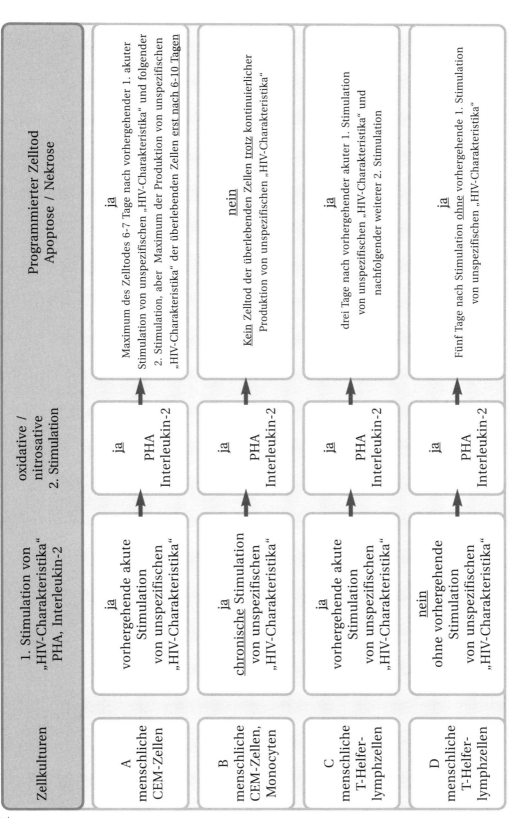

Experimentelle Befunde des Montagnier-Teams als Gegenbeweise gegen die Krankheitstheorie „HIV ist die Ursache von AID und AIDS"

Zellkulturen	1. Stimulation von „HIV-Charakteristika" PHA, Interleukin-2	oxidative / nitrosative 2. Stimulation	Anteil der T-Helferlymphzellen in der Zellkultur vor der Stimulation	Anteil der T-Helferlymphzellen in der Zellkultur nach der Stimulation
A menschliche T-Lymphzellen	ja vorhergehende akute Stimulation von unspezifischen „HIV-Charakteristika"	ja PHA Interleukin-2	34%	3%
B menschliche T-Lymphzellen	nein ohne vorhergehende akute Stimulation von unspezifischen „HIV-Charakteristika"	ja PHA Interleukin-2	34%	10%
C menschliche T-Lymphzellen	nein ohne vorhergehende Stimulation von unspezifischen „HIV-Charakteristika"	nein ohne Stimulation mit PHA Interleukin-2	34%	ca. 34%

Experimentelle Befunde des Gallo-Teams als Gegenbeweis gegen die Krankheitstheorie „HIV ist die Ursache von AID und AIDS"

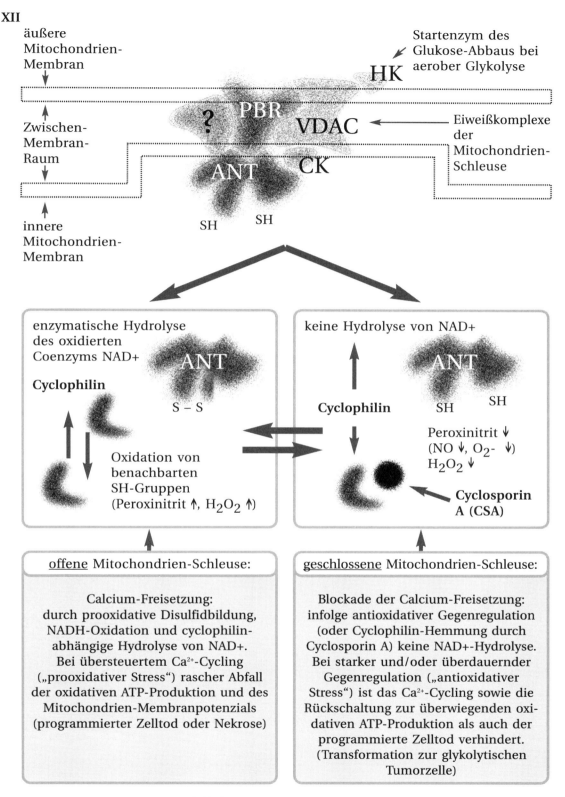

Modell der Mitochondrien-Schleusen
(modifiziertes Schaubild nach dem Apoptose-Schema von Zamzami et al. 1996)

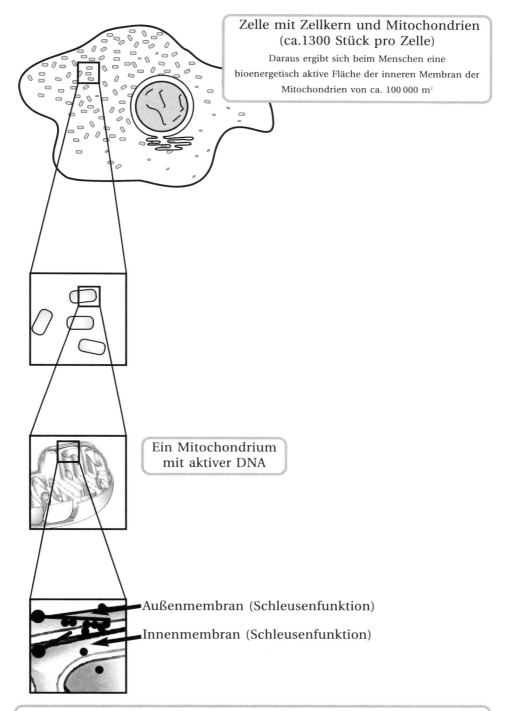

XIV

Ursprung und Eigenschaften der Krebszellen vor der Manipulation	Manipulationsmethode / keine Manipulation als Kontrolle	Eigenschaften der Krebszellen ohne bzw. nach Manipulation	Tumorwachstum in Nacktmäusen ohne bzw. nach Manipulation
-metastatische Krebszellen (Mäuse-Melanom) -nach Stimulation mit IL-2/LPS: → iNOS ↓, iNO ↓	Kontrollexperiment ohne Manipulation	-metastatische Krebszellen -iNOS ↓, iNO ↓ -kein programmierter Zelltod	schnell wachsender Tumor
-metastatische Krebszellen (Mäuse-Melanom) -nach Stimulation mit IL-2/LPS: → iNOS ↓, iNO ↓	Übertragung eines funktionstüchtigen iNOS-Gens (Transfektion)	→ nicht metastatische Krebszellen → iNOS ↑, iNO ↑ → programmierter Zelltod!	langsam wachsender Tumor
-metastatische Krebszellen (Mäuse-Melanom) -nach Stimulation mit IL-2/LPS: → iNOS ↓, iNO ↓	Übertragung eines nicht funktionstüchtigen iNOS-Gens (Transfektion)	-metastatische Krebszellen -iNOS ↓, iNO ↓ -kein programmierter Zelltod	schnell wachsender Tumor
-metastatische Krebszellen (Mäuse-Melanom) -nach Stimulation mit IL-2/LPS: → iNOS ↓, iNO ↓	Übertragung eines Neomycin-Gens (Transfektion)	-metastatische Krebszellen -iNOS ↓, iNO ↓ -kein programmierter Zelltod	schnell wachsender Tumor

Programmierter Zelltod in metastatischen Krebszellen nach Übertragung eines funktionstüchtigen iNOS-Gens. (Experiment von Xie et al. 1996)

Ursprung und Eigenschaften der Krebszellen vor der Manipulation	Manipulations-Methode / keine Manipulation als Kontrolle	Eigenschaften der Krebszellen ohne bzw. nach Manipulation
-metastatische Krebszellen (Mäuse-Sarkom) -nach Stimulation mit IL-2/LPS: → iNOS ↓, iNO ↓	Kontrollexperiment ohne Manipulation	-metastatische Krebszellen -iNOS ↓, iNO ↓ -kein programmierter Zelltod
-metastatische Krebszellen (Mäuse-Sarkom) -nach Stimulation mit IL-2/LPS: → iNOS ↓, iNO ↓	wiederholte Injektionen von synthetischen Lipopeptiden (LPS-Analoge)	→ vollständige Rückbildung der metastatischen Krebszellen → iNOS ⇈, iNO ⇈ → programmierter Zelltod!

Programmierter Zelltod in metastatischen Krebszellen nach wiederholter Injektion von synthetischen Lipopeptiden (LPS-Analogen) und Induktion des iNOS-Enzyms zur Synthese von iNO. (Experiment von Xie et al. 1996)

Einführung der Schutzimpfung und Rückgang der Krankheitssterblichkeit

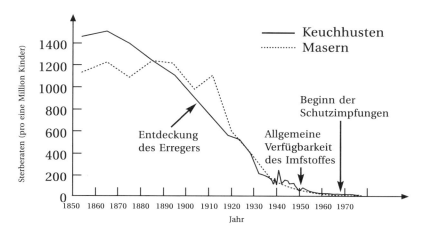

Keuchhusten und Masern:
Sterberaten der Kinder unter 15 Jahren
in England und Wales

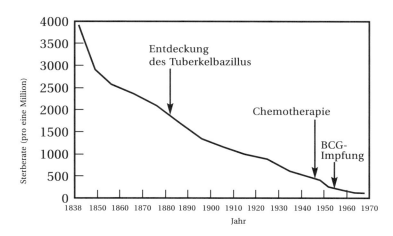

Tuberkulose der Atemwege:
Sterberate in England und Wales

Beispiele des kontinuierlichen Rückgangs der Krankheits- und Sterberaten durch infektiöse Erkrankungen von Mitte des 19. bis Mitte des 20. Jahrhunderts
(Sagan 1992)

Charakteristische Laborbefunde bei zunehmenden Wasting-Syndrom:

Indikatoren für Typ II-Gegenregulation der Zelldyssymbiosen bei systemischen Erkrankungen
("HIV positiv", AIDS, Krebs, Sepsis, Traumata, Verbrennungen, Operationen, M.Chron, Colitis ulcerosa, chronisches Müdigkeitssyndrom, übertrainierte Athleten u.a.)

---

intrazellulär: reduziertes Glutathion (GSH)↓↓ gemessen in T4-Lymphzellen oder peripheren Monozyten

---

Plasmaspiegel (Serum-Werte):

reduziertes Glutathion (GSH)↓↓
(Abhängig von Aminosäuren)

Aminosäuren:
Cystein (Cystin) ↓↓, Glutamin ↓↓, Arginin ↓↓

Glutamat ↑↑, Harnstoff ↑↑, Laktat ↑↑, Glukose ↑↑, Insulin ↑↑, Gesamt-Cholin ↓

Mineralien:
Magnesium ↓, Selen ↓, Kupfer ↑, Zink ↓, Eisen ↓, Serum-Ferritin ↑↑

Marker für Gegenregulation:
Prostagladin PG E2 ↑↑, Triglyceride ↑↑, Beta 2-Mikroglobulin ↑↑, Neopterin, Biopterin ↑↑

L-Carnitin (Transporteiweiß für Fettsäuren) ↓
Coenzym Q10 (Enzym) ↓↓

Hormone
DHEA-S ↓↓,
Cortisol ↑ (24h-Speicheltest ↑↑)
Cortisol / DHEA-E-Ratio ↑↑ (Verhältnis)

Vitamine
Gesamt-Carotin (Vorstufe Vit. A) ↓, Niacin (Vit. B3) ↑, Tryptophan (Vorstufe für Niacin) ↓, Pyridoxin (Vit. B6)↓, Folsäure ↓, Vit. B12 ↓, Vit. C ↓, Vit. E ↓

Immunzellen im peripheren Blut und Immunglobuline:

T4-Lymphzellen (CD4-Zellen, T-Helferimmunzellen (TH-Zellen) = TH1 und TH2) ↓↓, T4/T8-Ratio (CD4/CD8-Ratio) ↓↓, Natürliche Killerzellen (NK-Zellen) ↓↓, Neutrophile Granulozyten ↓↓: Neutrophenie, Eosinophile Granulozyten ↑↑: Eosinophilie

Antikörper:
bestimmte Immunglobulin-Klassen ↑↑

Haut-Reaktions-Test:

DTH (Delayed Type Hypersensitivity) ↓↓: Messung der Reaktionsbereitschaft von T-Helferimmunzellen Typ1 (TH1) in der Haut nach Provokation mit mikrobiellen Antigenen u.a.

Cytokin-Messung

Typ1-Cytokin-Muster ↓↓: Indikator für TH1-Immunzellen, Typ2-Cytokin-Muster ↑↑: Indikator für TH2-Immunzellen

---

Bioelectrical Impedance Analysis (BIA)
Body-Cell-mass (BCM) ↓↓, Fat Free Mass (FFM) ↓↓, Total Body water (TBW) ↓↓